常见肿瘤
诊治思维与实践

主编　陈倩倩　沈宝美　王克海　武阿丽

杨海霞　刘　锴　吕　鹏

黑龙江科学技术出版社

HEILONGJIANG SCIENCE AND TECHNOLOGY PRESS

图书在版编目（CIP）数据

常见肿瘤诊治思维与实践 / 陈倩倩等主编. -- 哈尔滨：黑龙江科学技术出版社，2023.2
ISBN 978-7-5719-1758-6

Ⅰ. ①常… Ⅱ. ①陈… Ⅲ. ①肿瘤－诊疗 Ⅳ. ①R73

中国国家版本馆CIP数据核字（2023）第028988号

常见肿瘤诊治思维与实践

CHANGJIAN ZHONGLIU ZHENZHI SIWEI YU SHIJIAN

主　　编	陈倩倩　　沈宝美　　王克海　　武阿丽　　杨海霞　　刘　锴　　吕　鹏	
责任编辑	陈兆红	
封面设计	宗　宁	
出　　版	黑龙江科学技术出版社	
	地址：哈尔滨市南岗区公安街70-2号　　邮编：150007	
	电话：（0451）53642106　传真：（0451）53642143	
	网址：www.lkcbs.cn	
发　　行	全国新华书店	
印　　刷	黑龙江龙江传媒有限责任公司	
开　　本	787 mm×1092 mm　1/16	
印　　张	29	
字　　数	736千字	
版　　次	2023年2月第1版	
印　　次	2023年2月第1次印刷	
书　　号	ISBN 978-7-5719-1758-6	
定　　价	198.00元	

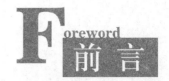

　　肿瘤是一类严重威胁人类健康的常见病、多发病,已成为当今世界上许多国家重点研究的课题之一。国内外对肿瘤的基础和临床研究投入了大量的人力、物力和财力,研究成果层出不穷,肿瘤的诊断准确率和治疗有效率也取得了前所未有的成绩,但依旧有广阔的未知领域等待着人们去探索,这也许就是越来越多的医务工作者愿意投身于肿瘤研究的原因。为了让广大肿瘤科医务工作者和有志从事肿瘤治疗事业的医学生更全面地了解肿瘤知识,及时掌握肿瘤诊疗的研究前沿,我们特邀请一批肿瘤科专家编写了这本《常见肿瘤诊治思维与实践》,希望能够帮助读者系统性、综合性地学习肿瘤学知识,紧跟当代医学研究发展的步伐,满足人们对健康日益增长的需求。

　　在本书的编写过程中,始终遵循以下原则:广泛收集国内外的最新研究资料,反映当代最新研究成果;在介绍研究现状的基础上,指出其意义、存在的问题和发展趋势,并根据已经认识的肿瘤学基础原理,对目前研究并不明朗的问题提出自己的见解。本书首先简要介绍了肿瘤的概念、常见症状与体征,以及病理分析等内容,使读者在学习各系统肿瘤时有一个总体的概念和轮廓;然后详细阐述了多种常见肿瘤的发生、发展,以及临床诊断、治疗、护理的具体方法,使读者可以更准确、完整地认识肿瘤的本质和肿瘤临床诊治的重点、难点。本书适合肿瘤科医务工作者和医学生参考阅读。

　　人类攻克肿瘤的道路是漫长和曲折的,需要数代人的不懈努力,青年一代是我们的希望,在此寄语年轻的朋友们,珍惜时光,刻苦学习,携手攻克肿瘤。此外,由于编写时间有限,书中可能存在某些疏漏之处,恳请广大读者积极批评指正,以便再版时进一步完善。

《常见肿瘤诊治思维与实践》编委会

2022 年 11 月

Contents 目录

第一章

总　论

第一节　肿瘤的概念

肿瘤又称新生物,是机体在各种致病因素的长期作用下发生的细胞过度增殖。肿瘤细胞与正常细胞相比,有结构功能和代谢的异常,具有超常的增殖能力。肿瘤的发生是一个复杂的过程,宿主受某些物理、化学、生物等因素的影响,细胞的 DNA 发生改变,形成变异细胞,此阶段称为启动阶段。再结合某些因素的影响,进入促进阶段,癌细胞开始形成。癌细胞的特性包括细胞的无休止和无序的分裂,并有侵蚀性和转移性。

肿瘤一旦形成,不因诱因消除而停止生长。良性肿瘤对机体危害一般较轻;恶性肿瘤则会对机体构成严重威胁。特征为失控性过度生长,并由原发部位向其他部位转移和侵犯,如不能得到控制,将侵犯重要器官和组织,引起衰竭,导致患者死亡。

恶性肿瘤以其高发病率和高病死率,严重威胁着人民群众的生命安全,并给家庭和社会带来了沉重的经济负担。

中医学认为,肿大成块,留居不散之物为肿瘤。3 500 年前的甲骨文上已有“瘤”字。2 000 多年前的《周礼》已记载有专门治疗肿瘤的医师,称为“疡医”。历代中医均对肿瘤进行过描述,病名有 20 余种,如噎膈、反胃、积聚、乳岩、瘿瘤、崩漏、带下、癌等。明代以后才开始用“癌”来统称恶性肿瘤。

（马　盼）

第二节　肿瘤的命名与分类

一、肿瘤的命名

肿瘤的命名应以能反映肿瘤的部位、组织来源、良性或恶性为原则,但因历史的原因,有些命名并不符合这一原则。目前常用的命名方法有普通命名法和特殊命名法。

(一)普通命名法

普通命名法主要依据肿瘤的生物学行为、解剖部位、组织结构、细胞类型等,分为以下几类。

1.良性肿瘤

按部位＋组织分化类型＋瘤,如支气管乳头状瘤、卵巢浆液性乳头状囊腺瘤等。

2.交界性肿瘤

按部位＋交界性或非典型性或侵袭性＋组织分化类型＋瘤,如卵巢交界性浆液性乳头状囊腺瘤、非典型性脑膜瘤和跟骨侵袭性骨母细胞瘤等。

3.恶性肿瘤

(1)一般命名:①上皮组织来源的恶性肿瘤,按部位＋上皮组织分化类型＋癌,如食管鳞状细胞癌、直肠腺癌、膀胱移行细胞癌和肺泡细胞癌。②间叶组织来源的恶性肿瘤,按部位＋间叶组织分化类型＋肉瘤,如腹膜后平滑肌肉瘤、头皮血管肉瘤和小腿上皮样肉瘤等。③有些肿瘤采用恶性＋组织分化类型＋瘤,如恶性纤维组织细胞瘤、恶性黑色素瘤和恶性淋巴瘤等。④向胚胎组织分化的肿瘤,按部位＋母细胞瘤,多数为恶性,如肾母细胞瘤、肝母细胞瘤、胰母细胞瘤、视网膜母细胞瘤和神经母细胞瘤等,少数为良性,如脂肪母细胞瘤和骨母细胞瘤。⑤当肿瘤内同时含有上皮和肉瘤成分时,按部位＋癌或腺＋肉瘤,如膀胱癌肉瘤和子宫腺肉瘤等。⑥当肿瘤内含有两种或两种胚层以上成分时,按部位＋畸胎瘤或未成熟畸胎瘤,如卵巢成熟性囊性畸胎瘤和睾丸未成熟畸胎瘤等,加以恶性,如子宫恶性中胚叶混合瘤等。

(2)也有学者按以下方法命名:①根据生物学行为可将肿瘤分为良性瘤、交界瘤、恶性瘤,其中恶性瘤中来源于上皮组织的称为癌,来自间叶组织的则称为肉瘤。②根据恶性程度可分为低度恶性、中度恶性及高度恶性肿瘤。③根据生长方式可分为原位癌、浸润癌、转移癌。④根据波及范围可分为早期癌、中期癌和晚期癌,以及原发性癌、继发性癌。⑤根据解剖部位可分为食管癌、胃癌、大肠癌、肝癌、鼻咽癌、肺癌、乳腺癌、宫颈癌、皮肤癌等。⑥根据组织结构可分为乳头状瘤、乳头状癌、囊腺瘤、囊腺癌、绒毛状腺瘤、管状癌、腺样囊腺癌、叶状囊肉瘤、腺泡细胞癌、腺泡状软组织肉瘤、滤泡性癌等。⑦根据细胞来源可分为鳞状细胞癌、基底细胞癌、移行细胞癌、腺瘤、腺癌、精原细胞瘤、神经鞘瘤、神经节细胞瘤、软骨肉瘤、骨肉瘤、平滑肌瘤、横纹肌肉瘤等。⑧根据细胞的形状可分为梭形细胞癌、燕麦细胞癌、印戒细胞癌、上皮样肉瘤等。⑨根据细胞的大小可分为大细胞癌、巨细胞癌、小细胞癌等。⑩根据细胞的染色反应可分为嗜银细胞癌、嗜铬细胞瘤、嗜酸细胞瘤、嗜碱细胞瘤、嫌色细胞瘤、透明细胞癌等。⑪根据细胞内所含的内容可分为黏液腺癌、恶性黑色素瘤、浆液性腺癌。⑫含内分泌激素的可分为生长激素瘤、催乳素瘤、促甲状腺素瘤、促皮质激素瘤、胰岛素瘤、胃泌素瘤、高血糖素瘤等。⑬根据细胞的颜色可分为棕色瘤、绿色瘤、黄色瘤等。⑭根据所含肿瘤成分命名,如癌肉瘤、腺鳞癌、基底鳞状细胞癌、黏液表皮样癌、红白血病、支持间质细胞瘤、纤维腺瘤、血管平滑肌脂肪瘤等。

(二)特殊命名法

特殊命名法无一定规律,多来自传统习惯或特殊情况的约定俗成。有以下几种方式。

1.按传统习惯

如白血病和蕈样真菌病等。

2.按人名

如 Hodgkin 病、Ewing 肉瘤、Wilms 瘤、Askin 瘤、Paget 病、卵巢 Brenner 瘤和 Merkel 细胞癌等。

3.按肿瘤的形态学特点

如海绵状血管瘤、多囊性间皮瘤和丛状神经纤维瘤等。

4.按解剖部位

如迷走神经体瘤和颈动脉体瘤等。

5.按地名命名

如地中海型淋巴瘤、非洲淋巴瘤等。

需要注意的是,有一些并非肿瘤的疾病却被称为瘤,应从肿瘤中剔除,如石蜡瘤、胆脂瘤、淀粉样瘤、动脉瘤等。

二、肿瘤的分类

一般按照肿瘤的生物学行为和肿瘤的组织来源进行分类。从 2000 年起,WHO 分类引入细胞学和遗传学的相关内容。常见肿瘤分类见表 1-1。

表 1-1　常见肿瘤分类

组织来源	良性肿瘤	交界性肿瘤	恶性肿瘤
上皮组织			
鳞状上皮	鳞状上皮乳头状瘤、角化性棘皮瘤、透明细胞棘细胞瘤、大细胞棘皮瘤		Bowen 病、鳞状细胞癌、疣状癌
基底上皮	基底细胞乳头状瘤		基底细胞癌(囊性型、腺样型、角化型、未分化型、实质型、色素型、硬化性、浅表型)
毛发上皮	毛发上皮瘤、毛母质瘤(钙化上皮瘤)、毛发瘤、毛鞘瘤、毛囊瘤		毛根鞘癌、毛母质癌
移行上皮	移行细胞乳头状瘤		移行细胞癌
黏液细胞	黏液性囊腺瘤	交界性黏液性囊腺瘤	黏液性囊腺癌、杯状细胞癌、黏液腺癌、黏液表皮样癌、印戒细胞癌
皮脂腺细胞	皮脂腺腺瘤、皮脂腺上皮瘤、睑板腺瘤		皮脂腺腺癌、睑板腺癌
汗腺细胞	汗腺瘤		汗腺癌
Clara 细胞	Clara 细胞瘤		Clara 细胞癌
Ⅱ型肺泡上皮	Ⅱ型肺泡上皮乳头状瘤		Ⅱ型肺泡上皮癌
支气管表面上皮	支气管乳头状瘤		支气管表面上皮癌
腺上皮	腺瘤、乳头状腺瘤、管状腺瘤、乳头管状腺瘤、囊腺瘤		腺癌、乳头状腺癌、管状腺癌、乳头管状腺癌、导管腺癌、筛状癌、小梁状癌、腺样囊腺癌、实体癌、髓样癌

续表

组织来源	良性肿瘤	交界性肿瘤	恶性肿瘤
非造血系统间叶组织			
纤维组织	纤维瘤、结节性筋膜炎、增生性筋膜炎/肌炎、婴儿纤维性错构瘤、肌纤维瘤病、钙化性腱膜纤维瘤、各种纤维瘤病		纤维肉瘤
纤维组织细胞	纤维组织细胞瘤、幼年性黄色肉芽网状组织细胞瘤	非典型纤维黄色瘤、隆凸性皮肤纤维组织细胞瘤、丛状纤维组织细胞癌、血管瘤样纤维组织细胞瘤、巨细胞成纤维细胞瘤	恶性纤维组织细胞瘤（席纹状-多形型、黏液型、巨细胞型、垂体黄色瘤）
脂肪组织	脂肪瘤、脂肪母细胞瘤、血管脂肪瘤、梭形细胞脂肪瘤、多形性脂肪瘤、血管平滑肌脂肪瘤、髓性脂肪瘤、冬眠癣、非典型性脂肪瘤		分化良好的脂肪肉瘤（脂肪瘤样型、硬化型、炎症型）、黏液样脂肪肉瘤、圆形细胞脂肪肉瘤、多形性脂肪肉瘤、去分化性脂肪肉瘤
平滑肌组织	平滑肌瘤、血管平滑肌瘤、上皮样平滑肌瘤（良性平滑肌母细胞瘤）、散在性腹腔平滑肌瘤病		平滑肌肉瘤、上皮样平滑肌肉瘤（恶性平滑肌母细胞瘤）
横纹肌组织	横纹肌瘤（成熟型、生殖道型、胎儿型）		横纹肌肉瘤（胚胎型、葡萄簇型、梭形细胞型、腺泡型、多形型）
血管和淋巴管内皮组织	乳头状血管内皮增生、血管瘤（毛细血管型、海绵型、上皮样型、肉芽肿型）、淋巴管瘤、淋巴管肌瘤和淋巴管肌瘤病、血管瘤病和淋巴管瘤病	血管内皮瘤（上皮样、梭形细胞、血管内乳头状）	血管肉瘤（淋巴管肉瘤）、Kaposi 肉瘤
血管外皮组织	良性血管外皮瘤、血管球瘤		恶性血管外皮瘤、恶性血管球瘤
滑膜组织	腱鞘巨细胞瘤（局限型、弥漫型）		恶性腱鞘巨细胞瘤
间皮组织	局限型纤维性间皮瘤、囊性间皮瘤、腺瘤样瘤、分化良好的乳头状间皮瘤		恶性局限型纤维性间皮瘤、弥漫型间皮瘤（上皮型、梭形型或肉瘤样型）
子宫内膜间质	子宫内膜间质结节		子宫内膜间质肉瘤
骨细胞	骨瘤、骨母细胞瘤、骨样骨瘤	侵袭性骨母细胞瘤	骨肉瘤
软骨细胞	软骨瘤、软骨母细胞瘤、软骨黏液纤维瘤		软骨肉瘤、间叶性软骨肉瘤、去分化软骨肉瘤
破骨细胞	巨细胞瘤		恶性巨细胞瘤
脑膜	脑膜瘤	非典型性脑膜瘤	恶性脑膜瘤
淋巴造血组织			
B 细胞		淋巴滤泡不典型增生	B 细胞性淋巴瘤

续表

组织来源	良性肿瘤	交界性肿瘤	恶性肿瘤
T 细胞			T 细胞性淋巴瘤
组织细胞			真性组织细胞增生症、恶性组织细胞增生症、Langerhans 组织细胞增生症、滤泡树突细胞肉瘤、交指树突细胞肉瘤、浆细胞样单核细胞淋巴瘤
多种细胞 Sternberg-Reed 细胞			Hodgkin 淋巴瘤（淋巴细胞为主型、结节硬化型、混合细胞型、淋巴细胞消减型）
造血细胞			白血病，包括粒细胞白血病、淋巴细胞白血病、单核细胞白血病、红血病、红白血病、嗜酸性粒细胞白血病、嗜碱粒性细胞白血病、巨核细胞白血病、浆细胞白血病、毛细胞白血病、干细胞白血病、肥大细胞白血病
中枢神经组织胶质细胞	星形细胞瘤（纤维型、原浆型、肥胖星形母细胞瘤细胞型）、毛发型星形细胞瘤、多形性黄色星形细胞瘤、室管膜下巨细胞星形细胞瘤、少突胶质细胞瘤、室管膜细胞瘤（细胞丰富型、乳头型、上皮型、透明细胞型）、黏液乳头室管膜瘤。混合性胶质细胞瘤	星形母细胞瘤	间变性星形细胞瘤、多形性胶质母细胞瘤、极性胶质母细胞瘤、恶性少突胶质细胞瘤、恶性室管膜瘤、恶性混合性胶质细胞瘤
脉络丛细胞	脉络丛乳头状瘤		脉络丛乳头状癌
神经元及髓上皮	节细胞神经瘤、中央性神经细胞瘤		神经母细胞瘤、髓上皮瘤、髓母细胞瘤（结缔组织增生性髓母细胞瘤、髓肌母细胞瘤、黑素细胞髓母细胞瘤）、原始神经上皮瘤
周围神经组织周围神经	损伤性神经瘤、Morton 神经瘤、神经肌肉错构瘤、Schwann 瘤（丛状型、细胞丰富型、退化型或陈旧型）、神经纤维瘤（弥漫型、丛状型、环层小体型或 Pasini 型、上皮样型）、颗粒细胞瘤、黑色细胞 Schwann 瘤、神经鞘膜黏液瘤、神经节细胞瘤、色素性神经外胚叶瘤（网膜始基瘤）		恶性周围神经鞘膜瘤（恶性蝾螈瘤、腺型恶性周围神经鞘膜瘤、上皮样型恶性周围神经鞘膜瘤）、恶性颗粒细胞瘤、透明细胞肉瘤（软组织恶性黑素瘤）、恶性黑素细胞 Schwann 瘤、神经母细胞瘤、节细胞神经母细胞瘤、神经上皮瘤、视网膜母细胞瘤、嗅神经母细胞瘤
内分泌组织			
松果体细胞	松果体细胞瘤		
促生长细胞	生长激素瘤	浸润性垂体腺瘤	垂体腺癌

续表

组织来源	良性肿瘤	交界性肿瘤	恶性肿瘤
促肾上腺皮质细胞	促肾上腺皮质激素瘤		
促甲状腺细胞	促甲状腺素瘤		
促性腺细胞	促性腺激素瘤		
肾上腺髓质细胞	嗜铬细胞瘤		恶性嗜铬细胞瘤
肾上腺皮质细胞	肾上腺皮质腺瘤		肾上腺皮质腺癌
甲状腺细胞	甲状腺腺瘤		甲状腺癌
甲状旁腺细胞	甲状旁腺腺瘤		甲状旁腺癌
胰岛 β 细胞	胰岛素瘤		恶性胰岛素瘤
胰岛 δ 细胞	胃泌素瘤		恶性胃泌素瘤
胰岛 α 细胞	高血糖素瘤		恶性高血糖素瘤
胰岛非 β 细胞	血管活性肠肽瘤		恶性血管活性肠肽瘤
副交感副神经节细胞	副交感副神经节瘤		恶性副交感副神经节瘤
交感副神经节细胞	交感副神经节瘤		恶性交感副神经节瘤
分散的神经内分泌细胞			神经内分泌癌,包括类癌
Merkel 细胞			Merkel 细胞癌
甲状腺 C 细胞			甲状腺髓样癌
性腺组织			
生殖细胞	畸胎瘤(囊性)	畸胎瘤(实质性)	无性细胞瘤(精原细胞瘤)、卵黄囊瘤(内胚窦瘤)、胚胎性癌、多胚瘤、绒毛膜癌、畸胎瘤(未成熟型)、恶性畸胎瘤
性索间充质细胞			
粒层及卵泡膜细胞	卵泡膜细胞瘤、卵巢纤维瘤、黄体瘤	粒层细胞瘤	恶性粒层细胞瘤、恶性卵泡膜细胞瘤、卵巢纤维肉瘤
支持细胞-间质细胞	PICK 管状腺瘤,门细胞瘤、支持-间质细胞瘤	中间型支持-间质细胞瘤	恶性支持-间质细胞瘤
两性细胞	两性母细胞瘤		
生殖细胞＋性索间充质细胞	生殖腺母细胞瘤		

组织来源	良性肿瘤	交界性肿瘤	恶性肿瘤
特殊组织			
牙组织	造釉细胞瘤、牙源性腺样瘤(腺样造釉细胞瘤)、牙源性钙化上皮瘤、牙源性钙化囊肿、牙源性鳞状细胞瘤、牙源性纤维瘤、牙源性黏液瘤、牙本质瘤、牙骨质瘤、化牙骨质纤维瘤、造釉细胞纤维瘤、造釉细胞牙瘤、造釉细胞纤维牙瘤、牙瘤(混合性牙瘤、组合性牙瘤)		造釉细胞癌、颌骨原发性鳞状细胞癌、牙源性纤维肉瘤、造釉细胞纤维肉瘤、造釉细胞牙肉瘤
脊索			脊索瘤
颅咽管	颅咽管瘤		
胸腺	胸腺瘤	浸润性胸腺瘤	胸腺癌
黑素细胞	黑痣		恶性黑素瘤
两种以上成分各种"母细胞"			肝母细胞瘤、胰母细胞瘤、肾母细胞瘤、肺母细胞瘤
其他	混合瘤、纤维腺瘤、纤维上皮瘤、间叶瘤		癌肉瘤、恶性混合瘤、叶状囊肉瘤、恶性纤维上皮瘤、恶性中胚叶混合瘤、恶性间叶瘤
组织来源不明	先天性颗粒细胞瘤、黏液瘤(皮肤、肌肉、血管)、副脊索瘤		腺泡状软组织肉瘤、上皮样肉瘤、骨外 Ewing 肉瘤、滑膜肉瘤、恶性横纹肌样瘤、儿童结缔组织增生性小细胞瘤

(马 盼)

第三节 肿瘤的形态与结构

一、大体形态

(一)肿瘤的形状

因肿瘤生长的部位不同形态各异,一般呈实性或囊性。膨胀性生长的肿瘤边界清楚或有包膜,浸润性生长的肿瘤边界不清,边缘不规则,常呈犬牙交错状、蟹足样或放射状伸入邻近的正常组织内。常见形状见表 1-2。

(二)肿瘤的体积

肿瘤大小不一,一般位于躯体浅表或狭窄腔道(如颅腔、椎管和耳道)的肿瘤较小,位于深部体腔(如腹膜后和纵隔)的肿瘤体积较大。大者可达数十千克,小者小到不易被肉眼发现,微小癌或隐匿性癌直径不超过 1 cm,如甲状腺乳头状微癌;特大肿瘤多为生长缓慢、长在非要害部位的良性或低度恶性的肿瘤;恶性肿瘤生长迅速,易转移,在未达到巨大体积前患者往往已死亡。

表 1-2　肿瘤常见形状

肿瘤生长部位	肿瘤形状
深部组织	多呈结节状
两层致密组织间	扁圆形
神经鞘内	长梭形
椎孔、肋间处	哑铃形或葫芦状
软组织中、实质器官内	圆、椭圆、分叶状
表浅部位	息肉状、菜花状、蕈伞状、乳头状、浅表播散状、斑块状、皮革袋状、空洞状、溃疡状、草莓状、蟹足状等

(三)肿瘤的颜色

多数肿瘤的切面呈灰白、灰红或灰褐色,体积较大的肿瘤常伴有出血、坏死或囊性变。有时可从肿瘤的色泽推断肿瘤的类型,如脂肪瘤和神经鞘瘤呈黄色,血管瘤呈红色,黑色素性肿瘤呈灰黑色或黑色,粒细胞肉瘤在新鲜标本时呈绿色,软骨性肿瘤呈浅蓝灰色,淋巴管肌瘤切开时可见乳白色液体流出等。但由于肿瘤不断增大,瘤组织营养不良,发生淤血、出血、坏死、纤维化等继发性改变,可致颜色改变,常见肿瘤颜色见表 1-3。

表 1-3　常见肿瘤颜色

肿瘤颜色	原因	常见肿瘤
苍白	供血不足,大量胶原纤维伴玻璃变、钙化	乳腺癌、胃癌、纤维瘤、纤维肉瘤
淡红	供血丰富	血管瘤、肝癌、胃癌
紫红	血管、血窦丰富,继发出血	血管瘤
灰红	组织颜色	肌原性肿瘤
枣红	含大量甲状腺胶质样物质	甲状腺胶质腺瘤、甲状腺滤泡型癌
浅蓝	组织颜色	软骨性肿瘤
淡黄	含脂类多	脂肪瘤、脂肪肉瘤
灰黄	继发坏死	肿瘤坏死区
淡绿	髓过氧化酶引起绿色色素	绿色瘤
铁锈色	陈旧性出血	肿瘤陈旧性出血区
透明胶质状	分泌黏液或伴黏液性变	黏液瘤、黏液癌
黑棕色	黑色素沉着	黑色素瘤、色素性基底细胞癌
多彩	瘤囊腔内含有多种液体	肾透明细胞癌、卵巢黏液型囊腺癌

(四)肿瘤的数目

肿瘤通常单个出现,有时可为多个或呈多中心性生长。但多灶性肿瘤并不罕见,有报道,子宫平滑肌瘤可多达 310 个,多发生骨髓瘤、神经纤维瘤、家族性大肠腺瘤病常见有数百个病灶。转移性肿瘤大多为多个病灶,常累及多种器官,甚至广泛播散到全身,称为弥漫性癌病。

(五)肿瘤的质地

肿瘤的质地取决于肿瘤实质和间质的成分和数量,以及有无伴发变性和坏死等。一般来说,实质多于间质的肿瘤较软,反之则较硬。癌的质地一般硬而脆;而高度恶性的肉瘤则软而嫩,呈鱼肉样;各种腺瘤、脂肪瘤和血管瘤的质地较柔软;纤维瘤病、平滑肌瘤则较坚韧;而骨瘤或伴有钙化、骨化的肿瘤质地坚硬。

1.特别坚硬者

硬癌、骨肿瘤、软骨瘤、钙化上皮瘤。

2.特别柔软者

海绵状血管瘤、脂肪瘤、黏液瘤、髓样瘤。

3.骨骼系统以外的肿瘤

一般都较其起源组织或邻近组织坚硬。

肿瘤组织的坚硬度也可因变性、坏死、囊性变而变软,或因纤维化、钙化、骨化而变硬。

(六)肿瘤的包膜

良性肿瘤一般包膜完整,恶性肿瘤包膜不完整或无包膜。

二、组织结构

任何肿瘤的显微镜下形态结构都可分为实质和间质两部分。

(一)实质

实质是肿瘤的主要部分,由肿瘤细胞组成,决定肿瘤的特性及其生物学行为。良性肿瘤的瘤细胞与其起源组织相似,而恶性肿瘤则多显示与其起源组织有相当程度的差异,这种差异越大,表示肿瘤细胞的分化程度越低,反映出肿瘤的恶性程度越高;反之,瘤细胞在形态上越接近起源组织,则瘤细胞分化程度越高,反映肿瘤的恶性程度越低。因此,根据肿瘤的细胞形态可识别其组织来源,根据肿瘤分化程度,可衡量肿瘤的恶性程度。构成肿瘤实质的瘤细胞类型和形态多种多样。肿瘤病理学通常根据瘤细胞的类型及其排列方式来进行肿瘤的分类、命名和诊断,并根据瘤细胞的分化程度和异型性来确定肿瘤的性质。

(二)间质

间质是肿瘤的支持组织,由结缔组织、血管和神经等组成,起着支持和营养肿瘤实质的作用。间质不具有肿瘤的特性,在各种肿瘤中基本相似,只是在数量、分布、各种间质成分的比例上有差别。肿瘤的生长依靠间质的支持,但又受间质固有成分及浸润细胞等制约,即实质与间质互相依赖又相互拮抗。间质中结缔组织的固有细胞由纤维细胞和成纤维细胞组成,还包括一些未分化间叶细胞和巨噬细胞。未分化的间叶细胞多分布于血管周围,具有多向分化的潜能。结缔组织中的纤维成分包括胶原纤维、弹力纤维和网状纤维。结缔组织的基质由黏多糖和蛋白质组成。间质内往往还有数量不等的淋巴细胞、浆细胞、中性粒细胞和嗜酸性粒细胞浸润,常为宿主针对肿瘤组织的免疫反应。一般来说,淋巴造血组织肿瘤、胃肠道黏液腺癌、乳腺髓样癌等肿瘤内的结缔组织较少,而乳腺硬癌、胆管癌和一些促进结缔组织增生的肿瘤内的结缔组织则较多。网状纤维多存在于间叶组织肿瘤内,可出现于瘤细胞之间,而在癌组织中,网状纤维仅围绕在癌巢周围,在癌和肉瘤的鉴别诊断中具有一定的参考价值。间质内血管的数量因肿瘤而异,一般来说,生长较快的肿瘤血管丰富,生长缓慢的肿瘤血管稀少。间质内的神经多为固有神经,指纹状、旋涡状或不规则分支状,腔隙常有不规则扩张。

三、超微结构

一般来说,恶性肿瘤的核异形且大,核膜常曲折,核质比例大,核仁及常染色质都较显著,染色质在有丝分裂期凝集成染色体,染色体的数目偏离正常的二倍体,出现超二倍体、亚四倍体、多倍体、非整倍体,形态不规则,表现为易位、断裂、缺失、重复、倒置、环状等。染色体的改变随恶性程度的递增而加重。肿瘤细胞的线粒体变得十分畸形,线粒体嵴变少,排列方向杂乱。粗面内质网在肿瘤细胞中一般是减少,也有的仍保留丰富的粗面内质网,但显畸形。分化较好或分泌功能旺盛的肿瘤中高尔基体发达,恶性程度高的肿瘤细胞内高尔基体不易见到。肿瘤细胞中微丝减少,直径较小。弹力纤维也减少,肿瘤细胞的微管一般也减少。肿瘤细胞的中间丝在结构和数量上无明显改变,各种中间丝的生化组成及其抗原性具有细胞类型的特点,肿瘤细胞仍可能保持这种特点。肿瘤的溶酶体在侵袭性强的瘤细胞中数量显著增多,常见的为多泡体及残余体。生长活跃的肿瘤细胞有丝分裂增多,中心体容易见到。通常肿瘤细胞的细胞膜连接结构减少,细胞表面可出现较丰富的不规则的微绒毛、胞质突起和伪足等。

四、排列方式

(一)常见上皮性肿瘤的排列方式

腺泡状排列、腺管状排列、栅栏状排列、乳头状排列、筛孔状排列、圆柱状排列、菊形团样排列、条索状排列、片状排列、实性团或巢状排列、丛状排列等。

(二)非上皮性肿瘤的排列方式

栅栏状排列,旋涡状排列,洋葱皮样排列,腺泡状排列,分叶状、结节状或弥漫片状排列,交织的条索状或编织状排列,波纹状排列,席纹状或车辐状排列,鱼骨样或人字形排列,器官样排列,丛状排列,菊形团样排列等。

(王　骁)

第四节　肿瘤的生长与扩散

恶性肿瘤除了不断生长,还发生局部浸润,甚至通过转移播散到其他部位。本节介绍肿瘤的生长与扩散的生物学特点和影响因素。

一、肿瘤的生长

(一)肿瘤的生长方式

肿瘤的生长方式主要有三种:膨胀性生长、外生性生长和浸润性生长。

1.膨胀性生长

实质器官的良性肿瘤多呈膨胀性生长,其生长速度较慢,随着体积增大,肿瘤推挤但不侵犯周围组织,与周围组织分界清楚,可在肿瘤周围形成完整的纤维性包膜。有包膜的肿瘤触诊时常常可以推动,手术容易摘除,不易复发。这种生长方式对局部器官、组织的影响主要是挤压。

2.外生性生长

体表肿瘤和体腔（如胸腔、腹腔）内的肿瘤，或管道器官（如消化道）腔面的肿瘤，常突向表面，呈乳头状、息肉状、蕈状或菜花状。这种生长方式称为外生性生长。良性肿瘤和恶性肿瘤都可呈外生性生长，但恶性肿瘤在外生性生长的同时，其基底部往往也有浸润。外生性恶性肿瘤由于生长迅速，肿瘤中央部血液供应相对不足，肿瘤细胞易发生坏死，坏死组织脱落后形成底部高低不平、边缘隆起的溃疡（恶性溃疡）。

3.浸润性生长

恶性肿瘤多呈浸润性生长。肿瘤细胞长入并破坏周围组织（包括组织间隙、淋巴管或血管），这种现象叫作浸润。浸润性肿瘤没有包膜（或破坏原来的包膜），与邻近的正常组织无明显界限。触诊时，肿瘤固定，活动度小；手术时，需要将较大范围的周围组织一并切除，因为其中也可能有肿瘤浸润，若切除不彻底，术后容易复发。手术中由病理医师对切缘组织做快速冷冻切片检查以了解有无肿瘤浸润，可帮助手术医师确定是否需要扩大切除范围。

（二）肿瘤的生长速度

不同肿瘤的生长速度差别很大。良性肿瘤生长一般较缓慢，肿瘤生长的时间可达数年甚至数十年。恶性肿瘤生长较快，特别是分化差的恶性肿瘤，可在短期内形成明显的肿块。影响肿瘤生长速度的因素很多，如肿瘤细胞的倍增时间、生长分数、肿瘤细胞的生成和死亡的比例等。

肿瘤细胞的倍增时间指细胞分裂繁殖为两个子代细胞所需的时间。多数恶性肿瘤细胞的倍增时间并不比正常细胞更快，所以，恶性肿瘤生长迅速可能主要不是肿瘤细胞倍增时间缩短引起的。生长分数指肿瘤细胞群体中处于增生状态的细胞的比例（图 1-1）。处于增生状态的细胞，不断分裂繁殖；细胞每一次完成分裂、形成子代细胞的过程称为一个细胞周期，由 G_1、S、G_2 和 M 四个期组成。DNA 的复制在 S 期进行，细胞的分裂发生在 M 期。G_1 期为 S 期做准备，G_2 期为 M 期做准备。恶性肿瘤形成初期，细胞分裂繁殖活跃，生长分数高。随着肿瘤的生长，有的肿瘤细胞进入静止期（G_0 期），停止分裂繁殖。许多抗肿瘤的化学治疗药物是通过干扰细胞增生起作用的。因此，生长分数高的肿瘤对于化学治疗敏感。如果一个肿瘤中非增生期细胞数量较多，它对化学药物的敏感性可能就比较低。对于这种肿瘤，可以先进行放射治疗或手术，缩小或大部去除瘤体，这时，残余的 G_0 期肿瘤细胞可再进入增生期，从而增加肿瘤对化学治疗的敏感性。

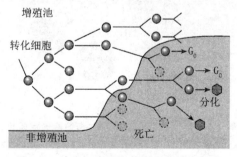

图 1-1 肿瘤细胞增生状态和非增生状态

肿瘤细胞增生过程中，有的细胞进入非增生状态（进入 G_0 期或分化或死亡），处于增生状态的仅为部分肿瘤细胞

肿瘤细胞的生成和死亡的比例是影响肿瘤生长速度的一个重要因素。肿瘤生长过程中，由于营养供应和机体抗肿瘤反应等因素的影响，有一些肿瘤细胞会死亡，并且常常以凋亡的形式发

生。肿瘤细胞的生成与死亡的比例,可能在很大程度上决定肿瘤是否能持续生长、能以多快的速度生长。促进肿瘤细胞死亡和抑制肿瘤细胞增生是肿瘤治疗的两个重要方面。

(三)肿瘤的血管生成

肿瘤直径达到 1~2 mm 后,若无新生血管生成以提供营养,则不能继续增长。实验显示,肿瘤有诱导血管生成的能力。肿瘤细胞本身及炎细胞(主要是巨噬细胞)能产生血管生成因子,如血管内皮细胞生长因子(vascular endothelial growth factor,VEGF),诱导新生血管的生成。血管内皮细胞和成纤维细胞表面有血管生成因子受体。血管生成因子与其受体结合后,可促进血管内皮细胞分裂和毛细血管出芽生长。近年研究还显示,肿瘤细胞本身可形成类似血管、具有基底膜的小管状结构,可与血管交通,作为不依赖于血管生成的肿瘤微循环或微环境成分,称为"血管生成拟态"。肿瘤血管生成由血管生成因子和抗血管生成因子共同控制。抑制肿瘤血管生成或"血管生成拟态",是抗肿瘤研究的重要课题,也是肿瘤治疗的新途径。

(四)肿瘤的演进和异质性

恶性肿瘤是从一个发生恶性转化的细胞单克隆性增生而来。肿瘤性增生所具有的这种克隆性特点,在女性可用多态 X 性联标记,如雄激素受体的杂合性来测定(图 1-2)。

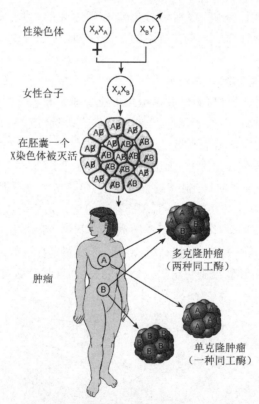

图 1-2 用 X 性联标记显示肿瘤细胞的克隆性

女性的一对 X 染色体分别来自其父母。胚胎发育过程中细胞内的一个 X 染色体被随机灭活。每一体细胞中的活化的 X-性联标记(如雄激素受体或 G6PD 同工酶)基因随机来自其父或母(图中的 A 或 B)。分析 X-性联标记杂合的女性患者发生的肿瘤,可显示肿瘤细胞中 X-性联标记基因或来自母亲的 A,或者来自父亲的 B,而不是同时具有两个等位基因,说明该肿瘤具有克隆性理论上,一个恶性转化细胞通过这种克隆增生过程,经过大约 40 个倍增周期后,达到 10^{12} 细胞,可引起广泛转移,导致宿主死亡;而临床能检测到的最小肿瘤(数毫米大),恶性转化的细胞也已增生了大约30 个周期,达到 10^9 细胞(图 1-3)。

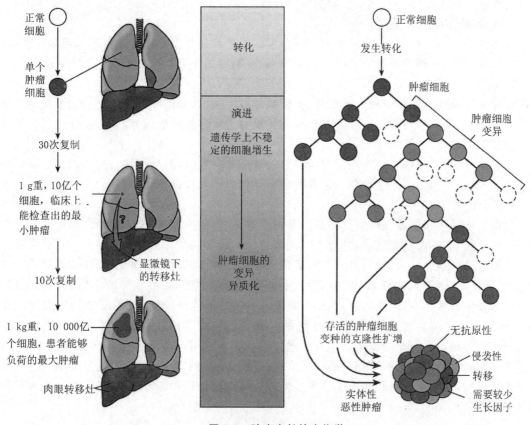

图 1-3 肿瘤生长的生物学

肿瘤的克隆性增生、肿瘤细胞演进与异质性的关系:一个发生了转化的细胞(肿瘤细胞)克隆性增生,并衍生出
众多亚克隆;侵袭性更强、更能逃避宿主反应的亚克隆得以存活与繁衍,演进为侵袭性更强的异质性的肿瘤

恶性肿瘤在其生长过程中出现侵袭性增加的现象称为肿瘤的演进,可表现为生长速度加快、浸润周围组织和发生远处转移。肿瘤演进与它获得越来越大的异质性有关。肿瘤在生长过程中,经过许多代分裂繁殖产生的子代细胞,可出现不同的基因改变或其他大分子的改变,其生长速度、侵袭能力、对生长信号的反应、对抗癌药物的敏感性等方面都可以有差异。这时,这一肿瘤细胞群体不再是由完全一样的肿瘤细胞组成的,而是具有异质性的肿瘤细胞群体,即具有各自特性的"亚克隆"。在获得这种异质性的肿瘤演进过程中,具有生长优势和较强侵袭力的细胞压倒了没有生长优势和侵袭力弱的细胞。

近年来对白血病、乳腺癌、前列腺癌、胶质瘤等多种肿瘤的研究显示,一个肿瘤虽然是由大量肿瘤细胞组成的,但其中具有启动和维持肿瘤生长、保持自我更新能力的细胞是少数的,这些细胞称为癌症干细胞、肿瘤干细胞或肿瘤启动细胞(tumor initiating cell,TIC)。对肿瘤干细胞的进一步研究,将有助于深入认识肿瘤发生、肿瘤生长及其对治疗的反应,以及新的治疗手段的探索。

二、肿瘤的扩散

恶性肿瘤不仅可在原发部位浸润生长,累及邻近器官或组织,而且还可通过多种途径扩散到身体其他部位。这是恶性肿瘤最重要的生物学特性。

(一)局部浸润和直接蔓延

随着恶性肿瘤不断长大,肿瘤细胞常常沿着组织间隙或神经束衣连续地向周围浸润生长,破坏邻近器官或组织,这种现象称为直接蔓延。例如,晚期宫颈癌可直接蔓延到直肠和膀胱。

(二)转移

恶性肿瘤细胞从原发部位侵入淋巴管、血管或体腔,迁徙到其他部位,继续生长,形成同样类型的肿瘤,这个过程称为转移。通过转移形成的肿瘤称为转移性肿瘤或继发肿瘤,原发部位的肿瘤称为原发肿瘤。

发生转移是恶性肿瘤的特点,但并非所有恶性肿瘤都会发生转移。例如,皮肤的基底细胞癌多在局部造成破坏,但很少发生转移。恶性肿瘤可通过以下几种途径转移。

1.淋巴道转移

淋巴道转移是上皮性恶性肿瘤(癌)最常见的转移方式,但肉瘤也可以经淋巴道转移。肿瘤细胞侵入淋巴管,随淋巴流到达局部淋巴结(区域淋巴结)。例如,乳腺外上象限发生的癌常首先转移至同侧的腋窝淋巴结,形成淋巴结的转移性乳腺癌。肿瘤细胞先聚集于边缘窦,以后累及整个淋巴结(图1-4),使淋巴结肿大,质地变硬。肿瘤组织侵出包膜,可使相邻的淋巴结融合成团。局部淋巴结发生转移后,可继续转移至淋巴循环下一站的其他淋巴结,最后可经胸导管进入血流,继发血道转移。值得注意的是,有时肿瘤可以逆行转移或者越过引流淋巴结发生跳跃式转移。前哨淋巴结是原发肿瘤区域淋巴结群中承接淋巴引流的第一个淋巴结。在乳腺癌手术中,为了减少同侧腋窝淋巴结全部清扫造成的术后并发症,如淋巴水肿等,临床上通过在前哨淋巴结术中做冷冻活检,判断是否有转移来决定手术方式。该方法也用在恶性黑色素瘤、结肠癌和其他肿瘤的手术中。

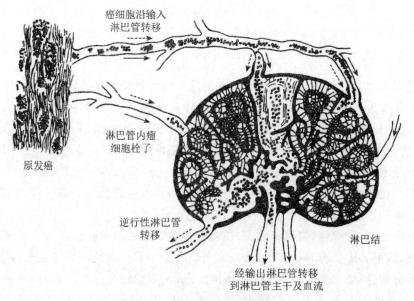

图1-4　癌的淋巴道转移模式图
淋巴流向(实线箭头);癌细胞流向(虚线箭头)

2.血道转移

瘤细胞侵入血管后,可随血流到达远处的器官,继续生长,形成转移瘤。由于静脉壁较薄,同时管内压力较低,故瘤细胞多经静脉入血。少数亦可经淋巴管间接入血。侵入体循环静脉的肿瘤细胞经右心到肺,在肺内形成转移瘤,如骨肉瘤的肺转移。侵入门静脉系统的肿瘤细胞,首先发生肝转移,例如胃肠道癌的肝转移。原发性肺肿瘤或肺内转移瘤的瘤细胞可直接侵入肺静脉或通过肺毛细血管进入肺静脉,经左心随主动脉血流到达全身各器官,常转移到脑、骨、肾及肾上腺等处。因此,这些器官的转移瘤常发生在肺内已有转移之后。此外,侵入胸、腰、骨盆静脉的肿瘤细胞,也可以通过吻合支进入脊椎静脉丛。例如,前列腺癌可通过这一途径转移到脊椎,进而转移到脑,这时可不伴有肺的转移。

恶性肿瘤可以通过血道转移累及许多器官,但最常受累的脏器是肺和肝。临床上常做肺及肝的影像学检查以判断有无血道转移、确定患者的临床分期和治疗方案。形态学上,转移性肿瘤的特点是边界清楚,常为多个,散在分布,多接近于器官的表面。位于器官表面的转移性肿瘤,由于瘤结节中央出血、坏死而下陷,形成所谓"癌脐"。

3.种植性转移

发生于胸腹腔等体腔内器官的恶性肿瘤,侵及器官表面时,瘤细胞可以脱落,像播种一样种植在体腔其他器官的表面,形成多个转移性肿瘤。这种播散方式称为种植性转移。

种植性转移常见于腹腔器官恶性肿瘤。例如,胃肠道黏液癌侵及浆膜后,可种植到大网膜、腹膜、盆腔器官如卵巢等处。在卵巢可表现为双侧卵巢长大,镜下见富于黏液的印戒细胞癌弥漫浸润。这种特殊类型的卵巢转移性肿瘤称为 Krukenberg 瘤,多由胃肠道黏液癌(特别是胃的印戒细胞癌)转移而来(应注意 Krukenberg 瘤不一定都是种植性转移,也可通过淋巴道和血道转移形成)。

浆膜腔的种植性转移常伴有浆膜腔积液,可为血性浆液性积液,是由于浆膜下淋巴管或毛细血管被瘤栓堵塞、毛细血管通透性增加、血液漏出,以及肿瘤细胞破坏血管引起的出血。体腔积液中可含有不等量的肿瘤细胞。抽取体腔积液做细胞学检查,以发现恶性肿瘤细胞,是诊断恶性肿瘤的重要方法之一。

（王　骁）

第五节　肿瘤的分级与分期

一、肿瘤的分级

肿瘤的组织学分级依据肿瘤细胞的分化程度、异型性、核分裂象和有无坏死来确定,一般用于恶性肿瘤。对于上皮性瘤,较常采用的是三级法,即Ⅰ级为高分化,属低度恶性;Ⅱ级为中分化,属中度恶性;Ⅲ级为低分化,属高度恶性。如食管或肺的鳞状细胞癌可分为Ⅰ级、Ⅱ级和Ⅲ级。胃或大肠癌类型可分为分化好、分化中等和分化差,或分为低度恶性(包括分化好和中分化)和高度恶性(包括低分化和未分化)。中枢神经系统肿瘤通常分成 4 级,Ⅰ级为良性,Ⅱ、Ⅲ和Ⅳ级分别代表低度、中度和高度恶性。Ⅳ级肿瘤包括胶质母细胞瘤、松果体母细胞瘤、髓上皮瘤、室管膜母细胞瘤、髓母细胞瘤、幕上原发性神经外胚层瘤（PNET）和非典型性畸胎样/横纹肌样瘤。

二、肿瘤的分期

目前，被大家普遍应用的为国际抗癌联盟（UICC）制定的 TNM 分期系统。

TNM 分期系统是目前国际上最为通用的分期系统。首先由法国人 Pierre Denoix 于1943—1952 年提出，后来美国癌症联合委员会（AJCC）和国际抗癌联盟（UICC）逐步开始建立国际性的分期标准，并于 1968 年正式出版了第 1 版《恶性肿瘤 TNM 分类法》手册。TNM 分期系统已经成为临床医师和医学科学工作者对于恶性肿瘤进行分期的标准方法。

TNM 分期系统是基于肿瘤的范围（"T"是肿瘤一词英文"Tumor"的首字母）、淋巴结播散情况（"N"是淋巴结一词英文"Node"的首字母）、是否存在转移（"M"是转移一词英文"Metastasis"的首字母）所构成的，见表1-4。

表 1-4　肿瘤 TNM 分期

分期符号	临床意义
Tx	原发肿瘤的情况无法评估
T_0	没有证据说明存在原发肿瘤
Tis	早期肿瘤没有播散至相邻组织
$T_{1\sim4}$	大小和/或原发肿瘤的范围
Nx	区域淋巴结情况无法评估
N_0	没有区域淋巴结受累（淋巴结未发现肿瘤）
M_0	没有远处转移（肿瘤没有播散至体内其他部分）
M_1	有远处转移（肿瘤播散至体内其他部分）

每一种恶性肿瘤的 TNM 分期系统各不相同，因此 TNM 分期中字母和数字的含义在不同肿瘤所代表的意思不同。TNM 分期中 T、N、M 确定后就可以得出相应的总的分期，即Ⅰ期、Ⅱ期、Ⅲ期、Ⅳ期等。有时候也会与字母组合细分为Ⅱa 或Ⅲb 等。Ⅰ期的肿瘤通常是相对早期的肿瘤，有着相对较好的预后。分期越高意味着肿瘤进展程度越高。

（沈宝美）

第六节　肿瘤的分子流行病学

肿瘤分子流行病学属肿瘤流行病学的一个分支，其产生和发展得益于分子生物学理论和方法的迅速发展和不同学科间的相互渗透。肿瘤分子流行病学把群体研究与微观研究有机地结合起来，为肿瘤流行病学研究开辟了一个崭新的领域，另一方面，肿瘤分子流行病学的发展也给肿瘤流行病学研究带来了生机。

一、概述

肿瘤分子流行病学是采用流行病学研究方法,结合肿瘤分子生物学的理论和技术,在有代表性人群中用定性或定量方法研究致癌物在体内暴露引起的生物学作用及癌变发生机制。

随着分子生物学技术的发展和进步,肿瘤分子流行病学研究的内容和方法也得到了迅速发展,肿瘤分子流行病学主要研究内容包括测量环境及内源性致癌物在体内暴露的剂量、了解致癌物在体内代谢过程的个体差异、确定致癌物与靶器官作用的生物有效剂量及对 DNA 造成的损伤、评价个体对肿瘤的易感性、在分子水平上评价干预效果等。

在肿瘤发生、发展的多阶段演变过程中,贯穿着一系列分子事件的发生,包括癌基因激活、抑癌基因失活等。此外,个体的遗传易感性在肿瘤的发生、发展中也起重要作用。近年来,随着流行病学研究的不断深入和分子生物学技术的发展,对一些肿瘤的发病机制更加明确,如宫颈癌病因研究取得了重大突破,目前已确证宫颈癌与 HPV 感染密切相关,HPV 感染是造成宫颈癌的必要条件。除宫颈癌外,其他肿瘤的发生机制并不完全清楚,致癌的环境因素如何启动癌变过程,如何引起癌基因或抑癌基因的改变,个体的遗传因素在致癌物的代谢、激活、与大分子结合、对 DNA 损伤修复能力等方面的作用尚不十分明确,需要用肿瘤分子流行病学方法去探索、研究。

二、致癌物暴露的检测

人类对致癌物的暴露状况可通过各种方式进行检测。分析流行病学可通过调查癌症患者和对照有关因素的暴露史或直接测定外环境中某些可疑致癌物获得信息。如在研究肝癌的致病因素时,除乙肝病毒感染外,黄曲霉毒素也是人们高度怀疑的致病因素,通过在高发区对肝癌患者食用发霉食品进行调查,间接测定对黄曲霉毒素的可能暴露剂量。另外,在肿瘤分子流行病学研究中越来越多地采用已成熟的技术直接测定人体内致癌物——DNA 加合物及致癌物代谢产物,即通过对体液如尿液、血清,以及组织细胞中 DNA 加合物及致癌物代谢产物的直接定量测定,来评价致癌物在体内暴露的水平,如在研究肝癌危险因素时可应用免疫亲和纯化联用高效液相色谱测定尿液中黄曲霉毒素 B_1 的鸟嘌呤加合物,从而获得暴露信息。

由于致癌物在体内暴露的剂量低,因此要采用敏感性高、特异性强,且可重复性的检测方法。比较常用的检测方法包括免疫法、荧光法、^{32}P-后标记法等。荧光法中的色谱/质谱法灵敏度可达 0.1～1.0 个加合物/10^8 核苷酸,但每次分析需要 DNA 的量高;而 ^{32}P-后标记法灵敏度可达 1 个加合物/(10^8～10^{10})核苷酸,每次分析所需的 DNA 量仅为 5～10 μg,因此被广泛应用。

(一)^{32}P-后标记法

^{32}P-后标记法是 1981 年由 Randerath 和 Gupta 等首先建立的一种 DNA 加合物检测分析方法,目前已成为灵敏度最高、应用最为广泛的 DNA 加合物检测方法。该方法的基本步骤包括将完整的 DNA 降解为脱氧 3'-单核苷酸;在 T4 多聚核苷酸激酶的作用下,将 ^{32}P 标记到单核苷酸的 5'端,使之形成 3',5'-二磷酸核苷;经过多向薄层层析(TLC)分离出 ^{32}P 标记的加合物;通过放射活性测定加合物的含量。^{32}P-后标记分析测试 DNA 加合物可以对所测试的加合物进行定量,并且重现性好,但缺点是不安全,且有污染性。

^{32}P-后标记法可以检测亚硝基化合物、多环芳烃、烷化剂等与 DNA 形成的加合物。

（二）色谱法

高效液相色谱（HPLC）是目前许多实验室普遍拥有的设备，操作简单，分离效果好，其附带的紫外检测器和荧光检测器能够有效检测出具有紫外特定波长吸收特征和荧光特性的物质。如应用高效液相色谱法可以检测苯并(a)芘与 DNA 形成的加合物，此外，应用液相色谱-电化学法可以检测丙烯醛与 DNA 形成的加合物 8-羟基脱氧鸟苷（8-OHdG）。

（三）免疫法

免疫法测定 DNA 加合物是基于抗原-抗体特异性反应形成免疫复合体的原理，其灵敏度一般为 1 个加合物/($10^7 \sim 10^8$)核苷酸。1977 年 Poirier 等人率先报道用竞争性放射免疫法（RIA）测定 DNA 加合物，这种方法利用同位素标记物质与核苷酸结合后，与无同位素标记的核苷酸竞争结合特异性加合物受体，根据所生成免疫复合物的放射性强度对 DNA 加合物进行定量。此后，逐渐发展了酶联免疫吸附法（ELISA）、放射免疫吸附法（RIST）等。如采用 ELISA 方法可检测 8-甲氧基补骨脂素（8-MOP）与 DNA 形成的加合物。

总之，DNA 加合物的形成被认为是致肿瘤过程的一个重要阶段。近年来，对 DNA 加合物的检测已成为肿瘤流行病学研究的热点。

三、分子标志物的筛选

肿瘤分子流行病学研究中很重要的一部分内容是分子标志物的筛选。在环境致癌物的暴露到肿瘤的发生、发展过程中，可以从以下几个方面考虑筛选分子标志物：环境致癌物在体内暴露的指示物、致癌物代谢的中间产物、致癌物与体内大分子形成的加合物、致癌物造成的 DNA 损伤、遗传易感性因素等。根据研究目的和研究类型不同，筛选不同的标志物。

虽然研究者不断探索和尝试用分子标志物去评价人类对致癌物的暴露及其生物作用，但由于人类对肿瘤的病因及发病机制尚不完全明确，研究范围有限，同时受到样本量、检测方法、混杂因素等限制，分子标志物的研究尚有待深入。

分子标志物的研究需注意以下两个方面：①实验研究方法需完善，寻找更加敏感、特异且重复性好的检测方法。②应考虑个体在代谢致癌物能力上的差异，因此，需发展新的手段，在评价体内暴露剂量高低的同时区别个体危险性的大小。

在研究分子标志物时通常采用的方法包括横断面研究、病例-对照研究、前瞻性研究和干预研究。横断面研究用来了解分子标志物的检出率，建立外环境暴露与体内暴露的联系和剂量反应关系。病例-对照研究用来评价分子标志物与肿瘤发生发展的关系。在进行病例-对照研究时，病例和对照的选择应具有代表性。前瞻性研究是通过对一特定人群的生物标记进行追踪，以了解过去暴露、新的暴露，以及影响生物标记的因素。干预研究是肿瘤预防的重要手段，生物标志物的检测为客观评价干预试验的效果提供了重要手段。

四、肿瘤遗传易感性研究

肿瘤的发生是多因素参与的多阶段过程，是环境因素与遗传因素共同作用的结果。宿主的遗传差异是造成个体对肿瘤易感性不同的主要因素。如何区别和明确不同个体的遗传差异，确定高危个体，有针对性地进行个体化治疗，仍然是肿瘤研究领域面临的重要科学问题。

事实上遗传性肿瘤只占极少部分，大多数常见肿瘤是散发性的而不是家族性的，散发性肿瘤的遗传易感性因素尚没有被完全阐明。近年来，国内外学者对肿瘤易感基因进行了大量研究，发现一些易感基因多态与常见的一些散发性肿瘤的发病风险密切相关。

基因多态性在本质上是染色体 DNA 中核苷酸排列顺序的差异性,在人群中出现的频率不低于 1%。其中单核苷酸多态(single nucleotide polymorphisms,SNPs)是最主要的多态形式,是决定个体之间遗传差异的重要物质基础,占所有已知多态性的 90% 以上。SNP 在人类基因组中广泛存在,平均每 500~1 000 个碱基对中就有 1 个,估计其总数可达 300 万个甚至更多。大量存在的 SNP 位点可以用于高危个体的发现及疾病相关基因的鉴定等。

目前研究较多的肿瘤易感基因包括代谢酶基因,免疫反应相关基因,DNA 损伤修复基因,细胞生长、增殖相关的癌基因、抑癌基因等。

(一)代谢酶基因多态

环境致癌物大多数是前致癌物,没有直接的致癌作用,前致癌物需经过体内代谢活化形成终致癌物。使前致癌物激活的酶为Ⅰ相酶,如细胞色素 P450(CYP)酶系统。使致癌物降解失去致癌活性的酶被称为Ⅱ相酶,如谷胱甘肽转移酶(GST)。代谢酶基因多态可以影响酶的活性,因此,研究代谢酶基因多态性对于评价个体对环境致癌因素危险性具有重要意义。

(二)免疫反应相关基因

许多肿瘤的发生与生物致病因素有关,如胃癌的发生与幽门螺杆菌感染密切相关。免疫反应相关基因多态可能影响个体对生物致病因素引起的炎症反应的强度,以及对肿瘤的易感性,目前研究较多的有白细胞介素-1(IL-1)、IL-8、IL-10 和肿瘤坏死因子-α(TNF-α)等基因多态与肿瘤的遗传易感性。

(三)DNA 损伤修复基因

人类细胞具有一系列 DNA 修复系统,以保护基因组的稳定和完整性,在极其复杂的 DNA 损伤修复体系中,已发现某些基因存在多态性,目前研究比较多的有 5,10-亚甲基四氢叶酸还原酶(MTHFR),碱基切除修复系统重要基因 XRCC1、XPD,^{6}O-甲基鸟嘌呤-DNA 甲基转移酶(MGMT),8-羟基鸟嘌呤-DNA 糖基化酶(OGG)等,这些基因多态将造成个体对 DNA 损伤修复能力形成差异。

(四)癌基因、抑癌基因

肿瘤发生过程中涉及众多癌基因的激活和抑癌基因的失活,肿瘤相关基因的多态性如果影响到基因表达调控或其产物的功能,就必然会影响到个体对肿瘤的易感性。*P53* 抑癌基因在细胞周期调控和凋亡中都有重要作用,是与肿瘤发生相关性最高的抑癌基因之一。研究发现,*P53* 基因第 72 位密码子基因多态与许多肿瘤的易感性有关,另外研究较多的还有 *p21*、*L-myc* 基因多态与肿瘤的发病风险。

上述根据基因功能选择基因的单个或者几个 SNPs 进行关联研究的策略是候选基因策略,这种策略具有一定的局限性,因为肿瘤是多基因参与的复杂性疾病,候选基因策略无法观察到因实际上存在的多因素间相互作用的结果。近年来,随着高通量技术的迅速发展,全基因组关联研究(genome-wide association study,GWAS)应运而生。GWAS 是基于连锁不平衡原理同时选择全基因组范围内数百万个 SNPs,应用高通量基因分型平台进行检测,以寻找与疾病或性状关联的基因及遗传变异。GWAS 一般所采用的研究样本量非常大,并要进行多个独立验证,因此既能比较全面地观察全基因组遗传变异,又能有效避免候选基因策略的局限性。例如,采用 Affymetrix 芯片,在全基因组水平上同时检测几百万个 SNPs 并加以分析,通过 SNPs 与性状的关联来寻找易感基因,因此,GWAS 是研究肿瘤相关基因的一项创新性研究方法,它不事先根据生物功能提出假设,是无偏倚的全面筛查。目前各国科学家运用GWAS在人类肿瘤研究中取得了一系列重要研究成果,如中国科学家运用GWAS对多种肿瘤如肝癌、胃癌、肺癌、食管癌、胰腺癌、前列腺癌等进行研究,发现了多个肿瘤易感基因,为肿瘤病因的研究提供了新的思路和方法。

（沈宝美）

第七节　肿瘤的预防

一、肿瘤的一级预防

肿瘤的一级预防即病因学预防。主要措施为改善人群的生活方式,减少环境中致癌物的暴露,从而减少发生肿瘤的危险。

(一)控制吸烟

据统计,在引起癌症的各种危险因素中,吸烟占30%～32%。吸烟者比不吸烟者患癌的死亡率高3～4倍。吸烟与肺癌的关系人尽皆知。吸烟还可增加患唇癌、口腔癌、鼻咽癌、喉癌和食管癌的危险。吸烟与胰腺癌、膀胱癌、肾癌的发生也有关。控制吸烟的策略主要有鼓励不吸烟和营造不吸烟的环境。

(二)健康饮食

人们每天通过摄取食物来获取营养,但不健康的饮食习惯,对健康产生不良影响,甚至导致恶性肿瘤的发生。据统计,30%～35%恶性肿瘤的发生与饮食有关。因此要教育人们注意饮食的危险因素,纠正不良的饮食习惯,建立合理的饮食结构。注意食物多样化,维持适宜的体重。

(三)避免或减少职业和环境致癌物的暴露

环境致癌物可引发恶性肿瘤已得到证实。预防策略:对新化学品进行安全性评价;建立职业保护相关法律;设立国家安全允许浓度标准;加强技术改造,寻找安全的新化学物代替致癌物;加强个人防护。

(四)避免日光过度照射

受日光紫外线的过度照射,可引起皮肤癌,因此在强烈的日光下应予以遮挡。

(五)生殖健康的教育

宫颈癌的发生与多种因素有关,包括早婚、早育、多产、性生活混乱。如人类乳头状瘤病毒、疱疹病毒是宫颈癌的危险因素之一。因此,要从学校开始对年轻人进行性与生殖行为教育,强调安全性行为的重要性和安全套的价值。

(六)减少药物患癌的危险

现已证实,有些药物虽然可以治疗某种疾病,但可引发其他疾病甚至导致癌症的发生。因此,应尽量避免使用不必要的药物,如必须使用,应在医师指导下使用。

(七)接种乙型肝炎病毒疫苗

乙型肝炎病毒感染是肝癌发生的危险因素。必须强化乙型肝炎疫苗的接种工作。

二、肿瘤的二级预防

肿瘤的二级预防又称发病学预防。主要措施包括早期信号和症状的识别、肿瘤普查、治疗癌前病变等。

(一)早期信号和症状的识别

恶性肿瘤如能早期发现和诊断,多数患者可治愈。因此,应做好健康宣教,让人们了解恶性肿瘤的早期征象,学会自我发现。恶性肿瘤常见的 10 个早期征象:①身体任何部位的肿块,尤其是逐渐增大的。②身体任何部位的溃疡,尤其是久治不愈的。③进食时胸骨后不适感,或进行性加重的吞咽梗阻。④持续性咳嗽,痰中带血。⑤耳鸣、听力减退、鼻出血、鼻咽分泌物带血。⑥中年以上的妇女不规则阴道出血或流液。⑦大便习惯改变,或有便血。⑧长期消化不良,进行性食欲减退,消瘦,又未找出明确原因者。⑨黑痣突然增大、出血、脱毛、痒、破溃等现象。⑩无痛性血尿。

(二)对无症状人群的普查和高危人群的筛查

肿瘤普查是指在无症状的人群中发现肿瘤。目前主张在较小范围、高危险人群或高发区对某种或几种肿瘤进行筛查,例如,在育龄妇女中普查宫颈癌并治疗宫颈糜烂,降低宫颈癌发病率;肝癌高发区甲胎蛋白免疫测定(AFP)进行筛查,辅以 B 超检查,以早期发现肝癌。

(三)治疗癌前病变

癌前病变是恶性肿瘤发生的一个阶段,易演变为癌。虽然并非所有癌前病变都会发展为癌,但及时发现和治疗癌前病变,对癌症的预防有重要意义。常见癌前病变有黏膜白斑、宫颈糜烂、纤维囊性乳腺病、结肠息肉、直肠息肉、萎缩性胃炎及胃溃疡、皮肤慢性溃疡、老年日光性角化病、乙型病毒性肝炎、肝硬化。

(四)加强对易感人群的监测

对遗传因素或家族性肿瘤,除积极采取一级预防措施外,尚需加强对其家族的调查了解,掌握其发病倾向。

(五)肿瘤自检

对身体暴露部位如皮肤、乳腺、睾丸、外阴等,可通过自我检查,早期发现肿瘤或癌前病变。

三、肿瘤的三级预防

肿瘤的三级预防即合理治疗与康复,以提高疗效,延长生存期,提高生活质量。

(一)积极治疗已发生的癌症

对已确诊的患者,即使较晚也应采取及时合理的治疗。当前,肿瘤的治疗手段有手术治疗、放射治疗(简称放疗)、化学治疗(简称化疗)、免疫治疗和中医中药治疗等,应根据患者的具体情况进行综合治疗。

(二)肿瘤康复

康复的主要目的是提高肿瘤患者的生活质量。传统上认为康复是治疗后的一个阶段,但是从预防的角度,康复应贯穿于治疗的全过程,即从患者确诊开始,由医师、护士、心理治疗师、营养师、物理治疗师、社会服务等专业人员共同研究制订康复计划,包括预防、重建、支持和姑息,尽可能减少疾病及治疗对患者造成的影响,重建或代偿已失去的活动能力和功能,使其达到生活自理,重返社会的目的。对已失去治愈机会的患者要减轻疼痛,控制症状,提高生活质量。对终末期的患者要实施临终关怀,为患者提供一个安静舒适的环境,精心护理,使其无痛苦地度过生命的最后时刻,也是肿瘤康复的一个组成部分。

(沈宝美)

第二章

肿瘤的常见症状与体征

第一节 疼 痛

疼痛是癌症患者最常见的症状之一,严重影响癌症患者的生活质量。初诊癌症患者疼痛发生率约为 25%;晚期癌症患者的疼痛发生率为 60%~80%,其中 1/3 的患者为重度疼痛。癌症疼痛(以下简称癌痛)如果得不到缓解,患者将感到极度不适,可能会引起或加重患者的焦虑、抑郁、乏力、失眠、食欲减退等症状,严重影响患者日常活动、自理能力、交往能力及整体生活质量。

一、概述

(一)定义

国际疼痛研究会把疼痛定义为"疼痛是一种令人不快的感觉和情绪上的感受,伴有实际存在或潜在的组织损伤"。疼痛的强度依组织受伤的程度、疾病的严重程度或对情绪的影响程度不同而不同。疼痛的第二层含义是"痛苦"。因此,疼痛是一种主观感受,是感受者认为存在就存在,认为是什么样就什么样,它表示一个人因痛的有害刺激造成由感觉神经传入的一种痛苦的反应。也就是说,疼痛不仅是一种简单的生理应答,同时还是一种个人的心理经验。所以在疼痛及其评估方面要相信患者的主述。

(二)病因

癌痛的原因多样,大致可分为以下三类。

1.肿瘤相关性疼痛

因肿瘤直接侵犯压迫局部组织,肿瘤转移累及骨等组织所致。

2.抗肿瘤治疗相关性疼痛

常见于手术、创伤性检查操作、放射治疗,以及细胞毒化疗药物治疗后。

3.非肿瘤因素性疼痛

包括其他合并症、并发症等非肿瘤因素所致的疼痛。大多数患者至少有一种疼痛是直接因肿瘤而引起的,晚期肿瘤患者大多有两种或两种以上原因造成疼痛。一般而言,3/4 的晚期肿瘤患者会发生与肿瘤浸润有关的疼痛,有 20% 的患者会发生与治疗相关的疼痛,只有小部分患者的疼痛与癌症或其治疗无关。

(三)机制与分类

1.按病理生理学机制分类

(1)伤害感受性疼痛:因有害刺激作用于躯体或脏器组织,使该结构受损而导致的疼痛。伤害感受性疼痛与实际发生的组织损伤或潜在的损伤相关,是机体对损伤所表现出的生理性痛觉神经信息传导与应答的过程。伤害感受性疼痛包括躯体痛和内脏痛。躯体性疼痛常表现为钝痛、锐痛或者压迫性疼痛。内脏痛通常表现为定位不够准确的弥漫性疼痛和绞痛。

(2)神经病理性疼痛:由外周神经或中枢神经受损,痛觉传递神经纤维或疼痛中枢产生异常神经冲动所致。神经病理性疼痛常表现为刺痛、烧灼样痛、放电样痛、枪击样疼痛、麻木痛、麻刺痛、枪击样疼痛。幻觉痛、中枢性坠、胀痛,常合并自发性疼痛、触诱发痛、痛觉过敏和痛觉超敏。治疗后慢性疼痛也属于神经病理性疼痛。

2.按发病持续时间分类

癌症疼痛大多表现为慢性疼痛。与急性疼痛相比较,慢性疼痛持续时间长,病因不明确,疼痛程度与组织损伤程度可呈分离现象,可伴有痛觉过敏、异常疼痛、常规止痛治疗效果不佳等特点。慢性疼痛与急性疼痛的发生机制既有共性也有差异。慢性疼痛的发生,除伤害感受性疼痛的基本传导调制过程外,还可表现出不同于急性疼痛的神经病理性疼痛机制,如伤害感受器过度兴奋、受损神经异位电活动、痛觉传导中枢机制敏感性过度增强、离子通道和受体表达异常、中枢神经系统重构等。

(四)评估

癌痛评估是合理、有效进行止痛治疗的前提。癌症疼痛评估应当遵循"常规、量化、全面、动态"评估的原则。

1.常规评估

癌痛常规评估是指医护人员主动询问癌症患者有无疼痛,常规评估疼痛病情,并进行相应的病历记录,应当在患者入院后 8 小时内完成。对于有疼痛症状的癌症患者,应当将疼痛评估列入护理常规监测和记录的内容。疼痛常规评估应当鉴别疼痛暴发性发作的原因,例如需要特殊处理的病理性骨折、脑转移、感染以及肠梗阻等急症所致的疼痛。

2.量化评估

癌痛量化评估是指使用疼痛程度评估量表等量化标准来评估患者疼痛主观感受程度,需要患者密切配合。量化评估疼痛时,应当重点评估最近 24 小时内患者最严重和最轻的疼痛程度,以及通常情况的疼痛程度。量化评估应当在患者入院后 8 小时内完成。癌痛量化评估通常使用数字分级法(NRS)、面部表情评估量表法及主诉疼痛程度分级法(VRS)三种方法。

(1)数字分级法(NRS):使用《疼痛程度数字评估量表》(图 2-1)对患者疼痛程度进行评估。将疼痛程度用 0~10 个数字依次表示,0 表示无疼痛,10 表示最剧烈的疼痛。交由患者自己选择一个最能代表自身疼痛程度的数字,或由医护人员询问患者:你的疼痛有多严重? 由医护人员根据患者对疼痛的描述选择相应的数字。按照疼痛对应的数字将疼痛程度分为轻度疼痛(1~3),中度疼痛(4~6),重度疼痛(7~10)。

(2)面部表情疼痛评分量表法:由医护人员根据患者疼痛时的面部表情状态,对照《面部表情疼痛评分量表》(图 2-2)进行疼痛评估,适用于表达困难的患者,如儿童、老年人,以及存在语言或文化差异或其他交流障碍的患者。

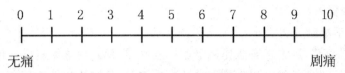

图 2-1　疼痛程度数字评估量表

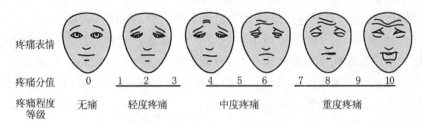

图 2-2　面部表情疼痛评分量表

（3）主诉疼痛程度分级法（VRS）：根据患者对疼痛的主诉，将疼痛程度分为轻度、中度、重度三类（表 2-1）。

表 2-1　疼痛程度分级法

程度	表现
轻度疼痛	有疼痛但可忍受，生活正常，睡眠无干扰
中度疼痛	疼痛明显，不能忍受，要求服用镇痛药物，睡眠受干扰
重度疼痛	疼痛剧烈，不能忍受，需用镇痛药物，睡眠受严重干扰，可伴自主神经紊乱或被动体位

3.全面评估

癌痛全面评估是指对癌症患者疼痛病情及相关病情进行全面评估，包括疼痛病因及类型（躯体性、内脏性或神经病理性），疼痛发作情况（疼痛性质、加重或减轻的因素），止痛治疗情况，重要器官功能情况，心理精神情况，家庭及社会支持情况，以及既往史（如精神病史、药物滥用史）等。应当在患者入院后 24 小时内进行首次全面评估，在治疗过程中，应当在给予止痛治疗 3 天内或达到稳定缓解状态时进行再次全面评估，原则上不少于 2 次/月。

癌痛全面评估通常使用《简明疼痛评估量表（BPI）》，评估疼痛及其对患者情绪、睡眠、活动能力、食欲、日常生活、行走能力、与他人交往等生活质量的影响。应当重视和鼓励患者描述对止痛治疗的需求及顾虑，并根据患者病情和意愿，制订患者功能和生活质量最优化目标，进行个体化的疼痛治疗。

4.动态评估

癌痛动态评估是指持续、动态评估癌痛患者的疼痛症状变化情况，包括评估疼痛程度、性质变化情况，暴发性疼痛发作情况，疼痛减轻及加重因素，以及止痛治疗的不良反应等。动态评估对于药物止痛治疗剂量滴定尤为重要。在止痛治疗期间，应当记录用药种类及剂量滴定、疼痛程度及病情变化。

二、治疗原则

癌痛应当采用综合治疗的原则，根据患者的病情和身体状况，有效应用止痛治疗手段，持续、有效地消除疼痛，预防和控制药物的不良反应，降低疼痛及治疗带来的心理负担，以期最大限度地提高患者生活质量。主要治疗方法包括病因治疗、药物止痛治疗和非药物治疗。

(一)病因治疗

针对引起癌症疼痛的病因进行治疗。癌痛疼痛的主要病因是癌症本身、并发症等。针对癌症患者给予抗癌治疗,如手术、放射治疗或化学治疗等,可能解除癌症疼痛。

(二)药物止痛治疗

根据世界卫生组织(WHO)癌痛三阶梯止痛治疗指南,癌痛药物止痛治疗的五项基本原则如下。

1.口服给药

口服为最常见的给药途径。对不宜口服患者可用其他给药途径,如吗啡皮下注射、患者自控镇痛,较方便的方法有透皮贴剂等。

2.按阶梯用药

按阶梯用药指应当根据患者疼痛程度,有针对性地选用不同强度的镇痛药物。

(1)轻度疼痛:可选用非甾体抗炎药(NSAID)。

(2)中度疼痛:可选用弱阿片类药物,并可合用非甾体抗炎药。

(3)重度疼痛:可选用强阿片类药,并可合用非甾体抗炎药。在使用阿片类药物的同时,合用非甾体抗炎药,可以增强阿片类药物的止痛效果,并可减少阿片类药物用量。如果能达到良好的镇痛效果,且无严重的不良反应,轻度和中度疼痛也可考虑使用强阿片类药物。如果患者诊断为神经病理性疼痛,应首选三环类抗抑郁药物或抗惊厥类药物等。

3.按时用药

按时用药指按规定时间间隔规律性给予止痛药。按时给药有助于维持稳定、有效的血药浓度。目前,控缓释药物临床使用日益广泛,强调以控缓释阿片药物作为基础用药的止痛方法,在滴定和出现暴发痛时,可给予速释阿片类药物对症处理。

4.个体化给药

个体化给药指按照患者病情和癌痛缓解药物剂量,制订个体化用药方案。使用阿片类药物时,由于个体差异,阿片类药物无理想标准用药剂量,应当根据患者的病情,使用足够剂量药物,使疼痛得到缓解。同时,还应鉴别是否有神经病理性疼痛的性质,考虑联合用药可能。

5.注意具体细节

对使用止痛药的患者要加强监护,密切观察其疼痛缓解程度和机体反应情况,注意药物联合应用的相互作用,并及时采取必要措施尽可能减少药物的不良反应,以期提高患者的生活质量。

(三)非药物治疗

用于癌痛治疗的非药物治疗方法主要有介入治疗、针灸、经皮穴位电刺激等物理治疗、认知-行为训练、社会心理支持治疗等。适当应用非药物疗法,可作为药物止痛治疗的有益补充。

三、宣教

癌痛治疗过程中,患者及家属的理解和配合至关重要,应当有针对性地开展止痛知识宣传教育。重点宣教以下内容:鼓励患者主动向医护人员描述疼痛的程度;止痛治疗是肿瘤综合治疗的重要部分,忍痛对患者有害无益;多数癌痛可通过药物治疗有效控制,患者应当在医师指导下进行止痛治疗,规律服药,不宜自行调整止痛药剂量和止痛方案;吗啡及其同类药物是癌痛治疗的常用药物,在癌痛治疗时应用吗啡类药物引起成瘾的现象极为罕见;应当确保药物安全放置;止痛治疗时要密切观察疗效和药物的不良反应,随时与医务人员沟通,调整治疗目标及治疗措施;应当定期复诊或随访。

(李振玲)

第二节　发　　热

一、概述

肿瘤患者伴发热的现象非常普遍,其中相当一部分归因于伴发的感染。然而有许多患者在经过全面检查后找不到发热的原因,而且这种发热与肿瘤的病程相关,当肿瘤进展时体温升高,在肿瘤控制后热退。因为发热与肿瘤伴发,也被称为肿瘤热。

(一)肿瘤热

肿瘤热可发生于几乎所有肿瘤,但更常见于淋巴瘤、急性白血病、骨肉瘤、肺癌、肾上腺肿瘤、原发或转移性肝肿瘤,以及有广泛转移的晚期肿瘤。肿瘤热一般表现为弛张热或持续发热型。绝大多数患者的体温在 38 ℃左右,不会超过 40 ℃。

肿瘤热的诊断必须排除感染性疾病及能引起发热的其他疾病才能确立。对症治疗常用吲哚美辛栓。肿瘤热的发病机制尚未完全明了,但可能起因于体内的多种致热原,它们可能来自:①肿瘤的致热原,如肿瘤坏死物;②宿主对肿瘤的免疫反应产生了免疫活性细胞,如激活的巨噬细胞,它能分泌白介素-2,后者是一种致热原;③许多肿瘤能合成前列腺素,这也是一种致热原。

(二)感染性发热

肿瘤患者发生感染的主要原因包括两个方面:①肿瘤患者自身免疫功能下降,易发生各种感染。或在自然腔道生长的肿瘤往往造成引流不畅,而诱发感染。长期卧床、住院、抗生素应用以及营养不良、低蛋白血症等,均易合并感染。②目前的抗肿瘤治疗是创伤性治疗,包括化疗引起的白细胞和自身免疫力下降,放疗引起的局部组织抵抗力下降等。由于肿瘤患者处于低免疫力状态,一旦发生细菌性感染,可快速出现全身毒血症症状,导致休克和死亡。因此,临床上应特别注意患者出现的感染症状,并及时作出诊断和治疗。引起感染的病原体包括细菌、真菌和病毒。

(三)鉴别诊断

部分肿瘤患者可出现肿瘤热,是由于机体对肿瘤及由肿瘤细胞释放的致热因子的防御反应,或对肿瘤坏死的反应,均可出现发热。肿瘤热一般表现为持续热,口腔体温常低于 38.5 ℃,可伴有轻度的白细胞总数和中性粒细胞升高,患者自我发热感觉不明显,毒血症症状也不明显。但肿瘤阻塞某些自然腔道而引起的阻塞性细菌炎症,如支气管阻塞引起的炎症,其典型的发热症状常表现为午后寒战,再出现持续高热,体温常超过 38.5 ℃,并伴有白细胞总数和中性粒细胞明显升高。因败血症出现的发热常为持续高热。

因化疗而引起的骨髓抑制易继发细菌感染。当白细胞总数 $<0.5\times10^9/L$,并出现体温 >38.5 ℃时,应首先考虑感染的存在,并特别注意寻找隐匿的感染灶。此时因患者体质虚弱,临床上仅表现为寒战和发热,而对于一般感染所出现的症状,如皮肤红斑、水肿、炎症部位脓肿形成及局部疼痛等,临床上表现并不明显。

二、治疗原则

(一)感染性发热

感染性发热主要是根据病原菌检查结果或经验给予敏感药物治疗,要强调足量、全程用药。同时,还应采取必要的降温措施。对于使用物理还是药物降温,目前说法不一。临床上最常见的感染性发热的病因为细菌感染和病毒感染;细菌感染的治疗主要根据病原体的不同选择合适的抗生素;病毒感染的治疗以利巴韦林(病毒唑)、吗啉胍(病毒灵)等为代表。

(二)肿瘤性发热

首先要针对肿瘤病灶和性质本身选择合适的手术或放化疗方案。肿瘤性发热很少以高热为主,如果有新出现的体温异常升高,应注意是否合并感染或肿瘤恶化、转移,应完善血常规、病原学、影像学等检查,以免延误治疗。发热的治疗原则:对于中等程度以下发热者,主张物理降温为主。如物理降温不缓解,或体温持续升高,或伴有高热惊厥的儿童,或有心功能不全、器官衰竭的老年人,再考虑使用药物降温。

对于发热患者,特别是中等程度以下(体温<39 ℃)的发热患者,应以物理降温为主。即使是对中、重度发热(体温≥39 ℃),药物降温亦并非首选。特别是在患者出现脱水休克症状时,不主张采用解热药物降温。这是因为患者应用解热药物后会因大量出汗而加重脱水休克症状。可先应用乙醇擦浴、四肢大动脉处置冰囊、口服温开水等物理降温方法,同时,注意补液,缓解休克症状,如患者出汗较多,注意离子紊乱的可能,及时补充离子。

应用物理降温后,如果发热仍不缓解,甚至体温直线上升至大于 39 ℃时,如无禁忌,应及时采取药物降温。一般不主张滥用解热镇痛药或激素,除高热或超高热的患者需紧急处理外,对其他发热患者应以明确病因,进行病因治疗为重点。

目前,临床常用退热药物首选非甾体抗炎药。根据其药理机制大致分为 3 类:A 类,酮洛芬、吲哚美辛;B 类,阿司匹林、萘普生;C 类,布洛芬、双氯芬酸、对乙酰氨基酚。此外,还有一些清热解表的中草药,如安宫丸、清开灵、双黄连等,作用相对较缓和。有研究者称,萘普生还具有鉴别感染性发热和肿瘤性发热的作用。对于检查鉴别有困难者,如经验性应用抗感染治疗后,患者仍有不明原因的发热,可使用萘普生进行诊断提示性治疗。如果应用萘普生后快速降温且体温达到正常水平,停药后 24 小时内体温完全回升者,多为肿瘤热。

值得注意的是,高龄者、妊娠及哺乳期妇女、肝肾功能不全者、血小板减少症者、有出血倾向者以及有上消化道出血和/或穿孔病史者,应慎用或禁用非甾体抗炎药。对有特异体质者,使用后可能发生皮疹、血管性水肿、哮喘等反应,应当慎用。

对应用上述药物仍不缓解的顽固性高热或重度感染所致发热,应合理应用激素。不主张在发热患者中常规应用激素。当患者病情需要必须使用激素退热时,务必要严格控制剂量,切忌长期大剂量使用激素退热;尽量避免使用作用很强的地塞米松,一般给予中等强度的泼尼松或氢化可的松等即可;要在体温下降后停药。如大剂量且连续应用激素大于 3 天,就必须采取逐渐停药方法,切忌突然停药,以免引起激素反跳现象。

除上述退热方法外,还有人工冬眠等方法。对于使用哪种退热方法,还应该根据导致发热的原因、具体病情和患者本身状态、是否具备应用退热药物的适应证或禁忌证等多重因素进行分析,选择合适的治疗手段。

(杨海霞)

第三节 出 血

一、概述

出血在肿瘤患者中常见,大出血需紧急处理。引起出血的主要原因如下。

(1)发生于自然腔道的恶性肿瘤,如鼻咽癌、肺癌、胃癌、直肠癌、宫颈癌等,由于肿瘤侵蚀血管,引起局部出血。如侵及大血管,则引起大量出血而导致死亡。

(2)许多肿瘤患者呈高凝状态,如诱发弥散性血管内凝血可导致重要脏器内出血,如颅内出血导致患者死亡。肿瘤侵犯肝脏,可引起凝血因子等与凝血有关的物质合成减少,并使纤溶酶原合成缺陷,易引起出血。

(3)抗肿瘤治疗引起的出血。如大剂量和反复化疗导致骨髓内血小板生成抑制或急性白血病,淋巴瘤等对骨髓侵犯引起造血功能抑制而导致继发性出血。

(4)某些药物如肝素、非甾体抗炎药、两性霉素 B、长春新碱等,可诱发血小板功能障碍,均可潜在导致出血。血小板减少和功能障碍是导致肿瘤患者出血的最常见的原因(约占 50%)。

(5)放疗可引起局部自然腔道内的肿瘤退缩,血管暴露,如血管破裂导致出血。如支气管肺癌、食管癌放疗后引起的出血。

患者可主诉心悸、乏力、头痛、呼吸困难和痰血增加、血尿、鼻出血等症状,体检和实验室检查可发现局部黏膜出血、牙龈出血、皮下瘀点和瘀斑,特别易发生在皮肤摩擦部位,如后背、胁腹部及四肢、口腔黏膜及舌部黏膜下易出现血疱,以及胃肠道、泌尿生殖道、中枢神经系统和鼻咽部、支气管、肺部的出血。如为血小板减少引起的出血,则血常规检查示外周血血小板绝对数量减少,出、凝血时间延长。与内源性凝血有关的指标如活化部分凝血酶原时间延长,与外源性凝血有关的指标如凝血素时间也可能延长。如疑有弥散性血管内凝血,则血液涂片可见破裂的红细胞,且血清中纤维蛋白原和纤维蛋白原降解产物含量增加。对怀疑存在免疫性血小板减少症患者,可做骨髓穿刺确定诊断。

二、治疗原则

(一)血小板减少症引起出血的治疗

1.血小板减少但未出血的治疗

因化疗而导致的血小板减少,如外周血血小板计数 $<1\times10^9/L$,但患者无活动性出血,则应每 1～2 天静脉输注血小板 6～8 U,直至血小板计数稳定,并高于 $10\times10^9/L$。如血小板计数在 $(10\sim20)\times10^9/L$,但出现发热($>38\,℃$)并高度怀疑存在感染时,则需在抗生素应用的条件下,静脉输注血小板。如血小板计数 $<50\times10^9/L$,但需行创伤性检查和治疗,包括活检、内镜检查、手术等,则应先静脉输注血小板,待血小板达正常值后再进行相关检查。

2.因血小板减少而出血的治疗

应静脉紧急输注血小板,至少使血小板计数 $>30\times10^9/L$。正常情况下输注多个供者的血小板与单个供者的效果一样。可通过输注血小板 1 小时后经修正(输注的单位数和体表面积的修正值)后的血小板增加值和输注后 10～15 分钟的出血时间,来评价血小板输注后的临床效果。酚磺乙胺(止血敏)可用于血小板减少性出血。用法为酚磺乙胺 0.25～0.75 g 肌内注射或静脉注射,每天 2～3 次,或 2～3 g 静脉滴注,每天 1 次。可加用维生素 C 每天 2～3 g 静脉滴注。必要时短期使用糖皮质激素,如氢化可的松每天 200～300 mg 静脉滴注。

(二)因肝脏疾病所致的凝血因子缺陷和/或合成减少引起的出血

如凝血因子 V、Ⅶ、Ⅸ、Ⅹ、Ⅺ、Ⅻ、前激肽释放酶、激肽原、纤溶酶原、抗凝素 Ⅲ、S 蛋白和 C 蛋白等缺乏,可通过维生素 K 和相应的凝血因子的输入来纠正。维生素 K 参与因子 Ⅱ、Ⅶ、Ⅸ和Ⅹ的合成。而新鲜冷冻血浆内富含凝血因子 Ⅱ、V、Ⅶ、Ⅹ、Ⅺ和Ⅻ。

肿瘤患者常出现全身纤溶亢进,因此,使用竞争性抑制纤溶酶原药物,可避免纤溶酶原被激活。可使用的药物包括氨甲环酸(止血环酸)500 mg,每 8～12 小时一次,口服或静脉给予。氨基己酸 5～10 g,缓慢静脉滴注,以后每小时 1～2 g,持续 24 小时。如出血减少,可改为口服维持。

(三)弥散性血管内凝血导致血小板减少引起的出血

治疗应首先解除引起 DIC 的诱因,如肿瘤、感染、代谢性酸中毒等,同时补充各种凝血因子和血小板。小剂量肝素治疗有效,每天 25～50 mg,分次静脉滴注或皮下注射,但必须监测 APTT。

(四)自然腔道出血的处理

1.消化道出血

上消化道出血病例中约有 5% 为恶性肿瘤引起,主要为晚期胃癌,其中 42% 表现为大量出血。对于消化道肿瘤引起的出血,除了用一般凝血制剂与血管收缩药物外,还需针对肿瘤做特殊的处理,包括采用内镜将微波加热探头直接对出血处进行凝固治疗加局部肾上腺素应用,或进行电灼止血加局部硬化剂注射,或采用激光做姑息性止血治疗,均可取得较好的效果。对原发性肝癌或肝转移破裂出血,可做选择性肝动脉结扎或栓塞,也有一定的效果。

2.泌尿系统出血

肾脏、输尿管、膀胱和尿道肿瘤常可发生泌尿道出血,有时盆腔肿瘤如直肠癌、卵巢癌等侵蚀泌尿道也可引起出血。某些抗肿瘤药物如环磷酰胺和异环磷酰胺的代谢产物经肾脏排泄至膀胱,刺激膀胱上皮引起出血性膀胱炎。临床上一般静脉给予环磷酰胺总量超过 18 g,或口服总量超过 90 g 易发生出血性膀胱炎;静脉给药常出现急性出血性膀胱炎,而口服给药则常呈慢性出血。多柔比星(阿霉素)应用也有引起急性肾脏出血的报道。盆腔和肾区的放疗也会引起出血,主要是射线造成膀胱和肾脏纤维化,毛细血管闭塞,脆性增加,加之局部刺激所致。

治疗泌尿道出血主要是针对原发肿瘤,应考虑尽早手术,同时积极采用药物止血治疗。膀胱出血伴血块常需作膀胱冲洗。化疗引起的出血性膀胱炎在临床上应予重视,应用异环磷酰胺时加用美司钠,后者可与异环磷酰胺代谢产物丙烯醛作用形成非膀胱毒性化合物,可明显降低出血性膀胱炎的发生。如果在美司钠应用时再加静脉水化,则效果会更好。

3.呼吸系统出血

鼻咽癌在我国东南沿海,70% 患者伴有回缩性血涕或鼻出血。如放疗后出现超过 500 mL 的出血为大出血,主要由肿瘤侵犯大血管及放疗后局部组织充血、血管破裂造成。治疗视不同情况可采取坐位、半卧位或患侧卧位。出血少时可采用 1% 麻黄碱点滴纱条或明胶海绵作前鼻腔填塞,出血多时采用后鼻腔气囊填塞,同时全身给予止血药物,必要时可输血。在上述处理无效时可考虑做一侧颈外动脉结扎。

原发性支气管肺癌常伴有血痰。一次出血量超过 300 mL 或 24 小时连续性出血超过 600 mL 者为大咯血,应予紧急处理,包括患侧卧位和止血药等应用。如内科治疗无效可考虑经纤维支气管镜做冰氯化钠溶液灌注,局部滴注 1∶20 000 肾上腺素 5 mL;病变局限时可考虑手术。

(杨海霞)

第四节 贫 血

肿瘤患者发生贫血的原因是多样的,包括癌症本身、放化疗引起的骨髓抑制、肿瘤侵犯骨髓、溶血、脾大、失血、铁生成障碍和促红细胞生成素(EPO)缺乏。顺铂是最容易引起贫血的化疗药物,其他化疗药物多疗程治疗后也会导致贫血。有证据表明,因顺铂对肾小管损伤而使 EPO 产生减少,是导致贫血的原因之一。脊髓和盆腔放疗,因照射范围包括了主要造血的部位,因此也会导致贫血。包括治疗因素在内的各种原因引起的癌性贫血,使患者生活质量受到影响。

一、概述

贫血的发生率及严重程度与肿瘤类型、分期、病程、治疗方案、药物剂量,以及患者放疗和治疗期间是否发生感染等因素有关。宋国红等报道 263 例肿瘤患者,贫血发生率为 48.3%,其中泌尿生殖系肿瘤的贫血发生率最高(70.6%)。Dalton 等对 28 个肿瘤中心接受化疗的 2 821 例肿瘤患者进行调查,其贫血发生率由化疗后第 1 周期的 17.0%升至第 6 周期的 35.0%(其中肺癌 51.0%,卵巢癌 49.0%),说明癌性贫血程度随化疗周期增加而加重。据 Campos 报道,不同化疗药物治疗卵巢癌患者引起 1～2 级、3～4 级贫血的发生率分别为紫杉醇 18.0%～19.0%、6.0%～64.0%,多西紫杉醇 58.0%～87.0%、27.0%～42.0%,卡铂或顺铂 8.0%～68.0%、1.0%～26.0%。环磷酰胺与卡铂或顺铂联合 32.0%～98.0%、2.0%～42.0%。BarrettLee 报道,各种癌症放疗后贫血的发生率分别为乳腺癌 45.0%、大肠癌 63.0%、肺癌 77.0%、前列腺癌 26.0%、宫颈癌和泌尿系统肿瘤 79.0%、头颈癌 32.0%。

肿瘤患者出现贫血时应及时对症治疗,更重要的是发现贫血原因,才能从根本上进行纠正。发生贫血原因主要为以下几种。

(一)肿瘤相关性贫血

此类贫血为肿瘤发生、发展中引起的慢性贫血。研究认为,肿瘤细胞和宿主免疫系统相互作用可致巨噬细胞活化,使 γ 干扰素(γ-IFN)、白介素-1(IL-1)、肿瘤坏死因子(TNF)等炎性细胞因子表达和分泌增加。其引起贫血的机制如下。

1.直接抑制红细胞生成

TNF、IL-1、γ-IFN 是抑制红细胞生成的特异性细胞因子,其升高可直接或间接抑制体内红系祖细胞(CFU-E)生成,导致红细胞生成减少,引起贫血。

2.抑制促红细胞生成素(EPO)产生

有学者提出,肿瘤患者 EPO 产生受抑为癌性贫血的重要原因之一,感染可加剧其恶化,肺癌、乳腺癌、神经系统实体瘤中均可见酷似慢性肾衰竭贫血的现象。

3.破坏铁的利用和分布

恶性肿瘤患者多数血清铁降低,但骨髓铁染色正常,说明其贫血是铁利用障碍,而非铁缺乏。其可能机制为肿瘤促使炎性细胞因子分泌增加,诱导白细胞产生乳铁蛋白,乳铁蛋白与铁结合,妨碍铁的分布与利用。

4.恶性肿瘤患者对 EPO 的反应性降低

据报道多数恶性肿瘤(尤其是晚期)贫血患者 EPO 增高,其原因可能如下。

(1)正常时血中 EPO 受肾组织氧分压影响,低氧和贫血是 EPO 升高的主要因素。肿瘤患者多有不同程度的组织缺氧和贫血可导致肾氧分压降低,刺激 EPO 产生。

(2)TNF、IL-1、γ-IFN 等可降低 CFU-E 对 EPO 的反应能力,故血清 EPO 保持较高水平。另外,机体靶细胞上的 EPO 受体对 EPO 产生耐受,使 EPO 受体对 EPO 刺激阈值提高,EPO 不能充分利用。

(3)部分非贫血肿瘤患者血清 EPO 升高可能与肿瘤异质性和自发性分泌有关。

(4)肿瘤患者肝脏分泌 EPO 增加。

(5)肿瘤患者血管紧张素、肾上腺素、血管升压素等不同程度升高,刺激血清 EPO 升高。EPO 较高时发生癌性贫血与患者对 EPO 反应性降低有关。

(二)治疗相关性贫血

放化疗引起的骨髓抑制为恶性肿瘤患者最常见的贫血原因。顺铂是最容易引起贫血的化疗药物,其他化疗药物多疗程治疗后也会导致贫血。有证据表明,因顺铂对肾小管损伤而使 EPO 产生减少,是导致贫血的原因之一。脊髓和盆腔放疗,因照射范围包括了主要造血的部位,因此也会导致贫血。

(三)营养缺乏性贫血

铁、叶酸、维生素 B_{12} 缺乏可致红细胞成熟障碍,以消化道肿瘤最多见。其慢性失血或胃肠功能下降造成的吸收障碍均可致铁吸收减少、丢失增加,引起缺铁性贫血。消化道肿瘤可使体内因子生成减少或内因子抗体或肠道细菌过度繁殖,导致肠道吸收功能下降,引起维生素 B_{12} 缺乏而致贫血。消化道肿瘤可影响叶酸、维生素 B_{12} 吸收,肿瘤细胞增生时叶酸或维生素 B_{12} 需要量增加,均可致机体叶酸或维生素 B_{12} 绝对或相对缺乏,引起贫血。

(四)急性或慢性失血

急性失血常见于肿瘤破裂或肿瘤侵蚀血管,使血管破裂而致大出血;慢性失血常见于胃肠道肿瘤。

(五)恶性肿瘤侵犯骨髓及其导致的骨髓纤维化

骨髓是肿瘤转移好发部位,肿瘤细胞浸润可直接抑制骨髓造血干细胞增殖,消耗造血物质;释放癌性代谢产物损伤骨髓。骨髓涂片可见增生低下及与原发病相应的瘤细胞。肿瘤细胞浸润还可导致骨髓纤维化。

(六)自身免疫性溶血

恶性肿瘤导致溶血的确切机制尚不明了,可能与单核-吞噬细胞功能过度活跃及肿瘤细胞产生某种溶血性产物有关。

二、治疗原则

(一)病因治疗

首先要尽可能明确癌性贫血的原因,对营养缺乏性贫血者可适当补充铁剂、叶酸、维生素 B_{12} 等;对失血引起者应找出出血部位,采取针对性治疗;对骨髓转移引起者应给予全身化疗,部分患者可获短期缓解。

(二)输血治疗

癌性贫血是一种慢性过程,患者对贫血的耐受性明显好于急性失血者。因此,血红蛋白 >100 g/L 很少考虑输血。当血红蛋白<70 g/L 时可考虑输注红细胞。血红蛋白 70~100 g/L 时应根据患者具体情况决定是否输血。一般老年患者耐受性较差,如伴有其他心肺疾病者,输注红细胞改善贫血症状可能使患者获益。

输血可引起许多并发症,可出现输血反应,还可增加肝炎、艾滋病、梅毒、人 T 淋巴细胞病毒等病原体感染机会。多次输血后患者体内常产生抗体,导致输血后血红蛋白(Hb)水平维持时间缩短,还可致血色病。输血后产生的免疫抑制作用可能促进肿瘤生长。

(三)重组人红细胞生成素(rHuEPO)治疗

内源性 EPO 产生于肾脏,对红细胞的生成起调节作用。当发生缺氧或红细胞携带氧的能力下降时,EPO 生成增加并促进红细胞生长。基因重组 EPO 最早被批准用于治疗慢性肾衰竭导致的贫血。临床试验表明,EPO 可缓解癌性贫血,减少输血需要,改善患者的一般状况。化疗引起的骨髓抑制,使红系造血祖细胞凋亡,而 EPO 可阻止祖细胞凋亡。然而,对外源性 EPO 的反应取决于患者发生贫血后自身 EPO 的产生能力。当内源性 EPO 产生数量不足时,机体才对外源性 EPO 有反应。血液肿瘤患者的外周血中 EPO 水平超过 500 mU/L 时,外源性 EPO 不能改善患者的贫血。另一个影响疗效的是机体是否产生对 EPO 的抗体。

化疗后血红蛋白≤100 g/L 可治疗性给予 EPO;当血红蛋白小于 120 g/L 时,可根据临床情况决定是否使用 EPO。EPO 剂量为 150 U/kg,每周 3 次,连续 4 周。如果对上述剂量无反应,可提高剂量为 300 U/kg,每周 3 次,连续 4~8 周。另一种比较方便的用法为 EPO 每周 40 000 U。EPO 治疗超过6~8周仍然无效的患者应停药,继续治疗将无临床获益。应检查患者是否存在缺铁。

(王克海)

第五节 恶 性 积 液

一、概述

(一)恶性胸腔积液

恶性胸腔积液是一种常见的肿瘤并发症,其中 46%~64% 的胸腔积液患者为恶性肿瘤所致,约 50% 的乳腺癌或肺癌患者在疾病过程中出现胸腔积液。

在生理情况下,仅有 10~30 mL 的液体在胸膜腔内起润滑作用。但是在病理情况下,由于重吸收的动态平衡被破坏,导致胸腔积液。恶性胸腔积液最常见的原因是由于毛细血管内皮细胞炎症引起的毛细血管通透性增加以及因纵隔转移瘤或放射治疗所致纤维化引起的纵隔淋巴管梗阻造成的淋巴液流体静压增加。在罕见的情况下,肿瘤细胞局部蛋白分泌或释放也是原因之一。

1.临床表现

最常见的主诉为呼吸困难、咳嗽和胸痛,症状的轻重同胸腔积液发生的速度有关,与胸腔积液的量关系不大。查体可见,胸腔积液水平以下叩诊浊音,呼吸音消失及语颤减低。

2.诊断

可行胸腔穿刺细胞学检查以及包括蛋白质、CEA、pH、细菌、结核、真菌培养和染色等。如上述检查不能确诊,可再重复上述检查,也可在 B 超或 CT 引导下做针吸胸膜活检术,大多数的恶性积液患者可以确诊。对经上述方法仍不能确诊且高度怀疑为恶性胸腔积液者,可行胸腔镜胸膜活检。其中,恶性胸膜间皮瘤的诊断困难,下列方法有助于胸膜间皮瘤的确诊:仔细询问患者石棉接触史,胸部及上腹部 CT 扫描,闭合式胸膜多点活检(6~8 处),CT 引导下针吸活检或胸腔镜活检,必要时行开胸探查术做冷冻切片活检。

诊断性胸腔穿刺,抽液时应注意,放胸腔积液不能超过 1 500 mL,尤其是重复放胸腔积液超过 1 500 mL 时,由于肺重新膨胀,可导致肺水肿,偶可致患者死亡。采用胸腔内置管缓慢放液可避免上述情况,但需注意长期留置导管引起的并发症。

(二)恶性心包积液

与恶性胸腔积液相比,心包积液相对较少,预后更差。一般情况下,心包积液的出现是肿瘤患者的临终前表现。据有关尸检结果,癌症患者 5%~12%发生心脏及心包受侵,其中一半侵及心包,1/3 侵及心肌,余者为两者均受侵。只有 15%的心包转移者发生心脏压塞,通常发生在终末期的患者。心脏和心包转移瘤比原发肿瘤多 40 倍。肺癌、乳腺癌、淋巴瘤及白血病是发生心脏和心包转移的最常见病因,其次为黑色素瘤及肉瘤。霍奇金病患者纵隔放疗后约 5%的患者发生心包积液。

1.临床表现

心包积液的血流动力学改变与前述的胸腔积液大致相同。此外,由于液体的积聚,心包腔内的压力增高,从而影响心脏舒张期的充盈,导致心脏排出量减少。许多心包转移患者无症状。心包积液通常为逐渐形成,也可很迅速,症状与心包积液形成速度相关。如积液的形成很缓慢,即使积液量 1 000 mL 症状也可不明显。但快速产生的积液,液体量仅 250 mL 就可产生明显症状。缓慢形成的心包积液导致心脏压塞的常见症状包括充血性心力衰竭、呼吸困难、咳嗽、端坐呼吸、疲乏、虚弱、心悸、头和颈静脉充盈,可伴有胸腔积液。心脏压塞的患者查体可以发现心动过速、心脏的浊音界扩大、心脏搏动减弱、心音遥远、心包摩擦音等。心脏压塞的特点是奇脉,表现为吸气末脉搏减弱伴随收缩期血压上升 1.3 kPa(10 mmHg)以上。严重的心脏压塞,不能有效地处理将最终导致心脏衰竭。

2.诊断

心脏超声检查是最有效且简便的方法。典型的心包积液 X 线检查示心脏呈烧瓶状,但心影正常的人也不排除心包积液。胸部 CT 及 MRI 可提示心包的厚度和原发肿瘤。B 超引导下的心包穿刺术,能缓解症状且积液细胞学检查可以明确诊断。胸腔积液的各种生化及细胞学检查均适合心包积液。如细胞学检查阴性,必要时可行心包活检术。

(三)恶性腹水

恶性腹水形成的机制与肝硬化腹水不同。肿瘤分泌的某些递质导致腹膜血管的通透性增强,以及液体产生过多、营养不良、低蛋白血症所致的流体动力学失衡、门静脉阻塞、肝转移、淋巴及静脉回流受阻可能是形成腹水的主要原因。引起恶性腹水的常见肿瘤有卵巢癌、结直肠癌、胃癌、肝癌、输卵管癌和淋巴瘤。恶性腹水通常是肿瘤的晚期表现。尽管恶性腹水患者的生存期有限,但是成功的姑息性治疗对选择恰当的患者也有相对好的预后。

1.临床表现

临床表现可为腹胀、足部水肿、易疲劳、呼吸短促、消瘦及腹围增加。查体包括腹部膨隆、叩诊浊音,亦可有腹部肿块、腹部压痛及反跳痛。腹部 B 超易查出腹水。腹部 CT 扫描不但能查出腹水,还有助于查找原发病灶。

2.诊断

腹腔穿刺有助于鉴别恶性腹水和其他原因的腹水。诊断性腹腔穿刺抽取的液体应做以下检查:外观、颜色、细胞计数、蛋白定量、腹水离心沉淀后涂片染色镜检或用石蜡包埋切片病理检查。恶性腹水多为血性,且为渗出液,镜检有大量红细胞,细胞学检查约在 60% 的恶性腹水中查出恶性细胞。如配合腹膜活检或在 B 超引导下做经皮壁腹膜肿物穿刺活检术,可进一步提高诊断率。一些必要的肿瘤标志物检查,如 CEA、CA-125、CA19-9、β-HCG 及 LDH,有助于恶性腹水的诊断。

二、治疗原则

(一)胸腔积液

1.全身治疗

对无症状或症状轻微的患者无须处理。对那些化疗敏感的肿瘤,如淋巴瘤、激素受体阳性的乳腺癌、卵巢癌、小细胞肺癌及睾丸恶性肿瘤等以全身化疗为主。

2.局部治疗

对那些必须要局部处理的患者,考虑行胸腔穿刺术。最常用的方法是采用博来霉素、四环素或多西环素等胸膜硬化剂治疗。

(二)心包积液

1.心包腔内置管引流

对无症状或症状轻,对心血管功能影响不大的患者,不需要处理,应积极采用有效的全身治疗。对有心脏压塞的患者应立刻行心包穿刺术以解救患者的生命。在 B 超引导下,心包内置管间断或持续引流是改善心排血量安全有效的方法,应作为首选。需注意的是避免引流速度过快,以免出现心脏急症。

2.全身治疗

根据原发肿瘤的类型、既往治疗、行为状态及其预后决定下一步治疗,如淋巴瘤及乳腺癌通过全身化疗大多可控制心包积液。

3.局部治疗

局部处理的常用方法有心包穿刺抽液后注入硬化剂、心包开窗术、心包切除术及放射治疗。急性放射性心包炎的处理应采用保守治疗,其通常是自限性的。

(三)腹水

1.腹腔穿刺引流

腹腔穿刺引流可以缓解腹内压力,还可缓解因腹水过多所致的呼吸困难。迅速放大量液体(大于 1 000 mL)可导致低血压及休克。故在放液过程中,应密切观察患者血压及脉搏。如心率增快及伴有口干感,则应停止放液以免引起血压下降。腹水虽然较多,可于 24~48 小时内逐渐放光。为避免腹水再度生长,可考虑腹腔内注入 IL-2、肿瘤坏死因子等,必要时每周 1~2 次,连续 2~4 周。反复放液可引起低蛋白血症及电解质紊乱,有时还可引起腹腔内感染,需要仔细观察,及时处理。

2.全身治疗

对化疗敏感的肿瘤,如卵巢癌、淋巴瘤、乳腺癌引起的腹水应采用有效的全身化疗。卵巢癌可选用 CAP(CTX,ADM,DDP)或紫杉醇联合卡铂;淋巴瘤选择 CHOP(CTX,VCR,ADM,PDN);乳腺癌选用 CAF(CTX,ADM,5-FU)或含紫杉类等联合化疗方案。

3.局部治疗

腹腔内灌注化疗是治疗恶性腹水的重要方法。患者如果没有黄疸、肝肾功能不全、严重骨髓抑制及感染、梗阻等合并症,可考虑给予腹腔内灌注化疗。常用药物有铂类、丝裂霉素、5-FU等。腹腔灌注的主要不良反应为化学性静脉炎以及粘连性肠梗阻、肠穿孔、出血等。

(杨海霞)

第三章

肿瘤的病理分析

第一节 甲状腺肿瘤

一、甲状腺腺瘤

甲状腺腺瘤(thyroid adenoma,TA)是由单一前体细胞发生基因突变或异常引起局灶性甲状腺滤泡细胞增生、增殖的结果,是最常见的甲状腺良性肿瘤,占所有甲状腺疾病的16%~25%。TA可以发生在各个年龄段,以15~40岁中青年妇女多见,呈散发性。肿瘤多为单发,表现为甲状腺实质内单个边界清楚的肿物,有完整的包膜,大小从直径数毫米到3~5 cm不等,个别患者甚至可达10 cm以上。肿瘤内部有时可见囊性变、纤维化或钙化。临床病理分为滤泡性腺瘤和乳头状腺瘤两种,前者多见。

(一)临床表现

TA多数无自觉症状,常在无意中偶然发现颈前区肿块;多数为单发,圆形或卵圆形,表面光滑,边界清楚,质地韧实,与周围组织无粘连,无压痛,可随吞咽上下移动。肿瘤直径一般在数厘米至十余厘米不等,生长速度较缓,病程可长达数十年,此类患者常可出现瘤体钙化而使瘤体触质坚硬。但如果一旦发生瘤体内出血,体积可迅速增大,且伴有疼痛和周围器官压迫症状,如呼吸困难和吞咽不适。部分肿块出血吸收后(一般是2~3个月)会缩小,部分瘤体生长速度过快,实质部分因血供不足而发生坏死、液化发生囊性变。少数增大的肿瘤逐渐压迫周围组织,引起气管受压、移位,患者会感到呼吸不畅或呼吸困难,特别是平卧时为重。胸骨后的TA压迫气管和大血管后可能引起呼吸困难和上腔静脉压迫症。多数典型的TA不影响甲状腺功能。需注意的是,中老年女性的TA常为滤泡性腺瘤,生长迅速,血运丰富,常伴有压迫症状,部分往胸骨后生长,术中肿瘤质脆而容易破裂,出血多而导致解剖不清,手术难度较大,容易引起喉返神经损伤致术后声音嘶哑。少数TA可发展为功能自主性腺瘤(20%)而引起甲状腺功能亢进,出现心慌、手抖、多汗、消瘦和易饥等症状。

(二)病理特征

临床上TA一般生长缓慢,体检时随吞咽而上下移动。肉眼:多为单发,圆或类圆形,切面多为实性,色暗红或棕黄,可并发出血、囊性变、钙化和纤维化。

其共同的组织学特点或病理诊断要点:①有完整纤维包膜的单个结节;②肿瘤的组织结构与周围甲状腺组织不同;③瘤体内部结构具有相对一致性(变性所致改变除外);④对周围组织有挤压现象。根据肿瘤细胞形态学特点,一般将 TA 分为以下几种病理类型。

1.滤泡性腺瘤

滤泡性腺瘤是最常见的病理类型,占所有良性甲状腺肿瘤的 85%,根据滤泡分化程度,又可分为以下几种亚型。

(1)胚胎型腺瘤:又称梁状和实性腺瘤,瘤细胞小,大小较一致,分化好,呈条索状、小梁状或网片状排列,有少量不完整的滤泡状腺腔散在,无胶质,水肿的疏松纤维间质类似胚胎期甲状腺。

(2)胎儿型腺瘤:又称小滤泡型腺瘤,主要由小而一致、仅含少量胶质或没有胶质的小滤泡构成,上皮细胞为立方形,与胎儿期甲状腺组织相似。

(3)单纯型腺瘤:又称正常大小滤泡型腺瘤,肿瘤包膜完整,肿瘤组织由大小较一致、排列拥挤、内含胶质的滤泡组成,与成年人正常甲状腺相似的滤泡构成。

(4)胶样型腺瘤:又称巨滤泡型腺瘤,肿瘤组织由大滤泡或大小不一的滤泡组成,滤泡内充满胶质,并可互相融合成囊,肿瘤间质少。

2.乳头状腺瘤

滤泡上皮细胞排列成单层,呈乳头状向腺腔内突出,滤泡常形成大囊腔,故亦称囊性乳头状瘤。间质少,肿瘤常并发出血、坏死及纤维化。具有乳头状结构者有较大的恶性倾向,故良性乳头状腺瘤少见。

3.变异类型

(1)嗜酸性粒细胞型腺瘤:又称 Hürthle(许特莱)细胞腺瘤,较少见。瘤细胞大而多角形,核小,胞质丰富嗜酸性,内含嗜酸性颗粒。电镜下见嗜酸性粒细胞内有丰富的线粒体,即 Hürthle 细胞。瘤细胞排列成索网状或巢状,很少形成滤泡。

(2)不典型腺瘤:少见,瘤体包膜完整,质地坚实。其瘤细胞丰富,生长较活跃,有轻度不典型增生,可见核分裂象。瘤细胞排列成索或巢片状,很少形成完整滤泡,间质少,但无包膜和血管侵犯。此类型肿瘤术后应追踪观察,可做降钙素、上皮膜抗原(epithelial membrane antigen,EMA)和角蛋白等免疫组织化学检查,从而与甲状腺髓样癌和转移癌相鉴别。

(3)透明细胞腺瘤:发生于甲状腺的透明细胞型滤泡型腺瘤罕见,应与原发甲状腺透明细胞癌、异位的甲状旁腺腺瘤或转移性肾透明细胞癌鉴别。大体观瘤体包膜完整,切面淡红色,质软及韧。镜下见细胞体积较大呈多边形或圆形,胞质透明或细颗粒状,核异型不明显,包膜完整未见肿瘤细胞浸润。由于本病非常罕见,故容易误诊。因此当甲状腺肿瘤细胞胞质透明或嗜酸性时,应当充分取材、询问病史、行免疫组织化学检测及特殊染色以明确组织来源而排除转移性肾透明细胞癌、甲状旁腺腺瘤及甲状腺透明细胞癌,以免误诊而影响治疗。

(4)功能自主性腺瘤(autonomously functioning adenoma,AFA):又称毒性甲状腺腺瘤或高功能腺瘤,由于该腺瘤发生功能增强,产生大量甲状腺激素,外周血 T_3、T_4 水平增高,以 T_3 增高较为明显,从而引起甲亢的表现。查体时往往可以发现甲状腺有结节,SPECT 扫描多为热结节,而周围甲状腺组织的放射性核素分布往往缺乏或减低。

二、分化型甲状腺癌

甲状腺癌是起源于甲状腺滤泡细胞和滤泡旁细胞的恶性肿瘤,其发病率近年来呈上升趋势,发病人数也迅速增加。根据 WHO 病理分型主要包括以下四类：甲状腺乳头状癌；甲状腺滤泡癌；甲状腺髓样癌和甲状腺未分化癌。依据组织学分化程度的不同又可将甲状腺癌分为分化型和未分化型。其中 PTC 和 FTC 属于分化型甲状腺癌（differentiated thyroid carcinoma，DTC），DTC 占所有甲状腺癌的 90% 以上，文献资料显示此类患者 30 年生存率亦超过 90%，预后佳。

(一) 甲状腺乳头状癌

甲状腺乳头状癌（papillary thyroid carcinoma，PTC）是甲状腺癌中最多见的一型，既往流行病学资料显示 PTC 占甲状腺癌的 60%～90%，近年来全世界范围内其发病率呈明显上升趋势，天津医科大学肿瘤医院 2011 年的一项调查结果显示，该院 PTC 患者比重已经占全部甲状腺癌的 96.0% 左右，权重明显升高。其组织学亚型较多，临床特性呈多样化。

甲状腺乳头状癌的发病率因地区、营养状况及医疗水平而异。由于 PTC 远处转移率及病死率均较低，因此 PTC 属低度恶性肿瘤；但在某些特定人群中，如老年人及有射线接触史者，PTC 亦具有较强的侵袭性，并可侵犯喉返神经、气管、食管等。

1.临床表现

PTC 患者初期多无自觉不适，甲状腺肿物为最常见表现。除微小癌外，甲状腺触诊可及单发或多发肿物，质硬，吞咽时肿块移动度减低。随病情进展，晚期可出现声音嘶哑、呼吸困难、吞咽困难等表现。若肿瘤压迫颈交感神经节，可产生 Horner 综合征。颈丛浅支受侵犯时，患者可有耳、枕部、肩等处疼痛。此外，有些患者就诊时可出现颈淋巴结转移及远处脏器转移。需注意的是，目前有相当比例 PTC 患者为微小癌，其临床表现隐匿。这类患者多在常规体检时行颈部超声检查发现甲状腺肿物，或以颈部淋巴结转移为首要症状就诊。颈淋巴结转移是 PTC 较常见的临床表现，可高达 50% 以上。转移淋巴结部位以同侧 VI 区最为常见。II、III、IV 区也可见转移。I、V 区偶见。血型转移较少，多见于肺，亦可出现肝、脑、骨转移。

2.病理特征

(1)大体形态：肿瘤直径为数毫米至数厘米不等，可单发亦可多发，多为硬而坚实，亦可硬韧或呈囊实性。微小者多为实性，最小可为数毫米，倘不注意，易被忽略；癌灶多无包膜，常浸润正常甲状腺组织而无清楚分界，呈星芒状，有的似瘢痕组织结节。肿物较大者一般切面呈苍白色，胶样物甚少，常有钙化，切割时可闻磨砂音。可有包膜或不完整，有时可为囊性伴部分实性成分，有时可见乳头状突起，也有的肿物边界极不清楚，无明显肿物轮廓，切面呈散沙状。

(2)镜检：在镜下，典型的 PTC 乳头状结构表现为由中央为纤维血管轴心、表面衬覆一层肿瘤性上皮所构成。典型的乳头较长，有复杂的分支。衬覆在乳头表面和肿瘤性滤泡的上皮细胞核具有特征性改变。细胞核大、互相重叠在一起。核圆形或卵圆形，核边缘欠规则，呈锯齿状或有皱褶，可出现与核长轴平行的核沟。核染色质常平行排列，聚于核内膜下，致使核膜增厚，核空淡，呈毛玻璃样。核仁小，不明显。核分裂现象罕见或无。在乳头纤维血管轴心中、淋巴管内、实性上皮成分之间和肿瘤性滤泡之间的间质中常存在同心圆层状结构的砂粒体。

(3)分型：近年来，国内外认为 PTC 组织学上的多样性可能与其临床表现上的差异具有密切的联系。WHO 已于肿瘤国际组织学分类标准中对 PTC 的组织学分型进行了重新分类，其中主要包括：滤泡型、嗜酸性粒细胞型、弥漫硬化型、高细胞型、柱状细胞型等十余型。近年来也有研究将一类有纤维囊包裹的"滤泡亚型甲状腺乳头状癌"（EFVPTC）进行重新命名，现在它的名字则是"带有乳头状细胞核特征的非浸润性滤泡型甲状腺肿瘤"（NIFTP），此类型为极低度恶性潜能肿瘤，绝大部分肿瘤完整切除后已经可以治愈，不需要追加 RAI 治疗。

下面将对乳头状癌各分型的临床病理特征进行分述。

1）弥漫硬化亚型：该型常累及儿童和年轻成人，表现为双侧或单侧弥漫性甲状腺肿胀。大多数研究表明此型生物学上较经典型乳头状癌更具侵袭性，表现为更高的淋巴结转移率（几乎100％）和较高的远处转移概率。经过充分的治疗，病死率与经典型相似，大概与患者发病时年轻有关。甲状腺实质被白色较硬的组织弥漫替代，切面有砂粒感。典型的组织学特征包括：①弥漫累及单侧腺叶或双侧腺叶；②重度淋巴浆细胞浸润伴生发中心形成；③丰富散在的砂粒体；④多灶而分散的位于淋巴管内的乳头状癌小岛，伴明显的鳞状上皮化生巢（图 3-1）；⑤在鳞状分化区域乳头状癌核特征缺失。

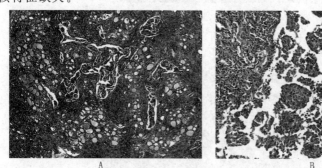

图 3-1　弥漫硬化型乳头状癌
A.桥本甲状腺炎的背景，多灶淋巴管内见乳头状癌巢（HE×50）；
B.较多砂粒体形成伴鳞状细胞化生巢（HE×200）

2）实性亚型：指具有50％以上实性生长方式的乳头状癌。由纤细的纤维血管分隔肿瘤细胞岛，肿瘤细胞圆形或不规则形，具有乳头状癌核的特征（图 3-2，图 3-3）。不出现肿瘤坏死。与普通的乳头状癌相比，其远处转移的频率稍高，预后稍差。此亚型在术中冷冻切片诊断时具有一定难度，因其往往没有明显纤维化，核特征没有常规切片中明显，部分病例浸润性生长亦不明显，但仔细观察在肿瘤边缘多有异型的肿瘤性小结节形成。主要的鉴别诊断是低分化癌（核较深染，核分裂象常见，可见灶性坏死，Ki67 增殖指数较高，多高于10％）和髓样癌（点彩状染色质，淀粉样物，间质富于血管，降钙素阳性）。

图 3-2　实性亚型乳头状癌
癌巢被纤细的纤维血管分隔（HE×200）

3）高细胞亚型：肿瘤细胞的高度至少是宽度的三倍，呈典型乳头状癌特征的核大多位于基底。胞质丰富，因线粒体堆积而呈嗜酸性，有时胞质局灶透明（图 3-4）。常富于乳头及高度浸润性。肿瘤体积往往较大。更容易向甲状腺外扩展（2％～82％）。更具侵袭性（复发率18％～58％，病死率9％～25％）。

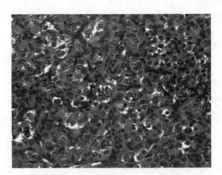

图 3-3 实性亚型乳头状癌

高倍显示可见肿瘤细胞核具有乳头状癌的核特征(HE×400)

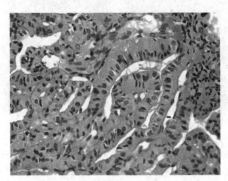

图 3-4 高细胞亚型乳头状癌

肿瘤细胞的高度是宽度的 3 倍以上,胞质嗜酸(HE×400)

4)柱状细胞亚型:有包膜的肿瘤可有包膜浸润,有时有血管浸润。浸润性肿瘤常表现为甲状腺外扩散。以混合性乳头、复杂腺体、筛状和实性结构为特征。乳头和腺体被覆高柱状细胞,核呈假复层排列、深染、卵圆形或梭形(类似于结直肠癌或子宫内膜样腺癌)。可出现核下空泡及透明胞质(图 3-5)不同于高细胞亚型,柱状细胞更高,核深染,呈明显假复层排列,胞质缺乏嗜酸性改变,高细胞亚型更像典型的乳头状癌。

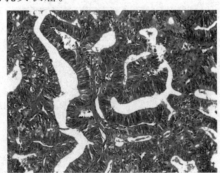

图 3-5 柱状细胞亚型乳头状癌

肿瘤细胞核拉长,类似结肠腺瘤或子宫内膜癌样(HE×200)

5)包膜内亚型:指完全由包膜包裹的乳头状癌。纤维性包膜可能显示或不显示肿瘤浸润,但淋巴结转移可能发生在无包膜或血管浸润的情况下。包膜内的乳头状癌形态多样,以乳头状和滤泡结构为最多见(图 3-6)。完全由滤泡组成的病例需仔细辨认核特征进行准确的评估。与经典型乳头状癌相比,患者较年轻,较少出现压迫症状,淋巴结转移率低,预后极好。

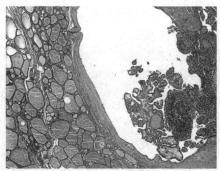

图 3-6　包膜内亚型乳头状癌

有完整包膜包裹,以乳头状为主(HE×50)

6)滤泡亚型:指全部或几乎完全由滤泡组成的乳头状癌。多数呈浸润性生长,无明显包膜,为滤泡浸润型;有完整包膜者,依据有无包膜浸润,又分为包膜完整亚型和包膜浸润亚型(图 3-7)。滤泡大小、形状不一,滤泡常常拉长,形状不规则,类胶质常常深染,边缘呈锯齿状。可出现砂粒体和间质硬化。诊断主要依靠乳头状癌典型的核特征,临床行为与经典的乳头状癌无明显差别。

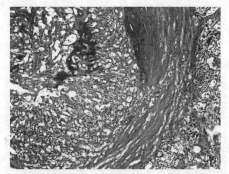

图 3-7　呈包膜浸润的滤泡亚型乳头状癌(HE×100)

7)Warthin 瘤样亚型:部分乳头状癌类似于唾液腺的 Warthin 瘤,呈乳头状生长,乳头轴心伴有大量淋巴浆细胞浸润(图 3-8)。乳头被覆细胞常常呈嗜酸性,可为立方或柱状细胞。该亚型往往伴有淋巴细胞性甲状腺炎或桥本甲状腺炎背景。

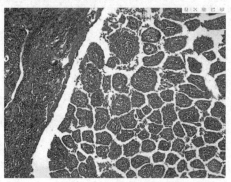

图 3-8　Warthin 瘤样亚型乳头状癌

乳头状结构,表面被覆嗜酸性肿瘤细胞,间质为淋巴组织(HE×100)

8)嗜酸性粒细胞亚型:主要由含丰富嗜酸性胞质的细胞组成,胞质可部分或全部透明(图 3-9)。具有典型的乳头状癌细胞核,核仁较明显。生物学行为及分子特征与经典型乳头状癌无差别。与嗜酸性粒细胞滤泡性肿瘤的鉴别非常重要,主要在于核特征及有无包膜和/或血管侵犯。

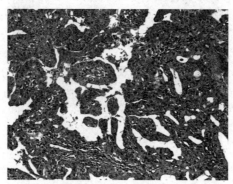

图 3-9   嗜酸性粒细胞亚型乳头状癌

肿瘤细胞胞质嗜酸,核具有异型性(HE×200)

9)透明细胞亚型:经典型乳头状癌和滤泡亚型可以主要由透明细胞构成,常常是乳头状结构占优势,有些可见到滤泡生长方式。肿瘤细胞显示广泛的透明胞质,一部分肿瘤可见到嗜酸性粒细胞和透明细胞相混合(图 3-10)。细胞核的特征与经典型乳头状癌一致。

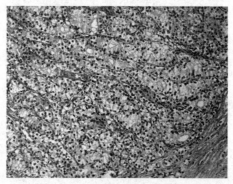

图 3-10   透明细胞亚型乳头状癌

瘤细胞胞质透明,细胞核具有乳头状癌的核特征(HE×200)

10)巨滤泡亚型:50%以上的区域由大滤泡组成。因为大多数这个亚型的肿瘤有包膜,容易与增生性结节或大滤泡腺瘤相混淆。巨滤泡的被覆细胞变扁,可能不显示乳头状癌的特征性核。然而,部分滤泡细胞含有大而亮的核和乳头状癌所特有的核沟和核内假包涵体用以明确诊断。这一亚型是以很少见到淋巴结转移为特点,当发生转移时,仍然保持原发肿瘤的大滤泡形态。

11)筛状-桑葚样亚型:罕见类型,以明显的筛状结构为特征,腔内缺乏类胶质;散在鳞状分化(桑葚样)岛(图 3-11)。其细胞核内常有轻度嗜酸性、均质、含生物素的包涵体。紧密排列的滤泡、乳头和小梁结构常混合存在。肿瘤细胞柱状、立方状或扁平。核染色质丰富,但局灶总可见典型的乳头状癌的核特征。肿瘤常界清,甚至有包膜,伴或不伴有包膜及血管浸润。易被误诊为高细胞/柱状细胞乳头状癌、玻璃样变梁状腺瘤、甲状腺低分化癌或腺癌。此亚型可发生于家族性腺瘤性息肉病(FAP,常为多中心)或为散发(常为孤立性)。发生于 FAP 患者的多数甲状腺癌属于这一亚型。女性明显多见（男女比例为 1∶17），确诊时的平均年龄为 27.7 岁，有时先于 FAP 的诊断。此亚型确诊的意义在于提示临床医师警惕与 FAP 的相关性。β-catenin 免疫组织化学染色核阳性是该亚型独特而普遍的表型。

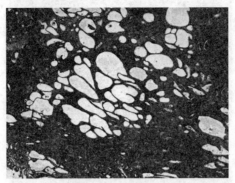

图 3-11　筛状-桑葚样亚型乳头状癌
典型的混合性结构特征，可见筛状、实性及乳头状结构（HE×50）

12）伴丰富结节性筋膜炎样间质的亚型：为少见亚型，乳头状癌伴有丰富的结节性筋膜炎或纤维瘤病样反应性间质（图 3-12）。主体肿瘤由于很分散而不明显可能被掩盖，需仔细寻找，必要时需免疫组织化学染色辅助确诊。间质由梭形肌纤维母细胞组成，位于有外渗红细胞的含血管的纤维黏液基质中。间质与肿瘤的相互作用可能导致特殊的组织学结构，类似乳腺的腺纤维瘤、叶状肿瘤或纤维囊肿病。这些变化没有特殊不好的预后意义。

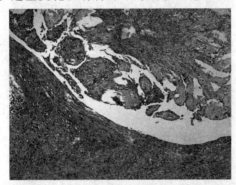

图 3-12　伴结节性筋膜炎样间质的乳头状癌（HE×100）

13）小梁亚型：超过 50% 的肿瘤呈梁状生长。肿瘤细胞呈立方或柱状，在长直的小梁内垂直排列（图 3-13）。肿瘤往往较大，具有侵袭性。预后较差，可能是乳头状癌的一种低分化亚型。

14）乳头状癌伴鳞状细胞癌或黏液表皮样癌：原发甲状腺鳞状细胞癌十分罕见。偶见乳头状癌与鳞状细胞癌混合存在（图 3-14）。这种混合性癌不应与乳头状癌伴鳞状上皮化生相混淆，前者呈侵袭性临床过程，而后者临床行为与通常乳头状癌相同。乳头状癌也可与黏液表皮样癌相混合，通常不伴有嗜酸性变或桥本甲状腺炎。

15）去分化乳头状癌：指乳头状癌与未分化或低分化甲状腺癌并存的状态（图 3-15）。未分化或低分化成分可出现于乳头状癌发生或复发时。这种转化可发生于原发灶或转移灶。由于高级别成分的存在，预后差，除非未分化或低分化成分仅占整体肿瘤的一小部分。

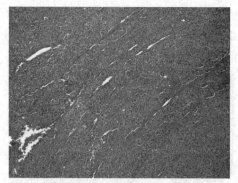

图 3-13　小梁亚型乳头状癌
肿瘤细胞呈小梁状生长方式（HE×100）

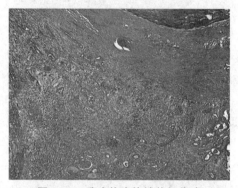

图 3-14　乳头状癌伴鳞状细胞癌
右下为乳头状癌成分，左侧为鳞状细胞癌成分，右上为钙化成分（脱钙处理后切片）（HE×50）

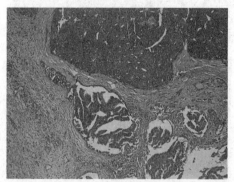

图 3-15　去分化乳头状癌
下方为乳头状癌成分，上方为低分化癌成分（HE×50）

16）乳头状癌伴梭形细胞化生：少数乳头状癌中会出现梭形肿瘤细胞，所占比例多少不等。形态温和的梭形细胞形成短束状，与乳头状癌成分融合。

17）乳头状癌伴脂肪瘤样间质：有少数病例，脂肪细胞散在分布于乳头状癌内。

（二）甲状腺滤泡癌

甲状腺滤泡癌（follicular thyroid cancer，FTC）是一种显示滤泡细胞分化，但缺乏乳头状癌特征的甲状腺恶性上皮来源肿瘤，与甲状腺乳头状癌同属于分化型甲状腺癌（DTC），是甲状腺癌第二种常见的组织学类型。目前全球 FTC 患者比重占所有甲状腺癌的 9%～40%，其结果差异取决于人种、摄碘情况以及甲状腺乳头状癌滤泡亚型作为子诊断的应用等因素,例如文献报道低碘地区甲状腺滤泡癌相对偏多。美国 SEER 数据库统计 1992－2012 年的甲状腺癌患者,发现 75 992 名患者中 25.7％为甲状腺滤泡癌,而我国的 FTC 占比以往为 10％～15％,但近年来有逐渐下降趋势。

1.临床表现

大部分患者的首发表现为甲状腺肿物,肿物生长缓慢,质地中等,边界不清,表面不光滑。早期随甲状腺的活动度较好,当肿瘤侵犯甲状腺邻近的组织后则固定,可出现不同程度的压迫症状,表现为声音嘶哑,发声困难,吞咽困难和呼吸困难等。与 PTC 相比,FTC 发生颈部和纵隔区域淋巴结转移较少,为 8％～13％,远处转移则较多,可高达 20％以上,以肺部和骨转移为常见,其他脏器如脑、肝、膀胱和皮肤等也可累及。骨转移灶多为溶骨性改变,较少出现成骨性改变,少部分患者则以转移症状,如股骨、脊柱的病理性骨折为首发表现。

2.病理特征

(1)大体表现:大多数甲状腺滤泡癌呈实性,瘤体存在包膜,剖面呈黄褐色或浅棕色。可发生继发性改变,如出血、囊性变。根据包膜是否完整,甲状腺滤泡癌可分两型:①有包膜,但有显微镜下血管和/或包膜浸润,此型称为包裹性血管浸润型(图 3-16)。②包膜不完整并明显浸润周围甲状腺膜组织,此型称为浸润型(图 3-17)。包裹性血管浸润型滤泡癌肉眼观察像甲状腺滤泡性腺瘤。浸润型滤泡癌切面灰白色,可侵占大部分甲状腺组织并侵出甲状腺包膜外,与周围组织粘连或侵入周围组织如气管、肌肉、皮肤和颈部大血管并常累及喉返神经。

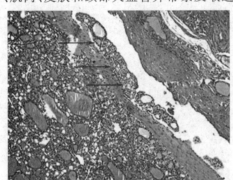

图 3-16 微浸润性滤泡癌(包裹性血管浸润型)
肿瘤栓子位于包膜血管内(箭头所示),表面被覆血管内皮细胞(HE×100)

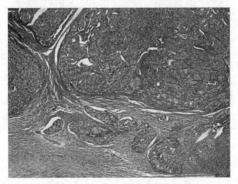

图 3-17 广泛浸润性滤泡癌
肿瘤广泛浸润邻近组织和多个血管(HE×50)

(2)组织学表现:甲状腺滤泡癌以滤泡状结构为主要组织学特征,无乳头状形成,淀粉样物少见。癌细胞一般分化良好,常似正常甲状腺组织,且滤泡中含胶体,有些似甲状腺肿结构,癌细胞可见轻度或中度间变,常见包膜、血管、淋巴管侵犯,癌组织在包膜外浸润性生长。根据滤泡大小,可将甲状腺滤泡癌分为大滤泡型、正常滤泡型以及小滤泡型。呈小梁状或实性排列的肿瘤可称为梁状或胚胎型。

除典型的滤泡癌外,许特莱细胞癌和透明细胞癌为甲状腺滤泡癌的两个特殊亚型。①许特莱细胞癌:形态与许特莱细胞腺瘤相似,具有丰富的嗜酸性胞质,因线粒体积聚而呈颗粒状,有包膜、血管和/或邻近甲状腺实质浸润或有卫星结节形成。过去研究认为该种亚型预后较差,5 年生存率 20%~40%;而新近研究表明组织学特征能准确地预测许特莱细胞的行为,无浸润的肿瘤可行腺叶切除治疗。②透明细胞癌:罕见,肿瘤由具有透明胞质的癌细胞构成。癌细胞界限清楚,胞质内富含糖原。诊断甲状腺透明细胞癌必须先除外转移性肾透明细胞癌和甲状旁腺癌。

三、甲状腺髓样癌

目前占所有甲状腺癌的 1%~2%,较以往报道的比例有所下降。年龄高峰为 40~60 岁,亦可见于青少年和儿童。性别差别不大。髓样癌来自甲状腺的 C 细胞,能分泌降钙素。80%~90%的髓样癌为散发性,10%~20%为家族性。家族性髓样癌为常染色体显性遗传,常合并其他内分泌腺异常如嗜铬细胞瘤、甲状旁腺增生或腺瘤、黏膜神经瘤等,组成多发性内分泌腺肿瘤 2 型(2A 型和 2B 型)。肿瘤由于分泌过多的降钙素而造成患者严重腹泻。此外,肿瘤还能分泌异位激素如ACTH、5-羟色胺、P 物质和前列腺素等,因此部分患者可合并库欣综合征或类癌综合征。

(一)大体

包膜可有无,直径 1~11 cm,界限清楚。切面灰白色,质实。散发性髓样癌多为单个结节,体积较大。家族性髓样癌常伴 C 细胞增生,为多结节性。分布在甲状腺两侧叶的中上部。

(二)光镜

癌细胞呈圆形、多角形或梭形。核圆形或卵圆形,核仁不显,核分裂罕见。肿瘤可呈典型的内分泌肿瘤样结构,或形成实性片块、细胞巢、乳头或滤泡样结构。如滤泡样结构中充有嗜酸性物质则与滤泡癌所含的胶质很难鉴别。梭形细胞常呈旋涡状排列或呈肉瘤样。髓样癌的另一个特点是间质有淀粉样物质沉着。淀粉样物质的形成据认为是与降钙素的分泌有关。现在越来越多的材料指出髓样癌的形态可像滤泡癌或乳头状癌而且没有间质淀粉样物质。这种肿瘤应做免疫组化及电镜观察,髓样癌为降钙素 calcitonin 阳性(图 3-18)。

(三)电镜

电镜观察有直径 100~300 nm 的神经分泌颗粒。颗粒大小较一致,核心电子密度较高。分子生物学技术检查显示有 calcitonin mRNA 和 CGRP mRNA。

(四)遗传学

散发性髓样癌常有 1p,3p,3q,11p,13q,17p 和 22q 的杂合子丢失(LOH)以及 *RET* 基因突变。

约 2/3 病例手术时已有颈淋巴结转移。其他转移部位有上纵隔、肺、肝、肾上腺和骨等。手术时无淋巴结转移者预后好,10 年存活率可达 60%~70%;有淋巴结转移者 10 年存活率为40%左右。癌组织中有坏死、核分裂多和以梭形细胞为主者预后差。

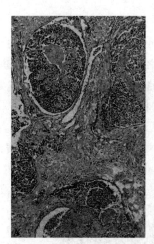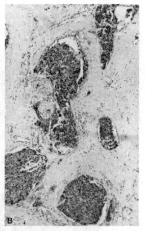

图 3-18　甲状腺髓样癌

A.癌细胞由小的圆形和卵圆形细胞构成,癌细胞形成巢,有不等量的纤

维组织分隔,细胞之间和间质内有淀粉样物沉着;B.降钙素染色强阳性

近来发现越来越多的滤泡上皮和 C 细胞混合型癌,称为髓样-滤泡混合型癌或髓样-乳头混合型癌。光镜下癌细胞排列成小梁或滤泡样或乳头状结构。临床表现恶性度较高。

鉴别诊断:髓样癌为 calcitonin 阳性、thyroglobulin 阴性。滤泡癌、乳头状癌和未分化癌均为 thyroglobulin 阳性、calcitonin 阴性。髓样-滤泡混合型癌和髓样-乳头混合型癌则 thyroglobulin 和 calcitonin 均为阳性。

四、甲状腺未分化癌

甲状腺未分化癌(anaplastic thyroid carcinoma,ATC)又称为间变癌,而梭形细胞癌、巨细胞癌、多形性癌、肉瘤样癌、化生性癌或癌肉瘤也常隶属此类,这些名称都是以组织学形态特点或生物学行为来命名的。它是恶性程度最高的甲状腺肿瘤,也是所有甲状腺恶性肿瘤中预后最差的一种。

甲状腺未分化癌病因不明,其发生受遗传、环境和激素等因素的影响。病因学上一般认为,大多数患者是在原有乳头状癌、滤泡癌或低分化癌的基础上发生间变所致,部分患者有放射线接触史。甲状腺癌恶性程度进展被认为是一个多步骤的肿瘤演进过程,甲状腺滤泡细胞早期可发生 *BRAF*、*RAS* 基因突变,导致分化型甲状腺癌的发生,而 *P53* 基因突变导致了上述细胞进一步失分化成甲状腺低分化癌(poorly differentiated thyroid carcinoma,PDTC)和 ATC。而与 ATC 发生密切相关的基因组改变主要包括 RAS/RAF/MAPK/ERK 信号通路、PI3K/Akt/mTOR 信号通路等。

(一)临床表现

甲状腺未分化癌好发于 60 岁以上老年人。该病临床表现复杂多变,常具有以下特点。

(1)症状多样性:一般为几种症状同时或相互交错出现,或以消化、呼吸系统的某一症状为突出表现,如常伴有吞咽困难、声音嘶哑、呼吸不畅和颈区疼痛等症状。

(2)颈前常可触及板样硬肿物且发展迅速,边界不清,触诊活动度差或相对固定,这是肿瘤广泛侵犯周围组织且与转移淋巴结相融合所致。

(3)早期即可发生淋巴道和血道的转移,转移常可见于肺、肝、肾及上纵隔等部位。

(二)病理

组织学上甲状腺未分化癌全部或部分由未分化细胞组成,可直接发生于甲状腺滤泡细胞,亦可由分化较好的甲状腺癌细胞转化而来,此类细胞仅能通过免疫表型或超微结构辨认其上皮源性。由于在形态学上 ATC 表现形式多样,与其他甲状腺原发肿瘤可有部分形态重叠,甚至免疫与遗传学特点亦有重叠,因此其鉴别诊断比较困难。

甲状腺未分化癌往往体积大,质地硬,无包膜,可呈多结节状,切面呈灰白或棕褐色,常伴有坏死、出血,甚至囊性变。细胞学检查可见少量淋巴及单核细胞背景,肿瘤细胞单个或成簇分布,细胞呈鳞状、巨细胞样或梭形(图 3-19)。细胞质丰富,无明确边界,嗜酸性。细胞核明显异形或怪异,染色质粗块状,有单个或多个明显核仁,核分裂象多见,包括病理性核分裂象。

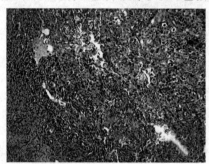

图 3-19　甲状腺未分化癌
可见上皮样及梭形肿瘤细胞弥漫分布,细胞异形性大并可见坏死(HE×100)

ATC 无统一的组织学形态,肿瘤之间差异较大,其组织学特点取决于梭形细胞、鳞状或上皮样细胞、巨细胞三种主要细胞成分的构成,表现为以梭形和巨细胞为主的肉瘤样形态,以上皮样细胞为主的癌样形态,或两者混合。

免疫组织化学方面与甲状腺乳头状癌和滤泡癌不同,ATC 的组织学形态更类似于软组织肉瘤,因此在病理诊断过程中常需要免疫组织化学的帮助。低分子量和高分子量角蛋白混合标记物 AE1/AE3 可出现在约 80% 的甲状腺未分化癌中,EMA 在 40% 左右的未分化癌患者中表达,CEA 表达一般不常见,TTF-l 表达呈弱阳性,以上标记物一般为局灶性表达,很少出现大面积的阳性区域。组织学上若未见明显的甲状腺滤泡上皮,则 Tg 不表达;若存在甲状腺球蛋白渗透,则可见 Tg 表达阳性。CD68 常在肿瘤组织中的破骨细胞样巨细胞中表达。此外,未分化癌一般很少出现如 Desmin、S100、Myoglobin 等的阳性表达,除非含有横纹肌、软骨及平滑肌肉瘤成分,但常可见 SMA 或 Actin 的灶性阳性表达。

(三)鉴别诊断

1.软组织肉瘤

若肿瘤组织中未见明确的乳头状癌、滤泡癌或低分化癌成分,在组织学形态上很难与恶性纤维组织细胞瘤、纤维肉瘤等软组织肉瘤相区别,但患者常有甲状腺结节病史或甲状腺癌手术史,短期内颈部肿块可迅速增大,病情凶险,提示甲状腺未分化癌可能性大。必要时行连续切片,在肿瘤与正常甲状腺组织交界部位,常能发现原发病变。此外,免疫组织化学能帮助识别肉瘤样组织中残留的上皮性癌成分。

2.髓样癌

部分髓样癌完全由梭形细胞组成,在组织学形态上易与未分化癌相混淆,但髓样癌的梭形细胞形态较温和,异型性小,核分裂象也比未分化癌的少,且常有较多小血管分布,间质中可见淀粉样物质沉着。髓样癌免疫组织化学 Ct、CgA、Syn 常呈强阳性。

3.伴胸腺样分化的梭形细胞肿瘤(SETTLE)

大部分的 SETTLE 肿瘤呈双向分化,既有上皮样成分又有梭形细胞成分。但 SETTLE 常发生于儿童及青少年时期,而 ATC 则常见于老年人。相较于 ATC,SETTLE 细胞异型性不大、核分裂象也不常见,上皮样成分尽管可见腺管或乳头状结构,但细胞呈柱状,有时还能见到纤毛,腺腔内无胶质,这些特点可与甲状腺滤泡相区别。此外,免疫组织化学能帮助确认该上皮细胞是否为真正的滤泡上皮细胞。

五、特殊类型甲状腺癌

(一)原发性甲状腺恶性淋巴瘤

原发性甲状腺恶性淋巴瘤(primary thyroid malignant lymphoma,PTML)是指原发于甲状腺内淋巴组织的恶性肿瘤,亦称为甲状腺淋巴瘤,临床上较为少见。

1.临床表现

PTML 好发于 50～80 岁的女性,高峰年龄在 60～70 岁。男女发病率比为(3～4):1。PTML典型的临床表现为短期内迅速增大的甲状腺肿块,多为分叶,质韧包块,可伴有声音嘶哑和呼吸困难,吞咽困难较为少见。多数患者甲状腺功能正常,约有 10% 的患者有甲状腺功能减低。少数患者可有恶性淋巴瘤的 B 症状(发热、盗汗和体重减轻等)。约 50% 的 PTML 患者有桥本甲状腺炎(HT)病史,而通过病理及免疫组织化学检测可发现更多的 PTML 同时伴有 HT。流行病学显示 HT 患者发生 PTML 的危险度为正常人群的 70～80 倍,每 200 例 HT 患者中将有 1 例发展为 PTML,HT 为 PTML 独立的危险因素。

2.临床病理特征

大体观:肿块大小不等、质地硬实,边界不清晰,无包膜包裹,切面颜色灰白,质地细腻,呈鱼肉状,少数标本伴有出血及坏死。

经染色镜检原发性甲状腺淋巴瘤,可发现该类肿瘤细胞比正常淋巴细胞要大,其细胞核容易被深染,染色质同样比正常细胞粗,且表现为颗粒状,部分呈现出无规则性核沟,其细胞质染色后颜色较浅。在镜检中可以清楚发现肿瘤细胞浸润或者已经对甲状腺滤泡结构造成破坏,部分滤泡已被完全填充,少数可见残余滤泡结构。同时 CD20、CD79a、LCA 均为阳性。PTML 约为全身性恶性淋巴瘤 2.5%,大多数 PTML 是非霍奇金淋巴瘤。其中 50%～80% 的 PTML 是弥漫大B 细胞淋巴瘤(DLBCL),20%～30% 是黏膜相关淋巴组织(MALT)淋巴瘤。大多数结外边缘型,其他罕见亚型包括滤泡淋巴瘤(12%),霍奇金淋巴瘤(7%),小淋巴细胞淋巴瘤(4%)和Burkitt 淋巴瘤(4%);同时也有 T 细胞为主 PTML 的个案报道。

3.病理诊断

PTML 是非甲状腺来源的恶性肿瘤,早期诊治可以获得很好的疗效,诊断的方法有多种,病理是诊断 PTML 的金标准。细针穿刺细胞学(FNAC)是初诊时首选的主要方法,但因 FNAC 所取的组织范围较小,很难在细胞学上将甲状腺淋巴瘤从未分化甲状腺癌、甲状腺炎中鉴别出来,尤其是像 MALT 这一类低度恶性的淋巴瘤,同时该项技术存在一定的技术安全性、患者耐受性、标本满意度和诊断准确性问题,限制了其在 PTML 的初始诊断地位。但随着流式细胞技术、免疫组织化学技术、PCR、Southern 印记法等对相关基因重排分析的发展,FNAC 对 PTML 的诊断能力也得到了提高,对诊断仍不明确的病例可在超声引导下行 FNAC,亦可用于不能手术或不宜手术但需组织学检查结果的患者,但假阴性率偏高。

与 FNAC 相比,切开活检或者切除活检能够获得组织学切片,组织切片比细针穿刺涂片能够更全面地反映组织病变的范围、细胞类型,是作为 FNAC 筛选后进一步确诊所必要的。而切开活检在组织病理学上比切除活检有优势,尤其是肿瘤增大并扩散到甲状腺外的组织,因为它没有明显的手术并发症,又可以获得足够的组织行相关的检查,常作为最终的诊断手段。

(二)甲状腺转移癌

由于甲状腺转移癌临床发病率极低,其鉴别诊断也较困难,常被误诊为原发甲状腺癌。本病诊断主要依靠病史、体检及必要的辅助检查,有恶性肿瘤既往史的患者发现甲状腺肿物,特别是对于具有高转移倾向的食管癌、肾癌、肺癌、乳腺癌等,应警惕甲状腺转移癌的可能性。也有患者以甲状腺转移癌为首发症状而没有恶性肿瘤既往史,此时应作详细的全身检查寻找原发灶。甲状腺转移癌男性多发,且转移灶多为单发。

细针穿刺细胞学检查简便、易行、创伤小,能对多数临床可触及的甲状腺肿物作出定性诊断。近年来开展的超声引导下针吸活检技术使穿刺部位更准确,尤其适用于手术困难、危险性大的病例。病理学检查和免疫组织化学在甲状腺转移癌的诊断和鉴别诊断中有着重要作用,甲状腺转移癌免疫组织化学甲状腺蛋白染色为阴性,而甲状腺原发肿瘤 Tg 染色一般为阳性。

(三)儿童及青少年甲状腺癌

发生于儿童及青少年的甲状腺癌,无论病理、临床表现,还是长期预后,均与成人患者有所不同。有关儿童及青少年甲状腺癌的年龄范围尚不统一,文献对儿童及青少年甲状腺癌年龄段的划分没有一个明确的界定,不同文献报道包括 14 岁、15 岁、18 岁或 20 岁以前定义为儿童及青少年甲状腺癌。在 2015 年由 ATA 颁布的儿童及青少年甲状腺结节与分化型甲状腺癌诊治指南中,将儿童及青少年患者定义为年龄≤18 岁。

1.临床表现

儿童及青少年甲状腺癌以分化型甲状腺癌多见,但特点不同于成人,临床缺乏典型的症状和体征。大部分的分化型甲状腺癌表现为可触及的甲状腺结节,但是也有一部分甲状腺癌表现为颈部淋巴结肿大而不伴有被触及的甲状腺结节,而肿大的淋巴结容易被误诊为慢性淋巴结炎或淋巴结结核。因此,当发现儿童及青少年颈部淋巴结肿大时,应仔细检查双侧甲状腺。还有少数儿童及青少年甲状腺癌是在检查身体其他疾病时由影像学检查偶然发现,甚至有些甲状腺癌在发生远处转移后才被发现。有研究显示,与成人甲状腺癌相比较,儿童及青少年的单发结节癌比例甚高,为 38.6%～44.0%。儿童及青少年甲状腺癌与成年人甲状腺癌比较,局部侵袭性及转移能力较强,颈淋巴结及肺转移率高。文献报道儿童及青少年甲状腺癌颈淋巴结转移率一般为40%,最高可达 90%。而 2017 年天津医科大学肿瘤医院统计的一份包括 61 例 14 岁以下的甲状腺乳头状癌患者的病例中,56 例患者合并中央区淋巴结转移(91.8%),47 例患者合并侧颈淋巴结转移(82.5%),表明儿童及青少年分化型甲状腺癌较成人患者具有更强的侵袭转移能力。

2.病理类型

儿童及青少年甲状腺癌绝大多数为分化型甲状腺癌。Winship 报道,在 606 张儿童及青少年甲状腺癌病理切片中,434(71.6%)为乳头状癌,家族性髓样癌占 2.6%。天津医科大学肿瘤医院统计的1970－1987 年的 59 例儿童及青少年甲状腺癌中,乳头状癌 44 例(74.5%),滤泡癌9例(15.3%),髓样癌 4 例(6.8%),未分化癌 2 例(3.4%)。而在近年来的报道中,儿童及青少年甲状腺癌中乳头状癌所占比例高达 90％甚至更多,滤泡癌不常见,而髓样癌及未分化癌则更为罕见。这和目前流行病学研究中发现的甲状腺癌病理类型变化趋势即乳头状癌增多而滤泡癌患者减少是相符合的。在儿童及青少年甲状腺乳头状癌的病理学亚型中,高细胞亚型和弥漫硬化型等高侵袭亚型比例相对偏高(图 3-20)。另外,儿童及青少年甲状腺癌尤其是 10 岁以下儿童的甲状腺乳头状癌,与成人相比可能不具备典型的乳头状结构,而且肿瘤可以不被包裹而表现为广泛侵犯腺体。

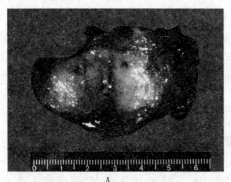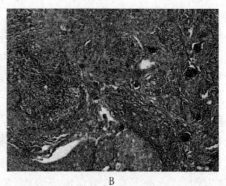

A   B

图 3-20　8 岁 PTC 患者肿瘤切除标本,病理亚型为弥漫硬化型甲状腺乳头状癌

A.大体标本;B.HE 染色

(武阿丽)

第二节 胃　癌

一、组织发生

由胃黏膜上皮细胞发展为癌是一个相当复杂的过程。在正常情况下,胃黏膜内即使出现了癌细胞也不一定能发展为癌,这不只是因为宿主有免疫监视系统的存在,而且还取决于局部的结构条件状况。正常的胃黏膜每时每刻都有大量上皮细胞从胃腺体颈部的增殖带的干细胞分裂生成,这些新生的幼稚上皮细胞由于相当紧密连接而呈"列队式"被推向浅部黏膜表面或深部腺体,最终被挤出队列于胃腔或腺腔内脱落、衰亡。由于世代更新的强大上皮细胞流的移动,有时即使有少量癌变细胞出现,也常常得不到"着床"和分裂增殖的机会。而在某些状况下,如腺体被破坏、改造或固有膜内炎症等,使胃黏膜腺上皮细胞间出现的癌细胞不被排除而继续增殖,也就是说为胃癌的形成提供了条件。

胃的癌前疾病与癌前病变癌前疾病或称癌前状态是一个临床概念,如慢性萎缩性胃炎、恶性贫血、慢性胃溃疡、胃息肉、残胃、Menetrier 病等。处于癌前状态的患者胃癌发生率较正常人群要高,但仍然是少数人发生癌而多数不发生癌。胃癌的癌前病变是指某些病理等方面的改变,如胃黏膜上皮不典型增生、肠上皮化生等,癌前病变最终多数发生癌变。当然并不是全部都发生癌变,有的可能在其进程中停止了发展或逆转而消失。另外有些胃癌发生之前并未见到癌前病变或癌前疾病。因此,胃癌的癌前疾病和癌前病变间的关系仍处于进一步观察研究当中。

（一）胃癌的癌前疾病

1.慢性萎缩性胃炎

慢性萎缩性胃炎因与胃癌的关系密切，而很早被视作胃癌的癌前疾病。过去文献中常提到伴有萎缩性胃炎的恶性贫血与胃癌的关系较密切，但恶性贫血是一种少见的疾病，而慢性萎缩胃炎却多见。在中国的胃癌高发区，患慢性萎缩性胃炎者高达 15/10 万左右。我国慢性萎缩性胃炎的癌变率为 1.2%～7.1%，国外可达 8.6%～13.8%。慢性萎缩性胃炎的病理特点是胃黏膜变薄、壁细胞萎缩，这导致胃酸的分泌减少或低下，有利于胃内硝酸盐还原酶阳性菌的繁殖，促进胃内亚硝胺类化合物内源性合成，增加了胃内致癌物的浓度。在显微镜下观察，慢性萎缩性胃炎的胃腺体萎缩和消失，多伴有不同程度的肠化生，有时也可见到肠化生腺管呈增生现象。由于环境因素的改变，这种增生可表现为异型增生，这可能是萎缩性胃炎之所以成为胃癌的癌前疾病的原因之一。

2.胃息肉

胃息肉是一种大体形态的描述。病理学根据恶变趋势和组织发生，区分为肿瘤性息肉和非肿瘤性息肉两类。

（1）肿瘤性息肉：亦称腺瘤型息肉或腺瘤，根据 WHO 组织学分型，胃腺瘤分为乳头状（绒毛状）、管状和乳头管状 3 类。肿瘤多由肠上皮组成，即为带有刷状缘的高柱状上皮细胞形成的集簇腺管，一般少有杯状细胞，细胞核增大伸长，虽然排列有些不整齐，但基本上都位于细胞的基底侧。根据大体形态则分为扁平腺瘤和乳头状（绒毛状）腺瘤两类。

（2）非肿瘤性息肉：包括增生性息肉、错构瘤性息肉、炎性息肉、异位性息肉和结节性黏膜残余。

关于胃息肉的癌变问题，各作者报道的癌变率不一，且悬殊颇大（10%～50%）。大量文献报道，增生性息肉占胃息肉中的 70%～90%，而癌变率却较低，1.5%～3.0%。其癌变往往由腺瘤（肠型良性异型上皮）及发育异常（胃型良性异型上皮）发生的，但也有不经过腺瘤及发育异常而直接癌变的。腺瘤性息肉是真性肿瘤，具有恶变倾向，癌变率为 6%～75%。

胃黏膜活检的病理切片中，对胃息肉的诊断有时不太容易。因为钳取的黏膜组织仅是息肉的一部分，而非其全貌，或因取材时定位不准确而致组织学诊断不准确。临床实践中应结合胃镜所见，作出相应判断。

一般来说，对于胃内发现息肉，尤其是腺瘤性息肉，直径大于 2 cm，广基蒂或无蒂，绒毛状息肉应注意其恶变的可能。治疗上应提倡手术切除，也有人认为直径大于 1 cm 以上息肉应采取手术切除。

3.胃溃疡

胃溃疡又称消化性溃疡，一直被认为是发生胃癌的重要疾病，以往也常将它称之为胃癌的癌前疾病。胃溃疡的概念：在一般病理学中指的是胃壁的缺损深达黏膜下层或肌层而言。Murakami 根据胃壁缺损的深度将溃疡分为 4 级。

（1）UI-Ⅰ：为浅溃疡或糜烂，组织缺损在黏膜层内，尚未达到黏膜肌层。

（2）UI-Ⅱ：组织缺损已达黏膜下层。

（3）UI-Ⅲ：缺损已达肌层，溃疡边缘的黏膜肌层和肌层常粘连。

（4）UI-Ⅳ：溃疡累及全层，肌层断裂，由肉芽或瘢痕所替代，此即一般所称的慢性溃疡。

慢性胃溃疡的底部，由浅向深层为炎性渗出、坏死组织、肉芽组织，最深层为纤维瘢痕组织，在溃疡底常可见小动脉的栓塞及机化现象。上述这些改变被称之为"Hauser"标准。当初认为凡胃癌内有这样的病变时,即是胃溃疡癌变溃疡癌的诊断依据。

"溃疡癌"是否还存在,一直有争议。持肯定论者认为胃癌中多见溃疡表现,胃溃疡与胃癌的好发部位相同,均在胃窦部,特别是其小弯侧,而且两病的高发年龄全部在 40～60 岁。在动物实验研究中,也发现溃疡周围经反复刺激与修复而形成的再生黏膜上皮易发生癌变。而持反对观点者认为,在早期胃癌的组织病理分析中,胃溃疡癌变率并不像过去认为那么高,甚至有认为胃溃疡不恶变的观点,而所谓的"Hauser"标准,有些是在胃癌早期阶段,由于癌组织的反复坏死及局部组织瘢痕化所致。

近年来引起争论的焦点是溃疡癌变率的高低问题,这涉及溃疡是否需行手术治疗。过去一般认为胃溃疡的恶变率在 5% 左右,现多报道在 1%～5%。

4.残胃与癌

1926 年 Beatson 首先报道残胃癌以来,人类对该病的认识逐渐深入,并意识到该病的危害性。目前公认的定义:因良性疾病作胃切除后间隔 5 年以上,残胃发生的胃癌。目前取得共识的该病病因为,胃或十二指肠良性疾病行胃大部分切除术后,可形成十二指肠液逆流入胃、胃黏膜神经调节失控、胃内环境改变(胃酸过低,菌群的变化)、胃外环境发生变化(消化道激素的改变)等。特别是胃黏膜神经调节失控和十二指肠液反流,可加重胃黏膜病变,对胃癌的产生起催化剂作用。残胃的癌变率不高,为 1%～5%。我国综合 18 所医院良性疾病而行胃大部分切除的 2 273 例,在胃镜随访中发现残胃癌 51 例,发生率为 2.24%。国外报道发病部位以吻合口周围居多(85%～90%),而国内报道则多发于贲门附近。病灶形态以肿块型居多,浸润型较少,极少数呈溃疡型,组织分型以分化较好的乳头状癌或管状腺癌多见。在重度萎缩性胃炎伴肠化生或异型增生以及息肉样变的胃黏膜区域内易发生残胃癌。残胃癌的发生率与首次手术间期呈正相关,胃切除术后间期 25 年的残胃癌发生率是常人胃癌发生率的 6 倍,术后间期 35 年者则可高于常人 8 倍,但残胃癌与首次手术的良性疾病种类无相关性。无论临床观察和实验研究,均证实残胃发生恶变与术式呈密切正相关。Billroth Ⅱ式手术后比 Billroth Ⅰ式手术后十二指肠肠液反流严重,其术后残胃癌的发生率亦高 2～12 倍。

5.其他

(1)Menetrier 病:是一种罕见的肥厚性胃病。病因不清楚,与癌的关系也存在争议。有人认为本病与癌无直接关系,也有学者提出因 Menetrier 病增生的腺体与癌有移行,故认为本病为癌前病变。其病理特点:胃黏膜高度肥厚,主要分布在胃底部大弯侧,或呈弥散性,或呈局限性;以胃体腺为主的胃腺增生,增生的胃体腺伸长和密集,或伸入黏膜下层,壁细胞及主细胞增多,有时可见腺管呈囊状扩张,固有膜内常伴有淋巴细胞及单核细胞浸润。

(2)疣状胃炎:组织病理学上可分为两类。①活动期病灶:特点是病灶中心凹陷处上皮变性、坏死和脱落,并伴有急性渗出物覆盖在表面,这是急性渗出期;②修复期病灶:病灶中心处一般已不见坏死和渗出现象,局部黏膜上皮已经再生修复,这是慢性增生期。在慢性增生期内可见异型增生改变,多位于胃小凹或腺颈部上皮细胞处,分泌黏液功能减退或消失。增生的腺管及腺体以及固有膜内的淋巴样细胞、浆细胞、嗜酸性粒细胞浸润形成病灶隆起。

临床所见多为活动期病灶,有的是修复期病灶,也有时在同一病灶内两者并存。第十届世界胃肠病学大会报道,将疣状胃炎视为高危性癌前病变。

(3)恶性贫血:恶性贫血是一种很少见的疾病,具有恶变倾向。患有此病者,胃癌的发生率较正常约高 4 倍。

(二)胃癌的癌前病变

1.胃黏膜上皮异型增生

胃黏膜上皮异型增生简称胃黏膜异型增生,也有人称之为胃黏膜上皮不典型增生。

(1)组织病理学:根据胃黏膜及手术切除的胃标本上所见,将胃黏膜上皮不典型增生分为两方面变化:一方面胃黏膜结构的紊乱,是指胃黏膜的腺管结构不规则,腺管迂曲、排列紊乱,腺管或变得稀疏,或变得密集。有时也可见腺管的"背靠背"或共壁现象,或腺管的"生芽"、分支或互相吻合,有时上皮呈乳头状生长。另一方面是指腺上皮细胞的异型性,即细胞核呈多形性,核染色质增多、浓染。细胞核多位于细胞基底侧,呈现不同程度的紊乱和密集,重度者可出现极性消失现象。另一种细胞改变是指非正常的细胞分化。在肠型细胞中,可见杯状细胞及潘氏细胞减少、消失或黏液性质的改变。

(2)胃黏膜异型增生的分型:对于异型增生的分型,国外 Correa 将其分为腺瘤型和增生型两类。国内张荫昌教授等根据人体病理材料的观念,提出五类分型。

1)腺瘤型:外观上多呈隆起状或半球形,直径一般不超过 2 cm。从黏膜表面开始,增生的腺管密集、弯曲,腺管的形状及大小不规则,可形成假乳头状瘤的形态。与周围的黏膜组织界限较明显,但无明显挤压现象。异型上皮呈高柱状,多为肠型上皮,细胞核呈长圆形或杆状、浓染而密集,排列不整齐。日本胃癌研究会的五组分级中,将此型病变定为第三群,也称之为交界性病变。

2)隐窝型:此型比较常见,多发生在黏膜深部,即从肠化生腺管的隐窝部开始的。在外观上,此型常常呈隆起的颗粒状,直径不超过 0.5 cm。在胃窦部多见,且数目较多,色泽为灰白色。异型腺管疏松或密集,形态不规则。上皮细胞呈高柱状,核杆状、浓染、密集、排列不整齐,杯状细胞及帕内特细胞或消失。

3)再生型:这类异型增生是胃黏膜有较严重的破坏以及遭受反复的破坏与再生过程中出现的。再生的黏膜表面上皮和腺管呈现不同程度的异型性,胃型再生上皮呈柱状或立方形,核比例增大,核质粗糙,不含黏液,肠型再生上皮细胞主要是高柱状,核杆状,胞浆浓染,可见刷状缘。对此型的认识,以往多认为属生理性修复过程,是一过性病变,不应视作癌前病变。国内宋伯根等以胃黏膜的反复损伤作为发病条件,结合致癌剂(MNNG),在大白鼠上引发癌前病变的实验中,诱发成功 61 例异型增生,其中再生型异型增生占 48 例,为大多数,并认为对于再生型异型增生有关其癌前意义应重新加以确认和重视。张荫昌教授认为这类异型增生恶变后多为分化较低的腺癌。

4)球样型:细胞多呈圆形,少数为椭圆形,核浓染,位于一侧,胞浆透明或半透明。异型细胞单个或聚集成堆,极性消失,细胞的方向及核的位置均表现为随机性。这类异型增生与胃黏液细胞癌(印戒细胞癌)关系密切。

5)囊状型(黏膜内异型腺体囊性扩张):胃黏膜内腺管呈不同程度的囊性扩张,囊壁内衬细胞为肠化或非肠化上皮,细胞有异型,常见变性坏死,有时伴有黏液。

国内对 674 例活检胃黏膜腺体扩张进行 2～11 年随访研究,发现异型腺体扩张的癌变率为 9.9%。

(3)胃黏膜上皮异型增生的分级:一般多采用 WHO 专家小组提出的意见,分为轻、中、重度三级。轻度异型增生,是指那些在腺管结构和细胞异型性方面呈现很轻微的变化,即与正常胃固有腺或肠化生腺无太大差异的病变;重度异型增生,是指那些与胃癌,特别是微小癌难以鉴别的异型病变,此即通常所说的"交界性病变";在此两者之间的为中度异型增生。需要指出的是,这种划分是人为的,而实际上异型增生的发展是一个连续的过程。

胃黏膜异型增生是胃癌的主要癌前病变,但并非所有的胃黏膜异型增生均可发展成胃癌。不同分级、不同类型的异型增生,其恶变率是有差别的。文献报道,轻度不典型增生癌变率为2.53%,中度4%~8%,重度10%~83%。总的来说,胃黏膜异型增生的级别越高,恶变率越高。

对胃黏膜不典型增生的认识,有利于临床上对此病变的处理。无论是国内(全国胃癌病理协作组)还是国际上(国际胃癌研究组),一般的意见是对轻度的异型增生病变,不需要特别处理或仅作不定期普查;对于中度及重度异型增生,认为它具有癌前意义,因此至少要做定期复查,如果是中度增生且有进一步发展时,可以考虑将病灶清除;对于重度的异型增生,包括"疑似癌"的病变,宜作病灶消除。

二、早期胃癌的病理学

早期胃癌(EGC)是指胃癌癌肿仅限于黏膜层或已累及黏膜下层者,而不管是否已有淋巴结转移。这是日本内镜学会于1962年提出的定义。有些学者认为任何癌灶伴有淋巴结转移即应视为进展期。

(一)早期胃癌的大体分型

目前国内、外常用的早期胃癌的大体分型多参照1962年日本内镜学会提出的方案,即Ⅰ型(隆起型);Ⅱ型(表浅型);Ⅱa型(表浅隆起型);Ⅱb型(表浅平坦型);Ⅱc型(表浅凹陷型);Ⅲ型(凹陷型);混合型,包括Ⅱa+Ⅱc、Ⅱc+Ⅲ等。

据我国全国胃癌病理协作组1990年汇总的1 477例早期胃癌,对其中1 393例单发癌病例进行统计分析。就发病部位而言,单发灶以胃小弯最多(43.7%),其次为胃体小弯(19.5%),贲门部占9.0%,胃角部6.5%;就癌瘤大小而言,以直径2.1~4.0cm最多(32.0%),其次为1.1~2.0 cm(29.7%);就大体分型而言,Ⅱc最多,Ⅲ型次之,Ⅰ型最少;就组织类型而言,以管状腺癌最多,低分化腺癌次之,未分化型腺癌最少。

(二)特殊型早期胃癌

所谓特殊类型早期胃癌是指早期胃癌在其组织发生的经过、生长方式的特性以及本体形态上独具特点,包括浅表扩散型与浅表穿透型早期胃癌、多发性早期胃癌、小胃癌、微小胃癌及"点状癌"、残胃癌。

在实际应用中,病理上常常以高(厚度)0.5cm来区分Ⅰ型、Ⅱa型、Ⅱc型与Ⅲ型。凡从胃黏膜表面隆起达0.5 cm为Ⅰ型,否则为Ⅱa型;从表面凹陷达0.5 cm为Ⅲ型,不足0.5 cm为Ⅱc型。

1.浅表扩散型早期胃癌(简称Super型)

主要病变广泛而表浅,仅限于黏膜层内,周围界限不清,手术时癌组织易残留。大体分型中的Ⅱc型多属于此型。

2.浅表穿透型早期胃癌(简称Per型)

病灶较小,界限清楚,但向深部浸润能力较强,可较早出现淋巴结及脏器转移。

3.多发型早期胃癌

多发型早期胃癌是指在同一胃内发生两个以上早期癌灶的病例。1952年,Moertel等提出多发性胃癌的诊断标准为：多发病灶在病理组织学上均为恶性；每个恶性灶周围都有正常胃壁组织相隔；除外一个病灶向另外病灶的浸润或转移。随着现代诊断技术的进展，组织学检查的细致程度增加以及早期胃癌病例增多，近年来，对多发性胃癌的报道逐渐增多，且多认为早期胃癌中的多发癌的发生率比进展期癌的多发癌的发生率高。同年 Moertel 等报告，多发性胃癌的发生率为 2.07%。高木、国夫经对日本 13 所早期胃癌超过 1 000 例的单位进行调查发现，多发性胃癌发生率占 6%～9% 的有 6 所医院，占 10% 的有 2 所医院，占 11%～15% 的有 5 所医院，最高者为 15%。在我国汇总的 1 477 例早期胃癌中，有 78 例为多发型，占 5.3%（共 208 个病灶），其中二重癌最多（67.9%）、三重癌次之（21.8%）、最多 1 例为 12 个癌灶。在这 78 例多发癌中，以 I、Ⅱa 与 Ⅱb 等平坦型或隆起型多见，其余的单发癌凹陷型多（$P < 0.005$）。古河洋等报道 310 例多发型胃癌，肉眼以凹陷型最多见（占 33.3%），隆起加凹陷型次之（占 31.5%），隆起型（21.8%），平坦型（13.4%）。多发型早期胃癌主癌灶与副癌灶组织类型的一致性及多发型胃癌的大量报道，支持了胃癌是可以多中心性组织发生的论点。这提示病理医师在手术切除的胃标本检查时应注意副癌的存在，避免漏诊。同时也提示临床医师应意识到由于多发性胃癌的存在，对于外科治疗上切除线的决定，应把握好尺度。

4.小胃癌、微小癌及"点状癌"

日本学者于 1978 年正式命名直径 5 mm 下胃癌为微小癌、6～10 mm 胃癌为小胃癌。国内报道微小癌发生率为 12.4%，大体类型以 Ⅱb 型最多（36.4%），Ⅱc 型（34.6%）次之，Ⅱa 型 11.7%；小胃癌的发生率为 15.2%，大体类型以 Ⅱc 型最多（46.8%），Ⅲ 型（17.2%）次之，Ⅱb 型 12.8%；微小癌转移率为 2.9%，小胃癌的转移率为 5.1%，两组差异并无显著性。

点状癌又称一点癌，是指胃黏膜活检为癌，但在手术切除标本上虽经系列取材也找不到癌组织，多将它视作微小癌的少见及特殊表现。其原因可能为胃黏膜活检时，将极小的癌灶钳除，或剩余少量癌组织发生组织出血、坏死而脱落；也可能与剩余组织在节段性连切中漏掉所致。

5.残胃癌

残胃作为一种癌前状态，其癌变率不高，为 1%～5%。国外报道发病部位以吻合口周围居多（85%～90%），而国内报道则多发于贲门附近。病灶形态以肿块型为多，浸润型较少，极少数呈溃疡型。组织分型多为分化良好的乳头状癌、分化良好或中度的管状腺癌。残胃癌根据其生物侵袭性可分为局限期（21%）、区域期（25%）和远处转移期（39%）。

三、进展期胃癌的病理学

进展期胃癌是指胃癌癌肿已侵及胃壁肌层或更深层者（浆膜下及浆膜）。一般把癌组织浸润肌层者称为中期胃癌，超出肌层者称为晚期胃癌。

目前针对进展期胃癌的大体分型，国内、外最普通应用的为 Borrmann(1926)提出的分型法。它主要是根据癌肿的外观生长形态进行划分的。

（一）Borrmann Ⅰ 型（结节蕈伞型）

Borrmann Ⅰ 型癌肿突向胃腔，呈巨块状、息肉状、菜花状。癌肿界限明显，其底较宽，表面可有浅溃疡或糜烂形成。此型生长较慢，转移较晚。

（二）Borrmann Ⅱ 型（局部溃疡型）

Borrmann Ⅱ 型胃壁形成深陷溃疡，边缘堤状隆起，癌肿界限较清楚，周围浸润不明显。组织学上多为分化型腺癌。

(三)Borrmann Ⅲ型(浸润溃疡型)

此型癌肿的溃疡底盘较大,边缘呈坡状,边界不清,向周围浸润明显,切面界限不清。

(四)Borrmann Ⅳ型(弥漫浸润型)

此型癌组织在胃壁内广泛浸润,隆起不明显,与周围胃黏膜界限不清,偶有浅溃疡。此型胃癌的胃壁因癌组织的弥漫浸润性生长而增厚变硬,胃黏膜皱襞消失,黏膜变平。如果累及全胃,则形成所谓皮革胃。此型胃癌几乎均为低分化腺癌。

(五)Borrmann 0 型

Borrmann 0 型是近年来文献中出现的一种大体分型,是指那些在胃壁浅层浸润的癌肿。对此型的理解和标准不一致,有人将其看作早期胃癌中的"浅表扩散型"胃癌,也有人认为此型仅限于呈浅表性扩散倾向的进展期胃癌。

Borrmann 分型与癌的组织学类型有一定的联系。一般分化较高的乳头状、乳头管状或管状腺癌多呈现 Borrmann Ⅰ型或Ⅱ型;而分化较低的腺癌、未分化癌及印戒细胞癌往往呈Ⅳ型或Ⅲ型。

四、胃癌的组织学分型

(一)乳头状腺癌

乳头状腺癌癌细胞形成乳头状突向由癌细胞组织的腺腔内,乳头内具有纤维轴心。癌细胞呈柱状或立方状,核畸形增大。偶有管状腺癌图像。此型腺癌分化较好,多呈团块状或膨胀性生长,多属 Borrmann Ⅰ型癌。

(二)管状腺癌

管状腺癌癌细胞构成大小、形状不一的腺腔,腔小者称为腺泡样腺癌。细胞呈立方状或柱状,排列整齐,极性明显。此型腺癌也属于分化较高的腺癌。

(三)黏液腺癌

黏液腺癌为一种有大量黏液聚积在腺腔内的腺癌。腺腔可因扩张或破坏而形成黏液湖。癌细胞呈柱状,胞浆淡染,呈淡的嗜碱性。有时可见散在的上皮细胞成群或链状地漂浮在黏液中。由于癌组织内含有大量黏液,肉眼见可呈半透明的胶冻样。

(四)印戒细胞癌

印戒细胞癌癌细胞可产生大量黏液,但不分泌,细胞散在,不形成癌巢,有时癌细胞坏死和破裂则形成黏液湖。典型的印戒细胞癌为癌细胞呈球形,胞浆内囊腔中充满大量酸性黏液,胞核被挤至细胞一侧,形如戒指状。但有的印戒细胞癌的癌细胞产生很少的黏液,一般 HE 染色不能显示典型图像,只有在行黏液染色时才见到癌细胞胞浆内含有黏液颗粒。此癌极富浸润性,呈弥漫性浸润生长,常伴有明显的纤维化(硬化)。Borrmann Ⅳ型及Ⅲ型中可见此型胃癌。此型胃癌预后不良,淋巴结及血性转移较常见。

(五)低分化腺癌

此型腺癌分化程度低,癌细胞可形成不规则的腺管或腺泡。核偏移,胞浆内含有颗粒。细胞多为立方形,呈单层或呈多层,也可呈条索状和团块状,以往有称之为"单纯癌"。

(六)腺鳞癌

腺鳞癌是指同一个癌瘤中既有腺癌成分又有鳞癌成分,两种成分含量相当。此种情况不同于胃腺癌中有小灶性鳞化(腺棘皮癌),也不同于少见的腺癌与鳞癌两个癌融合(碰撞癌)。

(七)鳞状细胞癌

此癌与发生在其他部位的鳞状细胞癌相同,可有各种不同的分化,分化低时,诊断较困难,需依准确的解剖部位才能诊断为胃的鳞癌。大多数报道的病例,癌灶中可找到小灶性腺癌。

(八)肝样腺癌

胃肝样腺癌是指具有腺样和肝细胞样两种分化特征的癌,二者混合。此癌少见。癌组织所产生大量甲胎蛋白,免疫组化检测 AFP 阳性。常有广泛的静脉侵犯,预后较差。

(九)壁细胞样腺癌

此癌是最近报道的胃癌中少见的一种类型。癌细胞具有类似壁细胞的特点,胞浆丰富,含大量嗜酸性颗粒,PTAH 及 Luxol fast blue 染色阳性。电镜下观察,含大量线粒体、管状小泡,细胞间隙充以波浪状微绒毛。免疫组化检测壁细胞抗体阳性反应时,有助于本癌诊断。

(十)绒毛膜上皮癌

此癌少见。组织学类似由生殖细胞发生的绒癌,多伴有腺癌成分。患者血清 HCG 含量增高。

(十一)未分化癌

未分化癌为一种不形成腺样结构的实体癌。癌细胞较小,构成不同程度的片块或条索。此型极为少见。

(十二)内分泌癌

内分泌癌是指一组具有内分泌功能的癌,罕见于胃,包括类癌(胃泌素瘤及嗜银细胞癌)、非典型类癌、小细胞癌及含内分泌细胞的腺癌。

五、胃癌的生物学行为分型

(一)Lauren 分型

1.肠型胃癌

此型胃癌可见明显的腺癌结构,即分化较高的乳头状或管状腺癌。腺上皮可有较清楚或不太清楚的刷状缘,癌细胞呈高柱状排列整齐,极性清楚。此型胃癌常常边界清楚。Lauren 等当初报道此型占 53%。

2.弥漫型胃癌

此型胃癌一般不形成明显的腺管或腺腔结构。癌细胞细小呈圆形,分散地或以窄条索状浸润胃壁,细胞可分泌黏液,也有无分泌功能。此型胃癌边界不清,许多低分化腺癌及印戒细胞癌属于此型。

3.混合型

不能归于以上两类者,约占 14%。

Lauren 分型有着重要的地理病理学意义,而且为胃癌的病因研究提供了线索。肠型胃癌多见于胃癌高发区,老年人发病率高,男女之比大于 1,与环境因素关系密切,好发于胃窦部,大体形态上趋于息肉型,恶性程度较低,手术预后较好;弥漫性胃癌则多见于胃癌低发区,年轻人发病率高,男女之比小于 1,与环境因素关系不密切,好发于贲门部,大体形态上趋于溃疡型,其恶性程度较高,预后不良。

(二)生长方式分型

近年来国内外常根据胃癌的生长方式进行分型。

1.膨胀型

癌细胞聚集成团块,膨胀式生长,与周围组织界限比较清楚。此型多为分化高的腺癌。

2.浸润型

癌细胞散在或呈条索状向周围浸润,与周围组织分界不清。此型以分化差的癌为多见。

3.中间型

难以划分为上述两型者,或者在同一肿瘤内有两种类型。

上述三种类型以膨胀型预后最佳,中间型次之,而浸润型最差。

(三)胃癌的功能分类

近几年来,有人根据组化检测结果,将胃癌分为五种功能分化类型。

(1)吸收功能分化型。

(2)黏液分泌功能分化型。

(3)吸收-黏液产生功能双向分化型。

(4)特殊功能分化型。

(5)无功能分化型。

此类分型是研究胃癌分型中的一种尝试,有待在临床及病理学方面进一步验证。

六、胃癌的扩散与转移

胃癌上皮细胞癌变后,不断增生发展,并向周围组织或间质内浸润,称之为扩散。癌肿向远处扩散称为转移。扩散同转移往往是相互交错,而非独立进行的。胃癌往往因生物学特性的差异及宿主状态不同,而表现出扩散和转移形式及途径各异。

(一)直接浸润

胃癌具有在胃壁内沿水平方向和垂直方向同时或以一种方向为主的浸润扩散特性,这是癌细胞在胃壁内的主要扩散方式。其浸润扩散有的表现为癌细胞压迫周围组织的膨胀性增生,这多见于乳头状腺癌或管状腺癌等高分化腺癌;有的表现为癌细胞在组织间隙呈散在的弥漫浸润性增生,这多见于分化程度低的胃癌,如印戒细胞癌、低分化或未分化癌;也有的表现为介于上述两种浸润方式之间的巢状浸润生长,中等分化的管状腺癌可见此型生长方式。

癌向深部扩散(垂直方向)对决定预后有重要意义,即癌细胞浸润越深,出现转移的概率越大,预后越差。这主要因为在胃壁各层含有丰富的淋巴管网及血管网,尤其是黏膜下及浆膜下层的淋巴管网尤为丰富,癌组织侵入这些腺管组织可形成癌栓,如形成淋巴结癌栓则容易有淋巴结转移,如形成血管癌栓则易出现器官转移。另外,癌组织亦可沿着组织间隙及自然腔道而直接浸润。根据国内 322 例早期胃癌和 6 505 例中、晚期胃癌的预后分析,各浸润深度的 5 年生存率为黏膜层 87.5%,黏膜下层 72.7%,浅肌层 49.7%,深肌层 30.1%,浆膜层(9.2%),浆膜外(10.8%)。

(二)胃癌的转移

1.胃癌的淋巴结转移

胃淋巴引流大致可分 4 个组 16 个区。胃下及幽门下组收纳胃大弯下部和幽门淋巴管;胰脾组收纳胃大弯上部及胃底淋巴管;胃上组收纳胃小弯大部分淋巴管;幽门上组收纳胃小弯上部(幽门部)淋巴管。16 个区为贲门右、贲门左、胃小弯、胃大弯、幽门上、幽门下、胃左动脉干、肝总动脉干、腹腔动脉干、脾门、脾动脉干、肝总管旁、胰头后、肠系膜根部、横结肠中动脉根部、腹主动脉旁。

　　胃癌的淋巴结转移多沿淋巴引流顺序,即由近及远、由浅及深地发生淋巴结转移(有时淋巴道受阻也可出现逆行转移)。早期胃癌的淋巴结转移报道不一,国外有报道 12.4%～30.0%的早期胃癌发生区域性淋巴结转移,淋巴管侵犯亦达 2.4%～9.7%。国内报道单发癌转移率为9.9%。淋巴结转移部位,以胃小弯淋巴结转移最多见(52.8%),其次分别为幽门上(17.3%)、大弯(14.2%)、幽门下(11.8%)、贲门(6.3%)淋巴结,当然这与癌瘤生长部位有关;从肝门淋巴结的转移(3.9%)、胰周淋巴结转移(2.4%)、胃左动脉淋巴结(7.1%)转移病例来看,在早期胃癌,不仅第 1 站引流区淋巴结可以转移,而且第 2 站也可发生转移。

　　在进展期胃癌中,沿淋巴管扩散的方式基本上有两种。①连续性扩散:癌细胞在淋巴管内进行增生,沿着管腔不断地向所属淋巴结蔓延,达到一定距离或到达引流区淋巴结内;②非连续性扩散:癌细胞脱落到淋巴管内,不形成连续的癌细胞条索,而是比较分散地漂浮或游走于淋巴管腔内或以阿米巴样运动的方式从淋巴管内游出,或是顺淋巴流到达引流的淋巴结内。据国内资料分析,进展期胃癌淋巴结转移率为 68.4%,其中第 1 站为 51.4%,第 2 站及远处转移为 12.3%。

　　2.胃癌的血行转移

　　胃癌的血行转移多发生在中晚期病例,其中以肝脏转移多见(38.1%),其次为肺(32.2%)。

　　早期胃癌有时也出现血行转移,多转移至肝脏。其特点是癌肿较小,多见于男性,常为隆起型黏膜下癌,组织学上多属高分化的管状腺癌和乳头状腺癌。这类病灶多伴有胃壁内脉管浸润和淋巴结转移。

　　3.其他形式的扩散

　　(1)跳跃式转移:即近处淋巴结尚未转移时,远处淋巴结已出现转移。全国胃癌病理协作组在 360 例胃癌尸检标本发现 41 例(13.1%)有跳跃式转移。

　　(2)腹膜种植:胃癌侵及浆膜后脱落到腹腔引起种植。如癌细胞广泛播散于腹腔内,可形成癌性腹膜炎。由于重力原因,癌细胞可在直肠膀胱陷窝(男性)或子宫直肠隐窝(女性)发生种植。故临床医师应对疑有盆腔转移的胃癌患者行肛门指诊。

　　尸检中种植性转移率为 28.6%,累及器官依次为卵巢(占女性 43.6%)、膈肌(12.5%)、肠(8.3%)、腹膜壁层(7.6%)、胆道(7.5%),盆腔种植为 8.6%。胃癌的卵巢转移,称为 Krukenberg瘤,多为双侧卵巢同时受累,组织类型常为印戒细胞癌。其发生原因,多与腹膜种植相关,也有人认为是淋巴引流或血性转移所致。

(郑　红)

第三节　大 肠 肿 瘤

一、腺瘤

　　大肠腺瘤是界限清楚的良性上皮性肿瘤,但有恶变潜能。尸检发现,大肠腺瘤在结直肠癌的高发区更为常见,如北美及欧洲。结肠、直肠各部位的腺瘤均多见于男性,而女性患右半结肠癌的危险性高。这种反常现象被解释为可能是由于女性的腺瘤常较大且不典型增生更加明显。因此,女性腺瘤的发病率虽低,但恶变率高。腺瘤在 40 岁以下发病少见,但随着年龄的增长,发病率逐渐增高。高发区人群的尸检发现,老年组中接近 50% 的人患有腺瘤;此外,腺瘤大小及多发程度和年龄有关。尸检研究也表明,虽然乙状结肠是腺瘤的好发部位,但腺瘤基本上均匀分布于整个大肠。升结肠也是好发部位,且随年龄的增长趋势更为明显。直肠是腺瘤的好发部位,但是此处的腺瘤并不多见,其原因可能也是此处的腺瘤发病率低但恶变率高。因为直肠或结肠远端的腺瘤常比其他部位的腺瘤体积大,不典型性明显。

腺瘤通常无症状,即使在家族性腺瘤样息肉病的患者长有大量腺瘤的情况下也常无症状。腺瘤体积大时可有肉眼可见的出血或潜血阳性。少数绒毛状腺瘤可以产生大量黏液而导致水、电平衡失调。家族性腺瘤患者可能有常染色体显性遗传的倾向。

(一)根据生长方式与组织学结构特分类

管状腺瘤最为常见,约占 90%,绒毛状腺瘤最少,约占 2%。

1.管状腺瘤

大体观察:腺瘤体积通常较小,大多直径<1 cm。圆或椭圆形,部分呈不规则形,表面光滑或略呈分叶状。较大息肉多有蒂,也可无蒂而呈半球形隆起,基底宽。腺瘤表面色泽常较周围黏膜深或呈红色;切面呈灰白,中央有条索状间质。此外,少数腺瘤呈扁平状略为高起的斑块,也有呈平坦型或凹陷型。镜下观察:腺瘤主要由不同程度异型增生的高柱状上皮所构成,排列成腺管状结构,腺管间为固有膜间质所分隔。腺管一般较规则,有时也可出现不同程度分支而呈不规则形。上皮细胞核增大、深染,核呈杆状,排列紧密;轻度异型者胞核排列在上皮基底侧,随着异型性的增加,胞核向上偏移,形成假复层结构。胞浆黏液空泡随异型性增加而递减,致胞浆呈嗜碱性,有时腺瘤仅由单个或数个异型腺管组成,故眼观局部平坦甚至凹陷。大约 60% 腺瘤含有少量神经内分泌细胞。

2.绒毛状腺瘤

大体观察:绒毛状腺瘤体积通常较大,直径为 2~4 cm,表面粗糙、蓬松,呈菜花状或绒毛状外观,质较软,常广基无蒂。有时可伴有出血坏死或溃疡形成。镜下观察:绒毛呈分支状向黏膜表面垂直生长。绒毛中央为中心索,由纤维血管间质构成,表面披覆上皮与管状腺瘤相同,但一般异型性较明显。

3.管状绒毛状腺瘤

大体观察:外观类似于管状腺瘤,表面略呈绒毛状结构。镜下观察:瘤组织由腺管状、乳头状或绒毛状结构混合组成,故又称为混合性腺瘤。其中绒毛或乳头结构占腺瘤的 1/5~4/5。倘若绒毛状结构占腺瘤 1/5 以下或 4/5 以上,则分别归入管状腺瘤与绒毛状腺瘤。

(二)根据腺瘤上皮异型增生程度分类

1.轻度异型增生

胞核略增大、拉长、深染,排列拥挤,腺瘤上皮黏液分泌轻度减少,核呈笔杆状,排列于上皮基底侧或下半部。

2.中度异型增生

上皮黏液分泌明显减少,胞核上移呈复层化并占据胞浆 2/3,仅细胞上部靠腺腔缘仍有胞浆带存在。腺管延长、扭曲、大小不一。

3.重度异型增生

胞核复层化,并上移至胞浆顶端,致腺腔缘胞浆带消失。核极性紊乱,核分裂多见。胞浆黏液空泡稀少或完全消失,呈明显嗜碱性。腺管明显延长及扭曲,大小及形状不规则。

腺瘤异型增生程度与腺瘤大小及组织学类型有一定相关。大腺瘤异型性较小腺瘤明显,绒毛状腺瘤则较管状腺瘤明显。此外,扁平状腺瘤体积虽小,常有较明显异型。据报道,约40％扁平状腺瘤有重度异型增生。这种小的扁平状腺瘤一旦癌变,腺瘤组织可能很快被癌组织完全取代,并容易向黏膜下层浸润。

(三)腺瘤癌变

通常在重度异型增生基础上,腺上皮细胞核显著增大,变圆,核仁明显,核分裂多见,并可出现病理性核分裂;腺管大小不一,排列紧密,背靠背,腺上皮桥状生长,形成筛状结构,或上皮发芽突破基底膜向间质浸润,形成实心条索或团块。

根据癌变累及的范围,可分为原位癌、黏膜内癌及早期浸润癌。原位癌指癌变细胞局限于腺管内,尚未突破基底膜,故又称上皮内癌;黏膜内癌是指癌细胞已突破基底膜进入固有膜,常伴有纤维组织增生及炎症反应;早期浸润癌则限于有肯定的黏膜下浸润证据者。由于正常黏膜或腺瘤中的淋巴管局限于隐窝底部近黏膜肌处,因此黏膜内癌一般也不会出现转移。此外,黏膜内癌与原位癌的界线常难以划分,因此临床上对黏膜内癌及原位癌的处理原则相同,一般作足够的息肉切除即可。早期浸润癌淋巴结转移率约为10％。倘若息肉摘除的切缘阳性,组织学属低分化癌或伴有脉管浸润者,其淋巴结转移率更高,因此对这些早期浸润癌应进一步作外科手术治疗。

腺瘤癌变潜能与肿瘤大小、组织学类型及异型增生的程度密切相关。肿瘤越大,绒毛结构越多,异型性越明显,其癌变潜能越大。据报道,≤1cm腺瘤的癌变率为1％,1～2cm腺瘤为10％,＞2cm腺瘤则可高达50％。

二、内分泌肿瘤

(一)类癌

由肠嗜铬细胞形成的一种内分泌肿瘤。据以往报道,肠道类癌最常见于阑尾,其次为回肠,直肠居第3位,结肠较少。但最近Jetmore等所报道的170例胃肠道类癌中,94例发生于直肠,占55％,居首位,其次为回肠(12％)、阑尾(12％)、结肠(6％)、胃(6％)、空肠(2％)、胰腺(2％)、其他(5％)。其中直肠类癌的发现率大约为每2 500例直肠镜检查有1例。临床上多无症状,多数为其他肠道病变做检查时偶然发现。年龄高峰为41～70岁,平均年龄为52岁。男女之比为1.7∶1。

1.大体观察

肿瘤体积一般较小,其直径通常＜1.5 cm,色黄,位于黏膜或黏膜下,向肠腔呈结节状或息肉状突起,广基无蒂,少数有蒂形成。瘤体质较硬,边界清楚,表面多有正常黏膜覆盖,少数可出现溃疡,形成脐凹样外观。

2.镜下观察

典型类癌细胞较小,呈多边形、卵圆形或柱状,胞浆中等量,核圆较深染,染色质分布较均匀,无明显核仁,无或很少有核分裂象。类癌细胞排列结构颇具特征。根据组织结构特点,Soga将其分为5种类型。A型:实心巢状、结节状;B型:梁状或条带状;C型:管状、腺泡状或菊形团状;D型:无上述典型结构;混合型。直肠类癌以混合型为主,亲银染色多数为阴性,但也有对亲银染色呈阳性反应(28％),大约有55％呈嗜银染色阳性。

3.免疫组织化学

类癌 NSE、铬粒素及 Leu-7 阳性率分别为 87%、58% 及 53%。CEA 染色多数呈阴性反应，约 20% 呈阳性反应。激素抗血清标记结果显示，类癌激素产物有血清素、胰多肽、生长抑素、高血糖素等大肠固有激素，少数含有胃泌素、胰岛素、ACTH、脑啡肽、p-内啡肽等异位激素。此外，82% 直肠类癌含有前列腺酸性磷酸酶。

（二）腺类癌

类癌可同时与腺瘤或腺癌并存，构成复合性肿瘤。还有一种由腺癌与类癌两种细胞紧密混杂一起形成腺类癌。

腺类癌又称隐窝细胞癌、杯状细胞类癌或微小腺管状癌。较多见于阑尾，也可发生于胃、小肠及大肠。眼观，与一般类癌相似。镜检，癌细胞排列成巢状、条索、腺泡状或管状，可由 3 种类型的细胞构成，一种为胞浆呈空泡状，核位于基底部，类似于印戒细胞或杯状细胞，胞浆内含有黏液；第 2 种细胞较大，胞浆略呈嗜酸性，核居中，常可见亲银或嗜银颗粒，有时胞浆内也有黏液并存；第 3 种为帕内特细胞，存在于部分腺类癌中。所有上述细胞胞核小而一致，染色质细颗粒状，核分裂象罕见。临床生物学行为界于一般类癌与腺癌之间。

（三）小细胞癌

小细胞癌又称恶性类癌、雀麦细胞癌以及神经内分泌癌。发生于大肠的小细胞癌甚为罕见，约占大肠恶性肿瘤的 0.2%。其分布部位报道不一，有的以直肠最多，其次为盲肠、升结肠、横结肠、乙状结肠及脾曲，也有报道以右半结肠多见。临床上，小细胞癌为一种高度恶性的肿瘤，早期出现血行转移，70%~75% 有肝转移，64% 患者在 5 个月内死亡。

1.大体观察

小细胞癌与一般腺癌相似，多数呈溃疡型，少数呈隆起型或浸润型。

2.镜下观察

癌细胞大小 5~7 nm，有两种形态，一种呈卵圆形或多边形，有明确胞浆，量少，呈嗜双色性，胞核圆或卵圆形，染色质分布较均匀，核仁不明显；另一种似肺雀麦细胞癌，胞浆不明显，核呈纺锤形，深染，也无明显核仁。癌细胞常排列成片，没有特殊结构，常伴有坏死。大约 21% 伴有鳞状上皮化生，45% 伴有腺瘤。

3.免疫组织化学

上皮性标记显示，对中低分子量角蛋白及 EMA 呈阳性反应；神经内分泌标记，NSE、突触素及 NF 等呈阳性反应。

三、大肠非上皮性肿瘤

（一）恶性淋巴瘤

胃肠道是结外恶性淋巴瘤最常见的部位，其中发生于胃的占 50%~60%，小肠占 30%~40%，大肠 10%。据国内 378 例肠道淋巴瘤统计结果，回肠占 42%，回盲部 30%，结肠 13%，盲肠 8%，直肠 3%，肛管 1%。男女之比约为 2:1。年龄高峰为 21~50 岁。临床上最常见的症状依次为腹痛、腹部肿块、肠梗阻、腹泻及便血，有时可伴肠穿孔及肠套叠。

胃肠道恶性淋巴瘤可为原发，也可继发。原发者应符合下述标准：病灶主体在胃肠道，可伴局部淋巴结受累，但外周淋巴结及纵隔淋巴结无病变，肝、脾等脏器亦无肿瘤，血白细胞计数正常。

1.大体观察

恶性淋巴瘤肉眼观察可呈息肉型、溃疡型及弥漫浸润型。息肉型似蕈伞状,广基或有蒂,可多发;溃疡型则边缘隆起,中央凹陷;弥漫浸润型则显示肠壁增厚、僵硬,肠腔明显狭窄,类似于大肠癌的浸润型。其中息肉型最常见,占54%,溃疡型次之,占28%,弥漫浸润占16%。

2.镜下观察

绝大多数为弥漫型B细胞性淋巴瘤,其中60%~70%为大细胞型,其余为淋巴浆细胞样型、小淋巴细胞型。

3.分期与预后

肠道恶性淋巴瘤通常参照Ann Arbor分期方案进行分期。Ⅰ期指肿瘤局限于肠壁;Ⅱ期指伴有区域淋巴结受累;Ⅲ期指伴有横膈上方淋巴结受累;Ⅳ期则指肠外非淋巴器官或组织受累。临床上所见的肠道原发性恶性淋巴瘤中多数属Ⅰ期与Ⅱ期。

在胃肠道恶性淋巴瘤中,肠道恶性淋巴瘤较胃者预后差。据刘彤华报道,大肠淋巴瘤5年存活率为47.1%。10年存活率为30.8%,均较大肠癌的存活率为低。肠道淋巴瘤预后与肿瘤大小、大体类型、组织学类型、浸润深度以及临床病理分期有关。据国内378例综合分析,肿瘤直径>10 cm与<10 cm者2年存活率分别为9%与35%;息肉型、溃疡型与浸润型分别为44%、12%与6%;淋巴浆细胞型及小淋巴细胞型预后较好,其余类型生存期均<2年;浸润肌层、浆膜下及浆膜外分别为69%、46%与8%;Ⅰ期与Ⅱ期分别为47%与13%。

(二)平滑肌肿瘤与间质瘤

大肠平滑肌肿瘤较常见,而间质瘤罕见。据全国936例消化道平滑肌肿瘤分析,141例(15.1%)发生于大肠。另一报道,147例肠道平滑肌肿瘤中,直肠26例,结肠15例。发生于结肠的平滑肌肿瘤多数为良性,而发生于直肠者多数为恶性,占直肠恶性肿瘤的0.1%~0.5%。临床上,平滑肌肿瘤发病年龄高峰为40~60岁,其中平滑肌瘤平均年龄为44岁,平滑肌肉瘤为48岁。男女之比约为2:1。

1.大体观察

平滑肌瘤体积一般较小,直径通常<5 cm,单个,境界清楚;平滑肌肉瘤常呈多发融合性或分叶状局限性肿块。根据肿瘤的生长方式,眼观类型可分为腔内型、壁内型、腔外型及腔内外型四种,后者肿瘤呈哑铃状同时向腔内及壁外突出。

2.镜下观察

大肠平滑肌肿瘤组织学上与胃肠道其他节段以及软组织的平滑肌肿瘤相同,但在良恶性诊断标准上有一定差异。

3.鉴别诊断

组织来源上,应与神经鞘来源的肿瘤鉴别。对此,除应用Masson三色染色等肌组织特殊染色外,还可用肌源性及神经源性标记物免疫组化有助于确诊。平滑肌肿瘤actin及desmin阳性,S-100阴性;神经鞘肿瘤则相反。对于3者均阴性而CD_{34}阳性者应诊断为间质瘤。在良恶性鉴别上常遇到困难,特别是发生于直肠的平滑肌肿瘤,形态上显示良性而临床生物学行为表现为恶性,易误诊为平滑肌瘤。诊断平滑肌肉瘤除根据细胞异型性及密度外,主要指标有:核分裂>1个/10 HPF,肿瘤直径>5 cm,呈浸润性生长,以及伴有出血、坏死及囊性变等。此外,DNA

含量测定以及细胞动力学分析对于区分良恶性也有一定价值。

(三)脂肪组织肿瘤及瘤样病变

1.脂肪瘤

脂肪瘤可发生于胃肠道任何部位,但以结肠,特别是右半结肠最为常见。临床上多数为偶然发现,也可表现为肠道出血、腹痛、肠梗阻或肠套叠等。肉眼观察,肿瘤多为单发性,多发性较罕见,大多位于黏膜下,大小平均 3 cm 左右,呈息肉状向腔内突出,可有蒂,少数可位于浆膜下,切面肿瘤呈黄色,境界清楚,表面被覆较薄的黏膜,较大肿瘤可伴有溃疡、纤维化与出血。镜下,肿瘤由形态一致的脂肪细胞构成,小叶大小不一;伴溃疡的肿瘤,常可见纤维间隔自溃疡底部向肿瘤组织插入,有时可见由多形性梭形及星形细胞构成的肉芽组织。

2.回盲瓣脂肪瘤病

本病为回盲瓣固有肌突起部两侧黏膜下脂肪组织增生,致回盲瓣形成一个大的隆起,外观类似于宫颈,或像一只撅着嘴的口唇,呈黄色。临床放射学上可出现局部充盈缺损,类似于肿瘤,甚至疑似盲肠癌,但内镜检查则易于识别。活检取材于"唇"部组织,则可发现脂肪组织及覆盖表面的肠黏膜,其图像与脂肪瘤相似,但无包膜。本病常见于中年妇女,临床上表现为非特异性症状,如便秘、腹痛,少数由于回盲瓣溃疡而引起肠梗阻或出血。

(四)脉管肿瘤及瘤样病变

大肠可见各种类型血管瘤,如海绵状血管瘤、毛细血管瘤以及混合型。发病年龄常起始于婴幼儿,临床表现为肠出血。病变常为多发,可累及大肠不同节段。血管外皮瘤在乙状结肠也有报道。在 AIDS 患者中可见 Kaposi 肉瘤。此外,还有一种血管异常形成的瘤样肿块,常见于直肠及乙状结肠,称为血管瘤病,显示肠黏膜下及浆膜下血管异常增多。

(五)神经组织肿瘤及瘤样病变

1.神经鞘瘤

神经鞘瘤较少见,在梭形间质性肿瘤中仅占少数。形态学上常与平滑肌肿瘤不易区分。如前所述,应用免疫组化,作神经源性标记及肌源性标记物检测有助于两者的鉴别。此外,恶性神经鞘瘤在肠道也有个别报道。

2.神经纤维瘤

多发性神经纤维瘤病常可累及肠胃道,约 1/4 在小肠,而大肠则罕见。其病变特点为丛状神经纤维瘤病表现,内为梭形细胞及胶原纤维束,排列疏松,间质有丰富黏多糖。少数病变表现为弥漫性神经纤维瘤病,累及黏膜及黏膜下,黏膜腺体变形。

(六)节神经瘤及节神经瘤病

此类肿瘤偶可发生于大肠。节神经瘤可发生于肠壁任一神经丛,而节神经瘤病则几乎累及所有神经丛。肿瘤可波及黏膜,并因而导致黏膜息肉或斑块形成。受累黏膜病变显示神经鞘细胞及神经轴索穿插于腺管之间,并导致腺管变形,呈扩张或分支状,有时可类似于幼年性息肉。肿瘤中神经鞘细胞与神经节细胞以不同比例混合存在。神经节细胞一般呈小簇,或单个散在。倘若神经节细胞数量很少以至于切片上找不到,只有神经纤维及神经鞘细胞存在,则可称为神经瘤。节神经瘤或节神经瘤病均可与其他病变伴随出现,如多发性幼年性息肉、结肠腺瘤与腺癌等。

(七)颗粒细胞瘤

在胃肠道,颗粒细胞瘤多见于盲肠、升结肠,也见于直肠及横结肠。年龄与性别分布类似于其他部位的颗粒细胞瘤。肉眼观察,肿瘤大小通常在 0.3～5.0 cm,表现为黏膜结节状隆起,灰白色,边界清楚,肿块通常位于黏膜下层,无明显包膜。镜下,肿瘤形态与其他部位的相似,瘤细胞呈胖梭形或上皮样,胞浆嗜酸性粗颗粒状,淀粉酶消化后,颗粒仍呈 PAS 阳性。S-100 染色也呈阳性。

此外,发生于大肠的肿瘤,除上皮性及非上皮性肿瘤外,生殖细胞肿瘤也可发生,如畸胎瘤、绒癌、内胚窦瘤,以直肠最为多见。

(郑　红)

第四节　子宫体肿瘤

一、子宫内膜上皮内肿瘤

近年有学者提出用子宫内膜上皮内肿瘤(endometrial intraepithelial neoplasia,EIN)取代子宫内膜增生,这一命名目前虽然尚未被世界卫生组织采纳,但已出现在北美妇科病理专著中。EIN 是 Ⅰ 型子宫内膜癌的癌前病变,具有非浸润性肿瘤基因改变,病因主要是在高雌激素状态下抑癌基因($PTEN$)突变。

以往子宫内膜增生的形态学诊断以细胞核的异型性为分类基础,即有异型性的增生为不典型增生,无异型性的增生为单纯增生和复合增生;前者为肿瘤性增生。但在实际工作中细胞核异型性的标准不易掌握,诊断的重复率较差;更主要的是有些没有异型性的增生也可发展或伴有癌,甚至有的已经浸润肌层的高分化子宫内膜癌异型性并不明显。回顾性研究发现,这些发展为癌的增生虽然形态上异型性不明显,但已有肿瘤性的基因改变。EIN 命名是继宫颈 CIN 的概念衍生而来,被定义为子宫内膜单克隆增生的肿瘤性病变,有发展为癌的可能性。

(一)形态学诊断标准

腺体密集,与间质的比例增高(图 3-21);腺体密集区域的细胞与周围背景腺体不同或明显异常;病变区的最大直径>1 mm(>5 个腺体);以上 3 点均具备可以确诊,仅具备 2 点或 1 点可在诊断时建议 3 个月或 6 个月后刮宫随诊。EIN 可伴有各型化生使形态不典型。

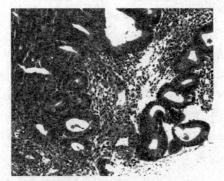

图 3-21　子宫内膜上皮内肿瘤
EIN 病变区(左)腺体密集,间质减少(HE)

(二)鉴别诊断

主要是与良性病变和癌鉴别。

(1)反应性改变:常由感染、近期妊娠或机械损失引起。形态表现为上皮堆积、出芽、无极向,常有炎细胞,是上皮的修复性变化。

(2)持续雌激素作用:特点是散在的小囊和分支腺体,通常弥漫分布,也有时呈小簇分布,但小簇内腺体的细胞与背景腺体一致。

(3)息肉:息肉内腺体不规则,可能伴有间质比例减少,但没有细胞形态的不一致。

(4)子宫内膜癌:EIN 一般不形成筛状或实性上皮区域,有以下任一结构时需考虑癌:①迷宫样腺体或丰富的外生乳头,间质几乎缺失;②复杂的或表面有二级乳头的叶状结构;③伴筛状结构的大腺管;④镶嵌的多角形腺体,之间仅有细丝样间质。

(5)宫颈内膜癌:刮宫物含少量宫颈内膜癌,特别是侵入子宫内膜的宫颈腺癌可以很像 EIN。

二、子宫内膜癌

子宫内膜癌是指具有浸润肌层和远处扩散的潜能的、原发于子宫内膜的上皮性肿瘤。从病因学上分两大类:绝大多数(80%~85%)为雌激素依赖的、预后较好的子宫内膜样腺癌,又常被称作普通型子宫内膜样癌;少数(10%~15%)为非雌激素依赖的、侵袭性较强的癌,又称特殊亚型癌。形态学上,前者具有不同程度的子宫内膜样分化,后者则表现为与其他苗勒管组织(卵管、宫颈及阴道上段)相类似的上皮分化。

除上述两大类子宫内膜癌之外,近年研究的较多的是 Lynch 综合征相关子宫内膜癌。已知 Lynch 综合征(又称遗传性非息肉性结直肠癌)是由 *MMR* 基因突变引起,杂合子突变可引发相关癌。罹患此综合征的女性病例中,发生子宫内膜癌的概率高于结肠癌。患者多为绝经前妇女,虽然多为高分化Ⅰ型癌,但缺乏对雌激素的依赖关系而且临床也找不到相关的诱因。病理特点是肿瘤的异质性明显且常伴有较多淋巴细胞,肌层浸润的概率高可能与分化的异质性相关;子宫下段是其好发部位;少数为Ⅱ型癌,主要是透明细胞癌等。

日常病理的诊断工作直接关系到临床的手术范围、术后治疗和对预后的估价。对术前刮宫确诊为低分化或高危亚型的子宫内膜癌,无论是否合并肌层浸润,治疗上均直接采用正规的临床分期手术。为突出肿瘤生物学行为特点以指导临床治疗,近年有学者提出"高、低级别内膜癌"的分类方案,以综合组织结构、细胞形态和基因改变特点。绝大多数的子宫内膜样癌和黏液性腺癌属于"低级别子宫内膜癌";对于激素依赖不明确的内膜癌亚型包括浆液性癌、透明细胞癌、低分化子宫内膜样癌、未分化癌及癌肉瘤和混合或杂合癌,则统称为"高级别子宫内膜癌"。

所谓子宫内膜上皮内癌(endometrial intraepithelial carcinoma,EIC),又称子宫表层癌,是指早期的Ⅱ型子宫内膜癌的早期表现形式。与前述 EIN 不同,EIC 是非雌激素依赖型(Ⅱ型)子宫内膜癌的早期病变,其前驱病变是腺体异型增生(EmGD)。EIC 的生物学意义及临床治疗均等同于浸润性子宫内膜浆液性癌而不是上皮内癌,因为这种病例部分可以累及宫颈,约 2/3 的病例伴有子宫外转移,可能是肿瘤细胞脱落向下或经输卵管种植。对于绝经后老年妇女,刮宫仅发现少量异型腺体时需要注意勿疏漏诊断。大体上,内膜可以增厚或很薄,常呈息肉或斑块状;有时呈多灶性病变,也可伴同类型的宫颈(25%)、输卵管腔、卵巢表面和腹膜病变。镜下,在萎缩或静止的子宫内膜背景中,局部表面上皮和上皮下的腺体衬以恶性肿瘤细胞,没有间质浸润的证据而且与正常组织界限截然(图 3-22);瘤细胞的形态同浆液性癌,常形成小乳头或鞋钉样;细胞核增大,核染色质粗或空泡状核,核仁增大嗜酸,核分裂多见;免疫组化 P53 和 Ki-67 均高表达。伴有浸润性病灶且直径<1.0 cm 时为微小浆液性癌。

应再次强调指出的是,EIC 有无明确的内膜间质或肌层浸润与肿瘤发生扩散转移并不一定相关,即使是子宫没有见到肌层浸润,也可伴有腹腔或生殖道其他部位的转移性浆液性癌。这种子宫外扩散的机制尚不清楚,可能与卵巢浆液性肿瘤所合并腹膜病变的"局部效应"机制相同,也有学者观察到肿瘤途经输卵管播散转移的现象。有学者会诊的 1 例局限于内膜内的微小浆液性癌病例也在输卵管腔内有少量瘤组织(图 3-23),并同时伴随有卵巢皮质和淋巴结的转移。证实临床ⅠA 期的微小子宫浆液性癌可合并子宫外扩散,只有经过规范的手术分期核实为ⅠA 期的患者无须化疗,其 5 年生存率可达 95%。

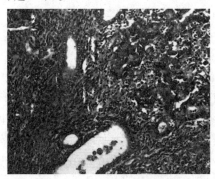

图 3-22　子宫内膜上皮内癌
图右上为高度异型的腺体(HE)

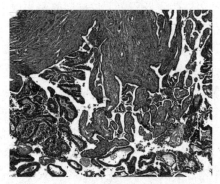

图 3-23　子宫内膜微小浆液性癌
输卵管腔内(左中下及右下)可见播散的肿瘤组织(HE)

(一)大体所见

按肿瘤生长方式,主要表现为局限型和弥漫型。

局限型病变局限在一个区域,多位于宫底和宫角附近,后壁比前壁多见。肿瘤形成局部的斑块、息肉或结节,有时呈多发性。早期病变可因刮宫使病灶消失,切除的标本应注意在宫角处取材,寻找病变。晚期病变常呈结节状,伴有肌层浸润。

弥漫型较多见。肿瘤累及大部分或全部子宫内膜,呈多发息肉或绒毛状,充填宫腔。瘤组织糟脆,灰白色,缺少光泽,晚期常伴有出血、坏死或溃疡形成。肿瘤可浸润肌层或向下蔓延累及宫颈,甚至突出于宫颈外口。

肿瘤的肌层浸润,有时在子宫壁形成不规则的灰白色区域,肉眼即可看出;有时则呈弥漫性增厚,甚至增厚不明显,肉眼难以辨认;也有时肿瘤呈扩张性生长,压迫肌层变薄,但并不侵入肌层。

(二)组织学分型

组织形态学上,子宫内膜样腺癌常伴有其他变异成分或鳞状上皮分化而形成各种亚型,这些组织学上的伴随特征对预后一般无直接影响。少数子宫内膜癌表现为非子宫内膜的其他苗勒管上皮分化,这些类型的内膜癌多数侵袭性较强,复发率可高达60%以上,认识这些特殊类型的子宫内膜癌对诊断和指导临床治疗很有必要。

1.子宫内膜样腺癌

由子宫内膜样腺体构成。肿瘤分化好时可能与EIN混淆,分化差则与肉瘤或未分化癌难鉴别。

病理形态:特征性的图像是腺管或绒毛腺管状结构,衬覆的是复层柱状上皮;分化好时与EIN的鉴别是间质的消失和复杂的腺体结构改变,包括融合、筛状和绒毛腺管状等。伴有突出上述腺体结构改变的种种上皮化生-增生-癌时则形成各种亚型癌,包括鳞化型、绒毛腺管型、分泌型、纤毛细胞型等,这些亚型癌并无特殊的生物学意义,其分化程度仍按腺体结构和细胞分级。分化好的癌多数(70%)局限于内膜内或伴随浅表肌层浸润,分化差的子宫内膜样腺癌很少见。

子宫内膜样腺癌常伴有种种不同分化而形成不同的亚型,常见的有以下几种。

(1)子宫内膜样腺癌伴鳞状上皮分化:较常见,发生率约为25%。肿瘤的鳞状上皮分化与腺体的分化程度相平行,即分化好的腺癌伴有良性的鳞状上皮化生;分化差的腺体则伴有鳞癌;中分化的腺体伴有鳞状上皮分化时,其鳞状上皮分化常具有一定的异型性。

子宫内膜样腺癌的鳞状上皮化生可以表现为成熟型或不成熟型。成熟型具有典型的鳞状上皮特点,如角化、细胞间桥、清楚的细胞轮廓和嗜酸性胞质;不成熟型表现为由短梭形细胞构成的细胞巢,细胞核较小,形态一致,胞质较丰富,略嗜酸性,没有明确的角化或细胞间桥。化生的鳞状上皮可有轻度异型性或坏死,也有时仅表现为成团的角化及周围异物巨细胞反应。伴有鳞状上皮化生的子宫内膜样腺癌一般分化较好,有时需注意与复合增生鉴别。不成熟型鳞化容易与腺癌的实性结构混淆,而引起不恰当的病理分级。化生的鳞状上皮有轻度异型性时,应注意与腺鳞癌区别,一般将位于腺腔内、不浸润间质、有一定异型性但分化较好的鳞状上皮归属于良性化生。

少数子宫内膜样腺癌具有腺癌和鳞癌两种成分,称为腺鳞癌。两种成分可以彼此分隔或混合出现,各占比例不同,但都有明确的恶性形态学特征和间质浸润。诊断时应注意排除宫颈腺鳞癌或宫颈鳞癌伴有子宫内膜样腺癌的可能性。

(2)乳头状子宫内膜样腺癌:较常见,又称"绒毛腺管状子宫内膜样腺癌"或"高分化乳头状腺癌")。形态上很像结肠的绒毛腺管状腺瘤,有时绒毛表面可见小簇胞质嗜酸性的出芽,细胞分化好,不要误认为浆液性癌。

(3)分泌性子宫内膜样腺癌:除了具有高分化内膜癌的细胞和结构特点以外,肿瘤细胞还有明显的分泌性改变,腺上皮形成一致的核上或核下空泡。这种分泌性改变多发生在绝经期前或用孕激素治疗的高分化子宫内膜样腺癌,其分泌状态受到机体激素环境的影响;但也发生在绝经后或无孕激素治疗的患者中。

(4)纤毛型子宫内膜样腺癌:除了具有高分化内膜癌的细胞和结构特点以外,肿瘤细胞还可以有明显纤毛。

2.黏液性腺癌

普通子宫内膜样癌常伴有灶性黏液样上皮分化,当这种分化的肿瘤成分所占比例大于50%时,则分类为黏液性腺癌。

病理形态:组织学图像同宫颈或卵巢的黏液腺癌。

鉴别诊断:应注意与原发宫颈内膜的腺癌区分,因二者的手术范围不同。刮宫诊断时采取分段刮宫方法,注意观察肿瘤周围的正常组织和肿瘤间质的分化方向,是否混合有更典型的内膜分化图像等常可提示发病部位;此外,免疫组化CEA、CK、波形蛋白、ER、PR和组织化学AB,PAS染色也能有所帮助。子宫内膜黏液性癌还需注意与黏液化生鉴别,特别是刮宫物的诊断。前者虽然常常分化较好,但无论是腺体结构还是细胞核,仍具有恶性特点;黏液化生一般不具有复杂的腺体结构。对不能肯定的病例,若为绝经后妇女,可切除子宫以除外黏液性癌。所谓微腺体型黏液性癌是此型癌的少见亚型,多发生在子宫下段,在刮宫物诊断时容易被忽略或误诊为宫颈小腺体增生,若在刮宫的内膜中混有较多的小黏液腺体需引起警惕(图3-24),以免漏诊。另外,子宫内膜腺体常伴有黏液上皮化生或增生,增生的腺体结构较复杂时,可视为不典型增生或分化好的癌,对于不需保留生育的妇女有时不得不切除子宫后再确诊。

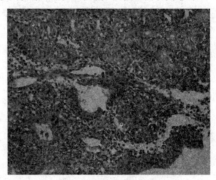

图3-24 子宫内膜小腺体癌

患者54岁,因"阴道不规则出血"刮宫确诊,之后切除子宫发现肿瘤已浸润肌层(HE)

3.浆液性腺癌

浆液性腺癌又称浆液性乳头状癌(serous papillary carcinoma,SPC),发生率大约占内膜癌的10%,属Ⅱ型内膜癌,侵袭性强。对于绝经后妇女活检诊断为重度不典型增生、低分化子宫内膜样癌但临床并无高雌激素状态的诱因或高分化子宫内膜样癌子宫切除术后2年内复发的患者要警惕此型癌的可能性。

病理形态:病变的子宫有时外观正常,甚至萎缩;内膜并不增厚或仅呈息肉状,瘤组织的肌层浸润和子宫外播散肉眼亦不明显,需要仔细观察并广泛取材,以免不恰当的分期。

镜下以高度异型的细胞、大而突出的核仁和细胞出芽为特征,通常形成复杂的乳头结构,有时可见砂粒体;形态很像卵巢或输卵管的高级别浆液性癌,与之不同的是免疫组化WT1多为阴性或弱阳性。所谓"腺样结构的浆液性癌"亚型,是指肿瘤的结构与细胞分级差异显著,即腺体的结构变化不明显,没有复杂的分支、乳头、筛状或融合的腺体结构,只是保留了原有浆液性癌的腺体轮廓不规则、裂隙样,腺腔缘不平滑的结构特点,有时可见腔内小乳头或脱落的肿瘤细胞,几乎不见筛状结构,多取材切片有时能找到典型的乳头结构;而细胞的异型性突出,胞质明显嗜酸性,有突出的红色核仁,核分裂多见。肿瘤细胞核P53弥漫强阳性。还有报道伴有绒癌分化的浆液性癌,肿瘤迅速扩散致死。

肿瘤具有侵袭淋巴管的倾向(图 3-25),70%～87%的病例诊断时已有肌层的浸润或淋巴管内瘤栓,临床Ⅰ期的病例中,50%手术时已有盆、腹腔的播散。甚至少数早期病例,病变仅限于内膜内,镜下仅在内膜或息肉的部分表面上皮和表皮下腺体有恶性转化,手术切除的子宫标本并没找到明确的肌层浸润,但有时却同时已有或手术后数年发现有盆腔的 SPC,从而导致患者复发死亡。其发生的机制可能是肿瘤经输卵管播散,也可能与卵巢浆液性肿瘤所合并腹膜病变的机制相同。

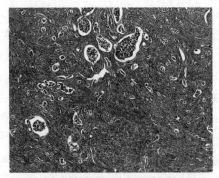

图 3-25　子宫壁内浆液性癌的淋巴管浸润(HE)

鉴别诊断:在形态上首先应与绒毛腺管状子宫内膜样腺癌区别,因二者预后不同。虽然同样具有乳头状结构,前者与卵巢的浆液性乳头状癌相似,乳头较短粗,被覆的立方或矮柱状复层上皮异型性明显,细胞核大而圆,常有突出的嗜酸性核仁,部分病例可见砂粒体;乳头表面成簇的上皮细胞"出芽"和散在及成团的游离细胞具有特征性;当密集的乳头融合成片时,可以使得上皮索之间形成裂隙状或微囊的蜂窝状结构。免疫组化 P53 弥漫强阳性表达的概率为 57.7%,阴性者占 30.3%。与结肠的绒毛腺管状腺瘤相似,子宫内膜样癌的乳头结构细长平滑,呈绒毛状(图 3-26),表面被覆的复层柱状上皮分化较好;免疫组化 P53 呈阴性表达。两种乳头结构的鉴别对指导临床手术范围有重要意义。1994 年报道的 9 例浆液性癌和 10 例绒毛腺管状子宫内膜样癌的临床病理对照分析显示:虽然两组术前均为临床Ⅰ期病例,但前者术后病理证实肌层浸润达 8/9 例,侵及宫颈 4/9 例,部分(6/9 例)甚至播散至卵巢、输卵管、盆壁、大网膜、淋巴结及肝内;而后者无一例发现子宫外播散,仅有 3 例浅肌层和 1 例深肌层浸润;说明浆液性癌的侵袭性强。

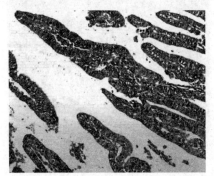

图 3-26　子宫绒毛腺管状癌的细长平滑乳头(HE)

虽然上述两种乳头各有特点,但也可混合存在或二者有移行。在与普通型子宫内膜样癌混合存在时,其所占比例 25％以上者,生物学行为同纯浆液性腺癌;故而提出,在刮宫物中若发现浆液性腺癌成分,即使仅呈灶性,亦应在诊断中做出说明。很少见的是两种乳头有移行,按两种成分比例,可称作"中分化乳头状癌"或"浆乳癌"。

浆液性癌还需要与分化差的子宫内膜样癌鉴别,形态上浆液性癌主要是乳头、微乳头、齿状的管腔轮廓结构和突出的细胞核异型性、多形性;而内膜样癌常伴有各型化生。免疫组化 P53 细胞核弥漫(＞75％)强阳性或全无、IMP3＞50％胞质阳性和 P16 弥漫强阳性,ER/PR 丢失有助于浆液性癌的诊断;子宫内膜样癌则可呈现斑片状、强弱表达不一。

刮宫标本中,浆液性癌还需注意与良性的合体细胞乳头状化生鉴别,后者一般发生在子宫内膜表面上皮或开口于表面上皮的上皮下腺体,成簇的细胞性乳头常伴有炎症细胞浸润和不同程度的退行性变,胞质嗜酸性,不具有恶性细胞的细胞核特征。与分化差的(G3)子宫内膜癌的区别是后者细胞核异型性通常不均质分布且相互有移行,仅是部分区域核异型性突出,而且伴有不同的化生;浆液性癌的异型细胞是均质分布,即使与内膜样癌并存二者也界限截然。此外,透明细胞癌的组织学图像与浆液性癌有重叠,两者的乳头结构相似;若同时混有管状-囊性图像、明显的透明细胞和"鞋钉样"细胞或突出的淋巴细胞浸润提示为透明细胞癌。另一个需要注意的是,与经典内膜样癌合并时,尤其是在活检材料中,有时病变仅以腺管为主,无典型乳头状结构(腺管型浆液性癌,图 3-27～图 3-28),应认真观察细胞核的形态特点,避免漏诊。

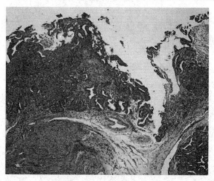

图 3-27　浆液性腺癌
图示切宫仅见少许宫腔残留癌及(右下)局部浅表肌
层浸润,乳头结构不明显(HE)

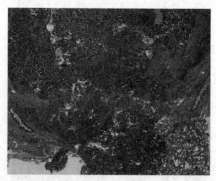

图 3-28　浆乳癌
镜下为典型的浆乳癌,图下方左、右分别为肿瘤周肺
支气管及肺泡结构(HE)

虽然浆液性癌仅占子宫内膜 I 期癌的 10%，但 I 期复发率为 50%，且多在切除子宫后的 2 年内。其治疗原则是进行规范的肿瘤分期手术和术后化疗，尽管化疗的疗效并不肯定。也有学者认为可以对分期手术后明确为肿瘤小于 1 cm、没有肌层或血管浸润的微小癌进行单纯性手术治疗，对于这种早期病例应特别注意充分取材核实病理分期，临床密切随诊。

4.透明细胞癌

透明细胞癌是另一种 II 型子宫内膜癌，肿瘤侵袭性强，有盆腔复发的倾向。与子宫浆液性癌类似的是，即使没有深肌层浸润也可伴有子宫外扩散。

病理形态：以富于糖原、胞质透明或嗜酸性的、高度异型的细胞和 hobnail 细胞所形成的片状、管状、迷宫样和乳头状图像以及胞质内的嗜酸性透明小体为特征，偶见砂粒体；与卵巢或宫颈的透明细胞癌相同。约1/4病例可伴有鳞状上皮化生或与其他类型的子宫内膜癌同时存在。与子宫内膜腺体 A-S 反应或富于糖原的子宫内膜样癌的鳞化不同，透明细胞癌的片状结构细胞异型性更明显，免疫组化 ER、PR 阴性，Ki-67 增殖指数高；而 A-S 反应的子宫内膜腺体虽然异型性突出，但通常 ER 阳性且 Ki-67 增殖指数低。

一般认为虽然此型癌的预后较差，5 年存活率为 33.9%～42.3%，但局限于子宫的透明细胞癌一般要好于同期的浆液性癌。限于内膜内的肿瘤与同期的子宫内膜样腺癌相似，5 年存活率约为 90%，而深肌层浸润的病例仅为 10%。但也有研究显示 40% 以上临床限于子宫的透明细胞癌已有子宫外播散，与浆液性癌相似，甚至没有深肌层浸润的肿瘤也可伴有子宫外扩散，提出将伴有 P53 过度表达的此癌视同浆液性癌。

有个案报道透明细胞癌可以直接来自子宫腺肌症，该患者为一位日本妇女，73 岁，肿瘤结节位于肌层内，术前刮宫和术后证实内膜均为阴性；镜下瘤组织与肌层内的腺肌症有移行。

5.混合型腺癌

混合型腺癌是指 I 型和 II 型内膜癌混合存在，混合成分的比例至少占 10%。诊断报告中要注明比例，一般认为 II 型内膜癌的比例占 25%，甚至仅为 10% 以上就提示临床预后不良。

6.鳞状细胞癌

鳞状细胞癌罕见，大约有 70 例报道。见于老年妇女，临床伴有宫颈狭窄和宫腔积脓。目前认为，肿瘤的发生可能与种种原因造成的腺上皮的鳞化有关，或直接来源于柱状上皮与基底膜之间的储备细胞；是非雌激素依赖的内膜癌。

镜下形态需有典型的细胞间桥和/或角化，并充分取材除外腺体成分。诊断时应注意除外宫颈鳞癌、不典型绒癌和内膜样腺癌伴有广泛鳞化。

除疣状癌外，多数临床预后较差；放疗、化疗均不敏感。临床 I 期病例 40% 在 3 年内死亡。但也有研究认为其预后与经典的内膜癌相似。

7.移行细胞癌

罕见，约有 20 例报道。当移行细胞分化的比例占 90% 以上时称内膜移行细胞癌，否则称混合型癌。大体呈乳头或息肉状。镜下多为 2～3 级的移行细胞癌（图 3-29），免疫组化 CK7 阳性，CK20 阴性。

这型肿瘤对放疗敏感，临床 II 期以上的病例预后好于同期内膜癌。

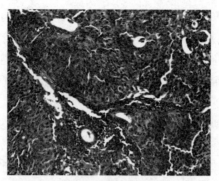

图 3-29　子宫内膜移行细胞癌(HE)

8.小细胞癌

子宫内膜的神经内分泌癌包括小细胞型和大细胞型,罕见,发生率不足内膜癌的1%。形态同宫颈和肺的小细胞癌(图 3-30),免疫组化神经内分泌标记阳性。肿瘤预后差,Campo 等(1992)收集的 9 例中,6 例1 年内死于肿瘤广泛转移。

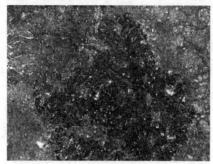

图 3-30　子宫内膜小细胞癌

患者 60 岁,绝经后出血,刮宫。患者根治性手术后 1 年复发(HE)

9.未分化癌

未分化癌指缺乏明确鳞状或腺体分化和神经内分泌标记的内膜癌,包括小细胞癌、大细胞癌、多形性癌等,有的伴有横纹肌样分化;发生率约占子宫内膜样癌的 9%,多见于 Lynch 综合征患者。肿瘤可与 1~2 级的子宫内膜样癌合并存在,也可有少量(<10%)神经内分泌分化。免疫组化检查仅有灶性 CK 或 EMA 表达。因为肿瘤的侵袭性强于高级别子宫内膜样癌,不要漏诊。

三、子宫内膜转移性癌

子宫内膜的转移癌少见,主要来自宫颈、乳腺和消化道(图 3-31),输卵管、卵巢癌转移到内膜罕见(图 3-32),通常是在刮宫物或细胞学图片中有小簇孤立的瘤细胞,容易被忽视;还有罕见的转移瘤包括黑色素瘤、肾癌和肺癌。镜下特点主要是肿瘤细胞在正常腺体之间浸润。

四、子宫体间叶性肿瘤

(一)平滑肌肿瘤

按组织学图像和生长方式分为普通(经典)组织图像、特殊组织图像和特殊生长方式三大类,各类中均含有良性、恶性潜能不确定和恶性的肿瘤。

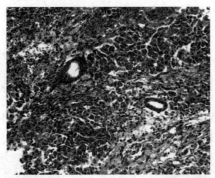

图 3-31　子宫内膜转移性乳腺癌

患者 71 岁,乳腺癌术后 12 年,因临床血尿就诊。检查输尿管被肿瘤包绕,同时发现子宫弥漫增大,内膜厚 1.0 cm;此图为刮宫物,发现萎缩的子宫内膜腺体周围有乳腺癌转移(HE)

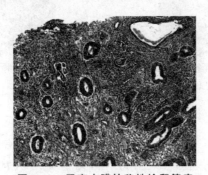

图 3-32　子宫内膜转移性输卵管癌

患者 48 岁,卵管低分化浆乳癌手术切除的子宫,内膜内可见瘤栓(HE)

　　典型子宫平滑肌肿瘤的诊断并不困难,但有少数则很难划分良恶性,即使是工作多年的病理医师有时也很难做出鉴别。这些少数肿瘤有的是临床良性,但在形态上具有某些恶性指标,或大体上边界不清楚,或镜下核分裂增多,或核异型性明显;有的是临床恶性,但又具备某些形态上良性指标,如大体形态似良性,或镜下核分裂并不多;也有的肿瘤平滑肌的分化并不明显,需要与间质性肿瘤鉴别。大体上,多数肉瘤的边缘呈浸润性生长,但也有的肌瘤边缘并不规则,甚至向周围肌壁伸延;多数肉瘤质地柔软细腻,有出血坏死,但也有的肌瘤质软匀细,编织状结构不突出,也有的伴退变、出血、坏死或囊性变。对这些不典型的平滑肌肿瘤的诊断现代病理技术尚无肯定的作用,主要是结合大体充分取材和相应的镜下指标,以及肿瘤的生长方式和患者对生育的要求综合考虑。

　　镜下观察首先要明确肿瘤是否为平滑肌性分化。有些平滑肌肿瘤可似上皮样或内膜间质样,多取材常能找到与典型平滑肌的移行,免疫组化 Caldesmon、结合蛋白弥漫阳性表达可证实平滑肌分化。平滑肌细胞可以缺少典型的嗜酸性、纤维样胞质,形态上很像内膜间质细胞,尤其是有浸润性边缘和/或血管内生长时,需注意与富细胞性平滑肌瘤、血管内平滑肌瘤病和内膜间质结节、低度间质肉瘤的区别。富细胞性平滑肌肿瘤中有较大的厚壁血管,肿瘤细胞核梭形,成束排列,局部边缘与肌壁有移行,常有较大的人为裂隙(图 3-33);而间质分化则有网状、丛状薄壁血管,瘤细胞核卵圆、散在分布、结合蛋白阴性,有时可见泡沫细胞。应强调结合蛋白弥漫强阳性才能证实为平滑肌肿瘤,典型的内膜间质肿瘤可有灶性明确的平滑肌分化或平滑肌肿瘤有内膜间质肿瘤分化,这种混合性肿瘤若有浸润性边缘(图 3-34),则诊断为内膜间质肉瘤。

1.经典平滑肌肿瘤

经典平滑肌肿瘤是最常见的,或称梭形细胞子宫平滑肌肿瘤,诊断标准目前采用组织结构和细胞改变的多项综合指标。其他恶性特点还有浸润性生长、最大径＞10 cm、有明显的坏死、手术时已发现有子宫外蔓延以及多见于绝经后妇女等,一般很少见于 40 岁以下妇女。肌肉瘤的恶性程度高于癌肉瘤,对于绝经后妇女的初始治疗是全宫和双附件切除。由于肿瘤很少累及卵巢,而且也没有证据显示附件的切除对疗效有影响,对于绝经前的早期患者可以保留卵巢。

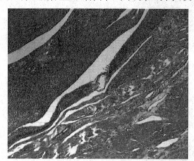

图 3-33　平滑肌肿瘤
富细胞性平滑肌肿瘤细胞核梭形,成束排列,常有较大的人为裂隙(HE)

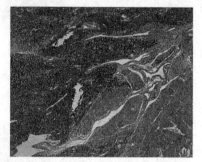

图 3-34　肿瘤边缘的浸润性生长(HE)

(1)低度恶性组又称不典型平滑肌瘤,可分 3 种情况。①具有低复发率的不典型平滑肌瘤:肿瘤弥漫中、重度异型性,但核分裂＜10/10 HPFs,无瘤细胞凝固性坏死;Bell 的 46 例这组病例中仅 1 例术后 2 年盆腔复发,再次手术后带瘤存活 60 个月。②缺少经验的不典型平滑肌瘤:肿瘤核分裂(10～20)/10 HPFs,有灶性或多灶性中、重度异型性,但无瘤细胞凝固性坏死。Bell 的 5 例这组病例切除子宫后随诊 31～94 个月(平均 59 个月)均无复发,但由于病例数太少,不能估价预后。③低度恶性潜能的平滑肌肿瘤:肿瘤有明确的瘤细胞凝固性坏死,但无异型性,核分裂＜10/10 HPFs。Bell 的 4 例这组病例中 1 例为临床恶性。

(2)不能确定恶性潜能的平滑肌肿瘤:随着认识的深入,这类肿瘤的诊断率会越来越低。这组肿瘤包括以下几种情况:①肿瘤异型性轻微,核分裂数低,但组织分化不明确;②梭形细胞核异型性突出但核分裂数低,或瘤细胞凝固性坏死形态不典型,不能肯定;③核异型性明显,但核分裂数由于制片或组固定等因素不能明确计数。另外,肿瘤的边缘应注意观察和取材,几乎所有的平滑肌肉瘤都呈浸润性生长,如果一个镜下不典型的平滑肌瘤也呈浸润性生长,则应归类为 SMTUMP。所谓浸润性生长是指瘤组织插入周围肌层达 3 mm 以上,或将正常平滑肌包裹成游离的结节。

2.上皮样平滑肌肿瘤

肿瘤细胞形态以上皮样为主,当胞质丰富嗜酸性时常被称作平滑肌母细胞瘤,当胞质透明时又被称作透明细胞平滑肌瘤,实际上,这两种细胞常以某种为主而同时存在。

病理形态:大体上,多数为单发,直径 6～7 cm;切面与典型肌瘤相似,但有些则界限不很清楚,灰黄色,质地较细软,缺乏编织状结构,有的有出血坏死。丛状平滑肌细胞肿瘤的特征是网状分支的条索状生长方式,也属于上皮样平滑肌肿瘤。所谓丛状微小瘤通常是体积小(＜1 cm),

仅镜下可见；多在肌层内呈多发性，或在内膜-肌层交界处偶然被发现。上皮样肌肉瘤通常为典型的肉瘤大体特征。

镜下，这类肿瘤的细胞形态为圆形或多角形而不是梭形，核较大而圆，位于中央；细胞成簇或索状分布（图3-35），常能找到与梭形平滑肌细胞的移行现象；有时细胞核靠近核膜侧，很像印戒状细胞。肿瘤常有玻璃样变而不是坏死（图3-36）。免疫组化和电镜可证实其为肌源性。纯上皮样平滑肌肿瘤罕见，多数伴随有典型的梭形细胞平滑肌瘤；因此遇见这种肿瘤应多做切片检查，常能在肿瘤的其他部位找出典型的平滑肌灶。上皮样平滑肌肿瘤还可伴有奇形怪状核、静脉内生长或脂肪成分。

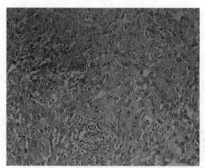

图3-35　上皮样平滑肌肿瘤细胞

圆形或多角形而不是梭形，核较大而圆，位于中央；细胞成簇或索状分布（HE）

由于对这类少见肿瘤的经验有限，很难对其临床过程和生物学行为明确估价。临床恶性的肿瘤占12%～40%，估价预后也用综合指标。与梭形细胞者相似，临床恶性的肿瘤常细胞密集，核异型性，核分裂增多，多有瘤细胞坏死。但核分裂数指标较低，通常（3～4）/10 HPFs；异型性有时仅为灶性；因此对这种少见肿瘤常需广泛取材诊断。子宫的恶性上皮样平滑肌肿瘤的临床病程较典型平滑肌肉瘤缓和，文献报道的有转移的病例虽然术后复发，但仍可带瘤存活数年至十余年。Prayson等（1997）报道的18例中有2例伴奇形怪状核细胞，随诊135、203个月均无复发；另2例上皮样静脉内平滑肌瘤病异型性不明显，核分裂（1～3）/10 HPFs，无瘤细胞凝固性坏死，分别随诊64个月和5个月也未见复发；后者需注意不要与上皮样平滑肌肉瘤侵入血管混淆。Kurman和Norris（1976）曾总结26例上皮样平滑肌肿瘤，提出临床预后较好的肿瘤通常呈膨胀性生长，胞质透明，有广泛玻璃样变而无坏死；但由于临床恶性的病例仅3例，并未能提出可信的恶性指标。

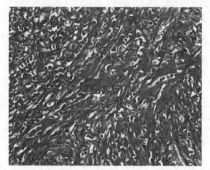

图3-36　上皮样平滑肌肿瘤伴有玻璃样变

鉴别诊断应包括子宫原发或转移性癌、原发或转移性恶性黑色素瘤（无色素型）、胎盘床滋养细胞肿瘤或上皮样滋养细胞肿瘤。前者多能找到典型的腺管或鳞状分化,后两者均有特异的免疫组化表达,以及滋养细胞在肌束间的浸润性生长等。另外,多发性微小丛状瘤还需与分化好的内膜间质肉瘤鉴别。虽然后者也可伴丛状生长图像,但瘤细胞卵圆形,胞质少,免疫组化结合蛋白阴性,并侵入血管内生长。

不确定恶性潜能的上皮样平滑肌肿瘤的诊断是以具有下列两项者为标准:①肿瘤体积>6 cm;②核分裂>4/10 HPFs;③中-重度细胞异型性;④瘤细胞凝固性坏死。只有那些体积小、界限清楚、无坏死、无核异型性和无核分裂的纯上皮样平滑肌肿瘤才能考虑为良性。

3.多形性平滑肌瘤

少数平滑肌瘤以较多或很多奇形怪状的、多分叶或多核的、深染的细胞核,有时核内可见嗜酸性假包涵体的瘤巨细胞为特征,又被称作不典型或共质体肌瘤。多见于生育年龄妇女,绝经后妇女少见。在 Downes 和 Hart(1997)的 24 例材料中平均年龄 40.7 岁。

病理形态:肿瘤的大体形态与镜下形成巨大反差。即大体同普通肌瘤,质硬、编织状,边界清楚;但镜下肌瘤中有较多或很多奇形怪状核的瘤巨细胞,呈局灶、多灶甚至弥漫分布。

大体:肿瘤通常较小,多数(83%)<5.5 cm,约 2/3 同时伴有典型肌瘤;切面与典型的肌瘤相似,肿瘤边界清楚,无血管内生长;富细胞的肿瘤质地较软,略呈棕黄色;少数可有出血、水肿和缺血性坏死。

光镜:高度异型的细胞很像肌肉瘤(图 3-37),并且可有不正常核分裂;病变呈灶性、多灶性或弥漫分布。与肉瘤不同的是核分裂少,无凝固性坏死。肿瘤通常富于细胞并伴有透明变性;有的肿瘤内可见血管内膜纤维素样变性,有人推测可能与奇形怪状核的形成有关,但尚有待于进一步证实。重要的是诊断时别把透明变性区域视为肿瘤性坏死,把退变固缩的细胞核视为核分裂而造成误诊。

Downes 和 Hart(1997)的 24 例材料中,核分裂多数为(2～5)/10 HPFs,1 例高达7/10 HPFs,3 例无核分裂,3 例有个别异常核分裂;1 例有透明坏死,但均无瘤细胞凝固性坏死;20 例切除子宫和 4 例剔除肌瘤后随诊平均 11 年(≥5 年占 83%,≥10 年占 58%)均无复发,保留子宫的 4 例中 1 例妊娠并生育。在 Bell(1994)研究的 43 例随诊 2 年以上的这类病例中,有1 例(2%)临床恶性,认为应命名为"具有低度复发率的非典型平滑肌瘤"。还有学者收集 51 例材料,30 例弥漫性异型性,21 例多灶性异型性;其中 12 例伴缺血性坏死;核分裂均为(1～3)/10 HPFs。肿瘤边界清楚,平均直径 6.8 cm(0.7～14 cm)。患者平均年龄 42.5 岁(21～72 岁);平均随诊 42 个月。切除子宫治疗的 34 例中,32 例无复发;1 例术后 87.5 个月腹膜后复发,1 例死于其他疾病。肌瘤剔除治疗的 17 例中,2 例术后切宫发现残留肿瘤,1 例因残留病变再次剔除肌瘤。这些材料证实肿瘤的复发率低(<2%),剔除治疗后应随诊除外局部残留病变复发。诊断肉瘤的标准是同时伴有核分裂>10/10 HPFs 或瘤细胞凝固性坏死,若核分裂>5/10 HPFs,但有不正常核分裂或浸润性边缘,最好归属交界性肿瘤。目前的治疗是保守的手术即可以保留生育,对于已经完成生育的或病理形态不典型的患者最好切除子宫以进一步明确肿瘤的边界清楚。

4.黏液样平滑肌肿瘤

病理形态:肿瘤富于黏液,半透明状(奥辛蓝或胶性铁阳性),细胞成分少。瘤细胞呈星网状、双极的或裸核,胞质很少;在细胞较丰富的区域寻找到成束的、有嗜酸性胞质的、典型梭形平滑肌细胞具有诊断意义。

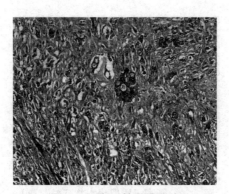

图 3-37　多形性平滑肌瘤

患者 40 岁,子宫后壁外突性肿物,直径约 6 cm,边界清楚,切面浅
粉色,编织状,质韧;镜下瘤细胞高度异型性(HE)

黏液样肌瘤的体积较小,边界清楚,镜下常有典型的平滑肌瘤区域,细胞小而一致,无核分裂及异型性。

黏液样平滑肌肉瘤由 King 等(1982)首先报道并命名;肿瘤切面呈胶冻状,肉眼上似乎境界较清楚,但镜下为成片弱嗜碱或嗜酸的黏液中有散布的星网状瘤细胞,很像软组织黏液样恶性纤维组织细胞瘤;有核异型,核分裂(0～2)/10 HPFs。肿瘤常含有少量非黏液区,核异型和核分裂较明显,有梭形平滑肌肿瘤的细胞和结构特点。瘤组织呈岛状、舌状侵入肌壁(图 3-38)或肌层血管内。一个黏液性平滑肌肿瘤若具有明确异型性、坏死、浸润性生长或有核分裂这几项任何一指标时均应考虑恶性。

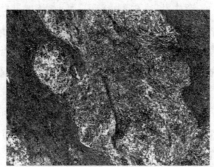

图 3-38　子宫黏液样平滑肌肉瘤的镜下

很像黏液样恶性纤维组织细胞瘤,浸润性生长(HE)

鉴别诊断:形态上需与平滑肌瘤较常见的水样变性、较少见(3%～13%)的黏液样变性和黏液样子宫内膜间质肿瘤鉴别。前者在水肿的结缔组织中有索状、丛状的平滑肌细胞和管壁增厚、玻璃样变的大小血管而不是星网状幼稚间叶细胞,细胞形态温和(图 3-39),水样变性特染奥辛蓝或胶性铁阴性,当其延伸入周围肌壁时不要误认为黏液性平滑肌肉瘤的浸润。平滑肌瘤的黏液变性多为局部黏液样物中有瘤细胞稀疏其间,缺乏幼稚的间叶和浸润性生长。与黏液样子宫内膜间质肿瘤的鉴别主要是后者仍保留有特征性的小血管网和免疫组化 Caldesmon 阴性。

5.明显血管内生长的间叶肿瘤

主要包括静脉内平滑肌瘤病、低度子宫内膜间质肉瘤和罕见的血管内腺肌瘤病苗勒管腺纤维瘤等。非肿瘤性病变,如腺肌症和经期内膜组织也可偶见于血管内。

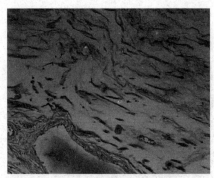

图 3-39　子宫平滑肌瘤水样变性(HE)

病理形态:组织学上呈多发的圆形、多角形或匍行的瘤组织在肌层内由血管腔形成的裂隙包绕,腔隙衬有内皮细胞,肿瘤局部可与血管壁相连。须注意勿将切片的人为裂隙、肌瘤结节周的水样变性和肿瘤压迫的周围血管错认为在血管内生长。肿瘤分化程度的评估标准与非血管内生长者相同。

(1)静脉内平滑肌瘤病:以多发性、组织学良性的平滑肌瘤却具有类似恶性肿瘤生长方式,即在肌层或宫旁静脉内生长为特征,有远期复发倾向。肿瘤组织可能来源于子宫的静脉血管壁平滑肌细胞或子宫平滑肌瘤向静脉内生长,细胞遗传学研究推测肿瘤是来源于有某些特殊的基因改变从而使之具有静脉内生长能力的平滑肌细胞。

大体上,子宫不规则增大,常伴有多发性肌瘤结节;肿瘤的边界不清楚,在肌壁或宫旁血管内可见索状、结节状肿物。镜下为普通平滑肌瘤,也可以有各种亚型;一个特点是边缘常有向静脉内突出的倾向(图 3-40)。除了血管内生长外,肿瘤还可弥漫增生与受累的血管肌壁融合,并常见玻璃样变和水肿;有时肿瘤形成丰富的厚壁血管和不规则扩张的管腔,呈血管瘤或血管畸形样图像;平滑肌瘤的各种亚型图像均可在静脉内平滑肌瘤病出现。当血管内生长的瘤组织微小仅限于子宫内时称"平滑肌瘤伴血管浸润"为宜。肿瘤可沿盆腔静脉蔓延甚达下腔静脉和心脏,有时转移至肺可称作"良性转移性平滑肌瘤或低度平滑肌肉瘤"。与平滑肌肉瘤侵入血管的区别是,用最严格的核分裂标准,若核分裂>5/10 HPFs,尽管无坏死和异型性也属恶性潜能未确定的肿瘤;若同时有明确的异型性或坏死则直接诊断肉瘤。与淋巴管内平滑肌瘤病区别是后者属于"PEComa"家族,免疫组化 HMB45 阳性。

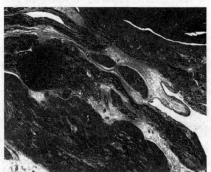

图 3-40　子宫静脉内平滑肌瘤病

患者 39 岁,发现肌瘤伴尿频 2 个月;术中见子宫后壁近宫底处肌层内肌瘤,直径 7 cm。镜下在肿瘤(右上)周围可见受累的不规则血管(HE)

（2）低度子宫内膜间质肉瘤：侵入血管的肿瘤组织与静脉内平滑肌瘤病不同，瘤细胞呈一致的卵圆形，胞质少，弥漫分布而不成束；还有特征性螺旋动脉样血管，免疫组化一般没有肌源性表达。对分化不十分明确的病例，由于静脉内平滑肌瘤病相对少见，最好归入低度子宫内膜间质肉瘤。

（3）苗勒腺纤维瘤：也可偶见在静脉内生长，但肿瘤有明确的腺管结构。少数腺肌症可累及局部血管，但周围肌层有典型腺肌症改变。

6.其他罕见平滑肌肿瘤

少数平滑肌肿瘤可含异源性成分，如脂肪、骨骼肌、软骨或骨等。平滑肌肿瘤还可含丰富的淋巴细胞、嗜酸性粒细胞、造血细胞、组织细胞或破骨样巨细胞。有的平滑肌肉瘤中有黄色瘤细胞。

（二）子宫内膜间质肿瘤

少见，绝大多数来源于子宫，极少数可在子宫外原发，可能来自异位的子宫内膜。这类肿瘤分类为子宫内膜间质结节和子宫内膜间质肉瘤，前者仅占不足 1/4；后者又再分为低级别和高级别或称子宫内膜间质肉瘤和未分化子宫内膜肉瘤。

1.子宫内膜间质结节

临床上 75% 为绝经前妇女，平均年龄 47 岁。临床主要表现为阴道出血，约 10% 的患者无症状而因其他原因切除子宫时偶然发现。

大体：间质结节呈膨胀性生长，通常体积较小，4～5 cm，但也可达 15 cm；肿瘤可位于内膜也可在肌层，呈息肉或界限清楚的结节状；切面棕黄色，实性，偶见多发性或囊性；边缘也可略不规整，是挤压而不是侵入肌层；很少累及宫颈。

光镜：形态似增殖期子宫内膜间质。有时细胞可呈上皮样或性索样排列，极少数可有蜕膜样变、成簇泡沫细胞、微囊结构或小灶性坏死钙化，大约 10% 有小灶性平滑肌分化。

鉴别诊断：间质肉瘤与间质结节的区别是边缘浸润性生长，这在刮宫物诊断时是不能区别的。确立诊断需要切除子宫，在肿瘤周边与肌层交界处充分取材证实（图 3-41）。对希望保留生育的妇女可经宫腔镜局部切除肿瘤，但要剔除少量肿瘤周围的内膜或肌壁组织，证实诊断无误并切除干净。

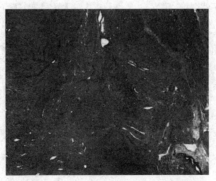

图 3-41　子宫低级别内膜间质肉瘤

患者 54 岁，肌层内淡黄色质中结节，直径 5 cm；镜下肿瘤边缘浸润（HE）

2.子宫内膜间质肉瘤

发生率占子宫肉瘤的 20%，但发病年龄早于其他子宫恶性肿瘤，50% 以上为绝经前妇女,少数见于年轻或未婚的妇女。有的患者有接受过放疗或因乳腺癌用他莫昔芬的病史。临床主要表现为阴道出血,少数是在检查时发现肿物已从宫颈口脱出,极少数就诊时已有腹腔或肺转移。

病理形态:间质肉瘤的特点是浸润性生长,大体上表现为3个主要方式。①肌层弥漫增厚,没有明确的瘤块。②棕-橘黄色、质软的瘤结节。③也是最常见的,在肌壁内多数融合成团、界限不清的条索和小结节;分化较差时呈柔软细腻的息肉状突入并充满宫腔,常有出血坏死。

低级别子宫内膜间质肉瘤比高级别子宫肉瘤多见,二者的鉴别很重要。前者病程缓和,对孕激素治疗敏感,临床Ⅰ期患者5年、10年生存率为98%、89%,肿瘤扩散后积极治疗仍可较长期存活;而后者侵袭性较强,对激素治疗无反应,多数病例2~3年后复发死亡。

形态上,低级别子宫内膜间质肉瘤的特点是保留子宫内膜间质细胞的分化和特征性的小血管(图3-42),瘤细胞分化好,类似于增殖期的内膜间质,形态一致,没有明显异型性、坏死,核分裂较少,肿瘤呈指状插入浸润周围肌壁和进入血管内(图3-43);而高级别子宫肉瘤不具有这些内膜间质细胞的特点,细胞的异型性突出,呈巢状、弥漫浸润性生长,取代和破坏周围肌壁,常有出血坏死;尽管后者的核分裂数通常较高,但核分裂计数对二者的鉴别并无决定性意义。

具有子宫内膜间质分化的肿瘤细胞无论在光镜、电镜还是免疫组化水平上均与增殖期子宫内膜相似,也同时具有多种分化潜能;当后者成为肿瘤的主要图像时,常给诊断造成困难。这些低级别的肉瘤可以呈纤维黏液样图像,有时含透明粉染的骨样胶原基质(图3-44),这种基质丰富成片时很像玻璃样变的肌瘤;少数子宫内膜间质肉瘤含有灶性泡沫细胞、蜕膜样变、透明细胞、横纹肌样或平滑肌分化;还可有灶性或广泛的上皮或性索样分化,形成梁索状和小管状,甚至乳头状结构(图3-45),免疫组化呈上皮-肌样表达,如 actin、CD99、Inhibin、keratin 均可呈阳性表达。有的肿瘤伴广泛平滑肌或肌成纤维细胞分化,免疫组化 CD10 可以呈阴性表达,与平滑肌或纤维肉瘤的鉴别是后者异型性更突出,并常有出血坏死和弥漫浸润,而前者分化好,周围呈"指状"浸润性生长。无论是子宫内膜间质结节,还是高级别或低级别的子宫内膜间质肿瘤,都可以伴有上述各种分化,多取材通常能找到典型的内膜间质痕迹,对肿瘤有诊断意义。有时肿瘤内还可偶见子宫内膜样腺体,甚至有异型性;当腺体增多、管腔扩张、腺管周围出现密集的"间质细胞套"时则称"腺肉瘤";若异型的腺体成分明显增多时则称"癌肉瘤"。

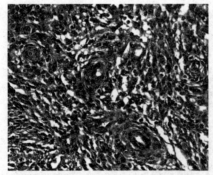

图3-42 低级别子宫内膜间质肉瘤(1)
保留子宫内膜间质细胞分化和特征性小血管(HE)

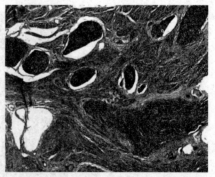

图3-43 低级别子宫内膜间质肉瘤(2)
呈"指状"插入周围肌壁和血管内(HE)

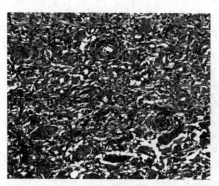

图 3-44　低级别子宫内膜间质肉瘤含少量
骨样胶原基质(HE)

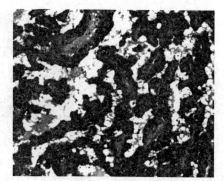

图 3-45　子宫内膜间质肿瘤呈乳头状分化(HE)

鉴别诊断还应注意有些腺肌症可以累及脉管内,特别是绝经后的妇女,腺体成分很少,镜下很像分化好的子宫内膜间质肉瘤,但肉眼没有明确的肿块,多取材切片通常能找到萎缩的腺体。转移性小细胞肿瘤如淋巴瘤、白血病、乳腺小叶癌等也可累及子宫,这些肿瘤呈更弥漫性浸润,细胞异型性更明显,而没有小螺旋动脉结构,不难与子宫内膜间质肉瘤区别;而与未分化的子宫间质肉瘤的鉴别常需特异的免疫组化标记协助确诊。

(三)子宫内膜间质-平滑肌肿瘤

子宫内膜间质-平滑肌肿瘤很少见,以往又称间质肌瘤。诊断要求两种成分的比例均占30%以上,因为这两种肿瘤可有少量彼此相互分化。

组织学特点:①似典型平滑肌瘤样的成束的平滑肌纤维;②中心玻璃样变的小结节(图 3-46);③巢、片状内膜间质与平滑肌成分,二者可有移行或界限截然。

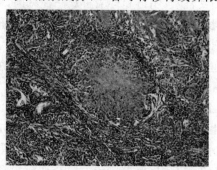

图 3-46　子宫内膜间质-平滑肌肿瘤(HE)

Oliva 等(1998)报道的 15 例这类肿瘤病例中,7 例患者随诊 1 年以上,6 例临床良性,1 例浸润性生长的肿瘤术后 4 年复发为典型的间质肉瘤。而在 Schammel 等(1999)的 38 例病例报道中,16 例为浸润性生长,其中 3 例术中见子宫外扩散和/或术后复发,其复发瘤的成分为平滑肌、间质或仍为二者混合分化。目前多数学者认为,为了更好指导临床治疗,应将浸润性生长的肿瘤命名为子宫间质肉瘤伴平滑肌分化。

(四)其他子宫间叶性肿瘤

其中相对常见的是腺瘤样瘤,通常是切除子宫时偶然发现,位于子宫浆膜或肌层内,很像平滑肌瘤,多数体积较小,偶有巨大或囊性的病例报道(图 3-47);镜下为小腺样排列的间皮细胞和增生的平滑肌。

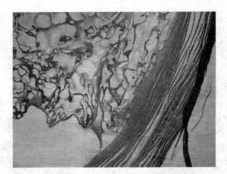

图 3-47　子宫囊性腺瘤样瘤的囊性区域（HE）

原始神经外胚层肿瘤（PNET）虽然罕见于女性生殖系统，但需要注意与分化差的内膜癌或肉瘤鉴别。在女性生殖系统，子宫的 PNET 发生概率次于卵巢，目前大约有 39 例报道。这些患者多数年长（＞50 岁），＜20 岁者仅 4 例；临床多数表现为阴道出血，通常手术时已＞Ⅰ期，多数患者诊断后 5 年内死亡。形态上表现为原始型或伴有不同程度神经外胚层分化如纤维样背景或 rosettelike 结构；部分病例伴随内膜癌、肉瘤、癌肉瘤或腺肉瘤成分。与子宫内膜癌的区别是免疫组化缺乏弥漫性上皮表达（CAM 5.2、EMA、AE1/AE3）而神经外胚层分化表达（Nestin、NF、SYN、NeuN、CD99）阳性 2 项以上。多数病例缺乏 EWSR1 重排，提示可能本质上有别于经典的外周型 PNET。

横纹肌肉瘤包括发生在青年的胚胎型横纹肌肉瘤、发生在中老年的多形性横纹肌肉瘤和少数腺泡状横纹肌肉瘤。这些肉瘤亦像中胚叶混合瘤那样形成大的息肉状肿物充满宫腔并常突至宫颈口外和侵犯肌层，偶尔可限于肌层。年轻妇女宫颈的横纹肌肉瘤预后比婴幼儿阴道葡萄状横纹肌肉瘤的预后好。妊娠妇女宫颈、阴道和外阴可长一种息肉，内含奇形怪状的细胞形如横纹肌母细胞，这种息肉称为葡萄状假肉瘤。它与真正的葡萄状横纹肌肉瘤的区别是假肉瘤细胞成熟，无新生层，无横纹肌母细胞。

子宫肉瘤还有软组织腺泡状肉瘤、恶性纤维组织细胞瘤、恶性横纹肌样肿瘤和血管肉瘤等。横纹肌样肿瘤的形态与肾内所见同，瘤细胞为圆形或卵圆形，核位于细胞中央或偏于一侧；胞质丰富嗜酸性，胞质内有玻璃样小球；电镜下这种小球内含漩涡状中间微丝。免疫组织化学显示波形蛋白和低分子量角蛋白阳性。瘤细胞粗看像肌母细胞，所以最初称为横纹肌肉瘤样肿瘤，但瘤细胞无横纹，免疫组织化学显示横纹肌的标记如肌红蛋白和肌动蛋白均阴性。子宫或宫颈原发性血管肉瘤极罕见；患者年龄 17～75 岁，但大部分为绝经期或绝经后妇女。临床症状为严重的阴道出血、贫血、消瘦和盆腔包块，子宫增大，肿瘤 5～29 cm，平均 13 cm；免疫组化 CD31、CD34、F8 均（＋），SMA 和结合蛋白（－），有上皮样病变处 CK（＋），临床预后差，多数在 1 年内死亡。

此外，恶性纤维组织细胞瘤、脂肪肉瘤、骨及软骨肉瘤和外周原始神经外胚层肿瘤等，均有个案报道。

（武阿丽）

第四章

肿瘤的内科治疗

第一节　肿瘤化疗的药理学基础

一、常用抗癌药物及作用机制概要

抗癌药物的理想分类方法是根据它们的作用机制,但有不少药物杀灭肿瘤细胞通过几种途径,另一些药物虽然有效,但作用机制不明。所以,仍按传统的方法将抗癌药物分成以下几类(图 4-1,图 4-2)。

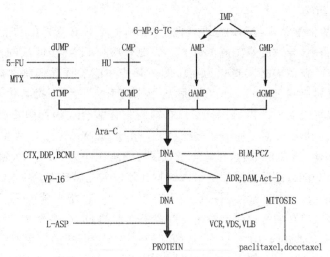

图 4-1　抗恶性肿瘤的主要部位示意图

(一)烷化剂

烷化剂是第一个用于肿瘤治疗的化疗药物。虽然烷化剂的结构各异,但都具有活泼的烷化基团,能与许多基团(氨基、咪唑、羧基、硫基和磷酸基等)形成共价键。DNA 的碱基对细胞很重要,特别是鸟嘌呤上富含电子的 N-7 位。烷化剂的细胞毒作用主要通过直接与 DNA 分子内鸟嘌呤的 N-7 位和腺嘌呤的 N-3 形成联结,或在 DNA 和蛋白质之间形成交联,这些均影响 DNA

的修复和转录,导致细胞结构破坏而死亡。虽然烷化剂对增殖细胞的毒性高于对非增殖细胞的毒性,但差别不像抗代谢药那么显著。烷化剂是细胞周期非特异性药物,对非增殖期(G_0 期)的细胞也敏感,因而对生长缓慢的肿瘤如多发性骨髓瘤也有效;烷化剂的另一个特点是量效曲线为直线上升型,故成为癌症超大剂量化疗(high dose chemotherapy,HDC)的主要药物。肿瘤细胞对烷化剂耐药的机制主要有减少药物的吸收,通过增加鸟嘌呤 6 位烷基转移酶和移动 DNA 的杂交交联减少错配,增加细胞的硫醇和特别谷胱甘肽转移酶来增强解毒作用,改变细胞凋亡的通路等。

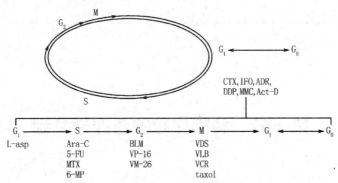

图 4-2　抗癌药物与细胞周期

烷化剂主要包括氮芥类的氮芥、环磷酰胺、异环磷酰胺、苯丁酸氮芥、美法仑;亚硝脲类的卡莫司汀、洛莫司汀、司莫司汀和链佐星;磺酸酯类的白消安和曲奥舒凡;氮丙啶类的噻替哌、二氮化合物、丝裂霉素;氮甲基类的六甲密胺、达卡巴嗪、丙卡巴肼和替莫唑胺等。

(二)抗代谢类药物

抗代谢类药物的化学结构与体内某些代谢物相似,但不具有它们的功能,以此干扰核酸、蛋白质的生物合成和利用,导致肿瘤细胞的死亡。甲氨蝶呤(MTX)是叶酸的拮抗物,强力抑制二氢叶酸还原酶。5-FU 在体内必须转化为相应的核苷酸才能发挥其抑制肿瘤的作用,主要产生两种活性物,一为氟尿三磷(FUTP),结合到肿瘤细胞的 RNA 上,干扰其功能;另一个是通过尿苷激酶的作用,生成氟去氧尿一磷(FdUMP),它抑制胸苷酸合成酶而阻止肿瘤细胞的 DNA 合成,是5-FU 的主要抗肿瘤机制。近年来合成的卡培他滨(Xeloda)是活化 5-氟-2'-脱氧尿苷(5-FUDR)的前体药物,该药口服后,在胃肠道经羧酸酯酶代谢为 5-DFCR,随后在肝脏胞苷脱氨酶作用下代谢为 5-FUDR,最后在肿瘤组织内经胸苷酸磷酸化酶转变为 5-FU。

阿糖胞苷(cytosine arabinoside,Ara-C)在体内转化为阿糖胞三磷(Ara-CTP)才能发挥抗癌作用。一直认为 Ara-CTP 的抗癌机制是由于它竞争性抑制 DNA 多聚酶,近来发现 Ara-CTP 分子嵌入到 DNA 的核苷酸键内、阻止 DNA 链的延长和引起链断裂的作用似乎更加重要。吉西他滨(gemcitabine,2'-difluorodeoxycytidine,dFdc)是 Ara-C 的同类物,为核苷类化合物,其在细胞内受脱氧胞苷激酶所催化,变成活化的二磷酸化物dFdCDP及三磷酸化物 dFdCTP,掺入细胞的 DNA 结构中,使 DNA 合成中断,进而诱导细胞的凋亡。DFdCDP 亦是核糖核酸还原酶的抑制底物,可阻止核糖核苷酸还原为脱氧核糖核苷酸,使脱氧核糖核苷酸减少,阻滞 DNA 的合成。

6-巯嘌呤(6-mercaptopurine,6-MP)和 6-硫尿嘌呤(6-thioguanine,6-TG)能分别阻断次黄嘌呤转变为腺嘌呤核苷酸及鸟嘌呤核苷酸而阻断核酸的合成。氟达拉滨(fludarabine,2-fluoro-ara-AMP)是嘌呤的同类物,通过 5'端的核苷酸酶脱磷酸化变成 2-fluoro-ara-A 后进入细胞,

2-fluoro-ara-A 在细胞内经脱氧胞苷激酶的催化成磷酸化,三磷酸盐的产物抑制 DNA 聚合酶和核(糖核)苷酸还原酶,还可以直接与 DNA 或 RNA 结合起抗肿瘤作用。其他的嘌呤同类物还有脱氧柯福霉素、CdA 等,均有一定的抗肿瘤活性。

培美曲塞是一种结构上含有核心为吡咯嘧啶基团的抗叶酸制剂,能够抑制胸苷酸合成酶、二氢叶酸还原酶和甘氨酰胺核苷酸甲酰转移酶的活性,这些酶都是合成叶酸所必需的酶,参与胸腺嘧啶核苷酸和嘌呤核苷酸的生物再合成过程。培美曲塞破坏细胞内叶酸依赖性的正常代谢过程,抑制细胞复制,从而抑制肿瘤的生长。

近年来,抗肿瘤药物生化调节方面亦进行了深入的研究,取得了不少进展,尤其是在应用生化调节来提高 5-FU 的抗瘤活性方面。临床上应用醛氢叶酸(CF)对 5-FU 的化学修饰是目前生化调节应用于抗肿瘤药物从实验室到临床最成功的例子。临床前的研究阐明了 CF 的增效机制:5-FU 在体内活化成 FduMP(脱氧氟苷单磷酸盐)后,抑制胸苷酸合成酶(TS),阻止尿苷酸向胸苷酸的转变,最终影响 DNA 的合成。这一个途径需要一碳单位(CH_3)的供体还原型叶酸(FH_4)的参与。Fdump、TS、5,10-CH_2-FH_4 在细胞内形成三重复合物。在生理情况下,由于还原型叶酸的供给不足,三重复合物易于分离,如果外源性地供给大剂量的 CF,细胞内可形成结合牢固、稳定的三重复合物,对 TS 的抑制作用大大延长,最终增加了 5-FU 的细胞毒作用。1982 年法国的 Machover 等首先报告大剂量($200\ mg/m^2$)CF 合并 5-FU 治疗胃肠道癌的初步结果。近几年来,大部分随机对照的Ⅲ期临床研究结果证明 5-FU+CF 的有效率比单用 5-FU 高,而且部分研究显示 5-FU+CF 可延长生存期。德国一个多中心随机对照研究亦表明 5-FU 加小剂量 CF 亦可提高疗效、改善生存质量,并且毒性反应较小。在 CF/5-FU 的治疗方案中,有各种剂量组合的报道,但CF/5-FU 的最佳剂量方案组合至今未能确定。

5-FU 在体内的降解主要通过二氢嘧啶脱氢酶(DPD)来完成,故 DPD 酶的活性直接影响 5-FU 血药浓度。近期有较多的 5-FU 和 DPD 酶抑制剂联合应用的临床报告,采用的 DPD 酶抑制剂有尿嘧啶、CDHP、恩尿嘧啶和 CNDP 等,如口服 UFT(替加氟:尿嘧啶为 1:4)加 CF 的Ⅱ期临床研究报告,有效率为 42.2%。另外,临床前研究发现 CDHP 对 DPD 酶抑制强度比尿嘧啶强 200 倍,采用 CDHP、替加氟等组成的复方口服制剂 S-1 单药治疗晚期胃癌初步结果令人鼓舞,其临床价值有待进一步研究加以证实。

(三)抗肿瘤抗生素类

抗肿瘤抗生素包括很多药物,蒽环类是此类药物中的一大类药,包括多柔比星(阿霉素,adriamycin,ADR)、柔红霉素(daunomycin,DAM)、阿克拉霉素、表柔比星、去甲柔红霉素、米托蒽醌等。抗肿瘤抗生素的作用机制呈多样化,蒽环类抗生素与放线菌素 D 的作用机制相似,与 DNA 结合后,发生嵌入作用而抑制依赖于 DNA 的 RNA 合成,现发现其同时有抑制拓扑异构酶Ⅱ的作用;博莱霉素(bleomycin,BLM)是直接损害 DNA 模板,使 DNA 单链断裂;普卡霉素也与 DNA 结合,抑制依赖 DNA 的 RNA 聚合酶,从而影响 RNA 的合成;链黑霉素对 DNA 合成显示出选择性抑制,可引起 DNA 降解或单链断裂。

(四)抗肿瘤的植物类药物

长春碱类药物是从植物长春花分离得到具有抗癌活性的生物碱,包括长春新碱(vincristine,VCR)、长春碱(vinblastine,VLB)、长春碱酰胺(vindesine,VDS)、长春瑞滨(vinorelbine,VRL)等药物抗肿瘤的作用靶点是微管,药物与管蛋白二聚体结合,抑制微管的聚合,使分裂的细胞不能形成纺锤体,核分裂停止于中期。紫杉醇类药物如紫杉醇和紫杉特尔,能促进微管聚合,抑制微管解聚,使细胞的有丝分裂停止。鬼臼毒素类的药物依托泊苷(etoposide,VP16-213)和替尼泊苷(teniposide VM-26)则主要抑制拓扑异构酶Ⅱ的作用,阻止 DNA 的复制。喜树碱类包括我国的羟喜树碱及国外的拓扑替康、伊立替康(irinotecan,CPT-11)等则通过抑制拓扑异构酶Ⅰ的活性而阻止 DNA 的复制。

(五)铂类

铂类抗肿瘤药物的作用机制主要是与 DNA 双链形成交叉联结,呈现其细胞毒作用。主要包括顺铂(cisplatin,DDP)及其类似物奈达铂、卡铂、草酸铂(oxaliplatin,L-OHP)和乐铂等,卡铂、草酸铂和乐铂的肾毒性和胃肠道毒性均较顺铂轻。其他正在进行临床试验的铂类同类物包括 JM216(BMS 182751)、JM473(AMD473,ZD0473)、BBR3464 和脂质体顺铂等。

(六)其他

门冬酰胺酶使肿瘤细胞缺乏合成蛋白质必需的门冬酰胺,使蛋白质的合成受阻。

二、细胞周期动力学与抗癌药物

细胞周期是指亲代细胞有丝分裂的结束到 1 个或 2 个子细胞有丝分裂结束之间的间隔,细胞经过一个周期所需要的时间称为细胞周期时间。有丝分裂后产生的子代细胞,经过长短不等的间隙期,也称 DNA 合成前期(G_1),进入 DNA 合成期(S),完成 DNA 合成倍增后,再经短暂的休止期,也称 DNA 合成后期(G_2),细胞又再进行丝状分裂(M 期)。有时细胞 G_1 期明显延长,细胞长期处于静止的非增殖状态,常称为 G_0 期(图 4-2)。G_0 期的细胞与 G_1 期的细胞的区别是它对正常启动 DNA 合成的信号无反应。但是,处于 G_0 期的细胞并不是死细胞,它们继续合成 DNA 和蛋白质,还可以完成某一特殊细胞类型的分化功能。这些细胞可以作为储备细胞,一旦有合适的条件,即可重新进入增殖细胞群中并补充到组织中。

多数临床上常用的化疗药物均直接影响 DNA 的合成或功能,不同的抗癌药物可有不同的作用机制。有些药物主要作用是阻碍 DNA 的生物合成,仅作用于细胞增殖的 S 期,称 S 期特异性药物,如 MTX、5-FU、6MP、Ara-C 等。也有些药物主要损伤纺锤体,使丝状分裂停滞于分裂中期(M 期),如 VLB、VCR、VDS、紫杉醇等,这些药物称之为 M 期特异性药物。S 期与 M 期特异性药物均是作用于某一特定的时相,故通称为周期特异性药物。而直接破坏或损伤 DNA 的药物,如烷化剂、丙卡巴肼、顺铂、亚硝脲类等,则不论细胞处于哪一时相,包括 G_0 期的细胞,均可起杀伤作用,称之为周期非特异性药物。

周期非特异性药物对肿瘤细胞的杀伤力一般较周期特异性的药物强,且随着药物浓度的升高,对肿瘤细胞的杀伤作用越明显,特别是此类药物对 G_0 期的细胞亦有作用,故对增殖比率(generation fraction,GF)低的肿瘤也有作用。因此在实体瘤常规化疗和超大剂量化疗方案的组成中经常必不可少。而周期特异性药物仅对某一时相的细胞有杀伤作用,故其作用较弱,单独使用较难达到彻底的抗肿瘤效果。

三、化疗药物的耐药机制

化疗药物对增殖迅速的肿瘤的疗效较好。临床上,我们经常可以观察到,经过化疗后,肿瘤体积缩小,增殖速度逐渐加快,尽管继续用原方案治疗,肿瘤又再次增大。显然,恶性肿瘤对化疗的耐药,无法用肿瘤生长动力学来解释,必然还有其他的机制。

第一,恶性肿瘤细胞可能位于大多数药物不能到达的庇护所,如由于大部分药物不能进入中枢神经系统和睾丸,所以这些部位的肿瘤常常不受影响,成为复发的部位。如儿童急淋白血病治疗中,脑膜是复发的常见部位。可通过用放疗、大剂量 MTX 和 MTX 鞘内注射的预防性治疗方法,使经全身化疗已经达到完全缓解的患儿增加治愈的机会。

第二,发生抗药性的生物化学机制可以有多个方面。例如肿瘤细胞对抗癌药物的摄取减少,药物活化酶的量或活性降低,药物灭活酶含量或活性增加,药物作用靶向酶的含量增高或与药物的亲和力改变,肿瘤细胞的 DNA 修复加快,细胞的代谢替代途径的建立和细胞对药物的排出增加等。这些耐药性部分可以通过逐渐增加药物剂量,直到对正常组织出现轻度毒性而得到克服。另外,可通过使用联合化疗,从多个靶点代谢途径打击肿瘤细胞来克服抗药性。

第三,恶性肿瘤细胞耐药的遗传基础,已经确立并得到许多证据支持。Goldie 及 Coldman 认为,肿瘤细胞在增殖过程中,有较固定的突变率(约 10^{-5}),每次突变均可导致抗药瘤株的出现。因此,倍增次数越多(亦即肿瘤越大)、抗药瘤株出现的机会越大。每次突变,可导致对某种药物发生抗药,同时对多种药物发生抗药的机会远较小。因此,他们主张为防止抗药性的产生,应尽早在肿瘤负荷最低时,短期内足量使用多种有效的抗癌药,以便及时充分杀灭敏感的及对个别药物抗药的瘤细胞,防止其增殖形成优势。按照他们的理论,20 世纪 70 年代出现了两种所谓无交叉抗药作用的化疗方案:序贯交替治疗方案,如用 MOPP/ABV 方案治疗霍奇金病;尽早使用多种有效药物的方案,例如 ProMACE-MOPP、MACOP-B 等方案用于治疗非霍奇金淋巴瘤。

第四,有些肿瘤(主要为实体瘤)对化疗不敏感,是由于多量瘤细胞处于非增殖的 G_0 期。由于肿瘤负荷越大,增殖比率越低,G_0 细胞所占比率越高。故防治此类抗药性的关键在于尽早治疗,并应用一切手段(包括手术、放疗)减少肿瘤负荷。并有人试用持续长时间静脉输注抗癌药来克服此类抗药性。

近年来发现,肿瘤细胞有多药抗药性,即患者同时对多种作用机制不同的抗癌药均发生抗药(图 4-3)。

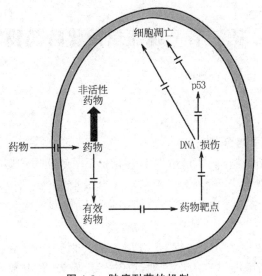

图 4-3　肿瘤耐药的机制

四、多药抗药性

肿瘤细胞对抗癌药物产生抗药性是化疗失败的主要原因。引起抗药性的原因很多,目前很引人注目的是多药抗药性（multidrug resistance，MDR），或称多向抗药性。多药抗药性是指恶性肿瘤细胞在接触一种抗癌药后，产生了对多种结构不同、作用机制各异的其他抗癌药的抗药性。

多药抗药性多出现于天然来源的抗癌药如长春碱类、鬼臼毒素、紫杉醇类（紫杉醇和紫杉特尔）和蒽环类抗生素（多柔比星和柔红霉素）。多药抗药性的共同特点：一般为亲脂性的药物，分子量在300～900 kD；药物进入细胞是通过被动扩散；药物在 MDR 细胞中的积聚比敏感细胞少，结果胞内的药物浓度不足而未能致细胞毒性作用；MDR 细胞膜上多有一种特殊的蛋白，称 P-糖蛋白，编码此蛋白的 MDR 基因扩增。

Endicott 等发现，MDR 细胞膜上往往出现膜糖蛋白的过度表达。进一步研究发现，膜糖蛋白的水平与抗药性及细胞内的药物积聚减少程度呈正相关，提示这种蛋白与药物在细胞内的积聚有关，亦可能与细胞膜的通透性有关，故称这种膜糖蛋白为 P-糖蛋白，编码此 P-糖蛋白的基因为 *MDR* 基因。P-糖蛋白具有膜转运蛋白的许多结构特征，一旦与抗癌药物结合，通过 ATP 提供能量，将药物从胞内泵出胞外，抗癌药物在胞内的浓度就不断下降，其细胞毒性作用因此减弱或消失，出现抗药现象。

有人发现，一些钙通道阻滞剂如维拉帕米、硫氮䓬酮、硝苯地平，钙调蛋白抑制剂如三氟拉嗪、氯丙嗪和奎尼丁、利血平等亦能与 P-糖蛋白结合，且可有效地与抗癌药物竞争同一结合部位，使抗癌药物不再或减少从胞内泵出胞外，从而在细胞内不断积聚，多药抗药性得以克服或纠正。这一现象已经在体外和体内实验中得到证实。但临床上如维拉帕米的最大耐受浓度为 $2~\mu mol/L$，这一浓度在体外组织培养中不能纠正多药抗药性，如超过此血浓度，人体可出现不适甚至较严重的毒性反应，限制了临床的使用。更安全的可逆转多药抗药性的药物正在研究中。

（刘 锴）

第二节　临床常用化疗药物

一、分类

（一）根据细胞增殖周期分类

肿瘤细胞包括增殖期细胞群、非增殖期细胞群和无增殖能力细胞 3 类（图 4-4）。

增殖细胞按细胞分裂能力，可分为 4 期：DNA 合成前期（G_1 期）、DNA 合成期（S 期）、DNA 合成后期（G_2 期）、有丝分裂期（M 期）。增殖期细胞呈指数方式生长，代谢活跃，增殖迅速，是肿瘤组织不断增大的根源。此类肿瘤细胞对药物敏感。

非增殖期细胞主要是静止期（G_0）细胞，有增殖能力但暂不增殖，当增殖周期中对药物敏感的细胞被杀灭后，G_0 期细胞即可进入增殖期，以补充其损失，是肿瘤复发的根源。G_0 期细胞对药物不敏感。

肿瘤组织中尚有一部分无增殖能力的细胞群，不能进行分裂增殖，通过老化而死亡，在肿瘤化疗中无意义。

根据对细胞周期不同阶段的选择性作用，抗恶性肿瘤化疗药物可分为以下两类。

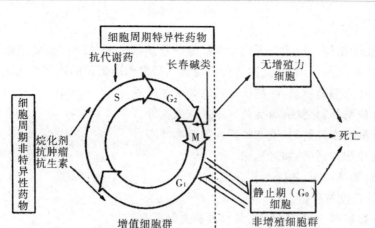

图 4-4 细胞增殖周期与抗肿瘤药分类示意图

1.细胞周期非特异性药

细胞周期非特异性药对增殖周期各阶段细胞均有杀灭作用。如烷化剂和抗肿瘤抗生素等。

2.细胞周期特异药

细胞周期特异药仅对增殖周期中某一阶段细胞有杀灭作用。

(1)主要作用于 S 期的药物:如抗代谢类药甲氨蝶呤、氟尿嘧啶等。

(2)主要作用于 M 期的药物:如长春新碱。

(二)根据药物作用机制分类

根据作用机制可将抗肿瘤药分为以下 4 类,主要抗肿瘤药作用如下(图 4-5)。

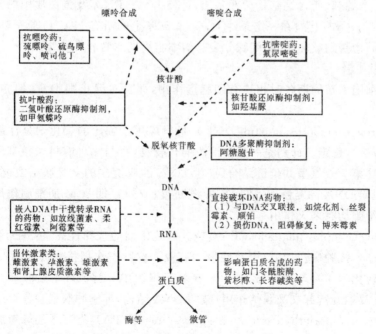

图 4-5 抗恶性肿瘤药的主要作用机制

1.干扰核酸合成的药物

这类药物的化学结构与核酸合成代谢所必需的物质如叶酸、嘌呤、嘧啶相似,起到干扰酸代谢而阻碍肿瘤细胞分裂的作用,故又称为抗代谢药。根据作用靶位的不同分为下列几种。

(1)二氢叶酸还原酶抑制剂(叶酸拮抗药):如甲氨蝶呤等。

(2)胸苷酸合成酶抑制剂(抗嘧啶药):如氟尿嘧啶等。

(3)嘌呤核苷酸互变抑制剂(抗嘌呤药):如巯嘌呤等。

(4)核苷酸还原酶抑制剂:如羟基脲。

(5)DNA 聚合酶抑制剂:如阿糖胞苷。

2.干扰蛋白质合成的药物

(1)微管蛋白抑制剂:如长春碱类、紫杉类和鬼臼毒素。

(2)干扰核糖体功能:如高三尖杉碱。

(3)影响氨基酸供应:如门冬酰胺酶。

3.直接破坏 DNA 结构与功能的药物

直接破坏 DNA 结构与功能的药物如烷化剂、丝裂霉素、柔红霉素等。

4.影响激素平衡的药物

影响激素平衡的药物如肾上腺皮质激素、性激素及其拮抗药。

二、常用化疗药物

(一)烷化剂

目前临床上常用的烷化剂主要有氮芥、环磷酰胺、塞替哌、白消安、福莫司汀等。此类药物分子中均含有 $1\sim2$ 个烷基,所含烷基是活性基团,可使 DNA、RNA 及蛋白质中的亲核基团烷化,该类药物对 DNA 分子作用强,在一定条件下,DNA 碱基上的所有 N 和 O 原子都可以不同程度地被烷化,DNA 结构受到破坏,影响细胞分裂。属细胞周期非特异性药物。

1.药物作用及机制

此类药物对细胞增殖周期各时相均有细胞毒作用,而且对静止细胞 G_0 期亦有明显的杀伤作用。

(1)氮芥(nitrogen mustard,mustine,HN_2):最早应用于临床的烷化剂是注射液,其盐酸盐易溶于水,水溶液极不稳定。此药是一高度活泼的化合物,可与多种有机亲核基团结合,其重要的反应是与鸟嘌呤第 7 位氮呈共价键结合,产生 DNA 的双链内的交叉联结或链内不同碱基的交叉联结,从而阻碍 DNA 的复制或引起 DNA 链断裂。对 G_1 期及 M 期细胞作用最强,对其他各期以及非增殖细胞均有杀灭作用。

(2)环磷酰胺(cycllophosphamide,CPA):较其他烷化剂的选择性高,体外无细胞毒作用,在体内活化后才能产生抗肿瘤作用,口服及注射均有效。抗肿瘤作用机制为无活性的 CPA,在体内经肝药酶作用转化为 4-羟环磷酰胺,进一步在肿瘤组织中分解成环磷酰胺氮芥,其分子中的 β-氯乙基与 DNA 双螺旋链起交叉联结作用,破坏 DNA 结构,抑制肿瘤细胞分裂。

(3)塞替哌(thiotepa,triethylene thiophosphoramide,TSPA):有三个乙烯亚胺基,能与细胞内 DNA 的碱基结合,从而改变 DNA 功能。对多种移植性肿瘤有抑制作用。虽属周期非特异性药物,但选择性高,除可抑制人体细胞及肿瘤细胞的核分裂、使卵巢滤泡萎缩外,还可影响睾丸功能。

(4)白消安:属磺酸酯类化合物,在体内解离而起烷化作用。

2.药动学特点

(1)氮芥:注射给药后,在体内停留时间极短(0.5～1.0 分钟),起效迅速,作用剧烈且无选择性。有 90% 以上很快从血中消除,迅速分布于肺、小肠、脾、肾脏、肝脏及肌肉等组织中,脑中含量最少。给药后 6 小时与 24 小时血中及组织中含量很低,20% 的药物以二氧化碳形式经呼吸道排出,有多种代谢产物从尿中排除。

(2)环磷酰胺:口服吸收良好,生物利用度为 75%～90%,经肝转化成磷酰胺氮芥,产生细胞毒作用。静脉注射后,血中药物浓度呈双指数曲线下降,为二房室开放模型,$t_{1/2\alpha}$ 为 0.97 小时,$t_{1/2\beta}$ 为 6.5 小时,V_d 为 21.6 L/kg,清除率为 (10.7 ± 3.3) mL/min。主要经肾排泄,48 小时内尿中排出用药量的 70% 左右,其中 2/3 为其代谢产物。肾功能不良时,清除率下降,$t_{1/2\beta}$ 可延长到 10 小时以上。

(3)塞替哌:口服易被胃酸破坏,胃肠道吸收差,静脉注射后 1～4 小时血中药物浓度下降 90%,$t_{1/2}$ 约为 2 小时,能透过血-脑屏障。主要以代谢物形式经尿中排泄,排泄量达 60%～85%。

(4)白消安:口服易吸收,口服后 1～2 小时可达血药高峰,$t_{1/2}$ 约为 2.5 小时。易通过血-脑屏障,脑脊液中浓度可达血浓度的 95%。绝大部分以甲基磺酸形式从尿中排出。

3.适应证及疗效评价

(1)氮芥:是第一个用于恶性肿瘤治疗的药物,在临床上主要用于恶性淋巴瘤,如霍奇金淋巴瘤及非霍奇金淋巴瘤等。尤其适用于纵隔压迫症状明显的恶性淋巴瘤患者。亦可用于肺癌,对未分化肺癌的疗效较好。

(2)环磷酰胺:具有广谱的抗肿瘤作用,可用以治疗多种恶性肿瘤。①恶性淋巴瘤:单独应用对霍奇金病的有效率达 60% 左右,与长春新碱、丙卡巴肼及泼尼松合用对晚期霍奇金病的完全缓解率达 65%。②急性白血病和慢性淋巴细胞白血病:有一定疗效,且与其他抗代谢药物无交叉抗药性,联合用药可增加疗效。③其他肿瘤:对多发性骨髓瘤、乳腺癌、肺癌、卵巢癌、尤文神经母细胞瘤、软组织肉瘤、精原细胞瘤、胸腺瘤等均有一定疗效。④自身免疫性疾病:类风湿关节炎、肾病综合征、系统性红斑狼疮、特发性血小板减少性紫癜及自身免疫性溶血性贫血等。

(3)塞替哌:对卵巢癌的有效率达 40%;对乳腺癌的有效率达 20%～30%,和睾酮合用可提高疗效;对膀胱癌可采用膀胱内灌注法进行治疗,每次 50～100 mg 溶于 50～100 mL 生理盐水中灌入,保留 2 小时,每周给药 1 次,10 次为 1 个疗程;对癌性腹水、胃癌、食管癌、宫颈癌、恶性黑色素瘤、淋巴瘤等亦有一定疗效。

(4)白消安:低剂量即对粒细胞的生成有明显选择性抑制作用,仅在大剂量下才对红细胞和淋巴细胞有抑制作用,由于它对粒细胞的选择性作用,对慢性粒细胞白血病有明显疗效,缓解率可达 80%～90%,但对慢性粒细胞白血病急性病变和急性白血病无效,对其他肿瘤的疗效也不明显。

福莫司汀:主要用于治疗已扩散的恶性黑色素瘤(包括脑内部位)和原发性脑内肿瘤,也用于淋巴瘤、非小细胞肺癌、肾癌等。

4.治疗方案

(1)氮芥:静脉注射,每次 4～6 mg/m²(或 0.1 mg/kg),每周 1 次,连用 2 次,休息 1～2 周重复。腔内给药:每次 5～10 mg,加生理盐水 20～40 mL 稀释,在抽液后即时注入,每周 1 次,可根据需要重复。局部皮肤涂抹:新配制每次 5 mg,加生理盐水 50 mL,每天 1～2 次,主要用于皮肤蕈样霉菌病。

(2)环磷酰胺:口服,每次 50～100 mg,每天 3 次。注射剂用其粉针剂,每瓶 100～200 mg,于冰箱保存,临用前溶解,于 3 小时内用完。静脉注射每次 200 mg,每天或隔天注射 1 次,1 个疗程为8～10 g。冲击疗法可用每次 800 mg,每周 1 次,以生理盐水溶解后缓慢静脉注射,1 个疗程为8 g。儿童用量为每次3～4 mg/kg,每天或隔天静脉注射 1 次。

(3)塞替哌:常静脉给药,亦可行肌内及皮下注射,常用剂量为 0.2 mg/kg,成人每次 10 mg,每天1 次,连用 5 天,以后改为每周 2～3 次,200～300 mg 为 1 个疗程。腔内注射为 1 次 20～40 mg,5～7 天 1 次,3～5 次为 1 个疗程。瘤体注射为 1 次 5～15 mg,加用 2%普鲁卡因,以减轻疼痛。

(4)白消安:常用量为口服 6～8 mg/d,儿童 0.05 mg/kg,当白细胞下降至 1×10^4～2×10^4 后停药或改为1～3 mg/d,或每周用 2 次的维持量。

5.不良反应

(1)胃肠道反应:均有不同程度的胃肠道反应,预先应用氯丙嗪类药物可防止胃肠道反应,其中塞替哌的胃肠道反应较轻。福莫司汀可有肝氨基转移酶、碱性磷酸酶和血胆红素中度、暂时性增高。

(2)骨髓抑制:均有不同程度的骨髓抑制。抑制骨髓功能的程度与剂量有关,停药后多可恢复。

(3)皮肤及毛发损害:以氮芥、环磷酰胺等多见。

(4)特殊不良反应:①环磷酰胺可致化学性膀胱炎,出现血尿,血尿出现之前,可产生尿频和排尿困难,发生率及严重程度与剂量有关,主要是因为环磷酰胺代谢产物经肾排泄,可在膀胱中浓集引起膀胱炎,故用药期间应多饮水和碱化尿液以减轻症状;大剂量可引起心肌病变,可致心内膜、心肌损伤,起病急骤,可因急性心力衰竭而死亡,与放射治疗或阿霉素类抗生素并用时,也能促进心脏毒性的发生。②白消安久用可致闭经或睾丸萎缩,偶见出血、再障及肺纤维化等严重反应。

(5)其他:①环磷酰胺有时可引起肝损害,出现黄疸,肝功能不良者慎用。少数患者有头昏、不安、幻视、脱发、皮疹、色素沉着、月经失调及精子减少等。②氮芥有时可引起轻度休克、血栓性静脉炎、月经失调及男性不育。③福莫司汀少见发热、注射部位静脉炎、腹泻、腹痛、尿素暂时性增加、瘙痒、暂时性神经功能障碍(意识障碍、感觉异常、失味症)。

6.禁忌证

烷化剂类抗恶性肿瘤药毒性较大,因此,凡有骨髓抑制、感染、肝肾功能损害者禁用或慎用。过敏者禁用。妊娠及哺乳期妇女禁用。

7.药物相互作用

(1)氮芥:与长春新碱、丙卡巴肼、泼尼松合用(MOPP 疗法)可提高对霍奇金淋巴瘤的疗效。

(2)环磷酰胺:可使血清中假胆碱酯酶减少,使血清尿酸水平增高,因此,与抗痛风药如别嘌呤醇、秋水仙碱、丙磺舒等同用时,应调整抗痛风药物的剂量。此外也加强了琥珀胆碱的神经肌肉阻滞作用,可使呼吸暂停延长。环磷酰胺可抑制胆碱酯酶活性,因而延长可卡因的作用并增加毒性。大剂量巴比妥类、皮质激素类药物可影响环磷酰胺的代谢,同时应用可增加环磷酰胺的急性毒性。

(3)塞替哌:可增加血尿酸水平,为了控制高尿酸血症可给予别嘌呤醇;与放疗同时应用时,应适当调整剂量；与琥珀胆碱同时应用可使呼吸暂停延长，在接受塞替哌治疗的患者，应用琥珀胆碱前必须测定血中假胆碱酯酶水平；与尿激酶同时应用可增加塞替哌治疗膀胱癌的疗效，尿激酶为纤维蛋白溶酶原的活化剂，可增加药物在肿瘤组织中的浓度。

（4）白消安：可增加血及尿中尿酸水平，故对有痛风病史的患者或服用本品后尿酸增高的患者可用抗痛风药物。

8.注意事项

（1）氮芥：本品剂量限制性毒性为骨髓抑制，故应密切观察血常规变化，每周查血常规 1～2 次。氮芥对局部组织刺激性强，若漏出血管外，可导致局部组织坏死，故严禁口服、皮下及肌内注射，药物一旦溢出，应立即用硫代硫酸钠注射液或 1% 普鲁卡因注射液局部注射，用冰袋冷敷局部6～12 小时。氮芥水溶液极易分解，故药物开封后应在 10 分钟内注入体内。

（2）环磷酰胺：其代谢产物对尿路有刺激性，应用时应多饮水，大剂量应用时应水化、利尿，同时给予尿路保护剂美司钠。当大剂量用药时，除应密切观察骨髓功能外，尤其要注意非血液学毒性如心肌炎、中毒性肝炎及肺纤维化等。当肝肾功能损害、骨髓转移或既往曾接受多程化放疗时，环磷酰胺的剂量应减少至治疗量的 1/3～1/2。腔内给药无直接作用。环磷酰胺水溶液不稳定，最好现配现用。

（3）塞替哌：用药期间每周都要定期检查血常规，白细胞与血小板及肝、肾功能。停药后3 周内应继续进行相应检查，防止出现持续的严重骨髓抑制；尽量减少与其他烷化剂联合使用，或同时接受放射治疗。

（4）白消安：治疗前及治疗中应严密观察血常规及肝肾功能的变化，及时调整剂量，特别注意检查血尿素氮、内生肌酐清除率、胆红素、丙氨酸转移酶（ALT）及血清尿酸。用药期间应多饮水并碱化尿液或服用别嘌醇以防止高尿酸血症及尿酸性肾病的产生。发现粒细胞或血小板迅速大幅度下降时应立即停药或减量以防止出现严重骨髓抑制。

（二）抗代谢药

抗代谢药是一类化学结构与机体中核酸、蛋白质代谢物极其相似的化合物，所以在体内与内源性代谢物产生特异性、竞争性拮抗：①二者在同一生化反应体系中竞争同一酶系，影响其正常反应速度，降低或取消代谢产物的生成，影响大分子（DNA、RNA 及蛋白质）的生物合成，并抑制核分裂。②以伪代谢物的身份参与生化反应，经酶的作用所生成的产物是无生理功能的，从而阻断某一生化反应而抑制细胞的分裂。此类药物属细胞周期特异性药物，临床上常用的有甲氨蝶呤、巯嘌呤、氟尿嘧啶、阿糖胞苷、盐酸吉西他滨等。

1.药理作用

（1）甲氨蝶呤：为叶酸类抗代谢药，其化学结构与叶酸相似，对二氢叶酸还原酶有强大的抑制作用，可与二氢叶酸还原酶形成假性不可逆的、强大而持久的结合，从而使四氢叶酸的生成障碍，干扰体内一碳基团的代谢，致使核苷酸的合成受阻，最终抑制 DNA 的合成。该药选择性地作用于细胞增殖周期中的S 期，故对增殖比率较高的肿瘤作用较强。但由于其可抑制 DNA 及蛋白质合成，故可延缓 G_1-S 转换期。

（2）巯嘌呤：为嘌呤类抗代谢药，能阻止嘌呤核苷酸类的生物合成，从而抑制 DNA 的合成，属作用于S 期的药物，亦可抑制 RNA 的合成。还具有免疫抑制作用。

（3）氟尿嘧啶：为嘧啶类抗代谢药。在体内外均有较强的细胞毒作用，且抗瘤谱广。进入体内经转化后形成氟脲嘧啶脱氧核苷（5-FUdRP），5-FUdRP 可抑制胸腺嘧啶核肾酸合成酶（thymidylate synthetase,TS)活力,阻断尿嘧啶脱氧核苷酸(dUMP)甲基化形成胸腺嘧啶脱氧核苷酸(dTMP),从而阻止 DNA 合成,抑制肿瘤细胞分裂繁殖。另外,在体内可转化为氟尿嘧啶核苷掺入 RNA,从而干扰蛋白质合成。该药对 S 期敏感。

(4)阿糖胞苷:属于脱氧核糖核苷酸多聚酶抑制剂,抗肿瘤作用强大,另外还具有促分化、免疫抑制及抗病毒作用。Ara-C 抗肿瘤作用的机制是经主动转运进入细胞后,转化为阿糖胞苷三磷酸(Ara-CTP)而产生如下作用:①Ara-CTP 可抑制 DNA 聚合酶而抑制 DNA 合成。②Ara-CTP 也可掺入 DNA,干扰 DNA 的生理功能。③Ara-CTP 可抑制核酸还原酶活性,影响 DNA 合成。④Ara-C 还可抑制膜糖脂及膜糖蛋白的合成,影响膜功能。⑤Ara-CTP 亦可掺入 RNA,干扰其功能。

2.抗药性作用

(1)癌细胞与 6-MP 长期接触,可产生抗药性,主要是由于癌细胞内缺乏 6-MP 转化为 6-巯基嘌呤核苷酸的转换酶,另外也与膜结合型碱性磷酸酶活力升高导致癌细胞中硫代嘌呤核苷酸减少有关。

(2)肿瘤细胞与 5-FU 长期接触可出现抗药性,其抗药机制为:①肿瘤细胞合成大量的 TS。②细胞内缺乏足够的 5-FU 转化酶。③胸苷激酶量增加,可促进肿瘤细胞直接利用胸苷。

(3)肿瘤细胞与 Ara-C 长期接触可产生抗药性,可能与下列原因有关:细胞膜转运 Ara-C 能力下降;瘤细胞中活化 Ara-C 的酶活性提高,使之代谢失活;脱氧三磷酸胞苷(dCTP)增高,阻断其他脱氧核苷酸合成;细胞内 Ara-CTP 与 DNA 聚合酶的亲和力下降;Ara-CTP 从 DNA 解离。

3.药动学特点

(1)甲氨蝶呤(Methotrexate,amethopterin,MTX):口服小剂量(0.1 mg/kg)吸收较好,大剂量(10 mg/kg)吸收较不完全,食物可影响其吸收。进入体内后全身分布,肝、肾等组织中含量最高,不易透过血-脑屏障,但可进入胸腔积液及腹水中。血药浓度呈三房室模型衰减:$t_{1/2a}$ 为 2~8 分钟;$t_{1/2\beta}$ 为 0.9~2.0 小时;$t_{1/2\gamma}$ 为 0.4 小时,清除率每分钟大于 9 mL/m^2。在体内基本不代谢,主要以原形通过肾小球滤过及肾小管主动分泌,经尿排出,排除速度与尿 pH 有关,碱化尿液可加速排出。MTX 血药浓度与其骨髓毒性密切相关,可根据血药浓度监测毒性。

(2)巯嘌呤(6-mercaptopurine,6-MP):口服吸收不完全,生物利用度个体差异较大,为 5%~37%,可能与首关效应有关。静脉注射后,半衰期较短,$t_{1/2}$ 约为 50 分钟,脑脊液中分布较少。体内代谢有两种途径:①巯基甲基化后再被氧化失活,甲基化由硫嘌呤甲基转移酶(TPMP)催化;当 TPMP 活性低时,6-MP 代谢减慢,作用增强,易引起毒性反应。该酶活性在白种人为多态分布(约 15%的人酶活性较低),而在中国人为均态分布。②被黄嘌呤氧化酶(XO)催化氧化为 6-硫代鸟酸。该药主要经肾排泄。

(3)氟尿嘧啶(5-氟尿嘧啶,5-fluorouracil,6-MP):口服吸收不规则且不完全,生物利用度可随剂量而增加,临床一般采用静脉注射给药。血中药物清除为一房室模型,$t_{1/2}$ 约 10~20 分钟。吸收后分布于肿瘤组织、肝和肠黏膜细胞内,可透过血-脑屏障及进入胸、腹腔癌性积液中。80%在肝内代谢。在 8~12 小时内由呼吸道排出其代谢产物 CO_2,15%左右以原形经尿排出。

(4)阿糖胞苷(cytarabine,Ara-C):口服无效,需静脉滴注。易透过血-脑屏障,在体内经胞嘧啶核苷脱氨酶作用,形成无活性的阿拉伯糖苷(ara-U)。该酶在肝、脾、肠、肾、血细胞及血浆中含量较高。药物的消除为二房室模型,$t_{1/2a}$ 为 10~15 分钟,$t_{1/2\beta}$ 为 2~3 小时,24 小时内约有 80%的药物以阿糖尿苷的形式排泄。

4.适应证及疗效评价

(1)甲氨蝶呤。①急性白血病:对于急性淋巴性白血病和急性粒细胞性白血病均有良好疗效,对儿童急性淋巴性白血病的疗效尤佳,对于成人白血病疗效有限,但可用于白血病脑膜炎的预防。②绒毛膜上皮癌、恶性葡萄胎:疗效较为突出,大部分患者可得到缓解,对于早期诊断的患者疗效可达90%。③骨肉瘤、软组织肉瘤、肺癌、乳腺癌、卵巢癌:使用大剂量有一定疗效。④头颈部肿瘤:以口腔、口咽癌疗效最好,其次是喉癌,鼻咽癌疗效较差,常以动脉插管滴注给药。⑤其他:鞘内注射给药对于缓解症状较好,亦可用于预防给药和防止肿瘤转移。对肢体、盆腔、肝、头颈部肿瘤可于肿瘤区域动脉注射或输注,加用醛氢叶酸(CF),疗效较好。对自身免疫系统疾病如全身系统性红斑狼疮、类风湿关节炎等有一定疗效。另外,对牛皮癣有较好的疗效。

(2)巯嘌呤。①急性白血病:常用于急性淋巴性白血病,对儿童患者的疗效较成人好;对急性粒细胞、慢性粒细胞或单核细胞白血病亦有效。②绒毛膜上皮癌和恶性葡萄胎:我国使用大剂量6-MP治疗绒毛膜上皮癌收到一定疗效,但不如MTX。③对恶性淋巴瘤、多发性骨髓瘤也有一定疗效。④近年已利用其免疫抑制作用,用于原发性血小板减少性紫癜、自身免疫性溶血性贫血、红斑狼疮、器官移植、肾病综合征的治疗。

(3)氟尿嘧啶。①消化道癌:为胃癌、结肠癌、直肠癌的最常用药物,常与丝裂霉素、阿糖胞苷、阿霉素、卡莫司汀、长春新碱、达卡巴嗪等合用;可作为晚期消化道癌手术后的辅助化疗;亦可采用动脉插管注药或持久输注法治疗原发性肝癌。②绒毛膜上皮癌:我国采用大剂量5-FU与放线菌素D合用,治愈率较高。③头颈部肿瘤:以全身用药或动脉插管注射、滴注,用于包括鼻咽癌等的头颈部肿瘤治疗。④皮肤癌:局部用药对多发性基膜细胞癌、浅表鳞状上皮癌等有效,对广泛的皮肤光化性角化症及角化棘皮瘤等亦有效。⑤对乳腺癌、卵巢癌,以及肺癌、甲状腺癌、肾癌、膀胱癌、胰腺癌有效,对宫颈癌除联合化疗外,还可并用局部注射。

(4)阿糖胞苷。①急性白血病:对急性粒细胞白血病疗效最好,对急性单核细胞白血病及急性淋巴细胞白血病也有效。但单独使用缓解率差,常与6-MP、长春新碱、环磷酰胺等合用。②对恶性淋巴肉瘤、消化道癌也有一定疗效,对多数实体瘤无效。③还可用于病毒感染性疾病,如单纯疱疹病毒所致疱疹;牛痘病毒、单纯疱疹及带状疱疹病毒所致眼部感染。

5.治疗方案

(1)甲氨蝶呤。①急性白血病:口服每天0.1 mg/kg,也可肌内注射或静脉注射给药。一般有效疗程的安全剂量为50~100 mg,此总剂量视骨髓情况和血常规而定。脑膜白血病或中枢神经系统肿瘤:鞘内注射5~10 mg/d,每周1~2次。②绒毛膜上皮癌及恶性葡萄胎:成人一般10~30 mg/d,每天1次,口服或肌内给药,5天为1个疗程,视患者反应可重复上述疗程,亦可以10~20 mg/d静脉滴注(加于5%葡萄糖溶液500 mL中于4小时滴完),5~10天为1个疗程。③骨肉瘤、恶性淋巴瘤、头颈部肿瘤等:常采用大剂量(3~15 g/m²)静脉注射,并加用亚叶酸(6~12 mg)肌内注射或口服,每6小时一次,共3天,这称为救援疗法。因为大剂量的MTX可提高饱和血药浓度,由此可升高肿瘤细胞内的药物浓度并便于扩散至血流较差的实体瘤中,但因血药浓度的提高,其毒性也相应增加,故加用CF,后者转化四氢叶酸不受MTX所阻断的代谢途径的限制,故起解救作用,提高化疗指数。为了充分发挥解救作用,应补充电解质、水分及碳酸氢钠以保持尿液为碱性,尿量维持在每天3 000 mL以上,并对肝功能、肾功能、血常规以及血浆MTX的浓度逐日检查,以保证用药的安全有效。对有远处转移的高危患者,则需和放线菌素D等联合应用,缓解率达70%以上。

(2)巯嘌呤。①白血病:2.5～3.0 mg/(kg·d),分 2～3 次口服,根据血常规调整剂量,由于其作用比较缓慢,用药后 3～4 周才发生疗效,2～4 月为 1 个疗程。②绒毛膜上皮癌:6 mg/(kg·d),1 个疗程为 10 天,间隔 3～4 周后重复疗程。③用于免疫抑制:1.2～2.0 mg/(kg·d)。

(3)氟尿嘧啶。①静脉注射:10～12 mg/(kg·d),每天给药约为 500 mg,隔天 1 次;国外常用"饱和"剂量法,即 12～15 mg/(kg·d),连用 4～5 天后,改为隔天 1 次,出现毒性反应后剂量减半;亦有以 500～600 mg·m²,每周给药 1 次;成人的疗程总量为 5.0～8.0 g。②静脉滴注:毒性较静脉注射低,一般为 10～20 mg/(kg·d),把药物溶于生理盐水或 5％葡萄糖注射液中,2～8 小时滴完,每天 1 次,连续 5 天,以后减半剂量,隔天 1 次,直至出现毒性反应。治疗绒毛膜上皮癌时,可加大剂量至 25～30 mg/(kg·d),药物溶于 5％葡萄糖液 500～1 000 mL 中点滴6～8 小时,10 天为 1 个疗程,但此量不宜用作静脉注射,否则,将产生严重毒性反应。③动脉插管滴注:以 5～20 mg/kg 溶于 5％葡萄糖液中(500～1 000 mL)滴注 6～8 小时,每天 1 次,总量为5～8 g。④胸腹腔内注射:一般每次 1.0 g,5～7 天 1 次,共 3～5 次。⑤瘤内注射:如宫颈癌每次250～500 mg。⑥局部应用:治疗皮肤基底癌及癌性溃疡,可用 5％～10％的软膏或 20％霜剂外敷,每天 1～2 次。⑦口服:一般 5 mg/(kg·d),总量为 10～15 g 或连续服用至出现毒性反应,即停药。

(4)阿糖胞苷。①静脉注射:1～3 mg/(kg·d),连续 8～15 天。②静脉滴注:1～3 mg/(kg·d),溶于葡萄糖液中缓慢滴注,14～20 天为 1 个疗程。③皮下注射:作维持治疗,每次 1～3 mg/kg,每周 1～2 次。④鞘内注射:每次 25～75 mg,每天或隔天注射一次,连用 3 次。

6.不良反应

(1)胃肠道反应:均有不同程度的胃肠道反应,为常见的早期毒性症状。MTX 较严重,可引起广泛性溃疡及出血,有生命危险。巯嘌呤大剂量可致口腔炎、胃肠黏膜损害、胆汁淤积及黄疸,停药后可消退。5-FU 可致假膜性肠炎,此时需停药,并给予乳酶生等药治疗。

(2)骨髓抑制:均有不同程度的骨髓抑制。MTX 严重者引起全血抑制,当白细胞计数低于$3×10^9/L$、血小板计数低于 $0.7×10^9/L$ 或有消化道黏膜溃疡时,应停用或用亚叶酸钙救援及对症治疗。6-MP 严重者也可发生全血抑制,高度分叶核中性白细胞的出现,常是毒性的早期征兆。

(3)皮肤及毛发损害:常见于阿糖胞苷和盐酸吉西他滨。

(4)特殊不良反应:①MTX 有肝、肾功能损害,长期应用可能引起药物性肝炎、肝硬化和门脉高压;大剂量 MTX 应用,其原形及代谢产物从肾排泄,易形成结晶尿及尿路阻塞,形成肾损害,要多饮水及碱化尿液。②6-MP 可致部分患者出现高尿酸血症、尿酸结晶及肾功能障碍。③5-FU 毒性较大,治疗量与中毒量相近,可致神经系统损害:颈动脉插管注药时,部分患者可发生小脑变性、共济失调和瘫痪;还可引起心脏毒性:出现胸痛、心率加快、心电图表现为 ST 段抬高,T 波升高或倒置,同时可见血中乳酸脱氢酶升高。④阿糖胞苷可致肝损害,可见转氨酶升高、轻度黄疸,停药后可恢复。大剂量可致阻塞性黄疸。⑤盐酸吉西他滨可致泌尿生殖系统毒性:轻度蛋白尿及血尿常见,偶尔见类似溶血尿毒症综合性的临床表现,若有微血管病性溶血性贫血的表现,如血红蛋白及血小板迅速下降,血清胆红素、肌酐、尿素氮、乳酸脱氢酶上升,应立即停药。有时停药后,肾功能仍不能好转,则应给予透析治疗;呼吸系统中气喘常见,静脉滴注过程中可见支气管痉挛;心血管系统:可有水肿,少数有低血压。

(5)其他:①MTX 鞘内注射,可引起蛛网膜炎,出现脑膜刺激症状;长期大量用药可产生坏死性脱髓性白质炎。可引起间质性肺炎,出现咳嗽、发热、气急等症,部分患者可致肺纤维化;少数患者有生殖功能减退、月经不调,妊娠前3个月可致畸胎、流产或死胎。②5-FU有时引起注射部位动脉炎,动脉滴注可引起局部皮肤红斑、水肿、破溃、色素沉着,一般于停药后可恢复。③阿糖胞苷有时可致小脑或大脑功能失调及异常抗利尿激素分泌综合征。

7.禁忌证

过敏者、感染患者、孕妇、哺乳妇女禁用,肝、肾功能障碍患者慎用。

8.药物相互作用

(1)MTX蛋白结合率高,与磺胺类、水杨酸盐、巴比妥类、苯妥英钠合用,可竞争与血浆蛋白结合,使其浓度增高。糖皮质激素、头孢菌素、青霉素、卡那霉素可抑制细胞摄取MTX,减弱其作用。苯胺蝶呤可增加白血病细胞中的二氢叶酸还原酶浓度,减弱MTX的作用。该药与氟尿嘧啶序贯应用,可使MTX作用增加,反之可产生阻断作用。长春新碱于MTX用前30分钟给予,可加速细胞对MTX的摄取,并阻止其逸出,加强MTX的抗肿瘤作用。门冬酰胺酶可减轻MTX的毒性反应。在给MTX 24小时后加用门冬酰胺酶,可提高MTX对急性淋巴细胞白血病的疗效。

(2)与别嘌呤醇合用,可使6-MP抗肿瘤作用加强,还可减少6-硫代尿酸的生成。

(3)甲酰四氢叶酸、胸腺嘧啶核苷、甲氨蝶呤、顺铂、尿嘧啶、双嘧达莫、磷乙天门冬氨酸可增强5-FU的抗肿瘤作用。别嘌呤醇可降低5-FU的毒性,但不影响抗肿瘤作用。

阿糖胞苷与硫鸟嘌呤合用可提高对急性粒细胞性白血病的疗效;与四氢尿嘧啶核苷合用,使其$t_{1/2}$延长,增强骨髓抑制。大剂量胸腺嘧啶核苷酸、羟基脲可增强其抗肿瘤作用,阿糖胞苷亦可增强其他抗肿瘤药物的作用。

9.注意事项

应对患者的血小板、白细胞、中性粒细胞数进行监测,应根据骨髓毒性的程度相应调整剂量;静脉滴注药物时间延长和增加用药频率可增加药物的毒性;静脉滴注时,如发生严重呼吸困难(如出现肺水肿、间质性肺炎或成人呼吸窘迫综合征),应停止药物治疗。早期给予支持疗法,有助于纠正不良反应;应定期检查肝、肾功能;盐酸吉西他滨可引起轻度困倦,患者在用药期间应禁止驾驶和操纵机器。

(三)抗肿瘤抗生素

抗肿瘤抗生素是由微生物产生的具有抗肿瘤活性的化学物质,至今报道具有抗肿瘤活性的微生物产物已超过1 500种,但应用于临床的抗肿瘤抗生素只有20多种,此类药物属细胞周期非特异性药物,他们通过各种方式干扰转录,阻止mRNA合成,抑制DNA复制,阻止肿瘤细胞的分裂、繁殖而起到抗肿瘤作用。此类药物对肿瘤选择性差,不良反应较多,毒性较大。常用的有多柔比星及柔红霉素、丝裂霉素、博来霉素、放线菌素D等。

1.药理作用

(1)多柔比星(doxorubicin,adriamycin,ADM,DOX,阿霉素)及柔红霉素(daunorubicin,DNR):属于醌环类抗生素,体外具有明显的细胞毒作用,体内具有广谱抗肿瘤作用,还具有免疫调节作用。柔红霉素的细胞毒作用比多柔比星小。两药的抗肿瘤作用相似,经主动转运机制进入细胞内,其分子可插入DNA分子中,影响DNA功能。ADM在细胞内的浓度较血浓度高出数倍,进入细胞后,很快与细胞核结合,与DNA形成稳定的复合物,使DNA链易于折断,导致DNA、RNA及蛋白质合成受到抑制。ADM对S期细胞的杀伤作用最大。

(2)丝裂霉素(mitomycin,MMC):本品具有烷化作用,主要影响 DNA 功能,可抑制 DNA 的合成,高浓度时使 DNA 崩解,细胞核溶解。还可抑制 RNA 合成。MMC 在体内经转化后,可与 DNA 产生交叉联结破坏 DNA,使 DNA 发生烷化,其中对 G_1 期细胞尤其是 G_1 晚期及 S 期最为敏感。对多种移植性肿瘤有强大抗肿瘤作用,抗瘤谱广。此外,还具有较强的抗菌作用,其抗菌谱广,对革兰氏阳性及阴性菌作用强,对立克次体及病毒亦有作用。同时具有免疫抑制作用。

(3)博来霉素(Blemycin,BLM):与铁离子络合产生游离氧破坏 DNA,使 DNA 单链断裂,阻止 DNA 的复制,其抗瘤谱广。另外,还具有抗菌和抗病毒作用,可阻止 DNA 病毒的复制,对葡萄球菌、炭疽杆菌、枯草杆菌、大肠埃希菌、痢疾杆菌、伤寒杆菌及分枝杆菌均有抑制作用。

(4)放线菌素 D(dactinomycin,DACT):抗瘤谱广,具有免疫抑制作用。其抗肿瘤机制主要为低浓度抑制 DNA 指导下的 RNA 合成;高浓度时抑制 DNA 合成,还可使某些肿瘤细胞发生凋亡。

2.抗药性作用

癌细胞与 ADM 及 DNR 长期接触会产生抗药性。其间亦可产生交叉抗药性,并对长春新碱、长春碱及放线菌素 D 等产生抗药性。出现多药抗药性的机制复杂,可能是由于抗药性细胞抗药基因(*mdr*)的扩增,其基因产物 P170 糖蛋白具有能量依赖性药物外排泵性质,使大量药物被泵出细胞外。抗药性的产生还与某些肿瘤细胞内产生大量的谷胱甘肽过氧化物酶有关,可消除 ADM 及 DNR 所产生的自由基。此外,有些肿瘤细胞与 ADM 及 DNR 长期接触后,细胞内蛋白激酶 C 含量升高,肿瘤坏死因子(TNF)增加,膜流动性提高,由此也可产生抗药性。

长期与 MMC 接触,瘤细胞可产生抗药性。抗药性与药物还原型活化能力下降及 DNA 修复能力增加有关。该药与蒽环类及长春碱类可呈交叉抗药性。

瘤细胞与 BLM 长期接触可产生抗药性,机制未明,可能与细胞内 BLM 灭活酶 B 含量增高、谷胱甘肽、谷胱甘肽过氧化物酶(GSH-PX)含量增高,细胞对 BLM 摄取减少,BLM 从细胞内溢出增高有关,也可能与 BLM 所诱导的 DNA 损伤易于修补有关。

瘤细胞与 DACT 长期接触可产生抗药性:与蒽环类抗生素及长春碱类之间有交叉抗药性,出现多药抗药性。抗药性主要是由于 *mdr* 基因过度表达,癌细胞上产生大量 P170 糖蛋白,致使 DACT 泵出细胞。抗药性产生还与瘤细胞内拓扑异构酶-Ⅱ活性降低有关。

3.药动学特点

(1)多柔比星及柔红霉素:ADM 口服无效,DNR 口服吸收欠佳。ADM 静脉给药后很快分布于肝、心、肾、肺等组织中,在肿瘤组织中浓度亦较高,不易透过血-脑屏障。ADM 及 DNR 在血中皆呈二房室模型衰减,ADM 的 $t_{1/2\alpha}$ 为 10 分钟,$t_{1/2\beta}$ 为 30 小时;DNR 的 $t_{1/2\alpha}$ 为 30～40 分钟,$t_{1/2\beta}$ 为 24～55 小时。两药均在体内代谢转化,原形及代谢产物主要通过胆汁排泄,肝功能严重受损时,可使 ADM 的血药浓度升高,半衰期延长,DNR 部分自肾排泄。

(2)丝裂霉素:口服吸收不规则,口服同等剂量的 MMC,血中浓度仅达静脉注射的 1/20,分布广泛,以肾、舌、肌肉、心、肺等组织中浓度较高,脑组织中含量很低,腹水中浓度亦较高。常静脉注射给药,吸收后分布于全身各组织器官,$t_{1/2}$ 为 50 分钟,体内许多组织如肝、脾、肾、脑及心脏可灭活 MMC。主要经肾小球滤过排泄,但尿中排泄量仅为用药量的 15%。

(3)博来霉素:局部刺激性小,除可用静脉注射外,还可做肌内、腔内注射。体内分布广,尤以皮肤、肺、腹膜及淋巴组织中积聚较多,癌组织中浓度高于邻近组织。一次静脉注射消除呈二房室模型,$t_{1/2\beta}$ 为 2～4 小时,肌内注射于 1～2 小时达峰浓度,$t_{1/2\beta}$ 为 2.5 小时,V_d 为 0.39 L/kg,主要经肾排泄,24 小时内排出给药量的 1/2～2/3,肾功能障碍者排出减少,$t_{1/2}$ 延长。

(4)放线菌素 D:口服吸收差。静脉注射后,迅速分布于机体各组织中,血药浓度迅速降低,主要分布于肝、肾、脾及颌下腺中,不易透过血-脑屏障。骨髓及肿瘤组织中浓度明显高于血浆。体内很少被代谢,主要从胆汁和尿中原型排出,末端相半衰期为 36 小时。

4.适应证及疗效评价

(1)多柔比星及柔红霉素:ADM 临床可用于恶性淋巴瘤、肺癌、消化道恶性肿瘤、乳腺癌、膀胱癌、骨及软组织肉瘤、卵巢癌、前列腺癌、甲状腺癌等。DNR 主要用于白血病的治疗。

(2)丝裂霉素。①消化道恶性肿瘤:如胃、肠、肝、胰腺癌等疗效较好。②对肺、乳腺、宫颈、膀胱、绒毛膜上皮癌也有效。③对恶性淋巴瘤有效。

(3)博来霉素:主要用于治疗鳞状上皮癌,包括皮肤、鼻咽、食管、阴茎、肺、外阴部和宫颈癌等,常可取得较好效果,另对淋巴瘤类,如霍奇金病、非霍奇金淋巴瘤、蕈样肉芽肿以及睾丸癌、黑色素瘤也有一定疗效。

(4)放线菌素 D:对霍奇金病和神经母细胞瘤有突出疗效,对绒毛膜上皮癌疗效也较好,但对睾丸绒毛膜上皮癌疗效差,与放疗合用可提高瘤组织对放疗的敏感性。另外,对小儿肾母细胞瘤、横纹肌肉瘤、纤维肉瘤、原发性及转移性睾丸肿瘤、Kaposi 肉瘤也有一定疗效。

5.治疗方案

(1)多柔比星及柔红霉素:ADM 一般采用静脉注射,1 次 50～60 mg/m²,每 3 周 1 次,或每天20～25 mg/m²,连用 3 天,3 周为 1 个疗程,总剂量不超过 550 mg/m²。对浅表性扩散型膀胱癌以 ADM 60 mg 溶于 30 mL 生理盐水中做膀胱内灌注,保留 2 小时,每周 2 次,每 3 周重复 1 次。DNR 每天静脉注射 30～60 mg/m²,连续 3 天,每3～6 周为 1 个疗程。

(2)丝裂霉素:常用静脉注射给药,1 次 4～6 mg,1 周 1～2 次,40～60 mg 为 1 个疗程。做腔内注射,剂量为 4～10 mg,每5～7 天 1 次,4～6 次为 1 个疗程。口服每次 2～6 mg,每天1 次,80～120 mg 为 1 个疗程。

(3)博来霉素:肌内和静脉注射每次 15～30 mg,每天 1 次或每周 2～3 次,300～600 mg 为 1 个疗程。还可用软膏外涂来治疗溃疡面。

(4)放线菌素 D:成人每次静脉注射或静脉滴注 200 μg,每天或隔天 1 次,连用 5 次,每 4 周为 1 个疗程。儿童每天 15 μg/kg,连用 5 天,每 4 周为 1 个疗程。

6.不良反应

(1)胃肠道反应:均有不同程度的胃肠道反应。

(2)骨髓抑制:均有不同程度的骨髓抑制,多柔比星和柔红霉素发生率高达 60%～80%。

(3)皮肤及毛发损害:均有不同程度的皮肤损害及脱发。

(4)特殊不良反应:①多柔比星及柔红霉素有较严重的心脏毒性,也是最严重的毒性反应,成人及儿童均可产生,一种为心脏急性毒性,主要为各型心律失常,常发生于用药后数小时或数天内;另一种为与剂量有关的心肌病变,常表现为充血性心力衰竭。②丝裂霉素可引起肺毒性,且与剂量有关,主要表现为间质性肺炎,出现呼吸困难、干咳,肺部 X 射线可见肺部浸润阴影,此时应立即停药,并服用糖皮质激素类;可引起心脏毒性,也与剂量有关,表现为少数患者于停药后突发心力衰竭而死亡,心脏病患者应慎用;可致肾毒性,也与剂量有关,表现为血肌酐升高、血尿、尿蛋白及贫血,常伴有微血管病变性溶血性贫血;还可引起肝性静脉阻塞性疾病综合征,表现为进行性肝功能损害、腹水、胸腔积液。

(5)其他：①多柔比星及柔红霉素还可致药热；ADM 偶致肝功能障碍及蛋白尿，还可引起变态反应；局部刺激性强，静脉注射可引起静脉炎，药液外漏时可引起局部组织坏死，该药的代谢产物可使尿液变红，一次给药可持续 1～2 天。②丝裂霉素可引起发热、头痛、四肢乏力、视物模糊、肌肉酸痛和注射部位蜂窝组织发炎及致畸、致癌作用。③放线菌素 D 可使放疗效过加强，使既往放疗部位皮肤出现发红及脱皮；静脉注射可引起静脉炎，漏出血管外可致局部炎症，疼痛及组织坏死。还可致药热，少数患者可见肝大及肝功能异常，还可致突变和致畸作用。

7.禁忌证

孕妇禁用；抗生素过敏者，肝、肾功能障碍患者慎用。

8.药物相互作用

(1)多柔比星等蒽环类抗生素在体外可与硫酸黏多糖类(如肝素及硫酸软骨素等)结合产生沉淀，避免与肝素及硫酸软骨素同时合用。苯巴比妥钠可加强 ADM 的心脏毒性，维生素 E 及乙酰半胱氨酸可减轻 ADM 所致心肌病变，雷佐生及其右旋体(ICRF-187)可对抗 ADM 的心脏毒性。ICRF 的同系化合物乙双吗啉及氯丙嗪等亦有相似作用，两性霉素 B 可部分降低癌细胞对 ADM 的抗药性。

(2)鸟嘌呤及黄嘌呤可使 MMC 的抗大肠埃希菌作用减弱；维拉帕米可逆转其抗药性，可加强 6-MP 的免疫抑制作用。

(3)半胱氨酸及谷胱甘肽等含巯基化合物的药物可减弱 BLM 的作用，与 CPA、VCR、ADM 及 Pred 合用(COAP 方案)可使肺部毒性增加。

(4)维拉帕米可逆转瘤细胞对 DACT 的抗药性，氯丙嗪可减轻 DACT 的胃肠道反应。

9.注意事项

抗恶性肿瘤抗生素的应用应在有经验的肿瘤化疗医师指导下使用，用药期间应密切随访血常规及血小板、血尿素氮、肌酐等。

(四)植物类抗肿瘤药

从植物中寻找有效的抗肿瘤药物已成为国内外重要研究课题，目前用于治疗肿瘤的植物药已筛选出 20 多种。它们分别通过抑制微管蛋白活性、干扰核蛋白体功能、抑制 DNA 拓扑异构酶活性等发挥抗肿瘤作用。临床常用的有长春碱类、喜树碱类、鬼臼毒素类、紫杉醇和三尖杉碱等。

1.药理作用

(1)长春碱类抗肿瘤药主要有长春碱(vinblastine,VLB)、长春新碱(vincristine,VCR)及人工半合成的长春地辛(vindesine,VDS)，皆有广谱抗肿瘤作用，均属细胞周期特异性抗肿瘤药。VCR 抗肿瘤作用强度与 VDS 相似，强于 VLB。VDS 还具有增强皮肤迟发性变态反应及淋巴细胞转化率的作用。长春碱类抗肿瘤作用机制：主要抑制微管蛋白聚合，妨碍纺锤体的形成，使纺锤体主动收缩功能受到抑制，使核分裂停止于中期，可致核崩解，呈空泡状或固缩成团，主要作用于细胞增殖的 M 期。VCR 还可干扰蛋白质代谢，抑制细胞膜类脂质的合成，抑制氨基酸在细胞膜上的转运，还可抑制 RNA 聚合酶的活力，从而抑制 RNA 合成。

(2)喜树碱类包括喜树碱(camptothecin,CPT)及羟喜树碱，其中羟喜树碱亦可人工合成。抗肿瘤作用强，具有广谱抗肿瘤作用，为周期特异性抗肿瘤药。10-OHCPT抗肿瘤作用较 CPT 明显，毒性较小。二者抗肿瘤原理相似，直接破坏 DNA 并抑制其合成，对 S 期细胞的作用比对 G_1 期和 G_2 期细胞的作用明显，较高浓度抑制核分裂，阻止细胞进入分裂期。

(3)依托泊苷及替尼泊苷(teniposide,VM-26)是从小檗科鬼臼属植物鬼臼中提取的鬼臼毒素的衍生物,在体外有广谱的抗肿瘤作用,属细胞周期非特异性药物。体外 VM-26 的细胞毒作用较 VP-16 强 10 倍。VP-16 还具有抗转移作用。此类化合物主要作用于 S 及 G_2 期细胞,使 S 及 G_2 期延缓,从而杀伤肿瘤细胞。作用靶点为拓扑异构酶Ⅱ(TOPO-Ⅱ),干扰拓扑异构酶Ⅱ修复 DNA 断裂链作用,导致 DNA 链断裂。VM-26 对 TOPO-Ⅱ的作用较 VP-16 强 1.4 倍。

(4)紫杉醇具有独特的抗肿瘤机制,作用靶点为微管,促使微管蛋白组装成微管,形成稳定的微管束,且不易拆散,破坏组装—扩散之间的平衡,使微管功能受到破坏,从而影响纺锤体功能,抑制肿瘤细胞的有丝分裂,使细胞周期停止于 G_2 及 M 期,属周期特异性药物。

(5)三尖杉碱属细胞周期非特异性药物。抑制蛋白质生物合成,抑制 DNA 合成,还可促进细胞分化,促进细胞凋亡。

2.抗药性作用

VLB、VCR 之间存在交叉抗药性,与其他抗肿瘤药间亦有交叉抗药性,呈多药抗药性。但 VDS 与 VCR 间交叉抗药性不明显。抗药性产生机制与肿瘤细胞膜上 P 糖蛋白扩增,微管蛋白结构的改变从而影响药物与微管蛋白结合有关。

肿瘤细胞与 VP-16 长期接触可产生抗药性,与其他抗肿瘤药物出现交叉抗药性,呈现典型性多药抗药性。主要与细胞膜上 P 糖蛋白的扩增,导致药物从胞内泵出,胞内药物浓度明显降低有关。还可出现非典型性多药抗药性,其原因往往与 TOPO-Ⅱ 的低表达及出现功能异常有关。VP-16 的抗药性主要为典型性多药抗药性,VM-26 的抗药性主要为非典型性多药抗药性。

肿瘤细胞与紫杉醇长期接触可产生抗药性,抗药性产生的机制是 α 及 β 微管蛋白变性,使之不能聚合组装成微管;另一机制是抗药细胞膜上存在 *mdr* 基因,P 糖蛋白过度表达,使紫杉醇在细胞内聚集减少,并呈多药抗药性。

3.药动学特点

(1)长春碱类:口服不吸收,静脉给药,VCR 体内半衰期约为 24 小时,末端相半衰期长达 85 小时。主要集中于肝、血小板、血细胞中,经肝代谢,其代谢产物从胆汁排出,肝功能不全应减量应用。

(2)喜树碱类:CPT 静脉注射后,很快分布于肝、肾及胃肠道,在胃肠道停留时间长,浓度高,胆囊中浓度较血中高出 300 倍,肝中药物浓度较血中高出 2 倍,$t_{1/2}$ 为 1.5～2.0 小时,主要从尿中排泄。10-OHCPT 静脉注射后,分布于各组织,肿瘤组织中含量较高,维持时间较长,主要通过粪便排出。

(3)鬼臼毒素类:①静脉注射 VP-16 后,蛋白结合率为 74%～90%,主要分布于肝、肾、小肠,不易透过血-脑屏障,血药浓度的衰减呈二房室开放模型,$t_{1/2\alpha}$ 为(1.4±0.4)小时,$t_{1/2\beta}$ 为(5.7±1.8)小时;VP-16 亦可口服,口服后生物利用度有个体差异,吸收不规则,且口服吸收后有效血浓度仅为静脉注射的 28%～52%,口服后0.5～4 小时血药浓度达峰值,$t_{1/2}$ 为 4～8 小时;原形及代谢产物主要经尿排泄。②静脉注射 VM-26,血中蛋白结合率达 99%,脑脊液中浓度低,血浆中药物浓度的衰减呈三房室开放模型,末相 $t_{1/2}$ 为 11～38 小时,主要经尿排泄,原形占 35%。

(4)紫杉醇:静脉注射后,蛋白结合率达 95%～98%。体内分布广,Vd 为 55～182 L/m²。血药浓度的衰减呈二室开放模型:$t_{1/2\alpha}$ 为 16.2 分钟;$t_{1/2\beta}$ 为 6.4 小时,清除率为每分钟 253 mL/m²。主要由尿排泄,大部分为其代谢产物。

(5)三尖杉碱:口服吸收迅速,但不完全。静脉注射血中药物浓度呈二房室模型衰减,$t_{1/2\alpha}$ 为

3.5 分钟,$t_{1/2\beta}$ 为 50 分钟。注射后 15 分钟,分布于全身各组织中,肾中分布最高,其次为肝、骨髓、肺、心、胃肠、脾、肌肉、睾丸,血及脑中最低。给药 2 小时后,各组织中药物浓度迅速降低,但骨髓中浓度下降慢。主要通过肾及胆汁排泄。

4.适应证及疗效评价

(1)长春碱类:VLB 主要用于恶性淋巴瘤、睾丸癌、泌尿系统肿瘤。对乳腺癌、Kaposi 肉瘤亦有一定疗效。VCR 可用于急性淋巴细胞白血病、恶性淋巴瘤、儿童肿瘤及治疗晚期肺鳞癌作为同步化药物使用。VDS 可用于白血病,如急性淋巴细胞性白血病、急性非淋巴细胞性白血病及慢性粒细胞白血病急性病变,还可用于肺癌、乳腺癌、食管癌、恶性黑色素瘤。

(2)喜树碱类:CPT 对胃癌、绒毛膜上皮癌、恶性葡萄胎、急性及慢性粒细胞白血病、膀胱癌、大肠癌及肝癌均有一定的疗效。10-OHCPT 用于原发性肝癌、头颈部恶性肿瘤、胃癌、膀胱癌及急性白血病。

(3)鬼臼毒素类:①VP-16 临床上对肺癌、睾丸癌、恶性淋巴瘤、急性粒细胞性白血病有较好疗效,对食管癌、胃癌、儿科肿瘤、Kaposi 肉瘤、原发性肝癌亦有一定疗效。②VM-26 主要用于急性淋巴细胞白血病、恶性淋巴瘤、肺癌、儿童肿瘤、脑癌、卵巢癌、宫颈癌、子宫内膜癌及膀胱癌,与顺铂合用治疗伴有肺、淋巴结、肝、盆腔转移的膀胱癌。

(4)紫杉醇:主要用于晚期卵巢癌、乳腺癌、肺癌、食管癌、头颈部肿瘤、恶性淋巴瘤及膀胱癌的治疗。

(5)三尖杉碱:主要用于急性粒细胞性白血病。对真性红细胞增多症及恶性淋巴瘤有一定疗效。

5.治疗方案

(1)长春碱类。①VCR:静脉注射成人 150 μg/kg,儿童 75 μg/kg,1 周 1 次,总量为 10~20 mg,亦可用同一剂量静脉滴注;胸腹腔内注射每次 1~3 mg,用 20~30 mL 生理盐水稀释后注入。②VLB:一般用量为 0.10~0.2 mg/kg,每周 1 次。③VDS:一般用量为每次 3 mg/m²,每周 1 次,快速静脉注射,连用 4~6 次。

(2)喜树碱类:临床常静脉给药,CPT 每次 5~10 mg,每天 1 次,或 15~20 mg,隔天 1 次,总剂量140~200 mg 为 1 个疗程。10-OHCPT 每次 4~8 mg,每天或隔天 1 次,总剂量 60~120 mg 为 1 个疗程;动脉内注射:1 次 5~10 mg,每天或隔天 1 次,总剂量 100~140 mg 为 1 个疗程;膀胱内注射:1 次20 mg,每月2 次,总量 200 mg 为 1 个疗程。

(3)鬼臼毒素类。①VP-16:静脉注射每天 60 mg/m²,每天 1 次,连续 5 天,每 3~4 周重复 1 次;胶囊每天口服 120 mg/m²,连服 5 天,隔 10~15 天重复 1 个疗程。②VM-26:静脉注射,每次 1~3 mg/kg,每周2 次,可连用 2~3 个月。

(4)紫杉醇:每 3 周给药 1 次,每次 135 mg/m² 或 175 mg/m²,用生理盐水或葡萄糖水稀释后静脉滴注,持续 3 小时、6 小时或 24 小时。

(5)三尖杉碱:成人每天 0.10~0.15 mg/kg;儿童为 0.15 mg/kg,溶于 250~500 mL 葡萄糖液中静脉滴注,4~6 天为 1 个疗程,间歇 2 周重复 1 个疗程。

6.不良反应

(1)胃肠道反应:均有不同程度的胃肠道反应。VLB 可致口腔炎、口腔溃疡等,严重可产生胃肠溃疡,甚至危及生命的血性腹泻。VDS 很少引起胃肠道反应。

(2)骨髓抑制:均有不同程度的骨髓抑制,多为剂量-限制性毒性。三尖杉碱可致全血减少。

(3)皮肤及毛发损害:均有不同程度的皮肤损害及脱发。

(4)特殊不良反应:①长春碱类可致神经系统毒性,多在用药6~8周出现,可引起腹泻、便秘、四肢麻木及感觉异常、跟腱反射消失、颅神经麻痹、麻痹性肠梗阻、眼睑下垂及声带麻痹等;总量超过25 mg以上应警惕出现永久性神经系统损害;神经系统毒性VCR较重,VDS较轻。②鬼臼毒素类可引起变态反应,少数患者于静脉注射给药后出现发热、寒战、皮疹、支气管痉挛、血压下降,抗组胺药可缓解,减慢静脉滴注速度可减轻低血压症状。③紫杉醇引起的变态反应,与赋形剂聚乙基蓖麻油促使肥大细胞释放组胺等血管活性物质有关,主要表现为Ⅰ型变态反应;还可引起心脏毒性,表现为不同类型的心律失常,常见为心动过缓,个别病例心率可降低至40次/分;可致神经毒性,以感觉神经毒性最常见,表现为手套-袜状分布的感觉麻木、刺痛及灼痛,还可出现口周围麻木感,常于用药后24~72小时出现,呈对称性和蓄积性。④三尖杉酯碱可引起心脏毒性,表现为心动过速、胸闷、传导阻滞、心肌梗死、心力衰竭。

(5)其他:①长春碱类还可引起精神抑郁、眩晕、精子减少及静脉炎,外漏可造成局部坏死、溃疡,VCR还可致复发性低钠血症;VDS还可引起肌痛及咽痛、碱性磷酸酶升高及药热。②喜树碱类中CVT毒副作用较大,主要为骨髓抑制,尿路刺激症状,胃肠道反应,另有肝毒性;10-OHCPT泌尿系统损伤少见,少数可见心律失常,一般不需处理可自然恢复。③鬼臼毒素类可引起少数患者轻度视神经炎、中毒性肝炎,出现黄疸及碱性磷酸酶升高,还可诱发急性淋巴细胞性白血病及急性非淋巴细胞白血病。④紫杉醇可致肝肾轻度损伤,局部刺激性大,可致静脉炎,外漏可致局部组织红肿、坏死。⑤三尖杉碱还可导致肝功能损伤、蛋白尿。

7.禁忌证

禁用于白细胞减少患者、细菌感染患者及孕妇、哺乳期妇女,另外,肝、肾功能障碍,有痛风史的患者,恶病质,大面积皮肤溃疡患者慎用。

8.药物相互作用

(1)甘草酸单胺盐可降低CPT的毒性。

(2)鬼臼毒素类与长春碱类生物碱合用可加重神经炎,抗组胺药可减轻变态反应。

(3)肿瘤组织对紫杉醇的抗药性可被维拉帕米等钙阻断剂、他莫昔芬、环孢素等逆转。与顺铂、长春碱类药物合用,可加重紫杉醇的神经毒性,与顺铂合用还可加重紫杉醇的心脏毒性。

9.注意事项

长春碱类仅供静脉应用,不能肌内、皮下、鞘内注射,鞘内应用可致死。

(五)肿瘤的生物治疗

肿瘤的生物治疗发展非常迅速,自20世纪80年代以来,肿瘤生物治疗已成为继手术、化疗和放疗之后的第四种治疗肿瘤的方法,它被广泛研究和应用于临床,并取得一定疗效。肿瘤生物治疗主要包括免疫治疗、基因治疗以及抗血管生成三方面。免疫治疗的种类较多,但是大体的分类上主要有细胞免疫治疗和体液免疫治疗两种。免疫治疗还包括抗癌效应细胞的激活、细胞因子的诱发、抗癌抗体的筛选、新型疫苗的研制,这些都与免疫学理论的发展和分子生物技术的进步密切相关。基因治疗是指将细胞的遗传物质——核苷酸通过某种手段转移到靶细胞中(机体的免疫细胞、瘤细胞和其他一些能起到治疗作用的细胞中)以纠正或扰乱某些病理生理过程,基因治疗虽然难度很大,但它是生物治疗的方向,让这些细胞自然增长,分泌有效因子,以调节各种抗癌免疫活性细胞或直接作用于癌细胞,这应是治疗微小转移灶和防止复发最理想的手段。对此已在多方面进行深入、细致地研究。根据肿瘤生长与转移有赖于血管生成这一基本现象,针对肿瘤血管形成的分子机制来设计的抗血管生成治疗策略,已成为目前肿瘤治疗的热点研究领域,许多抗血管生成剂已进入临床研究阶段。肿瘤生物治疗合理方案的制订,基础和临床研究的密切配合以及基因治疗等都有待进一步深入研究。

目前常用的一些生物反应调节剂(biological response modifiers,BRM)的抗肿瘤作用:①激活巨噬细胞或中性粒细胞。②激活自然杀伤细胞。③促使 T 淋巴细胞分裂、增殖、成熟、分化,调整抑制性 T 细胞与辅助性 T 细胞的比值。④增强体液免疫功能。⑤诱生干扰素、白介素、肿瘤坏死因子等细胞因子。⑥通过产生某些细胞因子再进一步激活有关免疫细胞而起作用。由免疫效应细胞和相关细胞产生的、具有重要生物活性的细胞调节蛋白,统称为细胞因子。这些细胞因子在介导机体多种免疫反应过程中发挥重要的作用,他们除了单独地具有多种生物学活性外,彼此之间在诱生、受体调节和生物效应的发挥等水平上相互作用。细胞因子的功能总和概括了BRM 效应。

(六)其他类

1.铂类配合物

临床常用的有顺铂及卡铂。二者具有相似的抗肿瘤作用,卡铂的某些抗肿瘤作用强于顺铂,其毒性作用亦小于顺铂。该类化合物能抑制多种肿瘤细胞的生长繁殖,在体内先将氯解离,然后与 DNA 上的碱基共价结合。形成双链间的交叉联结成单链内两点的联结而破坏 DNA 的结构和功能,属周期非特异性药物。为目前联合化疗中常用的药物之一。

主要对睾丸癌、恶性淋巴瘤、头颈部肿瘤、卵巢癌、肺癌及膀胱癌有较好疗效,对食管癌、乳腺癌等亦有一定的疗效。

常用静脉滴注给药。顺铂:每天 25 mg/m²,连用 5 天为 1 个疗程,休息 3~4 周重复 1 个疗程,亦可 1 次 50~120 mg/m²,每 3~4 周 1 次;卡铂:100 mg/m²,每天 1 次,连用 5 天,每 3~4 周重复 1 个疗程,亦可 1 次 300~400 mg/m²,每 4 周重复 1 次。

不良反应主要表现为消化道反应,如恶心、呕吐、骨髓抑制、耳毒性及肾毒性,卡铂的上述不良反应均较顺铂轻。

2.激素类抗肿瘤药

激素与肿瘤的关系早已为人们所注意,用激素可诱发肿瘤,当应用一些激素或抗激素后,体内激素平衡受到影响,使肿瘤生长所依赖的条件发生变化,肿瘤的生长可因之受到抑制。常用的有糖皮质激素、雌激素等。

临床常用的雌激素制剂已烯雌酚,实验证明,对大白鼠乳腺癌有抑制作用。另外,可激活巨噬细胞的吞噬功能及刺激体内网状内皮系统功能。临床主要用于前列腺癌和乳腺癌的治疗。治疗前列腺癌:3~5 mg/d,3 次/天。治疗乳腺癌:5 mg 3 次/天。

临床上常用的孕激素一般为其衍生物,如甲地孕酮、去甲脱氢羟孕酮。主要用于子宫内膜癌、乳腺癌及肾癌的治疗。甲地黄体酮口服,由 4 mg/d 渐增至 30 mg,连服 6~8 周,或 4 次/天,每次 4 mg,连用 2 周;去甲脱氢羟孕酮口服,开始 0.1 g/d,每周递增 1 倍,3 周后剂量可达 0.8 g/d。

(刘 锴)

第三节 化疗的毒副作用与处理

肿瘤化疗的合理应用使恶性肿瘤治疗的疗效有较大幅度的提高。但是抗肿瘤药物在杀灭肿瘤细胞的同时,对人体正常组织器官也有损害或毒性作用,尤其是骨髓造血细胞与胃肠道黏膜上皮细胞。这些与治疗目的无关的作用就是抗肿瘤药物的不良反应。在临床治疗过程中,不良反应发生的严重程度与用药种类、剂量、患者个体差异均有直接关系。因此,了解抗肿瘤药物的不良反应及其处理原则不仅可以取得较好的治疗效果,还可以尽量减轻患者的痛苦。

一、常见不良反应的分类

目前,临床中常用的是世界卫生组织分类(WHO)法(表 4-1)。

表 4-1 抗肿性反应的分度标准(WHO 标准)

	0 度	Ⅰ 度	Ⅱ 度	Ⅲ 度	Ⅳ 度
血液学(成人)					
血红蛋白(g/L)	≥110	95~109	80~94	65~79	<65
白细胞(×10⁹/L)	≥4.0	3.0~3.9	2.0~2.9	1.0~1.9	<1.0
粒细胞(×10⁹/L)	≥2.0	1.5~1.9	1.0~1.4	0.5~0.9	<0.5
血小板(×10⁹/L)	≥100	75~99	50~74	25~49	<25
出血	无	瘀点	轻度失血	明显失血	严重失血
消化系统					
胆红素	≤1.25 N	1.26~2.50 N	2.6~5.0 N	5.1~10.0 N	>10 N
ALT/AST	≤1.25 N	1.26~2.50 N	2.6~5.0 N	5.1~10.0 N	>10 N
碱性磷酸酶(AKP)	≤1.25 N	1.26~2.50 N	2.6~5.0 N	5.1~10.0 N	>10 N
口腔	正常	疼痛、红斑	红斑、溃疡可进一般饮食	溃疡只进流食	不能进食
恶性呕吐	无	恶心	短暂呕吐	呕吐需治疗	难控制呕吐
腹泻	无	短暂(<2 天)	能耐受(>2 天)	不能耐受、需治疗	血性腹泻
肾					
尿素氮、血尿酸	≤1.25 N	1.26~2.50 N	2.6~5.0 N	5.1~10.0 N	>10 N
肌酐	≤1.25 N	1.26~2.50 N	2.6~5.0 N	5.1~10.0 N	>10 N
蛋白尿	无	+,<0.3 g/L			肾病综合征
血尿	无	镜下血尿	严重血尿	严重血尿、血块	泌尿道梗阻
肺	正常	症状轻微	活动后呼吸困难	休息时呼吸困难	需安全卧床
药物热	无	<38 ℃	38~40 ℃	>40 ℃	发热伴低血压
变态反应	无	水肿	支气管痉挛无须注射治疗	支气管痉挛,需注射治疗	变态反应

	0度	Ⅰ度	Ⅱ度	Ⅲ度	Ⅳ度
皮肤	正常	红斑	干性脱皮,水疱,瘙痒	湿性皮炎,溃疡坏死	剥脱性皮炎
头发	正常	少量脱发	中等斑片脱发	完全脱发但可恢复	不能恢复的脱发
感染	无	轻度感染	中度感染	重度感染	重度感染伴低血压
心脏节律	正常	窦性心动过速 休息时心率110次/分	单灶PVC,房性 心律失常	多灶性PVC	室性心律失常
心功能	正常	无症状,但有 异常心脏体征	有暂时心功能不全 症状,但无须治疗	有心功能不全 症状,治疗有效	有心功能不全 症状,治疗无效
心包炎	无	有心包积液无症状	有症状,但不需抽水	心脏压塞需抽水	心脏压塞需 手术治疗
神经系统					
神志情况	清醒	短暂嗜睡	嗜睡时间不到 清醒的50%	嗜睡时间多于 清醒的50%	昏迷
周围神经	正常	感觉异常和/或 腱反射减弱	严重感觉异常和 (或)轻度无力	不能耐受的感觉异常 和/或显著运动障碍	瘫痪
便秘	无	轻度	中度	重度,腹胀	腹胀,呕吐
疼痛	无	轻度	中度	重度	难治的

注:N——指正常值上限;PVC——房性期前收缩;便秘——不包括麻醉药物引起的;疼痛——指药物所致疼痛,不包括疾病引起的疼痛。

二、不良药物反应的处理

化疗药物绝大多数在杀伤肿瘤细胞的同时,对正常组织器官也会造成不同程度的损害。认识化疗不良反应并正确予以处理,是保证肿瘤化疗达到预期效果的重要环节。

(一)骨髓抑制

骨髓是储存造血干细胞的器官。骨髓抑制是肿瘤化疗十分常见的毒性反应,90%以上的化疗药物可出现此反应,表现为白细胞计数下降、血小板计数减少、贫血等。紫杉醇、CBP、米托蒽醌、IFO、长春地辛、替尼泊苷、氮芥类对骨髓的抑制作用较明显,而VCR、博来霉素、DDP对骨髓抑制较轻。人类红细胞的半衰期为120天,血小板的半衰期为5~7天,粒细胞的半衰期为6~8小时,故化疗后通常白细胞计数下降最常见,一般多在用药后第2天开始,7~10天降至最低。其次为血小板,对红细胞的影响较少。有些药物抑制时间可达4周左右。粒细胞的明显减少往往可导致各种继发感染,严重感染和出血通常是这些患者的直接死因。处理要点如下。

1.根据血常规进行药物剂量调整

一般化疗前后及过程中需监测血常规变化,除白血病外,当白细胞计数<$3.5×10^9$/L,血小板计数<$80×10^9$/L时不宜应用化疗药物。必要时应调整药物剂量。

2.提升白细胞数

当$3.5×10^9$/L<白细胞计数<$4.0×10^9$/L时,可以口服升白药为主,如利血生、鲨肝醇等;若白细胞计数<$3.0×10^9$/L时,可皮下注射粒细胞、巨噬细胞集落刺激因子;若白细胞计

数＜1.0×10^9/L时，除了使用升白药，还可以给予成分输血，如白细胞等。贫血明显，可用促红细胞生成素皮下注射。血小板计数减少可用白细胞介素-Ⅱ或输注血小板。

3.防治感染

当白细胞计数＜3.0×10^9/L时，应积极预防感染；若已经出现发热等感染症状时，应使用敏感抗生素。当白细胞计数＜1.0×10^9/L时，应让患者进入无菌隔离室。

4.防止出血

有出血倾向者应给予止血药。

(二)胃肠道反应

胃肠道反应是化疗药物常见的不良反应之一，发生率在65%～85%。其反应程度与用药的种类、剂量、次数、单用还是联用，以及患者个体差异、心理状态等因素相关。大多数化疗药物可刺激胃肠道黏膜上皮细胞，抑制其生长。其刺激可经传入神经至自主神经系统与脑干，兴奋第四脑室底部的化学感受区，引起不同程度、不同类型胃肠道反应。较强烈的致吐剂有DDP、ADM、CTX、IFO、CBP等。

1.常见症状

(1)恶心、呕吐：是最常见的早期毒性反应，严重的呕吐可导致脱水、电解质紊乱和体重减轻，并可增加患者对化疗的恐惧感。化疗药物引起的呕吐可分为急性呕吐、延迟性呕吐与预期性呕吐3种。急性呕吐是指化疗后24小时内发生的呕吐；延迟性呕吐是指化疗24小时后至第7天发生的呕吐；预期性呕吐是指患者在第一个化疗周期中经历了难受的急性呕吐之后，在下一次化疗即将开始之前发生的恶心或呕吐，是一种条件反射。

(2)黏膜炎：化疗药物可损伤增殖活跃的黏膜上皮组织，易引起消化道黏膜炎，如口腔炎、唇损害、舌炎、食管炎和口腔溃疡，导致疼痛和进食减少，甚至吞咽困难。

(3)腹泻与便秘：5-FU引起的腹泻最常见，大剂量或连续给药，可能会引起血性腹泻。长春新碱类药物尤其是长春新碱可影响肠道运动功能而产生便秘，甚至麻痹性肠梗阻，老年患者及用量较大的患者更易发生。

2.处理要点

(1)心理治疗：解除患者对化疗的恐惧感，减轻心理压力。

(2)饮食调理：化疗期间忌生冷硬及各种刺激性、不易消化的食物，可少食多餐，多饮水及流质饮食。可同时服用具有促进脾胃运动功能的中药。

(3)预防和对症处理：目前临床上用于预防化疗所致恶心、呕吐的药物品种较多，大部分为5-羟色胺受体拮抗剂，如恩丹西酮等。还有镇静剂、普通止吐药，如盐酸甲氧氯普胺、吗丁啉、维生素B_6、地塞米松等，但这类药物止吐作用较弱，单用很难预防和控制较明显的呕吐。因此，多采用联合止吐，即用中等剂量作用强的止吐药与中等剂量作用弱的止吐药并用。腹泻较明显者可使用思密达，或口服洛哌丁胺，同时应补液及电解质，尤其注意补钾。若出现血性腹泻，则应停用化疗药，同时补液、止血，给予肠道黏膜保护剂，并监测生命体征及时对症处理。发生口腔炎或溃疡者，首先保持口腔卫生，进行口腔护理。

(三)肝脏损伤

肝脏是许多抗癌药物代谢的重要器官，许多抗癌药物或其代谢产物，如CTX、多柔比星、阿糖胞苷、MTX等，均可引起肝脏损伤。

1.临床表现

（1）肝细胞功能障碍：通常由药物或其代谢产物直接作用引起，是一个急性过程。表现为一过性的血清氨基转移酶升高，严重者可产生脂肪浸润和胆汁郁积，一般停药后可恢复。

（2）静脉闭塞性肝病：是由于肝小叶下小血管阻塞，静脉回流障碍所引起的。表现为血清肝酶显著增高、腹水、肝大和肝性脑病。

（3）慢性肝纤维化：多次接受化疗或大剂量化疗后的患者可以出现。

2.处理要点

（1）化疗开始前认真了解患者的肝脏功能，正确选择化疗药物；化疗期间及结束后应监测肝功能，随时给予对症处理。

（2）化疗过程中若出现肝功能损害，首先是药物减量或停药（表 4-2），其次给予保肝治疗，如联苯双酯、维生素 C 等。有严重肝功能损害者以后的治疗应换药或进行剂量调整。

表 4-2　肝功能障碍时化疗药物剂量调整标准

磺溴酞钠（BSP）潴留百分率（45 分钟）	血清胆红素/(μmol/L)	其他肝功能参数	药物剂量调整	
			蒽环类	其他
<9	<20.5	2 N	100%	100%
9~15	20.5~51.3	2~5 N	50%	75%
>15	>51.3	>5 N	25%	50%

注：N 为正常值上限；其他肝功能参数包括凝血酶原时间、血清蛋白、血清氨基转移酶等，这些指标异常时，亦应减少剂量；其他药物包括甲氨蝶呤、亚硝脲类、长春碱类、丝裂霉素等。

（四）心血管损伤

许多化疗药均可引起心脏损伤，如多柔比星、紫杉醇、CTX 等。其中首推蒽环类抗癌药物对心脏毒性最大。统计表明多柔比星的慢性心肌毒性与总剂量密切相关。化疗药物诱发的心脏毒性包括急性毒性反应与慢性毒性反应。急性毒性反应包括一过性心电图改变如窦性心动过速、ST 段与 T 波的改变，这一反应与剂量关系不大，出现与消失均较快，不必停药。慢性毒性反应为不可逆的"心肌病综合征"，呈充血性心力衰竭的征象。既往如有因胸部肿瘤及恶性淋巴瘤等放疗后的患者，照射常可累及心脏，加重化疗药物对心脏的毒性反应。另外，化疗可加重以往存在的心脏病。处理要点如下。

（1）主要以预防为主，化疗前应对患者的心脏功能仔细评价。

（2）目前推荐阿霉素的累积总剂量≤500 mg/m²；老年人、15 岁以下儿童、有心脏病病史及纵隔或左侧乳腺曾接受过放疗的患者，ADM 总剂量不应超过 350 mg/m²；合用氨磷汀可减轻反应；同时应给予一定心肌营养药，如维生素 E、维生素 B$_6$、维生素 B$_{12}$ 等。

（3）同用 CTX、放线菌素 D、MMC、曲妥珠单抗等可能会增加心脏毒性；曲妥珠单抗本身可引起严重的心脏毒性，如联用蒽环类易诱发或加重慢性心功能衰竭。

（4）若出现心律失常，可用维拉帕米、乙胺碘酮。

（5）若出现心衰可给予能量合剂、洋地黄强心剂、利尿剂及低钠饮食。

（五）泌尿系统毒性

泌尿系统毒性主要指化疗药物对肾及膀胱所产生的毒性。肾脏是体内药物排泄的主要器官，许多抗癌药物及其代谢产物经肾及膀胱排泄的同时给肾及膀胱造成损伤。常见的药物有

DDP、MTX、IFO、CTX、MMC 等。临床症状轻度只表现为血肌酐升高、轻微蛋白尿或镜下血尿，严重可出现少尿、无尿、急性肾衰竭、尿毒症。

1.肾毒性

化疗药物引起的肾脏毒性，可在用药时即刻出现，如 DDP、大剂量 MTX 等；也可在长期应用中或停药后发生，如 MMC、洛莫司汀等。肾脏毒性是 DDP 的剂量限制性毒性。单一剂量 <40 mg/m² 通常很少引起肾损害，但大剂量化疗而不水化，则可发生不可逆性肾衰竭；CBP 肾毒性较轻，过去接受过肾毒性药物治疗的患者或大剂量应用时，卡铂也可产生肾毒性。MTX 大剂量用药可产生急性肾毒性，导致急性。肾功能不全，血清肌酐和血尿素氮迅速增加，出现脱水、少尿甚至无尿。IFO 肾毒性发生率在儿童较高，表现为肾小管功能障碍。

2.化学性膀胱炎

CTX、IFO 代谢产物可损伤泌尿道上皮尤其是膀胱上皮，引起泌尿道毒性。两者诱发的膀胱炎通常在静脉给药后早期发生，而口服给药通常发生较晚。另外膀胱内灌注化疗药物或生物反应调节剂治疗膀胱表浅肿瘤也可引起化学性膀胱炎。处理要点如下。

(1)化疗前应评估患者肾功能状况，老年人、有肾病病史者慎用有肾毒性药物，而肾功能不全者不用；在使用易致肾功能损害的药物时，应严密定期检测肾功能指标。如尿素氮、肌酐等。

(2)DDP 单次剂量 >40 mg/m² 时，化疗前后均需水化，尿量每天应大于 100 mL/h。一般而言，水化用生理盐水最好，因为高氯化物浓度可抑制 DDP 在肾小管水解，使肾脏得到保护。

(3)大剂量 MTX 静脉滴注，应碱化尿液，防止肾小管损伤；可提前口服别嘌呤醇防止高尿酸血症发生；用 IFO 和大剂量 CTX 时，必须同用美司钠，可大大减少血尿的发生。

(4)肾功能差者需减量或停药，剂量调整见表 4-3。

表 4-3 肾功能损害时化疗药物剂量调整标准

肌酐清除率 mL/(min×1.73)	血清肌酐 (μmol/L)	尿素氮 (mmol/L)	药物剂量调整		
			DDP	MTX	其他药物
>70	<132.6	<7.14	100%	100%	100%
70~50	132.6~176.8	7.14~17.85	50%	50%	75%
<50	>176.8	>17.85	—	25%	50%

注：蛋白尿≥3 g/L 也应调整剂量；其他药物包括博来霉素、依托泊苷、环磷酰胺、丙卡巴肼、丝裂霉素、六甲密胺。

(六)肺毒性

引起肺组织损害的药物首推博来霉素、MTX、白消安、卡莫司汀、MMC、CTX 等。临床表现常呈缓慢发展趋势，早期多为非特异性表现，可有咳嗽、呼吸短促，X 线表现为慢性肺间质性病变，晚期可呈不可逆肺纤维化改变。确诊需结合用药史，以往接受过胸部放疗的人容易发生肺毒性。处理要点如下。

(1)限制药物累积总量，如白消安的总剂量不超过 500 mg，博来霉素不超过 450 mg，MMC 40~60 mg 等。

(2)对于放疗后、联合化疗、70 岁以上半年内用过博来霉素、既往有慢性肺病患者，应慎用博来霉素。

(3)用药期间密切观察肺部症状、体征及 X 线改变，定期行血气分析及肺功能检查。

(4)出现肺毒性症状时则立即停药，并给予对症处理：可试用类固醇皮质激素治疗，有发热时应合并使用抗生素,同时予以支持治疗。

(七)神经毒性

化疗引起神经系统损伤并非少见,放疗、化疗或联合治疗都可引起神经毒性。VCR、长春碱等对周围神经有明显毒性,临床表现肢体感觉异常、肌无力、便秘、尿潴留、肠麻痹等。MTX 鞘内大剂量注射可引起中枢神经系统不良反应,表现为脑膜刺激征。DDP 诱发的神经病变可表现为末梢神经病、听神经损伤等。

处理要点:抗癌药物引起的神经系统损伤应及时减量或停药,给予 B 族维生素、胞磷胆碱,并可配合中药、针灸治疗。一般神经功能可能需要数周至数月恢复。

(八)生殖功能障碍

已知在实验动物中丙卡巴肼、白消安、CTX、阿糖胞苷和多柔比星等都明显影响精子的形成或直接损伤精子,但临床上以氮芥类药物和丙卡巴肼最易引起不育,而大多抗代谢药物似不易发生。联合化疗特别是长期应用后,其发生率较高。闭经在化疗患者中虽多见,但化疗对卵巢功能的影响了解尚少。

(九)皮肤毒性

化疗药物可引起局部和全身性皮肤毒性。局部毒性是指发生于药物注射部位周围组织的反应,包括静脉炎、疼痛、红斑和局部组织坏死。全身毒性包括脱发、皮疹、瘙痒、皮炎及皮肤色素沉着等。处理要点如下。

(1)化疗药物所致的脱发为可逆性的,通常在停药后 1～2 个月内头发开始再生,不需做特殊处理。

(2)药物外渗需预防:给药期间应细心观察注射部位,若疑有外渗,应立即停止药物输注;若发现药物外渗,可立即予氢化可的松琥珀酸钠局部多点向心性注射,以稀释止痛或普鲁卡因局部封闭,局部冷敷;在顺利的静脉滴注过程中,直接推注或经输液管将这些药物注入静脉然后再予冲洗可避免静脉炎或栓塞。

(3)若合并感染,适当加用抗生素。

(4)若出现溃疡长期不愈,应请外科处理。

三、远期反应

由于肿瘤治疗的进展,许多患者能长期生存。随访中发现与治疗相关的远期反应主要有发育不良、不育、第二原发肿瘤等。

(一)对性腺的影响

CTX、长春碱等常引起闭经;CTX 可致精子缺乏。

(二)第二原发肿瘤

第二原发肿瘤比正常人的预期发病率高 20～30 倍。发生在治疗后 1～20 年,发病高峰为 3～9 年。霍奇金病常发生急性非淋巴细胞性白血病和非霍奇金淋巴瘤。非霍奇金淋巴瘤常发生实体瘤和急性淋巴细胞性白血病。

(王　晓)

第四节　化疗药物监测的临床应用

肿瘤的化疗药物毒性大,安全系数比较小,而且在人体代谢和排泄个体差异大,因此可能导致个体间的不同的治疗结果。有的患者可能因达不到治疗浓度导致化疗失败;有的患者可能因药物浓度过高而产生严重的不良反应。临床药代动力学和治疗药物检测(TDM)工作,是通过对用药患者血药浓度的检测,采集相关数据,计算出个体对药物的代谢和排泄能力的参数,根据这些参数就可设计个体化的理想给予方案,这对于提高肿瘤化疗疗效、肿瘤的及时治疗及高效合理应用现有医疗资源有重大意义。

一、获取个体药动学参数

药动学模型及参数是反映药物体内过程随时间变化规律的较客观的指标,也是制定用药方案的基础。虽然现在新药上市前均要求进行临床药动学研究,但由于历史原因,目前临床上广泛应用的药物中,不少仍缺乏药动学资料,即便有,也多得自国外其他人种。近年来遗传药理学研究表明,不同人种间在生物转化及排泄等体内过程上存在着差异。即便在同一人种间,由于先天因素及后天环境因素和病理情况的影响,也存在巨大的个体差异。因此通过治疗药物监测(TDM)工作,求得具体监测对象的药动学模型及各有关参数,是一重要的基础工作。并且,还可借以积累我国人群的群体药动学资料。只要确定药物在具体监测对象的房室模型、消除动力学方式及有关药动学参数后,即可制订出较合理的个体化用药方案。

二、制订用药方案

需进行 TDM 的药物,其药物效应(包括治疗作用及多数毒性作用)与血药浓度间存在着密切的相关性,并且各药的群体治疗浓度范围及中毒水平均已确定,故在制订用药方案时,可参照有关资料,确定欲达到的稳态浓度水平(静脉滴注)或范围(多剂间隔用药)。应用测定计算得到的该个体有关药动学模型及参数,可按公式计算出静脉滴注时的用药速度;对于非线性动力学消除的药物,在确定个体的 Vm 和 Km 值后,可计算出每天用药量。如果不能获得监测患者的具体药动学模型及参数时,可采用有关药物的群体模型及参数均值,作为制订用药方案的依据,但最好能选用同一人种及同一病种的群体资料,以求尽量与接受用药方案的个体接近。此外,对二室及多室模型药物,在制订静脉滴注或多剂用药方案时,一般均按一室模型处理。需强调指出,无论用什么方法制订的用药方案,在实施过程中,仍需通过 TDM 监测效果,并做出必要的调整。

三、指导调整剂量

通过上述方法制订的用药方案,仅是一理论上的理想方案,实际工作中由于患者具体情况千差万别,在用药过程中任一影响药物体内过程的因素发生改变,均可使血药浓度不是恰在预期水平。即便正好达到预期水平者,也可能在继续用药过程中因上述因素改变,或病情的好转、恶化,使血药浓度改变。因此,通过 TDM 测定血药浓度,监测用药方案实施效果,指导进行必要的剂量调整,是剂量个体化的必需环节,也是 TDM 的常规工作。常用的方法有以下两种。

（一）比例法

凡属一级消除动力学的药物,假设其剂量调整期间接受治疗的个体体内过程无较大变动,则药动学参数可视做不变,在其达稳态浓度时,血药浓度与剂量间存在正比例关系。因此,根据使用 X1 剂量或滴注速度达稳态后(5～6 个半衰期),某次用药后取样测定的稳态血药浓度 Css1 及在该时刻所需的 Css,可计算出调整剂量 X＝Css·X1/Css1。按调整剂量 X 用药后,经过 5～6 个半衰期又可达到新的稳态浓度。可如此多次重复定期监测、调整,以达到维持在有效而安全的血药浓度范围水平的目的。

（二）Bayes 法

该法使用预先按群体药动学资料编制的电脑程序,根据群体药动学参数,结合患者的体质及病理情况,先估算出该个体的药动学参数及用药方案。在按该方案实施过程中,分别在不论是否达稳态的不同时间取血 2～4 次测定血药浓度,将相应血药浓度和时间输入电脑,用渐近法原理修正出该个体所需的调整方案,经几次反复即可逼近最适方案。该法优点是将前述确定个体药动学参数、制订用药方案及调整剂量多步合在一起完成,并且可同时考虑心、肝、肾功能的影响。但使用本法时,不同药物需不同程序软件,目前仅有地高辛、苯妥英钠、利多卡因等少数药物采用。例如,以亚叶酸钙作为解救剂可使甲氨蝶呤的剂量增加,但以大剂量甲氨蝶呤化疗一定要在合理的血药浓度监测下进行,恶性肿瘤患者给予大剂量甲氨蝶呤为主的化疗,对甲氨蝶呤的血药浓度以荧光偏正免疫测定法进行监测,以甲氨蝶呤血药浓度比值决定亚叶酸钙的剂量,合理应用亚叶酸钙,既能充分发挥甲氨蝶呤的抗癌作用,又能保护正常细胞。

四、肝、肾功能损伤时剂量的调整

肝脏生物转化和经肾及肝胆系统的排泄,是绝大多数药物消除的主要方式。肝、肾功能的改变将显著影响药物的消除动力学,这是 TDM 工作中必须考虑的。对于肝、肾功能不良的患者,能测定其个体药动学参数或用 Bayes 法制定用药方案,最为理想。若仅能借用群体资料时,则应通过 TDM 进行必要的调整。该类个体药动学参数中,仅有消除速率常数 k 因肝、肾功能损伤而发生改变,而 V、F、ka 等参数均不受影响。若在按群体资料制订的用药方案实施中,第一次和第二次给药后相同的 t 时间(选在消除相中)分别取血,测定得血药浓度 C1 和 C2,则此两点间的时间恰等于给药间隔。根据上面计算所得患者 k 值及群体资料的其他药动学参数,可按下式计算出按此试验剂量和间隔时间用药所能达的最小稳态浓度。(Css)min＝C1·e－kt/e－kt(1－e－kt),式中 t 为 C1 的取样时间。若此最小稳态浓度与欲达到的值不相符,则可按本节中介绍的比例法,求出达到期望的最小稳态浓度所需的剂量。

必须强调指出,通过 TDM 指导临床用药时依据的有效治疗血药浓度范围及中毒水平,仅是根据群体资料获得的,并未考虑靶器官、组织或靶细胞对药物反应性的个体差异,以及同时使用的其他药物在药效学上的相互作用(协同或拮抗)。因此,判断患者药物治疗是否有效或发生毒性反应,绝不能仅拘泥于 TDM 结果,而应结合患者临床表现及其他有关检查,综合分析才能做出正确结论。

（臧晓丽）

第五节 局 部 化 疗

肿瘤局部化疗的目的是将药物直接灌注到肿瘤所在区域,以增加该部位与抗肿瘤药物接触的机会,同时减少全身的毒性反应。临床上应用时,具体选择何种形式的局部化疗,取决于肿瘤所处部位的特殊性和局部肿瘤正常组织血液供应的差异性。

一、腔内化疗

腔内化疗是指胸、腹膜腔及心包腔内化疗。一般选用可重复使用、局部化疗刺激较小、抗瘤活性好、腔内注药后 AUC(曲线下面积)明显比其血浆 AUC 高的药物。

(一)胸腔内化疗

治疗恶性胸腔积液可通过闭合胸腔或在腔内直接杀灭肿瘤而达到目的。目前主要选择以下两种药物。

1.非抗肿瘤药物

如四环素、米帕林、滑石粉、细菌制剂,其作用是导致局部纤维化,胸膜腔闭合。

2.抗肿瘤药物

如 BLM 每次 40～60 mg,还可选择 DDP、卡铂、MMC、ADM 和 HN(氮芥)等,这类药物既可引起局部纤维化,又可杀灭肿瘤,但其杀死腔内肿瘤的作用比粘连更重要。目前临床应用最多的药物是 DDP 和 BLM 等。

(二)腹腔内化疗

腹腔内化疗一般选择 AUC 比值高、刺激性小的药物,以免引起腹痛和肠粘连。为了使药物更均匀分布,需先将药物溶解于较大量的溶液中(如 1 400 mL/m^2),再注入腹腔。卵巢癌可选DDP、卡铂、VP-16、米托蒽醌和紫杉醇等,并且可以进行腔内联合化疗,如 DDP＋VP-16 等。目前尚不能确定联合化疗比单药好。腹腔内化疗最适合卵巢癌术后残留病灶小或全身化疗获完全缓解但有复发危险的患者;恶性间皮瘤疗效次之,消化道肿瘤疗效较差。

近年,亦有提出在腹腔内注射抗癌药的同时,通过静脉给予解毒药,中和血中抗癌药,以减少全身毒副作用,即所谓双途径化疗,如腹腔内或胸腔内给 DDP,静脉给硫代硫酸钠。但这些解毒药可能从血液循环中进入腹腔或通过毛细血管进入肿瘤组织而影响局部疗效。

(三)心包内化疗

恶性心包积液可用心包穿刺、手术心包开窗、心包硬化剂、全身化疗和放射治疗。心包内化疗可选用 DDP、卡铂、5-FU、BLM、噻替哌和 IL-2 等。

二、鞘内化疗

鞘内化疗的药物可通过腰椎穿刺或 Ommaya Reservoir(一种埋在皮下的药泵)给药。鞘管与侧脑室相连,经长时间灌注将抗癌药物带到脑脊液中。这种方法给药,药物分布均匀,有效率高,复发率低。另外,常规腰椎穿刺注射药物的患者,如果连续平卧一段时间,可明显改善药物分布。目前鞘内用药仍以 MTX、Ara-C 和皮质激素为主,尚有报告应用噻替哌。

MTX 鞘内注射后,脑脊液浓度达 $1\sim20$ μm,维持大于 0.1 μm 的浓度达 48 小时,并且腰骶部消除比脑室慢,浓度比侧脑室高 $4\sim5$ 倍。部分患者鞘内注射后可出现急性蛛网膜下腔炎、假性脑膜炎、恶心呕吐、脑脊液淋巴细胞增多,此外还可引起轻瘫、截瘫、脑神经损害、共济失调等。

Ara-C 亦是常用药物,鞘内注射剂量在 $30\sim100$ mg/m^2,每周 $1\sim2$ 次,侧脑室每次 30 mg Ara-C 注入,脑脊液浓度达 2 mmol,半衰期 3.4 小时,由于脑脊液内胞嘧啶脱氨酶活性低,因此脑脊液 Ara-C 半衰期明显比血浆中长。鞘内注射脂质体 Ara-C 后 Ara-C 缓慢释放,与普通 Ara-C 比较峰浓度降低,维持时间延长,临床上可每 2 周给药一次。Ara-C 鞘内注射的毒性反应与MTX 相似,但发生率明显为少。

MTX、Ara-C 和皮质激素多为联合应用治疗中枢神经系统(CNS)白血病或肿瘤侵犯,亦可与局部放疗结合应用。如治疗儿童前 B 细胞性急性白血病伴单独 CNS 复发患者,联合方案几乎可使 100% 患者 CNS 转为正常。该组合对预防儿童急淋或高度恶性淋巴瘤的中脑侵犯非常重要。随机对照研究表明,对于标危和中危儿童 ALL 多次应用 MTX+Ara-C+皮质激素做联合鞘内预防,可避免全颅放疗,并可延长生存期。鞘内联合化疗和放疗治疗脑膜白血病,有效率 $40\%\sim60\%$,但复发常见,中位生存期 $1\sim5$ 个月。然而,鞘内注射上述药物单独治疗其他肿瘤 CNS 受累则效果欠佳,常与放疗同时应用。

三、动脉内化疗

为了提高抗癌药物在肿瘤局部有效浓度,可用动脉内给药化疗(intra-arterial chemotherapy,IACT),药代动力学研究表明,动脉内药物的灌注术,药物首先进入靶器官,使靶器官的药物分布量不受血流分布的影响,同时靶器官的首过效应使其成为全身药物分布最多的部位。而且动脉内给药时,减少靶器官的血流量能进一步提高其药物接受量。实验表明,采用球囊导管阻塞和可降解微球阻塞的方法减少靶器官血流量,使靶器官的局部药物浓度在较长时间内保持较身体其他部位高 $13\sim15$ 倍。另外,抗癌药物通过与载体的结合,更有选择性地进入肿瘤组织,是提高疗效的另一个方式。如以脂质体为载体,是目前广泛采用的一种形式;碘化油-抗癌药物混悬液或乳化剂是临床上最常用的给药方法。脂质体在水中形成微球,将药物包埋其中,通过改变脂质体的生物物理性质,使微球易进入肿瘤细胞,并且被细胞内溶酶体释放的酶作用,而使药物释出,从而延长肿瘤药物的作用时间。此外,抗癌药物还可以与单克隆抗体结合,用导管直接注入肿瘤部位,有可能进一步提高抗癌药物的选择性杀伤作用。

动脉内化疗对一些实质性器官的肿瘤确比静脉给药优越,能达到提高疗效和减低不良反应的效果。原发性肝癌由于确诊时大部分已晚期,无法手术切除,而且全身化疗效果欠佳。目前常采用经导管肝动脉栓塞化疗(TAE)和经导管碘油化疗药物栓塞术(transcatheter oily,TOCE)治疗,使晚期复发性肝癌的治疗有了明显的进步。有报告用 TOCE 治疗 125 例晚期肝癌,2 年生存率 32.8%(41/125),其中巨块型、结节型和弥漫型分别为 75.0%、39.0% 和 0。在头颈癌放疗期间,每周动脉灌注 DDP 150 mg/m^2,共4次,同时静脉用硫代硫酸钠解毒,治疗 60 例不能手术的 Ⅲ 和 Ⅳ 期头颈癌,结果 4 年无病生存率为 29%、总生存率 50%,局部复发的比例明显下降。此外还在肾癌、盆腔肿瘤、肢体骨及软组织肿瘤、头颈癌和脑瘤等方面也取得一定的进展。相信随着介入诊疗技术及器材和相关学科的发展和完善,介入治疗在肿瘤治疗中会起到越来越重要的作用。

(臧晓丽)

第六节 近距离放射治疗

"近距离治疗"来源于希腊字 Brachy,是"近"或"短"的意思,它与希腊字 tele(远)相对。从广义的角度上说,近距离就是放射源与治疗靶区距离为 0.5～5.0 cm 以内的放射治疗,是指将密封的放射源通过人体的天然腔道(如食管、气管),或经插针置入、经模板敷贴于瘤体内或临近瘤体表面进行的照射,指腔内照射、管内照射、组织间照射、术中置管术后照射和模具或敷贴器治疗。其基本特征是放射源可以最大限度地贴近肿瘤组织,使肿瘤组织得到有效的杀伤剂量,而周围正常组织受量较低。近距离放疗是放射治疗的重要方法之一,由早期的镭针插植、施源器、氡籽植入演变至目前常用的后装治疗,是一个不断发展的过程。它随社会科技进步而不断进行演变、改进以适应临床的需要。在电子计算机发展迅速的年代,剂量测量准确度明显提高,由计算机控制的遥控和治疗计划系统可使靶区剂量分布更理想、疗效更明显。因此近距离治疗在放射治疗学中占据了不可替代的地位。

"近距离治疗"至今已有很长历史。1898 年居里夫人发现镭,1905 年即进行了第一例镭针插置治疗。1930 年 Paterson 及 Parker 建立了曼彻斯特系统,即建立了镭模制作及插植的规则及剂量计算方法。1935 年小居里夫妇发现了人工放射性同位素。20 世纪 50 年代,外照射发展很快,^{60}Co 远距离治疗机,以及后来迅速发展的电子直线加速器,它们的防护性能好,深度剂量高,因而近距离治疗的发展受到一定限制。1965 年 Pierquin 及 Dutrex 建立了巴黎系统,20 世纪 80 年代中期现代近距离治疗迅速发展起来。它安全、可靠、防护好,灵活性高,因而近年来发展很快,取代了传统的近距离治疗。

一、近距离放射治疗的特点

与远距离放射治疗相比较,近距离放射治疗的特点见表 4-4,主要有以下几方面。

(1)近距离放射治疗的放射源活度小(一般不大于 10 Ci)、治疗距离短(在 0.5～5.0 cm)。

(2)近距离放射治疗的辐射能量大部分被组织吸收,而远距离治疗,其放射线的能量大部分被准直器、限束器等屏蔽,只有少部分能达到组织。

表 4-4 近距离放射与远距离放射的区别

比较项目	近距离放疗	远距离放疗
放射源强度	小(10 Ci)	大
治疗距离	短(0.5～5 cm)	长
组织吸收的能量	多	少
到达肿瘤的途径	直接	经皮肤及正常组织
区靶剂量分布	不均匀	均匀

(3)远距离放射治疗因必须经过皮肤和正常组织才可到达病变,为防止正常组织超过耐受量,必须选择不同能量的射线和多野或旋转照射等复杂技术,而近距离照射则不一样。

(4)吸收剂量分布特点:外照射治疗计划要求靶区内剂量变化保持在肿瘤量的±10%以内,

而精度误差(即周边-中心量差)控制在±5%以内。近距离照射时施源器的表面剂量最高,随离源距离的增加而剂量迅速减小,故近距离治疗是在不均匀递减剂量(率)模式下进行(图 4-6)。靶区剂量分布的均匀性远比远距离照射的差,应注意靶区部分组织剂量过高或部分组织剂量过低的情况发生。再则在内外组合照射时,其射线的生物效应与剂量率、治疗分次及分次剂量等参数密切相关,故显示其内外合照时应采用线性二次方程 L-Q 公式换算成等效生物剂量(BED)表示,用叠成物理剂量方式处理没有意义。

(5)近距离治疗放射物理概念:与远距离照射互为相通,原理一致,基本物理效应相同,但某些范畴上有差异。例如,远距离照射靶区指接受特定吸收剂量和剂量时间模式照射的区域,不仅包括显的瘤体,还包括潜在的、可能受肿瘤侵犯的组织(靶区可能不止一个),靶区的确定与剂量分布无关。近距离照射的靶区主要指显见的瘤体,应给出物理尺寸,以便进行体积剂量(率)的计算。近距离和外照射合用时,应对各自的靶区分别描述。

(6)远距离照射的治疗区由特定的等剂量面即以靶区剂量的最小值形成的等值面来描述。而近距离治疗时,只能由医师指定的剂量等值面来确定治疗区。通常采用绝对吸收剂量(率)值,不用百分相对剂量(率)来确定,因放射源周围剂量梯度变化大,加上肿瘤位置、形状和大小的千差万别,很难选择普遍认可的归一点。近代腔管内治疗,宫颈癌仍以传统的 A 点为剂量参考点,食管、气管癌的剂量参考点,一般设在距源轴 10 mm 处,直肠、阴道癌设在黏膜下,即施源器表面外 5 mm 处。

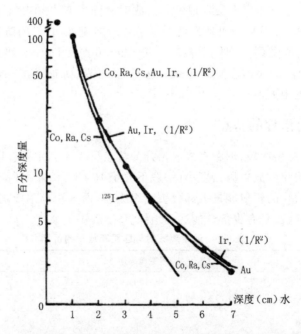

图 4-6 不同核素在水中的剂量递减变化与距离反平方曲线的比较

(7)远距离照射的照射区比治疗区范围广,它接受的剂量用于评价组织耐受性,通常用靶区剂量的 50% 所定的区域。近距离照射的照射区与外照射类同,但照射区的范围实际上是全身照射。

(8)参考体积:近距离照射时应确定参考区的大小,参考体积即是由参考剂量值包括的范围,参考剂量是为了便于各放疗部门之间相互比较而约定的剂量值,治疗区的治疗处方剂量值与参考剂量值可相等也可不等。而外照射则不用参考体积的概念。近距离照射靶区内剂量不均匀，因此只有靶区剂量最小值和参考点剂量才有实际意义，越邻近放射源剂量越高。

（9）危及器官：指邻近及位于靶区内的敏感器官，它们的放射耐受量直接影响治疗方案及放射量的选定，腔内照射范围的定义与外照射相同，如宫颈癌腔内放疗，主要危及的器官有直肠、膀胱，应考虑直肠、膀胱的受量。

二、近距离照射技术分类

(一)模具或敷贴器治疗

将放射源置于按病种需要制成的模具（一般用牙模塑胶）或敷贴器内进行治疗，多用于表浅病变或容易接近的腔内（如硬腭）。为降低靶区剂量变化梯度，需避免直接将塑管贴敷于皮肤表面，可用组织等效材料、蜡块或凡士林纱布隔开。辐射源和病变间的距离通常为 0.5～1.0 cm。近年来已为浅层 X 射线或电子束治疗所替代。

(二)组织间插植治疗

组织间插植治疗是通过一定的方法将放射源直接植入人体治疗部位，对肿瘤组织（瘤床）进行高剂量照射的一种近距离治疗方法。根据放射源的排列方式，可将其分为单平面插植、双平面或多平面插植，以及直接用插植的几何形状，如圆柱形予以叙述。具体的植入方式可分为以下几种：①模板插植；②B 超或 CT 图像引导下插植；③立体定向插植；④借助各种内镜辅助插植；⑤术中直接插植（手术中在瘤体范围预置数根软性塑管，术后行高剂量率后装分次照射）。

组织间植入治疗可分为暂时性插植和永久性插植两种。暂时性插植现多采用高剂量率后装分次照射，先将空心针管植入组织内或瘤体内，再导入步进源进行照射。永久性插植需用特殊的施源器将放射性粒子种植到组织内或瘤体内，粒子可长期留存在体内，最常用的有 ^{125}I、^{103}Pd、^{198}Au。随着后装放疗技术的迅速发展和普及，组织间的照射应用很广泛，如脑瘤、头颈部肿瘤、乳腺癌、前列腺癌、软组织肿瘤等。单纯使用组织间插植根治性治疗时，必须是病变小、局限、放射敏感性中等或较好并且无淋巴结转移的病变。最常用于外照射后和手术中插植。如果肿瘤过大，易造成坏死；在肿瘤边界不清时，如肿瘤侵犯骨组织，则治愈机会很少，造成骨坏死概率却较大；如肿瘤体积难确定，容易造成某一部位低剂量或超量，以上情况都不适合组织间插植治疗。

(三)腔内治疗或管内治疗

先将不带放射源的施源器或导管置放于人体自然体腔或管道内，固定后再用放射源输送管将施源器或导管与放射源贮源罐连接，遥控操作后装机导入步进源进行照射。适用于宫颈、宫体、阴道、鼻咽、气管、支气管、肝管、胆管、直肠、肛管等癌肿的治疗。传统的腔内放疗需带源操作，防护性差，现已弃之不用。

(四)放射粒子植入治疗

粒子种植治疗属于近距离治疗的范畴，但是又有别于传统的后装近距离治疗，包括短暂种植治疗和永久种植治疗两种。短暂种植治疗需要后装机将放射性粒子传输到肿瘤组织间，根据计划进行治疗，达到规定时间后粒子自动回到后装机内；永久种植治疗是通过术中或在 CT、B 超图像引导下，根据三维立体种植治疗计划，利用特殊的设备直接将放射性粒子种植到肿瘤靶区，放射性粒子永久留在体内。它一般需三个基本条件：①放射性粒子；②粒子种植三维治疗计划系统和质量验证系统；③粒子种植治疗所需要辅助设备。

1.放射性粒子

放射性粒子的选择取决于肿瘤种植治疗的种类、放射性粒子的供应情况和医师对其特性的了解。短暂种植治疗核素包括 ^{192}Ir、^{60}Co 和 ^{125}I；永久种植治疗核素包括 ^{198}Au 和 ^{125}I 等。^{125}I 是既可作为短暂治疗，又可作为永久治疗的放射性粒子。短暂粒子种植治疗的放射性核素穿透力较强，不宜防护，因此临床应用受到很大限制。而永久粒子种植治疗的放射性核素穿透力较弱、临床操作易于防护、对患者和医护人员损伤小，尤其是 ^{103}Pd 和 ^{125}I 两种粒子，近年来临床应用发展非常迅猛。

2.三维治疗计划系统和质量验证系统

粒子种植治疗有三种治疗方式：①模板种植；②B 超和 CT 图像引导下种植；③术中种植。由于粒子种植是在三维空间上进行，而每种放射性粒子的物理特征又不相同，因此每一种核素均需要一种特殊的三维治疗计划系统。

这一系统的原理是根据 B 超和 CT 扫描获得的靶区图像，计算机模拟出粒子种植的空间分布，同时决定粒子种植个数和了解靶区及周围危及器官的剂量分布，指导临床粒子种植治疗。

3.粒子种植治疗的辅助设备

根据肿瘤部位不同，选择粒子种植治疗的辅助设备，如脑瘤可利用 Leksell 头架辅助三维立体定向种植粒子。头颈和胸腹部肿瘤可利用粒子种植枪或粒子种植针进行术中种植。盆腔肿瘤可在 B 超或 CT 图像引导下利用模板引导种植粒子。其他的一些辅助设备包括粒子储存、消毒和运输装置等，用以确保放射性粒子的防护安全。

粒子治疗后由于人体活动和器官的相对运动，需要通过平片和/或 CT 扫描来验证粒子种植的质量，分析种植后的粒子空间分布是否与种植前的治疗计划相吻合，剂量分布是否有变异和种植的粒子是否发生移位。

放射性粒子种植治疗肿瘤是一种非常有效的局部治疗手段，它的生物学优势是：①放射性粒子种植可以提高靶区局部与正常组织剂量分配比。②永久种植时放射性粒子留在体内，肿瘤的再增殖由于受到射线持续的照射而明显减少。③连续低剂量的照射抑制肿瘤细胞的有丝分裂。④近距离治疗时，乏氧细胞放射抗拒力降低，同时在持续低剂量照射的条件下乏氧细胞再氧合，提高了其对射线的敏感性。

放射性粒子种植治疗已应用于临床，如脑胶质瘤及脑转移瘤、鼻咽癌、口腔癌、肺癌、胰腺癌、直肠癌和前列腺癌等。对于术后复发的肿瘤，尤其是外科和放疗后复发的肿瘤，粒子种植治疗无疑是更合理、更有效的治疗途径。由于其创伤小、靶区剂量分布均匀和对周围正常组织损伤小等特点，粒子种植治疗肿瘤已显示了广泛的应用前景。

三、现代近距离治疗常用的放射性核素

表 4-5 列出了现代近距离治疗常用的放射性核素。其中铯-137 已少用，因为它的活度低，体积大。为暂时性插植，腔内及管内照射主要用钴-60，而铱-192 更合适更常用，这是因为其能量低，便于防护，作为永久性插值则用碘-125 及钯-103。

表 4-5　现代近距离治疗常用的放射性核素

核素	符号	半衰期	能量/MeV		
			α	β	γ
铯-137	^{137}Cs	30.0a	—	+	0.66
钴-60	^{60}Co	5.26a	—	+	1.17～1.33
铱-192	^{192}Ir	74.2d	—	+	0.03～0.40
碘-125	^{125}I	59.4d	—	+	0.28～0.35
金-198	^{198}Au	2.7d	—	+	0.41
钯-103	^{103}Pd	16.79d	—	+	0.020～0.023

注：+/－表示是否产生 α/β 射线。

四、近距离治疗剂量率的划分

ICRU 第 38 号出版物(ICRU,1985)将剂量率按以下标准进行分类:0.4～2.0 Gy/h为低剂量率(LDR),2.0～12.0 Gy/h 为中剂量率(MDR),超过12.0 Gy/h为高剂量率(HDR)。长期以来采用镭针、镭模(低剂量率照射)治疗宫颈癌、舌癌、阴道癌、皮肤癌等已积累了大量的经验,取得了较好的效果,且有一整套完整的布源规范和剂量计算法可借鉴。有人认为低剂量率在一定范围内存在一个生物学的等效效应平台区。近期高剂量率技术的应用有发展,但应用时间较短,对它们的短时间高剂量照射的生物效应仍不十分清楚,临床也缺乏长期观察对比结果。然而它减少了医护人员工作量,缩短了患者治疗时间;方便患者,减少痛苦,受到患者的欢迎。高剂量率后期反应的问题应引起重视,采用增加分割次数、减少每次剂量的方法,类似于体外照射常规分割方法来消除远期不良反应,也是近来行之有效的方法,它与体外常规分割有类似之处。相反,次数减少,每次剂量增大则近期、远期反应都重。

五、现代近距离治疗的特点

(1)后装技术:早期近距离治疗基本是手工操作。具体操作步骤如下:首先由主管医师根据治疗部位的形状和体积,以及解剖结构的特点,按照特定剂量学系统的规则设计放射源的几何分布;然后主管医师在护理人员协助下,用手工方法直接将放射源植入治疗部位,即可实施治疗;待治疗结束后,医护人员再将放射源取出,放置在贮源器中。不难看出,这一操作方法,医护人员协助下,用手工方法直接将放射源植入治疗部位,即可实施治疗;待治疗结束后,医护人员一般只能采取简单的防护手段,不可避免地会受到放射源的辐照。后装技术正是为克服上述方法的不足而发展起来的。

后装技术,顾名思义,是主管医师首先通过手术方法或直接在患者的治疗部位放置不带放射源的治疗容器,包括能与放射源传导管连接的空的装源管、针和相应的辅助器材(又称施源器,可为单个或多个容器),使用"假源"通过 X 射线影像技术,检验施源器位置准确无误后,再由医护人员在安全防护条件下或用遥控装置,用手工或机械驱动方式在隔室将放射源通过放射源导管,送至已安放在患者体腔内空的管道内,进行放射治疗。由于放射源是后来才装进去的,故称之为"后装式"。这种技术在手工操作或机械传动时都大大地减少或较好地防止了医护人员在放射治疗中的职业性放射,在解决防护问题上向前跨进了大大的一步。这种机器的面世,使传统的腔内治疗产生了根本的变革,起了革命性的改造,成为先进近距离放疗发展的重要基础。

现代近距离放疗实际上是远距离(控制)高剂量率(HDR)近距离治疗。应用高强度的微型源(以^{192}Ir为最多),直径0.5 mm×0.5 mm或1.1 mm×6.0 mm,在程控步进电机驱动下,可通过任何角度到达身体各部位肿瘤之中,并由电脑控制,得到任意的潴留位置及潴留时间,实现适应临床治疗要求的各种剂量分布(调强近距离治疗)。而且治疗时限短,仅需数分钟(一般为1~12分钟),再加上良好施源器的使用,使得治疗过程可在门诊完成,不必占床位。通常不需要麻醉,治疗过程中施源器移动的风险很低,器官运动幅度也很小,可精确控制给予肿瘤和周围正常组织的剂量,并可减少患者的不适感,因此颇受患者和医护人员的欢迎。

(2)治疗方式方法多元化,在临床更能适合体腔及组织或器官治疗所需的条件,因而补充了外放射治疗的不足,在单独根治或辅助性治疗或综合治疗等方面,已成为放射治疗中必不可少的方法之一。

(3)计算机优化、测算、控制、贮存治疗计划,使治疗更为合理、精细、准确、方便。

六、后装放射治疗的基本操作步骤

近距离治疗和远距离治疗一样也需要一组专业人员,包括放射治疗医师、护士、技术员及物理师等,治疗时要职责分明、配合默契、有条不紊。

(一)治疗前准备、施源器置放及护理措施

适合于做近距离放疗的肿瘤患者需按照治疗病种及技术充分做好疗前准备。准备工作主要由近距离治疗室的护士负责,他们除了要了解肿瘤患者的基础护理知识外,还需掌握近距离放射治疗中腔内、管内组织间插植、术中置管及模板敷贴等各具特点的技术操作。

(二)确定治疗靶区体积

通过详细的体格检查、各种特殊检查(内镜、B超、X线、CT、MRI检查等),以及手术记录等材料,明确肿瘤的大小、侵及范围,以及和周围组织、器官的关系,确定靶区和治疗范围,设置剂量参考点和参考剂量低剂量率的治疗类似于传统镭疗,治疗时间长达数十小时。高剂量率后装治疗为分钟级,其生物效应比低剂量率者高,故应注意高低剂量率的转换(转换系数多为0.60~0.65)以避免正常组织的损伤。

(三)放置施源器和定位缆

施源器的置放可通过手术或非手术的方法,组织间插植一般需要手术方法,而腔内治疗一般可通过正常解剖腔道放入施源器,再通过施源器放置定位缆,在它上面按一定距离镶嵌着金属颗粒,可在X线片上显影,然后确切固定施源器和定位缆。

(四)拍摄定位片

一般要求等中心正交或成角两张平片;在模拟机或X射线机下拍摄2张不同的X线片。摄片首先确定中心点,再确定通过此点的中心轴,此点可作为三维空间坐标重建的原点。摄片定位的方法有正交法、等中心法、半正交法、变角法及空间平移法等。其中以正交法及等中心法为最常用。

1.正交法

该方法适用于同心回转模拟定位机或附加影像增强器、重建装置的X射线机,拍摄正侧位片各一张,2片线束中轴线垂直通过中心点,类似拍正侧位诊断片,但要求2片严格垂直(图4-7)。

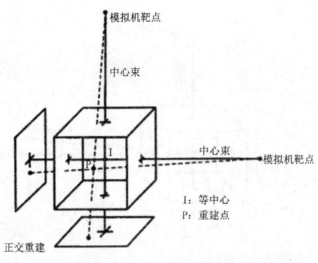

图 4-7　正交法示意图

2.等中心法

该方法适用于回转式模拟定位机或回转式 X 射线诊断机。先确定靶点到中心点的垂直距离,然后左、右摆动相同角度,拍摄 2 张 X 线片。图中 FID 为焦点到等中心的距离,IFD 为等中心与 X 线片的距离,α 为摆动角度(图 4-8)。

3.半正交法

半正交法似正交法,但在某些特殊情况下,拍摄正交片存在困难(如手术床上多针插植,患者不易挪动),可采取半正交法。本方法不要求严格的同心正交,但经计算机相关的数学处理后,仍可获得准确的重建数据(图 4-9)。

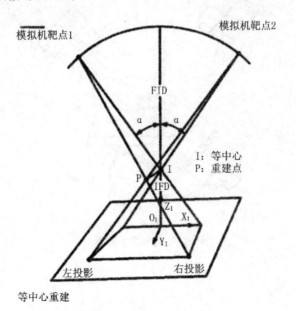

图 4-8　等中心法示意图

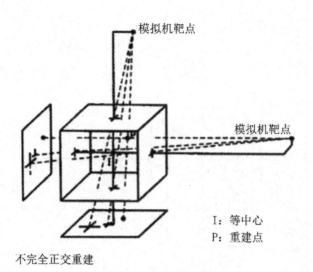

I：等中心
P：重建点

不完全正交重建

图 4-9　半正交法示意图

4.变角法

变角法类似于等中心法，但左右2片的角度可不相等，焦点到等中心的距离也可不同（图 4-10）。

5.平移法

平移法系拍摄患者在同一平面的2张X线片，可将X射线机球管与所要拍摄的平面平行移动一定距离摄片，但本方法不够精确，故不常用（图 4-11）。

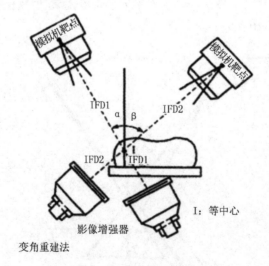

图 4-10　变角法示意图

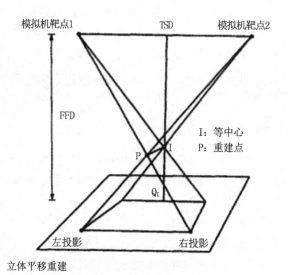

图 4-11　平移法示意图

(五)放射源空间位置重建

重建的概念是从两组不同视角拍摄的投影定位片,经数学处理后获取施源器、放射源或解剖结构的三维空间位置坐标的过程。完成这一操作的是近距离后装治疗机的计划系统,它实际是一套计算机系统,主要有三部分功能。首先是获取患者的解剖图像和放射源信息;其次是剂量计算和优化处理剂量分布的显示和治疗计划的评估;最后生成步进源的驱动文件。首先在计算机计划系统中找"重建"菜单,重建项目中有关的子项(如正交法、等中心法等),输入计算机内,并逐步回答计算机提出的问题。如等中心法应回答以下问题。①焦点至中心距离;②中心至 X 线片距离;③对称角度;④所用管道数;⑤步数:国内后装机常按放射源移动 2.5 mm 为 1 步,5 mm 为 2 步,依此类推;⑥起始点:可为驻留点开始处,亦可为管道顶点;⑦终止点:指与起始点相对应的驻留点。回答完毕后,先将左侧等中心 X 线片置于图像数字化处理仪的发光板上,定出坐标原点及 X 轴,然后将 X 线片显示的定位金属标志点输入计算机内,再同法将右侧等中心 X 线片中显示的定位金属标志点输入计算机内,至此重建完成,计算机可显示三维空间的不同平面(如 XY、YZ、XZ 平面)中放射源的位置。现多使用三维计划系统,可接收 CT/MRI/PET 等影像信息,自动完成重建。

(六)治疗计划、优化处理及计划的执行

放射源空间位置重建完成后,即着手设计具体的治疗计划。首先确定参照点的位置,对于子宫癌,参照点 A 点、F 点均在源旁 2 cm 的轴上,其他则依肿瘤具体情况及部位决定。如选择肿瘤表面、中心、基底、周围正常组织黏膜面及黏膜下层等,一般均离源 2 cm 以内。输入参照点,再将参照点的剂量输入计算机,然后进行剂量计算及剂量优化。所谓优化是利用计算机进行复杂的数学运算,根据临床对靶体积剂量分布的要求,设计和调整放射源配量——位置和/或强度,即放射源在驻留点停留不同的时间,使得照射形成的剂量分布最大限度符合临床剂量学原则要求。近距离治疗剂量优化是对布源方式,包括施源器的使用数目和排列,放射源的位置和强度等,做个体化处理,以使得近距离照射形成的等剂量分布在三维方向能更好地覆盖患者的靶体积,同时周边的正常组织中剂量跌落更快。

根据计划系统显示的剂量分布图,以及一些计划评估工具,如剂量-体积图等,由主管医师确定治疗计划是否可以接受,并可适当调整剂量限制条件,重新计算和优化处理。待计划通过后,计划系统生成相应的后装治疗机步进源驱动文件。这一文件包括治疗所使用的放射源通道数,每一通道内放射源不同的驻留位置及相对驻留时间,和总治疗时间及参考总剂量。将驱动文件输入后装治疗机后即可实施治疗。

七、现代近距离治疗的发展

我国人口众多,癌症患者相应也多,近年来恶性肿瘤死亡率已攀升至我国死因的第 1 位。社会的迫切要求和临床实践的需要,促使我国现代近距离放疗取得突飞猛进的发展。为了取得更好的疗效,新的近距离放疗法在不断探求中。

(一)"吻合式放射疗法"(或称适形放疗)

其目的是利用 3D(三维)图像及 CT 或磁共振检查所确定的肿瘤大小,在组织间插植治疗时,从多角度多针插植给予剂量,以便加大对肿瘤的放射剂量,同时避免伤害周围正常组织,这样就改善了对局部的控制而不增加并发症的发生率。

(二)放射性同位素永久插入法

对某些局限化的肿瘤(如前列腺癌 B 期)近年开发了一种新的治疗选择,即永久插入 ^{125}I(碘)种子形小管。种子形小管是在经直肠超声波的指引下用针插入的,这种治疗的 5 年控制率与根治性前列腺切除或根治性外放射治疗疗效相同。而且它有一个好处,就是不会引起旧疗法中常见的阳痿的并发症,所以颇受患者的欢迎。

(三)对良性疾病的探索性治疗

随着现代近距离放疗的广泛临床应用,治疗方法的改进,使用 ^{192}Ir 同位素为放射源进行治疗,在剂量学及放射生物学方面已有更深刻的认识。临床学家们注意到高剂量率后装治疗剂量学的特点是靶区局部剂量极高,剂量下降梯度显著和射程短,符合对良性疾病治疗的要求:低剂量、高局控率、短时治疗、无严重并发症等,所以为良性疾病提供了新的治疗方法。目前临床已有报道的有血管瘤、男女生殖器性病中乳头状瘤包括尖锐湿疣等。

(四)中子后装治疗机

中子后装治疗机是现代近距离治疗的新生儿,经过半个世纪的努力,以当前治疗的规范,现代遥控后装治疗机的机型和品种已基本定形,根本变革的机会不大。20 世纪 90 年代早期,寻求新型放射源机械的发展有了新的动向。应用中子治疗癌症始于 20 世纪 30 年代,初期主要采用加速器中子源进行治疗,属于远距离放疗技术,直至近 30 年,属于近距离放疗技术的中子后装技术才得到较大的发展。欧、美、日等国在这方面取得较大的进展。目前经临床治疗实验已确认疗效显著的有宫颈癌、子宫体癌、阴道癌、食管癌及皮肤黑色素细胞瘤等。^{252}Cf(锎)放射同位素在放射生物学领域中有一定的独特优势,从理论上讲大多数恶性肿瘤中存在乏氧细胞,而少许乏氧细胞的存在,将使肿瘤抗辐射能力加强,对低 LET 辐射(光子、电子)具有抗性[OER(增氧比)≈3]。相比之下,中子的 OER 值约为 1.6,RBE(相对生物效应)一般在 2~10。可见,中子治疗癌症的优势是明显的。

^{252}Cf 中子后装机是新一代的现代近距离治疗机械,由于还在研制阶段,其临床评价还不能定论,但造价十分昂贵,还不能商品化,相信在今后的发展中会在 γ 射线后装机中突围而出,成为近距离放疗的新式武器。

20 多年来,近距离放疗随着放射肿瘤学的发展也在高速前进。进入 20 世纪90 年代,由于高科技电子技术的快速发展,生物工程技术的开拓,在基础研究和理论验证的配合下,大大促进了新技术、新方法应用于临床,扩大了近距离治疗的适应证,产生了许多新理论。近距离放疗配合外照射,取得了明显的治疗效果,一些早期肿瘤,单纯放疗也获得治愈。

八、近距离治疗技术员职责

(1)检查施源器和其他辅助设备。

(2)对治疗设备进行日检。

(3)在插植过程中辅助医师(或护士)。

(4)拍摄定位片。

(5)在物理师监督下执行治疗计划。

(6)实施治疗。

(7)在控制台监测治疗过程。

(8)在相关档案中记录治疗过程。

九、近距离放射治疗病历报道的内容

完整的病历报道和记录有助于正确设计后续治疗的剂量,并为预后结果提供分析、总结的依据。报道和记录所需参数。

(一)对各区域的阐述最低限度

其应包括 GTV、CTV 和 TV。

(二)对源的描述

(1)核素及滤过壳层结构。

(2)源类型,如丝源、子粒源、塑封串源、发针型源及针状源。

(3)源的几何尺寸。

(4)源的参考空气比释动能率。

(5)源强分布(均匀分布或非均匀分布)。

(三)对治疗技术和源布局

若源布局是遵从某标准剂量学系统,则需明确指出,否则应按前面段落要求描述。与此同时还需记录以下数据。

(1)源的数量。

(2)线源间距和层间距。

(3)中心平面的源布局几何形状(如三角形、正方形等)。

(4)插植表面的形状(平面或曲面)。

(5)线源是否有交叉,交叉形式如何。

(6)施源管的材料、性质(柔性或刚性)、源位置是否采用模板确定。

(7)若采用遥控后装技术需指明类型。

(四)时间模式

对时间模式的叙述应包括与辐照方式有关的数据如剂量等,目的是计算瞬时和平均剂量率。

(1)连续照射:记录全程治疗时间。

（2）非连续照射：记录全程治疗时间和总照射时间，以及治疗间隔时间。

（3）分次和超分次照射：记录每次照射时间和脉冲宽度、分次间隔时间和脉冲间隔。

（4）当不同源的照射时间不相同时需分别记录。

（5）对移动源、步进源，应记录步长、驻留时间。

通过改变步进源的驻留时间可改变剂量分布。若采用了剂量优化处理需指出所用的类型（参考点优化还是几何优化）。

对脉冲照射需指出脉冲平均剂量率，即脉冲剂量与脉宽（时间）之比，另外还应指明距源 1 cm 处的最大局部剂量率。

振荡源：记录源向量在不同位置的速度。

（五）总参考空气比释动能

总照射时间内的参考空气比释动能（TRAK）应予记录。

（六）剂量分布的描述

以下剂量参数应予记录。

（1）处方剂量：若处方剂量不是按最小靶剂量（MTD）或平均中心剂量（MCD）概念定义的需另外指明；若因临床和技术原因，接受的剂量与处方不同时需加以说明。

（2）MTD 和 MCD。

（3）应记录高剂区 HDV 的大小、任何低剂量区的尺寸、剂量均度数据等。

（刘　锴）

第七节　远距离放射治疗

远距离放射治疗是放射治疗最主要的方式，通常提及放射治疗时多指远距离放射治疗。远距离放射治疗亦称外射束治疗（简称外照射），是指辐射源位于体外一定距离处（一般指至皮肤距离大于 50 cm），照射人体某一部位。远距离放射治疗的特点除了治疗距离外，主要采用辐射束形式进行治疗。外照射时射线需经过人体正常组织及邻近器官照射肿瘤。

一、远距离放射治疗的临床用途

（一）深部放射治疗

深部放射治疗是对位于人体内部并可能为健康组织包围的靶区所进行的放射治疗。

（二）表浅放射治疗

表浅放射治疗是对人体表浅组织（通常不超过 1 cm 深度）所进行的放射治疗。

（三）全身放射治疗

全身放射治疗是对人体全身所进行的放射治疗，主要用于骨髓移植或外周血干细胞移植前的预处理。

（四）全身皮肤电子束治疗

全身皮肤电子束治疗是用低能（4～6 MeV）电子束对全身皮肤病变进行的放射治疗。

（五）术中放射治疗

术中放射治疗是指在经外科手术切除肿瘤后或暴露不能切除的肿瘤，对术后瘤床、残存灶淋巴引流区或原发灶，在直视下避开正常组织和重要器官，一次给予大剂量电子束照射的放射治疗。术中放射治疗必须配备不同尺寸和形状的术中限束器。

二、远距离放射治疗对辐射性能的要求

辐射不是单个的粒子，而是粒子的集合。不是所有的电离辐射都适合用于放射治疗，放射治疗对电离辐射的性能有一定的要求。

（一）对电离辐射类型的要求

辐射类型是表征辐射或粒子性质的方式之一，不同类型具有不同的性能。放射治疗常关心辐射的放射生物学性能和放射物理学性能。对于所使用的每一种类型的电离辐射，希望这种类型电离辐射不要掺杂其他类型的电离辐射。

1.放射生物学性能

从放射生物学角度，辐射的生物学效应除依赖于吸收剂量外，还依赖于吸收剂量的分次给予、吸收剂量率和电离辐射在微观体积内局部授予的能量，即传能线密度（Linear Energy Transfer，LET）。常用的 X 辐射、γ 辐射和电子辐射都属低 LET 射线，相对生物效应为 1，它们对细胞分裂周期时相及氧的依赖性较大，所以对 G_0 期、S 期和乏氧细胞的作用较小。中子辐射、重离子辐射（^{4}He、^{12}C、^{14}N、^{16}O 等）属高 LET 射线，相对生物效应远大于 1，它们对细胞分裂周期时相及氧的依赖性较小，所以对处于 G_0 期、S 期和乏氧细胞的作用仍较大。对普通 X 射线，γ 射线不敏感的肿瘤，采用这类射线可能获得较好的治疗效果。

虽然理论上高 LET 辐射的生物效应优于低 LET 辐射，但高 LET 辐射的装置复杂庞大，价格很贵，因此实际使用的主要是低 LET 辐射。

2.放射物理学性能

从放射物理学角度，辐射射入人体后的剂量分布影响它们的效果。从深度剂量分布，可分为有射程（带电粒子如电子、β 粒子、质子、α 粒子等）和无明显射程（电磁辐射如 X、γ、中性粒子如中子等）的两大类。电磁辐射虽没有明显的射程但具有剂量建成现象。重带电粒子辐射（电子除外）入射与出射剂量低于中心靶区剂量，相对于电磁辐射及中性粒子辐射具有物理特性方面的优越性。

（二）对电离辐射能量方面的要求

一般而言，1～50 MeV 都是放射治疗的适用能量范围。临床应用的最佳能量范围必须具体分析。总的需要考虑的因素有：在靶区有均匀而比较高的辐射剂量，周围正常组织的辐射剂量尽可能低，皮肤入射、出射的剂量尽可能低，侧散射少，骨吸收少，体剂量比大。

$^{60}_{27}$Co辐射源，在衰变过程中放出电子（β 射线）、γ 射线，最后变成稳定的元素镍（$^{60}_{28}$Ni）。β 射线能被钴源外壳吸收，故可将 ^{60}Co 源看成为单纯的 γ 射线源，它的两种 γ 射线能量比较接近，分别为 1.17 MeV 和 1.33 MeV，平均能量为 1.25 MeV，可认为是单能射线，其深度量相当于峰值 3～4 MeV 的高能 X 射线；对于提供 X 辐射及电子辐射的医用电子加速器，电子辐射和 X 辐射的能量均取决于电子加速能量，加速器输出的电子束能量不可能完全是单一的，而是具有一定的能谱分布范围，故放射治疗希望加速器输出的电子束有尽可能窄的能谱。

在远距离放射治疗中电子辐射主要用于表浅放射治疗及术中放射治疗、全身放射治疗等。

能量在2～20 MeV范围,电子辐射在人体中的最大射程约为标称能量数值乘以0.5。50%剂量深度(cm)为标称能量数值的0.4左右。能量超过25 MeV时逐渐失去电子辐射射程特征。综合考虑,电子辐射能量一般选在4～25 MeV范围。

(三)对电离辐射强度的要求

远距离放射治疗最常用的辐射为X辐射及电子辐射。由于辐射强度即发射量率直接与吸收剂量率有关,而吸收剂量率又直接与每次治疗时间有关,故常用吸收剂量率表征辐射强度。

1.对X辐射强度的要求

对于大多数肿瘤,放射治疗要求在肿瘤靶区给予50～70 Gy的剂量。放射生物学要求采用分次疗法。常规放射治疗1个疗程一般分为25～35次,每次给予1.8～2.0 Gy。以每次治疗时间1分钟计,吸收剂量率在2～3 Gy/min范围即可。在全身放射治疗时,一般要求用低剂量率,在SSD=(350～400 cm)处,吸收剂量率以低于0.05 Gy/min为佳。

精确放射治疗往往采用低分次疗法,每次要求给予较高剂量,故希望有较高的剂量率,要求剂量率在5～8 Gy/min。

2.对电子辐射强度的要求

常规放射治疗电子辐射剂量率在2～4 Gy/min范围,过高的剂量率有不安全的隐患,最大剂量率常限制在10 Gy/min以下。采用全身电子束放射治疗,因为治疗距离往往要延长到350～400 cm,要求有高剂量率。

(四)对辐射野轮廓的要求

远距离放射治疗所用辐射野形状分为规则辐射野和适形辐射野两大类。

1.X辐射

(1)规则辐射野:常规放射治疗常用可调矩形辐射野,必要时加挡块,立体定向放射外科治疗常用圆形辐射野。

(2)适形辐射野:三维适形放射治疗及调强适形放射治疗需要采用适形辐射野,可以通过不规则形状挡块或多叶准直器来产生。

2.电子辐射

采用不同尺寸的矩形及圆形限束器获得矩形或圆形辐射野,必要时加挡块。

(五)对辐射野强度分布的要求

远距离放射治疗所用X辐射强度分布有三种方式。

1.均匀分布

均匀分布指在辐射野内,最高与最低吸收剂量之比不超过一定范围的分布,均匀分布是基本方式,用于常规放射治疗、三维适形放射治疗。

2.楔形分布

楔形分布用于常规放射治疗,配合均匀分布的辐射野使用。

3.调强分布

不规则的、变化的强度分布,由逆向放射治疗计划求得,用于调强放射治疗。

远距离放射治疗对电子辐射强度分布要求是均匀分布。

三、远距离放射治疗装置

根据辐射来源可划分为以下类型。

(一)放射性核素远距离放射治疗机

临床最常用的是 ^{60}Co 远距离治疗机,其次有 ^{137}Cs 远距离治疗机。

(二)医用加速器

临床最常用的是医用电子直线加速器,另外还有医用质子加速器、医用重离子加速器、医用中子发生器。

四、远距离放射治疗技术

远距离放射治疗技术正逐渐由常规放射治疗(传统的二维放射治疗)向精确放射治疗发展,所谓精确放射治疗是指采用精确定位/精确计划/精确照射的放射治疗。

(一)常规放射治疗

常规放射治疗的照射区(Irradiation Volume,IV)(50％等剂量面包围的区域)是由 2~3 个共面的直角锥形束相交而成的照射体积,往往还会加上铅挡块,能将肿瘤全部包围住。由于大多数肿瘤形状是不规则的,所以不可能与靶区形状大小一致,特别是当肿瘤附近有要害器官时,不易躲开,照射区与靶区差别更大。正常组织及要害器官的耐受剂量往往限制了靶区内治疗剂量的提高,影响局部控制率。因此,随着放疗技术的发展,有逐渐被淘汰的趋势,仅用于姑息治疗和/或患者经济条件不能承担更先进放疗技术的情况。但常规放射治疗每次照射所需时间短(1~2 分钟),摆位操作简单,是我国目前最常用的治疗方法。通常所说的放射治疗就是指常规放射治疗。

1.常规放射治疗的特点

(1)常用 ^{60}Co 远距离治疗机发出的 γ 射线及医用电子直线加速器产生的高能 X 射线治疗深部肿瘤,有时采用电子辐射治疗浅表肿瘤,亦可采用低能 X 射线治疗浅表肿瘤。

(2)采用均匀分布辐射野,在 X 辐射时用均整过滤器,在电子辐射时用散射过滤器。IEC 规定了允许的 X 辐射与电子辐射均整度。

(3)采用规则形状辐射野,X 辐射野轮廓是由上下两对矩形准直器产生,最大辐射野的面积 40 cm×40 cm,辐射束为锥形束,截面为可调矩形,有时附加挡块以保护重要器官;电子辐射野则由用不同形状和尺寸的矩形或圆形限束器来获得矩形或圆形辐射野,最大辐射野面积的直径在 20 cm 左右,附加低熔点合金块以保护正常组织。

(4)采用楔形过滤器,在 X 辐射时有时补充采用由楔形过滤器产生深部剂量的楔形分布和用补偿过滤器来补偿由于被照组织表面形状不规则而引起的辐射分布不均匀。

(5)采用放射治疗模拟机进行治疗前的模拟定位工作。

(6)治疗计划设计采用手工或计算机辅助二维治疗计划系统进行,主要计算剖面内的剂量分布。

2.常规放射治疗的方法

常规放射治疗通常用三种方法:源皮距(SSD)放射治疗技术、等中心定角放射治疗(SAD)技术和旋转放射治疗技术(ROT)。无论采用哪种治疗技术,放射治疗的疗效与治疗的定位、摆位都有着十分重要的关系。

(1)源皮距放射治疗技术:放射源到患者皮肤的距离是固定的,而不论机头处于何种角度。治疗时将机架的旋转中心轴放在患者皮肤上的 A 点,肿瘤或靶区中心 T 放在放射源 S 和皮肤入射点 A 的连线的延长线上(图 4-12A)。

摆位要点:机架的转角一定要准确,同时要注意患者体位的重复性,否则肿瘤中心会偏离射野中心轴,甚至在射野之外。由此,SSD 技术在大的肿瘤中心只在姑息治疗和非标称源皮距治疗时才使用。

源皮距垂直照射摆位程序:①体位,根据治疗要求,借助解剖标志,安置与固定好患者体位,并使照射野中心垂线垂直于床面,如需特殊固定,可应用头、颈和体部固定装置。②机架角和床转角都调整为 0°。③确定源皮距,打开距离指示灯,将灯光野中心"+"字线对准体表照射野中心"+",升降机头或将床升降到医嘱要求的照射距离。一般源皮距为 60 cm、80 cm 或 100 cm。④照射野,打开照射野指示灯,调节照射野开关,将灯光野开到体表照射野大小,必要时调整小机头转方位角使灯光野与体表照射野完全重合。⑤挡野,根据治疗情况把照射野范围内需要保护的部分用铅块遮挡。应正确使用挡野铅块,将照射野挡至所需的形状。一般 5 个半价层厚度的铅块可遮挡 95% 的射线。⑥填充物,按医嘱要求,放置改变照射剂量的蜡块或其他等效物质。⑦摆好位回到操作室,不要急于开机治疗,要认真核实医嘱准确无误后,方可治疗。照射摆位工作要求医务工作者要有高度责任心,要严格按操作规范做,养成良好的科学作风,摆位治疗就会有条不紊,就能做到摆位既迅速又准确。

源皮距照射技术,在摆位时只注重照射野与体表中心相一致是远远不够的,因为每照射一野时都可能要改变患者体位。例如,食管癌用前一垂直野和后两成角野时,就需分别取仰卧位和俯卧位;对较肥胖或软组织松弛患者,按皮肤标记摆位误差更大。因此,源皮距摆位多用于姑息性放射治疗和简单照射野的放射治疗,如脊髓转移瘤的姑息照射、锁骨上或腹股沟淋巴区的照射等。

(2)等中心定角放射治疗技术(等中心照射技术):等中心是准直器旋转轴(假定为照射野中心)和机架旋转轴的相交点,与机房中所有激光灯出射平面的焦点相重合。此点到放射源的距离称源轴距(SAD)。

等中心定角放射治疗,亦称固定源瘤距治疗,即放射源到肿瘤或靶区中心 T 的距离是固定的。其特点是只要将机器旋转中心放在肿瘤或靶区中心 T 上,即使机器转角准确性稍有误差或患者体位稍有偏差,都能保证射野中心轴能通过肿瘤或靶区中心(图 4-12B)。但是该技术要求升床距离必须准确。SAD 技术摆位方便、准确,故此技术应用广泛。这项技术实际上是一个完整的工艺,包括肿瘤定位、摆位、剂量处理等一系列过程。

坐标系统与面:要执行放射治疗,必须明确患者、组织、器官、靶区等与射线的关系,这就需要定义坐标系统。坐标系统由原点和三个相互垂直的轴构成。ICRU 62 号报道指出应定义三种坐标系统,为患者的坐标系统、影像设备的坐标系统、治疗机的坐标系统。

放射治疗中常用的人体坐标系统如图 4-13(A)所示:X 轴代表左右的方向,正方向为观察者面对患者时原点的右边(通常是患者的左边);Y 轴为头脚方向,正方向为原点向头的方向;Z 轴为前后方向,正方向指向前方。患者的坐标系统是对真实人体的抽象,通常是在模拟的时候确定的。在这个过程中,患者躺在舒适而可重复的位置,称为治疗位置。典型的情况是患者左右、前后水平的平面床上,无论是仰卧还是俯卧,都不应观察到有明显的扭曲和旋转。一般来说将患者坐标系统的原点放置在治疗靶区的中心上,并用体表的标志点来标志,这种方法比较方便,但不是必要的。患者的坐标系统也不总是要将标志点放在患者的皮肤上,也可根据一些明显的体内标志。有时,为了准确,也可使患者的坐标原点离开靶区的中心,而将其标在皮肤比较固定、平坦的地方,这样可避免由于皮肤的移位而造成的摆位误差。但总的来说,标记点应该离靶中心越近越好,而且体内标记比体外标记引起的误差要小得多。

　　人体三个面的确定如下:横断面为平行于 X 轴与 Z 轴确定的平面的面,将人体分为上下两部分。矢状面为平行于 Y 轴与 Z 轴确定的平面的面,纵向地由前向后将人体分为左右两部分。冠状面为平行于X 轴与 Y 轴确定的平面的面,将人体分为前后两部分。

　　影像设备的坐标系统如图 4-13B 所示,治疗机的坐标系统如图 4-13C 所示,坐标系统的原点定义在治疗机的等中心点上。X 轴为水平轴,Y 轴与治疗机的臂架旋转轴重合,Z 轴为垂直方向轴。如果患者仰卧在治疗床上,患者 Y 轴与治疗床纵轴平行,床的旋转角度为 0 的话,患者的坐标系统就与治疗机的坐标系统一致。

　　激光定位灯:现代放射治疗模拟机、治疗机机房一般都配备激光定位灯。激光定位灯是摆位的主要工具,激光定位灯安装是否准确直接影响到摆位的精确性。

　　激光定位灯目前种类品牌很多,有安装在治疗机机头上的,有安装在治疗室墙壁上的。有三个一组或四个一组的,也有按不同要求多个组合的。激光灯的光束有点状、十字点状,有纵轴线、横轴线或相交成十字线,还有随人体曲面投影激光线。其颜色有红色和绿色两种。

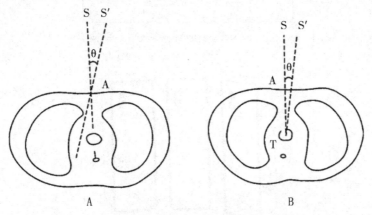

图 4-12　SSD 照射技术与 SAD 照射技术示意图

A.SSD 照射技术;B.SAD 照射技术

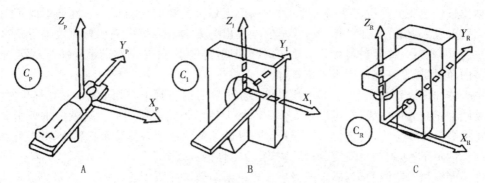

图 4-13　ICRU62 号报道定义的三种坐标系统

A.患者的坐标系统;B.影像设备的坐标系统;C.治疗机的坐标系统

　　三个一组壁挂式是最常用的普通型组合(图 4-14)。在机架对面中央上方墙壁上安装一个人体曲面纵轴激光束激光灯,其作用是校正人体纵轴矢状面是否成直线,人体纵轴和人体中线要相重叠。在机架左、右两侧壁上安装一个具有双窗口双功能,有纵轴线和横轴线的双线激光灯,其纵轴线和横轴线相交成十字线,两侧纵轴线和横轴线在同一平面,十字线需相交重叠。它们的交点也正是旋转中心,即等中心治疗的靶区中心。在体表纵轴线可以校正人体横断面是否在一平面,横轴线可以校正人体冠状面是否在一平面(图 4-15)。

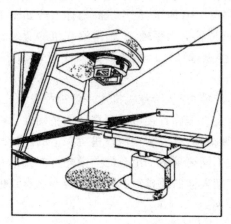

图 4-14　三个一组挂壁式激光定位灯的组合

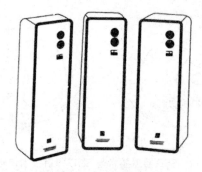

图 4-15　双窗口十字线激光定位灯

　　激光定位灯在放射治疗、模拟定位及放疗摆位照射中都具有一定的意义。它可以使患者定位时的体位较好地在治疗机床上得到复原,可以保证每次治疗时的重复性。在照射时可以提供射线的入射点及入射方向,并可提示射线出射点及出射方向。在等中心照射时可提示靶区中心的体表位置,因此对一些照射技术要求严格的,如照射野偏小、体位易移动重复性差,周围重要器官比较多的照射野,最好都使用激光定位灯。

　　中央人体曲面纵轴激光束:它与治疗机机架在零度时的射野中心相重叠。在摆体位时,一般中央激光线都定到人体中线,它可以随人体曲面将人体中轴线表示出来。这就要求模拟定位机和治疗机中央激光体位线,在定位、治疗时保持一致,才能保证患者体位躺正不变,并可弥补单凭视觉摆体位的不足,达到摆位简捷、方便、精确、重复性好的效果。

　　左右两侧纵横双线激光束:纵轴激光束在人体横断面与射野中心线相交,它可以保证人体左右在一个平面,横轴激光束与等中心照射的靶区中心在一水平面。它可以提示出肿瘤中心在体表的位置,使用左、右激光十字线定两侧野照射野中心,可以保证体位要求正确,达到水平照射野在同一照射中心,并可保证左右两侧的射野中心入射角的正确,达到水平照射的目的。如两侧野照射面积相同,剂量比也相同。SSD 和 SAD 用激光灯水平照射摆位,这样两对穿野会得到一个较理想的剂量均匀分布。

　　激光灯的要求：性能精确、稳定，激光线清晰可见度好，在较强光环境下仍清楚可见，射线要精细，在3 m距离激光束不得宽于1.5 mm。要准确可靠，在1.5 m距离时误差不得大于0.2 mm，同时要定期校正。

　　等中心治疗技术的定位方法：①在模拟机下对好SSD，一般直线加速器为100 cm。②找出肿瘤病变中心，打角。③升床，使病变中心置于旋转中心上。④机器复位，计算升床高度，即肿瘤深度，然后可进行等中心照射。

　　等中心治疗技术的摆位方法：摆位的最终目标是实现射线束与人体的相互关系。人体的空间位置与形状的确定，只是这个过程中的一个环节，要实现这个最终目标，放疗机、模拟机与空间坐标关系也应严格确定。实施等中心治疗技术，放疗设备必须是"等中心型"的机器，该机器必须有三个转轴和一个等中心点。①准直器必须能沿射野中心轴旋转，该轴通过等中心点。②机器臂架必须能绕一固定的水平轴旋转，该轴也通过等中心点。③治疗床身沿铅直线旋转，此轴同样通过等中心点。此三轴交于一点是等中心治疗机的必要条件，治疗机的灯光野投射一个光学的十字叉丝，可精确地表明射野中心轴的位置(图4-16)。根据治疗机的质量保证要求，治疗机的床也要经过精确的校准，其运动轴必须为水平或者垂直的。通常，计划设计时将靶区的中心放在机器的等中心点上，然后从各个不同的臂架方向照射靶区。

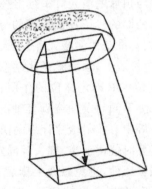

图 4-16　治疗机的灯光野投射一个光学的十字交叉丝

　　那么，怎样才能把靶区中心放在机器的等中心点上，这里可以先做一个简化，将患者简化成一个刚性的物体，他的背部是平直的，而且肿瘤体积与周围正常器官的位置相对固定，对这样一个患者的摆位是很容易实现的。如图4-17所示，治疗机臂架取0度(垂直向下)，由于患者背部是平直的，让他仰卧在平整的水平床面上，在该平面内左右、前后移动床面，使射野中心轴的十字叉丝与患者前表面的标志点重合，再垂直升高或降低床面。一般来说，治疗机都有一个简单的工具(光距尺)可以读出源到皮肤表面的距离(源皮距SSD)，它可以帮助精确地确定床面的高度。由于治疗机的源轴距SAD是确定的，根据患者肿瘤中心距体表的深度d，源轴距减去深度就可知道0位源皮距。这样，就可将患者的靶区中心放在治疗机的等中心点上。也就是说，对这样一个简单的患者，一个患者前表面的标志点和一个深度似乎就足以确定等中心。

　　但实际的摆位是一个复杂的过程，即使对以上假设的刚性患者，上述的摆位过程也不足以充分地确定患者位置。假定已将靶区中心放在机器的等中心点上，然而，患者可旋转、滚动、倾斜，这样即使靶区中心受到了正确的照射，但整个靶体积及周围的正常组织却可能受到不正确的照射。因为，除中心点的坐标外，要描述一个刚性患者的位置还应有三种情况：左右滚动、上下倾斜及围绕垂直轴的旋转。如果一个刚性患者的背部是平坦的,仰卧在一个平板床上,就可限制他的左右滚动、上下倾斜。但围绕垂直轴的旋转问题依然没有解决。

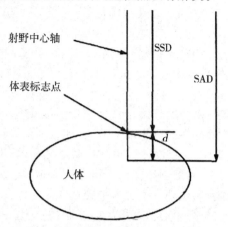

图 4-17 刚性患者的摆位:源皮距 SSD=源轴距 SAD-深度 d

　　以上讲到现代放射治疗模拟机、治疗机机房都配备激光灯。可通过激光灯的帮助来完善刚性患者的摆位:一般要求患者的纵轴与顶后壁激光灯平行,建立合适的患者坐标系统、定位,并根据激光灯做好体表的标志,包括患者两侧的标记和前表面的标志;在治疗机的床上仔细摆位,使患者坐标与治疗机坐标重合。重合的标准是两侧激光点对准患者两侧的标志,侧向激光灯的垂直激光线应精确通过患者体表的三个标志点,顶后激光通过患者的前表面标志,定义矢状面的位置(图 4-18)。由此可见,激光灯在摆位中有确定体位的作用,即根据患者体表上的标志点调整床面的位置及刚性患者的左右滚动、上下倾斜及围绕垂直轴的旋转,使激光点与标记点重合,确定患者的体位。这样,可将刚性患者等中心放射治疗计划的摆位总结为以下的步骤。①体位:患者采用合适的体位躺在治疗床上,必要时使用沙袋、枕头及固定设备。若治疗条件需要更换治疗床面时,应首先选定网状床面还是撤板床面,避免患者上床后更换。如需撤板床面治疗,还应注意按照射野大小撤同侧相应块数床板,多撤会影响体位,少撤会使部分照射野被挡。②确定距离:使用激光灯调节患者,按要求对准激光定位点(或"十"字线),再升床使患者两侧标记与激光投影重合。或将灯光野中心"十"字对准医师定位的体表"十"字,把床缓缓升至所需高度,达到 SSD 距离要求。③打角:按医嘱要求给大机架角度和小机头方位角,一定要准确无误,误差为 0.1°。在给角度时,开始转速可快,但到所需角度时应该放慢速度,以确保角度准确。④照射野:如在操作台上可以设置照射野的治疗机,可首先在操作台上设置好照射时间、剂量、照射野面积,但要注意照射野 X、Y 轴的方向,它与机头角方位有关,并要注意医师对照射野宽度与长度要求。一般都是宽×长,如 6 cm×12 cm,6 cm 是照射野宽,12 cm 是照射野长。如有楔形板照射野,可在操作台上设置楔形板的角度及方向,同时注意机头角的方向。旋转臂架到照射的角度,读出源皮距 SSD,验证关系 SSD=SAD-d 是否正确,做进一步的验证。

　　以上的步骤可以充分地定位一个刚性患者的体位,但是对一个实际的患者,可能还不大充分。因为即使使用激光点的帮助,确定了等中心点的位置,阻止了患者三个轴向的旋转,可是患者的体形并不确定。患者体形的变形可能有弯曲变形、扭转变形、剪切变形、压缩变形和体积变形等。举例说明,虽然患者仰卧在平板床上,但是患者的颈部、脊柱、四肢等却难以保证每次都可重复。这样,由于器官相对于患者坐标的移动,可能会造成靶区出现低剂量而危及器官却遭受高剂量的照射,患者实际的 DVH 与计划设计的 DVH 有很大不同。所以,越能使患者成为一个刚性的物体,就越容易实行精确的治疗摆位。以下给出一些建议:①定位时,患者应采取舒适、放松的体位,如果患者对体位感到不舒适,就会不由自主地运动,直到找到一个相对比较舒服的体位,另外,如果定位时,患者的肌肉比较紧张,而治疗时却放松,患者的体形也会发生改变。②充分地使用激光线调整体形,为了更好地调整体形,尽可能将患者体表的标志线画得长一些。③使用有效的固定装置。

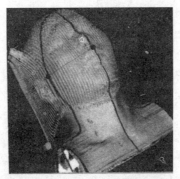

图 4-18　摆位中使用激光灯确定体位(深色圆点为体表标志,深色线为激光线)

　　(3)SSD 与 SAD 放射治疗技术的区别如下:①SSD 是固定由源到皮肤的距离进行的照射。射线束从放射源中心射出由机架转角后通过身体照射野中心照射到肿瘤中心(靶区中心)位置。这就要求模拟机角度一定要准确,治疗时机架角要给准,若角度有偏差,即使源皮距离很准、射线束中心也通过照射野体表中心,但不一定照射到肿瘤中心(靶区中心)。因此,用 SSD 照射时,一定要先给准角度再对源皮距。②SAD 是将肿瘤中心(靶区中心)定到治疗机的旋转中心轴部位,也就是以肿瘤为中心,以治疗机源轴距为半径来照射。因此,只要将肿瘤定到旋转轴中心部位,角度略有误差肿瘤也会照到。最重要的是升床高度,因为升床高度也就是将肿瘤中心(靶区中心)送到治疗机旋转中心轴的位置。因此,SAD 照射时,必须先对好距离再给机架角度。③SSD 与 SAD 照射野标记的区别。SAD 照射时,医师在模拟定位机下定好升床高度及机架角度、照射野面积、机头转角等条件。患者采取仰卧体位时,只在照射野中心标记标出"十"字线,技术员摆位时按照模拟定位的条件,给好照射野大小,将灯光野中心对准体表野中心,按要求升床,给好机头角后,再转机架角,机架在任何角度都可以照射到病变,但为避开危险组织器官,一定按医嘱执行。SSD 给角照射时,体表一定要画出照射野的范围,如果背部给角度野照射时,患者取俯卧位,要先调准角度,再对距离和照射野。④SSD 剂量计算是用中心百分深度量查中心轴百分深度剂量(PDD)表求出,SAD 剂量计算是用肿瘤最大剂量比查组织最大剂量比(TMR)表求得。

　　等中心技术优于源皮距技术主要是摆位准确。如果患者采用等中心技术,那么只要第一个照射野摆位准确,照射以后的照射野时只需转动机架和小机头,调整照射野大小等,而不需要改变患者对治疗床的位置,既准确又省时。

　　(4)旋转放射治疗技术(ROT):与 SAD 技术相同,也是以肿瘤或靶区中心 T 为旋转中心,用机架的旋转运动照射代替 SAD 技术中机架定角照射。旋转照射是等中心照射的延伸,是放射源连续围绕患者移动进行的照射,可看作无数个等中心的照射。

　　旋转放射治疗可分为 360°旋转照射和定角旋转照射。360°旋转照射即机架在转动时一直出射线。而定角旋转照射则是机架在做 360°旋转时,为了保护某一角度内的正常组织和重要器官而在规定的角度中不出射线。如果只是部分旋转则称为弧形照射。旋转照射时照射野从各方向集中于患者体内某一点（该点为旋转中心），这样可以提高旋转中心的剂量，并可以大大降低表面剂量，同时也可以降低所经过的正常组织和重要器官的照射剂量。高能光子束旋转照射由于照射区范围较大，不同机架角度肿瘤的形状不一致，因此适用范围较窄。但对于一些小病变或圆柱形病变，简单的旋转照射就可取得较高的治疗增益比。另外，对于一些特殊部位的肿瘤如外周胸膜间皮瘤，不用旋转照射很难获得较理想的照射剂量分布。

旋转照射摆位程序：①按医嘱要求摆好体位，将照射野开至治疗单上要求的面积，再将灯光野中心"十"字对准体表野中心"十"字，如果是等中心旋转照射还需将床升至要求高度。②摆好位后不要急于离开治疗室，要检查治疗机头方位钮是否固定，在不出射线的情况下旋转一次，看周围有无障碍物、患者照射部位有无遮挡和吸收物质等。③在控制台上核对照射剂量，时间，照射方式，向左、向右旋转，起始角和终止角。④治疗时应在监视器中观察患者和机器运转情况，如遇异常情况随时停止治疗。

由于模拟定位机的普遍采用，多数钴治疗机和医用加速器都是等中心旋转型，加之 SAD 和 ROT 技术给摆位带来的方便和准确，SAD 技术应用越来越多，可用于固定野治疗，也可用于旋转和弧形治疗，它不仅可用于共面的二维治疗，也可用于非共面的三维立体照射技术。

（二）精确放射治疗

1.精确放射治疗概述

放射治疗是肿瘤的一种局部治疗模式，其根本目标是在保护正常组织，尤其是危及器官的前提下，给予靶区尽可能高的剂量，以便最大限度地杀死癌细胞、治愈肿瘤。从物理技术的角度看，实现这一根本目标的途径就是使高剂量分布尽可能地适合靶区的形状，并且靶区边缘的剂量尽可能地快速下降。因此必须从三维方向上进行剂量分布的控制。精确放射治疗是实现这一目标的有效物理措施，它包括三维适形放疗（three-dimensional radiotherapy，3DCRT）、调强放疗（intensity modulated radiotherapy，IMRT）和图像引导放疗（image-guided radiotherapy，IGRT）。

3DCRT 技术于 20 世纪 80 年代开始广泛应用于临床，目前在发达国家早已是常规，适用于所有不需要或不宜采用 IMRT 技术的情况；在中国采用该技术的患者也在逐年快速增长。该技术的发展得益于两方面的技术进步。首先是 CT 机的发明为获取患者 3D 解剖数据提供了条件，并有力地推动 3D 治疗计划系统的研制成功；其次是计算机控制的 MLC 的研制成功为射野适形提供了快捷的工具。CRT 的技术特征：①采用 CT 模拟机定位，根据 CT 断层图像或 CT 图像结合其他模式图像（如 MRI 和 PET）定义靶区。②采用 3D 治疗计划系统设计治疗计划，采用虚拟模拟工具布野，采用等剂量分布、剂量体积直方图等工具评价计划。③采用 MLC 或个体化挡块形成的照射野实施治疗。

适形可以在两个层面上理解。较低的层面是射野适形，即通过加挡块或用 MLC 形成与靶区投影形状一致的射野形状；而较高的层次是剂量适形，即多射野合成的剂量分布在 3D 空间中适合靶区的形状。对于凸形靶区，射野适形是剂量适形的充要条件，即只要用多个适形射野聚焦照射靶区，就可以实现剂量适形。对于凹形靶区，仅射野适形不能形成凹形剂量分布。这时需要调整适形野内诸点照射的粒子注量，即调强。因此，IMRT 技术可以理解为 3DCRT 技术的延伸。前者具有后者的一些技术特征（如 CT 模拟定位和 3D 计划系统设计计划），同时也延伸出一些新的技术特征（如计划只能逆向设计，治疗实施不仅可以采用计算机控制的 MLC，还有其他多种方式）。

IMRT 技术于 20 世纪 90 年代始用于临床,并迅速推广,目前在发达国家已是一些肿瘤的治疗常规,如头颈部肿瘤和前列腺癌;而在中国,由于经济条件的限制,在具有适应证的患者中,目前只有少数接受这种技术的治疗。

如果从字面理解,上述三种放疗技术都可以称为 IGRT 技术,因为它们在定位阶段、计划阶段和/或实施阶段都用到图像。如 2D 技术在定位阶段用到 2D 透视图像,在计划阶段用到横断面轮廓或图像。又如,3DCRT 和 IMRT 在定位阶段和计划阶段用到 3DCT 图像,或 3DCT 图像结合其他模式图像,在治疗阶段用到射野图像验证射野和患者摆位。显然字面上的理解不能反映 IGRT 的技术特征,不能区分它和其他的放疗技术。中国医学科学院、中国协和医科大学肿瘤医院戴建荣建议将图像引导放疗技术定义为利用在治疗开始前或治疗中采集的图像和/或其他信号,校正患者摆位或引导射线束照射或调整治疗计划,保证射线束按照设计的方式准确对准靶区照射的技术。采集的图像可以是 X 线 2D 透视图像或 3D 重建图像,或有时间标签的 4D 图像,也可以是超声 2D 断层图像或 3D 重建图像。通过比较这些图像和参考图像(模拟定位图像或计划图像),可以确定患者的摆位误差,并实时予以校正,或实时调整照射野。其他信号可以是体表红外线反射装置反射的红外线,或埋在患者体内的电磁波转发装置发出的电磁波。这些信号可以直接或间接地反映靶区的空间装置和运动状态。

根据上面的定义可知,IGRT 与上述其他三种技术不同,它不是一种独立的放疗技术,需要与其他技术结合应用。如与 3DCRT 结合形成 IG-CRT,与 IMRT 结合形成 IG-IMRT(表 4-6),其目的在于缩小计划靶区、正确评估器官受量、提高治疗精度,最终提高治疗比。

表 4-6　4 种放疗技术的特点和相互之间的关系

任务	技术		
	2D	3DCRT	IMRT
模拟定位:常规模拟机	√		
CT 模拟机	√	√	
计划设计:2D 计划系统			
3D 计划系统	√		
3D 逆向系统	√	√	
治疗实施:计算机控制的 MLC*	√	√	
能否与 IGRT 结合#	√	√	

注:"√"表示每种技术的标准配置情况;

　　* 计算机控制的 MLC 是实施 CRT 和 IMRT 治疗的主流工具,但不是唯一工具;

　　# 从理论上讲 IGRT 与 2D 技术可以结合,但从临床应用角度看,用 3DCRT 或 IMRT 技术代替 2D 技术显然比 IGRT 与 2D 技术结合意义更大。

2.精确放疗的实施过程

(1)体位及固定:尽量减少摆位误差,提高摆位的重复性,是常规放疗更是精确放疗的基本保证,摆位误差最好能控制在 2~3 mm 以内。患者一般取仰卧位,根据照射部位选择适当的固定设备,如头颈部肿瘤用头颈肩热塑面罩进行固定,并将患者的姓名、病案号、头枕型号、制作日期记录在面罩上,以便于使用时识别。

(2)CT 模拟定位:3DCRT 和 IMRT 的实施都是通过 CT 模拟定位系统来完成的。激光线对位,选择定位参考点,行模拟 CT 扫描。常规 CT 扫描,一般层厚为 3 mm(图 4-19)。

（3）图像传输：将 CT 扫描所获得的影像资料，通过网络系统输入 TPS 工作站（图 4-20）。

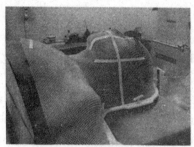
A. 头颈部癌常用体位及固定方式

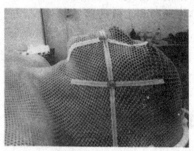
B. 定位参考点

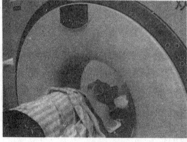
C. CT 模拟定位

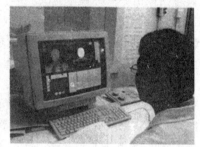
D. CT 扫描场景

图 4-19　体位及其固定、CT 模拟定位

（4）靶区设计：由临床医师根据肿瘤侵犯的范围，需要保护的重要组织和器官在工作站进行靶区的设计。根据具体情况可以设计多个 GTV、CTV 等，如鼻咽癌的原发肿瘤和颈部转移淋巴结可分为两个 GTV 进行勾画。

（5）计划设计：由物理师根据临床医师提出的要求进行计划设计。

（6）计划评估：用剂量体积直方图（DVH）等多种方法对治疗计划进行定量评估。

（7）确定照射中心：将各个照射野的等中心点根据相对于 CT 扫描时定位参考点的位移重新在患者的皮肤或固定装置上做好标记，再次行 CT 扫描，检验等中心点是否准确，确认无误后完成模拟定位工作（图 4-21）。

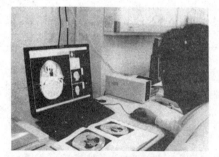
图 4-20　工作站接收患者的影像资料

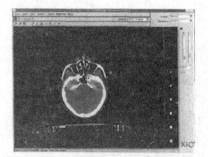
图 4-21　CT 扫描时的定位参考中心点

（8）计划验证：由物理师进行剂量验证，未经验证的治疗计划不得执行。

（9）治疗的实施：确认治疗计划由两位物理人员和主管医师的签字认可后才能进行治疗，技术员根据治疗单的医嘱，在治疗室里完成患者的摆位及体位固定，开始治疗。第一次治疗要求物理师和主管医师参加摆位,并摄等中心验证片与模拟定位 CT 等中心图像进行比对,无误时才可开始治疗。

(王克海)

第八节　立体定向放射

立体定向放射包括立体定向放射外科(SRS)和立体定向放射治疗(SRT)。两者共同特点是借助于立体定向装置和影像设备准确定出靶区的空间位置,经计算机优化后通过 γ 线(γ 刀)或 χ 线(χ 刀)聚焦照射;使靶接受高剂量均匀照射而周围组织受量很低以达到控制或根除病变目的。SRS 始于 20 世纪 50 年代初,一般采用单次大剂量照射。经 50 年的发展,设备不断更新,技术日臻成熟,目前已成为某些颅脑疾病的重要治疗手段,在全世界许多医院应用。SRT 是在 SRS 基础上发展起来的90 年代初才用于临床的新技术。它采用多次分割治疗方法,更符合临床放射生物学要求。可用于头颅,亦可用于体部,扩大了适应证。立体定向放射在一定条件下能获得类似手术治疗的效果。因此,它是一项具有发展活力的新技术。

一、基本概念和原理

(一)立体定向技术发展

1.γ 射线的 SRS(γ 刀)

立体定向放射技术是 Leksell 首先提出这一理论并率先于 1951 年用 200 kV χ 线治疗机装上立体定向仪治疗某些脑功能性疾病。20 世纪 50 年代末质子等粒子线曾成为 SRS 的主角,但由于设备昂贵、笨重,技术要求高,只能在个别研究单位开展。1968 年世界第一台由 179 个 ^{60}Co 源组成的立体定向放射设备(γ 刀)在瑞典问世。到 20 世纪 80 年代初,机器有了很大改进,^{60}Co 源由 179 个增加到 201 个,扩大了半球面,准直器使光束在球形中心形成焦点,四套准直头盔其孔径分别为 4 mm、8 mm、14 mm 和 18 mm,可依病灶大小选用。每个源的射线经准直孔相交于中心点可形成一个以点向各方向呈等向递减的剂量分布,即一个类圆形照射区。^{60}Co 发射平均 1.25 MeV能量的 γ 射线,经此精确聚焦照射毁损病灶边缘锐利如刀割,而病灶中心"坏死"类似于手术切除效果(实际上是外科医师对放射效应的一种理解)故称之为 γ 刀,用于治疗某些颅内疾病比较理想,但因其用途专一,造价昂贵,且每隔 5～10 年需要换钴源 1 次,故很难普及。

2.等中心直线加速器 SRS 和 SRT

立体定向放射技术飞速发展和普及是以影像诊断技术发展和等中心直线加速器高精度为基础的 1982 年以来 Colombo 和 Betti 等研究用常规放疗的直线加速器和治疗计划系统实现 SRS,即利用 CT 或 MRI 及三维重建技术,确定病变和邻近重要器官的准确位置和范围,使复杂的立体图像重建和计算得以迅速实现。在加速器上装配专用限光筒和立体定向仪器,用多个弧非共面旋转使射线集中于一点进行放射治疗。因直线加速器是发射 X 线,故有 χ 刀之称。与 γ 刀比较,χ 刀具有易普及、价格效益比方面的优越性。因此在各国得到迅速发展。20 世纪 90 年代初瑞典 Karolinska 医院的 Blomgren 和 Lax 等又将立体定向放射治疗应用到体部深在的肿瘤。他们成功地使用一种新的立体定向体部装置,用于颅外病灶靶区的定位、固定和治疗。使立体定向放射治疗近几年得到较快的发展。

3.立体定向放射的特点和优越性

(1)高精度:精确定位、精确摆位、精确剂量。一般用 CT 及血管造影检查等定位;设计三维治疗计划;每个环节严格操作,保证整个治疗误差<1 mm。计算机软件系统即时提供剂量分布,对治疗计划进行优化,靶区外剂量要求以每毫米 7%～15% 递减。就是说靶周边等剂量线为 90%,在 10 mm 以外剂量降至 10% 以下,限光筒口径愈小,剂量下降梯度越大。由于高量靶区与低受量的正常组织界线分明,保护了正常组织器官。

(2)安全快速:为非创伤性治疗,无手术感染或并发症,手术有关的死亡罕有。SRS 治疗痛苦很小,是受患者特别是不能承受手术患者欢迎的治疗手段。正确掌握适应证和质量控制。SRS 所致并发症很低,当天完成治疗,不需住院或 2～3 天即可离院。

(3)疗效可靠:多年临床结果已得到证实。

(二)立体定向照射的生物学、物理学基础

1.常规分次照射治疗的根据

常规分次照射治疗是把总剂量在疗程内分成若干次照射完成,如 6～7 周内照射 30～35 次给予总剂量 60～70 Gy。在正常组织中受照射后亚致死损伤的细胞在分次治疗间隔时间内几乎可以完全恢复。因此,分次照射对正常组织具有相对的"保护作用",而肿瘤组织细胞亚致死损伤的修复能力远低于正常组织。经照射后其中对放射敏感的细胞被杀灭数目减少后,原来对放射抵抗的乏氧细胞不断得到充氧和 G_0 期细胞进入分裂周期,变为对放射敏感,使得下一次照射仍可有效杀灭相当数量的肿瘤细胞。也就是说分次照射有利于杀灭肿瘤。多分次的放射治疗在对正常组织不造成严重损伤的前提下,对恶性肿瘤达到较好的控制效果。

2.SRS 生物学和物理学特点

SRS,无论用 γ 刀或是 χ 刀都采用单次大剂量治疗,是利用物理学上放射剂量分布优势。通过三维空间立体照射,在小的靶体积内给予单次相当高的剂量,靶体积外剂量锐利下降,周围正常组织只受到小剂量照射。如果能严格掌握适应证,SRS 照射确实是一种安全可行的方法。但这种单次照射有其本身不足。

(1)不符合肿瘤放射生物学的要求,因在单次照射中正常组织细胞无亚致死损伤的修复,肿瘤也没有乏氧细胞和 G_0 期细胞变为放射敏感细胞过程,靠单次照射得到对肿瘤控制的机会较小。除非单次剂量非常高,但这种高的单次剂量对正常组织细胞损伤又会加大。

(2)目前从理论和临床报道中都证实 SRS 并发症的发生与靶体积正相关。即在给予同样剂量,靶体积越大,放射损伤发生率就越高。为降低 SRS 治疗并发症,当靶体积增加时,总剂量必须减少。但从放射治疗考虑,为取得相同肿瘤控制,肿瘤体积越大所需的剂量就应越高。因此,SRS 在治疗较大体积肿瘤时,为减少并发症发生,而减低单次剂量的结果又必然是降低了对肿瘤的控制。因此,γ 刀或 χ 刀更适宜治疗体积小的病变。

(3)SRS 一次大剂量照射生物效应强,不利于对正常组织,尤其晚反应组织的保护,易增加放射损伤的发生率。按放射生物学 α/β 值推算,与常规分割照射比较,采用 15 Gy 的单次照射,对早反应组织(皮肤、黏膜等)等于 31 Gy 的剂量;而对晚反应组织(肝、肺、脑等),等于 64 Gy 的照射剂量。

(三)容积剂量与疗效和损伤

1.容积

影响局部病灶控制率的因素很多,其中以病灶体积大小最为重要。容积越小疗效越好。以动静脉畸形(AVM)为例,病灶体积<4 cm³,2 年闭塞率 94%,3 年达 100%。若病灶>25 cm³,2、3 年闭塞率分别为 39%、70%。分析 AVM 治疗结果,不论采用重粒子、γ 刀或 χ 刀,中位剂量在 20～35 Gy,对局部疗效影响最大的均为受治的靶体积大小。对正常组织来说,被照射的容积越大,耐受性越差,损伤越重。动物试验表明:1 次照射 4 mm 长脊髓能耐受 40 Gy,而照 2 mm 长时耐受量倍增达 80 Gy。临床资料也证明,正常组织容积剂量低实施大剂量放疗才有安全保证。

2.剂量与损伤

视神经对 1 次照射很敏感。根据 Pittsburgh 大学经验,如果视神经视交叉部位一次剂量<8 Gy,无 1 例(0/35)发生视损害,1 次>8 Gy 4/17 例(24%)有视力损伤。剂量>10 Gy,和剂量在 10 Gy 以上病例均有视神经并发症出现。故要求放射外科照射时,视神经受量应低于 8 Gy 安全阈值。又如第Ⅲ～Ⅵ对脑神经并发症,剂量>20 Gy 有 2/14 例,>25 Gy 有 1/8 例,>30 Gy 有 1/7 发生脑神经损害。因此第Ⅲ～Ⅵ对脑神经受照量<15 Gy 才安全。有别于常规分次照射,1 次大剂量治疗所致并发症往往难预测,而且常常潜伏期较短,病情也较严重。Engenhart 用 SRS 治疗 18 例良性瘤,中位剂量 1 次给 25 Gy,伴发严重脑水肿 5 例(28%)。Sturm 报道 12 例单灶脑转移,1 次剂量 20～30 Gy。1 例小脑部位转移灶较大,直径 42 mm,中心剂量照射 40 Gy,灶周有明显水肿,结果在照射后 15 小时因严重脑水肿致脑疝而死亡。Loeffler 治疗 18 例复发性脑转移,有 17 例曾行脑放疗,用限光筒 17.5～37.0 mm,1 次照 9～25 Gy,无放射性坏死并发症,发生 4 例(22%)白质深部水肿,用激素 2～6 个月治疗才缓解。由于 SRS1 次用量往往高于正常组织尤其敏感结构的耐受量,加之放射敏感性的个体差异在单次大剂量照射时更为突出,对可能的并发症较难预料,给选剂量带来一定难度,因此要结合病情综合各方面因素慎重考虑。

3.剂量与疗效

一定范围内,剂量大小固然对疗效有直接影响,但在有效剂量范围内不同剂量的效果差别不大。动物实验,对小鼠听神经瘤模型分 10 Gy、20 Gy、40 Gy 三组照射,4～12 周观察病理变化。20 Gy、40 Gy 组瘤体积分别缩小 46.2%、45%,两者无差别。而 10 Gy 组瘤体缩小 16.4% 与对照组也无区别。根据一些听神经瘤患者临床观察和尸检病理结果,认为在瘤周剂量为 12～20 Gy 即可控制肿瘤生长,有效率达 85%～90%。故近年来对 1～2 cm 直径的听神经瘤的周边剂量已从 25 Gy 逐步下调至 12 Gy 左右。对 AVM 的周边剂量从 20～25 Gy 下调至 15～20 Gy,疗效并无降低,而并发症则由 10%～15% 降至 2% 以下。总之,预选剂量要从安全、有效两者统一的原则出发,在有效剂量范围内对体积小病灶可用偏高些剂量治疗,对较大体积则用较低剂量。对良性疾病治疗要避免严重放射并发症发生,有时在剂量上要持"宁少勿多"的态度。

4.剂量与靶体积

严格掌握适应证,挑选小体积病变治疗、掌握容积剂量,既保证疗效又避免严重并发症。在容积与剂量关系,Kjiellberg 曾指出,质子治疗产生 1% 放射脑坏死的阈值为 7 mm 直径限光筒照射 50 Gy 剂量,50 mm 直径限光筒照射量为 10.5 Gy。参考预测脑损害风险公式,以及临床治疗经验,为避免或降低晚期并发症,一定要根据靶体积决定治疗剂量。以下数据可作为参考:①靶直径≤20 mm,可给予 18～21 Gy(必要时至 24 Gy)。②靶直径 21～30 mm,可用 15～

18 Gy(必要时至 21 Gy)。③靶直径 31～40 mm,可用 12～15 Gy(必要时至 18 Gy)。综上所述,1 次大剂量放疗依据放射生物原理即早反应组织和晚反应组织对照射剂量效应存在较大差别,尽管用物理学手段通过立体定向照射改善病变靶区与周围正常组织和器官的剂量分布,但当病灶偏大或所在部位限制时,采取低分割 SRT 治疗更为合适。

二、立体定向放射的临床应用

(一)工作程序

立体定向放射通过 4 个工作程序:定位、治疗计划、验证和照射。要保证定位准确、放疗设计优化、重复性强,精确照射。

1.头部 χ 刀的治疗的操作程序

立体定向头架(或称头环)用螺钉可靠固定在患者颅骨,患者带着头环进行 CT 定位,把 CT 图像显示的靶区位置与头架附加的参照系统、方位资料转送入计算机化三维治疗计划系统。制订计划时对任意治疗设计逼真模拟,直视下进行动态观察和评估,通过优化制订最佳照射方案。限光筒为 5～50 mm,依病变性质、部位、大小所选用的限光筒应比病灶直径大 2～4 mm。对单病灶力争采用单个等中心,非共面等中心的弧数≥6 个,总度数大于 300°。靶灶周边剂量取 80% 等剂量线,此剂量面把病变轮廓全包在内,必要时选多个等中心点照射,经验证无误之后,按打印的治疗单完成操作程序。治疗时,把头环固定在床架或地板支架上,遵医嘱完成照射。由于定位、计划、治疗,每个工作环节体位不变,连贯完成,保证治疗误差在 1 mm 以内。

在 χ 刀配置基础上,头环的固定除用螺钉固定在颅骨上的方法外,还有无创牙模式头架或无创面膜头架,可施行头部立体定向分次放射治疗,适用于体积偏大的病变,或界限较明确的局限性脑胶质瘤。依据病情不同和病灶局部状况可在 1 周内分 2 或 3 次照射,2 周内治疗 4～6 次不等。每次照射剂量一般在 6～12 Gy 内选择,总剂量在 24～42 Gy 范围。

2.体部立体定向装置的应用

在立体定向体部框架内刻有标志线可显示断面扫描影像,框架的外界与框的内标尺用于靶区的坐标确定。立体定向体部框架是为分次 SRT 而设计的,患者可重复定位,而且准确性高,并可与多种诊断仪器如 CT、MRI、PET 设备相匹配。

立体定向体部框架内用一个真空垫固定患者的位置。患者在框架内位置保持重复性好取决于真空垫和 2 个标记(胸部和胫骨标记)来控制。为了保持立体定向框架水平位和控制膈肌运动对靶区定位的影响,专门制作一个控制水平位设备和控制膈肌运动设备。在一组研究中,共进行 72 次位置定位的 CT 扫描,来比较立体定向系统对靶区重复定位的可靠性。这一检查包括了体内肿瘤本身的移动及患者在框架中的位置移动。所有扫描与首次 CT 扫描相比,肿瘤在横轴方向平均偏离面为 3.7 mm(95% 在 5 mm 以内),在纵轴向为 5.7 mm(89% 在 8 mm 以内)。

治疗技术是一种适形照射技术,采用 5～8 个非共面固定射线束,线束从任何角度都与肿瘤外形相适形,并在射线入射方向考虑重要器官所在的位置。临床靶体积(CTV)的勾画依据 CT、MRI 定位的肿瘤位置,即与重要组织和器官的关系,最后在射野方向观视下设计出治疗计划。此计划要求在不规则的靶体积要获得适形的剂量分布,依据病灶及与近邻正常组织关系进行三维空间照射优化。

(二)体部立体定向放射治疗(SRT)应用

1.常见肿瘤治疗

全身 SRS 技术是瑞典的 Karolinska 医院于 1991 年率先开展。我国 1995 年 11 月中国医学科学院肿瘤医院放疗科首先开展这项技术。1996 年 9 月原沈阳军区总医院放疗科应用 Philips SL-18 直线加速器,美国 Rend-plan 三维治疗计划和瑞典立体定向体部框架,系统地开展了该项技术,已治疗 380 多例患者。SRT 后肿瘤局部控制率国外报道为 90%~95%。下面简单分述几种常见肿瘤的 SRT。

(1)肝细胞性肝癌(HCC):手术虽然是治疗 HCC 的首选方法,但临床上遇到的患者多数已不适于手术。HCC 对放射又不敏感,根治剂量至少 60 Gy。这个剂量由于受到肝体积与剂量效应限制(全肝照射 35 Gy,半肝照射<55 Gy),以及对肝内肿瘤精确定位的困难,而无法对肿瘤给予一个根治剂量,因此常规放疗只能起到抑制肿瘤生长的姑息治疗作用。近年来 SRT 的技术已应用到躯体各部,收到了良好的临床效果。已治疗的 36 例 HCC 中,CTV 14~916 cm³,PTV 每次剂量 5~20 Gy,治疗 3~6 次,2~5 天 1 次。肿瘤消失 4 例(11.1%),缩小 20 例(55.0%),无变化 8 例(22.2%),未控 4 例(11.1%)。

(2)胰腺癌:患者大多数就诊时为中晚期,所以手术切除率仅在 12%左右。姑息性手术(胆囊空肠吻合术和扩大的胆总管空肠吻合术)不能延长生存期,平均生存 5.5 个月。化疗(静脉和动脉)效果不佳。放射治疗的疗效与剂量有明显关系,放射治疗剂量常常受到肿瘤周围组织和重要器官对放射耐受性的限制。术中放疗虽可直接高剂量照射病灶又保护了四周正常组织,但是 1 次大剂量照射对恶性肿瘤来讲不符合放射生物效应。所以说无论国内或国外目前尚缺少资料证明术中放疗这一方法比常规外照射有更大好处。SRT 既可以像术中放疗给予较高剂量照射又可以对恶性肿瘤给以分次照射,疗效明显优于其他方法。学者用 SRT 的方法治疗胰腺癌 26 例,CTV 20~434 cm³,PTV 每次剂量 6~18 Gy,治疗 2~6 次,2~5 天 1 次。结果是肿瘤消失 3 例(1.5%),缩小 11 例(42.3%),无变化 5 例(19.2%),未控 7 例(26.9%)。

(3)肺癌:目前对肺癌中占多数的非小细胞肺癌多采用以手术切除为主的综合治疗,但不能手术切除的仍占患者大多数,需做放射治疗。由于正常肺组织对放射耐受较低和一些部位特殊(如纵隔、靠近脊髓),使常规放疗剂量受到限制。SRT 与常规放疗配合,可改善剂量分布提高疗效。如对肺门纵隔区常规放疗后 SRT 补量到根治量,能提高局部控制率。经用 SRT 的 79 例肿瘤中,CTV 3~163 cm³,PTV 每次剂量 7.5~23.0 Gy。治疗 2~5 次,2~5 天 1 次。疗效是肿瘤消失 27 例(34.2%),缩小 44 例(57%),未控 7 例(包括 3 例失随病例,占 3.8%)。

(4)肝转移性肿瘤:肝转移癌的手术治疗,仅限于肝内小的孤立灶,无其他脏器转移者。肝动脉化疗对肝转移癌的效果一般不佳。肝脏转移灶由于受到肝体积与剂量效应及肝内肿瘤精确定位的限制,所以放疗难以给予根治剂量。假若对肝脏进行常规放射治疗,放射性肝炎的发生率在 5%时,全肝受照射的耐受量为≤35 Gy,半肝照射为 55 Gy,1/4 肝受照射时,则耐受量增至 90 Gy。近年来采用 SRT 正是利用这个容积剂量原理,对肝内转移灶可给根治性剂量治疗。在对 26 例肝内 1~4 个转移灶的 SRT 资料里,一般 CTV 2~311 cm³,PTV 每次最小剂量 6.0~8.5 Gy,PTV 每次最大剂量 8~28 Gy,治疗 2~4 次,2~6 天 1 次。

(5)肺转移性肿瘤:肺转移灶有手术指征,应争取外科手术治疗。对有多个转移灶或其他不宜手术但病变较局限者可用 SRT。

综上所述,对肝脏和肺脏转移肿瘤,选择 SRT 两个主要原因如下:①由于正常肝脏和肺脏组织对放射耐受性较低,且常规放疗一直不尽如人意。②肝脏和肺脏是一个功能均一的脏器,具有较大体积,代偿能力强,即使对相对较大的肿瘤体积采用 SRT 也不会损害患者的健康状况。在对肝脏和肺脏转移性肿瘤采用 SRT 前应明确原发肿瘤已控制,患者全身其他部位无转移灶,肝脏和肺脏转移灶的数目及每个转移灶的大小以决定是否适合做 SRT。

2.SRT 临床的放射不良反应与并发症

目前无论使用何种放射治疗技术,都不可避免地要照射到一些正常组织或器官。虽然使用 SRT 技术可以对各种肿瘤给予相对较高的剂量,以达到控制或治愈的目的,但是肿瘤周围正常组织和器官对射线敏感性和耐受性不同,所致放射反应就有异。应掌握适应证避免严重的反应。常见反应有以下几点。

(1)胸部肿瘤 SRT 后的不良反应:依据肿瘤的部位、大小,可出现不同的反应。肺周边肿瘤照射后无急性反应。中心型肺癌或肿瘤位于食管旁,患者可出现咳嗽、进食后有哽噎感。可给止咳药及保护食管黏膜的药物对症处理。肿瘤体积>125 cm,高剂量 SRT 几个小时后患者可出现发热(38.5 ℃以下),可用解热镇痛药(对乙酰氨基酚)处置。高剂量 SRT 几个月后多数患者在靶体积内出现放射性肺纤维化,少数患者在入射径路出现条索性放射纤维化改变,有些患者可出现节段性肺不张等晚期不良反应。

(2)原发性肝癌和肝转移性肿瘤 SRT 的不良反应。①急性反应:高剂量 SRT 几个小时后,有些患者出现发热寒战、恶心、呕吐,严重者在照射 1~3 天出现较重上腹痛,可能由于胃肠黏膜水肿所致。②晚期反应:对原发性肝癌患者可能增加肝硬化的发病率或加重原有肝硬化。对肝转移性肿瘤照射后 2 个月在病灶周围出现肝细胞性水肿。CT 表现病灶周围低密度,半年到 1 年后恢复正常。能否引起肝硬化目前尚在观察。多数患者受照射后对胃肠无损伤。在极少数患者可出现肠出血、肠狭窄、胃溃疡。为避免放射损伤,要掌握各类组织容积剂量(图 4-22)。

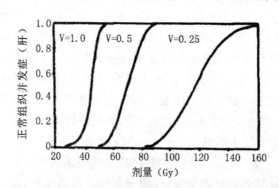

图 4-22　并发症发生率与正常组织受照容积,剂量-效应曲线

3.目前体部 SRT 在肿瘤放射治疗中的作用和地位

(1)补充治疗:在常规外照射疗程后期,剂量达 50~60 Gy 时,使用体部 SRT,在 1~2 周内治疗 2~4 次给予 18~24 Gy 的补量。提高治疗剂量又缩短疗程,争取更好的根治效果。

(2)转移癌灶的姑息治疗:如各个系统恶性肿瘤转移至肺、肝、骨、腹膜后区,使用此项治疗技术快捷有效。

(3)功能保护性治疗:如年龄>70 岁或心肺功能差、病期偏早肺癌、拒绝手术的高龄外周型肺癌患者,采用体部 SRT 可减少正常组织容积受照,保护肺功能。可以相信,继续深入临床研究,各种时间、剂量方案的立体定向照射与常规放疗有机结合,在肿瘤的综合性治疗中将会发挥更大的作用,也有利放射反应的减轻和提高放疗的效果。

(三)颅内常见病的立体定向放射外科(SRS)应用

SRT 治疗的颅内常见病包括动静脉畸形(AVM),垂体及其他良性瘤,脑转移瘤,功能性疾病,脑膜瘤及某些脑胶质瘤。各类放射源在不同时期对 AVM 的治疗均占重要地位,γ 刀、χ 刀占 $40\%\sim50\%$,粒子治疗占 40% 左右。近些年用于功能性疾病治疗有所减少,治疗脑肿瘤日趋增多,尤其 χ 刀在脑转移瘤的治疗中日益受到重视(表 4-7)。

表 4-7　SRS 各种放射源治疗的病种

技术	例数	血管病变	垂体瘤	听神经瘤	良性瘤	恶性瘤	功能病变
Kjidberg 质子线	2 118 例	777 例(30%)		59 例	33 例		
Kihlstron γ 刀	1 311 例	41%		14%		14%	
Chierego χ 刀	150 例	44%			33%		

1.疗效

(1)AVM:治疗经验最成熟,疗效满意,经 SRS 治疗,第 1 年血管闭塞率约 40%,随诊至 3 年闭塞率高达 85% 左右。疗效与所用放射源所给的一定的剂量范围关系不大。而体积愈小疗效愈满意,AVM<4 cm^3 3 年血管闭塞率达 100%。此类患者治疗前 40% 左右有出血病史,SRS 治疗后第 1 年未见明显减轻,在 2 年内仍可有 2% 因出血致死。2 年以后才基本控制。因此疗后自我护理及定期复查,很有必要。

(2)垂体瘤:有效率在 85% 以上,控制效果以激素恢复正常水平作为标准。一般激素改善在疗后半年左右开始,经 $1.5\sim2.0$ 年才达到正常标准。在采用高剂量阶段,肢端肥大症型垂体瘤患者疗后不良反应,约 6% 伴发眼球运动紊乱,10% 垂体功能低下需补充类固醇或甲状腺素,或两者兼之。Degerbad 用 γ 刀治疗库欣(Cushing)综合征型垂体瘤,4 次照射 $70\sim100$ Gy,有 12/22 例发生垂体功能不足。把剂量降至靶周边剂量 $15\sim25$ Gy 以后,并发症发生率减低到 0.5%。为避免对视交叉、颅神经产生严重并发症,已不再用上述大剂量而多主张用较小剂量如 10 Gy 照射鞍上区,鞍内用较大剂量照射。严格掌握适应证非常重要,挑选鞍内微小腺瘤作为 SRS 对象,使视神经离靶>5 mm,才能保证 SRS 治疗的安全。

(3)听神经瘤、脑膜瘤:虽为良性肿瘤,由于部位深在手术有难度,如听神经瘤、颅底蝶崤等脑膜瘤外科治疗不理想或不能切除。评定疗效以肿瘤缩小,或无变化即按局部有效计算。一组 110 例听神经瘤,经 SRS 治疗病灶缩小 44%,无变化 42%,则局部控制率 86%,无效指肿瘤继续增大,占 14%。并发症有面神经功能障碍约 15%,三叉神经功能不全 18%。这些并发症大多为暂时性,最好能选择<25 mm 的听神经瘤做 SRS 治疗。表 4-8 介绍 4 组病例的治疗结果,随访均在 3 年以上。疗后瘤体缩小时间从 3 个月至 33 个月,中位时间 12 个月。脑膜瘤局部控制率在 85% 以上,其中瘤体缩小占 $20\%\sim50\%$,影像复查示肿瘤中央坏死,肿瘤稳定 $30\%\sim50\%$,约 15% 肿瘤继续增大。如瘤体偏圆形直径<30 mm,可优先考虑用 SRS 治疗,此外手术残留或术后复发也可选择病例治疗。

2.适应证和禁忌证

(1)下述一些条件作为适应证参考:①外形较规则病灶体积不大,直径 $20\sim35$ mm,不宜超过 40 mm,所治病种如 AVM、脑膜瘤、听神经瘤、垂体瘤等良性疾病,低分级脑胶质瘤或低放射敏感性脑转移瘤。②患者拒绝手术,或病变部位手术难度大,或常规外照射疗效差的颅内病变。

表 4-8　SRS 治疗良性瘤的结果

肿瘤	单位	技术	例数					
			剂量(最低	中位	最高)	例数	局部控制率(%)	随访率
听神经瘤	Karolinska	γ刀	10	17.5	35	227	85	4
4	Pittsburgh	γ刀	12	16		20	136	89
脑膜瘤	Pittsburgh	γ刀	10	17.5	25	97	95	4
3	Heidelberg	χ刀	10	30		50	17	100

（2）下述情况不宜单独 SRS 治疗：①病灶位于或紧靠敏感组织结构，如病灶处在视神经、视交叉处，要求距离＞5 mm。②肿瘤急性出血，病灶周边外侵界限不明确，如脑胶质瘤。③对常规放疗敏感且易在中枢神经系统内播散的肿瘤如颅内生殖细胞瘤，室管膜瘤等均不宜首先使用 SRS。④病变四周严重水肿，且伴明显颅高压。⑤肿瘤中心积液，需综合治疗后才考虑。

（四）立体定向照射治疗脑转移

1.SRS 治疗脑转移瘤的适应证

（1）单发转移灶，瘤体直径≤35 mm，病情稳定适合手术切除而患者拒绝；或小瘤灶位置深在难以手术时，首先考虑用 χ刀称为手术替代治疗。

（2）挑选放射敏感低的肿瘤类型如腺癌、肺泡癌、黑色素瘤脑转移。

（3）小细胞肺癌脑转移经外照射、化疗仍有残留病变，病情稳定者可考虑 χ刀追加治疗。

（4）脑转移治疗后（包括外照射）原处复发或出现单个新病灶，或多发脑转移（病灶≤3 个），同时伴有神经功能障碍时，作为减症姑息治疗，慎重选用。对全身扩散病情发展快的患者，或多个病灶（＞3 个）又无相应病症，或高龄兼体弱者应避免使用。

2.SRS 治疗脑转移的策略

因为脑转移有 50%～60% 为多发，开始表现为单发者，其后常出现新的转移灶。故 SRS 常与全脑预防性外照射结合。既可减少新病灶的发生率，又可防止受 SRS 照射过的靶灶边缘复发，通常惯例先行外照射再做 χ刀治疗，若患者因转移灶引起相应神经功能障碍，为尽早减症缓解病情，可考虑先行 χ刀再做外照射的治疗方案。患者经 χ刀治疗一般情况改善，便于后继的全脑外照射顺利完成。

临床资料证明，外照射与 χ刀结合，其疗效优于单纯 χ刀。如 Brigham and Wornem 医院统计 282 个转移灶经 SRS 疗后结果不够满意，有 6% 原处复发；3% 瘤灶周边复发；30% 出现新转移灶或癌性脑膜炎，归因无全脑外照射配合。Flickinger 5 个医疗机构报道 116 例（116 个病灶）经 γ治疗情况，其中 51 例单用 γ刀，65 例结合外照射（平均 34 Gy）。单纯 γ刀组控制率为（52.9±11.9）%，综合组高达（81.2±8.1）%。故应强调综合放疗，一般用 SRS 治疗脑转移瘤时要与全脑外照射匹配。

3.治疗结果

立体定向放射包括单次大剂量如 γ刀和 χ刀的治疗，也包括低分次高量照射（FSR）脑转移治疗已有不少报道。有资料表明做 γ刀治疗脑转移，多发病灶转移与单灶转移中位生存期相近，决定预后主要原因是病情进展和全身转移扩散。也有报道认为单发灶脑转移预后较好，中位期为 10～12 个月，而多发灶者只有 3～4 个月。有的资料说明转移瘤局部控制率与肿瘤病理类型无统计学上的差别。也有些资料介绍，病理类型不同的肺癌单灶脑转移的预后主要与原发灶性质及病情进展有关。肺鳞癌、腺癌单灶脑转移的中位生存期分别为 52 周和 43 周。

X 刀的治疗的结果,与 γ 刀无明显差别,病灶消退、缩小、稳定,合计有效率85%～90%。SRS 1 次照射与 FSR 分次照射,疗效无明显差别,但后者有助于减轻放射反应和损伤。

4.充分个体化,拟定综合治疗方案

脑转移患者的治疗往往具有多向选择机会,在决定某种治疗方案之前宜结合病情、肿瘤病理性质、病灶多少并衡量疗效/并发症/经济比等条件慎重考虑。以乳腺癌为例,当病情稳定仅发现单发灶 2 年生存率达 24%～29%,而合并全身扩散或脑多发灶,则 2 年生存者不超过 4%。如日本报道一组 γ 刀治疗病例,单灶转移中位生存期 10.5 个月,多灶患者仅为 2.5 个月。资料表明,患者预后最终由病情进展程度决定。又如小细胞肺癌脑转移,常规放、化疗即很有效,原则上不用 X 刀,手术切除、放射治疗,以及化疗的综合应用为行之有效的治疗方法。又如积液性颅咽管瘤采取手术切除,立体定向囊腔内放疗(核素 P-32)及 SRS 三者结合,是综合治疗的范例。X 刀的介入,不应削弱、排挤惯用的手段,而应该正确挑选并合理匹配使用。由于脑转移属肿瘤临床 IV 期,整体方针是采取姑息性治疗。对病程进度各异的患者应深入分析病情在治疗上要有所区别。

(五)SRS 治疗后颅内并发症

1.常见并发症

偏低的剂量照射可引起脑组织水肿、脱髓鞘、反应性胶质化和血管增生;高剂量则为出血、凝固性坏死。照射后不同阶段可出现脑水肿、脑坏死、脑神经损伤、内分泌功能低下等相应的临床表现。

(1)急性反应:照射时或数天后,可出现头痛、呕吐、抽搐等症状,因血管性水肿所致。当照射累及第4脑室底部呕吐中枢,更易出现上述症状。在 SRS 照射前 6 小时用激素及脱水药物治疗,可达到预防目的。

(2)早期迟发反应:一般在 SRS 疗后数周至半年出现,如脑水肿、神经功能障碍、脑神经损伤等。如用 X 刀或 γ 刀照射听神经瘤之后,一些患者有面部麻木、日后呈永久性面瘫,甚至造成三叉神经损害。

(3)晚期迟发反应:治疗后半年至数年出现,与剂量偏高有关。包括不可逆的放射性坏死,如高剂量受照部位脑组织坏死,前颅凹区域经 SRS 引致视神经损伤、失明,以及垂体功能不全等。

2.并发症预防

(1)健全组织制度:按规范诊治患者。正确认识立体定向照射的优点和局限性。

(2)严格掌握适应证:从疗效、安全、费用,以及疗程长短综合考虑。选择病例宁严毋滥。

(3)控制靶灶的体积:在有效的剂量范围内病灶偏小,可选偏高的剂量。病灶偏大用偏低剂量治疗对病变部位及邻近结构的敏感组织,受照射剂量要在安全阈值以下。如视神经、视交叉与病灶要有一定距离,最好≥5 mm。正确预选处方剂量,周边等剂量曲线按 50%～90% 计算,靶灶周边剂量可在 12～30 Gy 挑选。正确选用单个或多个等中心多弧非共面照射技术,使靶区内剂量分布均匀,力争靶中心最大剂量与靶边缘剂量差≤5 Gy。肿瘤体积、最大剂量、靶灶剂量均匀度是发生并发症相关因素(表4-9),在放射外科治疗工作中要了解、掌握,以保证疗效,避免、减少放射并发症。

表 4-9　并发症几个相关因素

可变因素	范围	例数	并发症	
			例数	（%）
最大剂量	0～20 Gy	12	1	8.3
	20～25 Gy	17	3	17.6
	25～35 Gy	11	3	27.3
	>35 Gy	8	7	87.5
肿瘤体积	0～5 cm³	17	0	0
	5～10 cm³	14	5	35.7
	10～20 cm³	10	4	40.0
	>20 cm³	7	5	71.4
肿瘤剂量不均匀性	0～5 Gy	21	1	4.8
	5～10 Gy	9	2	22.2
	10～20 Gy	8	2	25.0
	>20 Gy	10	9	90.0

三、立体定向放射的展望

立体定向放射的问世和发展确实为沿用多年进展较缓慢的放射治疗注入了新的活力，扩大了放疗的适应证，提高了疗效。少数以往常规放疗不能治疗的疾病（如 AVM、脑功能性疾病等）和治疗但难以收效的肿瘤（如脑干部小肿瘤、肝、胰、腹膜后和纵隔等部位的肿瘤）立体定向放射获得了令人鼓舞的治疗效果。但是，无论 SRS 还是 SRT 治疗的适应证都是有一定限度的，多数情况下单独应用很难取得满意疗效，特别是肿瘤体积较大时，需与常规放疗或其他治疗方法配合应用。依物理学理论，只有经球形或半球形弧面的聚焦照射才能形成以焦点为中心向周围等梯度快速下降的环形等剂量曲线，这是 SRS 治疗的基础，也是之所以 SRS 只能用于颅内（个别鼻咽如颅底）疾病治疗之缘由。而体部肿瘤治疗不能采用单次大剂量的 SRS，必须采取分次较大剂量治疗（SRT），因此已无"刀"可言。实际 SRT 就是立体定向条件下的低分割放疗。立体定向可使靶区更准确划定，剂量分布与靶区适形。加上分次治疗对肿瘤有较好的放射生物效应，对晚反应组织损伤减轻。因此，SRT 的适应证较 SRS 广，不仅体部，头部疾病亦可应用，随着立体定向和患者支撑，固定装置的进一步改进和完善，今后会有更广泛的发展前景。

立体定向放射虽经 10 年发展，但还有不少问题有待解决，如目前的检查手段对多数肿瘤（不规则的形状，浸润性生长）特别是亚临床灶还难以准确确定边界给准确设靶带来困难。另外各种类型、大小的肿瘤病灶单次最佳剂量，最佳分割次数，总剂量与常规放疗配合的最佳方案等也有待摸索完善。立体定向放射临床资料已有几万例之多，但组织病理资料却十分有限，立体定向放射后肿瘤或邻近的正常组织近期和晚期反应过程，晚反应的真实发病率，影像检查与病理检查对比等还存在许多问题，包括检查定位治疗设备的精度，制度的建立和认真执行，人员整体素质提高等都需要进一步加强，这样才能确保治疗计划正确实施，临床资料可信。

（吕　鹏）

第九节　靶向药物治疗

选择性导向药物到肿瘤能克服常规治疗的弱点,明显增强抗肿瘤活性,减少正常组织的毒性。靶向治疗已经有很长的历史。1895 年,Hericourt 和 Richet 报道用人类的肿瘤免疫动物并用其血清治疗患者,有一定的效果和不良反应。开始了利用抗体的靶向治疗。另一种是依靠肿瘤组织器官的特异性,如 20 世纪 40 年代用^{131}I治疗甲状腺癌。至 20 世纪 90 年代,随着对分子生物学和遗传学技术的发展,人们已经认识到肿瘤基因突变的产物或肿瘤伴随的特异蛋白可以作为肿瘤治疗的特异靶点,并成功开发出肿瘤特异代谢位点的药物,STI571 治疗 CML。这一成功具有里程碑的意义,此后随着肿瘤分子机制研究的深入,很多靶向药物被开发并成功用于多种肿瘤的治疗。目前分子靶向治疗已经取得了很多重要的进展,并成为抗肿瘤药物开发的最重要的研究方向。

一、抗体

抗体有复杂的抗原结合区和潜在的巨大的结构多样性。它们对恶性细胞的特异蛋白或碳水化合物有高度的亲和力;IgG 是最普遍用于肿瘤治疗的抗体,通过改造抗体的特异性位点、大小及连接上放射物质或化学物质能提高抗体的治疗效果。尽管早期对抗体的作用机制并不是很了解,但已经将其应用于肿瘤的临床治疗。因其抗肿瘤的效果有限且不良反应较大而不被重视。近来,通过分子免疫学和分子生物学的发展,已经发现抗体的抗肿瘤作用主要是通过直接激活抗体依赖的细胞毒作用,激活补体途径、抗独特型效果或通过与细胞膜受体结合启动膜介导的生长控制作用。目前,已经有多个抗体正式批准进入肿瘤临床应用。初步临床结果表明,无论单独应用或联合治疗,其效果仍有限,仅少数获得 CR,PR 率达20%~40%。治疗失败的原因是多方面的,但最主要的是肿瘤抗原表达的异质性,抗体的异源性及抗体转运生理障碍,后者即"肿瘤内介质高压",可阻碍大分子的渗入。目前,正在研究之中的基因工程抗体包括:①嵌合抗体和人源化单克隆抗体;②重构型抗体;③单链抗体;④单区抗体;⑤抗体库等。这些基因工程抗体的应用,将对肿瘤被动免疫治疗和导向治疗的发展产生重大的推动作用。

(一)抗 c-erbB2 曲妥珠单抗

曲妥珠单抗是一种人源抗体,被发现能直接对抗 c-erbB2 生长因子受体,下调 c-erbB2 引起的细胞内信号从而引起细胞凋亡,属抗体依赖的细胞毒性作用。曲妥珠单抗已经批准用于Her-2过表达的早期乳腺癌的辅助治疗以及晚期乳腺癌癌患者的姑息治疗。对于早期乳腺癌来说曲妥珠单抗治疗后 3 年内无病生存率的绝对获益为 12%,使患者死亡的危险降低 33%。对化疗失败的乳腺癌患者,单用曲妥珠单抗仍有 11%的疗效,合用化疗能提高有效率并延长生存期。2009 年曲妥珠单抗被 FDA 批准与化疗联合用于晚期胃癌的姑息治疗。其在其他肿瘤治疗中的应用价值也正在进一步研究中。

(二)西妥昔单抗

西妥昔单抗是第一个针对 EGFR 的人鼠嵌合单克隆抗体,其通过与 EGFR 的细胞外结构域高度结合,从而竞争性抑制 EGFR 配体的功能。临床前研究表明,西妥昔单抗可与化疗和放疗联合应用,产生协同作用,且有助于逆转肿瘤细胞对顺铂的耐药。其抗肿瘤疗效已在包括非小细胞肺癌、肠癌、头颈部鳞癌等肿瘤中获数项Ⅲ期临床试验结果的证实,且患者的耐受性良好。美国 FDA 于 2004 年批准其用于转移性结直肠癌,2006 年 2 月被批准与放疗联合治疗局部晚期不可切除的头颈部鳞癌,亦可单药治疗化疗耐药的转移性疾病。Ⅲ期临床试验显示在化疗的基础上联合西妥昔单抗可以进一步提高晚期非小细胞肺癌生存期。

(三)帕尼单抗

帕尼单抗是一种用 XenoMouse 技术生产的完全人源 IgG_2 抗 EGFR 的单抗,无鼠源蛋白,于 2006 年被 FDA 批准上市,与氟尿嘧啶、奥沙利铂和伊立替康合用或在化疗后用于治疗 EGFR 阳性的转移性结直肠癌。帕尼单抗的作用机制是通过阻断 EGF 和 TGF-α,与肿瘤细胞上的 EGFR 结合,诱导 EGFR 的内化,进而消除 EGFR 介导的细胞效应。它对 EGFR 有着很高的亲和力和特异性,呈剂量依赖的药代动力学过程,其 IC-50 显著低于西妥珠单抗。本药无须负荷剂量或预防用药。即使是高剂量完全人源化的帕尼单抗也没有出现变态反应性不良反应和人抗人抗体。帕尼单抗单药治疗既往治疗失败的转移性结直肠癌,可以降低 46% 的肿瘤进展风险,部分有效(PR)率达到 8%。皮疹是最常见的不良反应,但是皮疹的发生率与帕尼单抗的剂量有关。

(四)抗 CD20 抗体利妥昔单抗

利妥昔单抗是一种针对 CD20 抗原的人鼠嵌合型单克隆抗体,是第一个被 FDA 批准用于临床治疗的单抗。CD20 存在于 95% 以上的 B 细胞非霍奇金淋巴瘤(NHL)中。利妥昔单抗进入人体后可与 CD20 特异性结合导致 B 细胞溶解,从而抑制 B 细胞增殖,诱导成熟 B 细胞凋亡,但不影响原始 B 细胞。它能通过介导抗体依赖的细胞毒性(ADCC)、补体依赖的细胞毒性(CDC)作用,以及与 CD20 分子结合引起的直接效应,抑制细胞生长、改变细胞周期及以凋亡等方式杀死淋巴瘤细胞。1997 年,FDA 批准利妥昔单抗用于治疗 CD20 阳性的惰性及侵袭性 B 细胞非霍奇金淋巴瘤。单药治疗初治滤泡型非霍奇金淋巴瘤(follicular lymphoma,FL)有效率达 73%,治疗复发的 FL 患者总有效率为 48%,其中完全有效(CR)率 6%。疾病复发时间为 13 个月,平均有效时间为 11.8 个月。在欧洲的一项针对 399 例 60~80 岁侵袭性 B 细胞淋巴瘤患者的Ⅲ期随机治疗试验中,与单用 CHOP(环磷酰胺＋阿霉素＋长春新碱＋泼尼松)化疗相比,利妥昔单抗与 CHOP 联用的有效率、完全缓解率、无事件生存、总生存均显著增加,且能克服 bcl-2 导致的耐药。

将 CD20 抗体连接上同位素(如[131]I-抗-CD20 抗体西莫单抗,[90]Y 标记的 CD20 单抗替伊莫单抗)可以明显增加 CD20 单克隆抗体的疗效,目前西莫单抗和替伊莫单抗已经上市。替伊莫单抗于 2002 年被 FDA 批准用于治疗难治和复发 NHL 的治疗。与其他放射性同位素相比,[90]Y 释放的是纯 β 射线,具有更强的射线能量;临床试验结果显示对侵袭性 NHL 的有效率为 67%,对低度恶性 NHL 的有效率为 82%。对利妥昔单抗耐药的 NHL,使用替伊莫单抗治疗仍然有效。对滤泡性 NHL 经利妥昔单抗治疗失败后给予替伊莫单抗,有效率达 70% 左右。西莫单抗于 2003 年被 FDA 批准用于治疗复发性和难治性滤泡型和低分化、变异性 NHL。复发性低度恶性或转化性低度恶性的 NHL 患者,总有效率为 65%,30% 的患者获得 CR。对利妥昔单抗无效或在利妥昔单抗治疗后复发的患者,再用西莫单抗治疗也有 68% 的有效率,平均疾病缓解时间是 14.7 个月。

(五)抗 CD52 单克隆抗体阿仑单抗

阿仑单抗是重组的人源化抗 CD52 单抗,其作用靶点是细胞表面的糖蛋白 CD52。该抗原 CD52 表达于正常及恶性的 B 淋巴细胞与 T 淋巴细胞,NK 细胞,单核细胞以及巨噬细胞;但在造血干细胞以及成熟的浆细胞均无表达。大部分淋巴细胞白血病幼稚细胞表达 CD52,Campath 的抗肿瘤活性有赖于多种免疫机制包括依赖抗体的细胞介导细胞毒性和补体介导的细胞溶解。2001 年 5 月 7 日被美国 FDA 批准用于复发的或顽固性慢性 B 淋巴细胞白血病。FDA 于 2007 年 9 月 20 日批准其用于 B 细胞慢性淋巴细胞性白血病(B-CLL)的一线治疗。

单独使用阿仑单抗治疗进展期 CLL 且对化疗耐药或复发的患者的有效率为 33%～53%,中位有效持续时间为 8.7～15.4 个月。阿仑单抗对预后差的 CLL,如有染色体 11q 缺失、17p 缺失及 P53 基因突变有较好的疗效,如果这些结果为进一步的前瞻性试验结果所证实,可以考虑作为预后不良的 CLL 患者的一线治疗药物。另外,阿仑单抗作为福达拉滨治疗后的巩固治疗可以明显改善疗效,部分患者可以达到分子缓解,无疾病进展生存时间明显延长。阿仑单抗单药对于部分难治 ALL 也有一定疗效,一些研究试验的结果推荐在 CD52$^+$ ALL 的巩固化疗时如怀疑仍有微小残留病变,可以应用阿仑单抗每次 30 mg,每周 3 次,共 4 周,皮下注射。阿仑单抗与化疗联合也被用于复发耐药的外周 T 细胞淋巴瘤。但是由于该药免疫抑制作用严重、毒性较大,其临床应用受到限制。

此外一些针对其他细胞表面的分化抗原如 CD33 的单抗隆抗体也已经上市,还有其他一些对乳腺癌、大肠癌、头颈癌、白血病、卵巢癌、黑色素瘤和其他恶性肿瘤较有前途的抗体也正在进行临床试验。

二、酪氨酸激酶的抑制剂

酪氨酸激酶催化酪氨酸的磷酸化过程,从而激活特殊蛋白底物而起作用,这些蛋白的磷酸化导致激活信号传导途径,控制细胞的生长、分化和死亡。人类恶性肿瘤已经发现有几种酪氨酸激酶的表达,包括慢性髓性白血病(CML)中的 Bcr-Abl 酪氨酸激酶,恶性胶质瘤中的 PDGF-R 酪氨酸激酶和胃肠道间质瘤(gastrointestinal stromal tumor,GIST)中 c-kit(CD117)酪氨酸激酶等。Ciba-Gergy 公司(现为 Novartis 公司)的科学家通过化学物筛选发现 2-phenylaminopyrimidine 化合物能抑制多种酪氨酸激酶的活性,但特异性差且强度有限。通过反复试验终于合成了类似物伊马替尼(imatinib mesylate,STI571)。格列卫能明显抑制以上几种酪氨酸激酶的磷酸化过程。

90% 以上 CML 患者可检出 Philadelpia 染色体(9;22 染色体易位),易位的结果 9 号染色体上的原癌基因 ABL(Abelson)与 BCR 基因共同位于 22 号染色体上并表达 Bcr-Abl 蛋白,为酪氨酸激酶。CML 的慢性阶段主要依靠 Bcr-Abl 蛋白的酪氨酸激酶作用。格列卫能明显抑制其活性而减少白血病细胞,同时恢复正常骨髓的造血作用。II 期临床试验的结果,每天口服 400 mg,95% 的患者达到临床完全缓解,其中 41% 为细胞遗传学缓解。主要毒性为恶心、呕吐、皮疹、水肿和轻度的骨髓抑制,多能很快恢复。FDA 于 2001 年 12 月 20 日宣布将格列卫作为治疗慢性髓样白血病(CML)患者的一线用药。

格列卫也能抑制 c-kit 和 PDGF-R 的活性。几乎所有的胃肠道基质瘤均表达 c-kit。50% 以上的胃肠道基质瘤口服格列卫治疗有效,2002 年 2 月 1 日,FDA 批准了格列卫的第二适应证,用于治疗不能进行手术切除的胃肠道间质瘤。c-kit 除在胃肠道基质瘤表达外,也表达于其他的恶性肿瘤如神经母细胞瘤、小细胞肺癌、黑色素瘤、乳腺癌、卵巢癌和急性髓细胞白血病,PDGF-R也表达于胶质瘤、类癌、黑色素瘤和肉瘤,格列卫在这些肿瘤中的疗效正在研究中。

吉非替尼是第一个用于治疗非小细胞肺癌的分子靶向治疗药物,通过选择性地抑制表皮生长因子受体酪氨酸激酶的信号传导通路而发挥作用。吉非替尼可抑制肿瘤的生长、转移和血管生成、诱导肿瘤细胞的凋亡。吉非替尼在晚期 NSCLC 二线治疗的临床试验 ISEL 中,欧美人种的患者未能显示出明显的生存获益,但在亚裔、女性、不吸烟、腺癌的优势人群中可以有明显的获益,因此被推荐用于亚裔人群的晚期非小细胞肺癌的标准二线治疗。在中国吉非替尼的适应证包括一线、二线化疗失败的晚期非小细胞肺癌,EGFR 基因突变的患者往往可以从治疗中获益,而其皮肤毒性反应的发生,例如痤疮样皮疹及其程度也是预测疗效的重要临床指标。

在亚裔患者中,吉非替尼也可以用于 NSCLC 的一线治疗。IPASS 的Ⅲ期临床研究结果证实,在有 EGFR 基因突变的患者中,吉非替尼治疗的 PFS 优于常规化疗,在无突变人群中则相反。而在晚期 NSCLC 维持治疗方面,WJTOG0203 研究亦取得了突破:初治采用含铂方案化疗后序贯吉非替尼治疗能显著改善 PFS,并能改善腺癌患者的 OS。

厄洛替尼作用机制与吉非替尼相似,为特异性抑制 EGFR 胞内段酪氨酸激酶的小分子化合物,可抑制该受体传导的生长刺激信号,其作为二线或三线治疗药物对晚期非小细胞肺癌的疗效已获Ⅱ期及Ⅲ期临床试验结果的证实。2005 年被美国 FDA 批准用于晚期非小细胞肺癌的二线治疗,且是目前唯一被美国 FDA 批准的三线治疗药物。而在中国厄罗替尼的适应证与易瑞沙相似。与吉非替尼相似,它也可以用于 NSCLC 一线治疗,但是需要对患者进行选择,如细支气管肺泡癌、不吸烟的患者。其与化疗联合在一线治疗中未能显示出协同作用。在维持治疗方面,2009 年美国临床肿瘤学会(ASCO)年会和世界肺癌大会(WCLC)公布的 SATURN 研究证实,一线化疗结束后未发生疾病进展的患者接受厄洛替尼维持治疗可显著延长无进展生存 PFS和 OS。

三、血管生成抑制剂

肿瘤的生长、浸润和转移与血管生成有密切的关系,人们一直对以血管为靶治疗肿瘤寄予极大关注。近年来这方面的研究有了较大的进展,对肿瘤的治疗提供了新希望。

研究显示,在正常人的组织中,血管内皮细胞的倍增时间约 1 年;而实体瘤组织中的血管内皮细胞的倍增时间仅 4 天。近年来的研究亦发现,当转移灶的癌细胞处于无血管生成的血管前期时,其增殖速度较慢,当肿瘤血管系统在转移灶里形成并使癌灶进入血管期后,转移灶快速生长。因此,利用血管生成抑制剂特异性地抑制血管内皮细胞的增殖和活性,理论上有可能抑制肿瘤的生长和转移而不影响其他的宿主细胞。

在肿瘤生长时期,血管的生长速度是正常血管生长的 50~200 倍。血管的新生受多种细胞释放的正、负因子调节。目前,已知正调节因子十多种,主要有血管内皮生长因子(VEGF)、血小板衍生生长因子(PDGF)、碱性成纤维细胞生长因子(FGF)和转化生长因子(TGF)等,这些因子促进血管的新生和生长。而负调节因子是抑制血管生长,包括天然和合成两大类,宿主产生的天然因子有血管抑制素、内皮抑制素、凝血栓蛋白(TSP)和生长激素抑素等;化学合成的有激素类、金属蛋白酶抑制剂、黏附分子的拮抗剂、烟曲霉素及其衍生物 TNP-470 和紫杉醇等。目前已经有多种抗血管生成的药物上市。

(一)抗血管内皮生长因子(VEGF)药物

贝伐珠单抗是第一个重组人源化抗血管内皮生长因子的单克隆抗体。作用于血管内皮生长因子,阻止人体血管内皮生长因子与受体结合。贝伐珠单抗不仅可以抑制肿瘤的血管生成,还可以使残存的肿瘤血管正常化,同时抑制新生的或复发的血管生成。与化疗联合可以显著地提高有效率并延长无进展生存。美国 FDA 已经批准贝伐珠单抗联合 PC 作为晚期非鳞癌非小细胞肺癌的一线治疗;联合 5-FU/LV 治疗转移性结直肠癌的一线治疗方案。此外它还被批准用于转移性乳腺癌和胶质母细胞瘤、转移性肾细胞癌的治疗。

(二)多靶点 Raf 激酶抑制剂

许多资料证明,Raf 激酶及其介导的 Raf/MEK/ERK 通路的过度激活将导致细胞增殖的加速,在肿瘤进展及转移过程中具有显著作用,且与诸多生长因子包括表皮生长因子、血管内皮生长因子及血小板衍生生长因子等密切相关。大部分肿瘤并非单一信号传导通路所支配,针对多靶点进行治疗可能取得更大的疗效。

1.索拉非尼

索拉非尼是首个主要针对 Raf 激酶的多靶点治疗药物,具有较广谱的抗肿瘤作用。其不但可阻断 Raf /MEK/ERK 通路所介导的信号传导,还能够抑制多种酪氨酸激酶,其中包括与促进新生血管有关的 VEGF-2、VEGF-3 与 PDGFR-β 及肿瘤生长相关的 c-kit 及 flt-3 等蛋白。

Escudier 等将多吉美治疗晚期肾透明细胞癌的Ⅲ期临床试验(TARGET)显示,索拉非尼组和安慰剂组患者中分别有 76% 和 25% 的患者肿瘤缩小,中位 PFS 分别为 24 周和 12 周,中位生存时间延长 3.4 个月(19.3 个月 vs.15.9 个月),基于这项研究的结果,美国 FDA 于 2005 年 12 月 20 日快速批准索拉非尼为晚期肾细胞癌的治疗药物。之后又有两项大规模、Ⅲ期随机对照研究——SHARP 和 Oriental 奠定了索拉非尼在 HCC 治疗中的地位,特别是 Oriental 的研究结果,使索拉非尼在中国晚期 HCC 患者治疗中的应用获得了循证医学依据。索拉非尼组中位 OS 长于安慰剂治疗组(8.9 个月 vs.5.6 个月;6.1 个月 vs.3.9 个月),并且在不同地区人群(北美和欧洲、亚洲-太平洋地区)和不同基线水平预后因素的患者中均有明显疗效。因此 2007 年 10 月 29 日欧洲委员会批准多吉美用于治疗肝细胞癌,美国 FDA 也批准其用于治疗原发性肝癌。目前多吉美已经被批准的适应证有治疗不能手术的晚期肾细胞癌、肝细胞癌、转移性黑色素瘤、非小细胞肺癌。

2.舒尼替尼

舒尼替尼靶向 VEGFR-2、c-kit、PDGFR-β 及 FLT3。C-kit 受体的活性结构常在胃肠间质瘤中表达,胃肠间质瘤常因为 c-kit、PDGFR-A 激酶区的特异性突变而产生对伊马替尼的耐药。舒尼替尼可以抑制 c-Kit 的酪氨酸激酶。Ⅲ期临床试验证实,舒尼替尼能够大大延长已对伊马替尼治疗耐药或不能耐受的胃肠间质瘤患者的肿瘤进展时间(6.3 个月 vs.安慰剂组的 1.5 个月),并降低 50% 的死亡风险。舒尼替尼与 α-干扰素随机对照治疗一线晚期肾细胞癌的Ⅲ期临床试验显示,客观缓解率舒尼替尼组 46%,而对照组仅 12%;生存期延长一倍(28.1 个月 vs.14.1 个月)。因此 2006 年 FDA 批准舒尼替尼作为肾细胞癌及伊马替尼耐药的进展期胃肠间质瘤的治疗药物。舒尼替尼在多种肿瘤如黑色素瘤、NSCLC、乳腺癌、白血病、淋巴瘤等的临床试验也正在进行中。

3.范得他尼

范得他尼是一种合成的苯胺喹唑啉化合物,为口服的小分子 TKI、EGFR、VEGFR 和 RET

酪氨酸激酶,还可选择性抑制其他的酪氨酸激酶及丝氨酸/苏氨酸激酶。RET 可促进肿瘤细胞生长和存活,40%的散发性和 100%的遗传性甲状腺髓样癌有 RET 的过表达。2006 年 2 月,FDA 快速通道审批了阿斯利康公司开发的髓质型甲状腺癌治疗药物范得他尼,适应证为滤泡型、髓质型、未分化型,以及局部复发或转移的乳突型甲状腺癌。临床前期试验显示其对胃癌、肝细胞性肝癌、非小细胞肺癌等的增殖、转移有抑制作用。范得他尼联合紫杉醇或健择能更为显著地抑制肿瘤生长,以及对放疗增敏的作用。范得他尼治疗 NSCLC 的临床研究显示,在二线或三线治疗时,其疗效似乎优于吉非替尼,与化疗联合的抗肿瘤作用更强,毒副作用轻微。其在乳腺癌、多发性骨髓瘤等多种肿瘤的临床试验也正在进行中。

4.拉帕替尼

拉帕替尼是葛兰素史克公司研发的一种新型的小分子靶向双重酪氨酸激酶抑制剂,于 2007 年被 FDA 批准上市。拉帕替尼是可逆的酪氨酸激酶抑制剂,其作用的机制为抑制细胞内的 EGFR 和 Her-2 的 ATP 位点,阻止两者的磷酸化和激活以及同源和异源二聚体形成而抑制其活性。与曲妥珠单抗相比,它是小分子化合物,更容易通过血-脑屏障,其同时阻断 ErbB1 和 ErbB2 的机制可能进一步增加疗效和抗肿谱。目前批准的适应证是与卡培他滨联合用于治疗晚期 Her-2 阳性乳癌患者以及对曲妥珠单抗耐药的 Her-2 阳性乳癌患者。拉帕替尼用于乳腺癌辅助治疗的国际多中心 III 期临床试验正在进行中。

5.达沙替尼

第二代 TKI 药物达沙替尼是一个噻唑咪唑羧酰胺类药物,可抑制 BCR-ABL、SRC 家族(SRC、LCK、YES、FYN)、c-kit、EPHA2 和 PDGFRS 等激酶。在体外,本品对多种不同的伊马替尼敏感或耐药的白血病细胞株有活性,可抑制 BCRABL 来表达的 CML 和 ALL 细胞株的生长。ZvD 胸部肿瘤防治工作组体外研究显示其抑制 BDR-ABL 的强度为伊马替尼的 325 倍,尼洛替尼的 16 倍。对几乎所有伊马替尼耐药性突变的细胞均具有抑制作用。达沙替尼较短的半衰期(<4 小时)及更强的活性使其对于 BCRABL 产生间歇抑制,从而引起细胞凋亡。

2006 年达沙替尼被美国 FDA 批准用于治疗伊马替尼耐药或不耐受的 CML 及 Ph 染色体阳性的 CML 以及费城染色体阳性急性淋巴细胞性白血病(Ph+ALL)成年患者。ZvD 胸部肿瘤防治工作组其剂量为 70 mg,口服,2 次/天。慢性期 CML 患者的显著细胞遗传学缓解率(McyR)为 45%。完全缓解率为 33%;急变期 CML 患者的显著血液学缓解率(MaHR)为 59%;髓细胞急变期、淋巴细胞急变期及 Ph$^+$ ALL 患者的 MaHR 率分别为 32%、31%和 42%。

之后的随机对照研究显示,与 70 mg 口服,每天两次的剂量相比,每天 100 mg、每天一次的剂量疗效相似,但是胸腔积液、血小板下降等毒性明显降低。DASISION III 期对照临床试验显示,在初诊的费城染色体阳性的 CML 患者中,每天 100 mg 的达沙替尼与伊马替尼相比疗效更佳。最少随访12 个月后,用达沙替尼较高于用伊马替尼证实的完全细胞遗传学反应率为(77% vs.66%,$P=0.007$),完全细胞遗传学反应率一样(83% vs.72%,$P=0.001$)。重要分子学反应率是用达沙替尼较高于用伊马替尼(46% vs.28%,$P<0.000\ 1$),和用达沙替尼在较短时间达到反应($P<0.000\ 1$)。5 例正在接受达沙替尼患者(1.9%)和9 例正在接受伊马替尼患者(3.5%)发生进展至 CML 的加速或母细胞期,两种治疗的安全性谱形相似。因此 2010 年 10 月 FDA 批准其用于初治费城染色体阳性慢性期 CML 的一线治疗。

Src 激酶家族(Src family kinases,SFKs)具有促进肿瘤增殖的作用并且在非小细胞肺癌中表达比较普遍。M.D Anderson 癌症中心的 Faye 等开展了一项 II 期临床研究以了解 SFK 抑制剂达沙替尼对晚期非小细胞肺癌患者的作用。该研究总共入组 34 例患者,中位治疗时间是 1.36 个月(0.16～17.2 个月),ZvD 胸部肿瘤防治工作组结果显示,疾病控制率为 43%,其中 1 例患者达到部分缓解,11 例在 PET 代谢水平上显示有效。中位 PFS 1.36 个月,中位 OS 11.4 个月。最主要的并发症包括疲劳和呼吸困难。治疗前存在胸腔积液者也会出现积液增多。今后临床研究重点将放在寻找适合达沙替尼的亚组人群并进一步了解达沙替尼作用的靶基因的拷贝数及突变状况与疗效的相关性。

四、细胞分化诱导剂

恶性肿瘤细胞由于基因调控异常,导致成熟分化阻碍,因此,除采用常规手术、放射和抗癌药物等治疗外,分化诱导治疗作为肿瘤新的治疗方法,也日益引起人们的兴趣并成为目前肿瘤学研究的热点之一。现阶段分化诱导剂主要有维 A 酸类、细胞因子、抗肿瘤化疗药物以及其他一些分化诱导剂。其中研究最深入、临床疗效最确定的分化诱导剂为维 A 酸类。

维 A 酸类药物主要包括全反式视黄酸(all-trans retinoic acid,ATRA)、13-顺式维 A 酸(13-cis retinoic acid,13-CRA)和 9-顺式维 A 酸(9-CRA)。从 1986 年至今全世界已应用 ATRA 治疗了近万名 APL 患者,CR 率已达到了 80%～97%,ATRA 的问世使得 APL 的预后得到了非常显著的改善。该类化合物能够激活相应的维 A 酸核受体(RAR)蛋白,核受体蛋白被激活后构象发生改变,具有与基因调控区域上的特定 DNA 序列——维 A 酸应答元件(retinoic acid response elements,RARE)特异性结合的能力,从而调控特定基因的转录活性,产生调节细胞增殖、分化和细胞凋亡的生物学效应。研究表明,维 A 酸类化合物作用极其广泛,可调控一系列癌基因、转录调控因子、细胞增殖因子及其受体的基因、酶及细胞结构蛋白的基因表达。

此外肿瘤还常常存在表观遗传学异常,包括 DNA 异常甲基化、组蛋白去乙酰化异常及其所致染色质结构重塑异常,异常的表观遗传学可影响许多基因转录,包括与细胞生长、分化、凋亡、转化和肿瘤进程有关的基因。

(一)组蛋白去乙酰化酶抑制剂

组蛋白乙酰基转移酶(HAT)或组蛋白去乙酰基转移酶(HDAC)均能与对某些造血细胞分化、发育十分关键的信号传导途径(RAS/MAPK、JAK-STAT 等)和一系列影响造血细胞发育分化的转录因子相互作用。许多类型的白血病均涉及染色体易位、倒位和基因重排,其中某些染色体易位的共同特点之一就是能够招募 HDAC/转录共抑制因子(CoR)复合体的转录因子与造血发育分化相关的转录因子融合,抑制后者所调控的靶基因表达,引起造血分化受阻和白血病发生。因此可以 HDAC 为作用靶点,设计 HDAC 抑制剂(HDACI),通过抑制 HDAC 活性使组蛋白乙酰化,重新激活白血病细胞中由于不适当的组蛋白去乙酰化而表达受阻的基因,并诱导其分化。第二代 HDACI,suberoylanilide hydroxamic acid(SAHA),可显著下调 BCR-ABL 蛋白的表达,诱导 BCR-ABL 阳性细胞株的凋亡。

(二)DNA 甲基化

DNA 甲基化在 DNA 修复、基因稳定、分化及基因抑制方面起重要作用。在正常 DNA 链上,肿瘤刺激基因甲基化,肿瘤抑制基因不甲基化。在 ras 致癌途径调节下,引起甲基转移酶过度表达、肿瘤抑制基因超甲基化、肿瘤刺激基因脱甲基化,导致肿瘤产生。用甲基转移酶抑制剂或反义核苷酸探针抑制转移酶活性,使肿瘤抑制基因恢复,即去甲基化,达到治疗肿瘤的目的。如 5 杂氮-2'-脱氧胞嘧啶(又名 5-aza-CdR)是去甲基化治疗白血病的代表性药物,5-aza-CdR 治疗

MDS 已经显示出较好的疗效。

1979 年,廖明徵等发现人尿提取物可诱导 HL-60 细胞向成熟分化,并与其抑制异常的甲基转移酶活性有关,他们将这种纯化的人尿制剂命名为 CDA-2(cell differentiation agent,细胞分化剂)。CDA-2 的主要成分为甲基转移酶抑制剂,在体内通过抑制甲基转移酶的活性,使 DNA 去甲基化,解除癌细胞对分化基因的抑制,使分化基因能够正常表达,诱导癌细胞向成熟分化。2004 年 7 月 CDA-2 获得中国国家市场监督管理总局的审核通过,于 2004 年 12 月正式上市。CDA-2 治疗 MDS 的总反应率为 69.22%,2 个疗程时骨髓象 CR 率为 4.27%;PR 率为 18.80%。血液学改善达 53.84%。

五、其他的靶治疗药物

小分子肽没有抗体复杂的结构,属小分子,能有效与细胞表面的受体结合,发挥靶点治疗作用。如钇-90标记的多肽与能与生长激素抑制素受体结合,治疗类癌。

大分子靶点药物的机制是大分子可通过肿瘤血管的缺口进入血液循环,但在血管少或坏死的区域,非肿瘤特异性的大分子蛋白往往被稽留在癌瘤中。这可能是脂质体蛋白质能稽留在此区域的缘故。临床试验已经证实脂质体包裹的多柔比星比常规使用的多柔比星效果好,原因可能是脂质体包裹的多柔比星延长了在病灶的停留时间,血浆的半衰期延长。

[131]I治疗甲状腺癌是一个很好的利用肿瘤代谢底物靶点的例子,进一步用[131]I苯甲基胍(^{131}I meta-iodobenzylguanidine,MIBG)治疗嗜铬细胞瘤、神经母细胞瘤和其他肿瘤也是相同的机制。

肿瘤基础研究的发展将有助于发现新的作用靶点。癌基因和抑癌基因及其产物、各种生长因子及受体、信号传导通路,法尼基蛋白转移酶、端粒及端粒酶、DNA 拓扑异构酶等都是可利用的抗癌药物作用靶点。针对新靶点和新作用机制,将有助于发现一些选择性高而不良反应低的新型抗癌药物。

(陈倩倩)

第十节　基　因　治　疗

基因治疗是指将一段基因序列转移进入靶细胞,通过转基因高水平的表达并最终获得治疗效应。换言之,这是一种通过基因转移技术改变人的遗传信息,达到预防或治疗疾病的生物医学治疗手段。随着众多疾病的病因在基因水平上的认识和阐明,以及基因分子克隆和转移技术的提高与成熟,基因治疗作为一种治疗手段日益被临床接受并进行了大量的临床新药研究。

恶性肿瘤本质上是一种基因病,是由于基因突变导致正常细胞恶性转化为具有表达恶性表型细胞的发生、发展的疾病过程。理论上通过转基因技术纠正缺陷基因或靶基因可以达到临床治疗目的。但肿瘤的演进过程中涉及多基因突变或多阶段基因突变,这对基因治疗策略的实施和疗效带来了巨大的挑战。尽管如此,面对肿瘤的高发病率和高死亡率的现实,研发新型、低毒和有效的基因治疗方法或基因制剂,是肿瘤基因治疗研究的未来目标。

一、肿瘤基因治疗基础

(一)基本概念

基因治疗包括两个基本要素,一是载体系统,二是通过转基因技术导入载体中的治疗性基因(目的基因)或转基因。基因治疗的靶细胞包括生殖细胞和体细胞两类,由于生物安全性和转移技术的问题,目前仅限于体细胞。肿瘤基因治疗是在两个基本要素的基础上作用于肿瘤细胞。

1.载体系统

依据载体的生物学特性,分为病毒性载体和非病毒性载体两类。常用重组病毒载体系统包括腺病毒、反转录病毒、单纯疱疹病毒、腺相关病毒、慢病毒等。非病毒性载体主要包括质粒DNA(裸DNA)、DNA/蛋白脂质体复合物、RNA转导系统,以及寡核苷酸,后者包括小干扰RNA(siRNA)、反义技术,核酸酶等。

2.目的基因

肿瘤基因治疗的外源目的基因主要是抑癌基因、自杀基因、肿瘤抗原编码基因、细胞因子编码基因、细胞黏附分子编码基因,癌基因调节因子基因等。其中,功能基因通过表达蛋白质或多肽发挥治疗作用;寡核苷酸片段通过反义技术,特异性封闭靶基因的表达或选择性降解基因的mRNA,或是产生RNA核酶,降解靶基因的转录产物。目的基因分为4类。

(1)靶向肿瘤细胞的基因包括具有杀伤细胞或促进凋亡的基因,以及改变其恶性生物学特征的基因。如抑癌基因$P53$、$P16$、RB、$BRCA1$等,细胞杀伤基因胸苷酶基因(TK),以及Fas或Fas配体基因。

(2)靶向免疫系统的基因主要是细胞因子如$IL-15$基因、$IL-24$基因,共刺激分子如$B7$基因,以及激发对外源性抗原免疫应答的MHC-I编码基因。

(3)靶向肿瘤血管的基因血管内皮抑素基因、$IL-12$基因。

(4)靶向正常细胞的基因如保护正常细胞免受化疗毒性作用的耐药基因$MDR1$。

3.基因转移技术

将目的基因导入载体并转移进入肿瘤患者体内涉及基因转移技术。常用的基因转移技术分为体外转移和自体转移两种。体外转移指在体外培养条件下,应用载体将外源基因或目的基因转移进入受体细胞如淋巴细胞,再将重组的受体细胞回输患者体内,通过表达某种基因表型的受体细胞介导激活肿瘤免疫反应或直接攻击肿瘤细胞。自体转移是指将已重组入载体的外源基因直接注射至患者肿瘤体内,使目的基因在肿瘤细胞内转录、表达而发挥治疗效应。两种转移技术各有利弊,体外转移通常应用病毒性载体,效果容易控制且安全性较高,缺点是回输的受体细胞不能长期存活,技术步骤多,操作难度较大,临床不易推广;自体转移载体可以是病毒,也可以是非病毒载体如质粒DNA或DNA/蛋白脂质体复合物,其操作简单、经济、容易推广,缺点是疗效短,存在免疫排斥和安全性等问题。

4.受体细胞

肿瘤基因治疗的受体细胞主要是免疫细胞、肿瘤细胞和干细胞。

(1)淋巴细胞:主要是自体外周血T淋巴细胞、肿瘤浸润性淋巴细胞(TIL)和巨噬细胞。外周血T淋巴细胞在临床试验中应用较为广泛。

(2)肿瘤细胞:通过基因工程技术改造后的原代肿瘤细胞,经辐射后失去致癌性而制备成疫苗,临床应用不多。

(3)干细胞:主要是造血干细胞,通过基因修饰的干细胞可在体内持久表达外源基因。但因获取困难,以及在基因修饰实施过程中的技术障碍,临床应用有限。

(二)治疗策略

肿瘤基因治疗策略的选择与插入载体中的目的基因有关。常用策略大致分为5类:免疫基因治疗、恢复抑癌基因功能、抑制癌基因的异常活化、杀伤肿瘤细胞和抑制肿瘤血管生成。

1.免疫基因治疗

肿瘤细胞通过各种方式隐藏肿瘤抗原或降低肿瘤抗原的表达,从而逃逸机体的免疫监视和攻击,称为肿瘤免疫逃逸。肿瘤的发生、进展与肿瘤免疫逃逸机制有关。免疫基因治疗是通过基因重组技术,将免疫调节基因或者抗原基因导入到免疫效应细胞或者肿瘤细胞,之后将其输入患者体内,增强机体对肿瘤细胞的识别及杀伤能力,达到治疗肿瘤的目的。主要包括以下几个方面。

(1)增强肿瘤抗原的暴露:肿瘤细胞本身的免疫原性不强(如MHC-I表达不足),抗原递呈细胞不能提供足够的共刺激信号(如B7分子缺乏),以及机体免疫因子分泌不足等原因,致使肿瘤细胞可以逃避免疫系统的监控和攻击。目前,针对上述基因的多项治疗方案已进入临床试验,但由于肿瘤细胞和机体的异质性,其临床效应不尽如人意。

(2)提高抗原呈递细胞(APC)的抗原呈递作用:树突状细胞(DC)将肿瘤特异性抗原呈递给免疫效应细胞,再通过B淋巴细胞分泌抗体发挥抗肿瘤效应,或激活T淋巴细胞直接杀伤癌细胞。研究发现体外扩增DC细胞,或将细胞因子或者肿瘤抗原基因导入DC细胞,制成疫苗,回输入患者体内可以增强机体的CTL免疫应答。目前,该研究领域研究活跃。

(3)提高淋巴细胞的免疫杀伤能力:经过免疫的特定淋巴细胞能够直接而特异性杀伤肿瘤细胞。该研究领域可以分为三大类:非特异性免疫调节治疗、主动免疫治疗(也即肿瘤疫苗)、过继细胞治疗(Adoptive cell therapy,ACT)。其中,ACT研究最为活跃,临床应用也较为广泛。

2.恢复抑癌基因的功能

抑癌基因是指正常细胞内存在的能抑制细胞转化和肿瘤发生的一类基因群。约半数的人类肿瘤存在抑癌基因的缺失或失活。将正常的抑癌基因导入肿瘤细胞中,以补偿和代替突变或缺失的抑癌基因,可达到抑制肿瘤细胞生长、诱导细胞凋亡的目的。这些基因包括*P53*、*P16*、*RB*、*BRCA1*、*E1A*、*PTEN*等,目前研究最多的是*P53*基因。超过50%的肿瘤中存在*P53*的失活突变。研究报道用携带*P53*基因的腺病毒(SCH58500)治疗复发的卵巢癌患者,并在之后给予铂类为主的化疗,随访显示给予多次病毒治疗组患者中位生存12~13个月,而给予单次病毒治疗组中位生存仅有5个月。SCH58500联合化疗治疗Ⅲ期卵巢癌及腹膜转移癌的Ⅱ/Ⅲ期临床试验已经完成。用携带*P53*基因的腺病毒(Advexin)治疗化放疗抵抗的食管癌患者,局部肿瘤有9例达到SD,综合全身评价6例SD。我国学者报道联合今又生与放疗治疗鼻咽癌患者,CR到达66.7%,而单独放疗组只有24.4%,并且联合治疗组明显延长了5年的OS及DFS。目前应用*P53*进行肿瘤基因治疗的临床试验多达55个。

3.抑制原癌基因的异常活化

正常细胞中,原癌基因的蛋白质产物参与正常细胞的生长、分化和增殖。肿瘤的发生与原癌基因的异常活化表达有密切的关系。因此可以通过反义核酸、核酶、siRNA等技术来沉默目的原癌基因表达或者通过单克隆抗体抑制其信号传递。目前研究比较多的基因有*c-fos*、*c-myc*、*K-ras*、*Bcl-2*、*IGF-*Ⅰ受体、*IGF-*Ⅱ受体等。

4.杀伤肿瘤细胞

这种治疗策略最常用的是利用自杀基因。自杀基因是指将某些病毒或细菌的基因转导入肿瘤细胞,此基因编码的特异性酶能将对细胞无毒或毒性极低的药物前体在肿瘤细胞内代谢成细胞的毒性产物,以达到杀死肿瘤细胞的目的。此外,自杀基因还可以通过旁观者效应杀伤邻近未导入基因的肿瘤细胞,扩大杀伤效应。其机制可能与有毒代谢物通过缝隙连接或凋亡小体从转导细胞移动到邻近细胞有关。

5.抑制肿瘤血管生成

肿瘤细胞往往通过分泌各种生长因子促使新的血管生成,以获取足够的血供。抗血管生成的目的在于干扰肿瘤的血供进而干扰肿瘤获得更多的营养物质及氧气。目前的主要的策略有下列几种。

(1)抑制血管生长因子,如通过反义核酸、核酶、siRNA 下调 $VEGF$、$HIF-1\alpha$、$bFGF$、$PDGF$ 等基因的表达或者通过中和性抗体、受体酪氨酸激酶抑制剂阻断其信号传递。

(2)上调血管生长抑制因子,如导入血管抑素或内皮抑素基因。

(3)抑制细胞外基质的降解进而起到抑制内皮细胞迁移的作用,或者通过抑制内皮祖细胞的动员从而减少肿瘤血管生成。

二、肿瘤基因治疗现状和存在的问题

肿瘤基因治疗目前仍处于临床探索性阶段,适应对象常常属于常规治疗失败后的晚期肿瘤患者。截至 2014 年 8 月,全球共有 2 076 项基因治疗的临床试验获得批准,其中恶性肿瘤占了基因治疗疾病总数的近 2/3(1 331 项,64.1%),其中处在Ⅰ、Ⅰ/Ⅱ、Ⅱ、Ⅱ/Ⅲ、Ⅲ、Ⅳ期临床研究分别为 803 项、234 项、227 项、12 项、51 项、2 项。绝大多数试验(95.9%)还在早中期阶段,评价其生物安全性或有效性、真正进入Ⅲ期临床试验的仅占 3.8%。欧洲药品管理局于 2012 年首次批准 Glybera 药物用于治疗脂蛋白脂酶缺乏。在恶性肿瘤方面,仅有 $Ad-P53$ 基因制剂(Gendicine,今又生)于 2004 年在我国批准上市。

尽管基因治疗的研究较过去的 10 年更加理性和严谨,并取得了较大的进展,但是,阻碍肿瘤基因治疗快速发展并实现临床有效治疗的几个瓶颈因素依然存在。

(1)载体系统未能实现有效和充分的体内基因传递与表达,这在非病毒载体中表现突出。给予全身用药,其游离载体系统的不稳定性和低复制能力常常导致目的基因表达持久性的下降。

(2)载体系统缺乏基因传递的靶向性与病毒载体的免疫原性问题。这是病毒性载体主要缺点,为此,常常采用基因制剂直接注射方式,但恶性肿瘤是一种全身性疾病,即使局部的高效控制并不意味着肿瘤患者的生存获益。

(3)单一目的基因的表达和预期效应能否为多基因突变或多阶段基因突变的肿瘤带来实质性临床疗效的问题。这是以纠正或改变突变基因为治疗目标的基因治疗主要障碍。

(4)生物安全性问题:这是肿瘤基因治疗毒理学研究的重要内容。包括:①病毒性载体潜在的致瘤性;②生殖系统转导的可能性与风险;③目的基因在体内表达的毒性,以及在非靶组织中的异位表达的潜在后果;④机体免疫系统对载体和目的基因蛋白的免疫反应及其造成的结果。

(陈倩倩)

第十一节　生物免疫治疗

肿瘤免疫治疗是通过调动宿主的天然防御机制或给予某些生物制剂以取得抗肿瘤效应,根据作用机制分 3 类:主动性免疫治疗(也称肿瘤疫苗)、过继性免疫治疗和非特异性免疫调节剂。

一、肿瘤的主动特异性免疫治疗——肿瘤疫苗

肿瘤疫苗也称肿瘤主动特异性免疫治疗,指利用灭活的肿瘤细胞、肿瘤细胞提取物、肿瘤抗原、肿瘤多肽或独特型抗体来免疫机体,诱导肿瘤特异性的免疫应答,阻止肿瘤生长、扩散和复发。虽然乙肝疫苗和人乳头状瘤病毒疫苗通过预防肝炎和宫颈炎的发生,能够减少肝癌和宫颈癌的发病率,但当前研发的肿瘤疫苗主要用于肿瘤治疗。肿瘤疫苗的优势在于一旦获得成功,可产生长期的免疫记忆,抗肿瘤作用比较持久。肿瘤疫苗可分为肿瘤细胞疫苗、DC 疫苗、肿瘤多肽疫苗、独特型疫苗和核酸疫苗等。

(一)肿瘤细胞疫苗

采用灭活的自体或异体肿瘤细胞作为疫苗刺激机体产生抗肿瘤免疫应答,是研究最早、最多的肿瘤疫苗。肿瘤细胞疫苗的优势在于富含肿瘤抗原,如自体肿瘤细胞疫苗具有全部肿瘤细胞的抗原。为避免肿瘤种植,肿瘤细胞必须经过可靠的灭活才能临床使用。采用肿瘤细胞的裂解物或外泌小体(胞外体)等亚细胞结构,既可以保留肿瘤的抗原性,又可以保证疫苗的安全性,是肿瘤疫苗治疗常采用的办法之一。自体肿瘤疫苗由于肿瘤组织获取困难、制备过程复杂、机体存在免疫耐受以及肿瘤抗原被正常组织稀释等原因,临床应用有一定困难。异基因肿瘤细胞疫苗利用交叉抗原,可部分替代自体肿瘤疫苗。近年来多采用基因修饰的肿瘤疫苗,如转染粒细胞-巨噬细胞集落刺激因子(GM-CSF)、共刺激分子 B4-1 等增强肿瘤细胞的免疫原性,或 TGF-β 反义核苷酸去除肿瘤的免疫抑制,提高抗瘤活性。

黑色素瘤疫苗由两种黑色素瘤细胞系的裂解物辅以佐剂制备而成,是世界上第一个被批准上市的肿瘤疫苗。在一项临床研究中,黑色素瘤患者随机接受环磷酰胺联合黑色素瘤疫苗治疗或 CBDT 方案化疗,两组疗效相当,但黑色素瘤疫苗组的Ⅲ/Ⅳ度毒性更低。基于此研究,加拿大批准黑色素瘤疫苗上市。而Ⅲ期临床研究中发现,尽管黑色素瘤疫苗不能减少Ⅱ期黑色素瘤患者术后的复发风险,但其中 HLA-A2/C3 患者的 5 年无病生存率(DFS)和总生存率(os)显著高于观察组。该研究提示,疫苗的疗效可能受患者的 HLA 类型影响。另外一项Ⅲ期临床研究中,Ⅲ期黑色素瘤患者接受黑色素瘤疫苗联合低剂量 IFN 治疗或单纯大剂量 IFN 治疗,两组的中位生存期(MS)和无复发生存期(RFS)无显著性差异,而黑色素瘤疫苗组的神经和精神毒性明显减少。

OncoVAX 疫苗是通过照射灭活自体肿瘤细胞,辅以 BCG 作为佐剂制备而成,是目前已被多个国家批准的肿瘤疫苗。最初的一项随机研究发现,OncoVAX 能够改善结肠癌患者术后的疗效,但在直肠癌患者中无明显作用。随后进行的临床研究证实,OncoVAX 能够降低Ⅱ/Ⅲ期结肠癌患者术后的复发风险,其中Ⅱ期患者尤其明显,下降达 61%。尽管Ⅲ期临床研究显示,OncoVAX 不能延长结肠癌患者术后的 MS 和 DFS,但 OncoVAX 组患者的疗效与迟发性皮肤

超敏反应（皮疹大小）的程度相关，而迟发性皮肤超敏反应一般在治疗后 6 个月消退。近来在一项Ⅲ期临床研究中，OncoVAX 组患者在既往疫苗治疗（每周 1 次，连续 3 周）的基础上，增加疫苗治疗 1 周期（6 个月时），该研究发现，OncoVAX 能够显著减少结肠癌Ⅱ期患者的复发风险（57.1%，$P=0.015$），而在Ⅲ期患者无显著疗效。上述研究表明，OncoVAX 的疗效不仅受患者的疾病类型和临床分期影响，而且还与治疗的次数密切相关。在动物实验以及肾癌的临床研究中同样发现，肿瘤疫苗的疗效与治疗次数正相关。

GVAX 前列腺癌疫苗是两种前列腺癌细胞系经 GM-CSF 转染后获得的肿瘤疫苗，已经有两个Ⅲ期临床研究（VITAL-1 和 VITAL-2）完成。VITAL-1 采用 GVAX 或多烯紫杉醇联合泼尼松治疗，入组的前列腺患者均无临床症状。结果显示，两组患者的 MS 无显著性差异，然而 GVAX 组患者在 22 个月时开始出现生存优势，并且毒性远低于化疗。VITAL-2 研究采用多烯紫杉醇联合 GVAX 或多烯紫杉醇联合泼尼松治疗，纳入 408 例有症状的前列腺癌患者，两组患者的 MS 为 12.2 和 14.1 个月（$P=0.0076$），而毒性接近。VITAL-1 研究提示，GVAX 在前列腺癌患者中的疗效与联合化疗相当，而且抗癌作用持久。而 GVAX 在 VITAL-2 研究中疗效不佳的原因，可能与患者的瘤负荷较大有关。

（二）DC 疫苗

通过肿瘤抗原与 DC 孵育后获得的肿瘤疫苗。DC 作为专职的抗原递呈细胞，具有强大的抗原递呈能力，一直受到肿瘤疫苗研究的关注。

一项Ⅲ期临床研究中，黑色素瘤患者随机分为 DC 疫苗组和达卡巴嗪化疗组。入组 108 例患者时发现，两组的客观反应率（ORR）为 3.8% 和 5.5%。进一步亚组分析发现，DC 组中 HLA-A2+/B44- 患者与其他患者相比，MS 显著延长，而在 DTIC 组中无明显差异。该研究与黑色素瘤疫苗的发现非常相似，即 DC 的疗效可能受患者的 HLA 类型影响。

DCVax-Brain 是患者胶质瘤细胞与 DC 共孵育后获得的一种自体肿瘤疫苗。临床研究中发现，胶质瘤患者经 DCVax-Brain 治疗后的 3 年生存率达 53%，MS 和无进展时间（TTP）分别为超过 36 个月和 18.1 个月，远优于传统胶质瘤治疗的疗效（分别为 14.6 个月和 6.9 个月）。

Sipuleucel-T 是 PA2024（前列腺酸性磷酸酶和 GM-CSF 的融合蛋白）与患者 DC 孵育后获得的肿瘤疫苗。一项Ⅲ期临床研究中，127 例前列腺癌患者根据 2∶1 随机接受 Sipuleucel-T 或安慰剂治疗，Sipuleucel-T 组患者的 MS 延长 4.5 个月（$P=0.01$），TTP 也有延长趋势（1.7 周，$P=0.052$）。最近一项Ⅲ期临床研究中，有 521 例无症状或轻微症状的前列腺癌患者参加，Sipuleucel-T 组的死亡风险与安慰剂组相比下降 22.5%（$P=0.032$），MS 延长 4.1 个月。这两项研究表明，Sipuleucel-T 能够延长前列腺癌患者的生存期。该疫苗已经向美国食品和药物管理局（FDA）提出申请，如获得批准，将有可能成为 FDA 批准的第一个肿瘤治疗性疫苗。

（三）肿瘤多肽疫苗

肿瘤多肽疫苗指以肿瘤抗原或肿瘤生长所需的细胞因子为靶点的疫苗。多肽疫苗成分比较单一，便于研究，易于生产，不存在肿瘤细胞的抑制成分，而且无肿瘤种植的危险。缺点是该疫苗的疗效受 MHC 类型限制，而且肿瘤一旦出现该抗原变异，便会逃避免疫的攻击。目前多采用多肽联合，或增加多肽的长度来提高疫苗的疗效。

Oncophage 是由通过加工、纯化自体肿瘤细胞的 gp96 等热休克蛋白（HSP）制备而成。一项Ⅲ期临床研究中，728 例肾癌术后患者被随机分为 Oncophage 组和观察组。尽管两组患者的复发率无显著性差异，但 Oncophage 治疗能够降低中危患者（肿瘤细胞低分化的Ⅰ/Ⅱ期患者或高分化的Ⅲ期患者)的复发风险达 45%($P=0.004$)。另外一项Ⅲ期临床研究中,Ⅳ期黑色素瘤患者随机分为 Oncophage 组(61.86%的患者制备出 Oncophage)和传统治疗组(化疗、大剂量 IL-2 治疗等)。两组患者的 MS 无显著性差异,而Oncophage组患者的疗效与疫苗治疗次数相关。另外,与传统治疗组相比,疫苗治疗≥10 次的 M1a(转移部位限于皮肤、皮下组织或淋巴结)和 M1b(肺转移)期患者的死亡风险下降 55%($P=0.03$),而在 M1c(伴 LDH 增高或存在肺以外的内脏转移)期患者中无显著性差异。该研究提示:Oncophage 对于黑色素瘤负荷较小的患者有效,并受治疗次数影响。

Cima Vax Egf 由 2 个重组人表皮生长因子(EGF)分子和 1 个 P64K 分子经化学交联,辅以佐剂制备而成。该疫苗通过诱导机体产生 EGF 抗体,减少内源性 EGF,来抑制肿瘤生长。一项Ⅱ期研究中,80 例Ⅲb/Ⅳ期非小细胞肺癌(NSCLC)患者在一线化疗后随机分为 Cima Vax Egf 组和最佳支持组。疫苗治疗组患者的 MS 有延长趋势,其中 60 岁以下患者延长达 6 个月($P=0.012$)。另外,疫苗组患者的 MS 与 EGF 抗体滴度正相关。

IDM-2101 是一个人工合成的多肽疫苗,含 10 个抗原表位(9 个为 CEA、P53、HER^{-2}/Neu 和 MAGE2/3 的 HLA-A*0201 限制性 CTL 表位和 1 个辅助性的全 HLA-D 表位)。一项Ⅱ期临床研究中,63 例 HLA-A2+的ⅢB/Ⅳ期 NSCLC 患者接受 IDM-2101 治疗,1 例 CR,1 例 PR,MS 和 1 年生存率分别达 17.3 个月和 60%。其中 14 例患者治疗超过 2 年,其疾病无一例进展。而且,患者的 MS 与机体产生免疫应答的表位数量有关,如 0~1 个表位为 406 天,2~3 个表位为778 天,4~5 个表位为 875 天($P<0.001$)。

BiovestID、MyVax 和 Mitumprotimut-T 都是利用滤泡性淋巴瘤细胞的 B 细胞受体(BCR)独特型,将患者 BCR 与钥孔虫戚血兰素(KLH)耦联,辅以 GM-CSF 制备而成的肿瘤疫苗。一项Ⅲ期临床研究中,177 例滤泡性淋巴瘤化疗 CR 后的患者按 2:1 随机分为 BiovestID 治疗或 KLH/GM-CSF 治疗(对照组)。两组的 RFS 为 44.2 个月和 30.6 个月($P=0.045$)。在 MyVax 的Ⅲ期临床研究中,287 例滤泡性淋巴瘤患者一线化疗后按 2:1 随机分为 MyVax 治疗或 KLH/GM-CSF 治疗组。两组的 TTP 为 19 个月和23 个月($P=0.297$)。MyVax组中产生 My-Vax 免疫应答患者的 TTP 为 40 个月,未产生者为 16 个月($P=0.0003$)。在 Mituraprotimut-T 的Ⅲ期临床研究中,349 例 CD20$^+$滤泡性淋巴瘤经利妥昔单抗(抗 CD20 单克隆抗体)治疗 4 周疾病无进展者随机接受 Mitumprotimut-T/GM-CSF 或 KLH/GM-CSF 治疗。两组的 TTP 为 9.0 个月和12.6 个月($P=0.019$)。该研究根据滤泡性淋巴瘤国际预后指数进一步分析发现,Mitumprotimut-T 的疗效与对照组无显著差异。上述 3 个Ⅲ期临床研究结果迥异的原因与疫苗制备的工艺有关外,还可能与试验设计有关。三组临床研究中,BiovesfID 的研究中单纯选择 CR 患者,肿瘤负荷最小。Mitumprotimut-T 研究中,全部患者接受过利妥昔单抗治疗,常免疫功能低下,不能有效地产生抗肿瘤的免疫应答。而 MyVax 研究提示,抗肿瘤免疫应答与疗效密切相关。上述研究表明,肿瘤疫苗的抗肿瘤能力有限,而且需要患者具备一定的免疫功能。

(四)独特型疫苗

通过抗原与抗体结合的特异性,利用某些抗体也称抗独特型抗体作为抗原的内影像来模拟抗原免疫机体。独特型抗体可部分代替相应的肿瘤抗原,主要用于某些不易获得的肿瘤抗原或难以分离纯化的肿瘤抗原。独特型疫苗的最大优势在于不含真正的肿瘤蛋白,避免了癌基因和病毒的污染。独特型抗体多为鼠源性,常诱导人体产生中和抗体,需要人源化和单区抗独特型抗体来避免。

Bec2 是神经节苷脂抗原 GD3 的抗独特型抗体,而 GD3 在小细胞肺癌(SCLC)等肿瘤细胞表面广泛表达。一项Ⅲ期临床研究中,515 例局限期 SCLC 患者在放化疗后随机分为 Bec2/Bcg 组和安慰剂组,两组的 MS 为 14.3 个月和 16.4 个月($P=0.28$)。Bec2/Bcg 组中 1/3 患者产生 Bec2 的体液免疫反应,而体液免疫反应阳性者与阴性者相比,MS 有延长趋势(22.3 个月和14.1 个月,$P=0.076$)。

(五)核酸疫苗

核酸疫苗也称基因疫苗或 DNA 疫苗,是一种含有肿瘤抗原编码基因的真核表达质粒。当核酸疫苗注入体内后,能够被体细胞摄取并表达肿瘤抗原,从而诱导机体的抗肿瘤免疫应答。核酸疫苗的优势在于便于生产,使用安全,在体内表达时间较长,易于诱发抗肿瘤免疫应答。缺点是肿瘤抗原的表达差异很大,而长期低水平的肿瘤抗原常诱导免疫耐受。

MVA-5T4 是携带 5T4 的减毒安哥拉病毒瘤苗,而 5T4 在肾癌等多种肿瘤中过表达,参与肿瘤转移。一项 MVA-5T4 的Ⅲ期临床研究中,733 例肾癌患者在一线治疗(舒尼替尼、低剂量 IL-2 或 IFN-α)的基础上,随机接受 MVA-5T4 或安慰剂治疗。尽管两组的 MS 无显著性差异,但 MVA-5T4 在 IL-2 有效的患者中有显著优势($P=0.04$)。另外,抗 5T4 抗体阳性患者的生存期较阴性者延长,表明 IL-2 与 MVA-5T4 有协同作用的可能。

Tg4010(Mva-Muc1-IL2)是一个表达 Muc1 和 IL-2 的减毒安哥拉病毒瘤苗,利用 Muc1 作为肿瘤相关抗原,通过 IL-2 活化免疫细胞。而 Muc1 是上皮细胞表达的Ⅰ型跨膜蛋白,在肺癌等肿瘤中过表达或异常糖基化。一项Ⅱb期临床研究中,148 例 NSCLC 患者随机分为吉西他滨联合顺铂化疗或化疗联合 TG4010,两组患者的 ORR 为 27%和 43%($P=0.03$)。对于 NK 细胞数量正常的患者,两组的 ORR 为 26%和 56%($P=0.007$),MS 为 11.3 个月和 18 个月($P=0.02$)。以上结果提示,NK 细胞可能参与了 TG4010 的抗瘤活性。

迄今为止的研究表明,肿瘤疫苗虽然能够诱导机体产生肿瘤特异性的 CTL 或抗体,但确切的抗肿瘤能力有限,因此更适于肿瘤负荷较小的患者。对于瘤负荷较大的患者,肿瘤疫苗应在化疗等方法降低瘤负荷、打破免疫耐受的基础上进行。

二、过继性免疫治疗

过继性免疫治疗包括过继性细胞治疗和以肿瘤抗原为靶点的抗体治疗。一般情况下,过继性免疫治疗指过继性细胞治疗或过继性淋巴细胞治疗。过继性细胞治疗通过分离自体或异体淋巴细胞,经体外激活并回输,直接或间接(如免疫介导的抗血管生成作用)消除肿瘤。另外,过继性细胞治疗还可替代、修补或改善细胞毒治疗引起的免疫功能受损。过继性细胞治疗的关键在于产生数量足够、能够识别肿瘤抗原的 T 细胞;效应细胞能够到达肿瘤细胞,并在肿瘤周围被激活且发挥抗瘤作用。以肿瘤抗原为基础的抗体治疗,如利妥昔单抗、曲妥珠单抗、西妥昔单抗等主要通过抗体依赖性细胞介导的细胞毒作用、补体依赖的细胞毒作用以及免疫调理作用等机制控制肿瘤。

过继性免疫治疗与肿瘤疫苗不同,并不需要机体产生初始免疫应答,这对于已经没有时间或能力产生初始免疫应答的肿瘤晚期患者极具吸引力。

(一)淋巴因子活化的杀伤细胞(LAK)

LAK 是外周血单个核细胞在体外经 IL-2 刺激培养后诱导产生的一类杀伤细胞,如 NK 和 T 细胞等,其抗肿瘤作用不依赖抗原致敏,且无 MHC 限制性。1985 年,Rosenberg 采用 LAK 联合 IL-2 治疗 25 例难治性肾癌、黑色素瘤、肺癌、结肠癌等肿瘤,11 例有效,提示 LAK 有高效、广谱的抗肿瘤活性。但随后进行的一项随机对照临床研究中,181 例难治性晚期肿瘤患者(以肾癌和黑色素瘤为主)被分为大剂量 IL-2 联合 LAK 组或单纯大剂量 IL-2 组,两组的 MS 无显著性差异,表明 LAK 细胞并不能提高大剂量 IL-2 的疗效。进一步分析发现,该研究中黑色素瘤患者(54 例)的 2 年生存率为 32% 和 15%,4 年生存率为 18% 和 4%($P = 0.064$)。平均随访 63.2 个月时 LAK 组(28 例)中 5 例存活(其中 3 例持续 CR),而单纯 IL-2 组中的 26 例全部死亡,提示 LAK 有提高 IL-2 在黑色素瘤患者中疗效的可能。在一项 III 期临床研究中发现,LAK 作为 NSCLC 的辅助治疗,可显著改善 5 年生存率。

(二)肿瘤浸润性淋巴细胞(TLL)

TLL 是从肿瘤部位分离出的一群淋巴细胞,经 IL-2 等细胞因子扩增后产生。TIL 具有一定的肿瘤特异性,但操作过程相对复杂。最初报道 TIL 联合 IL-2 在 IL-2 无效黑色素瘤患者中的 ORR 为 32%,在 IL-2 初治患者中为 35%,提示 TIL 具有抗黑色素瘤活性,且不完全依赖 IL-2。一项 II/III 期临床研究中,88 例 III 期黑色素瘤术后患者随机分为 TIL 联合 IL-2 组和单纯 IL-2 组,两组的 RFS 和 MS 无显著性差异。其中仅单个淋巴结转移的患者经 TIL 联合 IL-2 治疗后,复发风险显著减低,MS 明显延长,表明 TIL 的疗效可能受肿瘤负荷的影响。还有研究发现,经放疗或化疗预先抑制体内的淋巴细胞、后进行 TIL 治疗,转移性黑色素瘤患者的 ORR 可达 50% 以上。另外,一项 III 期临床研究发现 TIL 具有抗肺癌活性。

(三)细胞因子诱导的杀伤细胞(CIK)

CIK 是外周血单个核细胞经抗 CD3 单克隆抗体、IL-2、IFN-γ、肿瘤坏死因子(TNF)-α 等细胞因子体外诱导分化获得的 NK 样 T 细胞。CIK 呈 CD3[+]CD56[+] 表型,与 LAK 相比具有更强的增殖活性和抗瘤活性。目前发现 CIK 在白血病、肝癌、肺癌等多种肿瘤中具有抗瘤活性。

(四)供者淋巴细胞输注(DLI)

大量研究发现,肿瘤复发率在异基因干细胞移植后明显低于同基因移植,而前者的肿瘤复发率和移植物抗宿主病(GVHD)的程度呈负相关,减少淋巴细胞输注的数量或去除 CD8[+] 淋巴细胞可以降低 GVHD 的发生,同时伴复发率的增加,表明供者的淋巴细胞具有抗肿瘤作用。目前,供者淋巴细胞的输注已成为慢性粒细胞白血病异基因骨髓移植后复发和 EBV 病毒相关淋巴瘤的主要治疗,这种治疗简称 DLI。已知慢性粒细胞白血病异基因移植后复发的患者在 DLI 治疗后,60% 以上可以获得分子生物学水平上的完全缓解。疗效通常出现在治疗后几周至几个月,符合 T 细胞介导的获得性免疫应答,最严重的不良反应是 GVHD,可通过调整淋巴细胞的输注次数和数量得到减轻。

目前,提高淋巴细胞的肿瘤特异性是过继性免疫治疗研究的一个热点。最近一项研究中,将黑色素瘤特异性 TCR 转染患者 T 细胞,用于治疗 15 例转移性黑色素瘤患者。治疗后 1 年,2 例缓解患者体内仍然可以检测到转染细胞的存在。在另外一项研究中,1 例细胞因子治疗失败的黑色素瘤患者,病理结果显示 NY-ESO-1、MAGE-3 和 MART-1 阳性,gp100 阴性。研究者分离出患者 NY-ESO-1 特异性 CD4[+]T 细胞克隆,体外扩增至 5×10^9 后回输患者,2 个月后肿瘤全部消失。令人吃惊的是,该治疗不仅诱导出 NY-ESO-1 特异性 CD8[+]T 细胞,而且通过"抗原扩展"产生 MAGE-3 和 MART-1 特异性免疫应答,但无 gp100 特异性免疫应答。这些研究给过继性细胞治疗提供了新的思路。

三、非特异性免疫调节剂

非特异性免疫调节剂的抗癌机制主要有两种,如 α-干扰素、IL-2、咪喹莫特和卡介苗等通过刺激效应细胞来治疗肿瘤,而抗 CTLA-4 单克隆抗体、地尼白介素等通过抑制免疫负调控细胞或分子发挥作用。

(一)α-干扰素

α-干扰素具有免疫调节、抗增殖、诱导分化、促凋亡、抗血管生成等多种作用,是第一个被证实具有抗肿瘤活性的细胞因子,目前已被 FDA 批准用于的粒细胞白血病、慢性淋巴细胞白血病、非霍奇金淋巴瘤、卡波肉瘤、黑色素瘤、多发性骨髓瘤和肾癌的治疗。

(二)IL-2

IL-2 调控 T 细胞和 NK 细胞等淋巴细胞生长的重要因子,目前被 FDA 批准用于治疗黑色素瘤和肾癌。大剂量 IL-2 治疗转移性肾癌的 ORR 和 CR 率为 21% 和 7%,5% 的患者能够长期无病生存(10 年以上),是当前唯一能够使转移性肾癌患者长期无病生存的药物。

(三)咪喹莫特

咪喹莫特是 Toll 样受体 7(TLR7)的激动剂,能增强天然免疫应答和获得性免疫应答。研究发现浅表性基底细胞癌患者经咪喹莫特局部治疗,12 周时的 CR 率达 75%。另外一项研究中,咪喹莫特治疗后 2 年的 CR 率达 79%。目前,咪喹莫特已经被 FDA 批准用于治疗浅表性和结节性基底细胞癌。

(四)地尼白介素

地尼白介素是重组的白喉毒素/IL-2 融合蛋白,与 IL-2 受体(CD25)结合后,能够抑制细胞的蛋白合成,导致细胞死亡,已被 FDA 批准用于治疗 CD25 阳性的皮肤 T 细胞淋巴瘤。该融合蛋白能够去除 T 调节细胞,从而活化 CD4$^+$ 和 CD8$^+$ 效应细胞。一项研究中,16 例转移性黑色素瘤患者接受地尼白介素治疗,5 例 CR,1 例接近 CR。治疗期间,多数患者出现 T 调节细胞、CD4$^+$T 细胞和 CD8$^+$T 细胞一过性缺失。

(五)CTLA-4 单克隆抗体

CTLA-4 单克隆抗体有伊匹单抗和替西木单抗,主要通过抑制活化 T 细胞的 CTLA-4 与抗原递呈细胞的 B7 结合,打破免疫耐受,增强 T 细胞的活性。伊匹单抗二线治疗黑色素瘤的 ORR 达 17%,部分患者的疗效表现为迟发性反应(如停药 8 个月后达最大疗效)。而替西木单抗在黑色素瘤的一线治疗中疗效与化疗相当,二线治疗的 ORR 为 8.3%,达最大疗效的中位时间超过 4 个月。

(六)其他

卡介苗也已经被 FDA 批准用于膀胱癌治疗,可以减少 67% 浅表性膀胱癌患者的复发。

近来,新的非特异性免疫调节剂不断涌现,如 1-甲基-色氨酸(IDO 抑制剂)、抗 4-1BB 单克隆抗体等,将推动肿瘤免疫治疗的快速发展。

(陈倩倩)

第五章

神经系统肿瘤

第一节　三叉神经鞘瘤

三叉神经是发病率仅次于前庭神经的颅底神经鞘瘤,在所有的颅内肿瘤中占 0.07%～0.36%,而在颅内神经鞘瘤中占 0.8%～8.0%。患者一般在中年发病,发病高峰在 40～50 岁,最高发病率在 38～40 岁,女性比男性略多。

一、临床表现

三叉神经鞘瘤可以沿着三叉神经的行程发展,包括神经根、神经节及其周围支。大多数三叉神经鞘瘤起源于三叉神经节,它们由 Meckel 腔逐渐增大,最初只累及中颅窝。随着进一步增大,它们可以延伸到后颅窝,因肿瘤在中、后颅窝的部分大小不同而呈现为哑铃形。这种肿瘤常伴有岩尖侵蚀,而内耳道常保持完整,这有助于区分三叉神经鞘瘤和前庭神经鞘瘤。三叉神经鞘瘤也可以直接从邻近脑干的三叉神经根发生。当肿瘤仅位于后颅窝时,症状可能类似桥小脑角肿瘤,如听力损失,眩晕,耳鸣和面部无力,以及三叉神经功能障碍,但在这种情况下,三叉神经功能障碍通常较其他症状明显。

三叉神经鞘瘤的症状因肿瘤起源部位不同而表现多样,反映出三叉神经行程长、分布广的特点。三叉神经鞘瘤患者常伴有三叉神经相关功能障碍,包括面部疼痛、头痛和受累神经分布区的麻木等。症状差别很大。在一些患者中,疼痛是主要症状,并且可以是锐痛或钝痛,间歇性或持续性。有些患者,感觉障碍则是其主要症状。患者经常描述一种麻木、烧灼、蚁行、针刺或其他模糊的感觉迟钝。最初症状可能是局限于某个分支,但是随着肿瘤生长,可能出现全部三个分支的症状。

三叉神经鞘瘤可以发生于三叉神经远端,甚至可能完全位于颅外。在这种情况下,症状呈现出部位特异性。例如,眼支肿瘤可能在海绵窦或在眶内,引起复视、突眼和角膜反射消失等症状;上颌支肿瘤会引起面中部或上腭部麻木、疼痛和感觉迟钝,少数人可能因流泪减少而出现干眼症;下颌支肿瘤可造成面部下份及下颌麻木、疼痛和感觉迟钝以及咀嚼问题、咬合不良和咬肌萎缩。在出现症状时,下颌支肿瘤可能相当大,因为颞下窝有充足的空间让其缓慢生长。远端三叉神经鞘瘤也可位于额窦、筛窦、蝶窦或上颌窦中、翼腭窝,甚至皮下或黏膜下组织中,常常缓慢生长,一些患者出现症状时体积已经非常巨大。三叉神经鞘瘤累及范围很少超过两个腔隙,通常是同时累及中颅窝、后颅窝和颞下窝。

二、辅助检查

(一)MRI检查

MRI是本病主要检查方法。肿瘤呈边界清楚的类圆形占位病灶,位于中颅窝底和/或后颅窝,常常出现囊变。T_1加权图像为等信号或略低信号,T_2加权图像为高信号,注射造影剂后肿瘤呈均匀或不均匀强化。也可见肿瘤呈哑铃状骑跨于中、后颅窝。囊变的肿瘤不少见,其在T_1加权图像为低信号,T_2加权图像为高信号,造影后呈环状增强。MRI检查还可显示肿瘤生长方向、与周围神经和血管的关系,利于手术入路的选择。

(二)CT扫描

CT平扫肿瘤呈均匀的等密度或略低密度,少数为低密度或略高密度,也可为混合密度,增强后大多数肿瘤表现为均匀或不均匀强化,肿瘤完全囊变时可见肿瘤周边环状强化。较大的肿瘤可见中线结构的移位和梗阻性脑积水。骨窗位可见中颅窝或岩骨骨质的破坏吸收,圆孔、卵圆孔扩大或破坏(图5-1)。

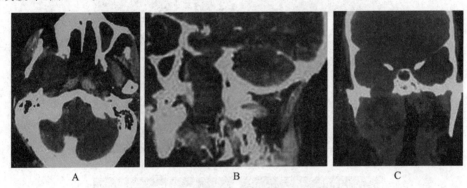

图5-1 ME型三叉神经鞘瘤CT改变

A.CT平扫示右侧颞下窝稍低密度占位病变,周围骨质呈推挤改变;B.CT增强扫描时肿瘤轻度强化;C.冠状位CT示颅底骨质推挤改变

三、分型

Jeong等根据三叉神经鞘瘤的起源及其扩展方式进行分类:M型位于中颅窝,起源于海绵窦侧壁的三叉神经节或外周分支;P型位于后颅窝,起源于三叉神经根;MP型同时累及中后窝;E型位于颅外。E1、E2和E3分别表示三叉神经的V1、V2和V3分支;ME型是哑铃型的,同时累及中颅窝和颞下窝。小字母代表与肿瘤扩展所累及的部位;Mp型为肿瘤主要位于中颅窝,累及后颅窝;Pm型为肿瘤主要位于后颅窝,累及中颅窝;Me1、Me2和Me3分别为中颅窝肿瘤累及颅外V1、V2和V3分支(图5-2~图5-3)。

四、诊断与鉴别诊断

(一)诊断

主要依据三叉神经损害的症状和影像学的改变。典型病例首发症状多为三叉神经痛,以及三叉神经分布区内的感觉和运动障碍。由于肿瘤起源的部位、发展方向和大小的不同,临床表现可有较大的差异,诊断应注意首发症状。根据临床症状及影像学表现,尤其是 MRI 的应用,三叉神经瘤的诊断应不困难。

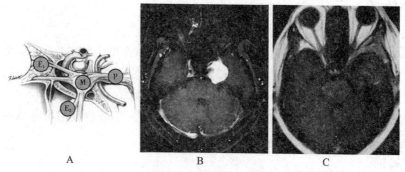

图 5-2 三叉神经鞘瘤分型

A.三叉神经分型示意图;B.M 型三叉神经鞘瘤术前增强 MRI 示左侧海绵窦内均匀强化;C.经中颅底硬膜外入路术后 MRI 示肿瘤已切除

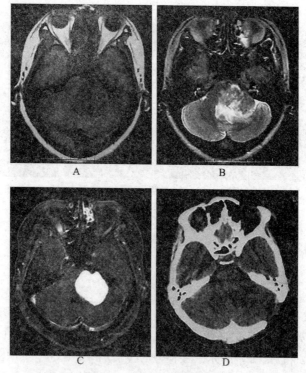

图 5-3 P 型三叉神经鞘瘤

A.磁共振 T_1 像示左侧脑桥小脑角低信号肿瘤,边界尚清楚;B.磁共振 T_2 显示肿瘤为混杂高信号,同侧内听道无扩大,双侧面听神经对称;C.增强磁共振显示肿瘤均匀明显强化,无脑膜尾征;D.术后 CT 示肿瘤已切除

(二)鉴别诊断

三叉神经瘤主要应与中颅窝和桥小脑角的其他肿瘤鉴别。在中颅窝应与中颅窝底的脑膜瘤、海绵状血管瘤、胆脂瘤等鉴别,根据临床表现和 CT 及 MRI 等影像学特点较易区别;在后颅

窝与伴有三叉神经功能障碍的听神经瘤鉴别有一定困难,因后颅窝的三叉神经瘤早期可伴有听力减退(28%),常有后颅窝型三叉神经瘤术前误诊为前庭神经瘤。应根据典型的三叉神经感觉和运动障碍、X线片和CT扫描岩尖骨质的破坏吸收而内听道正常,以及MRI表现加以鉴别。与桥小脑角的其他肿瘤较易区别。

五、治疗原则

三叉神经鞘瘤的主要治疗手段是手术切除,因为许多患者最初的症状由肿瘤压迫重要结构引起。对于某些巨大的肿瘤最好用分期手术,而且治疗必须个性化。

手术入路应根据肿瘤的部位和范围而定。对于M型及MP型,主要选择中颅底硬膜外入路切除,对颞叶损伤小、能保留回流静脉、减轻颞叶水肿;对于肿瘤主要位于后颅窝者,选择枕下乙状窦后入路切除;对于ME型,采用神经内镜下经上颌窦入路或上颌骨翻转入路切除。并可针对其主体所在部位的E型肿瘤,如翼腭窝、眶或鼻旁窦,采用经面部入路、经鼻内镜、经眶或联合入路切除。扩大经鼻内镜手术适用于肿瘤主要位于中颅窝伴或不伴有颅外扩展,同时后颅窝累及较少者。

(王克海)

第二节 听 神 经 瘤

听神经瘤是主要起源于内听道前庭神经鞘膜施万细胞的良性肿瘤,又称前庭神经鞘瘤,占颅内肿瘤的6%~9%,占桥小脑角肿瘤的80%~90%。因其位于内听道及桥小脑角区域,随着肿瘤生长逐渐压迫周围重要组织,可出现严重症状,甚至威胁患者生命,需要采取合理的处理策略。

一、临床表现

听神经瘤在瘤体增大过程中逐渐压迫周围重要结构,包括听神经、面神经、三叉神经、展神经、后组脑神经、小脑、脑干等,从而产生相应症状。

(一)脑神经症状

1.听力下降

听力下降是听神经瘤最常见的临床表现,约占95%,为蜗神经受压损伤或耳蜗供血受累所致,主要表现为单侧或非对称性渐进性听力下降,多先累及高频,但也可表现为突发性听力下降,其原因可能为肿瘤累及内耳滋养血管。

2.耳鸣

耳鸣约占70%,以高频音为主,顽固性耳鸣在听力完全丧失后仍可存在。

3.眩晕

眩晕可反复发作,大多非真性旋转性眩晕,而以步态不稳和平衡失调为主。多出现在听神经瘤生长的早期,为前庭神经或迷路血供受累所致,症状可随前庭功能代偿而逐渐减轻或消失。

4.面部疼痛或感觉减退

面部疼痛或感觉减退为肿瘤生长压迫三叉神经所致,体检时可发现角膜反射减弱或消失,面部痛触觉减退。

5.面神经麻痹

听神经瘤患者较少出现面神经麻痹,特殊情况下因肿瘤推移、压迫面神经而出现不同程度的周围性面神经麻痹及同侧舌前 2/3 味觉减退或消失。少数听神经瘤,由于内听道口相对狭窄,可在早期出现面神经麻痹,偶伴面肌痉挛。

6.声音嘶哑、吞咽困难、饮水呛咳

声音嘶哑、吞咽困难、饮水呛咳为后组脑神经受累所致,可出现在肿瘤生长晚期,体检可发现同侧舌后 1/3 味觉减退或消失、软腭麻痹、同侧咽反射消失及声带麻痹。

(二)小脑脑干症状

1.步态不稳、共济失调、辨距不良

步态不稳、共济失调、辨距不良为小脑脚及小脑半球受压所致,通常出现在较大听神经瘤患者中。

2.偏瘫、躯体感觉减退

偏瘫、躯体感觉减退不常见。若肿瘤增大向内侧直接挤压脑干,可起脑干内传导束功能障碍,出现对侧肢体不同程度的偏瘫、浅感觉减退;若肿瘤推挤脑干使之受压于对侧天幕裂孔边缘,则可出现患侧或双侧偏瘫、感觉减退。

3.颅高压表现

肿瘤生长可导致脑脊液循环通路闭塞,引起脑室系统扩张,产生头痛、恶心呕吐、视盘水肿等颅内压增高表现。

二、辅助检查与分级

(一)听力学检查

听力学检查包括纯音测听(PTA)、听性脑干反应(ABR)、言语识别率(SRS)、畸变产物耳声发射(DPOAE)等。

(二)面神经功能检查

面神经功能检查有两大类:肌电学检查和非肌电学检查。目前常用的面神经功能试验主要是其肌电学检查部分。在肿瘤源性面瘫,可见肌电图有纤颤电位和多相电位,表示有变性和再生同时发生。当肿瘤生长相当缓慢时,肌纤维有足够时间被神经再生新芽重新支配,其速度与失神经支配的速度差不多一样快,所以可不出现纤颤电位,而且运动单元会很大,随意运动受干扰不明显。患侧肌电图试验应与健侧对比,以发现患侧的微小差异。

(三)前庭功能检查

眼震电图常见向健侧的自发性眼震,冷热试验及前庭诱发肌源性电位(vestibular evoked myogenic potential,VEMP)有助于判断听神经瘤的起源神经。

(四)影像学检查

由于后颅窝 CT 检查有较明显的伪影,有时会影响到桥小脑角区的观察,故推荐 MRI 为首选的方法,包括平扫和增强检查。

1.MR 检查

MR 平扫检查包括 T_1WI、T_2WI 以及 Flair 序列，通常包括矢状面、横断面检查；增强检查应包括矢状面、横断面和冠状面检查，其中建议横断面增强检查为脂肪抑制序列。MRI 可显示内听道内的微小听神经瘤，肿瘤位于内听道及桥小脑角，在 T_1 加权像呈低信号或等信号，在 T_2 加权像呈不均匀高信号，增强后呈不均匀的明显强化。听神经瘤出现囊变及坏死区较常见。如有占位效应，可见脑干和小脑受压、具有和肿瘤大小不成比例的少量水肿以及脑积水等表现（图 5-4）。

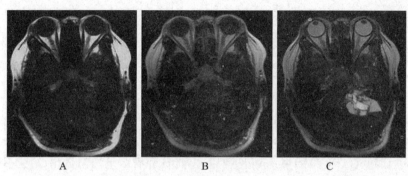

图 5-4　听神经瘤 MR 表现

A.磁共振 T_1WI 轴位平扫示左侧桥小脑角区低信号占位性病变；B.磁共振 T_1WI 轴位增强扫描示肿瘤不均匀明显强化；C.磁共振 T_2WI 轴位扫描示肿瘤呈不均匀高信号，同侧内听道扩大

2.CT 检查

听神经瘤的 CT 表现为桥小脑角区域等密度或低密度团块影。瘤体内一般无钙化，形态大多为圆形、椭圆形，少数形态不规则。骨窗可显示内听道正常或不对称性扩大，双侧内听道宽度相差超过 2 mm 以上时具有诊断价值。增强后肿瘤实体部分明显强化，而囊性部分无明显强化（图 5-5）。

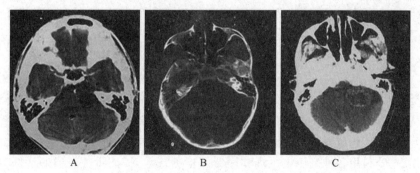

图 5-5　听神经瘤 CT 表现

A. CT 轴位平扫示左侧桥小脑角区低密度占位性病变；B. CT 轴位骨窗示左侧内听道扩大；C. CT 轴位增强扫描示肿瘤不均匀明显强化

三、诊断和鉴别诊断

（一）诊断

按照上述典型的临床表现及病程发展，结合各种听力测试、前庭和面神经功能试验及影像学

检查,听神经瘤的诊断并不困难。但此时肿瘤多已偏大,神经功能的保留较困难,手术危险性也较大。故应致力于前庭神经瘤的早期诊断,只要临床医师有高度的警惕性,对成年人不明原因的耳鸣、进行性的听力下降及时进行各种检查,尤其是 CT 和 MRI 等检查,详细的听力检查证明为神经性耳聋且无复聪现象,伴前庭功能减退或消失,则 BAEP、ABR、CT 内听道摄片及 MRI 检查均具有早期诊断价值,且 MRI 检查可明确病灶大小、部位以及与邻近结构的关系,有利于治疗方法的选择。

(二)鉴别诊断

1.与其他原因所致的前庭神经和耳蜗神经损害的鉴别

早期前庭神经瘤应与内耳性眩晕病、前庭神经元炎、迷路炎及各种药物性前庭神经损害鉴别,并与耳硬化症、药物性耳聋鉴别。要点为前庭神经瘤有进行性耳聋、无复聪现象,都同时有邻近的脑神经如三叉神经、面神经的症状和体征,伴内听道扩大、脑脊液蛋白质增高,CT 及 MRI 检查均有相应表现。

2.与桥小脑角其他肿瘤鉴别

(1)脑膜瘤:多以颅内压增高为主要表现,可伴有患侧面部感觉减退和听力下降,常不以前庭神经损害为首发症状,CT 和 MRI 检查可见肿瘤边界清,肿瘤多呈均匀强化,沿岩骨嵴的肿瘤基底较宽,可有邻近硬膜强化的"尾征",可见岩骨嵴及岩尖骨质吸收。

(2)上皮样囊肿:病程较长,多以三叉神经刺激症状为首发症状,且多为累及第三支,面、听神经的损害多不明显,无骨质变化,CT 扫描呈无明显强化的低密度影,MRI 检查可见 T_1 为低或高信号,T_2 为高信号,DWI(弥散加权)为高信号,与听神经瘤有显著不同。

(3)胶质瘤:与前庭神经瘤不易鉴别的胶质瘤多来源于脑干或小脑,长向桥小脑角,一般以颅内压增高及脑干和小脑症状为首发。病变发展快,骨质无变化,内听道不扩大,CT 扫描和 MRI 检查可见肿瘤内侧面与脑干和小脑多无明显边界。

3.与桥小脑角内的其他病变鉴别

桥小脑角内的血管畸形、动脉瘤、蛛网膜囊肿、粘连性蛛网膜炎、脑脓肿等均较罕见,其病史、临床表现各有其特殊性,且与听神经瘤有明显不同,CT、MRI 及 DSA 均有其特征性的影像学表现应能鉴别。

四、治疗原则

随着诊断技术的不断发展,听神经瘤早期检出率大幅提高。听神经瘤治疗目标已从单纯切除肿瘤、降低病死率和致残率逐渐向保留神经功能、提高生活质量等方向发展。治疗方法综合了显微外科手术、立体定向放射外科、随访观察等多种手段,处理策略也倾向于个体化和多学科协作。同时,还应充分利用各种基于电生理和影像的检测技术,提高听神经瘤的诊断准确性、重要解剖结构的可辨识性、神经功能的准确评估,从而实现个体化手术方式的制定。

(一)参照 Koos 分级的治疗

Ⅰ级:以随访为主,每 6 个月行 MRI 增强扫描,如随访过程中出现肿瘤生长,且患者存在有效听力,可考虑采取保留听力的手术治疗,如患者已无有效听力,首选手术治疗,但对于 70 岁以上、全身条件差无法耐受手术的患者,首选立体定向放射外科治疗。

Ⅱ~Ⅲ级:如患者存在有效听力,可以考虑采取保留听力的手术入路或立体定向放射外科治疗;若患者已无有效听力,首选手术治疗,立体定向放射外科治疗可以作为备选。对于体积不大又无生长的Ⅱ～Ⅲ级听神经瘤,可先行保守观察,如肿瘤增大,可以考虑采取保留听力的手术入路或立体定向放射外科治疗。

Ⅳ级:首选手术治疗,如患者不能耐受手术或拒绝手术时,可以尝试立体定向放射外科治疗。听神经瘤的立体定向放射外科治疗(SRS)可通过伽马刀、射波刀、改良的直线加速器(LINACs)和质子束实现。SRS治疗后的患者均需做神经影像(MRI或CT)的连续定期随访,建议治疗后6个月、1年、2年及逐年或隔年随诊。保留有用听力的患者在复查影像的同时,应做测听试验。听神经瘤的残留和复发病例处理原则同原发性肿瘤。立体定向放射外科治疗后肿瘤再生长病例,手术风险大,再手术的面听神经保存率低。

(二)常用手术入路

包括乙状窦后入路、迷路入路、耳囊入路、颅中窝入路等。

1.乙状窦后入路

经乙状窦后缘、横窦下缘进入桥小脑角。

(1)适应证:适用于任意大小肿瘤。

(2)优势:能够保留听力,可以处理肿瘤与脑干的粘连。暴露肿瘤所需时间较短。

(3)不足:术后颅内血肿、梗死发生率高于经迷路入路。

2.迷路入路

以骨性外耳道后壁和面神经垂直段为前界、颅中窝底硬脑膜为上界、乙状窦为后界、颈静脉球为下界、切除乳突及部分迷路,进入内听道和桥小脑角。

(1)适应证:适用于任意大小、不考虑保存听力的听神经瘤。

(2)优势:手术入路较为直接,脑组织牵拉小。术后面瘫发生率低于乙状窦后入路。

(3)不足:术后手术侧听力丧失,手术操作时间相对较长。

3.耳囊入路

切除范围除迷路的范围外,还包括外耳道,鼓室内容物及耳蜗,面神经以骨桥形式保留在原位,能充分暴露岩尖及桥小脑角前部,适用于大听神经瘤,尤其是侵犯耳蜗、岩尖及桥小脑角前方扩展较多的肿瘤。

4.颅中窝入路

于颞骨鳞部开骨窗,经颅中窝底、内听道顶壁进入内听道,可暴露内听道所有内容及部分桥小脑角。

(1)适应证:适合切除内听道或桥小脑角部分直径不超过10 mm的肿瘤,是可能保留听力的入路。

(2)优势:无须牺牲听力就能充分暴露内听道的3个侧壁的方法。

(3)不足:面神经损伤风险相对较大,暴露空间及角度有限,颞叶损伤等。

(三)手术主要并发症

1.颅内出血

颅内出血为术后严重并发症,以意识、瞳孔、生命体征改变为特征。术后必须密切观察患者生命体征,若出现意识障碍,如淡漠、嗜睡甚至昏迷,应尽快行急诊CT检查,明确是否为桥小脑角出血。若出血量少、脑干压迫移位不明显、患者生命体征稳定,可保守观察,否则应尽快手清除血肿并止血。若患者生命体征变化比较快,出现呼吸功能障碍,应在床边迅速拆开伤口减压,立即送手术室。

2.脑脊液漏

听神经瘤术后常见并发症为脑脊液漏,术后脑脊液漏分切口漏、鼻漏和耳漏,以鼻漏最为多见,易导致颅内感染。脑脊液漏可以是缝合的硬膜未愈合,脑脊液经开颅时没有封闭好的乳突气房和咽鼓管流出所致;也可以是经磨除内听道后唇开放的气房流出所致。前者引起的脑脊液漏常常发生在术后早期拔除硬膜外引流后,经保守治疗,如脱水、腰大池引流后慢慢愈合;后者引起的脑脊液漏发生较晚,一旦出现保守治疗效果差,常常需要手术探查修补。预防和治疗磨除内听道后唇引起的脑脊液漏措施:①术前查薄层 CT 了解岩骨气房情况;②用骨蜡封闭磨开的骨面;③用开颅时预留的小肌肉片覆盖骨面加生物蛋白胶固定。

3.面神经麻痹

术中发现面神经离断,可行面神经重建。术后面神经麻痹的非手术治疗措施包括注意眼部护理,预防角膜炎;对于泪液分泌减少的患者可给予人工泪液、湿房眼镜、睡眠时眼膏保护;采用胶布缩短睑裂、保护性的角膜接触镜片等。建议术后 2 周开始进行面肌功能训练,延缓表情萎缩、促进神经功能恢复。如面神经功能Ⅳ级并在术后 1 年内无明显恢复,可考虑行面-舌下神经吻合、舌下神经转位术、咬肌神经-面神经吻合等技术。对于眼睑闭合不全的患者,可以采用局部神经转位手术、跨面神经移植手术、下睑退缩或外翻治疗,以及上睑 Muller 肌切除手术、金片植入手术等方式。对于超过 2 年的晚期面瘫患者,还可考虑行颞肌筋膜瓣修复术或行血管神经化的游离肌肉移植。术后面神经麻痹的处理较为复杂,不同医疗机构需结合实际情况选择治疗方式,必要时可由整形科医师参与面神经的修复。

4.听力丧失

听力能否保留主要与肿瘤大小、位置、生长方式和术前的听力状况等有关。保存耳蜗结构、保留耳蜗神经、避免刺激内听动脉等才可能保留听力。对于肿瘤<3 cm、耳蜗神经结构正常、听力丧失的患者,可采用人工耳蜗植入重建听力;未能保留耳蜗神经者可考虑植入骨锚式助听器。

五、治疗结果和预后

由于手术入路的不断改进和显微外科技术的普遍应用,听神经瘤的手术效果显著提高,手术全切除率可达 99.4%,病死率已降至 0.3%,面神经解剖保留率可达 97.7%,功能保留率在 85.1%。听力保留率 61.6%。

(王克海)

第三节　嗅神经母细胞瘤

嗅神经母细胞瘤(esthesioneuroblastoma,ENB)起源于鼻腔顶部的嗅神经上皮,属于神经外胚层恶性肿瘤。1924 年 Berger 等首次以嗅感觉性神经上皮瘤报告此病,由于发病率低,病例数量少,在相当长的时期中,出现了各种描述该疾病的术语,如成嗅神经母细胞瘤、嗅神经上皮瘤、鼻内神经母细胞瘤等。一般认为嗅神经母细胞瘤占所有鼻腔恶性肿瘤的 1%~5%,可发生于任何年龄,其中有两个发病高峰:10~30 岁、50~70 岁,男性的发病率略高于女性,无遗传及种族之间的差异。尽管有文献发现,无论肠道内、外给予亚硝基化合物均可导致啮齿类动物出现嗅神母细胞瘤,但目前并无详细的病因学报道。

一、组织病理学

嗅神经母细胞瘤作为一种恶性神经外胚叶组织肿瘤,可能起源于嗅膜的神经上皮成分或嗅基板的神经外胚叶成分,但由于其多向分化特性,确切细胞起源一直有争议。目前大多数观点支持嗅神经母细胞瘤起源于嗅神经上皮的基底细胞。

(一)病理形态特征

1.大体特征

肿瘤组织呈灰红色,富含血管,呈息肉状,质地较软、脆,触之易出血。

2.镜下特征

细胞形态学上兼具有神经上皮瘤和神经母细胞瘤的特征,且彼此之间可移行分布。多数肿瘤细胞大小形态一致,呈小圆形或小梭形,胞质稀少,核膜不清,具有显著的纤维状和网状背景,与其他神经源性肿瘤相似,可见 Homer-Wright 假菊形团或 Flexner-Wintersteiner 真菊形团(图5-6)。

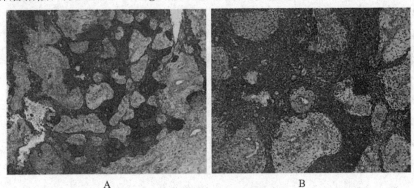

图5-6　前颅底嗅神经母细胞瘤

A.肿瘤细胞大小、形态一致,被纤维血管性间质分隔(HE,40×);B.肿瘤细胞呈小圆形或短梭形,胞质稀少,核膜不清,可见菊形团结构。间质血管增生明显(HE,100×)

3.免疫组化

神经元特异性烯醇化酶(NSE)阳性是本瘤的主要特征,阳性率可达100%,但其特异性不强;S-100蛋白通常在癌巢周边阳性,嗜铬素 A(CgA)、突触素(Syn)和神经丝蛋白(NF)等具有支持诊断的价值,但阳性表达率普遍较低。因此,有人认为解剖学定位和形态学特征仍然是嗅神经母细胞瘤诊断的基础,当组织学上可疑而免疫组化高度提示神经母细胞分化时,则可确立病理诊断。

(二)病理分型与分级

1.病理分型

Berger 将嗅神经母细胞瘤分为嗅感觉神经上皮瘤型(由真正的玫瑰花状结构和神经元细胞、神经元纤维组成)、嗅感觉细胞瘤型(无真正的玫瑰花状结构)、嗅感觉神经母细胞瘤型(有假玫瑰花状结构及神经母细胞);Mendeloff 将嗅神经母细胞瘤分为嗅感觉神经细胞瘤(结缔组织及未分化细胞排列呈片状或条索状,偶见假玫瑰花状,相当于 Berger 2、Berger 3型,此型有远处转移)、嗅感觉神经上皮瘤型(相当于 Berger 1型,较少见,虽有复发,但无转移,属于相对良性的肿瘤)。

2.病理分级

Hyams 分级系统,将嗅神经母细胞瘤分为 4 级:Ⅰ级,小叶细胞结构、分裂指数为零、无核多形性、纤维基质明显、有 Homer-Right 菊形团。没有坏死;Ⅱ级,小叶细胞结构、分裂指数低、核多形性少见、纤维基质明显、有 Ho 嘴 r-Right 菊形团、没有坏死;Ⅲ级,部分小叶细胞结构、分裂指数中等、核多形性中等、纤维基质稀少、有 Flexner 菊形团、有坏死;Ⅳ级,部分小叶细胞结构、分裂指数高、核多形性明显、无纤维基质、无菊形团、坏死区大。Ⅰ级分化最好,Ⅳ级分化最差,该分级更符合临床,对治疗和预后也具有更好的指导意义。

二、临床解剖与分期

嗅神经由上鼻甲上部和鼻中隔上部黏膜内的嗅细胞中枢突聚集成 20 多条嗅丝(即嗅神经),穿筛孔入颅,进入嗅球传导嗅觉。嗅球系端脑的一部分。与嗅神经相关的解剖结构包括上鼻甲和对应的鼻中隔部分、筛窦、筛板和前颅窝。筛窦的外侧壁即为眶内侧壁,仅为一很薄的骨板,又称纸样板。筛窦的顶壁为筛板,与前颅窝相隔,嗅丝由筛板上的筛孔进入颅内。上鼻甲和鼻中隔上部向后与鼻咽顶相连。

1976 年 Kadish 首次对该病分期,后来有些学者将该分期进行了改进,将有颈部淋巴结转移或远处转移的患者定位 D 期,即改良 Kadish 分期,但尽管如此,这两种分期仍不能很好地与预后相结合。Dulguerov 分期可能更为详细,但目前应用较多的仍为 Kadish 分期。

(一)Kadish 分期

A 期:肿瘤局限于鼻腔。

B 期:肿瘤局限于鼻腔和鼻旁窦。

C 期:肿瘤超出鼻腔和鼻旁窦范围,包括筛板、颅底、眼眶、颅内受侵,以及颈部淋巴结转移和远处转移。

(二)改良 Kadish 分期

A 期:肿瘤局限于鼻腔。

B 期:肿瘤局限于鼻腔和鼻旁窦。

C 期:肿瘤超出鼻腔和鼻旁窦范围,包括筛板、颅底、眼眶、颅内受侵。

D 期:肿瘤发生颈部淋巴结转移或远处转移。

(三)Dulguerov 分期

T_1:肿瘤侵及鼻腔和/或鼻旁窦,但筛窦上方和蝶窦未受侵。

T_2:肿瘤侵及蝶窦和/或筛板。

T_3:肿瘤侵及眼眶或前颅窝,但未侵犯硬脑膜。

T_4:肿瘤累及颅内。

N_0:无区域淋巴结转移。

N_1:有淋巴结转移。

M_0:无远处转移。

M_1:有远处转移。

三、临床表现

嗅神经母细胞瘤起始于鼻腔顶部的嗅神经上皮细胞,发病隐匿,无特异性症状和体征,不易早期发现。因此,该病在诊断时,大多数已属晚期,而且常常已经侵犯邻近器官如鼻腔鼻窦、眼眶、颅底等,引起相关症状。肿瘤侵犯鼻腔可引起鼻腔症状,最为常见的为鼻塞、鼻衄;侵犯眼眶及眶内,可出现眼部症状,如眼痛、溢泪、眼球移位、复视等;侵犯前颅底和颅内,可发生颅内肿瘤相关症状,如头痛、头昏、恶心呕吐等;部分患者可直接出现眼部和颅内病变症状而无鼻腔症状。尽管该肿瘤发生于嗅神经,但嗅觉减退的症状并不是早期和最常见的症状,仅约20%伴嗅觉减退。极少数病例出现内分泌异常,主要为抗利尿激素分泌增加和库欣综合征。

嗅神经母细胞瘤的生物学行为可表现为惰性生长,也有高侵袭性生长。因此其病程发展也有较大不同,有些患者肿瘤生长慢,可长时间处于稳定状态;有些则生长迅速,症状发展快。

鼻内镜检查可见位于鼻顶、上鼻甲或鼻中隔后上方息肉样肿物,部分肿物呈结节状,质地偏脆,触之易出血。病变筛窦,并可侵犯上颌窦、眼眶、视神经、颅底及颅内脑组织。

颈部淋巴结转移较多见,就诊时10%～15%的患者伴有颈部淋巴结转移,累积颈淋巴结转移率20%～33%。早期病例一般不超过10%,但病变至晚期如Kadish C期颈部淋巴结转移可高达30%以上。累积远地转移率可高达30%～40%,最常见部位为骨、腹腔内脏器、肺等,少数患者可发生脑、腮腺、前列腺等部位的转移。

四、诊断

(一)影像学检查

所有患者术前均需要影像学检查,MRI和CT可确定肿瘤的大小、侵犯范围以及与周围血管或神经的关系。对于早期前颅底骨质侵犯的诊断,CT冠状位是目前最准确的方法,而增强扫描及MRI检查可显示颅内及眼眶的侵犯范围。由于该病的淋巴结转移和远处转移率高,颈部B超或CT、腹部B超、胸部正侧位X线片、骨扫描等应作为常规检查。PET-CT可作为晚期患者的检查手段。

1.CT特征

早期表现为鼻腔上部的软组织块影。肿瘤增大可侵犯筛窦、中鼻甲产生骨质破坏,增强扫描后肿瘤强化明显;晚期肿瘤可侵犯蝶窦、上颌窦或对侧鼻腔和筛窦以及颅底和颅内。少数肿瘤所致骨质改变可以不是破坏,而是轻度骨质增生,可能与肿瘤生长缓慢有关。大多数颅外肿瘤密度均匀,有明显均匀强化,少见有坏死、液化、出血、钙化等表现;颅内部分肿块密度欠均匀,增强扫描多有明显不规则的强化(图5-7)。

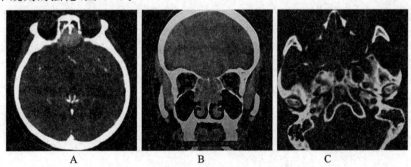

图 5-7　鼻腔前颅底嗅神经母细胞瘤
A.轴位增强CT示肿瘤均匀强化;B.冠状位平扫CT示肿瘤从鼻
腔侵犯前颅底;C.轴位CT骨窗位示鼻腔骨质改变

2.MRI 表现

嗅神经母细胞瘤的信号强度无特异性，T$_1$加权像信号均匀或不均匀，稍低信号或等信号，与肌肉信号相近，但其信号强度不如肌肉和感染性黏膜病变那样均匀一致，其内可见囊变、钙化及血管流空信号；T$_2$或 T$_2$加脂肪抑制序列肿瘤表现为稍高信号或等信号，其信号强度高于肌肉而低于炎性病变，其内囊变呈更高信号，钙化呈无信号。注射 Gd-DTPA 造影剂后，肿瘤表现为中等或明显均匀或不均匀强化，囊变及钙化区不强化（图 5-8）。

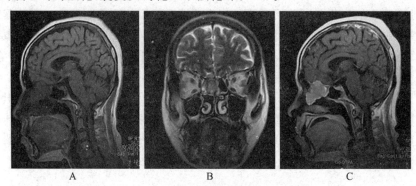

图 5-8　鼻腔前颅底嗅神经母细胞瘤

A.矢状位 MRI 平扫 T$_1$像示肿瘤为等信号，从鼻腔突破前颅底向颅内生长；B.冠状位 MRI 示肿瘤稍长信号；C.矢状位 MRI 增强示肿瘤均匀强化鼻腔骨质改变

（二）诊断与鉴别诊断

患者有鼻塞、鼻出血病史，影像学检查见以鼻腔筛窦为中心的位于前颅底的颅内外沟通的肿瘤，应考虑该病的存在。同时需要与鼻腔息肉、内翻乳头状瘤、鼻腔纤维血管瘤、嗅沟脑膜瘤、软骨肉瘤以及鼻腔鼻窦癌相鉴别。其中，鼻息肉病灶小且呈膨胀性生长；鼻咽纤维血管瘤多发生于后鼻孔区、翼腭窝、颞下窝，边界清楚；嗅沟脑膜瘤肿瘤圆形或椭圆形，以广基与颅底相连，边界清晰，注射造影剂后均匀明显强化，少有骨质破坏；软骨肉瘤常有钙化或肿瘤骨形成；鼻腔鼻窦癌为侵犯前颅底的最常见的恶性肿瘤，其中腺样囊性癌沿神经血管束扩散，酷似嗅神经母细胞瘤，但大多数肿瘤中心位于上颌窦，不规则强化伴中央坏死，肿瘤钙化罕见。当然，最终明确诊断依靠组织学检查。

（三）组织活检

随着肿瘤综合治疗的发展，治疗前的确诊是必要的。对于该肿瘤的确诊，需要活体组织检查。鼻内镜下活检是简便有效的确诊方式。活检时应注意以下几点。

1.取材深度

肿瘤位于上鼻腔和筛窦，取材时应注意上鼻甲的干扰，咬取有效的肿瘤组织。

2.组织量

该肿瘤血供较丰富，所取组织量以可供诊断即可，不宜过多切除，既达不到根治目的，又增加不必要的创伤和出血，甚至增加扩散的风险。

五、治疗

嗅神经母细胞瘤是一种少见的肿瘤，对该肿瘤的理想治疗方式仍处于探索阶段。大多数作者主张手术及手术后放疗；Skolnik 认为手术后复发及不能手术者可以放疗；Elkon 及 Milion 认为 A/B 期,手术或放疗均可,C 期应手术结合放疗;Urdaneta 及 Wade 认为手术及术后放疗为最好的治疗选择。中国医学科学院肿瘤医院主张,肿瘤较小、手术可以安全切除者可以先手术,术后放疗;肿瘤较大、累及颅内者可以先放疗,肿瘤显著缩小后再行手术。

(一)外科手术

包括经鼻腔内镜下手术、鼻侧壁切口、经额开颅手术和颅面联合手术。

1.经鼻腔内镜下手术

经鼻腔内镜下手术适用于局限于鼻腔和鼻旁窦的病变。创伤小,术后恢复快。如肿瘤侵及或已接近筛板,应切除筛板。

2.鼻侧壁切口肿瘤切除术

鼻侧壁切口肿瘤切除术适用于 A 期、B 期和颅内少许侵犯的 C 期患者。优点是在直视下手术,手术安全界较明确,对于少许颅内侵犯的肿瘤,颅内切除的效果与颅面联合手术相当,但创伤较小。

3.颅面联合手术

颅面联合手术适用于有颅内侵犯的 C 期患者。术野显露好,做到整块切除肿瘤并能获得足够的切缘,手术的根治性好。

4.经额开颅手术

经额开颅手术适用于肿瘤主体位于颅内的肿瘤。

对于伴有颈部淋巴结转移的患者,应同期行颈淋巴结清扫术,但不主张做预防性的颈部淋巴结治疗。

单纯应用外科手术有较高的复发率,但在嗅神经母细胞瘤的综合治疗中,含手术治疗的方案明显好于不含手术的方案,说明手术治疗在 ENB 的治疗中占有重要的地位。

(二)放射治疗

嗅神经母细胞瘤对放疗有较好的敏感性,但考虑该肿瘤的解剖位置,周围邻近脑组织、视交叉、眼球等重要组织器官,应严格控制放疗范围和剂量。适形调强放疗对保护周围正常组织有优势。单纯高剂量根治性放疗(DT60-70Gy)可获得达到 66.7% 的较好局部控制率,但高剂量放疗导致的远期不良反应严重降低了患者的生活质量,如失明、脑软化、鼻旁窦炎等。挽救手术的并发症也会严重影响患者的生活质量,如面部伤口不愈合等。因该病在 20 岁左右是一个高发期,年轻患者的高剂量放疗对患者的远期影响更大,应在该病的治疗中予以重视。

(三)化学治疗

嗅神经母细胞瘤对化疗也有较好的敏感性,主要用于姑息性治疗,也有尝试新辅助化疗和同步放化疗等。主要药物包括铂类、环磷酰胺、依托泊苷等,疗效可达到 PR,少数 CR,但缓解期短,能否提高患者的生存率和生存期还有待探讨。

(四)综合治疗

单纯手术有较高的复发率,需要结合放疗。对于早期病变,外科手术在不造成较大创伤可完全切除肿瘤的,可以先手术,术后放疗,放疗剂量 60 Gy,对患者生活质量影响相对小。对于肿瘤较大的患者,因放疗可使肿瘤显著缩小,建议采用术前放疗,剂量 50~60 Gy,再行手术。术前放疗可以减小手术创伤,提高患者生活质量。如果术前放疗后肿瘤缩小至仅局限于鼻腔或已无明显肿瘤,仍建议结合手术,如鼻侧切开鼻侧壁及筛窦切除或内镜下手术,疗效优于高剂量根治性放疗,且对患者造成的远期损伤小。

高黎、罗京伟等报道中国医学科学院肿瘤医院 1979—2014 年的 112 例嗅神经母细胞瘤综合治疗结果,5 年总生存率及无进展生存率略优于国外早年较大样本回顾分析;不同治疗方式中,单纯化疗效果最差,综合治疗疗效最好,在综合治疗中术前放疗＋手术的 5 年总生存率、无进展生存率(91％,82％)比手术＋术后放疗(80％,66％)高。推荐嗅神经母细胞瘤治疗模式为放疗＋手术方案。

六、预后

嗅神经母细胞瘤的发病率低,文献报道的病例数量均不多,且治疗方法不统一,因此预后分析仍需讨论。早期患者(A＋B)的预后好,5 年生存率可达 90％,但晚期(C)预后差,5 年生存率30％～40％;年龄为影响预后的因素,年轻患者易发生转移,预后较差,考虑存在肿瘤分化的问题。局部复发和远处转移是该病的主要死亡原因,尽管淋巴结转移被认为是影响预后的因素,但很少成为直接致死原因。

治疗方式直接影响预后。颜面联合入路改善了手术切除的彻底性,提高了生存率。单一方法治疗的复发率高,综合治疗被越来越重视。手术加术后放疗获得了很好的疗效,但术前放疗在提高局部控制率的同时,还减小了手术创伤。

(王克海)

第四节　颅底黑色素瘤

黑色素瘤是来源于外胚层黑色素细胞的恶性肿瘤,可发生于皮肤、眼、口腔、中枢神经系统等各个部位,其中以皮肤病变最为常见。2007 年 WHO 分类将原发性黑色素细胞病变分为弥漫性黑色素细胞增生症、黑色素细胞瘤、恶性黑色素瘤和脑膜黑色素瘤病,其中弥漫性黑色素细胞增生症属 0 级病变,黑色素细胞瘤属 I 级病变,恶性黑色素瘤和脑膜黑色素瘤病同属 III 级病变。在命名方面,通常意义上,黑色素瘤与恶性黑色素瘤意义相同,同属高分级的恶性黑色素细胞病变。

黑色素瘤按发生部位不同可分为皮肤黑色素瘤和非皮肤黑色素瘤,皮肤黑色素瘤约占90％,而非皮肤来源的黑色素瘤仅占十分之一,在非皮肤来源的黑色素瘤中,约有一半来源于眼的脉络膜,而与颅底相关的黑色素瘤多为非皮肤黑色素瘤,最常见的发生部位是鼻腔和鼻旁窦,少数原发于脑膜、蛛网膜的黑色素细胞。

一、发病率和流行病学

皮肤黑色素瘤的发病率近年来呈快速上升的趋势,以西方国家更为显著,在美国其发病率每年以4％～6％的速度增长,目前已成为皮肤癌中的主要致死疾病。当前普遍的观点认为,皮肤黑色素瘤发病率快速增长的主要原因与紫外线的暴露有关,其他危险因素包括遗传史、不典型增生及变化的黑痣等。与皮肤病变不同,非皮肤黑色素瘤的发病率并无明显变化,这可能与其有特殊的致病机制有关。

二、病理学

黑色素瘤来源于黑色素细胞,而黑色素细胞广泛存在于皮肤、黏膜等组织中。皮肤黑色素瘤大体生长特点包括浅表扩散型、结节型、雀斑恶性黑色素瘤和促纤维增生性恶性黑色素瘤四种。浅表扩散性黑色素瘤最为常见,约占全部皮肤黑色素瘤的70%,通常肿瘤与周围正常皮肤平齐或略凹陷,边界不清;结节性黑色素瘤占15%～30%,病变呈结节状改变,其侵袭性更高,早期出现深面浸润,预后较浅表型差;雀斑恶性黑色素瘤通常病史较长,病变面积大但极少发生转移;促纤维增生性恶性黑色素瘤较少见,仅占1%左右,有侵袭神经的倾向,局部复发率高但区域淋巴结转移率低。

上呼吸道黏膜来源的黑色素瘤通常瘤体较大,多带蒂,组织学上,肿瘤细胞具有各种各样的特点,例如小细胞、皮质层细胞、上皮细胞等,但最具诊断价值的特点是细胞产生黑色素以及交界活动现象的确认。

对于低分化、无色素性和小细胞性难以诊断的黑色素瘤可应用免疫组化方法辅助诊断,较常用的指标包括S100、HMB-45、MEL-5、Melan-A等,其中几乎所有黑色素瘤均有S100的表达,但肉瘤、神经鞘瘤以及部分癌也可表达S-100,而HMB-45则特异性地表达于黑色素瘤,其中促纤维增生性及梭形细胞黑色素瘤可能不表达,因此免疫组化结果需结合组织学检查综合考虑(图5-9)。

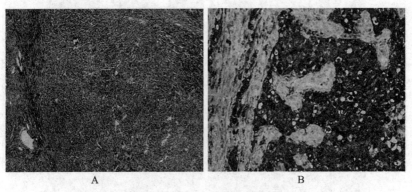

图 5-9　前颅底恶性黑色素瘤

A.肿瘤在纤维组织中呈巢片状生长,瘤细胞上皮样形态,散在黑色素沉着(HE, 40×);B.S100呈细胞核/质强阳性表达(Ventana一步法,200×)

对于黑色素瘤的活检往往有更为严格的要求,尽量采用全层活检,避免刮除,小面积且边缘较窄的病变行切除活检,留出充分的安全切缘,大面积的病变在病变最厚的部位进行咬除或切除活检,并尽量缩短活检和治疗的时间。

三、临床表现和检查手段

颅底或鼻腔鼻旁窦黑色素瘤的临床表现通常不具有特异性,与其他类型的恶性肿瘤类似,早期可出现鼻塞、头痛、神经麻痹、鼻腔出血等症状,而其他临床表现可能与肿瘤的部位有关。可疑该疾病的患者需完整地采集病史和详细地进行体格检查,包括鼻腔、眼部、脑神经功能和颈部淋巴结的触诊及影像学检查。

四、影像学检查与分期

(一)影像学检查

鼻腔纤维镜及鼻窦 CT 或 MRI 是必须的辅助检查项目。通过鼻腔镜可进行活检从而明确病理诊断,而鼻窦 CT 或 MRI 可评估病变范围,判断脑神经、颅底骨质及脑组织受侵与否,从而为制定治疗方案提供依据。

颈部淋巴结的判断可依靠超声、CT 或 MRI(图 5-10),可疑淋巴结亦可进行超声引导下穿刺明确诊断,虽然前哨淋巴结活检在皮肤黑色素瘤的诊治中已广泛应用,但在鼻腔鼻窦黑色素瘤中极少使用。胸部 X 线需作为常规检查以除外肺转移,如可疑肺部转移,可应用胸部 CT 进一步确定,腹部超声、全身骨扫描及 PET-CT 可在需要时应用。

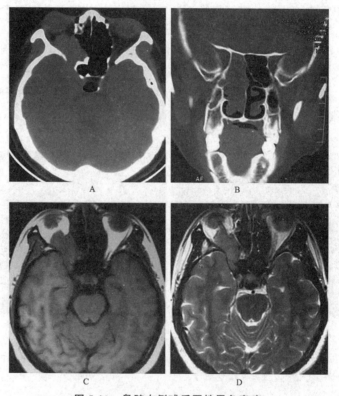

图 5-10　鼻腔右侧球后恶性黑色素瘤

A、B.轴位和冠状位平扫 CT 示右侧鼻腔等密度软组织肿块,骨质无明显
破坏;C、D.分别示轴位等 T_1 和等 T_2 信号右侧鼻腔肿物累及右侧眼眶

(二)分期

黑色素瘤的分期系统较为复杂,且无针对黏膜黑色素瘤的分期。2010 年 AJCC 对黑色素瘤的分期进行完善,将其分为局部病变(Ⅰ、Ⅱ级),区域性病变(Ⅲ级)以及转移性病变(Ⅳ级)。

最初针对头颈部黏膜黑色素瘤的分期由 Ballantyne 制定,Ⅰ期表示肿瘤局限于原发部位,Ⅱ期指有淋巴结转移的病例,Ⅲ期指存在远处转移。这一分期系统较为简单,未考虑肿瘤大小和浸润范围等因素,2003 年 Thompson 等改进了上述分期系统,将Ⅰ期局限病变分为累及 1 个解剖区域的 T_1 病变和累及 2 个及以上解剖区域的 T_2 病变,但仍无法细致准确地反映局限期黏膜黑色素瘤的预后,因此,对鼻腔鼻窦黑色素瘤预后的判断可参考鳞癌的 T 分期系统,累及颅底的病变需按局部晚期对待。

五、治疗

目前对于鼻腔鼻窦来源的黑色素瘤,手术仍然为首选方法,术后辅助治疗的选择仍存在争议。

(一)手术治疗

手术治疗是无远处转移的黑色素瘤患者的首选方法,颅底黑色素瘤手术切除范围与相应解剖部位的其他类型的恶性肿瘤相似。由于黑色素瘤有较高的局部复发率,且鼻腔鼻窦黏膜来源黑色素瘤常见多发病灶,需尽可能获得足够的切缘,但这一点在鼻腔颅底肿瘤的切除中往往难以做到,因此我院在此类病例治疗中,常规应用术后放疗以增加病变的局部控制率。

手术方式取决于肿瘤的侵犯范围,在鼻腔鼻窦黑色素瘤中,与来源于鼻腔侧壁或鼻窦的鳞癌不同,来源于鼻中隔的黑色素瘤占较高比例,应引起注意。因为在肿瘤充满鼻腔时往往难以判断肿瘤初始的发生部位,从而忽略鼻中隔的切除导致肿瘤残存。某院收治的 68 例鼻腔鼻窦黑色素瘤中,32 例原发于鼻中隔,而有的病例术前拟行鼻腔侧壁切除,术中发现肿瘤的蒂部位于鼻中隔黏膜,从而增加鼻中隔切除。对于鼻中隔较小的病变,采用鼻侧切开入路,扩大切除病变及邻近的鼻中隔软骨即可达到理想切除,但多数病变需要行鼻侧壁切除以获得充分的暴露,对筛窦及颅底受侵的病例可以此术腔进一步开放筛窦和暴露颅底的解剖结构。

(二)前哨淋巴结活检

前哨淋巴结活检最早应用于黑色素瘤的治疗中,原理是前哨淋巴结是原发肿瘤引流淋巴区域最早累及的淋巴结,通过对前哨淋巴结活检可以反映引流区域其他淋巴结的受累情况,从而对临床淋巴结阴性的患者是否行区域淋巴结清扫进行准确的判断。目前在皮肤黑色素瘤及乳腺癌的治疗中,前哨淋巴结检测已经成为常规。在黑色素瘤中的应用中发现,应用前哨淋巴结检测可早期发现淋巴结转移而及时行淋巴结清扫有利于患者生存时间的延长。除黑色素瘤及乳腺癌外,前哨淋巴结检测技术已在头颈部多个肿瘤中已有探索性的应用。但由于淋巴结引流的特殊性,前哨淋巴结检测较少在鼻腔鼻窦黑色素瘤中应用。鼻腔鼻窦黑色素瘤极少发生颈部淋巴结转移,颈清扫仅在临床考虑有颈部淋巴结转移时进行,前哨淋巴结活检在此部位的黑色素瘤中并不常规应用,对于临床阴性的颈部不需进行手术处理,但术后放疗靶区常规包括上颈。

(三)术后辅助治疗

局部区域病变的辅助治疗以放射治疗为主,对于因其他系统疾病不适宜手术或病变广泛无法手术切除的病例可首选放疗。但由于黑色素瘤对放射治疗并不敏感,单纯放疗局部控制的效果往往不佳。基础研究发现黑色素瘤细胞具有修复细胞损伤的能力,因此导致放疗抗拒。目前对于术后辅助放疗的作用仍存在争议,多数回顾性研究表明,与单纯手术相比,术后辅助放疗可增加高危黑色素瘤患者的区域局部控制率,但对总体生存率的影响目前尚不明确。Raben 等对 10 例黑色素瘤患者应用术后大剂量分割放疗,报告了高达 70% 的局部控制率,但总体生存率并未提高。同样的,对于黏膜黑色素瘤,Patel 等的研究表明,术后放疗较单纯手术并未体现在治疗效果方面的优势,但 Ganly 对于颅底黑色素瘤的多因素分析表明,术后放疗是改善总体生存率及无瘤生存率的独立愈合因素,表明对于颅底等结构复杂、切缘难以保证的区域,术后放疗的局部控制作用更加显著。术后辅助放疗的选择上,亦较多考虑手术切除的充分性,对于切缘不充分或有区域淋巴结转移的皮肤黑色素瘤考虑行术后放疗,口腔黏膜的黑色素瘤与皮肤黑色素瘤的原则类似,但对于鼻腔颅底病变,因其往往难以达到大范围切成,故常规行术后放疗。

(四)化疗和生物治疗

化疗在黑色素瘤的治疗中存在争议,达卡巴嗪烷化剂有效率在 $10\%\sim20\%$,卡莫司汀、顺铂、紫杉醇等常用单药疗效欠佳,联合化疗同样未有满意疗效,化疗对总体生存率未见明显提高。LAK 细胞治疗是于 20 世纪 80 年代兴起的肿瘤免疫治疗手段,主要应用于黑色素瘤、淋巴瘤和肾细胞癌中,但目前效果仍然有效,且由于 LAK 细胞必须于白介素-2 存在下才有作用,因此存在治疗花费高、周期长、不良反应较大等缺点,其在黑色素瘤治疗中的作用还需进一步确认。

干扰素对黑色素瘤的治疗作用早已得到确认,但一般认为需高剂量才可产生作用,低剂量的干扰素对黑色素瘤无明细的治疗作用。1996 年 ECOG1684 临床试验对厚度>4 mm 或 N_1 的 280 例患者进行研究,应用干扰素与对照组相比,中期生存率从 2.8 年提高到 3.8 年,5 年无瘤生存率提高(36% $vs.$ 27%)。2000 年 ECOG1690 将病例数扩充到 642 例,结果较前相似,但高剂量组无瘤生存率有所提高,总体生存率并无明显改善。总体上应用高剂量干扰素对高危黑色素瘤患者有益,但同时其也具有明显的毒性反应,如高热、寒战、流感样症状、疲劳感、骨髓抑制、肝毒性及神经毒性等,78% 的患者具有 3 级或更高的毒性反应,50% 需要推迟治疗或下调剂量,23% 患者需中断治疗,因此时至今日,干扰素治疗是否作为黑色素瘤的常规术后辅助治疗仍存在争议。

六、预后

在全部黑色素瘤中,黏膜黑色素瘤预后明显较皮肤病变差(32% $vs.$ 80%),且在黏膜黑色素瘤中,鼻旁窦黑色素瘤预后最差,尽管治疗理念不断更新,总体生存率并无明显改善,仍停留在 50% 以下。尽量做到充分切除和综合治疗是改善鼻腔鼻窦黑色素瘤生存率的有效手段,一项多中心的病例分析表明,对于侵犯颅底的黑色素瘤,采用颜面联合切除后 3 年的无病生存率达 28%。局部复发是鼻腔鼻窦黑色素瘤患者死亡的主要原因,同时有相当比例的局部复发的病例会发生远处转移,Stern 等报告 89% 的局部复发病例会发生远处转移。远处转移最常见的部位是肺和脑,发现远处病灶到死亡的中位时间是 7.1 个月。

(王　骁)

第六章

呼吸系统肿瘤

第一节 小细胞肺癌

肺癌是原发于支气管和肺的恶性肿瘤的统称,小细胞肺癌(small cell lung cancer,SCLC)是其中的一个特殊类型。经过几十年的研究和临床实践,多数学者认识到 SCLC 和其他类型的肺癌在组织发生、临床特点、对治疗的反应和治疗策略等很多方面都有一定差异。人们逐渐认识到发生于支气管带纤毛假复层柱状上皮的肿瘤是腺癌或肺泡癌;在长期各种刺激作用下支气管上皮化生后癌变成鳞状细胞癌;而 SCLC 则是发生于神经内分泌细胞恶变。因此,在临床可以发生于各个年龄,临床表现上常常可以伴有神经内分泌综合征,发展相对较快,容易通过淋巴和血行播散,尤其是颅内。但在另一方面,SCLC 对化放疗敏感,处理适当在一定病期可得治愈。

一、小细胞肺癌的病因学

据报道,2008 年全球肺癌发病人数为 161 万人,死亡人数为 138 万人,其发病率和死亡率分别占所有恶性肿瘤的 12.7% 和 18.2%,高居恶性肿瘤之首小细胞肺癌是继腺癌、鳞癌之后第三大常见的肺癌类型。世界范围内的统计数据显示小细胞肺癌约占每年新发肺癌病例数的 15% 和肺癌死亡人数的 25%。由于欧美国家控烟行动的有效开展,小细胞肺癌的总体发病率由 17.26%(1986 年)降至 12.95%(2002 年),然而女性发病率由 28%(1973 年)上升至 50%(2002 年)。2012 年,世界范围内小细胞肺癌年发病人数约为 20 万。局限期小细胞肺癌 5 年生存率由 4.9%(1973 年)升高至 10%(2002 年),然而小细胞肺癌患者总体 5 年生存率仅为 5%。和其他肿瘤相似,小细胞肺癌的发生既与环境因素相关,又与个人因素相关。环境因素是导致小细胞肺癌发生的始动因素,个人因素则决定了肿瘤的易感性。引起小细胞肺癌发生的最重要环境因素是吸烟,包括主动吸烟和被动吸烟;其次包括环境污染和职业因素。个人的因素包括遗传因素等。

(一)环境因素

1.吸烟因素

(1)主动吸烟:长达半个世纪、数据最充分的综合研究资料(包括实验和流行病学调查)证明吸烟是 Ⅰ 类致癌物,可导致多种癌症发生,尤其在小细胞肺癌和非小细胞鳞状细胞癌中,吸烟是最重要的诱因。2010 年,来自英国剑桥大学韦尔科姆基金会桑格学院的研究人员对一位小细胞肺癌患者骨转移灶进行了基因组测序,希望能从中发现与吸烟有关的突变。结果显示:该患者基因序列的突变与烟草的烟雾里所存在的超过60个致癌基因所导致的基因突变类型相符合,说明小细胞肺癌是一种典型的吸烟导致的癌症。吸烟对男、女性小细胞肺癌的相对危险度分别为7.4和7.9(廖美琳、周允中主编《肺癌》)。小细胞肺癌患者中90%以上的人有吸烟史。美国每年小细胞肺癌新发病例数超过3万,几乎所有患者均为吸烟者,而且都是重度吸烟者。流行病学资料显示吸烟者肺癌发生率和死亡率是非吸烟者的5~10倍(循证医学2012年4月)。组织学研究结果显示吸烟者相比从不吸烟者,同时存在支气管黏膜上皮纤毛丢失、基底上皮增生和细胞核异常。重度吸烟者的支气管切片,93%可见细胞异常,戒烟5年后细胞异常下降到6%,而不吸烟者仅为1.2%。

国际癌症研究机构(International Agency for Research on Cancer,IARC)认为烟草为人类明确的致癌物,没有安全烟,不论使用方法如何,对人类均有致癌性(IARC,2002)。吸烟对小细胞肺癌危险度的影响与吸烟指数(每天吸烟的数量×吸烟持续的时间)相关,此外也与开始吸烟的年龄,香烟的类型和吸入的深度(深吸入肺或口腔过堂烟)相关。平均吸烟的支数和吸烟的年数越多,吸烟开始年龄越早,使用无滤嘴烟越多,罹患肺癌的危险度越高。尽管吸雪茄和吸烟斗者(多使用空气风干的低糖烟叶)相比吸卷烟者(多用烘烤的高糖烟叶)罹患肺癌的风险下降,但相比不吸烟者,该人群患肺癌的危险也有增加,且与吸烟指数成正比。40岁以内的年轻吸烟者,细小支气管早期就出现病理变化,在邻近的细小支气管和肺泡壁见群集的有棕色颗粒的巨噬细胞团、水肿、纤维化和上皮增生等呼吸性细支气管炎特征。

英国著名学者Doll随访50年的研究结果显示,在男性吸烟者中,持续吸烟、50岁时戒烟、30岁时戒烟者,75岁死于肺癌的累计风险分别为16%、6%和2%,而从不吸烟者75岁时死于肺癌的累计风险仅为2%(储大同主编《肺癌》)。临床确诊的肺癌病例中,每天吸烟20支以上且时间长达30年者,患肺癌的概率达到80%。戒烟后肺癌危险度下降,戒烟5年后,多数癌症发生相对危险明显降低。戒烟10年后,患肺癌的危险度是未戒烟者的50%。戒烟可有效降低癌的发生,但吸烟者即使戒烟10年以上癌症发生率仍稍高于非吸烟者。戒烟可使支气管上皮恢复正常,平均需要13年,此时其患肺癌的危险度与不吸烟者相同。Doll及Pike(1972)对英国医师的前瞻性调查表明,12年间肺癌死亡率下降25%,其中医师中吸烟人数下降50%,故戒烟确实能使肺癌发病率下降。Chen等报道小细胞肺癌患者确诊时开始戒烟者比不戒烟者或晚戒烟者的生活质量有所改善,食欲降低的患者比率下降(43% *vs.* 58%)。

据上海和沈阳两地20世纪80年代中期全人群肺癌病例对照研究资料,上海市区男性和女性小细胞肺癌比例分别为9.3%和6.3%,沈阳男性和女性小细胞肺癌比例分别为14.5%和17.2%。欧美等发达国家由于开展了全面的禁烟运动,因此肺癌所导致的死亡比例大幅度下调。自70年代以来,英国35~54岁男性肺癌死亡率已减少一半。在发展中国家,青少年吸烟人数增加,初次吸烟年龄减低,且女性吸烟人数也在增加。以往研究证实,男性小细胞肺癌发病率高于女性,2013年美国国立综合癌症网络(National Comprehensive Cancer Network,NCCN)报道,美国人群男性和女性小细胞肺癌发病率为1∶1,女性发病率有上升趋势。

(2)被动吸烟:随着吸烟人群的增加,被动吸烟的人群也在扩大,被动吸烟致癌风险比主动吸烟致癌风险高2~40倍。香烟燃烧时释放的侧流烟雾中含有Ⅰ类和ⅡA类致癌物,导致环境性烟草暴露("二手烟")者患小细胞肺癌危险度增高。丈夫吸烟的妻子患肺癌的危险度是丈夫不吸烟妻子的1.3倍。Wolfson预防医学研究所提供证据,和吸烟者生活与和不吸烟者生活其患肺癌的危险度要高出 24％。肺癌家族集聚性研究将吸烟导致肺癌的患者的非吸烟亲属与不吸烟者的非吸烟亲属比较,按性别、年龄和种族配对比较后发现,肺癌患者的非吸烟亲属的肺癌发病率和死亡率均显著升高(储大同主编《肺癌》)。我国上海市区曾进行的一项病理对照研究,发现与吸烟丈夫共同生活的非吸烟妇女,其肺癌相对危险度随共同生活年数的增加而上升,共同生活 40 年及以上者与共同生活 20 年以下者比较,相对危险度大于 1.7。

(3)吸烟的致癌机制:香烟燃烧的烟雾中含有 1 200 多种物质,其中致癌物有 69 种,存在主流烟雾中的 2-萘胺、4-联苯胺、苯、氯乙烯、氧化乙烯、砷、铍、镍化合物、铬、镉和 210 钋已被国际癌症研究中心确认为人类Ⅰ类致癌物。烟草的烟雾中含有多种致癌性亚硝胺,且支流烟比主流烟中亚硝胺含量高 10～40 倍。多种致癌物质的存在,使吸烟导致的肺癌发生机制极其复杂。当苯并芘进入人体后,经代谢形成 BPDE,通常与细胞 DNA 中碱基结合,形成 BPDE-DNA 加合物。此加合物会引起 DNA 碱基的突变,从而可能引起癌基因的启动。流行病学调查显示吸烟组与非吸烟组相比,多环芳烃-DNA 加合物水平有非常显著性差异。

纸烟燃烧时产生的烟雾颗粒容易沉积在支气管和细小支气管分叉的嵴部,该部也是肺癌的好发部位。颗粒的直接毒性作用为影响支气管黏膜的清除功能,破坏黏膜纤毛和巨噬细胞,导致支气管束发生病变。烟雾的颗粒部分主要引起癌症的发生,虽然烟雾颗粒也深入肺泡,但吸烟者患肺泡癌的危险性并未增加。

烟雾对纤毛毒性作用,可诱发局部感染,导致慢性支气管炎发生。肺部炎症也是小细胞肺癌发生的诱导因素。

2.环境因素

(1)大气污染:环境污染是目前工业化发展中国家第二大肺癌发病原因。2004 年,空气污染导致全球 16.5 万名肺癌患者死亡,其中 10.8 万名患者为户外空气污染致癌;3.6 万名患者为使用固体燃料烹饪和取暖而致癌;2.1 万名患者为二手烟致癌。

工业发达城市肺癌的发病率要比农村高很多,北京、上海、武汉等地肺癌的发病率和死亡率均高于经济相对落后的西藏地区,大气污染可能是造成这一现象的主要原因。大气污染物包括各种工业废气、粉尘、汽车尾气等,其主要致癌物包括脂肪族碳氢化合物和芳香族碳氢化合物(如苯并芘),此外尚有微量放射性元素、金属(镍、铅、铬等)和砷化合物。调查材料表明,大气中苯并芘浓度高的地区肺癌的发病率也增高;碳素微粒和二氧化硫容易引起慢性支气管炎,诱发支气管上皮细胞改变,使上皮细胞对其他侵袭物敏感,使肺癌发生更容易。

环境中的雾霾(PM$_{2.5}$)污染是否是肺癌的诱导因素目前还未知,但 IARC 于 2013 年 1 月 17 日发布消息称,已将细颗粒物(PM$_{2.5}$)等大气污染物质的致癌风险评估为 5 个阶段中危险程度最高的水平。PM$_{2.5}$是指直径 2.5 μm 以下的细颗粒物,主要由日常发电、燃煤、汽车尾气排放等过程中经过燃烧而排放的残留物组成。这种细颗粒物被人体吸入后,会直接进入支气管,干扰肺部的气体交换,引发哮喘、支气管炎、呼吸道传染病和心血管病方面的疾病。此外颗粒物有可能会吸附硫氧化物、氮氧化物等一系列有毒有害物质,并将毒害物质直接带入肺泡。美国癌症学会在 1982—1998 年一项多达 50 万人的队列研究中发现,PM$_{2.5}$年均浓度每升高 10 μg/m3,人群肺癌死亡率将上升 8％。但这种统计学上的关联是不是已经构成了因果关系,尚需要更多研究的证实。

(2)室内环境污染:氡暴露也是肺癌的主要诱因,这也是许多国家第二大肺癌发病原因。2004 年的流行病学调查显示肺癌患者总数的 3％～14％是由室内氡暴露引起的,氡浓度每升高

100 Bq/m³,患肺癌风险就增加 16％。氡是一种无色无味的惰性气体,衰变产生的氡子体进一步衰变生成 α 粒子,这些粒子会附着于空气中的颗粒状物质上,进入呼吸道后积聚在细胞内破坏正常细胞的 DNA,导致癌变。氡导致的肺癌,约半数为未分化癌。低剂量的氡主要来自土壤、建筑和装修材料、天然气的燃烧和生活用水,在地下室和混凝土结构构成的高层建筑或者木基结构中更加显著。

冬季时间长,燃煤量大,室内通风条件差的城镇肺癌发生率高。根据流行病学研究资料,我国云南省宣威市的肺癌死亡率居全国之首。当地长期燃烧煤烟造成室内以苯并芘为主的多环芳烃污染是宣威肺癌高发的主要原因。在我国东北地区沈阳和哈尔滨等地进行的病例对照研究证实,室内使用煤炉,用煤取暖的年限与肺癌的危险性相关。目前,国际癌症研究中心评价室内燃煤产生的煤烟是人类Ⅰ类致癌物。然而木材等生物材料燃烧产生的烟气与肺癌的关系目前研究尚不深入,鉴于此,国际癌症研究中心研究认为木材燃烧产生的烟气可能是人类ⅡA类致癌物。

(3)饮食和烹饪:对于水果、蔬菜和抗氧化剂营养物是否能降低肺癌危险度也有大量研究。目前研究结果提示增加蔬菜的摄取可减低患肺癌的危险。还没有高级别证据证实其他饮食因素可降低肺癌的发病率,包括 β-胡萝卜素和维生素 A 与小细胞肺癌真正联系等。

3.职业因素

长期接触具有放射性物质或者衍生物的职业也会导致肺癌发生。已有充分的证据表明,导致肺癌的职业因素有石棉、砷的无机化合物、镍化合物、镉及其化合物、二氯甲醚、氯甲甲醚、芥子气、煤焦油沥青挥发物和硫酸烟雾等。铀和氟矿的副产品或铀衰变可产生致癌物氡。铸造工人、报纸工人、金矿工人、乙醚工人、油漆工人等均为肺癌高发者。由接触放射线到发生肺癌的潜伏期一般不少于 10 年,中位数为 16～17 年。

(二)个人因素

1.遗传因素

病例对照研究和队列研究结果表明,有肺癌家族史的个体,其肺癌发病风险也会提高。来自上海,北京和沈阳的家族聚集性研究结果表明,有肺癌家族史的、非吸烟女性患肺癌的风险 OR 值大于 2.5。

2.肺部疾病史

某些患慢性肺部疾病如肺结核,硅肺、尘肺或肺支气管慢性炎症者,肺癌发病率高于正常人,这可能与肺上皮细胞化生或增生相关。

3.内分泌因素

有关内分泌因素和女性肺癌危险性的关系还有待进一步研究证明。

二、临床表现

小细胞肺癌的临床表现与肿瘤大小、发展阶段、所在部位、有无并发症或转移有密切关系。典型临床表现是肺门肿块以及纵隔淋巴结肿大引起的咳嗽及呼吸困难。病变广泛转移后会出现体重下降、衰弱、骨痛等相应表现。与小细胞肺癌有关的症状和体征,按部位可以分为原发肿瘤、胸内扩展、胸外转移、肺外及全身表现四类。

(一)由原发肿瘤引起的症状和体征

1.咳嗽

咳嗽为常见的早期症状,多为刺激性干咳,当肿瘤引起支气管狭窄,可出现持续性、高调金属音咳嗽。咳嗽多伴少量黏液痰,当继发感染时可合并脓痰。

2.咯血

咯血多为痰中带血或间断血痰,少数因侵蚀大血管出现大咯血。

3.胸闷、气短

肿瘤引起支气管狭窄,或肿瘤转移至肺门或纵隔淋巴结,肿大的淋巴结压迫主支气管或气管隆嵴。

4.发热

肿瘤组织坏死可引起发热,多数发热的原因是由于肿瘤引起的阻塞性肺炎所致,早期用抗菌药物治疗,体温可恢复正常,但易反复。肿瘤体积较大者,炎性中心出现坏死,常因毒素的吸收引起较高的体温。有时每天弛张热,达数月之久,反复抗感染治疗无效,一旦瘤体切除,体温立刻恢复正常。肺癌患者检查体内无明显炎症,但却有明显发热,常是肿瘤本身引起,即所谓"癌性热",体温常在38 ℃以下。45 岁以上男性长期吸烟者如反复发热肺部固定部位炎症,治疗效果不佳者尤要警惕肺癌的可能性。

5.体重下降

消瘦为恶性肿瘤的常见症状之一。肿瘤发展到晚期,由于肿瘤毒素和消耗的原因,常导致患者体重下降,如合并有感染、食欲减退,则加重病情消瘦更明显或表现恶病质。

(二)肿瘤在胸腔内扩展所致的症状和体征

1.胸痛

肿瘤直接侵犯胸膜、肋骨或胸壁,引起不同程度的胸痛。如肿瘤侵犯胸膜,则产生不规则的钝痛或隐痛。肿瘤压迫肋间神经,胸痛可累及其分布区。

2.上腔静脉综合征

上腔静脉综合征是由于上腔静脉被附近肿大的转移性淋巴结压迫或右上肺的原发性肺癌侵犯,以及腔静脉内癌栓阻塞静脉回流引起。表现为头面部和上半身淤血水肿,颈部肿胀,颈静脉扩张,患者常诉领口进行性变紧,可在前胸壁见到扩张的静脉侧支循环。

3.咽下困难

肿瘤侵犯或压迫食管,引起吞咽困难。初期表现为进食干硬食物咽下困难,逐渐发展至吞咽流质食物困难。

4.呛咳

气管食管瘘或喉返神经麻痹引起饮水或进食流质食物时呛咳。

5.声音嘶哑

肿瘤直接压迫或转移肿大的淋巴结压迫喉返神经(多为左侧)时出现。

6.Horner 综合征

位于肺上尖部的肺癌称为肺上沟癌(Pancoast 癌),当压迫颈 8、胸 1 交感神经干,出现典型的 Horner 综合征,患侧眼睑下垂、瞳孔缩小、眼球内陷、同侧颜面部与胸壁无汗或少汗;侵犯臂丛是出现局部疼痛、肩关节活动受限,称为 Pancoast 综合征。

7.肺部感染

由于肿瘤阻塞气道引起的、在同一部位可以呈反复发生的炎症,亦称作阻塞性肺炎。

(三)肿瘤肺外转移引起的症状和体征

(1)肺癌转移至淋巴结:锁骨上淋巴结是肺癌好发转移的部位,转移的淋巴结常常固定,质地坚硬,逐渐增大、增多、融合,多无疼痛感。

(2)肺癌转移至胸膜:肺癌转移至胸膜常常引起胸痛、胸腔积液,胸腔积液多为血性。

(3)肺癌转移至骨:多呈隐匿经过,仅 1/3 有局部症状,如疼痛、病理性骨折。当转移至脊柱压迫脊髓神经根时,疼痛为持续性且夜间加重。脊髓内转移可于短时间内迅速出现不可逆的截瘫症候群。

(4)肺癌转移至脑:可由于颅内病灶水肿造成颅高压,出现头痛、恶心、呕吐的症状。也可由于占位效应导致复视、共济失调、脑神经麻痹、一侧肢体无力甚至偏瘫。

(5)肺癌转移至心包:可出现心包积液,甚至出现心脏压塞的表现,呼吸困难,平卧时明显,颈静脉怒张,血压降低,脉压缩小,体循环淤血,尿量减少等。

(6)肺癌转移至肾上腺、肝脏等部位,引起局部和/或周围脏器功能紊乱。

(四)肿瘤肺外表现及全身症状

肺癌所致的肺外表现包括非特异性全身症状,如乏力、厌食、体重下降。还包括神经系统和内分泌副肿瘤综合征。

1.神经系统综合征

(1)Lambert-Eaton 肌无力综合征(Lambert-Eaton myasthenic syndrome,LEMS):即肿瘤引起的神经肌肉综合征,包括小脑皮质变性、脊髓变性、周围神经病变、重症肌无力和肌病。致病的自身抗体直接抑制了神经末梢突触前的压力门控钙通道(voltage-gated calcium channels,VGCC)从而导致了 LEMS 肌无力症状。患者症状出现顺序通常为下肢无力、自主神经障碍、上肢无力、脑神经支配肌无力、肌痛及僵直等。

(2)副癌性脑脊髓炎(paraneoplastic encephalomyelitis,PEM):病变广泛,可侵及边缘叶、脑干、脊髓,甚至后根神经节。本病常可与副癌性感觉性神经病(paraneoplastic sensory neuropathy,PSN)同时存在。有些学者认为 PSN 是 PEM 的一部分,故常冠以 PEM/PSN 的名称。神经系统症状常出现在癌诊断之前,不同神经部位受累表现为不同的临床症状。

1)边缘叶脑炎:边缘叶脑炎病变主要侵犯大脑边缘叶,包括胼胝体、扣带回、穹隆、海马、杏仁核、额叶眶面、颞叶内侧面和岛叶。多呈亚急性起病,进展达数周之久,也可隐袭起病。早期症状常为焦虑和抑郁,后出现严重的近记忆力减退。还可有烦躁、错乱、幻觉、癫痫和嗜睡。有的出现进行性痴呆,偶可自然缓解。

2)脑干脑炎:脑干脑炎病变主要侵犯脑干,累及下橄榄核、脑神经核、脑桥基底核、被盖核,黑质也可受累。临床表现常为眩晕、呕吐、共济失调、眼震、眼球运动障碍、延髓麻痹和病理反射。少见症状为耳聋、肌阵挛、不自主运动、帕金森综合征。

3)脊髓炎:脊髓炎常为 PEM 表现的一部分,很少单独出现。病变可累及脊髓前角细胞、感觉神经元、后角和交感神经,临床表现为肌无力、肌萎缩、肌束颤动、感觉障碍、自主神经失调和脊髓空洞症的症状。

(3)副癌性感觉性神经病(PSN):可出现于小细胞肺癌的任何时期,有的见于小细胞肺癌诊断前数年。可亚急性或慢性发病,表现为对称性的四肢远端感觉丧失、乏力和腱反射低下,下肢较上肢重。重者可累及四肢近端和躯干,出现面部感觉丧失。一些急性起病者多合并淋巴瘤,表现酷似吉兰-巴雷综合征,可伴有呼吸肌瘫痪和延髓麻痹。

2.内分泌副肿瘤综合征

(1)库欣综合征:小细胞肺癌分泌促肾上腺皮质激素样物质,引起脂肪重新分布等。

(2)类癌综合征:类癌综合征的典型特征是皮肤、心血管、胃肠道和呼吸道功能异常。主要表现为面部、上肢躯干的潮红或水肿,胃肠蠕动增强,腹泻,心动过速,喘息,瘙痒和感觉异常。这些阵发性症状和体征与肿瘤释放不同的血管活性物质有关,除了5-羟色胺外,还有缓激肽、血管舒缓素和儿茶酚胺。

(3)抗利尿激素分泌不当综合征:不适当的抗利尿激素分泌可引起厌食、恶心、呕吐等水中毒症状,还可伴有逐渐加重的神经并发症。其特征是低钠(血清钠<135 mmol/L),低渗(血浆渗透压<280 mOsm/kg)。

三、诊断

小细胞肺癌的治疗效果与小细胞肺癌的早期诊断密切相关。因此,要大力提倡早期诊断,及早治疗以提高生存率甚至治愈率。这就需要临床医师具有高度警惕性,详细采取病史,对小细胞肺癌的症状、体征、影像学检查有一定认识,及时进行细胞学及支气管镜等检查,可使80%～90%的小细胞肺癌患者得到确诊。

(一)诊断方法

1.痰细胞学检查

由于原发性肺癌源于气管、支气管上皮,因而肿瘤细胞会脱落于管腔,随痰液排出。痰液细胞学检查就是将怀疑肺癌患者排出的痰液进行涂片,然后在显微镜下观察,根据涂片中痰细胞形态特点,做出初步的细胞类型诊断。痰液细胞学检查简单、无创、经济,是诊断肺癌最常用方法,还可用于肺癌高危人群的普查,并能发现部分早期小细胞肺癌。痰检阳性率60%～80%,痰液标本质量的好坏,直接影响细胞学诊断的准确性。符合标准的痰液应新鲜,咳去喉部积痰后,再用力深咳,从肺深部咳出痰液,灰白色、透明黏液痰,带血丝成分更好,并需立即送检(1小时内),每个患者至少送检6～8次。一般认为中心型肺癌痰检阳性率较周边型高,小细胞肺癌细胞学诊断与病理组织学诊断符合率最高。

2.血清肿瘤标志物检测

(1)癌胚抗原(carcino-embryonic antigen,CEA)是一种酸性可溶性糖蛋白,当胃肠道、肺等发生恶性病变时,癌细胞能产生CEA释放到血中,使血清中CEA含量升高。

(2)CA125(cancer antigen 125,CA125)是一种卵巢癌和肺癌细胞共同具有的肿瘤相关抗原,也是目前应用最广泛的肿瘤标志物之一。

(3)CA153(cancer antigen 153,CA153)是分子量较大的糖蛋白,作为乳腺癌的特异性标志物,目前证实肺癌患者血清中也有明显升高。研究表明上述三项标志物联合检测可提高诊断小细胞肺癌的阳性率及准确度。

(4)神经元特异性烯醇化酶(neuron-specific enolase,NSE)作为SCLC特异性肿瘤标志物,目前广泛用于肺癌的诊断和治疗后随访监测。SCLC血清NSE明显增高,其诊断灵敏度达80%,特异性达80%～90%,而非小细胞肺癌(NSCLC)患者并无明显增高,故可作为SCLC与NSCLC的鉴别诊断。血清NSE水平与SCLC的临床分期呈正相关,因此,血清NSE检测对SCLC的监测病情、疗效评价及预测复发具有重要的临床价值。

(5)胃泌素释放肽前体(pro-gastrin-releasing peptide,proGRP)存在于人胎儿肺的神经内分泌细胞内。胃泌素释放肽前体作为近年来新发现的一种SCLC肿瘤标志物。研究显示,proGRP在SCLC中具有极高特异性,其在良性病变及其他恶性肿瘤中很少检测到,47%～80%SCLC释放 proGRP。与 NSE 相比,proGRP 灵敏性更高,特异性更强。然而单一标志物检测始终存在特异性不强、阳性率较低等不足,临床上常与 NSE 联合检测。

3.驱动基因检测

SOX 基因家族成员不仅在 SCLC 中存在众多突变,而且存在基因扩增(27%),SOX2 蛋白的过表达还与 SCLC 的临床分期相关,下调细胞中 SOX2 的表达可以抑制 SOX2 高表达型 SCLC 的生长,因此进一步证实了 SOX2 在 SCLC 种系生存中的重要作用。FGFR1 另外一项来自德国的 Martin Peifer 等则对 SCLC 的 SNP(63 例),外显子组(29 例),基因组(2 例)和转录组(15 例)进行了测序。整合了众多的结果后,发现 FGFR1 基因存在明显扩增现象,提示 FGFR 抑制剂可能会使具有该基因型的患者受益。TP53 及 RB1 突变仍然是 SCLC 中最重要的基因突变类型,SLIT$_2$ 和 EPHA7 等其他突变可能与 SCLC 的高度侵袭性特性相关,PTEN 的基因突变可能是未来治疗的靶点之一。CREBBP、EP300 和 MLL 这些参与组蛋白修饰的基因存在频发突变,通过进一步的功能性研究,研究者认为组蛋白修饰在 SCLC 中发挥了重要作用。日本学者在今年 ASCO 会议上公布了亚洲 SCLC 的全基因组分析结果显示:93.6% 的肿瘤中检测到 TP53、RB1 和 MYC 家族,突变频率分别为 76.6%,42.6% 和 12.8%。该研究也再次证明了近来报道的一些新的驱动基因:PTEN 4.3%、CREBBP 4.3%、EP300 4.3%、SLIT$_2$ 4.3%、MLL 4.3%、CCNE1 8.5% 和 SOX 22.1%。

4.X 线检查

小细胞肺癌以中央型占绝大多数。中央型小细胞肺癌 X 线表现为肺门单纯大肿块,或大肿块伴有阻塞性病变为主。肿块很醒目,圆形或卵圆形,边界清楚。如伴有小叶性肺炎或肺不张时,边界毛糙或有小斑片状阴影。周围型小细胞肺癌 X 线主要表现为分叶状肿块,边缘均有有长短不一的毛刺,密度多中等以上,均匀一致,一般无钙化、空洞或密度减低区。早期常伴有转移。

5.CT 检查

CT 是目前诊断小细胞肺癌常用的有效方法之一,具有较高的空间分辨率,其多平面重建(multiple plane rescontruction,MPR)技术从不同的角度观察肺部病变的形态、密度、边缘情况。并在计算机上进行支气管重建,进而了解病变与支气管、纵隔的关系,因此在研究肺部病变,特别是在研究多发于肺门区的中央型未分化小细胞肺癌方面有明显技术优势。小细胞肺癌 CT 上常表现为肺门肿块影和/或纵隔块影,受累支气管管腔狭窄,管壁增厚,远端可有阻塞性肺炎,坏死少见。肿瘤常有轻至中度强化。小细胞肺癌常常转移到纵隔淋巴结,上腔静脉后、主动脉弓下及隆突下的肿大淋巴结常见,并会形成上腔静脉受挤压征象。远处转移及肿瘤长轴与受累支气管走形相同有一定的提示作用。

6.PET/CT

小细胞肺癌细胞生长分数高,倍增时间短,侵袭力强,较早出现远处转移。PET/CT 提供功能和解剖相结合的图像,能精确区分肿瘤的边缘、大小、形态及与周围毗邻的关系,而且对区域淋巴结转移以及全身远处器官的转移(包括骨骼、脑、肾上腺、肝等)可以从不同的断面和角度进行观察,从而对小细胞肺癌早期诊断、临床分期、鉴别肿瘤的复发与坏死、指导制订治疗方案、疗效评价以及肿瘤放疗的精确定位等方面均有重要的临床应用价值。

7.普通电子支气管镜

支气管镜对诊断、确定病变范围、明确手术指征与方式有帮助。小细胞肺癌的镜下主要表现分为四型:①管内增生型(即支气管内有菜花样、结节样、息肉样新生物生长)。②管壁浸润型(即支气管黏膜充血、水肿、增厚、糜烂等,管腔狭窄)。③管腔外压型(即气管或支气管受压变形,黏膜表面正常)。④混合型(即同时有前面3种中2种以上表现)。普通电子支气管镜可见支气管内病变,刷检的诊断率达92%,活检诊断率可达93%。经支气管镜肺活检可提高周围型小细胞肺癌的诊断率。对于直径大于4 cm的病变,诊断率可达50%～80%。但对于直径小于2 cm的病变,诊断率仅20%左右。由于是盲检,可能需要多次活检才能获得诊断。同时检查过程中可出现喉痉挛,气胸,低氧血症和出血。

8.自发荧光支气管镜

自发荧光支气管镜(autofluorescence bronchoscopy,AFB)是利用细胞自发性荧光和电脑图像分析技术相结合的产物。原位癌和早期浸润癌等病变在蓝光照射下可发出轻微的红色荧光,而正常组织则发出绿光,从而达到区别早期癌变组织与正常组织的目的。选择红染最明显的部位进行取材,便于提高检测结果的准确性。国外报道AFB对于诊断早期小细胞肺癌或癌前病变的敏感性较普通白光支气管镜(white light bronchoscope,WLB)提高25%～47%,而特异性则比WLB低7%～18%。但是AFB检查也存在一定的局限性:同WLB一样,无法检查到细支气管分支,不适用周围型小细胞肺癌的早期诊断;特异性不强,在支气管黏膜炎症、炎性肉芽肿、瘢痕组织、黏膜损伤等情况下,局部也会表现为红色荧光,极易与癌前病变、原位癌、浸润癌相混淆等。然而,随着荧光支气管镜在小细胞肺癌诊断过程中的广泛应用及对小细胞肺癌发展过程中不同组织病理阶段荧光强度的量化,其在小细胞肺癌的早期诊断、明确病变范围、评估局部癌变的程度中将发挥更大的价值。

9.纵隔镜检查

纵隔镜检查是一种对纵隔淋巴结进行评价和取活检的创伤性检查手段。它有利于肿瘤的诊断及TNM分期。小细胞肺癌较早出现纵隔淋巴结转移,在传统的纵隔淋巴结定性检查方法中,纵隔镜是公认的"金标准"。但其诊断费用高及创伤较大,涉及淋巴结区域多局限于N2/N3各组,且重复检查极为困难。因此,这一技术在国内目前尚未得到大规模的开展和应用。

10.支气管超声引导针吸活检

支气管超声引导针吸活检(endobronchial ultrasoundguided transbronchial needle aspiration,EBUS-TBNA),以其操作简单、微创、涉及纵隔淋巴结区域广、可重复强的优势,在肺癌分期中逐渐得到广泛应用,已经在一定程度上有取代纵隔镜检查这一传统"金标准"分期方法的趋势。EBUS-TBNA有助于更好地穿透支气管壁(由于存在活检管道,TBNA穿刺针形成向前的成角),可以显示淋巴结内穿刺针的确切位置,并可见周围血管,特别是肺门和低位气管旁区域的血管,大大提高了活检的安全性及准确性。尤其适用于中央型小细胞肺癌及纵隔淋巴结转移者。

11.病理活检

病理活检是小细胞肺癌诊断金标准。根据WTO分类方案,可以把小细胞肺癌分为燕麦细胞癌和中间型小细胞肺癌。燕麦细胞癌:癌细胞体积比淋巴细胞稍大(2～3倍),常以大小不等的群体形式出现,细胞间排列松散,核形不整,核内染色质非常丰富,呈细颗粒状,不透明,很少见到明确的核仁。另可见到核固缩。胞浆很少(或无)常呈嗜碱性,偶尔可见嗜酸性胞浆。在病灶刷片中,由于核的破碎常可见到核内物质形成的条纹。中间型小细胞肺癌:与上型相比,中间型小细胞肺癌的瘤细胞体积较大,部分病例中瘤细胞有清晰的胞浆,嗜酸性,瘤细胞单一,核不规则,染色质呈泡状、粗糙颗粒状,很少见到核固缩及核内物质形成的条纹。

(二)临床诊断

根据临床症状、体征,且符合下列之一者可作为临床诊断(可疑诊断)。

(1)中央型 X 现表现为肺门或纵隔边界清楚肿块,密度均匀,多呈分叶状,少数表现为肺门结构不清;CT 表现为以肺门、纵隔肿块为主,单双侧肺门均可,难以分辨原发灶和肺门、纵隔淋巴结转移。周围型 X 线表现为病灶呈结节状或肿块状,可有分叶,边缘光滑或有毛刺,均有深分叶或短毛刺;CT 表现肺实质内肿块或结节状为主要表现,均有深分叶或切迹,伴或不伴肺门及纵隔淋巴结肿大。

(2)肺癌高危人群,有咳嗽或痰血,胸部 X 线检查发现局限性病变,经积极抗炎或抗结核治疗(2～4 周)无效或病变增大者。

(3)节段性肺炎在 2～3 个月内发展成为肺叶不张,或肺叶不张短期内发展成为全肺不张。

(4)短期内出现无其他原因的一侧增长性血性胸腔积液,或一侧多量血性胸腔积液同时伴肺不张者或胸膜结节状改变者。

(5)胸片发现肺部肿物,伴有肺门或纵隔淋巴结肿大,并出现上腔静脉阻塞、喉返神经麻痹等症状,或伴有远处转移表现者。

单纯临床诊断肺癌病例不宜做放化疗,也不提倡进行试验性放化疗。

(三)确诊

以下任何一种情况均可确定诊断:经细胞学或组织病理学检查证实为小细胞肺癌。肺部病变可疑为小细胞肺癌,经过痰细胞学检查,支气管镜检查,淋巴结活检术、胸腔积液细胞学检查、胸腔镜、纵隔镜活检或开胸活检明确诊断者。痰细胞学检查阳性者建议除外鼻腔、口腔、鼻咽、喉、食管等处的恶性肿瘤。肺部病变可疑为小细胞肺癌,肺外病变经活检或细胞学检查明确为转移性小细胞肺癌者。

四、鉴别诊断

(一)非小细胞肺癌(大细胞癌或基底细胞样鳞状细胞癌)

小细胞肺癌与大细胞癌或基底细胞样鳞状细胞癌有很多相似之处,它们之间的区别之处为组织病理学特征不同。小细胞肺癌癌细胞小而呈短梭形或淋巴细胞样,胞浆少,形似裸核。癌细胞密集成群排列,由结缔组织加以分隔,有时癌细胞围绕小血管排列成团。大细胞肺癌细胞较大,呈多角形,胞质嗜酸,核多形,核仁较明显,核分裂象多见,常见大面积坏死。免疫组化染色,神经内分泌标记阳性,电镜下可见神经内分泌颗粒。基底细胞样鳞状细胞癌瘤组织主要由基底样细胞组成,瘤细胞小,胞质少,核大深染,核仁清楚,核分裂易见;基底样细胞组成不规则实性巢,小叶状呈分层结构,其周边细胞呈栅栏状排列,癌巢可见灶性坏死。

(二)恶性淋巴瘤

主要病变在纵隔的恶性淋巴瘤,易与中心型肺癌或小细胞未分化癌肺门纵隔淋巴结转移相混淆,有时鉴别较困难。恶性淋巴瘤常为双侧性,可有发热等症状,支气管刺激症状不明显,反复查痰均为阴性。恶性淋巴瘤 CT 表现多为双上纵隔增宽,边缘呈"波浪状"或分叶状,一般无钙化。对放射治疗敏感。

(三)肺炎

大约有 1/4 的肺癌早期以肺炎的形式出现。发生在肺段或肺叶支气管腔内的肿瘤,常引起肺段或肺叶的支气管的狭窄,导致阻塞性的肺炎发生。对起病缓慢,症状轻微,抗炎治疗效果不佳或反复发生在同一部位的肺炎应高度警惕,特别是对那些有长期吸烟史的高危人群,更应百倍警惕。在抗炎治疗的同时,要反复进行痰液细胞学检查,同时可以检测肿瘤标记物如 CEA、CA125、支气管镜检查进行鉴别。

(四)肺结核

1.肺结核球

肺结核球多见于年轻患者,病灶多见于结核好发部位,如肺上叶尖后段和下叶北段。一般无症状,病灶边界清楚,密度高,可有包膜。有时含钙化点,周围有纤维结节状病灶,多年不变。

2.肺门淋巴结结核

肺门淋巴结结核易与中央型小细胞肺癌相混淆,多见于儿童、青年,多有发热,盗汗等结核中毒症状。结核菌素实验常阳性,抗结核治疗有效。肺癌多见于中年以上成人,病灶发展快,呼吸道症状比较明显,抗结核治疗无效。

(五)肺部其他肿瘤

1.肺部良性肿瘤

如错构瘤、纤维瘤、软骨瘤等有时需与周围型肺癌鉴别。一般肺部良性肿瘤病程较长,生长缓慢,临床大多没有症状。X线片上呈现为类圆形块影,密度均匀,可有钙化点。轮廓整齐,多无分叶。

2.支气管腺瘤

支气管腺瘤是一种低度恶性的肿瘤。发病年龄比肺癌轻,女性多见。临床表现与肺癌相似,有刺激性咳嗽、反复咯血,X线表现可有阻塞性肺炎或有段或叶的局限性肺不张,断层片可见管腔内软组织影,纤维支气管镜可发现表面光滑的肿瘤。

(六)肺脓肿

原发性肺脓肿一般起病急,中毒症状明显,常有突发的寒战、高热,反复咳嗽,咳大量有明显恶臭味的脓性痰液。留置的痰液呈明显的三层分布。在普通X线胸片上表现为薄壁空洞,内常见液平,肿块周围有炎性病变。而癌性空洞一般为不规则的厚壁空洞,肿块呈分叶状,边界清楚。

(七)神经内分泌肿瘤(类癌和大细胞神经内分泌癌)

(1)类癌特征性的组织学特点为形态一致的瘤细胞呈器官样生长,中等嗜酸性,细颗粒状胞浆,核染色质细颗粒状。类癌的组织学模式包括梭形细胞、小梁状、栅栏状、菊形团样、乳头样、硬化乳头样、腺样和滤泡样。也可出现不常见的细胞学特征,如嗜酸细胞样、腺泡细胞样、印戒细胞、丰富黏液或黑色素细胞样特征。

(2)大细胞神经内分泌癌是一种高级别非小细胞神经内分泌癌,符合以下标准。①神经内分泌形态:器官样、栅栏状、小梁状或菊形团样生长模式。②非小细胞的细胞学特征:体积大,多角形,核/浆比例低,粗糙或泡状核染色质,常有核仁。③高核分裂率($\geq 11/2$ mm²),平均$60/2$ mm²。④常见坏死。⑤免疫组化神经内分泌标记至少一个阳性,或电镜观察有神经内分泌颗粒。类癌属于组织学上低级别的肿瘤,表现为核分裂率和增殖率低,小细胞肺癌与和大细胞神经内分泌癌的核分裂率高,坏死广泛。

(八)肺原发性恶性黑色素瘤

肺原发性恶性黑色素瘤(primary malignant melanoma of the lung,PMML)较罕见,多见于老年人,大多有吸烟史。临床上多由于咳嗽、胸痛或体检时发现。肿块呈侵袭性生长,发展快,预后差,而且身体其他部位发生的恶性黑色素瘤也易发生肺转移。临床上对肺部肿块穿刺活检显微镜下易误诊为小细胞肺癌,但临床治疗效果较小细胞肺癌差,病情进展迅速。肺原发性恶性黑色素瘤的镜下特点:肿瘤细胞可呈弥漫状或片状分布于大片坏死组织中,形态不一,以多边形为主,呈巢状结构。细胞异型性明显,细胞质丰富,略呈嗜酸性,细胞核大,部分细胞核位于一侧,形似印戒细胞,胞核呈多形性,以椭圆形为主,病理性核分裂象易见。核仁大,亦呈嗜酸性。细胞间及细胞质内可见大量的黑色素颗粒,残存肺泡上皮增生活跃。组织黑色素沉着一定要注意与肺色素沉着相鉴别。在诊断困难时,进行免疫组化辅助检查 S-100、HMB-45、melan A 及酪氨酸酶等有助于确定诊断。

(九)乳腺或前列腺转移癌

肺内原发肿瘤跟转移瘤的鉴别要点是:肺内原发病灶摄取 18F 氟脱氧葡萄糖(18F-FDG)明显增高,标准吸收值(standardized uptake value,SUV)明显大于 2.5 以上。CT 可见肺癌的相应改变。而转移瘤摄取 18F-FDG 可不增高,且为多发。CT 可见转移瘤的相应改变。更为重要的是:全身扫描可以观察到其他部位有无原发性肿瘤。同时转移瘤往往体积较小,呈圆形,与周围组织界限清楚;往往是多发,有多个小病灶;常分布于所转移器官的表面;组织学与原发瘤是完全一致的。

(十)肺非霍奇金淋巴瘤(non-hodgkins lymphoma,NHL)

小细胞肺癌具有神经内分泌器官样巢状结构,肺非霍奇金淋巴瘤(non-hodgkins lymphoma,NHL)瘤细胞更弥漫、均一,不具有特异性结构;小细胞肺癌瘤细胞排列更为密集,形态更为多样,NHL 瘤细胞形态较均一;小细胞肺癌呈大片状广泛坏死,血管壁嗜碱性,NHL 没有此改变;临床上小细胞肺癌发展迅速,很快发生远处转移,NHL 发展较慢,多无远处转移;小细胞肺癌以角蛋白和神经内分泌抗体呈阳性;NHL 淋巴细胞标记抗体阳性。

五、小细胞肺癌的影像学检查及表现

小细胞肺癌的明确诊断依靠病理学检查,但是影像学检查贯穿于病变的诊断及治疗的全过程,为病变的形态学诊断、临床分期、疗效判定以及治疗方法的选择提供可靠的依据。目前常规 X 线检查及 CT 检查仍然是 SCLC 首选的检查方法。但是随着计算机技术、微电子技术及数字技术的迅速发展,大量的新兴成像技术及图像处理技术进入了医学领域,比如超声、MRI、PET-CT 等。这些现代影像检查技术极大地丰富了形态学诊断信息的领域和层次,实现了诊断信息的数字化,也极大提高了 SCLC 的诊断水平,并在其诊断与治疗中发挥越来越大的作用。

(一)检查方法

1.常规 X 线检查

(1)胸部透视:胸部透视是最基本的胸部影像学检查方法。它是利用 X 线的穿透作用照射人体胸部,同时利用荧光作用使其在荧光屏上显示图像,已达到诊断胸部疾病的目的。胸部透视的优点是方法简单、费用低廉、在检查中可以通过多个转动体位多角度观察病变、短时期内就可得出诊断,并可以动态观察膈肌运动情况、肺部病灶形态的变化及心脏搏动情况。缺点是病变在荧光屏上的空间分辨率和密度分辨率不如平片,并且不能留下病变的永久记录,也不便于动态记录和会诊,另外透视时患者接受的 X 线辐射剂量较大。目前在大多数医院胸部透视作为平片的补充检查手段。

(2)胸部摄影:胸部摄影是胸部疾病影像学检查应用最广泛的检查技术,也是最基本的检查方法。原理是利用 X 线的穿透作用,照射人体胸部,并利用感光效应将通过人体后的衰减 X 线潜像投射到感光胶片、成像板或 X 线探测器上,再经过冲洗胶片或读取成像板及 X 线探测器数据信息,从而得到胸部图像。这种直接用 X 线照射人体照出的照片也称为 X 线平片。它的优点是操作简便,成像清晰,空间分辨率高,能清晰地显示肺部细微病变,并且可以留下记录便于对比复查及会诊。缺点是密度分辨率低,得到的是前后重叠的二维影像,对于心影后及被横膈遮挡的病灶常需要做互相垂直的两个方位摄影,比如胸部正、侧位。

胸部摄影技术的发展经历了传统 X 线摄影及数字化 X 线摄影 2 个阶段。传统 X 线摄影一直以来停留在普通胶片成像水平上,以胶片作为成像介质,胶片感光后必须经过暗室做定影处理,操作烦琐复杂,且胶片只能一次曝光,如果投照电压及电流选择不当极易造成图像失真,增加废片率及重照率。另外胶片量越来越多,存在保存难、占空间、资料查询速度慢等缺点,已经不能适应社会变革及医学科技发展。工业信息技术尤其是计算机技术与医学影像学技术结合,开创了一个以计算机数字化成像为特征的现代医学影像技术时代。数字化 X 线摄影包括计算机 X 线摄影(computed radiography,CR)和数字 X 线摄影(digital radiography,DR)。

计算机 X 线摄影(CR)是 X 线摄取的影像信息记录在影像板上,取代传统的屏胶系统,经读取装置读取,由计算机计算出一个数字化图像,再经数字/模拟转换器转换,于荧屏上显示出灰阶图像。CR 系统没有改变 X 线摄影原有设备、工作流程和诊断模式,只是提供一种先进的影像处理技术,从而提高影像质量。CR 系统摄影明显优于传统 X 线摄影,其良好的成像质量和照片所含信息量、曝光量少和宽容度较大的照射条件等因素,可以将所得到的信息按诊断要求进行视觉上在处理,并为影像的保存和高效的检索提供可能性。

数字 X 线摄影(DR)的发明依赖于 90 年代中期半导体技术、大规模集成电路、计算机技术、光电技术的突破性进展,特别是数字平板探测器的应用,解决了 X 线的转换、数字化、空间分辨率、时间响应、信噪比等问题,实现了 X 线的直接数字化成像。DR 与 CR 的相同点是将模拟 X 线信息,转化成数字信息,其图像显示、储存方式、后处理方式区相同。不同点在于 X 线的采集,影像的转换方式不同。CR 采用含荧光物质的影像板,接收 X 线信息,在激光激励下将模拟信息转换为紫外光,并被光电倍增管转换为电信号,再数字化后形成数字影像。DR 采用线式扫描技术,探测器与管球呈等速移动,管球以平面扇形 X 线束,穿越介质到达线阵探测器,探测器接收到信息后直接转换成数字信号,经计算机处理后形成数字影像。DR 系统空间分辨率及密度分辨率均高于 CR,其胸部图像的空间分辨率可达到 2 560×3 072,可满足大部分诊断需要。另外图像的动态范围可达到 14 dB 以上,线性度在 1% 范围内,大大优于传统 X 线胶片。

2.CT 检查

(1)成像原理:计算机体层摄影(computed tomography,CT)是 Hounsfield 1969 年设计成功,1971 年问世并应用于临床。CT 不同于 X 线平片,他是利用 X 线束对人体某一部位一定厚度的层面进行扫描,由探测器接收透过该层面的 X 线,转变为可见光后,由光电转换器变为电信号,再经模拟/数字转换器转为数字,输入计算机。图像形成的处理有如将选定层面分成若干个体积相同的长方体,称为体素。X 线穿过每个体素时都会有不同程度的吸收,可以通过数学方法计算出不同的吸收系数或衰减系数,把这些吸收系数再排列成数字矩阵,经过数字/模型转换器把数字矩阵中的每个数字转为由黑到白不等灰度的小方块,即像素,并按矩阵排列,即构成 CT 图像。CT 图像代表的是人体某一横断层面的二维图像,不存在前后组织重叠投影的限制,其密度分辨率也较普通 X 线平片有较大提高,从普通 X 线的 5% 的密度分辨率提高到 0.25%。目前它是胸部影像学检查最重要的检查方法。

(2)CT设备的发展进程:CT扫描仪自1971年问世以来从普通CT发展到现代多排螺旋CT经历了5代机型,分代的主要依据是采集几何学方式或扫描运动方式,两者意义相同。主要涉及X线管和探测器的运动方式、探测器的数目和排列方式以及由此产生投影几何学特征等。第一、二代CT机均为平移旋转式,探测器数目少,扫描时间长,图像质量差,现已淘汰。第三代CT机为旋转-旋转式,探测器达数百至上千,扫描时与X线管同步旋转。第四代机为旋转固定式,探测器一般在1 000以上甚至数千固定排列于扫描孔一周,扫描时仅X线管旋转。三四代机均为20世纪70年代中、后期产品,扫描时间有所缩短,成像质量有所提高,能进行除心脏检查以外的全身检查。第五代机为80年代初发展起来的电子束扫描机,由电子枪和钨靶环取代了机械性旋转的X线管,扫描时间达0.05秒,又称超速CT,可行心脏检查,但价格昂贵难以普及。

20世纪80年代末至90年代初产生了滑环CT机,在滑环技术基础上又出现了螺旋CT,X线管与探测器的关系为旋转固定式,但可以同时进行容积扫描。CT扫描时,扫描机架旋转360度,检查床匀速单向移动,同时X线曝光联系采集数据。螺旋CT是一种通过连续扫描方式采集螺旋状容积数据的新技术,是CT成像技术的一次革命性飞跃。螺旋CT根据探测器的数量分为单排螺旋CT及多排螺旋CT,目前探测器最多的机型为日本东芝320,它由320个0.5 mm等宽探测器排列成探测器阵列,管球旋转一周可得到320层0.5 mm图像,扫描覆盖范围到16 cm。现代CT在扫描速度上也有了急速提升,美国GE16排螺旋CT扫描仪进行全身CT检查约25秒时间,而东芝320在10秒内即可完成检查。另外现代CT与传统CT最大的区别是现代CT可以对图像进行任意的重建和重组。当CT通过扫描得到原始数据,该数据一般被用来重建横断面图像,这一过程称为重建。另外CT的图像还可以用其他形式显示,如多平面重组、三维容积重建、最大密度投影等。这些图像的形式采用可CT横断面的图像信息,被称为图像重组。重建和重组的区别是前者采用了原始扫描数据,而后者则是采用了横断面的图像数据。

(3)胸部CT的检查方法如下。

常规CT扫描:常规CT扫描又称平扫,它的含义是按照定位片所定义的扫描范围逐层扫描,直至完成一个或数个器官、部位的扫描。常规扫描可以采用序列扫描(逐层扫描)或是容积扫描(螺旋扫描)。胸部扫描应注意以下几个方面。①定位准确:扫描范围应包括肺尖至双侧肾上腺水平。②采用屏气扫描:呼吸运动对图像影响较大,屏气扫描可以有效地避免呼吸运动伪影。可以采用吸气后扫描或呼气后扫描,屏气时间大约15秒钟,扫描前进行呼吸训练多数人都能做到。③一般采取仰卧位,头先进,双臂上举,以减少双臂产生伪影。扫描方式采用容积扫描,以利于图像的重组与重建。

对比增强扫描:对比剂增强检查是经静脉注入水溶性有机碘剂,然后再行CT扫描的方法。血管内注入碘剂后,器官与病变内碘的浓度可产生差别,形成密度差,可能使病变显影更为清楚。临床应用的主要目的:①发现平扫不能发现的病灶或更好的显示病变,以利于定位和定量诊断。②显示病变的强化特征以利于定性或鉴别诊断。③显示血管病变,增强CT的主要方法有静脉滴注法、团注、团注动态增强扫描、经动脉血管造影等。

高分辨CT扫描:高分辨CT扫描的定义是采用较薄的扫描层厚和采用高分辨率图像重建算法所进行的一种扫描方式。这种扫描技术可以提高图像的空间分辨率,是常规扫描的一种补充。高分辨力CT要求CT扫描仪固有空间分辨率小于0.5 mm,层厚选择1.0~1.5 mm,矩阵用512×512。高分辨率CT由于分辨率高,受部分容积效应影响小,可以清晰显示微小组织结构,对结节内部结构和边缘结构显示更加清晰。在肺部主要应用于弥漫性病变、间质性病变和肺结节性疾病的诊断。

CT 血管成像（CTangiography，CTA）：CT 血管成像（CTangiography，CTA）是容积 CT 采集技术与计算机三维重建图像处理技术结合的产物，成像原理是利用 CT 容积扫描技术，采集流经血管内腔的造影剂信息作为原始图像，并利用计算机对原始图像进行三维重建，最终得到血管图像。包括两个步骤，即采集造影高峰值时相的血管影像容积数据和利用计算机三维图像处理软件对这些源影像进行图像后处理。

CTA 技术方便、安全、无创伤，可以同时显示扫描区域的动脉、静脉、软组织及病灶的变化。血管显示真实性好，图像质量稳定，可以三维显示血管结构，并可以显示管壁钙化斑块，可以应用于全身的血管检查，具有极高的临床应用价值及诊断价值。在胸部主要应用于大动脉炎症、血管变异的显示、各种动脉瘤及动脉栓塞及狭窄性疾病。在小细胞肺癌患者中主要应用于肺门及纵隔肿块对纵隔血管侵犯情况的显示及动脉内是否存在瘤栓进行评估。

CT 仿真内镜：CT 仿真内镜（CTvirtual endoscopy，CTVE）是螺旋 CT 应用方面的一个重要进展。它是通过一系列螺旋 CT 扫描的容积数据与计算机图像重建的虚拟现实结合，如管腔导航技术或漫游技术即可以模拟支气管内镜的检查全过程。

CT 仿真内镜与纤维支气管镜检查相比是一种无创性的检查方法，在检查过程中没有任何痛苦，几秒钟即可完成检查。可以显示段及亚段支气管。对于一些由于支气管腔闭塞和狭窄而导致纤维支气管镜无法通过的患者，仿真内镜可以从病灶远端来观察病变。除了可以观察气管腔内病灶外，它可以多方位显示管腔外的解剖结构，且对壁外肿瘤精确定位、确定范围。但是仿真内镜不能进行病灶活检，对于黏膜炎症疾病显示欠佳，无法观察黏膜下病变。

CT 仿真内镜的主要应用：①显示小儿或成人的先天性和后天性支气管病变。②发现气道狭窄并追寻原因。③为气管、支气管狭窄置放内支架做术前定位、术后复查。④可位气道受阻、气管镜检查失败者或气管镜检查禁忌患者检查。⑤代替纤维支气管镜在肿瘤患者术后放化疗及介入治疗后随访。

（4）CT 检查在肺癌诊断中的应用：随着 CT 技术的发展，对早期发现肺癌及术前明确诊断机会越来越大，影像学的肿瘤分期越来越接近病理改变。目前 CT 是影像学无创性肺癌诊断最有效、最特异的方法，CT 对肺癌的诊断价值主要在四个方面：①病变存在的诊断。②病变定位诊断。③病变定性诊断。④肿瘤分期诊断。其对肺癌的诊断有以下作用：CT 可查出痰细胞学检查阳性而 X 线胸片及纤维支气管镜检查阴性者的肺部原发癌；了解肺门、纵隔淋巴结肿大情况以及肺癌累及的范围；CT 可查出常规胸片难以发现的肿瘤，如心脏阴影后、脊柱旁的肿瘤；可在 CT 引导下行经皮穿刺肺肿块作组织病理学诊断；可发现心脏的累及和极少量的恶性胸腔积液；作出术前的病期评定及手术切除的估价。

3.MRI 检查

磁共振检查（magnetic resonance imaging，MRI）是利用原子核在强磁场内发生共振所产生的信号经计算机重建而获得图像的检查技术。在胸部疾病诊断中 MRI 应用较少，常作为 CT 的补充检查。近年来随着 MRI 设备及检查技术的提高，MRI 以逐渐用于胸部疾病，特别是纵隔及心血管疾病的诊断。

（1）MRI 的图像特点。①多参数、多序列成像：不同器官组织包括正常组织与病变组织具有不同的 T_1 弛豫时间、T_2 弛豫时间和 Pd 质子密度，在 MRI 图像上则表现为不同灰度的黑白影。

也由此形成了多种成像序列,包括 T_1 图像、T_2 图像、质子密度图像、抑脂图像和抑水图像等。这样,一个层面就有 3～5 种图像。因此,MRI 检查是多参数、多序列成像。不同组织在不同序列图像上灰度不同,比如经典 SE 序列上,水在 T_1 图像为低信号,在 T_2 图像为高信号;脂肪均匀呈高信号,在脂肪抑制序列均呈低信号影;淋巴与肌肉呈等信号;纵隔血管因流空效应呈低信号影。②多方位成像:MRI 可以获得人体横断面、矢状面、冠状面及任意方向断面图像,是真正的三维定位。③流动效应:流动的血液、脑脊液内的质子在 SE 序列 90°射频脉冲的作用下,均受到脉冲的激发。终止脉冲后,接受该层面信号时,血管内血液被激发的质子已离开受检层面,接收不到信号,这一现象称为流空现象。流空现象使血管腔不使用对比剂就可以显影,成为均匀黑影,这也是 MRA 检查的成像基础。纵隔内大血管丰富,流空现象使其不用对比剂就可清晰显示,从而发现纵隔或血管内病变,这也是 MRI 应用于胸部检查最大的优势。④质子弛豫效应与对比剂增强:一些顺磁性物质使局部产生磁场,可缩短周围质子弛豫时间,此现象为质子弛豫效应。这一效应使 MRI 可以进行增强检查。图像增强代表血管丰富或血-脑屏障遭受破坏。

MRI 检查的缺点不足:MRI 检查有许多优势但也存在不足,成像时间长;多参数成像对于图像判读比较复杂;对钙化显示不如 CT,显示骨变化不够清晰;容易受到运动伪影,金属伪影干扰;禁忌证较多,带有心脏起搏器、眼球金属异物或体内有铁磁性金属植入物患者禁止检查。

(2)MRI 检查在肺癌诊断中的价值。对于肺癌的诊断 MRI 检查是 CT 诊断的重要补充,能够提供重要的诊断价值。由于 MRI 有良好的软组织对比度、流空效应,所以在下列情况下可以考虑选择 MRI 检查:①怀疑肺癌累及心脏大血管时。②需要了解肺尖部的肿瘤有无手术指征及周围组织受累情况时。③需要了解纵隔型肺癌与心脏大血管的关系。④MRI 可明确区分肺癌肿块或结节与肺不张和阻塞性肺炎。肺癌并发肺不张和阻塞性肺炎时,其 T_1WI 信号相似,不易区别,但由于阻塞性肺炎、肺不张含水量明显高于肺癌肿块或结节,T_2WI 信号呈高信号,显示长 T_2 改变,可明确肿块范围。⑤对于碘过敏或因其他原因不能行 CT 增强检查者,MRI 无须造影剂帮助,能充分显示肺门、纵隔内解剖结构,提示周围结构是否受侵犯肺门或纵隔是否有淋巴结转移。由于 MRI 任意平面扫描和对水信号的敏感,是 CT 所无法比拟的,可对临床诊断提供许多信息,为临床治疗提供准确依据。

(二)影像表现

肺癌的影像表现与其生长部位及生长方式密切相关,不同的发生部位及生长方式都会使肿块本身及其周围组织结构产生不同的影像表现。按照肺癌的发生部位可以分为三型:①中心型,指发生在段以上支气管的肺癌。②周围型,指发生在肺段支气管以下的肺癌。③细支气管肺癌,指发生在细支气管或肺泡上皮的肺癌。

中央型肺癌可以有以下几种生长方式:①腔内型,癌肿向管腔内生长,形成息肉样或菜花样肿块,并可沿支气管腔铸型,逐渐引起远侧肺组织的阻塞性改变。②管壁型,癌肿沿支气管壁浸润生长,使支气管壁不均匀增厚,管腔狭窄变形,并造成支气管阻塞。③腔外型,癌肿穿透支气管壁向外生长,在肺内形成肿块。周围型肺癌由于发生在段以上支气管可以很容易穿透管壁侵入肺内,形成不规则肿块。细支气管肺泡癌初期可以沿肺泡壁生长,形成结节状肿块,后期可以经支气管及淋巴管播散形成斑片状或粟粒状结节影。

小细胞肺癌组织学类型属于神经内分泌肿瘤,恶性程度极高,多数患者发现时已经存在肺门、纵隔淋巴结转移或远处脏器转移。国内外医学数据表明,在小细胞肺内,中央型肺癌占 70%～85%,周围型占 15%～30%,以肺内结节就诊者仅占 2%～4%。肿物多在黏膜下沿支气管树生长,相应管壁增厚,管腔呈鼠尾状狭窄。病变可以沿支气管树呈多方向生长,而并不局限于一处引起阻塞性改变。增大融合的肺门及纵隔淋巴结可以包绕压迫邻近支气管,引起阻塞性炎症、不张或压迫邻近脏器产生相应症状。

1.中心型小细胞肺癌的影像表现

(1)X线表现:早期局限病变局限于支气管黏膜内,X线平片可以无异常表现。随着疾病进展,主要表现如下。①肺门及纵隔肿块:肿块多较大,多累及多个肺叶,而很少仅局限于一个肺叶形成肿块。主要是由于小细胞肺癌病变多在黏膜下沿支气管树生长,相应管壁增厚,并沿支气管周围形成不规则肿块,管腔截断或呈鼠尾状狭窄。多数病变发现时就有肺门及纵隔淋巴结转移,与肺门肿块融合形成较大的肿块。另一部分患者仅表现为支气管壁增厚、管腔狭窄,肺门肿块主要由肺门和纵隔肿大的淋巴结融合而成。X线表现为肺门增大、纵隔增宽、肺门角变形或消失。肿块呈类圆形或不规则形致密影,边缘可见分叶及放射状毛刺影,邻近胸膜向肿块凹陷。肿块密度常均匀,很少出现空洞及坏死,这也是与纵隔型非小细胞肺癌的重要区别。②病变侧肺组织阻塞性改变:包括阻塞性过度充气与肺气肿、阻塞性炎症及肺不张。阻塞性过度充气是由于管腔狭窄而未完全阻塞,吸气时气体可以进入阻塞远端的肺组织,而呼气时气体不能完全排出,导致肺泡的过度膨胀,严重的可以导致肺泡壁的破裂。X线表现为肺组织透光度增强,肺纹理稀疏、分散。肺泡壁的破裂可以表现为肺气肿和肺大疱。气道严重狭窄时,吸气时进入远侧肺组织的气体逐渐减少,而且肺内产生的分泌物排出受阻,继发感染,导致肺内出现阻塞性炎症。X线表现为肺组织实变,即沿叶段分布的斑片状高密度影,边界常不清晰,局部肺叶可以萎缩。实变肺组织可以夹杂含气肺组织,并可出现含气支气管征象。气道完全闭塞,远侧肺组织完全实变不张。不张肺组织表现为沿叶、段分布或累及一侧肺组织的均匀致密高密度影,边界常清晰、锐利。不张肺组织与肺门膨出肿物融合,形成反"s"征。③病变侧胸廓塌陷,肋间隙变窄,纵隔、气管、胸膜及膈肌移位。肿块累及一侧肺或多个肺叶时常导致一侧肺组织或多个肺叶实变不张,从而导致患侧肺组织胸廓塌陷,肋间隙变窄,纵隔气管常向患侧移位。水平裂及斜裂多向患侧移位,双下肺不张可以导致膈肌上移。④健侧肺组织代偿性过度充气。由于纵隔及气管移位,健侧胸腔体积增大,肺组织出现代偿性过度充气。X线表现为肺透光度增强,纹理稀疏,并可出现肺气肿及大疱。

(2)CT表现:胸部病变的CT表现是病变病理改变在轴位CT影像的直接反映。

CT对于中心型肺癌的诊断较X线具有较多优势。主要表现在以下几方面:①可以发现仅累及支气管壁的早期病变。②能发现隐蔽部位的肿块。③CT具有较高的密度分辨率,可以发现肿块内的液化、坏死、钙化等。④能清晰显示病灶边缘形态及临近组织侵犯情况。⑤可以通过增强检查观察病变强化程度及区分与纵隔血管的关系。

中心型小细胞肺癌CT表现:①支气管壁增厚,管腔狭窄。正常支气管壁厚度均匀,走形规则,1～3 mm。肿瘤浸润时可以清晰显示管壁不均匀增厚,管腔狭窄变形,多呈鼠尾状,增强检查增厚的管壁常不均匀强化。病灶常累及多个叶、段支气管,这与小细胞肺癌病变多在黏膜下沿支气管树生长的特点有关。②肺门肿块。肺门肿块表现为分叶状或不规则状,包绕邻近支气管,支气管开口截断或呈杯口状、鼠尾状狭窄。肿块多呈软组织密度与胸壁肌肉密度相近,增强检查肿块多呈中高、度强化,强化不均匀。③肺内阻塞性改变。主要表现为阻塞性炎症及肺不张。阻塞性炎症表现为肺内斑片状高密度影,边界不清,发生肺不张时则表现为均匀致密度影,边缘较光整。增强检查不张肺组织常均匀强化,强化程度超过肺门肿块。④肺门及纵隔淋巴结转移。CT

可以准确地显示肺门及纵隔肿大淋巴结,当纵隔及肺门淋巴结短颈超过 1.5 cm 时常提示转移的可能,淋巴结常融合成团,大小不等,强化不均匀,较大淋巴结融合后压迫侵犯邻近组织。⑤侵犯纵隔结构。小细胞肺癌穿破支气管壁常直接侵犯纵隔结构,表现为瘤体与纵隔结构间的脂肪间隙消失,瘤体直接与纵隔结构相连,浸润纵隔结构。侵犯血管时表现为血管壁增厚,腔内可见瘤栓形成,瘤栓在血管腔内形成低密度充盈缺损,增强检查不均匀强化。

(3)MRI 表现:MRI 检查对于中心型小细胞肺癌的诊断具有一定优势,主要得益于 MRI 检查具有良好的软组织对比度、纵隔大血管的流空效应和气管、支气管内气体的无信号表现。①支气管壁侵犯及肺内阻塞性改变,正常支气管管腔在 MRI 图像上呈均匀的条形或圆形无信号改变,由近侧向远侧逐渐变细。管壁表现为等信号影,管壁光整,粗细均匀。肺癌侵犯支气管壁或腔内肿块时,MRI 表现为支气管壁增厚,粗细不均匀,管腔一定程度的狭窄或完全截断。T_1 图像上表现为类似肌肉的中等信号,而 T_2 图像呈略高信号,信号不均匀。弥散成像呈略高信号。T_1 增强检查病变管壁及肿物不均匀强化。对于肺内的阻塞性炎症或不张的肺组织,T_1 信号常略低于肿瘤组织,而 T_2 信号则高于肿瘤组织,实变的肺组织信号常较肿瘤组织信号均匀。②肺门肿块,在 MRI 图像上肺门肿块在 T_1 图像上表现为中等信号,而 T_2 图像呈略高信号。肿块内部信号多不均匀,如果伴有坏死,则坏死组织在 T_1 图像上信号低于肿瘤组织,在 T_2 图像上高于肿瘤组织。如果伴有出血则在 T_1 图像上信号高于肿瘤组织,在 T_2 图像上略高于肿瘤组织或因为含铁血红素沉着而表现为低信号影。肿块边缘多不光整,呈分叶状或不规则形,可见多个尖角。肿块与周围组织界限多不清晰,尤其是对肺门的大血管及纵隔胸膜,常常侵犯、包绕。肺门及纵隔的大血管在 MRI 图像上由于血液的流空效应呈低信号影,血管壁光整,呈等信号影,粗细均匀,血管周围及胸膜下常有高信号脂肪影。当血管或纵隔胸膜受侵犯时,高信号带消失,肿块与血管或胸膜接触面不光滑,可以表现为血管壁或胸膜增厚,管腔狭窄变形。当血管内出现癌栓时,血管腔内出现中等信号的软组织影。③纵隔淋巴结转移,MRI 对肺门及纵隔淋巴结的显示优于 CT。T_1 像表现为大小不等的结节状中等信号影,T_2 像及弥散像呈高信号。病灶常融合而形成较大肿块,包绕纵隔血管及其他组织。增强检查病灶明显强化。

2.周围型小细胞肺癌的影像表现

周围型小细胞肺癌在小细胞肺癌中比重较小,影像表现呈多样性,无特异性影像表现。根据大小及影像特点大致可以分成,肺内结节型,肺内肿块型及肺叶实变型。周围型肺癌的大小可以为 0.5~10.0 cm。一般以 3 cm 作为区分肺内结节或肿块的指标。结节型小细胞肺癌大多数学者认为是肺癌的早期阶段,在 X 线平片及 CT 上表现为结节状高密度影,边缘模糊,无特征性改变,很难做出诊断,一般依靠手术或密切随访得出结论。MRI 检查肺内结节在 T_1 图像呈中等信号,T_2 图像呈略高信号影,边缘较光整,信号较均匀。肺内肿块型在周围型小细胞肺癌肿最常见,形态多呈分叶状或类圆形,边缘多数较光整,很少见到毛刺影及胸膜凹陷表现,这一点是与肺小细胞肺癌的主要区别点。组织学显示小细胞肺癌的肿瘤细胞由大量小细胞组成,组织松散,在肺泡的外围呈簇状或巢状聚集生长,病灶内部缺乏纤维组织,可能是这一影像特点的主要原因。肿块内密度较均匀,空洞及钙化少见,医科院肿瘤医院文献报道,该院 300 多例患者无一例空洞病例,但有医院 2010-2014 年陆续发现 3 例周围型肺癌出现空洞病例。小细胞肺癌细胞能够沿通过血管支气管束、间质间隙和胸膜扩散至淋巴系统,并且具有高度的血管侵袭性,所以在肿块周围常见斑片状模糊影,这也是很早就出现肺门及纵隔淋巴结转移的原因。MRI 肺内肿块在 T_1 图像呈中等信号,T_2 图像呈略高信号影,弥散成像呈略高信号影。肺叶实变型较少见,主要表现肺叶内大片状边缘模糊的实变影,可以累及一个或多个肺叶,其内可见残存的肺组织及囊状透光区,多数可见支气管气像。充气的支气管走行相对自然,管腔基本完整,并与相应的叶段支气管相通。肺叶实变型 SCLC 的肺内病变常需与包括 SCLC 及非小细胞肺癌(NSCLC)在内的中央型肺癌、肺炎、细支气管肺泡癌鉴别,其鉴别要点主要是中央型肺癌可见段及段以上支气管狭窄或截断改变,相关肺叶或肺段可见肺不张或阻塞性肺炎征象。而肺叶实变型 SCLC 支气管管腔较为通畅,亦无明显肺不张征象,增强扫描可见肺内病变整体的不均匀强化。病变进展可能致叶段支气管受侵或肺门纵隔淋巴结压迫出现肺不张改变。此时二者影像鉴别困难,肺部病变活检可能有助于鉴别。肺炎可有较明显的临床症状及白细胞增高,抗炎后可见病灶吸收好转。细支气管肺泡癌起源于细支气管上皮细胞或肺泡上皮细胞,纵隔血管较少受侵。

六、小细胞肺癌的放射治疗

(一)局限期小细胞肺癌的同步放化疗

放疗是局限期小细胞肺癌的重要治疗手段。分析显示,与单纯化疗比,每天 2 次总量 4 500 cGy 的放疗联用依托泊苷＋顺铂等化疗,局部控制率提高 25％～30％,生存率提高 5％～6％,5 年生存率为 23％;而接受每天 1 次放疗＋依托帕苷＋顺铂组的 5 年生存率为 16％。目前认为这是较好的同步放化疗方案,其毒性反应常可耐受,常不影响放疗剂量。但接受每天 2 次放疗组的放射性食管炎较多,不过这是可逆的。

1.同步放化疗的理论依据

(1)减少转移:研究发现,随着肿瘤体积的增长,肿瘤细胞可很快获得转移能力。小细胞肺癌细胞常有较快的增长速度,较强的转移能力。因此,尽早杀灭大量的小细胞肺癌肿瘤细胞,是减少转移的最好办法。

(2)减少化疗耐药:小细胞肺癌细胞对化疗药物的耐药,由许多相关基因突变引发,其发生概率与小细胞肺癌分裂细胞的总数呈正相关。所以,尽快地降低肿瘤负荷,可减小化疗耐药的发生。

(3)可降低放疗耐受的概率:新辅助化疗耐药的肺癌细胞,其 DNA 修复能力增强,同步放化疗常可减少耐药的肺癌细胞的 DNA 修复。

(4)减少再增殖:研究发现化疗治疗时间延长后,肿瘤干细胞增长速度常可加快。为达到同样疗效,常需提高化疗剂量,结果可使毒性增加。早期同步进行放疗,可较快地杀灭肿瘤细胞,减少肿瘤干细胞再增殖的发生。

目前对于小细胞肺癌的治疗,已基本达成共识:在患者能够耐受的情况下,依托泊苷＋顺铂等方案联用放疗同步治疗的疗效最佳。但对于放疗的应用时间、放疗靶区、剂量、分割方式,尚应进一步研究。

2.化疗同步放疗的应用时间

研究发现,早期给予同步联合依托泊苷＋顺铂等化疗与放疗,治疗效果常优于晚期同步化放疗者;研究发现,晚期同步化放疗的 5 年生存率仅为 10％左右,远低于早期同步化放疗的 20％～30％。

早期同步化放疗可显著提高近期疗效。亚组分析发现,对超分割放疗联用依托泊营＋顺铂等化疗者,早期同步化放疗的优势更为明显。最近发现,如以初次化疗后 30 天内开始放疗作为早期同步化放疗的定义,早期同步化放疗可显著提高患者的长期生存率。

3.放疗靶区

传统的放疗靶区定位,多在模拟定位机下完成,虽较简便快捷,但不知道各具体器官的剂量分布。根据 CT 定位进行的三维适形放疗,可准确地勾画靶区,了解靶区和受累器官的具体受量,可给以优化的治疗方案,应作为小细胞肺癌的标准放疗方式。

传统的放疗靶区包括大体肿瘤靶体积、同侧肺门、双侧纵隔及双侧锁骨上淋巴结区。但随着强效化疗药物的应用,靶区范围已较前缩小,最近的研究倾向于靶区仅限于大体肿瘤靶体积外放 2 cm。较小的靶区范围可降低放疗的不良反应,并有助于提高放疗、化疗的剂量,但还要进一步研究。

研究发现,N_2 及 N_3 患者的上纵隔及锁骨上区边缘复发较多,而 N_0 及 N_1 患者的上纵隔及锁骨上区边缘复发较少,因此建议适度增大 N_2 及 N_3 患者靶区的上界,而对于 N_0 及 N_1 患者可较安全地缩小放疗靶区。

另外,对于化疗后肿瘤缩小的患者,靶区勾画的参考标准亦在研究。以化疗前肿瘤区域作为靶区或以化疗后缩小的肿瘤作为靶区,两组患者的局部复发率常无显著差异。因此,对于化疗后部分缓解的患者,放疗靶区多选择化疗后的瘤区。但对于化疗后完全缓解者,放疗靶区多为化疗前受累的淋巴引流区。

4.放疗总剂量

目前,对于小细胞肺癌的放疗总剂量仍在研究。现多应用常规分割方式放疗,即每天 2 Gy,每周5 次,总剂量多为 45～55 Gy。研究发现,当总剂量由 30 Gy 升至 50 Gy 时,局部复发率可由 79% 降至 37%;而当剂量在 40～50 Gy 时,其局部复发率与剂量在 30 Gy 时无明显差异。因此总剂量大于 50 Gy 可能较小于 50 Gy,能获得更好的疗效。常规分割放疗条件下,一般最大耐受总剂量可达 70 Gy。但对于高剂量放疗,尚需进一步进行随机对照研究。

5.分割方式放疗

因小细胞肺癌具有治疗后加速再增殖的特点,一般低分割放疗或加速超分割放疗的疗效优于常规分割放疗。有报道显示,低分割放疗或加速超分割放疗的中位总生存期可超过 20 个月。

(二)广泛期小细胞肺癌的放射治疗

大多数小细胞肺癌患者确诊时即为广泛期,常同时有多脏器的转移,主要累及骨、肝、肾上腺、脑等,其预后很差。未经治疗的广泛期患者中位生存期仅 6～12 周。广泛期小细胞肺癌的治疗一般以化疗为主。并可根据患者的具体情况,予以局部放疗,以减轻症状、减小肿瘤负荷。靶区可包括原发肿瘤灶、纵隔淋巴结、脑转移灶及骨转移灶等。

有报道,对广泛期小细胞肺癌患者,单纯化疗的中位生存期为 6 个月,1 年、2 年生存率分别为 28.9% 和 7.8%;而化疗辅助放疗组中位生存期为 11 个月,1 年、2 年生存率分别为 52.8% 和 19.7%。

相当一部分广泛期小细胞肺癌患者有呼吸困难、上腔静脉压迫综合征、骨转移疼痛、脑转移、颅内压增高的相关症状,经过放疗后症状缓解率可高达 70%～80%。因此,放射治疗对广泛期小细胞肺癌患者,可起到延长一些生存期、缓解症状及改善生存质量的作用。

(三)预防性脑照射

约 10% 的小细胞肺癌患者在初诊时被发现有肿瘤脑转移,另外有 20%～25% 的患者在随后的一生中可被发现有脑转移,随着生存期的延长,脑转移发生的可能性会增高。在没有对中枢神经系统进行抗肿瘤治疗的情况下,小细胞肺癌生存 2 年的患者发生脑转移的可能性高达 50%～

80％。65％的小细跑肺癌患者尸解被发现有脑转移。

因为脑转移是治疗后完全缓解患者的主要复发部位,而且脑转移发生后通常使患者丧失能力,所以为了减少它的发生,常进行预防性脑照射(PCD)。研究认为,预防性脑照射不引发放疗后情绪低落,但能使患者认知能力、智力下降,脑 CT 及中枢神经系统异常的发生率较高。脑 CT 异常虽然最终会稳定,但是也可加重。神经系统异常改变在预防性脑照射联用大剂量化疗或每次放疗 4 Gy 的患者最为严重。

总的来说,目前评测预防性脑照射不良反应的研究,尚需进一步排除以下因素对神经系统的影响:治疗过程中的抑郁、焦虑情绪、年龄、吸烟、副肿瘤综合征及脑内微转移灶等。根据现有研究结果,为减少晚期神经毒性,预防性脑照射治疗应避免同步化疗,并应使单次分割剂量小于 3 Gy。

目前,关于预防性脑照射的总剂量和分割方式尚在进一步研究。大多数研究的预防性脑照射总剂量在 30～36 Gy,分割剂量为 2～3 Gy。分析发现,当总剂量在 36～40 Gy 时,脑转移发生率可减少 73％;而 30 Gy 时可减少 68％;24～25 Gy 时可减少 48％;8 Gy 时仅可减少 24％,但总剂量并不影响总生存期。另一项研究发现,当预防性脑照射的总剂量在 20～35 Gy 范围内时,总剂量与脑转移的预防效果为线形相关。为防止发生迟发性脑损伤,单次分割剂量应低于 3 Gy。加速超分割预防性脑照射(30～36 Gy,每次 1.5 Gy,每天 2 次)的疗效较好,且无明显不良反应,目前正在进行试验中。

关于预防性脑照射的应用时间,现也在研究中。大多数研究认为应在获得化疗缓解后进行预防性脑照射,但不应晚于化疗开始后 6 个月;现在正在进行更多的临床随机研究。在这些研究没有完成前,有专家认为可参照以下原则给予预防性脑照射:一是预防性脑照射仅给予完全缓解患者;二是每次放疗剂量为 2～3 Gy,2～3 周内完成,总剂量 24～30 Gy;三是预防性脑照射不应该在化疗的同一天给予,放疗与化疗的间隔应尽量延长,或在全部化疗结束后进行。

(陈倩倩)

第二节　肺部转移癌

肿瘤远处转移是恶性肿瘤的主要特征之一。肺脏有着丰富的毛细血管网,承接来自右心的全部血流,并且由于肺循环的低压、低流速的特点,使得肺成为恶性肿瘤最常见的转移部位之一。此外肿瘤还可以通过淋巴道或直接侵犯等多种方式转移到肺,尸检发现 20％～54％死于恶性肿瘤患者发生了肺转移,但仅有部分患者在生前被发现(表 6-1)。血供丰富的恶性肿瘤更容易发生肺部转移,如肾癌、骨肉瘤、绒毛膜癌、黑色素瘤、睾丸肿瘤、睾丸畸胎瘤、甲状腺癌等。大多数肺部转移瘤来自常见的肿瘤,如乳腺癌、结直肠癌、前列腺癌、支气管癌、头颈部癌和肾癌。

一、转移途径

恶性肿瘤肺部转移的途径有 4 种:血行转移、淋巴道转移、直接侵犯和气道转移。血行转移是恶性肿瘤肺部转移的主要方式。肺部有着丰富的毛细血管网,并且位于整个循环系统的中心环节,来自原发病灶的肿瘤栓子,经过静脉系统、肺动脉,很易被肺脏捕获,在适宜的微环境下肿瘤细胞发生增殖,形成转移肿瘤。经血行转移的肿瘤多位于肺野外带,以及下肺野等毛细血管丰富的部位,以多发转移病灶多见,少数情况下为孤立病灶。

表 6-1　原发恶性肿瘤肺内转移情况

原发肿瘤	临床发现(%)	尸检发现(%)
黑色素瘤	5	66~80
睾丸生殖细胞瘤	12	70~80
骨肉瘤	15	75
甲状腺瘤	7	65
肾癌	20	50~75
头颈部肿瘤	5	15~40
乳腺癌	4	60
支气管肺癌	30	40
结肠直肠癌	<5	25~40
前列腺癌	5	15~50
膀胱癌	7	25~30
子宫癌	<1	30~40
宫颈癌	<5	20~30
胰腺癌	<1	25~40
食管癌	<1	20~35
胃癌	<	20~35
卵巢癌	5	10~25
肝细胞瘤	<1	20~60

经淋巴道转移在肺转移瘤中相对少见,肿瘤栓子首先通过血流转移到肺毛细血管,继而侵犯肺外周的淋巴组织,并沿淋巴管播散,临床上表现为肺淋巴管癌病,常见于乳腺癌、肺癌、胃癌、胰腺癌或前列腺癌的转移。原发肿瘤也可以先转移到肺门或纵隔淋巴结,再沿淋巴道逆行播散到肺,这种转移方式少见。

发生在肺脏周围的肿瘤皆有可能通过直接侵犯的方式转移到肺,如起源于胸壁的软组织肉瘤、起源于纵隔的原发瘤、食管癌、乳腺癌、贲门癌、肝癌、后腹膜肉瘤等。恶性肿瘤经气道转移罕见,理论上头颈部肿瘤、上消化道肿瘤,以及气管肿瘤有可能通过这种方式转移,但临床上很难证实。

二、临床表现

90%的肺转移瘤患者有已知的原发肿瘤或原发肿瘤的症状,但80%~95%肺部转移瘤本身没有症状。当肿瘤巨大、阻塞气道或出现胸腔积液时会出现呼吸困难。突然出现的呼吸困难与胸腔积液突然增加、气胸或肿瘤内出血有关。气道转移瘤在肺部转移肿瘤中非常罕见,临床上表现为喘鸣、咯血、呼吸困难等症状,常见于乳腺癌、黑色素瘤等。肿瘤侵犯胸壁可以出现胸痛。个别患者在发现肺部转移瘤时没有原发肿瘤的症状,应积极寻找原发肿瘤,特别是胰腺癌、胆管癌等容易漏诊的肿瘤。淋巴管癌病的患者主要表现为进行性加重的呼吸困难和干咳、发绀，一般无杵状指，肺部体征轻微，常有细湿啰音。

三、影像学检查

常规的胸部 X 线摄影(chest X-ray,CXR)是发现肺部转移瘤的首选方法，胸部 CT 较 CXR 的敏感性高，其分辨率是 3 mm，而 CXR 仅能发现 7 mm 以上的病变，尤其是肺尖、近胸壁和纵隔的病变更容易漏诊。但 CT 扫描费用较高，特异性较 CXR 没有增加。如果 CXR 发现肺部有多发的转移灶，没有必要再进行 CT 检查，但以下情况应进行 CT 检查：CXR 正常，没有发生其他部位转移的畸胎瘤、骨肉瘤；CXR 发现肺内孤立性转移灶或打算进行手术切除的肺部转移瘤。对于高度危险的肿瘤，如骨和软组织肉瘤、睾丸畸胎瘤、绒毛膜癌等，应 3～6 个月复查胸部 CT，连续随访 2 年。

肺部转移瘤通常表现为多发结节影，由于发生转移的时间不同，结节常大小不等，直径 3～15 mm，或者更大，同样大小的结节，提示是同一时间发生，结节位于肺野外带，尤其是下肺野。小于 2 cm 的结节常常是圆形的，边界清楚。较大的病灶尤其是转移性腺癌，边缘不规则，有时呈分叶状。4%的转移瘤有空洞，常见于鳞癌，上肺的空洞性病变比下肺多见，但多发性空洞性病变可能是良性病变，如 Wegener 肉芽肿。出血性转移灶表现为肿瘤周围的晕征，常见于绒毛膜癌，有时也见于血管肿瘤，如血管肉瘤或肾细胞癌。

肺部转移瘤的单发结节影少见，占所有单发结节影的 2%～10%。容易形成单发结节的肿瘤包括结肠癌、骨肉瘤、肾癌、睾丸癌、乳腺癌、恶性黑色素瘤等。结肠癌尤其是来源直肠乙状结肠的结肠癌，占孤立性肺部转移瘤的 1/3。

肺淋巴管癌病主要表现为弥漫的网索状、颗粒状或结节状阴影，支气管壁增厚，动脉轮廓模糊，CXR 可见 KerleyB 线。20%～40%的患者有肺门及纵隔淋巴结肿大，30%～50%的患者有胸腔积液或心包积液。但 CXR 检查难以发现早期的肺淋巴管癌病，在早期诊断肺淋巴管癌病方面高分辨 CT 有更大优势。

FDG-PET 用于鉴别肺部良恶性病变的特异性较 CT 和 CXR 高，PET 检查能够提供更多的信息。但 PET 的分辨率不高，直径小于 1 cm 的病变显像不佳，一些肉芽肿和炎症病变也可能出现假阳性结果。近年来 CT 与 PET 联合应用的 CT-PET 技术已在临床广泛应用，明显提高了恶性肿瘤诊断和鉴别诊断的敏感性和特异性，但目前此项检查的费用较高。

四、组织学检查

由于转移瘤主要位于胸膜下，因此经胸针吸活检是组织学检查最常用的方法。其诊断肺部恶性病变的敏感性为 86.1%，特异性 98.8%，但对肺淋巴管癌病的诊断价值有限。气胸是最常见的并发症，发生率为 24.5%，但需要插管的仅 6.8%。其他并发症包括出血、空气栓塞、针道转移较少见。

气管镜检查可以采用多种手段获取组织标本，如经支气管镜肺活检、气管镜引导下针吸活检、刷检、肺泡灌洗等。对于外周病变，支气管检查的阳性率不到 50%，但淋巴管癌病的诊断率较高。

电视胸腔镜可以取代开胸肺活检用于肺转移瘤的诊断，并可同时进行手术治疗，并发症少，诊断特异性高。

此外,经食管超声引导下的纵隔淋巴结针吸活检、纵隔镜下纵隔淋巴结活检对于诊断肺部转移瘤也有一定的参考价值。

五、治疗

手术是肺部转移瘤首选的治疗方法,和不能手术的患者相比,能够手术切除的肺部转移瘤患者的长期生存率明显改善,在满足手术条件的患者中(不论肿瘤类型),预计超过 1/3 的患者能获得长期生存(>5 年)。接受肺转移瘤切除术的患者应满足以下条件:没有肺外转移灶(如果有肺外转移灶,这些转移灶应能够接受手术或其他方法的治疗);患者的机体状态能够耐受手术;转移病灶能够完全切除,并能合理地保护残存的正常肺组织;原发肿瘤能被完全控制或切除。

手术方式主要包括胸骨正中切开术、胸廓切开术、横断胸骨双侧胸廓切开术和胸腔镜手术(VATS),各种手术方式的优劣见表 6-2。手术以剔除术为主,病灶切除时使肺膨胀,尽可能保留肺组织,应避免肺叶或全肺切除术。

表 6-2　转移瘤切除术比较

手术方式	优点	缺点
胸骨正中切开术	行双侧胸腔探查,疼痛轻	不利于肺门后病灶,左肺下叶病灶的切除。胸骨放疗是胸骨正中切开术的绝对禁忌证
胸廓切开术	标准手术方式,暴露好	只能暴露一侧胸腔,疼痛明显;双侧胸腔探查多需分期手术
横断胸骨双侧胸廓切开术	可以行双侧胸腔探查,改进下叶暴露,便于探查纵隔病变及胸腔的情况	切断了乳内动脉,痛苦增加
胸腔镜手术(VATS)	胸膜表面显示清楚,疼痛轻,住院时间短和恢复快,并发症很少	不能触诊肺脏,无法发现从肺表面不能看见的或 CT 未能查出的病变,可能增加住院费用

肺部转移瘤即使在完全切除后仍有一半的患者会复发,中位复发时间是 10 个月,再手术患者的预后明显好于未手术患者,5 年、10 年生存率分别为 44%、29% 及 34%、25%。目前再发肺转移瘤的手术适应证仍无明确的定论,一般认为对于年龄较轻、一般状况较好的患者,如果再发肺转移较为局限,原发肿瘤的恶性程度较低,原发肿瘤已被控制且无其他部位的远处转移,心肺功能能耐受手术的情况下可以考虑再次手术治疗。

肺转移瘤患者手术本身的并发症较低,手术死亡率为 0～4%。能够手术的肺转移瘤患者总的 5 年生存率可以达到 24%～68%,但不同组织类型的肿瘤预后有很大的差异,手术后预后较好的肿瘤为畸胎瘤、绒毛膜癌、睾丸癌,其次是肾癌、大肠癌和子宫癌等,预后较差的是肝癌和恶性黑色素瘤。转移灶切除是否完全对预后也有影响,完全切除患者的 5 年、10 年生存率分别为 36% 和 26%,而不完全切除者则分别为 22% 和 16%。无瘤间期(disease-free interval,DFI)是指原发肿瘤切除至肺转移出现的时间,DFI 越长,预后越好。肿瘤倍增时间(tumor-doubling time,TDT)反映的是转移瘤的发展速率,TDT 也是患者预后的重要预测指标,TDT 越长,预后越好,如果 TDT≤60 天则不应进行手术治疗。

除手术以外,对化疗敏感的肿瘤或不能手术的肺部转移瘤仍应进行全身化疗,如霍奇金和非霍奇金淋巴瘤、生殖细胞肿瘤对化疗非常敏感,乳腺癌、前列腺癌和卵巢癌对全身化疗也有较好的反应。软组织肉瘤对化疗不敏感,但联合转移瘤切除术仍能改善患者的预后。除全身化疗外,对于不能手术的患者可以考虑局部栓塞和化疗,由于肿瘤局部药物浓度较高,在减轻化疗引起的全身反应的同时,可以提高治疗局部肿瘤的疗效。

放疗对于肺转移瘤患者的长期生存没有益处,对于气道阻塞的患者,放疗可以作为姑息性治疗方法。

(王克海)

第三节　肺癌合并肺纤维化

特发性间质性肺炎(idiopathic interstitial pneumonia,IIP)是一组原因不明的间质性肺疾病,以弥漫性肺泡炎和肺泡结构紊乱最终导致肺纤维化为特征,无特效治疗方法,严重威胁人类的健康。间质性肺疾病与肺癌之间存在相关性早已引起人们的关注。研究显示,其主要类型之一特发性肺纤维化(idiopathic pulmonary fibrosis,IPF)中肺癌的发生率明显高于普通人群。有报道称在肺纤维化患者中不但检测出高表达的肿瘤标志物,还可以检测出一些肿瘤相关基因的异常表达,这充分说明肺纤维化与肺癌之间关系密切。一些细胞因子在肺纤维化和肺癌的发病中发挥着重要的作用,并且具有使肺纤维化和肺癌在发生、发展的过程中相互促进的作用。由于IPF和肺癌诊断后均缺乏有效的治疗方法,若两者同时存在,对患者预后更为不利。伴有肺癌的IPF(IPF with lung cancer,IPF-LC)已成为近年来的研究热点之一。

一、IPF-LC 的流行病学

(一)IPF-LC 流行趋势

很早的研究就发现肺纤维化患者具有较高的肺癌发病率;对 IPF 患者进行尸体解剖可发现有下呼吸道上皮细胞的化生与增生,同时早期的文献还报道肺纤维化患者可以同时伴发肺癌。上述研究结果均提示两者关系密切。现已发现在 IPF 患者的纤维化肺组织中常可见到多种不典型上皮细胞损伤(包括上皮细胞不典型增生和化生),这种非典型的上皮损害可能演变为具有恶性倾向的细胞,即癌变。IPF 患者的肺癌发病率在不同的国家、不同的研究机构中存在明显的差异。英国两项大型注册随访死亡诊断研究结果显示,IPF 患者肺癌的发病率 4.8%~8.0%,日本两项尸解研究结果显示,经组织学证实的 IPF 患者中肺癌的发病率高达 48.2%,韩国一项回顾性分析发现,IPF 患者中肺癌发生的比例高达 22%。以上研究均提示 IPF 患者中肺癌的发病率均明显高于非 IPF 人群。

(二)IPF-LC 发病的危险因素

多种危险因素如吸烟、男性、高龄、职业接触及暴露在某种环境之中,都可以直接或间接增加肺纤维化患者肺癌的发病率。导致人类肺癌的职业因素同时也可以导致肺纤维化的产生,如石棉、金属粉尘、无机砷化合物等,说明肺纤维化和肺癌之间有某些共性和联系。另外,肺纤维化与肺癌在发病部位上也具有一定的相关性。HRCT 显示,IPF 病灶主要分布在两肺中下野、中外带,而 IPF 合并肺癌的病灶正好也位于这些部位。

二、IPF-LC 的发病机制

（一）肺组织结构变化

IPF 的病理变化包括肺间质慢性炎症和弥漫性纤维化、Ⅱ型肺泡上皮和血管内皮增生，最后导致肺组织结构的重建。慢性炎症和弥漫性纤维化可能是肺癌发生的基础。肺纤维化的瘢痕可引起淋巴管阻塞，致使局部潜在的致癌物质增加。已有报道，IPF 患者，特别是伴有肺癌的患者支气管肺泡灌洗液中癌胚抗原浓度很高，这种高水平的癌胚抗原可能是组织化生和增生的标志物，反映出肺纤维化的临床过程中具有更大的肺癌发生风险。有研究结果显示，在 8 例 IPF 患者中，终末气腔内可见非典型上皮增生，随访发现 3 例患者在肺纤维化区域发生肺癌。上皮细胞向间质细胞转换是指具有极性的上皮细胞转换成具有活动能力、能够在细胞外基质间自由移动的细胞的过程。在肺癌组织和肺纤维组织中可以发现相似的间质细胞转换现象，肺纤维化组织中 WNT/β-catenin 信号通路活化，使增生的肺泡上皮细胞上 WNT 诱导信号通路蛋白 1 的表达增加，而 WNT 诱导信号通路蛋白 1 会导致上皮增殖和迁移，出现类似间质细胞转换的变化。

（二）基因异常改变

研究提示，在 IPF 患者的支气管和肺泡上皮鳞状化生细胞中发现 P53 基因突变、微卫星不稳定性、脆性组氨酸三联体基因缺失等改变，与肺癌当中检测的情况相似。P53 和 P21 基因在抑制细胞增生以及促进组织修复损伤中起着重要的作用，在 IPF 的漫长病程中，组织损伤所造成的慢性 DNA 破坏可能导致 P53 基因的突变，而 P53 功能的丧失又会造成 P21 的表达下调，结果是处于 G1 期的细胞无法对适当信号做出反应，致使细胞无限增殖直至发生肿瘤。Demopoulos 等通过微卫星 DNA 分析方法对 52 例 IPF 患者的痰和静脉血标本进行检测发现，4.8% 患者 P161NK4 基因表现为杂合子丢失，说明 P16 基因在成纤维细胞的细胞周期调控中起着重要的作用。Takahashi 等发现 IPF 合并肺癌的患者Ⅱ型肺泡上皮细胞 K-RAS 蛋白表达水平明显高于单纯 IPF 患者（75% vs. 40%）。另外，在间质性肺炎患者的肺组织中还检测到 K-RAS 基因第 12 位密码子变异（GGT-GTT）。因此，认为Ⅱ型肺泡上皮细胞中 K-RAS 蛋白过表达和肺组织 K-RAS 基因第 12 位密码子变异可能诱导肺纤维化继而发生肺癌。Fas/Fas 配体通路、成纤维细胞增殖和侵袭通路及表观遗传学等均可能在肺纤维化并发肺癌中发挥重要作用。

（三）细胞因子的变化。

细胞因子如肿瘤坏死因子及一些生长因子均可促进肺实质的炎症、组织破坏和随之而来的纤维化，伴有持久的结构破坏，肺纤维化组织中的上皮细胞存在化生和增生现象，提示这种持续的损伤修复过程可能是肺癌发生的病理基础之一。在体外进行的 A549 细胞培养中，加入鳞状细胞癌抗原可以诱导 TGF-β 表达增加，并与成纤维细胞病灶面积呈正相关，通过自分泌和旁分泌的方式来促进纤维化的进程，同时抑制细胞凋亡继而逐步形成肿瘤。

三、IPF-LC 的病理学

IPF 病变以双肺下叶基底及外周为重，而 IPF-LC 也多位于下叶和外周，提示肺间质纤维化与肺癌发生之间可能有一定的联系。IPF-LC 中肺癌的组织学类型与一般肺癌的类型相似，以鳞癌最为多见，其次是腺癌，再次是小细胞肺癌，大细胞癌及混合癌少见。迄今，国内外 IPF-LC 的报道集中在 IPF/UIP 伴发肺癌上，其他 IIP 亚型伴发肺癌的病例罕见报道。因为 IPF 合并肺癌多为外周型，气管镜检查往往难以看到病灶，更难以做到直视下取活组织进行病理学检测。由于痰的脱落细胞学检查阳性率极低,进一步的有创检查如开胸活检及经胸壁肺活检均因患者体质状态和肺功能较差而导致患者难以承受,加之 IPF 的病灶分布不均。故 IPF 合并肺癌的病理学诊断仍然具有很大的挑战性。

四、IPF-LC 的临床表现及诊断

(一)IPF-LC 的临床表现

IPF 合并肺癌者多见于男性、年龄>60 岁和吸烟者。临床症状并无特异性,主要为 IPF 本身的表现,包括活动后呼吸困难、干咳等,部分患者伴有咳嗽性质的改变、痰中带血、声音嘶哑及进行性消瘦等。另外,IPF-LC 还具有以下特点:多发性病灶出现的频率较高;该类肺癌治疗后容易复发,如在肺癌手术切除后,IPF-LC 患者肺癌发生复发的概率远高于无合并 IPF 者,Cox 回归分析显示危险度可达 7.75。

(二)IPF-LC 的诊断

1.IPF-LC 的临床诊断

由于 IPF 患者肺功能及一般情况均较差,给气管镜及经胸壁肺活检等病理学诊断增加了相当的难度,故目前 IPF-LC 多为临床诊断。在 IPF 的基础上,若患者出现咳嗽性质改变,痰中带血,进行性消瘦,明确的骨痛及同一部位压痛。影像学表现为在典型的 IPF 的基础上出现肺部结节或肿块影,其大多位于肺的周边,并多见于下叶,接近 80%的结节位于肺纤维化病变区内或毗邻部位,结节大小不等,直径为10~70 mm,边界清楚,可有分叶、毛刺,肿瘤内可有透亮影和空气支气管征,偶有空洞,可有肺门及纵隔淋巴结肿大;或开始肺部影像学表现不典型,经过动态观察,影像学改变越来越符合恶性肿瘤的特征;PET-CT 等改变符合恶性疾病;血性胸腔积液,血及胸腔积液中 CEA 等肿瘤标志物明显升高。若患者具有上述临床表现、影像学和/或肿瘤标志物的改变,IPF-LC 的临床诊断即可成立。

2.IPF-LC 的确诊

对疑似患者,应在其体质状态允许的条件下,尽快行支气管镜检、CT 或 B 超引导下的经胸壁肺活检,当然,诊断价值最高的当属外科肺活检(电视辅助胸腔镜及开胸肺活检)。在 IPF-LC 患者中,肺癌的组织学类型最常见的是鳞癌,近年来腺癌和小细胞肺癌有增加的趋势,极少部分为腺鳞癌。

五、IPF-LC 的治疗应遵循个体化原则

目前,对 IPF 的治疗仍缺乏有效方法,糖皮质激素联合免疫抑制剂治疗方案疗效甚微,甚至根本无效,几乎不能改变疾病的自然病程和患者生存率,使得本病预后极差。而在 IPF 基础上发生肺癌时,则病情更加严重,预后更为恶劣。有研究表明 IPF-LC 患者的预后极差,中位 OS 约13.1 个月。主流观点认为 IPF-LC 的治疗复杂而棘手,因为除需要常规进行肺癌的治疗外,不得不兼顾 IPF 的存在以及其对肺癌治疗带来的各种困难。实际上,目前肺癌的治疗方法包括化疗、放疗、手术、靶向治疗及多学科综合治疗等均有可能加剧 IPF,甚至引起死亡。所以,临床工作中必须权衡利弊,结合患者的一般状况,制定合适的个体化治疗方案,力争在减缓 IPF 发展的基础上,使肺癌得到控制或缓解。IPF 患者均存在不同程度肺功能受损,导致许多肺癌患者治疗方案不能实施,尤其是许多化疗药物及靶向治疗药物的应用受到限制(如环磷酰胺、吉西他滨、紫杉类药物、依托泊苷、长春瑞滨、丝裂霉素、吉非替尼、厄罗替尼、埃克替尼等可能导致肺纤维化或

加快其进展);既往认为培美曲塞较为安全,但最近来自日本的一项研究表明,具有 IIP 的肺癌患者应用培美曲塞单药化疗时肺毒性(主要包括弥漫性肺泡损伤、过敏性肺炎及间质性肺疾病加重等)发生率为 12.0%,尤其是伴随 IPF 的肺癌患者其肺毒性发生率达 16%,而无间质性肺疾病的肺癌患者肺毒性的发生率仅 1.1%,研究者建议对于有间质性肺疾病的患者,在应用培美曲塞化疗时需特别谨慎。放疗也同样会加快肺纤维化的进展。一旦确诊为 IPF-LC,同时又失去了手术指征的患者,是否要放疗和化疗,临床医师常常陷于进退两难的境地。因此,对于 IPFLC 患者,为了获得最佳的治疗效果和生活质量,不管是化疗还是外科手术治疗,都应慎重进行。

(一)IPF-LC 的内科治疗

IPF-LC 的化疗。

1.IPF-LC 化疗面临的问题

IPF-LC 患者的治疗方式上仍主要根据肺癌的分期进行,但由于 IPF 患者肺功能状况相对较差以及所合并的肺癌处于进展期,因此手术的概率较非 IPF-LC 患者小。例如 Usui 等报道肺癌患者中合并有肺纤维化能进行手术的比例约 35.3%,而没有肺纤维化表现的比例则为 57.3%。化疗往往是晚期肺癌常用的治疗方法,然而众所周知,许多化疗药物可引起药物相关性间质性肺疾病,也可引发 AEIPF。"化疗肺"是指在化疗周期中或化疗后出现的由抗肿瘤药物引起的气管、支气管、肺泡等肺部损伤的一组疾病,其发生率为 8.7%~11.5%,主要累及肺间质,可出现间质性炎症、肺泡出血及肺泡弥漫性损伤等,病情变化迅速,可短期进展至呼吸衰竭或急性呼吸窘迫综合征。之前有肺纤维化的患者化疗后发生间质性肺炎的概率明显增加,在 Kenmotsu 等的研究中发现之前有肺纤维化的患者化疗后发生间质性肺疾病的风险与之前没有 IPF 的患者相比为 30%:8%。Togashi 等进行的另一项研究中指出之前存在间质性肺疾病的患者与无间质性肺疾病的患者化疗后总生存期分别为 17.8 个月和 10.7 个月($P=0.001$)。

2.IPF-LC 化疗方案的选择

肺间质纤维化合并肺癌患者一旦确诊后,其治疗需考虑患者的肺功能状态以及所选择的治疗方案对肺纤维化的影响。化疗中需避免使用可能加重或导致肺纤维化的药物,如丝裂霉素、博来霉素、环磷酰胺、甲氨蝶呤等,可选用第三代新药如紫杉醇、多西他赛等联合铂类组成的晚期非小细胞肺癌的标准一线方案。通常铂类(如顺铂或卡铂)单用很少引起肺损伤,但铂类常和长春地辛或依托泊苷等联合应用,则有可能导致致命性肺损伤。研究结果显示,对照组相比,化疗药物治疗 IPF-LC 患者发生急性肺损伤发生率可达 8.7%~11.5%。另外 IPF-LC 的患者也不适合使用吉西他滨和多柔比星。一般认为,对合并小细胞肺癌者,由于化疗能够获益,应当选择治疗;但对无法手术的非小细胞肺癌者,由于其疗效有限,化疗应当慎重。最近有研究结果显示,卡铂联合紫杉醇治疗非小细胞肺癌、铂类联合依托泊苷治疗小细胞肺癌有更好的反应率,且急性加重发生率较低,尚需进一步研究证实。

(二)IPF-LC 的分子靶向治疗

EGFR-TKI 治疗肺癌时引起相关性间质性肺疾病发生率也可达 5.8%,甚至高于对照组化疗患者。因此,对已有 IPF 患者应用这些药物应当谨慎。吉非替尼是其中代表药物,自 2002 年批准上市以来,经过相关的临床试验已大量用于临床。但是在看到其疗效的同时,其不良反应,尤其是致命性的间质性肺病的发生应同样引起重视,有不少报告该药可能会导致间质性肺病,特别是急性间质性肺炎的发生,在已有肺纤维化的肺癌患者中发生率更高。日本一项研究发现既往存在肺纤维化的肺癌患者更容易发生间质性肺病,相对危险度为 4.83。目前研究证实吉非替

尼在 *EGFR* 突变体的肺癌患者疗效较好,但是影像学有肺纤维化改变的患者 *EGFR* 突变概率较小,因此不建议给予 IPF-LC 患者吉非替尼。其他靶向治疗相关的间质性肺疾病相对罕见,可能和新一代靶向药物作用靶点不同有关,不影响 EGFR 与肺部损伤的修复。

(三)IPF-LC 的放疗

放疗无论在肺癌的治愈性治疗或姑息性治疗过程中均起到重要作用,尤其随着放射技术及设备的不断进步,放疗的作用越来越重要。同样,放射性治疗也是一把双刃剑,放疗在控制肿瘤病灶的同时,不可避免地会损伤肿瘤周围的区域。放射性肺损伤是指放疗在控制肿瘤病灶的同时可使肿瘤邻近的肺组织因受到的放射剂量超过其发生生物效应的阈值而产生不同程度的肺损伤。一般认为放射性肺损伤有两种表现形式,即早期的急性放射性肺炎和后期的放射性纤维化。我们通常所说的放射性间质性肺炎是指后期的放射性纤维化。放疗虽是肺癌治疗手段之一,但对 IPF-LC 者放疗的研究结果不多。放疗既可以引起急性放射性肺炎(5%～10%),甚至 AEIPF,也可引起慢性肺纤维化,对原有 IPF 非常不利,影响预后,应慎重选择。对联合放疗和化疗者,肺部损害概率更高,应予以高度警惕。

六、IPF-LC 的预后

本来 IPF 患者的预后就很差,在 IPF 基础上若再合并肺癌时,更是雪上加霜,预后更为恶劣,大多因感染和肺间质纤维化恶化而死亡。研究指出可手术切除的 IPF-LC 患者中位生存期为 1.6 年,进一步发现 IPF-LC 患者的 5 年生存率为 54.2%,而非 IPF-LC 则达到 88.3%($P<0.01$)。随着 IPF-LC 发病率逐年增多,临床医师应引起重视,首先要明确诊断,针对罹患肺纤维化的肺癌高危人群进行定期随访,尤其是老年男性吸烟患者出现咳嗽、咯血、胸痛、胸腔积液等多种症状时,应高度警惕合并肺癌的可能性,及时行 HRCT 检查和肺活检,只有这样,我们才能做到对 IPF-LC 早诊断和早治疗,挽救患者生命。

七、小结

在临床工作中,当患者诊断为 IPF 时,就应建立严格的随访档案,定期复查 HRCT 及相关肿瘤标志物,一旦患者出现原有病情加重,尤其出现咯血、胸痛等症状时,应高度警惕并发肺癌的可能性。对于高度怀疑合并肿瘤者,可以尽早进行活检或支气管镜等检查,避免漏诊。而针对该类患者的治疗,应该全面衡量,根据患者及家人意愿,采取最佳方案。目前 IPF 尚无有效的特异性治疗,当 IPF 合并肺癌时往往治疗更加棘手。IPF-LC 化疗时应避免使用可能导致肺纤维化加重的药物,如丝裂霉素、博来霉素、环磷酰胺、吉非替尼、厄洛替尼等。放疗本身可导致肺间质纤维化,加重 IPF-LC 患者病情,因而需慎重。IPF 合并肺癌的患者选择手术治疗前,应充分考虑患者的肺功能状态,否则更容易发生呼吸衰竭甚至死亡。早期患者若肺功能及身体状况允许者宜采取手术治疗,晚期患者治疗目标为改善患者的生存质量和尽可能延长寿命,主要选择最佳对症治疗。

(陈倩倩)

第七章

消化系统肿瘤

第一节 口 咽 癌

一、概述

(一)流行病学

口咽原发肿瘤较少见,以恶性为主。据美国报道,口咽癌年发病率为 1.6/10 万,约占全身恶性肿瘤的 0.5%。国内报道不一,上海统计为 0.17%,男性较女性多发,男女比例为 2:1～4:1。口咽部恶性肿瘤的确切病因至今仍不明,目前大多数学者认为口咽癌的发病与吸烟、饮酒等不良刺激具有密切关系。多数口咽癌患者存在吸烟和/或饮酒等不良习性。据流行病学研究显示,饮酒使得口咽肿瘤发生的危险性较非饮酒者明显增加。流行病学研究显示,饮酒致口咽部恶性肿瘤的相对危险性为 3.7～9.0,如果加上大量吸烟,则危险性成倍增加。因此,戒除不良习性,对于口咽癌的预防十分必要。

(二)解剖结构

口咽是口腔向后方的延续部,介于软腭与会厌上缘平面之间,前方经咽峡与口腔相通。咽峡是由悬雍垂和软腭游离缘、舌背及两侧的舌腭弓、咽腭弓围成的环形狭窄部分。口咽外侧壁在舌腭弓、咽腭弓间有一个三角形的窝,为扁桃体窝,窝内容纳扁桃体,为咽淋巴组织中最大者。向上与鼻咽部相通,前壁不完整,主要由舌根构成,舌根位于轮状乳头之后,即舌后 1/3,是舌的固定部分。舌根后部正中有一个矢状位黏膜皱襞连至会厌,两侧的凹陷称为会厌谷。口咽壁位于软腭与会厌上缘平面之间的侧壁及后壁上。口咽部可分为扁桃体区、舌根区、口咽壁区及软腭区。

(三)临床表现

1.症状

初期症状不明显。可表现为咽部不适、异物感或疼痛。肿瘤破溃感染后出现咽痛。固定于病变侧,也可有舌咽神经反射的耳内痛。如肿瘤在扁桃体侧壁,向上侵及鼻咽部,可以造成一侧耳闷、听力减退。舌根癌早期症状轻微,仅吞咽时有异物感或疼痛,舌根部的肿瘤向深部浸润后可有伸舌偏斜,常有唾液带血、口臭、呼吸不畅等。肿瘤长大,因阻塞可产生呼吸及吞咽困难。软腭癌早期为异物感、吞咽痛及咽痛。口咽壁癌早期常有异物感。扁桃体癌早期仅在吞咽时有异物感及疼痛,均较轻;另外有一些患者无自觉症状,可有扁桃体轻度肿大。

肿瘤增大易向周围结构及深部扩展。肿瘤侵及翼内肌可引起张口困难,舌根部肿口臭、出血。软腭癌易沿黏膜下侵犯,瘤体增大可引起吞咽困难、吞咽疼痛,可因舌咽神经反射造成耳痛。口咽壁癌可因瘤体增大引起吞咽困难、疼痛明显、呼吸困难。扁桃体癌可阻塞口咽部,造成进食及呼吸困难、言语不清。

晚期症状明显,舌根癌、软腭癌、口咽壁癌、扁桃体癌均可侵犯翼腭窝、咽旁间隙,引起张口受限,肿瘤坏死严重可发生明显口臭,软腭癌晚期可侵及对侧。

2.体征

早期为病变部位局部黏膜增厚、小结节状隆起或溃疡并存,随肿物增大而肿块明显。瘤体增大可阻塞口咽部,导致呼吸困难及进食困难。随着肿瘤向周围组织侵犯,可以出现其他体征。舌根癌深部肌肉受侵可导致伸舌受限、偏移,言语不清;口咽癌晚期因侵犯翼腭窝和咽旁间隙,引起张口困难。

颈部淋巴结肿大较常见,部分患者以颈部淋巴结为首发症状就诊。转移部位主要在上颈部、下颌角后。颈深淋巴结转移常见,一般为同侧颈部淋巴结转移,对侧淋巴结转移较少见(约为10%),也可发生双侧淋巴结转移。

(四)病理

口咽部恶性肿瘤常见有上皮和腺体来源的癌、间胚层来源的肉瘤以及淋巴瘤。本章主要讲述癌的情况。口咽癌中以鳞癌为多见,其他还有腺癌、未分化癌、腺样囊性癌等,但均少见,扁桃体部位的低分化癌发病率大于其他部位。口咽癌一般分化较差。扁桃体癌常为外生性生长,软腭及舌根癌常为浸润性生长,咽侧壁癌则常为混合性生长。

(五)诊断

口咽癌早期症状较轻,易被误诊为咽炎,故对经久不愈的扁桃体肿大、咽痛等症状的患者,应仔细询问病史,做详细检查。

对于口咽癌而言,活体组织检查是确诊的必要手段,对表面有正常黏膜的深部肿瘤,可以细针穿刺做细胞学检查,或者用活检穿刺针取组织送病理检查。在影像学检查当中,常规 X 线口咽部侧位摄影,有助于确定肿瘤部位。CT 检查除可见到咽侧肿物外,对于有无咽旁间隙侵犯、有无下颌骨破坏或判断颈淋巴结是否肿大,有无可疑转移均有一定帮助。近年来磁共振成像技术在临床应用有利于区别肿瘤与正常组织,而且能在不同方位现实显示病变解剖部位,对口咽癌的侵犯范围,可以有比较明确的诊断。

病理组织学检查:大多数的口咽癌均可以用活检钳在病变处取活组织送病理检查,应尽可能多点钳取;腺癌及淋巴瘤有时要用切取活检;扁桃体肿瘤可以做扁桃体切除病理检查。

常规 X 线:对于口咽部肿瘤,X 线片可发现局部软组织影及其范围或颌骨破坏等,但对侧壁肿瘤帮助较小。

CT 及 MRI:CT 横断面扫描可以观察肿瘤位置、大小、范围、浸润深度、有无咽旁间隙受侵、有无下颌骨破坏。对颈部淋巴结,可以观察到大于 1 cm 的淋巴结。MRI 能从冠状面、矢状面和横断面显示病变,可以明确肿瘤大小、位置等,利于放疗计划设计。

(六)鉴别诊断

1.口咽良性肿瘤

不常见,包括乳头状瘤、纤维瘤、神经鞘瘤等。大多位于软腭或咽弓,肿瘤小者无症状,肿瘤长大后可有异物感,吞咽、呼吸等障碍。必要时病理检查可以鉴别。

2.慢性扁桃体炎

慢性扁桃体炎常见于青少年,双侧性居多,有反复感染病史,扁桃体窝内可有脓液。对于单侧扁桃体肿大,应考虑是否有肿瘤,病理检查可以鉴别。

3.口咽结核

患者常有疼痛症状,有浅表溃疡,与周围界限不清,可有颈部淋巴结肿大,有时伴有肺结核。病理组织学可以鉴别。

(七)临床分期

UICC 建议分期如下。

1.T——原发肿瘤

T_X:肿瘤大小不能评估。

T_0:无原发肿瘤。

Tis:原位癌。

T_1:肿瘤最大直径≤2 cm。

T_2:肿瘤最大直径>2 cm,≤4 cm。

T_3:肿瘤最大直径>4 cm。

T_4:肿瘤已侵犯邻近组织,如侵入下颌骨、舌外肌或颈部软组织。

2.N——颈部淋巴结

N_X:区域淋巴结大小不能评估。

N_0:颈部无转移淋巴结。

N_1:同侧单个转移淋巴结,最大直径 3 cm 以下。

N_2:N_{2a}同侧单个淋巴结转移,直径 3～6 cm;N_{2b}同侧多个淋巴结转移,最大直径 6 cm 以下;N_2c:双侧或对侧淋巴结转移,最大直径 6 cm 以下。

N_3:颈淋巴结转移,最大直径 6 cm 以上。

3.M——远处转移

M_X:远处转移未能确定。

M_0:尚未发现全身转移。

M_1:临床证实有远处转移。

4.临床分期

Ⅰ期:$T_1N_0M_0$。

Ⅱ期:$T_2N_0M_0$。

Ⅲ期:$T_3N_0M_0$,$T_{1～3}N_0M_0$。

Ⅳ期:$T_4N_{0～1}M_0$,$T_{1～4}N_{2～3}M_0$,$T_{1～4}N_{0～3}M_1$。

(八)综合治疗原则

通过上述检查患者一旦确诊为口咽部恶性肿瘤,应根据具体病理类型采取不同的治疗方案。手术和放射治疗的综合治疗优于单独一种治疗。口咽位置特殊,结构复杂,易向周围结构蔓延与侵犯,手术治疗受到很多限制。另外,口咽部组织大面积切除后修复困难,故治疗以手术+放射治疗或单纯放疗为主,化学治疗仅作为辅助治疗手段。Ⅰ期患者的治疗首选手术治疗或放射治疗均可达到治愈效果。Ⅱ期患者无论单用手术或放疗,均不可能达到良好治疗效果,最好两者综合治疗。目前应用术前放疗加根治术的方法已被认可。Ⅲ、Ⅳ期患者的治疗更多采用综合治疗，以达到提高生存率、减小痛苦、提高生活质量的目的，由于手术完全切除的可能性较小，故常用术前放疗＋手术治疗、术前放疗＋手术治疗＋术后放疗或是化疗＋放疗＋化疗等的方法。

1.原发灶的治疗

有手术治疗、放射治疗、化学治疗、免疫治疗、中药等方法。具体选择何种方法、哪种组合取决于原发灶的大小、病理、部位、患者意愿、身体情况、经济条件等多方面。对于 T_1 病变，建议单独手术或放射治疗，即可以达到根治效果。但若手术对患者损伤大，可影响美容或出现功能缺陷，建议首选放射治疗。对于 T_2 病变，可采取放疗和手术的综合治疗，尤其对放射不敏感的肿瘤，术前放疗结合手术或手术结合术后放疗均可。对于 T_3 病变，病变相对局限，有手术可能性的，可采用术前放疗加手术；如未行术前放疗或肿瘤较大、侵犯范围广泛，则须在术后行放射治疗。对于 T_4 病变，因已侵犯周围组织，常无手术可能性，应以综合治疗为主，可行姑息性放疗或姑息性化疗，或先行化疗后再根据具体情况考虑放疗。治疗结束后可应用中医中药来调节机体免疫，提高抗病能力及减轻放、化疗的不良反应等。

2.转移淋巴结的治疗

与原发灶大小、病理、位置、采取的治疗措施、治疗结果以及转移淋巴结的大小、数目、位置等有关。对于颈部淋巴结临床各种检查均为阴性（N_0）的患者，争议较多。有学者主张密切观察，一旦发现有转移时做颈部清扫术或放射治疗；有学者主张行选择性颈部清扫术或选择性放射治疗。大多数认为：原发病灶较小，术后切缘干净、厚度小于 2 mm，且无不良预后因素（神经周围、淋巴周围浸润），则颈部不需处理，临床观察；如舌或口底病变且病灶较大，切除后厚度超过3 mm和/或有不利预后因素，则颈部需要治疗。如没有颈部淋巴结转移，仅仅照射上颈部淋巴结；如有颈部淋巴结转移，需照射全颈部 40～45 Gy/4.5 w 后，视淋巴结位置采取电子线补量（上颈部）或切线追加剂量（下颈部）到 60～70 Gy/6～7 w。临床或影像学检查颈部淋巴结转移的患者，若行手术，多数认为应行颈部淋巴结清扫术，术后根据病理情况决定是否行放射治疗。病理仅显示为一个淋巴结阳性，则不需补充放疗；如病理报告为多个淋巴结阳性，且淋巴结位于多个位置，淋巴结侵及包膜或术中清扫不干净，则为术后全颈补充放射治疗的指征，剂量为 40～50 Gy/4～5 w。晚期病例颈部肿大淋巴结行姑息性全颈放疗，剂量 40～50 Gy 后缩野对残存灶加量至 60～65 Gy/6～7 w。

（九）放射治疗

1.放疗原则

口咽癌位置较深，近距离治疗疗效往往不太令人满意。口咽癌的放射治疗应以外照射为主，口咽部的解剖位置和生理功能特殊，距离脊髓较近，常规外照射应采用多野、多角度、楔形板、挡块等技术，尽量避开重要的器官及组织，减少不良反应，提高生存质量。

（1）T_1 病变：单独手术或放射治疗，均可达到根治效果，两者间疗效并无显著性差异。尤其对不愿手术（患者对美容或功能等方面要求较高）或不能耐受手术者（如严重心肺功能不良、创伤大等），建议行根治性放疗。剂量为 60～70 Gy/6～7 w。

（2）T_2 病变：单纯放疗的疗效不理想，最好采取手术加放疗的综合治疗。但对不愿或不适合手术于 T_2 期的患者可给予根治性放疗。放疗剂量为 60～70 Gy/6～7 w。

（3）Ⅲ期、Ⅳ期患者：应注意手术与放疗的综合治疗。可据情况选择术前放疗或术后放疗。对局部晚期、有转移或潜在转移倾向、病理分化程度差的患者，也可考虑应用化疗＋放疗＋化疗或放疗＋化疗的方案,常用化疗药物有 DDP、5-FU、BLM、MTX 等。放、化疗期间或之后可应用解毒散结、滋阴生津、清热解毒消肿等中药治疗。常用方剂:泻黄散合清胃散加减、沙参麦门汤加减、仙方活命饮加减等。

术前放疗:可杀灭原发肿瘤周围的亚临床灶,减少手术时肿瘤的播散机会,减少术后局部复发和区域淋巴结转移率,缩小原发肿瘤体积利于手术切除,减少手术范围,甚至一些原发肿瘤较大、侵犯范围较广、不宜手术的病例在照射后可转变成适于手术治疗。缺点是放射治疗后手术的时间相对延后,术后并发症相对增多。建议术前放疗剂量为 45 Gy/4.5～5.0 w,手术时间可为放疗后 1 个月。

术后放疗:适用于手术切除不彻底的或术后病理显示切缘有浸润或切缘距离肿瘤组织边缘少于 1 cm 的患者。优点是不增加手术难度,不延误手术时间,不影响刀口愈合,并可更精确地确定靶区,提高放疗剂量。建议放射治疗时间在术后 3～4 周。根治性手术,放疗剂量可为 55 Gy/6 w;如手术为姑息切除,则放疗剂量为 65～70 Gy/7 w。

(4)颈部淋巴结的治疗:如没有颈部淋巴结转移,仅仅照射上颈部淋巴结,如有颈部淋巴结转移,需照射全颈部 40～45 Gy/4.5 w 后,视淋巴结位置采取电子线补量(上颈部)或切线追加剂量(下颈部)到 60～70 Gy/6～7 w。晚期病例颈部肿大淋巴结行姑息性全颈放疗,剂量 40～50 Gy 后缩野对残存灶加量至 60～65 Gy/6～7 w。

(5)内照射:内照射仅为外照射的补充治疗手段。常用放射源为 ^{192}Ir。最常用的为经皮后装技术。方法为徒手或采用模拟技术。内照射多采用经典的低剂量率 0.45～0.50 Gy/h,亦有采用高剂量率者。剂量计算应考虑两方面:一是由临床医师和物理人员共同计算,确保放射源在靶区内尽可能分布均匀的原则;二是计算达到设计剂量时放射源在各滞留部位的停留时间。T_1、T_2 期肿瘤可行单纯内照射,亦可在有计划的外照射后用内照射补充剂量,均可获得满意疗效。一般在外照射剂量为 60 Gy 左右后再行组织间插植照射,总剂量可达 80 Gy。

2.放疗技术

口咽癌主要采用外照射。放射线多用 4～6 MV X 射线或 ^{60}Co-γ 射线。患者取仰卧位,头下垫适度头枕,面膜固定,采用整体铅挡块或多叶光栅技术。照射野根据临床分期而定,初期放疗应用两侧面颈联合野平行相对照射,如为一侧病变,建议放射剂量以患侧为主,权重比为 2∶1。放疗剂量 40～45 Gy/4.5 w,再缩野避开脊髓,原发灶照射至 60～70 Gy/6～7 w。

(十)放疗并发症

放疗初期出现的一些放疗反应和并发症,一般较为轻微,大多数患者可以耐受。少数因为照射方法不当,或放化疗同时进行,或患者自身因素,出现较严重的并发症,需予以适当的处理。

1.口腔、咽喉部黏膜炎及溃疡

放疗剂量达 20～30 Gy 后可有口干、咽痛,严重时难以进食。口咽检查可见黏膜充血,甚至糜烂出血、溃疡形成,以软腭、腭弓、咽后壁明显。放疗缩野后黏膜炎可以减轻。可予食管合剂(生理盐水＋庆大霉素＋地塞米松＋利多卡因),大剂量 B 族维生素、维生素 C、维生素 A 和维生素 D 等。反应严重、难以进食者,应停止放疗,予以抗炎、补液等处理,必要时加用适量糖皮质激素治疗。

2.腮腺急性反应

在放射治疗第 1,2 次后即可出现,患者自觉腮腺区肿胀、疼痛、局部触痛,原因是局部照射后急性充血、水肿、腮腺管阻塞所致。反应严重、难以进食者,应停止放疗,予以抗炎、补液等处理,必要时加用适量糖皮质激素治疗。

3.放射性龋齿

口咽癌患者放疗后龋齿的发生率明显升高,注意疗前检查牙齿情况,拔除病齿。疗中注意刷牙、漱口,讲究个人卫生。

4.放射性脊髓炎

早期反应表现为Lhemfitte's征,低头时下肢触电样感觉,多为一过性。严重者晚期反应为放射性脊髓炎,多发生于放疗1年后,脊髓受照剂量在45～50Gy。常常首先表现为一侧上下肢运动障碍、无力,另一侧感觉障碍,症状逐步发展到完全瘫痪到截瘫,瘫痪平面与受照脊髓段支配的部位一致,常为高位截瘫,死亡率高。

5.张口困难

可出现张口时颞颌关节处发紧、疼痛,张口时门齿距离日益缩小,严重者影响进食。常见于病变位于一侧,常规X线外照射时剂量权重比不合理、剂量过高或复发患者二次放疗时。

6.放射性颌骨坏死

放射性颌骨坏死常见于常规X线外照射或复发患者二次放疗时。临床表现及原因见口腔癌章节。预防重于治疗。应综合考虑整个放疗过程,使放疗方案合理。有条件者,建议予以多野照射,尽量避开脊髓等敏感器官,使剂量控制在可耐受范围内。

(十一)疗效和预后

据报道,单纯放疗总的5年生存率为35%～50%。Ⅰ、Ⅱ期的5年生存率为65%～75%,Ⅲ,Ⅳ期的5年生存率仅为20%～30%。一旦有淋巴结转移,则生存率下降一半。有人报道T_3、T_4病变手术加放疗的5年生存率为48%。口咽癌的预后主要和原发肿瘤的大小、病期、病理、是否有淋巴结的转移有关,其他相关因素有原发位置、生长方式、治疗措施以及肿瘤敏感性等。治疗失败的原因为局部未控、复发和远处转移。

二、扁桃体癌

扁桃体癌是较常见的头颈部恶性肿瘤之一,国内报道占全身肿瘤的1.3%～5.0%,占头颈部肿瘤的3%～10%,但国外报道较少见,约占全身肿瘤的0.5%。发病高峰年龄为50～69岁,男性居多,男女比例为2:1～7:1。

(一)病因

目前并无特别的致癌因素报道,但长期吸烟和大量饮酒可能是重要的发病因素。

(二)解剖结构

扁桃体区位于口咽的两侧壁,包括扁桃体、扁桃体窝、咽前柱、咽后柱和舌扁桃体沟。扁桃体是一对扁卵圆形的淋巴上皮器官,扁桃体区有丰富的淋巴引流。除临床早期病理外,多数肿瘤已在这一区域内蔓延,故扁桃体癌是起源于扁桃体区的癌肿的总称。

(三)病理

扁桃体癌以外生型者最为常见,呈菜花状,鳞状上皮细胞癌和小细胞癌表面常有溃疡。未分化癌和低分化癌易发生早期淋巴结转移。组织学分类中鳞癌最为常见,扁桃体癌多数分化较差,容易向相邻组织侵犯,如侵犯软腭、舌根、口咽侧后壁或口咽腔外,并且容易发生上颈部淋巴结转移,发生率为60%～85%。扁桃体癌最常见的转移部位是肺,其次分别为骨、肝、纵隔等。

(四)临床表现

1.早期

最常见的首发症状是咽喉疼痛或/及咽部异物感。表现为吞咽轻度异物感及疼痛,或无自觉症状,仅有扁桃体轻度肿大。因此常被临床医师忽视或误诊为咽喉炎等。

2.进展期

肿瘤逐渐长大,可侵犯周围结构及向深部扩展。若侵及翼内肌可引起张口困难,瘤体增大可引起吞咽困难、吞咽疼痛,甚至疼痛可放射至耳部。

3.晚期

症状加重,扁桃体癌可侵犯咽旁间隙、翼腭窝引起张口受限,肿瘤坏死后可产生明显口臭,甚至肿瘤体积较大可阻塞口咽部,引起进食及呼吸困难、言语不清。

扁桃体癌早期易出现颈部淋巴结肿大,有时部分患者以颈部肿大淋巴结为首发症状而就诊。

(五)诊断及鉴别诊断

详细询问病史。对有咽喉疼痛或/及咽部异物感,并发现扁桃体区内有外生肿物、质硬或有溃疡时,应做详细检查。局部检查包括口腔、口咽、鼻咽、下咽和喉咽,还有上颈部及颌下区,注意淋巴结的位置、数目、大小、硬度、活动度等。重点检查前咽柱、口腔黏膜、后磨牙三角、软腭及悬雍垂。必要时应用间接鼻咽镜、喉镜或纤维喉镜观察鼻咽、下咽和喉咽,确定肿瘤范围及与周围结构的关系。对可疑部位应做活体或颈部淋巴结病理检查。无论是颈部淋巴结切检,还是做扁桃体切除病理检查,都是确诊扁桃体肿瘤的主要依据。此外,还应做血常规、胸部透视、腹部B超等各项检查,判断有无远处转移。

影像学检查,可以了解肿瘤局部位置、大小、范围及周围结构浸润程度,有利于确定诊断、明确临床分期及判断预后,并且可以帮助放疗计划的设计。

(六)临床分期

见口咽癌概述。

(七)综合治疗原则

扁桃体周围结构复杂,肿瘤易侵犯周围组织和器官,手术治疗难度大,术后并发症多。扁桃体癌多为鳞癌,对放疗较为敏感,建议以放射治疗为主。对个别早期分化较好的鳞癌,可考虑单纯放疗或单纯手术。对中晚期患者,手术和放疗的综合治疗优于单独一种。化学治疗仅属于辅助治疗手段。在治疗前应根据患者病情及各种化验检查结果,确定做姑息性放疗或根治性放疗。有远处转移者可考虑姑息治疗;患者一般情况尚可且无远处转移者,应尽量考虑根治性治疗,甚至某些晚期患者经积极治疗后仍有一定治愈的可能。常用治疗方式有以下几种。

1.单纯手术

宜采用手术切除原发灶或原发灶与颈部肿大淋巴结联合切除术。

2.单纯放疗

原发灶及颈部肿大淋巴结均应用放射治疗。

3.术前放疗+手术

先给予原发灶及颈部淋巴结放射治疗,剂量达 40 Gy 左右,再行肿瘤及颈部淋巴结清扫术。

4.手术+术后放疗

姑息性手术、术后切缘不净或术中怀疑颈部有转移等,术后给予补充放疗。

(八)放射治疗

照射野的设计应根据原发肿瘤的大小、病理、周围侵犯情况及淋巴结转移情况、患者一般情况及意愿等综合考虑。

1.原发灶

通常采用两侧面颈联合野平行对穿照射。照射野包括原发病灶、周围结构(颊黏膜、齿龈、舌根、鼻咽和咽后、侧壁)、上颈及后颈淋巴结。具体范围是:上界位于颧弓水平,下界位于喉切迹水平或根据病变范围而定,前界应在病灶前 2 cm,后界包括后颈淋巴结即可。当肿瘤剂量达到 40～45 Gy 时,照射野后界应及时前移,避开脊髓,再足量放疗至 70 Gy/7 w。如颈后淋巴结肿大,可用电子线补充照射。如病变较小,位于一侧,可以采用病变侧两斜野楔形板成角照射技术。如患者临床分期属于 $T_1N_0M_0$,则照射野可以不包括颈后淋巴结。

2.颈部淋巴结区

因扁桃体癌的上颈部淋巴结转移率很高,故照射上颈部的同时常需预防性照射下颈部及锁骨上区。

3.放疗剂量

(1)单纯放疗:面颈联合野照射到肿瘤剂量 40 Gy 时避开脊髓,50～55 Gy 时预防照射区剂量已够,可缩野照射病变区。放疗总剂量随肿块增大而增加。对原发病灶而言,T_1 病变,建议总剂量 60～65 Gy;而对 T_2 病变,则需达到 65～70 Gy;T_3、T_4 病变达到 70～75 Gy。颈部淋巴结:N_0 的病变,上颈部照射50 Gy即可;N_1 和 N_2 病变照射 65 Gy;N_3 病变则照射 70～75 Gy。这些剂量可以通过缩野和电子线补量来达到。

(2)术前放疗:当术前放疗用于原发灶较大并伴有颈部淋巴结侵犯时,予以 40 Gy/4 w。如可以手术,则予以根治性手术和颈清扫术;如不宜手术,则加量照射到 70 Gy 左右。

(3)术后放疗:对 T_2N_0 并且切缘阴性的患者,剂量为 50 Gy 左右;原发灶较大或颈部淋巴结有侵犯者,剂量为 60 Gy;切缘阳性或淋巴结转移超过 3 个的患者,可用电子线加量至 5～10 Gy。

(九)疗效和预后

放射治疗对扁桃体癌来说是有效的治疗方法之一。其单纯放疗的 5 年生存率为 32.4%～83.0%不等。病变越早越好。有资料表明,Ⅰ、Ⅱ期疗效较好,5 年生存率可达 80% 以上。中晚期患者的五年生存率仍在 60% 以上。治疗失败的主要原因为局部未控、复发,其次为远处转移。影响预后的主要因素是原发灶期别、颈部淋巴结转移情况、病理情况、足够大的照射野等,局部治疗成功与否对生存率影响很大,故局部足量放疗可以提高生存率。

(十)复发后治疗

通常应用组织间插植近距离放疗或争取手术治疗。

三、软腭癌和悬雍垂癌

原发于软腭和悬雍垂的恶性肿瘤较少见。发病率位于扁桃体癌和舌根癌之后,60 岁左右多发,男性多于女性。

(一)病因

长期饮酒和大量长期吸烟可能诱发本病发生因素。

(二)解剖

软腭为口咽腔的顶壁,由硬腭的后端延续而成,两侧延伸为咽前柱及咽后柱,向后于中线处形成悬雍垂。由于软腭及悬雍垂区的淋巴引流较为丰富,故容易发生颈部双侧淋巴结转移,常见转移部位是颈深淋巴结,最多见的是上颈深和二腹肌下淋巴结,其余部位较为少见。

(三)病理

软腭及悬雍垂肿瘤组织学上以鳞状细胞癌最为多见,其次为小涎腺来源的腺癌。分化程度一般较好。

(四)临床表现

软腭与悬雍垂癌早期常出现异物感、吞咽痛、咽喉疼痛。常有表面溃疡,伴口腔恶臭。随瘤体增大,吞咽困难及咽喉疼痛症状更为明显,严重时疼痛向耳部放射。软腭癌均发生于口咽面,晚期可穿透到软腭背面,侵犯翼腭窝、咽旁间隙时,可引起张口困难症状。肿块大多呈溃疡浸润性,易于向硬腭、颊黏膜、口咽侧壁等部位侵犯,常常沿黏膜下蔓延,并向深部侵犯。亦有因颈部淋巴结肿大而就诊者。

(五)诊断

软腭及悬雍垂癌因症状出现较早,且张口即可看见,因此诊断相对较为容易。CT 及 MRI 影像学检查既能明确显示肿瘤大小、位置及周围浸润程度,又可显示淋巴结侵犯情况。活体组织病理学检查可最终明确诊断。

(六)临床分期

见口咽癌概述分期。

(七)综合治疗原则

因软腭与悬雍垂癌术后常常遗留功能缺陷,造成患者发音困难,且局部修复较难,尽管带血管蒂皮瓣重建软腭术已获成功,但术后吞咽及发音功能的恢复仍有一定影响,因此除微小病变可采用单纯手术或放疗与手术的综合治疗外,一般软腭癌的治疗宜首选放射治疗。手术可作为挽救性手段。T_1、T_2 病变多采用单纯外照射或加口腔筒,或用近距离治疗。T_3、T_4 病变多采用术前放疗加手术或手术加术后放疗。

(八)放射治疗

临床常以外照射为主。

1.原发灶照射野

常规设野为两侧面颈联合野平行对穿照射。照射野包括原发病灶、邻近受侵结构和上颈淋巴结。射野大小约 7 cm×5 cm 或 6 cm×5 cm,以软腭为中心。具体界限:上界位于颧弓水平,下界位于喉切迹水平或根据病变范围而定,前界应在病灶前 2 cm,后界包括颈深和二腹肌下淋巴结即可。当肿瘤剂量达到 40～45 Gy 时,射野后界应及时前移,避开脊髓。肿瘤剂量达到 50 Gy时可再次缩野,并加量至 65～70 Gy。小涎腺来源的癌对放射较抗拒,故剂量常需高于70 Gy。

2.颈部淋巴结照射野

多数软腭癌因分化程度较好,一般仅照射原发灶及上颈部淋巴结即可。如一侧上颈淋巴结阳性,建议给予同侧中下颈、锁骨上淋巴结及对侧中下颈淋巴结行预防性照射;如双侧上颈淋巴结阳性,则双侧中下颈及锁骨上淋巴结均需照射。

3.口腔筒及近距离照射

仅作为外照射的补充照射,当外照射剂量达到 40～50 Gy 后,可用口腔筒或近距离局部照射加量20～30 Gy,既提高了原发灶的照射量,又保护了正常组织,同时可减少放疗并发症。

4.术前放疗

当术前放疗用于原发灶较大并伴有颈部淋巴结侵犯时,予以 40 Gy/4 w。休息 3～4 周后,如可以手术,则予以根治性手术和颈清扫术;如不宜手术,则加量照射到 70 Gy 左右。

5.术后放疗

对 T_2N_0 并且切缘阴性的患者,剂量为 50 Gy 左右;原发灶较大或颈部淋巴结有侵犯者,剂量为60 Cy;切缘阳性或淋巴结转移超过 3 个的患者,可用电子线加量 5～10 Gy。

(九)疗效及预后

有研究报道软腭与悬雍垂癌患者放疗后的 5 年生存率为 21％～60％,3 年肿瘤局部控制率 T_1 期为 92％,T_2 期为 70％,T_3 期为 58％,T_4 期为 49％。淋巴结阳性者 5 年生存率较阴性者差。

(十)影响预后的因素

1.原发灶的大小及期别

据报道临床Ⅰ、Ⅱ期患者的 5 年生存率各为 100％与 54％左右。

2.颈部淋巴结转移

颈部淋巴结无转移时总的五年生存率为 60％左右,一旦有颈部淋巴结转移,则五年生存率明显下降。

3.放疗剂量

一般治疗剂量需在 65～70 Gy,对晚期患者尚需适当加量。

四、舌根癌及会厌溪癌

舌根癌及会厌溪癌并不常见,由于舌根及会厌溪的解剖部位紧邻,舌根癌常向后蔓延累及舌会厌溪,而会厌溪癌亦常向前侵犯舌根,故将二者一并讲述。

(一)发病率

男性多于女性,以 40～80 岁为高发年龄。近年来女性发病率呈上升趋势,原因可能与女性吸烟和喝酒较前增多有一定关系。

(二)解剖结构

舌后 1/3 为舌根,位于口咽部咽峡的后下方,其下方为舌会厌谷及舌会厌壁。向前通过舌轮状乳头和舌体分开,两侧通过舌咽沟与扁桃体、口咽侧壁分开。舌根主要由肌肉和黏膜构成,有丰富的淋巴结构,并参与形成韦氏环。

(三)病理

以鳞状细胞癌最为常见,占 90％以上。亦有霍奇金淋巴瘤、未分化癌和小涎腺癌等。大部分肿瘤以浸润性生长为主,舌根癌明确诊断时,大约 3/4 的肿瘤已有周围组织(如舌体、扁桃体、咽侧壁、舌深部肌肉)浸润。舌根有丰富的淋巴结构。最常见的转移部位是二腹肌下组和上颈组,其次为颈后、颌下淋巴结,其余部位少见。舌根癌的远处转移并不多见。

(四)临床表现

最常见的症状是舌咽部疼痛,常常在吞咽和咳嗽时加重。舌根癌不容易发现,在出现症状时病变常常较为广泛。舌根癌易向周围结构及深部肌肉侵犯,瘤体增大和溃疡加深常常引起严重疼痛,并向耳部放射,常因疼痛导致吞咽困难、言语不清。肿瘤坏死严重时可发生明显口臭。晚期患者由于舌根深部肌肉侵犯导致舌根固定、活动受限,吞咽困难及言语不清症状更加明显。有些患者因颈部肿大淋巴结而就诊,而舌根症状不明显。

(五)诊断

对有吞咽疼痛、困难、言语不清症状的患者,应仔细询问病史,有无诱导因素,并对这一区域做详细的临床检查,包括对口咽部的直接检查、间接喉镜检查、在表面麻醉下做指诊检查,以免遗漏舌根部小的浸润病灶。同时主意颈部肿大淋巴结的大小、位置、数目等,应尽量争取做病理组织学检查,既能明确诊断、避免误诊,又可指导治疗方案选择、判断预后。影像学检查中,建议行CT 或 MRI 检查,既可明确局部肿瘤病变范围、大小、周围浸润的范围,又可显示区域淋巴结的病变情况,还可以指导手术或放疗设野等。

(六)综合治疗原则

该部位因解剖结构和癌易浸润的特性不利于手术治疗,一般建议以放疗为主。选择的目的是既能控制肿瘤,又能保证结构和功能不受太大损害。早期病变(Ⅰ,Ⅱ期)建议首选放疗,这样可不破坏局部结构和功能,包括患者发音、吞咽等。另外一些早期小的表浅的边缘的癌肿可采用单纯手术或者放疗及手术的综合治疗。晚期病变(Ⅲ,Ⅳ期)建议选用手术加术前或术后放疗,对不能手术的患者,可予以姑息性放疗后,再视肿瘤反应情况行手术治疗或根治放疗。

(七)放射治疗

外照射设野:设野是两侧面颈联合野对穿照射。照射野包括原发病灶、邻近受侵部位和上颈淋巴结。界限:前界应包括咽峡及部分舌体,后界包括后颈淋巴结,上界位于颧弓水平,下界位于声门上区或根据病变范围而定。当肿瘤剂量达到 40~45 Gy 时,缩野照射,针对舌根及相邻累及部位,后界前移,避开脊髓。肿瘤剂量达到 60~75 Gy/6~7 w,若原发灶仍疑有残存,可用电子线从颌下针对舌根及会厌溪加照5~10 Gy。若颈后淋巴结仍有肿大,可用电子线补充照射。

(八)疗效和预后

近年来,舌根、会厌溪癌的疗效较前有较大的提高。目前报道舌根癌放疗后的 5 年生存率约为 50%,T_1、T_2 期病变放疗控制率可达 80% 以上。早期手术可达到根治并长期生存。

(九)影响预后的因素

影响预后的主要因素是原发灶大小、病期、病理、颈部淋巴结转移情况、放疗结束后肿瘤是否残存等。肿瘤未控、复发或转移同样是治疗失败的主要原因。

1.肿瘤的分期及颈部淋巴结转移情况

影响生存率的主要因素。

2.病理类型

分化好的鳞状细胞癌 5 年生存率较低,而分化差的癌 5 年生存率较高。

3.放疗剂量

放疗剂量越高,治愈率越高。

五、口咽壁癌

口咽壁癌通常是指起源于软腭和舌骨平面、咽后柱后方的咽侧壁及咽后壁的癌。

(一)病因

口咽壁癌可能与长期大量吸烟及饮酒有一定关系。

(二)发病率

原发于口咽壁的肿瘤很少见,发病率在头颈部肿瘤中最低。男性多于女性,发病年龄多在

50～70岁。

(三)解剖结构

口咽壁主要指口咽侧壁和后壁,范围包括:上界为软腭,下界为舌骨水平,两弓后面的咽侧壁及后壁。

(四)病理

口咽壁癌的病理类型以鳞状细胞癌为主,一般分化程度较差,亦有较少见的未分化癌、小涎腺癌等。形态上大多表现为外生型或外生兼溃疡型,易向周围结构侵犯。口咽壁癌的颈部淋巴结转移较常见,往往就诊时就有转移,晚期患者转移率更高达80%以上。转移部位以咽后淋巴结和颈深淋巴结常见,咽后壁癌发生双侧颈部淋巴结转移的可能性高于咽侧壁癌。

(五)临床表现

口咽壁癌初期症状常出现咽部异物感,随肿瘤的生长,可出现疼痛,并不断加重,严重者可出现吞咽困难或呼吸困难。口咽壁癌容易向周围结构侵犯,向前可侵及扁桃体,和原发于扁桃体的肿瘤不易区分;向上侵犯鼻咽可有回涕带血、耳鸣等症状;向下可侵犯下咽,以呼吸及进食困难症状为主;若侵及翼腭窝和咽旁间隙,则导致张口困难。

(六)诊断

初期症状不典型,常被患者和医师忽视或误诊。当患者有咽部不适或疼痛,进行性加重,或伴不明原因消瘦,应注意做细致检查。利用额镜和压舌板局部检查,并在表面麻醉下,直接触摸瘤体及周围,了解肿瘤原发部位、性质及肿瘤边缘浸润情况。活体组织病理学检查可明确诊断。CT及MRI影像学检查既能明确诊断,又可了解周围侵犯情况。

(七)综合治疗原则

以放射治疗和手术治疗为主,也可二者的综合治疗。对早期病变,手术和放疗均可取得较好的治疗效果,但考虑到手术操作难度大,成功率低,除部分微小病变可考虑手术外,其余建议首选放射治疗。对T_3、T_4病变,可采用放疗和手术为主的综合治疗,效果较好,但常常因手术难度大、切除范围广,患者难以接受而行放射治疗。

(八)放射治疗

1.原发灶设野

通常是两侧面颈联合野平行对穿照射。照射野包括原发病灶、鼻咽、口咽、下咽和上颈、颌下淋巴结。具体界限:上界达颅底水平,下界位于甲状软骨切迹。当肿瘤剂量达到40～45 Gy时,后界应及时前移,避开脊髓;肿瘤剂量达到50 Gy时,再次缩野,仅照射原发肿瘤区到65～75 Gy。

2.颈淋巴结射野

上颈部淋巴结转移率较高,照射上颈部的同时常需预防性照射下颈部及锁骨上区。N_0的病变,上颈部照射50 Gy即可;N_1和N_2病变照射65 Gy;N_3病变则照射70～75 Gy。这些剂量可以通过缩野和电子线补量来达到。

(九)疗效及预后

在就诊时常已有广泛的侵袭,故疗效欠佳。早期诊断可以提高疗效。5年生存率Ⅰ期为77%,Ⅳ期为20%。影响预后的主要因素有原发灶的期别、病理、颈淋巴结有无转移及疗终病灶残存情况等。治疗失败的主要原因为局部未控和复发,远处转移较少见。提高生存率的关键是提高局部控制率。

(吕　鹏)

第二节 喉 癌

喉癌是头颈部常见的恶性肿瘤之一。占全身恶性肿瘤的 0.87％～7.30％,位于第 16～19 位,占耳鼻咽喉恶性肿瘤的 7.9％～35.0％。喉癌的发病率各国、各地的统计结果不一,文献报道世界三大高发区是：巴西的圣保罗、意大利的瓦雷泽和印度的孟买,其发病率分别为 17.1/10 万、15.5/10 万和 15.5/10 万。在我国北方比南方的发病率高,城市高于农村。1975 年上海市为 4.3/10 万,1986 年辽宁鞍山为 4.4/10 万,沈阳为 3.3/10 万。随着环境致癌因素的增加和诊断技术的提高,近年来喉癌的发病率有逐年增长的趋势。

喉癌多见于男性,男女的发病率之比为(7～10)∶1,以 40～70 岁多见。近年来由于女性吸烟人数的增多,女性喉癌的发病率增长较快。喉癌的原发部位以声门区居多,约占 60％,声门上区次之,占30％～40％,声门下区为 4％～6％。

一、病因

流行病学调查资料表明,喉癌的发病与多种因素有关,其中与吸烟和饮酒关系极为密切。

(一)吸烟

喉癌与吸烟的关系极为密切,吸烟者患喉癌的危险度是不吸烟者的 3～39 倍,且与吸烟的数量和时间有显著的相关性。目前认为吸烟诱发喉癌的机制是：香烟烟雾中主要致癌化合物——多环芳香烃(PHA)属前致癌物,无直接致癌活性,它们进入体内后在芳烃羟化酶(AHH)的作用下激活为性质活泼的终致癌物,再与细胞中的 DNA、RNA、蛋白质等大分子发生共价结合,从而使基因物质发生变异。而由于遗传差异,个体间 AHH 的诱导力程度是不同的。AHH诱导力高的吸烟者在长期吸烟过程中,其喉黏膜上皮细胞内被激活的终致癌物的数量必然增多,反复长期地作用于喉黏膜,在其他多种因素(如慢性炎症、激素平衡失调、免疫功能障碍等)的协同作用下,终于导致癌变。而 AHH 诱导力低的人虽然也长期吸烟,其患喉癌的危险性则要小得多,有研究表明 AHH 诱导力高的吸烟者发生喉癌的相对危险性是低 AHH 诱导力者的19.5 倍。这种遗传差异导致个体间喉癌易感性的差异。此外,研究证明,烟雾中的冷凝物(CSC)及活性氧可导致染色体畸变和 DNA 单链的断裂,而 DNA 单链断裂是吸烟致癌的原因之一。同时烟草烟雾的刺激可引起黏膜充血、水肿、上皮增生和鳞状化生,纤毛运动迟缓或停止,成为致癌的基础。

(二)饮酒

在喉癌的发病中,乙醇的作用机制尚不清楚,与吸烟相比是较弱的相关因素,饮酒者患喉癌的危险度是不饮酒者的 1.5～4.4 倍,同时吸烟者则会发生相加或重叠的致癌作用。

(三)空气污染

生产性粉尘或废气如二氧化硫、砷等的长期吸入可导致呼吸道肿瘤。

(四)职业因素

喉癌的发生与多种职业性因素有不同程度的关系,以接触铜、铝、铬、铅、镍等金属的工人发病风险为高,同时与接触时间的长短呈明显相关。有报道喉癌与接触石棉、芥子气等有关。

(五)病毒因素

近来的分子遗传学研究证实,人类乳头状瘤病毒的部分亚型与喉癌的发生、发展有关。Abramson 指出喉疣状瘤的致癌原因可能是 HPV 感染。EB 病毒与人类鼻咽癌的发生有极为密切的关系,Brechancek 认为 EB 病毒与某些声门上型喉癌有一定关系,但这种观点尚存在争议。

(六)性别及性激素水平

实验证明雌激素能够抑制喉癌生长,睾酮则可促进体外培养的喉癌细胞株的生长,而喉癌患者男性显著多于女性,喉癌患者体内的血清睾酮水平明显高于正常人,说明体内性激素的代谢与喉癌的发病可能有关。性激素是通过细胞质内的类固醇激素受体来实现的,目前已在喉癌细胞中发现了类固醇激素受体。

(七)其他

可能与维生素、微量元素及放射线等有关。喉癌患者血清中的维生素 A 水平明显降低,而低维生素 A、维生素 C 饮食的男性要比食入高维生素 A、维生素 C 含量食物者易患喉癌,二者之比为 2:1。喉癌患者体内锰的含量呈全身性缺乏,但肿瘤组织中锰含量比非病变组织高约 1 倍,提示体内某些维生素和微量元素缺乏是喉癌发生的诱因。目前已发现有由放疗所致的喉鳞状细胞癌、纤维肉瘤和腺癌。

二、病理

正常上皮由增生发展到恶性肿瘤,一般要经过增生角化、不典型增生、原位癌和微侵癌等几个阶段。国外有资料显示,约 1/5 的喉癌患者,在确诊前至少 1 年已发现有喉黏膜的改变,多数学者认为喉癌多发生于原有喉黏膜病变的基础上。

(一)癌前病变

癌前病变指比正常黏膜更易发生癌变的疾病,包括喉角化病、慢性肥厚性喉炎和喉乳头状瘤等。

1.喉角化病

喉角化病包括喉白斑病、厚皮病、过度角化等,主要症状为声嘶,病变多见于声带,其病理改变是因黏膜层的上皮增生和角化物堆积而形成白色斑块,黏膜变厚,上皮细胞增生,细胞大小和形状不规则,上皮下有炎性变化但基底膜完整,有时上皮细胞向黏膜间质呈不规则的突出。在临床上分为扁平型和疣状型两类。喉角化病多采用保守治疗或声带撕皮术,若伴有重度不典型增生时,可行显微激光手术治疗或喉部分切除术。

2.慢性肥厚性喉炎

慢性肥厚性喉炎是指喉部黏膜因一般性病菌感染或用声不当所引起的慢性炎症,可波及黏膜下层及喉内肌,主要症状为声嘶,喉镜下可见喉黏膜广泛增厚,以杓区较明显,可呈现结节状或息肉样,对过度增生的组织可在喉镜下钳除,或用激光烧灼。

3.喉乳头状瘤

喉乳头状瘤是喉部最常见的良性肿瘤,是由复层扁平上增生而形成,包含结缔组织及血管组成的核心,不向黏膜下浸润。多认为是由人类乳头状瘤病毒(HPV)感染所致。成人型的喉乳头状瘤,尤其是老年人,易发生恶性变。治疗多采用手术切除,以激光手术效果最佳,放射治疗可诱发恶变,故不宜采用放射治疗。

(二)原位癌

原位癌属早期浸润性癌,是指癌细胞仍局限于上皮层内,未穿破基底膜,主要症状为声嘶,间接喉镜下见喉黏膜上有增殖性红斑,为单发或多发的紫红色斑块,稍隆起,边界清楚,显微镜下可见上皮增厚,表面可有或无角化,上皮细胞的极性紊乱,有明显的异型性,核分裂象多见,累及上皮全层,但基底膜完整。局限于一侧或双侧声带的原位癌,可在支撑喉镜下行撕皮术或行 CO_2 激光声带黏膜切除术,也可行放疗,术后或放疗后应戒除烟酒,并定期随访。

(三)喉微侵癌

喉微侵癌即早期浸润癌,患者多有声嘶,但声带无运动障碍,间接喉镜下不易与癌前病变区别,显微镜下与原位癌相似,但在部分区域基底膜有破坏,无区域淋巴结转移。微侵癌的诊断标准不一,多数学者认为符合以下条件者才能确诊:①病变完整切除送病理检查;②无其他原发灶;③病变表浅,局限于黏膜,局部有基底膜基质侵犯,但未达肌层。微侵癌的治疗与原位癌相似,配以冷冻、电凝等治疗,也可在喉裂开下行声带切除术,术后应戒除烟酒,并定期随访。

(四)喉鳞状细胞癌

喉癌的形态学分类可分为以下四型。

1.溃疡型

癌组织稍向黏膜表面突出,表面可见向深层浸润的凹陷、溃疡,边界不清。

2.菜花型

癌组织轻度突出于黏膜表面,呈颗粒状生长,表面为浅在弥漫性溃疡,边界清楚。

3.结节型

癌表面为不规则隆起,多见有较完整的被膜,可见散在、深浅不一的小溃疡,边界多较清楚。

4.包块型

癌组织明显突出于黏膜表面,呈团块状,表面被膜多完整。

显微镜下鳞状细胞癌的形态视其分化程度而异,分化良好者有显著的过度角化,透明变性的细胞堆积成乳头状赘生物。中层有显著的角化,而在基层则有不典型的分裂细胞,基层细胞大小不均,有异型细胞和多色性染色反应。基膜消失,上皮穿入并浸润基质,在被侵犯的组织中形成细胞链或细胞团。侵入的细胞排列不规则,失去极性。未分化或低分化鳞癌与周围组织也有分界,癌细胞为散在小细胞,彼此的体积和形状差异较大,胞质很少,核染色质极丰富,颗粒稍细、深染,分布均匀,核膜和核仁都不清楚。未分化癌细胞常无排列方式,癌细胞间无嗜银纤维。

鳞状细胞呈乳头状生长者,称乳头状癌,细胞异型常较轻。腺样囊性癌罕见,鳞癌细胞形成较少的片状或细胞巢,其中有一个大小不同、不规则的空腔,腔外的癌细胞紊乱,不形成上皮面,腔内无坏死癌细胞或内皮细胞被覆。

喉疣状癌属于高分化鳞癌的一型,占喉癌的 1%~2%,其病理特点是肿瘤呈疣状、乳头状、浸润的基底广阔,边缘有明显炎性反应。没有通常鳞癌的细胞和浸润生长情况,肿瘤的上皮是一种分化特别的角化鳞状上皮排列成压缩的皱褶向内陷入。

(五)腺癌

一般由腺上皮发生,也可自化生的移行上皮发生,约占喉恶性肿瘤的 1%。一般为不规则的硬块,和周围组织无明显分界,表面常有不规则溃疡,一般无包膜。镜下为略分化的腺癌细胞,或多或少的表现出腺上皮的特点。癌细胞呈立方形、柱状多边形或圆形,胞质常有较细的颗粒,有的见黏液占据空泡。胞核有明显的异型及分裂象或瘤巨细胞,核仁常较大。由于腺癌不易早期诊断,黏膜下扩散累及全喉及淋巴结转移率较高,扩散有隐袭性,故治疗效果及预后较鳞癌差。

三、喉的分区、分型和分级

为了正确地描述癌的部位、范围和转移程度,帮助临床医师制订治疗方案,比较准确估计预后及评价治疗效果,以利于对癌症防治研究及便于交流,国际抗癌联盟(UICC)根据癌肿的生长范围及扩散程度制订了 TNM 分级方案,并不断地修正,现将分区、分级标准摘录如下。

(一)喉的解剖分区

1.声门上区

(1)喉上部(包括边缘区):舌骨以上会厌喉面(包括会厌尖、舌面和喉面)、杓会厌皱襞及杓状软骨。

(2)声门上部(不包括喉上部):下部(舌骨下)会厌喉面、室带及喉室。

2.声门区

声带,前连合,后连合。

3.声门下区

声带以下,环状软骨下缘以上。

(二)T(原发肿瘤)分级

1.声门上型喉癌

T_x:原发肿瘤无法评价。

T_0:无原发肿瘤证据。

T_{is}:原位癌。

T_1:肿瘤局限在声门上的 1 个亚区,声带活动正常。

T_2:肿瘤侵犯声门上 1 个以上相邻亚区,侵犯声门区或声门上区以外(如舌根、会厌谷、梨状窝内侧壁的黏膜),无喉固定。

T_3:肿瘤局限在喉内,有声带固定和/或侵犯任何下述部位,环后区、会厌前间隙、声门旁间隙和/或甲状软骨内板。

T_{4a}:中等晚期局部疾病。

肿瘤侵犯穿过甲状软骨和/或侵犯喉外组织(如气管、包括深部舌外肌在内的颈部软组织、带状肌、甲状腺或食管)。

T_{4b}:非常晚期局部疾病。

肿瘤侵犯椎前筋膜,包绕颈动脉或侵犯纵隔结构。

2.声门型喉癌

T_x:原发肿瘤无法评价。

T_0:无原发肿瘤证据。

T_{is}:原位癌。

T_1:肿瘤局限于声带(可侵犯前联合或后联合),声带活动正常。

T_{1a}:肿瘤局限在一侧声带。

T_{1b}:肿瘤侵犯双侧声带。

T_2:肿瘤侵犯至声门上和/或声门下区,和/或声带活动受限。

T_3:肿瘤局限在喉内,伴有声带固定和/或侵犯声 1 旁间隙,和/或甲状软骨内板。

T_{4a}：中等晚期局部疾病。

肿瘤侵犯穿过甲状软骨和1或侵犯喉外组织（如气管、包括深部舌外肌在内的颈部软组织、带状肌、甲状腺或食管）。

T_{4b}：非常晚期局部疾病。

肿瘤侵犯椎前筋膜，包绕颈动脉或侵犯纵隔结构。

3.声门下型喉癌

T_x：原发肿瘤无法评价。

T_0：无原发肿瘤证据。

T_{is}：原位癌。

T_1：肿瘤局限在声门下区。

T_2：肿瘤侵犯至声带，声带活动正常或活动受限。

T_3：肿瘤局限在喉内，伴有声带固定。

T_{4a}：中等晚期局部疾病。

肿瘤侵犯环状软骨或甲状软骨和/或侵犯喉外组织（如气管、包括深部舌外肌在内的颈部软组织、带状肌、甲状腺或食管）。

T_{4b}：非常晚期局部疾病。

肿瘤侵犯椎前筋膜，包绕颈动脉或侵犯纵隔结构。

（三）N（淋巴结）分级

N_x：区域淋巴结无法评价。

N_0：无区域淋巴结转移。

N_1：同侧单个淋巴结转移，最大径≤3 cm。

N_2：同侧单个淋巴结转移，最大径＞3 cm，≤6 cm；或同侧多个淋巴结转移，最大径≤6 cm；或双侧或对侧淋巴结转移，最大径≤6 cm。

N_{2a}：同侧单个淋巴结转移，最大径＞3 cm，≤6 cm。

N_{2b}：同侧多个淋巴结转移，最大径≤6 cm。

N_{2e}：双侧或对侧淋巴结转移，最大径≤6 cm。

N_3：转移淋巴结最大径＞6 cm。

（四）M（远处转移）分级

M_0：无远处转移。

M_1：有远处转移。

0期：$T_{is}N_0M_0$。

Ⅰ期：$T_1N_0M_0$。

Ⅱ期：$T_2N_0M_0$。

Ⅲ期：$T_3N_0M_0$，$T_{1\sim3}N_1M_0$。

Ⅳ期：T_4N_0，N_1M_0，任何 TN_2，N_3M_0，任何 T 任何 NM_1。

TNM分级分期是基于治疗前体检、影像学检查、内镜、活检及其他有关各种检查和手术探查获得的证据进行制订的，如果对于某一病例确定TNM分期有困难时，则宜选用进展程度较低（即较早期）的一级，分期也按此原则。根据术中发现及对标本进行全面检查后所作的分期，TNM前冠以P表示，如 $PT_1N_0M_0$。癌组织分化程度分级：G——组织病理学分级，G_X——不能判定分化程度,G_1——高分化,G_2——中分化,G_3——低分化,G_4——未分化。如在最后的手术治疗前曾做过其他疗法,则在 PTNM 前冠 Y 符号,如 YPTNM;复发性肿瘤可在 TNM 或 PTNM 前加 γ 符号。C,表示准确性;R,表示残存肿瘤;H,表示患者全身情况。

四、肿瘤的扩散与转移

喉癌按其分化程度和原发部位可有以下 3 种方式的扩散转移。

(一)直接浸润

早期癌肿多沿黏膜表面扩大,进而向黏膜下浸润扩散,因受到一些因素的制约,在一定时间内有其扩散规律。目前已证实,喉的发生来源于两个胚基,声门上区来源于颊咽胚基,声门区和声门下区则来源于气管、支气管原基。胚胎发生上的差异以及喉的软骨、弹性膜、韧带对肿瘤扩散所发挥的屏障作用,以及喉内淋巴管和血管分布的差异,使得不同部位喉癌的直接浸润扩散情况各异。

1.声门上区喉癌

(1)舌骨上会厌癌:多呈外生性生长,早期较少破坏软骨或扩散到邻近组织,可生长得较大,晚期侵犯破坏软骨,使会厌变形或消失,并可侵犯会厌谷和会厌前间隙,咽侧壁及声门上的其他部位。

(2)舌骨下会厌癌:会厌喉面的肿瘤可穿过会厌软骨的小孔或破坏会厌及会厌前间隙至舌根,亦可向周围扩展侵犯室带、杓会厌皱襞,最后侵犯到梨状窝、咽会厌皱襞、声带。但向下扩散累及声门区者较少见。

(3)喉室癌:通常为浸润型、溃疡型,因位置隐蔽不易发现,可向室带深面浸润,使室带隆起,喉室癌易侵犯声门旁间隙,向后扩展可累及梨状窝内侧壁;向喉腔发展,可在声室带间出现肿物,声带固定多为晚期,声门下侵犯较少见。

(4)喉室带癌:室带前侧缘的肿瘤可破坏甲状软骨向外扩散,向前可侵及会厌基部,并可累及对侧室带前端,晚期室带癌常累及声带。

(5)杓会厌皱襞癌:早期呈外生性生长,病变逐渐发展可致声带固定,晚期病变可侵犯甲状软骨、环状软骨、舌根及咽侧壁。

2.声门区喉癌

声门区喉癌多起源于一侧声带前、中 1/3 交界处的游离缘及上表面,之后沿着声带长轴、垂直轴向深部侵犯。肿瘤向前可累及前连合,突破前连合腱则可扩散至对侧声带,向后可侵犯杓状软骨,向上可侵犯喉室、室带及会厌,向下突破弹力圆锥至声门下区,向深部侵犯声带肌、声门旁间隙及甲状软骨。晚期肿瘤可穿破甲状软骨到肌层及皮肤,或侵犯环甲膜、梨状窝等部位。

3.声门下区癌

原发的声门下区癌较少见,由于声门下区缺少肌肉层,该区肿瘤早期多沿黏膜向周围扩散,向下蔓延至气管,向上侵犯声带,亦可穿破环甲膜侵犯颈前肌肉或甲状腺,向后侵犯食管。

(二)颈淋巴结转移

喉癌患者有无颈淋巴结转移对其预后有着重要的影响。颈淋巴结转移发生的时间与肿瘤的原发部位、肿瘤细胞的分化程度及患者对肿瘤的免疫力有着密切的关系。一般来讲,肿瘤的分化程度越差,患者的免疫力越低,则颈淋巴结转移发生的越早。喉两侧的淋巴引流是完全分开的,很少发生交叉或混合。

1.声门上区癌

声门上区淋巴管丰富,肿瘤的分化程度低,因而颈淋巴结转移癌发病率高,在确诊时 55％的患者临床阳性淋巴结,16％为双侧,选择性颈廓清病理阳性淋巴结率为 16％～26％,手术时未触及肿大淋巴结而未行颈廓清者,术后随访有 33％的患者出现阳性淋巴结。肿瘤扩散到梨状窝、会厌谷、舌根可增加淋巴结的转移率。舌骨下会厌癌淋巴结转移率低于声门上区其他部位癌。声门上区癌淋巴结转移的部位多见于同侧颈深上组的颈总动脉分叉处之淋巴结,然后再沿颈内静脉淋巴结链而上下发展。

2.声门区癌

声带淋巴管稀少,且癌的分化多较好,确诊时声门区 T_1 病变转移率接近为 0,T_2 及体积较小的 T_3 肿瘤的转移率为 2％～5％,体积较大的 T_3 病变和 T_4 病变的转移率增加到 20％～30％。前连合和声门下区前部的癌肿易转移到喉前淋巴结。

3.声门下区癌

声门下区癌颈淋巴结的转移率为 20％～25％,声门下型喉癌常先转移至气管旁淋巴结,然后至颈深淋巴结中群和下群,其中气管旁淋巴结的转移与瘘口复发癌有直接关系。有证据说明声门上区和声门下区确有淋巴管跨过中线,从声门下区自发地产生对侧淋巴引流的可能性较大,因此声门下区肿瘤的转移方式始终一致者较少。

值得引起注意的是,颈部可触及的淋巴结并非皆是肿瘤转移;相反,有些转移的淋巴结术前不能触及,只在术中、术后活检方得证实。因此手术的范围常需随术中发现的情况来确定。我们对于那些分化程度较差的声门上型喉癌,术前淋巴结触诊阴性者术中仍常规行颈动脉分叉处的淋巴结探查,术中快速病理切片检查,视病检结果来确定是否应同时行颈淋巴结清扫术。

(三)血行转移

少数晚期患者可发生血行转移,多由于癌侵及血管使癌细胞进入血液,也可先侵入淋巴管而后进入静脉中。远处转移的部位可为肺、肝、肾、骨、垂体等。

五、临床表现

根据癌肿发生的部位和病变的程度,症状表现不一。

(一)声门上区癌

声门上区癌多原发于会厌喉面根部。早期症状不明显,甚至肿瘤已发展到相当程度,仅有轻微的及非特殊性的症状,如咽喉部不适感或异物感。因声门上癌多分化差,且该区淋巴管和血供丰富,病情进展较快,早期就可出现颈淋巴结转移。癌肿表面溃烂后,有咽喉部疼痛,可反射至耳部并影响进食,咳嗽不剧烈,晚期肿瘤侵蚀血管后,可出现咳痰带血或咯血,并常有臭痰咳出。侵入声、室带杓状软骨或声门旁间隙时可出现声嘶,肿瘤增大到一定程度,可阻塞气道产生呼吸困难,这不仅是由于肿瘤使气道狭窄,也因炎性肿胀,特别是软骨膜炎伴有溃疡形成之故。肿物侵犯下咽、会厌或舌根时,可出现吞咽困难。

会厌癌可引起咳嗽或干咳,喉上神经受侵时可因唾液及饮食流入喉部而发生呛咳。发声多无改变,及至癌肿已入晚期或侵及声带,方出现声嘶。肿瘤发展可引起疼痛,或为放射性耳痛,或为吞咽疼痛,表示有软骨膜炎或肿瘤已侵及喉咽。

(二)声门癌

声带癌好发于声带前、中 1/3 交界处的边缘,肿瘤很小就可以影响声带的闭合与发声,故早期症状为声音的改变。初起,为发声易倦或声嘶,无其他不适,声嘶逐渐加重,可出现发声音粗、哑,甚至失声。位于声带前端的微小肿瘤所引起的声嘶,远较位于后端较大的肿瘤所引起者明显。呼吸困难是声门癌的另一常见症状。声门裂是呼吸道最狭窄的部位,声门癌发展到一定程度会影响声带的外展,使声带运动受限或固定,加上肿瘤组织的堵塞可出现喉阻塞症状。声带固定可因肿瘤侵犯声带肌肉、喉返神经、环杓关节等所致,亦可因肿瘤本身较大而影响声带运动使其活动受限或固定不动。由于肿瘤为逐渐增大,患者已逐渐适应,因此有时声门裂已很小,而患者并不感到明显的呼吸困难;但当肿瘤组织坏死,出血或感染时又可出现喉阻塞而需紧急处理。由于声带淋巴管较少,所以肿瘤发展缓慢,常局限于声带,极少有颈部转移,晚期向声门上、下发展,可发生颈淋巴结转移。

(三)声门下区癌

原发的声门下区癌较少见,因该区较隐蔽,早期无症状,常规喉镜检查不易发现。如癌肿溃烂可引起咳嗽及痰中带血,肿瘤继续增大,也可有呼吸困难;由于声门下区缺少肌肉层,该区肿瘤早期多沿黏膜向周围扩散,侵犯到环状软骨、环甲膜;向上侵犯声带深层组织,可影响声带的运动而导致声音嘶哑;向下蔓延至气管,向后可致食管前壁浸润,晚期可穿出环甲膜侵犯甲状腺。该型癌肿常有气管旁淋巴结转移。

贯声门癌是尚在探讨的一种喉癌类型,UICC、AJC 等组织尚未确认该类型。Robert(1963)最早描述这种喉癌并指出其原发部位为喉室,Mcgarran(1961)首先提出贯声门癌的定义,认为是喉室深部的肿瘤向上、下扩展而形成的,之后持此观点的大多数学者认为贯声门癌应至少侵犯两个解剖区,以广泛的浸润声门旁间隙为特点,癌在黏膜下浸润扩展,而黏膜表面可相对完整,可经声门旁间隙向外侵及甲状软骨翼板和外下方的环甲膜。也有人对此类型持反对意见,认为贯声门癌是癌跨越或累及喉室者,如声门区癌累及室带,或室带癌向下侵犯喉室及声带。又如声门下癌越过声带到喉室及极少的喉室表面或声门旁间隙被累及者均谓贯声门癌。由于其缺少 T_1 病变或为各区病变扩展所致,故不能单独列为一型。

六、检查及诊断

早期诊断、及时治疗是提高喉癌治愈率的关键。诊断依靠症状、检查和活检等。凡年过40 岁,有声嘶或其他喉部不适超过 3 周以上者都必须仔细检查喉部并随访,以免漏诊。

(一)间接喉镜检查

通常采用由上向下系统观察的方法,避免遗漏。即按舌根、会厌舌面、会厌缘、会厌喉面、两侧杓会厌皱襞、杓状软骨、杓间区、室带、喉室、声带、两侧梨状窝、环后、咽后壁的顺序依次观察,特别是要注意会厌根部、前连合及喉室。若会厌后倾,不能看清前连合时,可在表面麻醉下用会厌钩或喉卷棉子将会厌向前牵开后观察。

(二)直接喉镜检查

直接喉镜检查也必不可少,特别是术前对于肿瘤范围的确定,有一定价值。其缺点与间接喉镜检查法相同,不易看清会厌喉面及喉室内的病变,且检查时患者较痛苦。

(三)纤维喉镜检查

纤维喉镜因其镜体柔软、可弯曲、照明度强,可接近声带进行观察,故可发现隐蔽的病变和早期微小的病变。将纤维喉镜与电视摄像系统连接,可动态观察病变的过程,有利于早期发现肿瘤。

(四)喉动态镜检查

该检查可以观察到普通喉镜所看不到的精微活动,声带的各种病理性振动如病变部黏膜波动消失或病变部振幅变小,均提示有肿瘤存在的可能。

(五)显微喉镜检查

由双目手术显微镜及支撑喉镜两部分组成。可以很好地显露喉腔诸结构,发现早期病变。可双手操作行显微手术,但设备价值昂贵且必须在全麻下进行检查,故目前多用于早期声带癌和其他良性病变的切除。

(六)颈部扣诊

仔细触摸颈部有无肿大的淋巴结,除注意沿颈内静脉走向的颈深上、中、下淋巴结外,还应仔细检查气管旁淋巴结,颈后淋巴结,颌下、颏下淋巴结和锁骨上淋巴结等。注意喉轮廓是否正常,喉体是否增大,会厌前间隙是否饱满,有无触痛,颈前软组织和甲状腺有无肿块,喉的运动情况等。如将喉部对着颈椎左、右移动时发现其间有软垫子感觉者,须想到喉咽被侵犯之可能。

(七)X线检查

包括喉侧位X线片,喉体层摄片,喉部CT扫描及MRI检查。X线检查可显示病变的部位、特征、范围、周围结构受累程度、甲状软骨破坏情况及喉功能异常等,具有诊断意义的X线征象有软组织肿块、软组织增厚、不规则黏膜、喉膨胀功能或活动功能障碍、甲状软骨破坏和喉头移位等。CT和MRI可清楚显示肿瘤向周围组织结构内浸润情况及范围和颈部淋巴结的肿大,强化扫描有助于病变的显示,喉CT扫描的局限性在于不易区别肿瘤的原发部位,亦不能显示小的黏膜病变;对软骨尤其是甲状软骨的不规则钙化或骨化常易与肿瘤侵蚀相混淆;对肿瘤邻近组织的水肿和纤维化常误认为肿瘤扩展。MRI对喉软骨的破坏显示不满意。

(八)B超检查

该检查方法简单、安全而无创,可显示颈淋巴结转移灶与颈部血管的关系。

(九)活检

活体组织检查是喉癌确诊的主要依据。标本可在间接喉镜、直接喉镜或纤维喉镜下采集,但应注意钳取肿瘤的中心部位,不要在肿瘤的溃疡面上钳取,因该处组织常有坏死。癌瘤组织一般都较脆,易钳取,但结节、包块型肿瘤有时需反复多次活检才能证实。对声门下表面光滑、淡红色的新生物不可贸然采取,因可能为异位甲状腺,术中有出血导致窒息的危险。一般活检也不宜过大过深,以免引起出血。对于临床症状可疑而活检阴性者需反复进行活检。若2～3次后仍无阳性结果,临床上又不能排除喉癌者,可在喉裂开下采取标本,术中进行快速切片检查,事先做好喉癌手术准备;一旦确定诊断,即按肿瘤手术的原则,根据病变的范围,选择适当的术式,施行手术切除。

七、鉴别诊断

(一)喉结核

喉结核的主要症状为声嘶和喉痛。喉镜检查见喉黏膜苍白、水肿、伴多个浅表溃疡,如虫蚀状。也可出现一侧声带充血和增厚,但会厌、杓会厌皱襞都有较广泛的水肿和浅表的溃疡。喉结核病变多位于喉的后部,声带运动不受影响,极少有呼吸困难。肺部X线片,痰的结核杆菌检查有助于鉴别诊断,但最终仍依赖于活检。应注意喉癌有与喉结核同时存在的可能。

(二)喉乳头状瘤

喉乳头状瘤可单发或多发,其外表粗糙、呈淡红色,无声带运动障碍,而喉癌多为单发,肉眼极难鉴别。特别是成人的喉乳头状瘤易恶变,更须活检鉴别。

(三)喉淀粉样瘤

并非真性肿瘤,可能是由于慢性炎症、血液和淋巴循环障碍、新陈代谢紊乱而引起的喉组织的淀粉样变。表现为声带、喉室或声门下区的暗红色肿块,表面光滑、质地较硬,不易钳取,病理检查易于鉴别。

(四)喉梅毒

病变多位于喉的前部,黏膜红肿,常有梅毒瘤,继而出现较深的溃疡,破坏组织较多,愈合后有瘢痕收缩粘连,造成喉畸形。患者声嘶但有力,喉痛较轻,有性病史,康-华反应阳性,活检可得证实。

(五)喉角化病

该病主要症状为声嘶,病程长而进展缓慢,一般认为是喉的癌前病变。喉镜检查可见喉内有扁平或疣状白色斑块,对此病的诊断有赖于多次活组织检查,并须长期密切随访。

(六)喉息肉

典型喉息肉不难与喉癌相鉴别,有时一些出血性息肉易误诊,应将可疑息肉组织取下送病理检查。

(七)接触性溃疡

有时易将此病误诊为溃疡性癌肿,接触性溃疡多发生于声带的声带突处,虽然病程亦较长,但常局限于一处而不扩大,且时好时坏。活组织检查为坏死组织。

(八)喉室脱出或喉气囊肿

有时可以和喉室癌相混淆,喉室脱出和喉气囊肿表面均光滑,无溃疡。X线片可见含气空腔,如囊肿内含黏液,则将增加诊断的困难。

(九)声带瘫痪

对不明原因的声带瘫痪应考虑有声门下癌的可能,须检查排除。

(十)其他恶性肿瘤

如腺癌、纤维肉瘤、淋巴肉瘤、黑色素瘤等,均可发生于喉部,但极少见,病理检查可确诊。

八、治疗

喉癌的治疗包括手术、放疗、化疗、免疫治疗、中医中药治疗等。目前多主张手术加放疗的综合疗法。治疗方法的选择应从多方面考虑,例如肿瘤的原发部位,扩展范围,肿瘤的组织学特征,患者的年龄及身体状况,喉的运动情况,有无颈淋巴结转移,患者能否定期随诊等综合考虑后再决定其治疗方案。日臻完善的手术方法,迅速发展的放疗手段,辅以各种新型抗肿瘤药物,不仅大大提高了患者的 5 年生存率,而且保证了患者的生存质量,使喉癌成为全身恶性肿瘤中预后最好的疾病之一。

(一)放射治疗

放射治疗的方法始于 1895—1898 年,喉癌的放疗始于 20 世纪初,至 1926 年 Curies 基金会共治疗 77 例喉癌患者,其中 22 例存活 4 年以上。[60]Co 和直线加速器的出现,使其成为放疗的主要手段,而 X 线照射因其简便易行及明显的疗效目前仍被应用于早期喉癌的治疗。放疗能保存发音的功能,并能治愈喉癌。其中放疗对喉癌的治愈率分别为原位癌 100%;声门区癌 T_1 80%~90%,T_2 63.8%,T_3~T_4 平均 39%;声门上癌 T_1 80%~93%,T_2 51%~77%,T_3 20%~67%,T_4 16%~55%。影响喉癌放疗效果的因素,主要有年龄、肿瘤原发部位、生长性质、局部扩展情况及有无颈淋巴结转移等。对年龄大,内生性生长,病变范围大及有颈淋巴结转移者放疗效果常欠佳。目前喉癌的治疗多主张手术加放疗。但对于病变范围较广,波及喉咽的癌肿,且肿瘤的分化程度又较低者,则以放疗加手术为宜。术前放疗的照射量为 4 500 cGy 左右,放疗后休息 2 周再手术。先行手术者,术中如肿瘤切除完整,无明显的颈淋巴结转移,术后仅做预防性照射时,其总量 4 500~5 000 cGy 即可。晚期肿瘤,患者情况差,不适宜手术治疗的各期病例可采用姑息性放疗。

1.声门区癌的放疗

对 T_1、$T_2 N_0 M_0$ 的声门癌可首选放疗,出现复发时再行手术。因该区癌发生颈淋巴结转移的可能性小,只照射喉部即可。用线性加速器照射 T_1 时照射野为 5 cm×5 cm,用 ^{60}Co 照射野为 6 cm×6 cm,T_2 照射野应再向周围扩大 1 cm。总量为 60~66 Gy,每次照射量为 1.8~2.0 Gy。$T_3 N_0 M_0$ 多采用手术治疗,亦有报道单纯应用放疗,有 50% 可控制病情发展。对于 $T_4 N_0 M_0$ 以及 T_3、$T_4 N_X M_0$ 的患者,应以手术治疗为主。术后用总量为 45~50 Gy 的预防性照射。超过 70 Gy 能否提高治愈率目前尚无定论,但已知放疗的剂量越大,肿瘤复发时再手术的困难性也越大。

2.声门上区癌的放疗

对 T_1、$T_2 N_0 M_0$ 的声门上区癌可行放疗,亦可行喉部分切除术。先用 40~50 Gy 行淋巴结区预防照射,然后缩小照射野至喉部,总量为 60~66 Gy。80%~90% 患者可仅用放疗治愈;对 T_1、$T_2 N_X M_0$ 的声门上区癌,原发灶行放疗,有颈淋巴结转移者,如其对放疗反应敏感,可仅用放疗。对转移淋巴结的剂量可达 60~70 Gy。对 T_3,$T_4 N_0 M_0$ 的声门上区癌多以手术为主。

3.声门下区癌的放疗

该区肿瘤因易向气管旁淋巴结转移,故照射野应包括此区域。大部分 T_1~T_2 的声门下区癌可用放疗达到局部控制。对 T_3、T_4 的声门下区癌则应以手术治疗为主。

(二)化疗

手术、放疗和化疗是目前公认的治疗头颈部肿瘤的三大基本手段。喉癌中 90% 以上为鳞状细胞癌,因而最常选用的药物有甲氨蝶呤(MTX)、顺铂(DDP)和博来霉素(BLM)等。其他几种药物因其疗效差而不良反应大而较少应用,如氟尿嘧啶(5-FU)、丝裂霉素 C(MMC),羟基脲(Hydrea)等。单一用药疗效差,不良反应大。目前多主张联合用药,并与其他几种治疗手段结合使用,才能达到较好的效果。采用的化疗方式有诱导化疗、辅助化疗和姑息化疗等多种方法。

1.诱导化疗

诱导化疗是指在手术或放疗前采用的化疗方法。目的是希望能减少患者术后的复发率和提高其生存率,该法的优点是患者未经手术和放疗,局部无瘢痕或纤维化形成,肿瘤血供丰富,有利于药物的分布,能最大效率地发挥药物对肿瘤细胞的杀灭作用。患者的营养和免疫功能状态一般尚好,能够较好地耐受化疗。但从多数学者的报道中发现并没有达到其预期的目的,甚至有人报道术前化疗有增加术后并发症的可能。

2.辅助化疗

辅助化疗是指在手术或放疗之后所采用的化疗。用手术或放疗将肉眼能分辨的肿瘤组织切除或杀灭后,机体可能还存在着肉眼不能分辨的微小癌灶,即所谓的"亚临床灶"。辅助化疗的目的就在于抑制或杀灭这样的癌细胞。多数学者认为辅助化疗是必要而可行的。

3.姑息化疗

姑息化疗是指对复发肿瘤或发现有远处肿瘤转移的患者采用的化疗。姑息化疗可在短期内使肿瘤缩小,临床症状改善,但远期疗效差。

(三)免疫治疗

目前仍处在实验阶段,疗效也未肯定。免疫治疗包括:①重组的细胞因子,如白细胞介素-2(IL-2)、干扰素、肿瘤坏死因子(TNF)等。②过继转移的免疫细胞,如淋巴因子活化杀伤细胞(LAK)、肿瘤浸润的淋巴细胞(TIL)等。③单克隆抗体及其偶联物。④肿瘤分子疫苗。

(吕　鹏)

第三节　食　管　癌

我国是食管癌高发国家,又是食管癌死亡率最高的国家。中华人民共和国成立以后,进行了肿瘤流行病学调查,基本查清了全国食管癌的发病、死亡情况及地区分布,并对食管癌高发区进行了多学科的综合考察和研究。1970年以后已建立了6个现场防治点,开展了食管癌的病因流行病学研究和防治工作,尤其对食管癌的癌前期疾病进行中西医结合治疗,对降低发病率起了有益的作用。

我国食管外科自吴英恺于1940年首例食管癌采用胸内食管胃吻合术切除成功以来已有50多年历史,至今我国食管癌手术切除率已达80%～95%,手术死亡率仅为2%～3%,术后5年生存率为25%～30%。在食管癌的高发区,由于早期病例增加,5年生存率已达44%,Ⅰ期食管癌的生存率高达90%以上。

近年来对食管癌的分段有了新的认识,多数胸外科医师对气管分叉丛下食管癌采用左侧开胸进行肿瘤切除,气管分叉以上以右侧开胸切除率较高,食管胃吻合口应在颈部进行。吻合技术的提高、吻合器的应用已使吻合口瘘的发生率有明显降低。

高能射线的应用、食管癌定位技术和照射技术的改进,以及放射敏化剂的研究和应用,使食管癌的放疗效果有所提高。术前放射治疗的随机分组前瞻性研究肯定了术前放疗的意义,并在许多医院推广。

但食管癌的疗效仍不够理想,提高疗效的关键在于早期发现、早期诊断和早期治疗。相信食管癌的流行病学、病因学研究将为食管癌的防治带来进展,对食管癌的综合治疗将进一步提高其远期疗效。

一、病因学

(一)烟和酒

长期吸烟和饮酒与食管癌的发病有关。有人研究,大量饮酒者比基本不饮酒者发病率要增加50余倍,吸烟量多者比基本不吸烟者高7倍;酗酒嗜烟者的发病率是既不饮酒又不吸烟者的156倍。一般认为饮烈性酒者患食管癌的危险性更大,根据日本一项研究,饮用威士忌和当地的

Shochu 土酒危险性最大,而啤酒最小。非洲特兰斯开地区,用烟斗吸自己种的烟叶的人食管癌发病率比吸纸烟者高。

(二)食管的局部损伤

长期喜进烫的饮食也可能是致癌的因素之一。如新加坡华裔居民讲福建方言的人群有喝烫饮料的习惯,其食管癌发病率比无此习惯讲广东方言人群高得多。哈萨克族人爱嚼刺激性很强含有烟叶的"那司",可能和食管癌高发有一定关系。在日本,喜吃烫粥烫茶的人群发病率亦较高。

各种原因引起的经久不愈的食管炎,可能是食管癌的前期病变,尤其伴有间变细胞形成者癌变危险性更大。有学者报道,食管炎和食管癌关系十分密切,食管炎往往比食管癌早发 10 年左右。食管炎也好发于中胸段食管,在尸检中食管炎往往和癌同时存在。

(三)亚硝胺

亚硝胺类化合物是一种很强的致癌物,中科院肿瘤研究所在人体内、外环境的亚硝胺致癌作用研究中发现,食管癌高发区林县居民食用的酸菜中和居民的胃液、尿液中,除有二甲基亚硝胺(NDMA)、二乙基亚硝胺(NDEA)外,还存在能诱发动物食管癌的甲基苄基亚硝胺(NMBZA)、亚硝基吡咯烷(NPYR)、亚硝基胍(NPIP)等,并证明食用的酸菜量与食管癌发病率成正比。最近报道用 NMBZA 诱导人胎儿食管癌获得成功,为亚硝胺病因提供了证据。汕头大学医学院报道,广东南澳县的生活用水、鱼露、虾酱、咸菜、萝卜干中,亚硝酸盐、硝酸盐、二级胺含量明显升高,这些居民常食用的副食品在腌制过程中常有真菌污染,真菌能促使亚硝酸盐和食物中二级胺含量增加。

(四)霉菌作用

河南医科大学从林县的粮食和食品中分离出互隔交链孢霉 261 株,它能使大肠杆菌产生多种致突变性代谢产物,其产生的毒素能致染色体畸变,主要作用于细胞的 S 和 G_2 期。湖北钟祥市的河南移民中食管癌死亡率为本地居民的 5 倍,移民主食中霉菌污染的检出率明显高于本地居民,移民食用的酸菜中以黄曲霉毒素检出率最高。用黄曲霉毒素、交链孢属和镰刀菌等喂养 Wistar 大鼠,能使大鼠食管乳头状瘤变和癌变已得到实验证实。

(五)营养和微量元素

综观世界食管癌高发区,一般都在土地贫瘠、营养较差的贫困地区,膳食中缺乏维生素、蛋白质及必需脂肪酸。这些成分的缺乏,可以使食管黏膜增生、间变,进一步可引起癌变。有些地区如新疆哈萨克族,以肉食为主,很少吃新鲜蔬菜,米面粮食吃得很少,营养供给极不平衡,维生素明显缺乏,尤其是维生素 C 及维生素 B_2 缺乏。瑞典在食管癌高发区粮食中补充了维生素 B_2 后,明显降低了发病率。微量元素铁、钼、锌等的缺少也和食管癌发生有关。钼的缺少可使土壤中硝酸盐增多。调查发现河南林县水土中缺少钼,可能和食管癌的高发有关。文献报道,高发区人群中血清钼、发钼、尿钼及食管癌组织中的钼都低于正常水平。钼的抑癌作用已被美国等地学者们所证实。

(六)遗传因素

人群的易感性与遗传和环境条件有关。食管癌具有比较显著的家族聚集现象,高发地区连续 3 代或 3 代以上出现食管癌患者的家族屡见不鲜。如伊朗北部高发区某一村庄中有 12 个家庭共 63 人,其中患食管癌者 14 人,而 13 人是一对夫妻的后裔。由高发区移居低发区的移民,即使长达百余年,也仍保持相对高发。

(七)其他因素

进食过快、进食粗硬食物可能引起食管黏膜损伤,反复损伤可以造成黏膜增生间变,最后导致癌变。某些食管先天性疾病,如食管憩室、裂孔疝,或经常接触石棉、铅、矽等可能和食管癌的发病有一定联系。癌症经放射治疗数年后,在放射范围内又可诱发另一癌症的报道也不罕见。

二、诊断

(一)临床表现

1.早期症状

在食管癌的始发期和发展早期,局部病灶处于相对早期阶段,出现症状可能是由于局部病灶刺激食管引起食管蠕动异常或痉挛,或因局部炎症、肿瘤浸润、食管黏膜糜烂、表浅溃疡所致。发生的症状一般比较轻微而且时间较为短暂,其间歇时间长短不一,常反复出现,时轻时重,间歇期间可无症状,可持续1~2年甚至更长时间。主要症状为胸骨后不适、烧灼感或疼痛,食物通过时局部有异物感或摩擦感,有时吞咽食物在某一部位有停滞或轻度梗阻感。下段食管癌还可引起剑突下或上腹不适、呃逆、嗳气。上述症状均非特异性,也可发生在食管炎症和其他食管疾病时,唯食管癌的症状常与吞咽食物有关,进食时症状加重,而食管炎患者在吞咽食物时这些症状反而减轻或消失。

2.中晚期症状

(1)吞咽困难:是食管癌的典型症状。由于食管壁具有良好的弹性及扩张能力,一般出现明显吞咽困难时,肿瘤常已侵犯食管周径2/3以上,此时常已伴有食管周围组织的浸润和淋巴结转移。吞咽困难在开始时常是间歇性的,可以由于食物堵塞或局部炎症水肿而加重,也可以因肿瘤坏死脱落或炎症的水肿消退而减轻。但随着病情的发展,总的趋向是进行性加重且呈持续性,其发展一般比较迅速,多数患者如不治疗可在梗阻症状出现后1年内死亡。吞咽困难的程度与病理类型有关,缩窄型和髓质型病例较为严重,其他类型较轻。也有约10%的患者就诊时并无明显吞咽困难。吞咽困难的严重程度与肿瘤大小、手术切除率和生存率等并无一定的关系。

(2)梗阻:严重者常伴有反流,持续吐黏液,这是由于食管癌的浸润和炎症反射性地引起食管腺和唾液腺分泌增加所致。黏液积存于食管内可以反流,引起呛咳甚至吸入性肺炎。

(3)疼痛:胸骨后或背部肩胛间区持续性钝痛常提示食管癌已有外浸,引起食管周围炎、纵隔炎,但也可以是肿瘤引起食管深层溃疡所致。下胸段或贲门部肿瘤引起的疼痛可以发生在上腹部。疼痛严重不能入睡或伴有发热者,不但手术切除的可能性较小,而且应注意肿瘤穿孔的可能。

(4)出血:食管癌患者有时也会因呕血或黑便而来院诊治。肿瘤可浸润大血管特别是胸主动脉而造成致死性出血。对于有穿透性溃疡的病例特别是CT检查显示肿瘤侵犯胸主动脉者,应注意出血的可能。

(5)声音嘶哑:常是肿瘤直接侵犯或转移淋巴结压迫喉返神经所引起,但有时也可以是吸入性炎症引起的喉炎所致,间接喉镜有助于鉴别。

(6)体重减轻和厌食:因梗阻进食减少,营养情况日趋低下,消瘦、脱水常相继出现,但患者一般仍有食欲。患者在短期内体重明显减轻或出现厌食症状常提示肿瘤有广泛转移。

3.终末期症状和并发症

(1)恶病质、脱水、衰竭:食管梗塞致滴水难入和全身消耗所致,常同时伴有水、电解质紊乱。

(2)肿瘤浸润:穿透食管侵犯纵隔、气管、支气管、肺门、心包、大血管等,引起纵隔炎、脓肿、肺炎、肺脓肿、气管食管瘘、致死性大出血等。

(3)全身广泛转移引起的相应症状,如黄疸、腹水、气管压迫致呼吸困难、声带麻痹、昏迷等。

(二)病理

1.早期食管癌的大体病理分型

近20多年来对早期食管癌的研究,尤其是对早期食管癌切除标本的形态学研究,可将早期食管癌分成4个类型。

(1)隐伏型:在新鲜标本上,病变略显粗糙,色泽变深,无隆起和凹陷。标本固定后,病灶变得不明显,镜下为原位癌,是食管癌最早期阶段。

(2)糜烂型:病变黏膜轻度糜烂或略凹陷,边缘不规则呈地图样,与正常组织分界清楚,糜烂区内呈颗粒状,偶见残余正常黏膜小区。在外科切除的早期食管癌中较为常见。

(3)斑块型:病变黏膜局限性隆起呈灰白色斑块状,边界清楚,斑块最大直径<2 cm。切面质地致密,厚度在3 mm以上,少数斑块表面可见有轻度糜烂,食管黏膜纵行皱襞中断。病理为早期浸润癌,肿瘤侵及黏膜肌层或黏膜下层。

(4)乳头型或隆起型:肿瘤呈外生结节状隆起,乳头状或息肉状突入管腔,基底有一窄蒂或宽蒂,肿瘤直径1~3 cm,与周围正常黏膜分界清楚,表面有糜烂并有炎性渗出,切面灰白色均质状。这一类型在早期食管癌中较少见。

有学者等对林县人民医院手术切除的100例早期食管癌标本作大体病理分型研究,早期食管癌除上述4个类型外,可增加两个亚型:①表浅糜烂型为糜烂型的一个亚型,特点是糜烂面积小而表浅,一般不超过2.5 cm。病变边缘无下陷,周围正常黏膜无隆起,表浅糜烂常多点出现,一个病灶内可见几个小片状糜烂近于融合。病理为原位癌或原位癌伴浸润或黏膜内癌。②表浅隆起型是从斑块型中分出的一个亚型,特点是病变黏膜轻微增厚或表浅隆起,病变范围较大,周界模糊,隆起的黏膜粗糙,皱襞紊乱、增粗,表面似卵石样或伴小片浅表糜烂。病理为原位癌,少数为微小浸润癌。

2.中晚期食管癌的大体病理分型

(1)髓质型:肿瘤多累及食管周径的大部或全部,大约有一半病例超过5 cm。肿瘤累及的食管段明显增厚,向管腔及肌层深部浸润。肿瘤表面常有深浅不一的溃疡,瘤体切面灰白色,均匀致密。

(2)蕈伞型:肿瘤呈蘑菇状或卵圆形突入食管腔内,隆起或外翻,表面有浅溃疡。切面可见肿瘤已浸润食管壁深层。

(3)溃疡型:癌组织已浸润食管深肌层,有深溃疡形成。溃疡边缘稍有隆起,溃疡基部甚至穿透食管壁引起芽孔,溃疡表面有炎性渗出。

(4)缩窄型:病变浸润食管全周,呈环形狭窄或梗阻,肿瘤大小一般不超过5 cm。缩窄上段食管明显扩张。肿瘤切面结构致密,富于增生结缔组织。癌组织多浸润食管肌层,有时穿透食管全层。

(5)腔内型:肿瘤呈圆形或卵圆形向腔内突出,常有较宽的基底与食管壁相连,肿瘤表面有糜烂或不规则小溃疡。腔内型食管癌的切除率较高,但远期疗效并不佳。

3.分期

1987年国际抗癌联盟(UICC)对食管癌的TNM分期进行了修订。首先对食管的分段进行了修改。以往食管的分段为颈段食管从食管入口(下咽部)到胸骨切迹,上胸段从胸骨切迹到主动脉弓上缘(T_6下缘),中胸段从主动脉弓上缘到肺下静脉下缘(T_8下缘),下胸段从肺下静脉下缘到贲门入口(包括膈下、腹段食管)。这一分段方法的缺点是 X 线片上不能辨认肺下静脉,主动脉弓随年龄老化屈曲延长而上移,使胸段食管分割不均等。新的分段方法是颈段食管分段如旧,上胸段食管以气管分叉为下缘标志,即从胸骨切迹至气管分叉为上胸段,气管分叉以下至贲门入口再一分为二,分成中胸段和下胸段。如此分段分割均等,易于在 X 线片上确定标志点。临床上,上胸段食管手术以经右胸为好,而中、下段食管癌大多可经左胸手术,因此更有实际意义。

UICC 制定的 TNM 国际食管癌分期如下。

(1)原发肿瘤(T)分期。

T_X:原发肿瘤不能评估。

T_0:原发肿瘤大小、部位不详。

T_{is}:原位癌。

T_1:肿瘤浸润食管黏膜层或黏膜下层。

T_2:肿瘤浸润食管肌层。

T_3:肿瘤浸润食管纤维膜。

T_4:肿瘤侵犯食管邻近结构(器官)。

(2)区域淋巴结(N)分期。

N_X:区域淋巴结不能评估。

N_1:1~2 枚区域淋巴结转移。

N_2:3~6 枚区域淋巴结转移。

N_3:≥7 枚区域淋巴结转移。

区域淋巴结的分布因肿瘤位于不同食管分段而异,对颈段食管癌,锁骨上淋巴结为区域淋巴结;对中、下胸段食管癌,锁骨上淋巴结为远隔淋巴结,如有肿瘤转移为远处淋巴结转移。同样对下胸段食管癌,贲门旁、胃左动脉旁淋巴结转移为区域淋巴结转移;对颈段食管癌,腹腔淋巴结均为远处转移。

(3)远处转移(M)分期。

M_X:远处转移情况不详。

M_0:无远处转移。

M_1:有远处转移。

(4)TNM 分期。

0 期:$T_{is}N_0M_0$。

Ⅰ期:$T_1N_0M_0$。

Ⅱa 期:$T_2N_0M_0$;$T_3N_0M_0$。

Ⅱb 期:$T_1N_1M_0$;$T_2N_1M_0$。

Ⅲ期:$T_3N_1M_0$;T_4,任何 N,M_0。

Ⅳ期:任何 T,任何 N,M_1。

(三)实验室及其他检查

1.食管功能的检查

食管功能检查分为食管运动功能检查和胃食管反流情况的测定两大类。此类检查在国外已开展30多年,近年来国内亦相继开展,简单介绍如下。

(1)食管运动功能试验。①食管压力测定:本法适用于疑有食管运动失常的患者,即患者有吞咽困难或疼痛症状而X线钡餐检查未见器质性病变者,如贲门失弛症、食管痉挛和硬皮病等,还可对抗反流手术的效果做出评价或作为食管裂孔疝的辅助诊断。食管测压器可用腔内微型压力传感器或用连于体外传感器的腔内灌注导管系统。测定时像放置鼻胃管那样将测压器先置于胃内,确定胃的压力曲线后,将导管往回撤,分别测定贲门部(高压带)、食管体部、食管上括约肌和咽部等处的压力曲线,分析这些压力曲线的改变即可了解食管压力的变化,对食管运动功能异常做出诊断。②酸清除试验:用于测定食管体部排除酸的蠕动效率。方法是测试者吞服一定浓度酸15 mL后,正常情况下经10~12次吞咽动作后即能将酸全部排入胃内,需要更多的吞咽动作才能排除或根本没有将酸排除,则视为食管的蠕动无效,也就是说食管运动存在障碍。

(2)胃食管反流测定:胃食管反流的原因很多,如贲门的机械性缺陷、食管体部的推进动作不良、胃无张力、幽门功能失常、胃排空延滞等,以及食管癌手术后。胃内容物(特别是胃酸)反流食管使食管黏膜长期与胃内容物接触,引起食管黏膜损伤,患者常有胃灼热、反呕、胸骨后疼痛等症状。下列试验有助于胃食管反流的测定。①食管的酸灌注试验:测试者取坐位,以每分钟6 mL的速度交替将生理盐水和0.1 mol/L盐酸灌入食管中段,以测定食管对酸的敏感性。灌酸时患者出现胃灼热、胸痛、咳嗽、反呕等症状,而灌生理盐水后症状消失为试验阳性。灌酸30 mL不发生症状为试验阴性。②24小时食管pH监测:将pH电极留置于下段食管高压带上方,连续监测pH 24小时,以观察受试者日常情况下的反流情况。当pH降至4以下算是一次反流,pH升至7以上为碱性反流。记录患者在各种不同体位、进食时的情况,就能对患者有无反流、反流的频度和食管清除反流物的时间做出诊断。③食管下括约肌测压试验食管下括约肌在消化道生理活动中起着保证食物单方向输送的作用,即抗胃食管反流作用。食管下括约肌的功能如何,不仅取决于它在静止时的基础压力,也取决于胸、腹压力的影响,以及它对诸如胃扩张、吞咽、体位改变等不同生理因素的反应。另一决定食管下括约肌功能的因素是它在腹内的长度。可由鼻孔插入有换能器的导管至该部位进行测定。

2.影像学诊断

(1)X线钡餐检查:该法是诊断食管及贲门部肿瘤的重要手段之一,由于其检查方法简便,患者痛苦小,不但可用于大规模普查和食管癌的临床诊断,而且可追踪观察早期食管癌的发展演变过程,为研究早期食管癌提供可靠资料。食管钡餐检查时应注意观察食管的蠕动状况、管壁的舒张度、食管黏膜改变、食管充盈缺损及梗阻程度。食管蠕动停顿或逆蠕动,食管壁局部僵硬不能充分扩张,食管黏膜紊乱、中断和破坏,食管管腔狭窄、不规则充盈缺损、溃疡或瘘管形成,以及食管轴向异常均为食管癌重要的X线征象。早期食管癌和食管管腔明显梗阻狭窄者,低张双重造影检查优于常规钡餐造影。X线检查结合细胞学和食管内镜检查,可以提高食管癌诊断的准确性。

早期食管癌X线改变:可分为扁平型、隆起型和凹陷型。①扁平型:肿瘤扁平无蒂,沿食管壁浸润,食管壁局限性僵硬,食管黏膜呈小颗粒状改变或紊乱的网状结构。②隆起型:肿瘤向管腔内生长隆起,表现为斑块状或乳头状隆起,中央可有溃疡形成。凹陷型肿瘤区有糜烂、溃疡发生,呈现凹陷改变。侧位为锯齿状不规则状,正位为不规则的钡池,内有颗粒状结节,呈地图样改变,边缘清楚。

中晚期食管癌的 X 线表现:①髓质型。在食管片上显示为不规则的充盈缺损,上下缘与食管正常边界呈斜坡状,管腔狭窄。病变部位黏膜破坏,常见大小不等龛影。②蕈伞型。在食管片上显示明显充盈缺损,其上下缘呈弧形,边缘锐利,与正常食管分界清楚。病变部位黏膜纹中断,钡剂通过有部分梗阻现象。③溃疡型。在食管片上显示较大龛影,在切线位上见龛影深入食管壁内甚至突出于管腔轮廓之外。如溃疡边缘隆起,可见"半月征"。钡剂通过时梗阻不明显。④缩窄型。食管病变较短,常在 3 cm 以下,边缘较光滑,局部黏膜纹消失。钡剂通过时梗阻较严重,病变上端食管明显扩张,呈现环型或漏斗状狭窄。⑤腔内型。病变部位食管管腔增宽,常呈梭形扩张,内有不规则或息肉样充盈缺损,病变上下界边缘较清楚锐利,有时可见清晰的弧形边缘,钡剂通过尚可。中晚期食管癌分型以髓质型最为常见,蕈伞型次之,其余各型较少见。

(2)食管癌 CT 表现:CT 扫描可以清晰显示食管与邻近纵隔器官的关系。正常食管与邻近器官分界清楚,食管壁厚度不超过 5 mm,如食管壁厚度增加,与周围器官分界模糊,则表示有食管病变存在。CT 扫描可以充分显示食管癌病灶大小、肿瘤外侵范围及程度,明显优于其他诊断方法。CT 扫描还可帮助外科医师决定手术方式,指导放疗医师确定放射治疗靶区,设计满意的放射治疗计划。1981 年,Moss 提出食管癌的 CT 分期:Ⅰ期肿瘤局限于食管腔内,食管壁厚度≤5 mm;Ⅱ期肿瘤伴食管壁厚度>5 mm;Ⅲ期食管壁增厚同时肿瘤向邻近器官扩展,如气管、支气管、主动脉或心房;Ⅳ期为任何一期伴有远处转移者。CT 扫描时,重点应观察食管壁厚度、肿瘤外侵的程度、范围及淋巴结有无转移。外侵在 CT 扫描上表现为食管与邻近器官间的脂肪层消失,器官间分界不清。颈胸段食管癌 CT 扫描显示肿块向前挤压气管,形成气管压迹。轻者可见气管后壁隆起,突向气管腔内;重者肿瘤可将气管推向一侧,气管受压变形,血管移位。中胸段食管癌 CT 扫描显示食管壁增厚,软组织向前侵犯,使食管与主动脉弓下、气管隆嵴下的脂肪间隙变窄甚至消失,其分界不清。尤其在气管分叉水平,由于肿瘤组织的外侵挤压,造成气管成角改变,有时可见气管向前移位,重者可见气管壁受压而变弯形。肿瘤向右侵犯,CT 扫描显示食管壁增厚,奇静脉窝变浅甚至消失。向左后侵犯,CT 扫描显示食管与降主动脉间的界线模糊不清。下胸段食管癌由于肿瘤的外侵扩展,CT 扫描显示左心房后壁出现明显压迹。CT 不能诊断正常大小转移淋巴结,难以诊断食管周围转移淋巴结,一方面是 CT 难以区别原发灶浸润和淋巴结转移,另一方面是良性的炎症改变也可引起淋巴结肿大,特别是当肿瘤坏死时,易引起淋巴结炎症反应,因此 CT 对食管癌淋巴结转移的诊断价值很有限。一般认为淋巴结直径<1.0 cm 为正常大小,1.0~1.5 cm 为可疑淋巴结,淋巴结直径>1.5 cm 即为不正常。

CT 扫描诊断食管癌的依据是食管壁的厚度、肿瘤外侵的范围及程度,但食管黏膜不能在CT 扫描中显示,因此 CT 扫描难以发现早期食管癌。将 CT 与 X 线检查相结合,有助于食管癌的诊断和分期水平的提高。

3.食管脱落细胞学检查

食管脱落细胞学检查方法简便,操作方便、安全,患者痛苦小,其准确率在 90% 以上,为食管癌大规模普查的重要方法。食管脱落细胞学检查结合 X 线钡餐检查可作为食管癌的诊断依据,使大多数患者免受食管镜检查痛苦。但食管狭窄有梗阻时,脱落细胞采集器不能通过,应行食管镜检查。

食管脱落细胞学检查方法简便、安全,大多数患者均能耐受,但对食管癌有出血及出血倾向者,或伴有食管静脉曲张者应禁忌做食管拉网细胞学检查;对食管癌 X 片上见食管有深溃疡或合并高血压、心脏病及晚期妊娠者,应慎行食管拉网脱落细胞检查;对全身状况差,过于衰弱的患者应先改善患者一般状况后再做细胞学检查;合并上呼吸道及上消化道急性炎症者,应先控制感染再行细胞学检查。

4.食管镜检查

近年来,纤维食管镜被广泛应用于食管癌的诊断。纤维食管镜镜身柔软,可随意弯曲,光源在体外,插入比较容易,患者痛苦少。食管镜检查时可以在直视下观察肿瘤患者大小、形态和部位,为临床医师提供治疗的依据,同时也可在病变部位做活检或镜刷检查。食管镜检查与脱落细胞学检查相结合,是食管癌理想诊断方法。

(1)适应证:①患者有症状,X 线钡餐检查阳性,而细胞学诊断阴性时,应先重复做细胞学检查,如仍为阴性者应该做食管镜检查及活检以明确诊断。如 X 线钡餐检查见食管明显狭窄病例,预计脱落细胞学检查有困难者,应首先考虑食管镜检查。②患者有症状,细胞学诊断阳性,而 X 线钡餐检查阴性或 X 片上仅见食管有可疑病变者,需作食管镜检查明确食管病变部位及范围。③患者有症状,细胞学诊断阳性,X 线钡餐检查怀疑食管有双段病变时,为了帮助临床医师决定治疗方案的选择,需通过食管镜检查明确食管病变部位及范围。④食管癌普查中,细胞学检查阳性,而患者没有自觉症状,X 线钡餐检查阴性,为了慎重起见,必须做食管镜检查,以便最后确诊。

(2)禁忌证:①严重心肺疾病、明显胸主动脉瘤、高血压未恢复正常、脑出血及无法耐受食管镜检查者。②巨大食管憩室,明显食管静脉曲张或高位食管病变伴高度脊柱弯曲畸形者。③口腔、咽喉、食管及呼吸道急性炎症者。④有严重出血倾向或严重贫血者。

(3)食管镜下表现:①病变处黏膜充血肿胀,微隆起,略高于正常黏膜,颜色较正常黏膜为深,与正常黏膜界线不清楚,镜管触及易出血,管壁舒张度良好。②病变处黏膜糜烂,颜色较正常黏膜为深,失去正常黏膜光泽,有散在小溃疡,表面附有黄白色或灰白色坏死组织,镜管触及易出血,管壁舒张度良好。③病变处黏膜有类似白斑样改变,微隆起,白斑周围黏膜颜色较深,黏膜中断,食管壁较硬,触及不易出血。进展期食管癌病灶直径一般在 3 cm 以上,在食管镜下可分为肿块型、溃疡型、肿块浸润型、溃疡浸润型及四周狭窄型等5 种类型。

三、治疗

(一)放疗

1.适应证

局部区域性食管癌,一般情况较好,无出血和穿孔倾向。

2.禁忌证

恶病质、食管穿孔、食管活动性出血或短期内曾有食管大出血者,同时合并有无法控制的严重内科疾病。

3.放疗前的注意事项

放疗前应注意控制局部炎症,纠正患者营养状况,治疗重要内科夹杂症。放疗中应保持患者的营养供给,防止食物梗阻,进食后应多喝水,防止食物在病灶处潴留,导致或加重局部炎症,影响放疗的敏感性。

4.照射范围和靶区的确定

(1)常规模拟定位:有条件者应在定位前用治疗计划系统(TPS)优化,根据肿瘤实际侵犯范围设定照射野的角度和大小。胸段食管癌一般情况下多采用一前二后野的三野照射技术。根据CT和食管X线片所见肿瘤具体情况,前野宽7~8 cm,二后斜野宽6~7 cm,病灶上下端各放3~4 cm。缩野时野的宽度不变,上下界缩短到病灶上下各放2 cm。如果肿瘤较大,也可以考虑先前后对穿照射,缩野时改为右前左后照射。颈段食管癌一般仅仅设二个±60°角的前野,每个野需采用30°的楔形滤片。

(2)三维适形放疗(3DCRT):参照诊断CT和食管X线片,在定位CT上勾画肿瘤靶区(GTV)及危及器官(OAR),包括脊髓、两侧肺和心脏。GTV勾画的标准为食管壁厚度大于0.5 cm,临床靶区(CTV)为GTV前后左右均匀外扩0.5 cm,上下外端外扩2.0 cm。PTV为CTV前后左右均匀外扩0.5 cm,上下外扩1.0 cm,纵隔转移淋巴结的CTV为其GTV均匀外扩0.5 cm,PTV为其CTV均匀外扩0.5 cm。正常组织的限制剂量。①肺(两肺为一个器官):V_{20}<25%。Dmean<20 Gy。②脊髓:最大剂量<45 Gy。③心脏平均剂量:1/3<65 Gy,2/3<45 Gy,3/3<30 Gy。(注:V_{30}为受到20 Gy或20 Gy以上剂量照射的肺体积占双肺总体积的百分比。Dmean为双肺的平均照射剂量)。

5.剂量和剂量分割

(1)单纯常规分割放疗:为每天照射1次,每次1.8~2.0 Gy,每周照射5~6次,总剂量(60~70 Gy)/(6~8 w)。

(2)后程加速超分割放疗:先大野常规分割放疗,每次1.8 Gy,1次/天,总剂量每23次41.4 Gy;随后缩野照射,每次1.5 Gy,2次/天,间隔时间6小时或6小时以上,总剂量每18次27 Gy。肿瘤的总剂量为每44天41次共68.4 Gy。

(3)同期放疗及化疗时的放疗:放疗为每次1.8 Gy,1次/天,总剂量每38天28次共50.4 Gy(在放疗的第1天开始进行同期化疗),此剂量在欧美和西方国家多用。

6.非手术治疗的疗效

局部区域性食管癌行单纯的常规分割放疗的5年总生存率为10%左右,5年局控率为20%左右。后程加速超分割放疗的总生存率为24%~34%,局控率为55%左右。同期放疗及化疗的生存率为25%~27%,局控率为55%左右。当然,放疗或以放疗为主的综合治疗的生存率高低也与患者的早晚期有密切关系。早期患者的5年生存率可达到80%以上。

(二)化疗

化疗主要用于姑息治疗,或作为以手术和/或放疗为主的综合治疗的一种辅助方法。近来的研究表明,放疗同期联合化疗能显著提高放疗的疗效,而且随着新的药物(或新的联合方案)的发现,化疗在食管癌治疗中的地位越来越重要。

1.适应证及禁忌证

(1)适应证:对于早期患者,同手术或放疗联合应用;对于晚期患者,用于姑息治疗(最好同其他方法联合应用);对小细胞癌,应同手术或放疗联合应用。

(2)禁忌证:骨髓再生障碍、恶病质,以及脑、心、肝、肾有严重病变且没有控制者。

2.常规用药

(1)紫杉醇+DDP:紫杉醇175 mg/m²,静脉注射,第1天;DDP 40 mg/m²,静脉注射,第2天、第3天。3周重复。

中国医学科学院肿瘤医院用该方案治疗了 30 例晚期食管癌患者,有效率为 57%。Gaast 等治疗了 31 例晚期食管癌患者,有效率 55%,耐受性好。

(2)TPE:紫杉醇 75 mg/m²,静脉注射,第 1 天;DDP 20 mg/m²,静脉注射,第 1～5 天;5-FU 1 000 mg/m²,静脉注射,第 1～5 天。3 周重复。

Son 等治疗 61 例食管癌,有效率 48%,中位缓解期 5.7 个月,中位生存期 10.8 个月,但毒副作用重,46% 患者需减量化疗。

(3)L-OHP＋LV＋5-FU:L-OHP 85 mg/m²,静脉注射,第 1 天;LV 500 mg/m² 或 400 mg/m²,静脉注射,第 1～2 天;5-FU 600 mg/m²,静脉滴注(22 小时持续),第 1～2 天。

Mauer 等报道,34 例食管癌的有效率为 40%,中位有效时间为 4.6 个月。中位生存时间为 7.1 个月,1 年生存率为 31%。主要毒性为白细胞计数下降,4 级 29%。1 例死于白细胞下降的脓毒血症。2～3 级周围神经损伤为 26%。

(4)CPT-11＋5-FU＋FA:CPT-11 180 mg/m²,静脉注射,第 1 天;FA 500 mg/m²,静脉注射,第 1 天;5-FU 2 000 mg/m²,静脉滴注(22 小时持续),第 1 天。每周重复,共 6 周后休息 1 周。

Pozzo 等报道,该方案治疗了 59 例食管癌,有效率 42.4%,中位生存时间为 10.7 个月。3/4 级中性粒细胞下降为 27%,3/4 级腹泻 27%。

(5)多西紫杉醇＋CPT-11:CPT-11 160 mg/m²,静脉注射,第 1 天;多西紫杉醇 60 mg/m²,静脉注射,第 1 天。3 周重复。

Govindan 等报道,该方案治疗初治晚期或复发的食管癌,有效率 30%。毒副作用包括 71% 患者出现 4 度骨髓抑制,43% 患者出现中性粒细胞减少性发热。

(6)吉西他滨(GEM)＋LV＋5-FU:GEM 1 000 mg/m²,静脉注射,第 1、第 8、第 15 天;LV 25 mg/m²,静脉注射,第 1、第 8、第 15 天;5-FU 600 mg/m²,静脉注射,第 1、第 8、第 15 天。每 4 周重复。

该方案治疗了 35 例转移性或局部晚期食管癌,有效率 31.4%。中位生存时间 9.8 个月。1 年生存率 37.1%。3～4 级的白细胞下降 58%。

3.单一药物治疗

单一药物治疗食管癌,有效率不高,一般在 20% 以内。较早的药物包括氟尿嘧啶(5-FU)、丝裂霉素(MMC)、顺铂(DDP)、博来霉素(BLM)、甲氨蝶呤(MTX)、米多恩醌、依利替康(CPT-11)、多柔比星(ADM)和长春地辛(VDS)。新的药物包括紫杉醇、多西他赛、长春瑞滨、吉西他滨、奥沙利铂和卡铂。5-FU 和 DDP 的联合方案被广泛认可,有效率在 20%～50%,是食管癌化疗的标准方案。紫杉醇联合 5-FU 和/或 DDP 被认为是一个对鳞癌和腺癌都有效的方案。另外,CPT-11 和 DDP 的联合方案也对部分食管鳞癌有效。

4.食管癌联合化疗方案

(1)DDP＋5-FU:DDP 100 mg/m²,静脉注射,第 1 天;5-FU 1 000 mg/m²,静脉滴注(持续),第 1～5 天。3～4 周重复。

(2)ECF:表柔比星 50 mg/m²,静脉注射,第 1 天;DDP 60 mg/m²,静脉注射,第 1 天;5-FU 200 mg/m²,静脉滴注(持续),第 1～21 天。3 周重复。

(3)吉西他滨＋5-FU:吉西他滨 1 000 mg/m²,静脉注射,第 1、第 8、第 15 天;5-FU 500 mg/m²,静脉注射,第 1、第 8、第 15 天。3 周重复。

(4)DDP+VDS+CTX:CTX 200 mg/m²,静脉注射,第 2～4 天;VDS 1.4 mg/m²,静脉注射,第 1、第 2 天;DDP 90 mg/m²,静脉注射,第 3 天。3 周重复。

(5)DDP+BLM+VDS:DDP 120 mg/m²,静脉注射,第 1 天;BLM 10 mg/m²,静脉注射,第 3～6 天;VDS 3 mg/m²,静脉注射,第 1 天、第 8 天、第 15 天。每 4 周重复。

(6)DDP+ADM+5-FU:DDP 75 mg/m²,静脉注射,第 1 天;ADM 30 mg/m²,静脉注射,第 1 天;5-FU 600 mg/m²,静脉注射,第 1 天、第 8 天。3～4 周重复。

(7)BLM+VP-16+DDP:VP-16 100 mg/m²,静脉注射,第 1 天、第 3 天、第 5 天;DDP 80 mg/m²,静脉注射,第 1 天;BLM 10 mg/m²,静脉注射,第 3～5 天。4 周重复。

(8)DDP+BLM:DDP 35 mg/m²,静脉注射,第 1～3 天;BLM 15 mg/m²,静脉滴注(18 小时持续),第 1～3 天。3～4 周重复。

(李振玲)

第四节　胆　管　癌

胆管分为肝内胆管和肝外胆管,通常所谓的胆管癌是指肝外胆管的恶性肿瘤,本节主要讨论肝外胆管癌的有关内容。

1889 年 Musser 首先报道了 18 例原发性肝外胆管癌,之后不少学者对此病的临床和病理特点进行了详细的描述。

一、流行病学

(一)发病率

以往曾认为胆管癌是一种少见的恶性肿瘤,但从近年来各国胆管癌的病例报道看,尽管缺乏具体的数字,其发病率仍显示有增高的趋势,这种情况也可能与对此病的认识提高,以及影像学诊断技术的进步有关。早在 20 世纪 50 年代国外收集的尸检资料 129 571 例中显示,胆管癌的发现率为 0.012%～0.458%,平均为 0.12%。胆管癌在全部恶性肿瘤死亡者中占 2.88%～4.65%。我国的尸检资料表明肝外胆管癌占 0.07%～0.30%。目前西欧国家胆管癌的发病率约为 2/10 万。

(二)发病年龄和性别

我国胆管癌的发病年龄分布在 20～89 岁,平均 59 岁,发病的高峰年龄为 50～60 岁。

胆管癌男性多于女性,男性与女性发病率之比为(1.5～3.0)∶1。

(三)种族和地理位置分布

胆管癌具有一定的种族及地理分布差异,如美国发病率为 1.0/10 万,西欧为 2/10 万,以色列为 7.3/10 万,日本为 5.5/10 万,而同在美国,印第安人为 6.5/10 万。在泰国,肝吸虫病高发区的胆管癌发病率高达 54/10 万。

在我国以华南和东南沿海地区发病率为高。

二、病因

胆管癌的发病原因尚未明了,据研究可能与下列因素有关。

(一)胆管结石与胆管癌

1.流行病学研究

约 1/3 的胆管癌患者合并胆管结石,而胆管结石患者的 5%～10%将会发生胆管癌。流行病学研究提示了胆管结石是胆管癌的高危因素,肝胆管结石合并胆管癌的发病率为0.36%～10.00%。

2.病理学研究

病理形态学、组织化学和免疫组织化学等研究已发现,结石处的胆管壁有间变的存在和异型增生等恶变的趋势,胆管壁上皮细胞 DNA 含量增加,增生细胞核抗原表达增高。胆管在结石和长期慢性炎症刺激的基础上可以发生胆管上皮增生、化生,进一步发展成为癌。

肝内胆管结石基础上发生胆管癌是尤其应该引起注意,因为肝内胆管结石起病隐匿,临床表现不明显,诊断明确后医师和患者大多首选非手术治疗,致使结石长期刺激胆管壁,引起胆管反复感染、胆管狭窄和胆汁淤积,从而诱发胆管黏膜上皮的不典型增生,最终导致癌变。

(二)胆总管囊状扩张与胆管癌

先天性胆管囊肿具有癌变倾向。由于本病大多合并有胰胆管汇合异常,胰液反流入胆管,胆汁内磷脂酰胆碱被磷脂酶氧化为脱脂酸磷脂酰胆碱,后者被吸收造成胆管上皮损害。在胰液的作用下,胆管出现慢性炎症、增生及肠上皮化生,导致癌变。囊肿内结石形成、细菌感染也是导致癌变发生的主要原因。

有报道 2.8%～28.0%的患者可发生癌变,成年患者的癌变率远远高于婴幼儿。

过去认为行胆肠内引流术除了反流性胆管炎外无严重并发症,但近年来报道接受胆肠内引流手术的患者发生胆管癌者逐渐增多。行囊肿小肠内引流术后,含有肠激肽的小肠液进入胆管内,使胰液中的蛋白水解酶激活,加速胆管壁的恶变过程。有调查表明接受胆肠内引流术后发生的胆管癌与胆管炎关系密切,因此,对接受胆肠内引流手术并有反复胆管炎发作的患者,要严密观察以发现术后远期出现的胆管癌。

(三)原发性硬化性胆管炎与胆管癌

原发性硬化性胆管炎组织学特点是胆管壁的大量纤维组织增生,与硬化型的胆管癌常难区别。一般认为原发性硬化性胆管炎是胆管癌的癌前病变。在因原发性硬化性胆管炎而死亡的患者尸解和行肝移植手术的病例中,分别有 40%和 9%～36%被证明为胆管癌。1991 年,Rosen 对Mayo 医院 70 例诊断为原发性硬化性胆管炎的患者追踪随访 30 个月,其中 15 例死亡,12 例尸检发现 5 例合并有胆管癌,发生率占尸检者的 42%。

(四)慢性溃疡性结肠炎胆管癌

有 8%的胆管癌患者有慢性溃疡性结肠炎;慢性溃疡性结肠炎患者胆管癌的发生率为0.4%～1.4%,其危险性远远高于一般人群。慢性溃疡性结肠炎患者发生胆管癌的平均年龄为40～50 岁,比一般的胆管癌患者发病时间提早 10～20 年。

(五)胆管寄生虫病与胆管癌

华支睾吸虫病是日本、朝鲜、韩国和中国等远东地区常见的胆管寄生虫病,泰国东北地区多见由麝猫后睾吸虫所引起的胆管寄生虫病。吸虫可长期寄生在肝内外胆管,临床病理学上可见因虫体梗阻胆管导致的胆汁淤积和胆管及其周围组织之慢性炎症。有报道此种病变持续日久可并发胆汁性肝硬化或肝内外胆管癌,因而认为华支睾吸虫具有作为胆管细胞癌启动因子作用的可能性。研究发现胆管细胞癌发生率与肝吸虫抗体效价、粪便中虫卵数量之间呈显著的相关性。

本虫致癌的机制可能如下:①虫体长期寄生在胆管内,其吸盘致胆管上皮反复溃疡和脱落,继发细菌感染,胆管长期受到机械刺激。②本虫代谢产物及成虫死亡降解产物所致的化学刺激。③与其他因素协同作用。如致癌物(亚硝基化合物等),以及本身免疫、遗传等因素导致胆管上皮细胞发育不良及基因改变。

(六)其他

过去认为,丙型肝炎病毒(HCV)是肝细胞病毒,病毒复制及其引起的细胞损伤局限于肝脏,但近来研究发现,HCV可以在肝外组织如肾、胰腺、心肌、胆管上皮细胞等存在或复制,并可能通过免疫反应引起肝外组织损伤。HCV感染可致胆管损伤,胆管上皮细胞肿胀,空泡形成,假复层化,基膜断裂伴淋巴细胞、浆细胞和中性粒细胞浸润。目前认为HCV的致癌机制是通过其蛋白产物间接影响细胞增生分化或激活癌基因、灭活抑癌基因而致癌,其中HCV C蛋白在致癌中起重要作用。C蛋白可作为一种基因调节蛋白,与癌基因在内调节细胞生长分化的一种或多种因子相互作用,使正常细胞生长失去控制形成肿瘤。

有报道结、直肠切除术后,慢性伤寒带菌者均与胆管癌的发病有关。有的放射性核素如钍可诱发胆管癌,另外一些化学致癌剂如石棉、亚硝酸盐,一些药物如异烟肼、卡比多巴、避孕药等,都可能和胆管癌的发病相关。

三、病理

(一)大体病理特征

根据肿瘤的大体形态可将胆管癌分为乳头状型、硬化型、结节型和弥漫浸润型四种类型。胆管癌一般较少形成肿块,而多为管壁浸润、增厚、管腔闭塞;癌组织易向周围组织浸润,常侵犯神经和肝脏;患者常并发肝内和胆管感染而致死。

1.乳头状癌

大体形态呈乳头状的灰白色或粉红色易碎组织,常为管内多发病灶,向表面生长,形成大小不等的乳头状结构,排列整齐,癌细胞间可有正常组织。好发于下段胆管,易引起胆管的不完全阻塞。此型肿瘤主要沿胆管黏膜向上浸润,一般不向胆管周围组织、血管、神经淋巴间隙及肝组织浸润。手术切除成功率高,预后良好。

2.硬化型癌

硬化型癌表现为灰白色的环状硬结,常沿胆管黏膜下层浸润,使胆管壁增厚、大量纤维组织增生,并向管外浸润形成纤维性硬块;伴部分胆管完全闭塞,病变胆管伴溃疡,慢性炎症,以及不典型增生存在。好发于肝门部胆管,是肝门部胆管癌中最常见的类型。硬化型癌细胞分化良好,常散在分布于大量的纤维结缔组织中,容易与硬化性胆管炎、胆管壁慢性炎症所致的瘢痕化、纤维组织增生相混淆,有时甚至在手术中冷冻组织病理切片检查亦难以做出正确诊断。硬化型癌有明显的沿胆管壁向上浸润、向胆管周围组织和肝实质侵犯的倾向,故根治性手术切除时常需切除肝叶。尽管如此,手术切缘还经常残留癌组织,达不到真正的根治性切除,预后较差。

3.结节型癌

肿块形成一个突向胆管远方的结节,结节基底部和胆管壁相连续,其胆管内表面常不规则。瘤体一般较小,基底宽、表面不规则。此型肿瘤常沿胆管黏膜浸润,向胆管周围组织和血管浸润程度较硬化型轻,手术切除率较高,预后较好。

4.弥漫浸润型癌

较少见,约占胆管癌的 7%。癌组织沿胆管壁广泛浸润肝内、外胆管,管壁增厚、管腔狭窄,管周结缔组织明显炎症反应,难以确定癌原始发生的胆管部位,一般无法手术切除,预后差。

(二)病理组织学类型

肝外胆管癌组织学缺乏统一的分类,常用的是按癌细胞类型分化程度和生长方式分为 6 型:①乳头状腺癌;②高分化腺癌;③低分化腺癌;④未分化癌;⑤印戒细胞癌;⑥鳞状细胞癌等。以腺癌多见。分型研究报道各家不尽一致,但最常见的组织学类型仍为乳头状腺癌、高分化腺癌,占 90% 以上,少数为低分化腺癌与黏液腺癌,也有罕见的胆总管平滑肌肉瘤的报道等。

(三)转移途径

由于胆管周围有血管、淋巴管网和神经丛包绕,胆管癌细胞可通过多通道沿胆管周围向肝内或肝外扩散、滞留、生长和繁殖。胆管癌的转移包括淋巴转移、血行转移、神经转移、浸润转移等,通过以上多种方式可转移至其他许多脏器。肝门部胆管癌细胞可经多通道沿胆管周围淋巴、血管和神经周围间隙,向肝内方向及十二指肠韧带内扩散和蔓延,但较少发生远处转移。

1.淋巴转移

胆管在肝内与门静脉、肝动脉的分支包绕在 Glisson 鞘内,其中尚有丰富的神经纤维和淋巴。Glisson 鞘外延至肝十二指肠韧带,其内存在更丰富的神经纤维、淋巴管、淋巴结及疏松结缔组织,而且胆管本身有丰富的黏膜下血管和淋巴管管网。近年来随着高位胆管癌切除术的发展,肝门的淋巴结引流得到重视。有人在 27 例肝门部淋巴结的解剖中,证明肝横沟后方门静脉之后存在淋巴结,粗大的引流淋巴管伴随着门静脉,且在胆囊淋巴结、胆总管淋巴结与肝动脉淋巴结之间有粗大的淋巴管相通。

淋巴转移为胆管癌最常见的转移途径,并且很早期就可能发生。有报道仅病理检验限于黏膜内的早期胆管癌变发生了区域淋巴结转移。胆管癌的淋巴结分组:①胆囊管淋巴结;②胆总管周围淋巴结;③小网膜孔淋巴结;④胰十二指肠前、后淋巴结;⑤胰十二指肠后上淋巴结;⑥门静脉后淋巴结;⑦腹腔动脉旁淋巴结;⑧肝固有动脉淋巴结;⑨肝总动脉旁前、后组淋巴结;⑩肠系膜上动脉旁淋巴结,又分为肠系膜上动脉、胰十二指肠下动脉和结肠中动脉根部,以及第一支空肠动脉根部 4 组淋巴结。

总体看来,肝门部胆管癌淋巴结转移是沿肝动脉途径为主;中段胆管癌淋巴结转移广泛,除了侵犯胰后淋巴结外,还可累及肠系膜上动脉和主动脉旁淋巴结;远段胆管癌,转移的淋巴结多限于胰头周围。

2.浸润转移

胆管癌细胞沿胆管壁向上下及周围直接浸润是胆管癌转移的主要特征之一。癌细胞多在胆管壁内弥漫性浸润性生长,且与胆管及周围结缔组织增生并存,使胆管癌浸润范围难以辨认,为手术中判断切除范围带来困难。此外,直接浸润的结果也导致胆管周围重要的毗邻结构如大血管、肝脏受侵,使手术切除范围受限而难以达到根治性切除,而癌组织残留是导致术后很快复发的主要原因之一。

3.血行转移

病理学研究表明,胆管癌标本中及周围发现血管受侵者达 58.3%～77.5%,说明侵犯血管是胆管癌细胞常见的生物学现象。胆管癌肿血管密度与癌肿的转移发生率明显相关,且随着肿瘤血管密度的增加而转移发生率也升高,提示肿瘤血管生成在胆管癌浸润和转移中发挥重要的作用。临床观察到胆管癌常常发生淋巴系统转移,事实上肿瘤血管生成和血管侵犯与淋巴转移密切相关。因此,在胆管癌浸润和转移发生过程中,肿瘤血管生成和血管侵犯是基本的环节。

4.沿神经蔓延

支配肝外胆管的迷走神经和交感神经在肝十二指肠韧带上组成肝前神经丛和肝后神经丛。包绕神经纤维有一外膜完整、连续的间隙,称为神经周围间隙。以往多认为,神经周围间隙是淋巴系统的组成部分,但后来许多学者通过光镜和电镜观察证明,神经周围间隙是一个独立的系统,与淋巴系统无任何关系,肿瘤细胞通过神经周围间隙可向近端或远端方向转移。统计表明,神经周围间隙癌细胞浸润与肝及肝十二指肠韧带结缔组织转移明显相关,提示某些病例肝脏、肝十二指肠韧带及周围结缔组织的癌转移可能是通过神经周围间隙癌细胞扩散而实现的。因此,神经周围间隙浸润应当是判断胆管癌预后的重要因素。

四、临床分型和临床表现

(一)胆管癌分类

从胆管外科处理胆管癌的应用角度考虑,肝外胆管癌根据部位的不同又可分为高位胆管癌(又称肝门部胆管癌)、中段胆管癌和下段(低位)胆管癌三类。不同部位的胆管癌临床表现也不尽相同。肝门部胆管癌又称为 Klatskin 肿瘤,一般是指胆囊管开口水平以上至左右肝管的肝外部分,包括肝总管、汇合部胆管、左右肝管的一级分支,以及双侧尾叶肝管的开口的胆管癌。中段胆管癌是发生于胆总管十二指肠上段、十二指肠后段的肝外胆管癌。下段胆管癌是指发生于胆总管胰腺段、十二指肠壁内段的肝外胆管癌。其中肝门部胆管癌最常见,占胆管癌的 $1/2\sim3/4$,而且由于其解剖部位特殊,以及治疗困难,是胆管癌中讨论最多的话题。

Bismuth-Corlette 根据病变发生的部位,将肝门部胆管癌分为如下五型,现为国内外临床广泛使用:Ⅰ型,肿瘤位于肝总管,未侵犯汇合部;Ⅱ型,肿瘤位于左右肝管汇合部,未侵犯左、右肝管;Ⅲ型,肿瘤位于汇合部胆管并已侵犯右肝管(Ⅲa)或侵犯左肝管(Ⅲb);Ⅳ型,肿瘤已侵犯左右双侧肝管。在此基础上,国内学者又将Ⅳ型分为Ⅳa及Ⅳb型。

(二)症状和体征

早期可无明显表现,或仅有上腹部不适、疼痛、纳差等不典型症状,随着病变进展,可出现下列症状及体征。

1.黄疸

90%以上的患者可出现,由于黄疸为梗阻性,大多数是无痛性渐进性黄疸,皮肤瘙痒,大便呈陶土色。

2.腹痛

主要是右上腹或背部隐痛,规律性差,且症状难以控制。

3.胆囊肿大

中下段胆管癌患者有时可触及肿大的胆囊。

4.肝大

各种部位的胆管癌都可能出现,如果胆管梗阻时间长,肝脏损害至肝功能失代偿期可出现腹水等门静脉高压的表现。肝门部胆管癌如首发于一侧肝管,则可表现为患侧肝脏的缩小和健侧肝脏的增生肿大,即所谓"肝脏萎缩-肥大复合征"。

5.胆管炎表现

合并胆管感染时出现右上腹疼痛、寒战高热、黄疸。

6.晚期表现

晚期表现可有消瘦、贫血、腹水、大便隐血试验阳性等,甚至呈恶病质。有的患者可触及腹部包块。

五、诊断

胆管癌可结合临床表现、实验室及影像学检查而做出初步诊断。术前确诊往往需行胆汁脱落细胞学检查,术中可做活检等。肝外胆管癌术前诊断目的包括:①明确病变性质;②明确病变的部位和范围;③确定肝内外有无转移灶;④了解肝叶有无萎缩和肥大;⑤了解手术切除的难度。

(一)实验室检查

由于胆管梗阻之故,患者血中总胆红素(TBIL)、直接胆红素(DBIL)、碱性磷酸酶(ALP)和γ-谷氨酰转移酶(γ-GT)均显著升高,而转氨酶 ALT 和 AST 一般只出现轻度异常,借此可与肝细胞性黄疸鉴别。另外,维生素 K 吸收障碍,致使肝脏合成凝血因子受阻,凝血酶原时间延长。

(二)影像学检查

1.超声检查

B超是首选的检查方法,具有无创、简便、价廉的优点。可初步判定:①肝内外胆管是否扩张,胆管有无梗阻。②梗阻部位是否在胆管。③胆管梗阻病变的性质。彩色多普勒超声检查可以明确肿瘤与其邻近的门静脉和肝动脉的关系,利于术前判断胆管癌尤其是肝门部胆管癌患者根治切除的可能性。但常规超声检查易受肥胖、肠道气体和检查者经验的影响,有时对微小病变不能定性,而且对手术切除的可能性判断有较大局限性。近年发展的超声内镜检查法(EUS)通过内镜将超声探头直接送入胃十二指肠检查胆管,不受肥胖及胃肠道气体等因素干扰,超声探头频率高,成像更清晰,对病灶的观察更细微,能弥补常规超声的不足,但作为侵入性检查,难免有并发症发生。

2.计算机断层成像(CT)

计算机断层成像是诊断胆管癌最成熟最常用的影像学检查方法,能显示胆管梗阻的部位、梗阻近端胆管的扩张程度,显示胆管壁的形态、厚度,以及肿瘤的大小、形态、边界和外侵程度,可了解腹腔转移的情况。

(1)直接征象:受累部胆管管腔呈偏心性或管腔突然中断。①肿块型:局部可见软组织肿块,直径为2~6 cm,边界不清,密度不均匀。②腔内型:胆管内可见结节状软组织影,凸向腔内大小为0.5~1.5 cm,密度均匀并可见局限性管壁增厚。③厚壁型:表现为局限性管壁不均匀性增厚,厚度为0.3~2.0 cm,内缘凹凸不平,占据管壁周径1/2以上。增强扫描后病灶均匀或不均匀强化,肝门区胆管癌肿瘤低度强化,胆总管癌强化低于正常肝管强化程度,胆总管末端肿瘤强化低于胰头的强化程度。值得注意的是胆管癌在 CT 增强扫描中延迟强化的意义,在动态双期扫描中呈低密度者占大多数,但是经过8~15分钟时间后扫描,肿瘤无低密度表现,大部分有明显强化。

(2)间接征象。①胆囊的改变:肝总管癌如累及胆囊管或胆囊颈部,可使胆囊壁不规则增厚、胆囊轻度扩张;晚期累及胆囊体部表现为胆囊软组织肿块。胆总管以下的癌呈现明显的胆囊扩大,胆汁淤积。②胰腺的改变:胰段或 Vater 壶腹癌往往胰头体积增大,形态不规则,增强扫描受累部低度强化;常伴有胰管扩张。③十二指肠的改变:Vater壶腹癌可见十二指肠壁破坏,并可见肿块突入十二指肠腔内。④肝脏的改变:肝门部胆管癌直接侵犯肝脏时表现为肿块与肝脏分界不清,受累的肝脏呈低密度;肝脏转移时表现为肝脏内多发小的类圆形低密度灶。

3.磁共振(MRI)

MRI与CT成像原理不同,但图像相似,胆管癌可表现为腔内型、厚壁型、肿块型等。近年出现的磁共振胰胆管成像(MRCP),是根据胆汁含有大量水分且有较长的 T_2 弛豫时间,利用MR的重 T_2 加权技术效果突出长 T_2 组织信号,使含有水分的胆管、胰管结构显影,产生水造影结果的方法。

(1)肝门部胆管癌表现:①肝内胆管扩张,形态为"软藤样"。②肝总管、左肝管或右肝管起始部狭窄、中断或腔内充盈缺损。③肝门部软组织肿块,向腔内或腔外生长,直径可达2~4 cm。 T_1、T_2 均为等信号,增强后呈轻度或中等强化。④MRCP表现肝内胆管树"软藤样"扩张及肝门部胆管狭窄、中断或充盈缺损。⑤肝内多发转移可见散在低信号影,淋巴结转移和/或血管受侵有相应的表现。

(2)中下段胆管癌表现:①肝内胆管"软藤样"扩张,呈中度到重度。②软组织肿块,T_1 呈等信号,T_2 呈稍高信号,增强后呈轻度强化。③梗阻处胆总管狭窄、中断、截断和腔内充盈缺损等征象。④胆囊增大。⑤MRCP表现肝内胆管和梗阻部位以上胆总管扩张,中重度,梗阻段胆总管呈截断状、乳头状或鼠尾状等,胰头受侵时胰管扩张呈"双管征"。

4.经皮肝穿刺胆管造影(PTC)和内镜逆行胆胰管造影(ERCP)

经B超或CT检查显示肝内胆管扩张的患者,可行PTC检查,能显示肿瘤部位、病变上缘和侵犯肝管的范围及其与肝管汇合部的关系,诊断正确率可达90%以上,是一种可靠实用的检查方法。但本法创伤大,且可能引起胆漏、胆管炎和胆管出血,甚至需要急症手术治疗,因此PTC检查要慎重。PTC亦可与ERCP联用,完整地显示整个胆管树,有助于明确病变的部位、病灶的上下界限及病变性质。单独应用ERCP可显示胆总管中下段的情况,尤其适用于有胆管不全性梗阻伴有凝血机制障碍者。肝外胆管癌在ERCP上的表现为边缘不整的胆管狭窄、梗阻和非游走性充盈缺损。胆管完全梗阻的患者单纯行ERCP检查并不能了解梗阻近侧的肿瘤情况,故同时进行PTC可加以弥补。

PTC在肝外胆管癌引起的梗阻性黄疸具有很高的诊断价值,有助于术前确定肿瘤确切部位、初步评估能否手术及手术切除范围。虽然影像学诊断发展了许多新的方法,但不能完全替代PTC。行PTC时如能从引流的胆汁中做离心细胞学检查找到癌细胞,即可确诊。还可以在PTC的基础上,对窦道进行扩张以便行经皮经肝胆管镜检查(PTCS),观察胆管黏膜情况,是否有隆起病变或黏膜破坏等。PTCS如能成功达到肿瘤部位检查有很高价值,确诊率优于胆管造影,尤其是早期病变和多发病变的诊断。

5.选择性血管造影(SCAG)及经肝门静脉造影(PTP)

选择性血管造影(SCAG)及经肝门静脉造影(PTP)可显示肝门部血管情况及其与肿瘤的关系。胆管部肿瘤多属血供较少,主要显示肝门处血管是否受侵犯。若肝动脉及门静脉主干受侵犯,表示肿瘤有胆管外浸润,根治性切除困难。

(三)定性诊断方法

术前行细胞学检查的途径有PTCD、ERCP收集胆汁、B超引导下经皮肝胆管穿刺抽取胆汁或肿块穿刺抽吸组织细胞活检,还可行PTCS钳取组织活检。国外还有人用经十二指肠乳头胆管活检诊断肝外(下段)胆管癌,报道确诊率可达80％。

胆汁脱落细胞检查、经胆管造影用的造影管和内镜刷洗物细胞学检查,胆汁的肿瘤相关抗原检查、DNA流式细胞仪分析和 ras 基因检测等方法,可提高定性诊断率,但阳性率不高。故在临床工作中不要过分强调术前定性诊断,应及时手术治疗,术中活检达到定性诊断目的。

(四)肿瘤标志物检测

胆管癌特异性的肿瘤标志物迄今为止仍未发现,故肿瘤标志物检测只能作为诊断参考,要结合临床具体分析。

1.癌胚抗原(CEA)

CEA在胆管癌患者的血清、胆汁和胆管上皮均存在。检测血清CEA对诊断胆管癌无灵敏度和特异性,但胆管癌患者胆汁CEA明显高于胆管良性狭窄患者,测定胆汁CEA有助于胆管癌的早期诊断。

2.CA19-9和CA50

血清CA19-9＞100 U/mL时对胆管癌有一定诊断价值,肿瘤切除患者血清CA19-9浓度明显低于肿瘤未切除患者,因此CA19-9对诊断胆管癌和监测疗效有一定作用。CA50诊断胆管癌的灵敏度为94.5％,特异性只有33.3％。有报道用人胆管癌细胞系TK进行体内和体外研究,发现组织培养的上清液和裸鼠荷胆管癌组织的细胞外液中,有高浓度的CA50和CA19-9。

3.IL-6

在正常情况下其血清值不能测出。研究发现92.9％肝细胞癌、100％胆管癌、53.8％结直肠癌肝转移和40％良性胆管疾病患者的血清可测出IL-6,从平均值、阳性判断值、灵敏度和特异性等方面,胆管癌患者显著高于其他肿瘤。IL-6可能是诊断胆管癌较理想的肿瘤标志物之一。

六、外科治疗

(一)肝门部胆管癌的外科治疗

1.术前准备

由于肝门部胆管癌切除手术范围广,很多情况下需同时施行肝叶切除术,且患者往往有重度黄疸、营养不良、免疫功能低下,加上胆管癌患者一般年龄偏大,所以良好的术前准备是十分重要的。

(1)一般准备:系统的实验室和影像学检查,了解全身情况,补充生理需要的水分、电解质等,并在术前和术中使用抗菌药物。术前必须确认心肺功能是否能够耐受手术,轻度心肺功能不良术前应纠正。凝血功能障碍也应在术前尽量予以纠正。

(2)保肝治疗:对较长时间、严重黄疸的患者,尤其是可能采用大范围肝、胆、胰切除手术的患者,术前对肝功能的评估及保肝治疗十分重要。有些病变局部情况尚可切除的,因为肝脏储备状态不够而难以承受,丧失了手术机会。术前准备充分的患者,有的手术复杂、时间长、范围大,仍可以平稳渡过围手术期。术前准备是保证手术实施的安全和减少并发症、降低死亡率的前提。有下列情况时表明肝功能不良,不宜合并施行肝手术,尤其禁忌半肝以上的肝或胰切除手术:①血清总胆红素在256 μmol/L以上;②血清蛋白在35 g/L以下;③凝血酶原活动度低于60％,时间延长大于6秒,且注射维生素K一周后仍难以纠正。④吲哚氰绿廓清试验(ICGR)异常。

术前应用CT测出全肝体积、拟切除肝体积,计算出保留肝的体积,有助于拟行扩大的肝门胆管癌根治性切除的肝功能评估。另外,糖耐量试验、前蛋白的测定等都有助于对患者肝功能的估计。术前保肝治疗是必需的,但是如果胆管梗阻不能解除,仅依靠药物保肝治疗效果不佳。目前常用药物目的是降低转氨酶、补充能量、增加营养。常用高渗葡萄糖、清蛋白、支链氨基酸、葡醛内酯、辅酶 Q_{10}、维生素 K、大剂量维生素 C 等。术前保肝治疗还要注意避免使用对肝脏有损害的药物。

(3)营养支持:术前给予合适的营养支持能改善患者的营养状况,使术后并发症减少。研究表明,肠外营养可使淋巴细胞总数增加,改善免疫机制,防御感染,促进伤口愈合。目前公认围手术期营养支持对降低并发症发生率和手术死亡率,促进患者康复有肯定的效果。对一般患者,可采用周围静脉输入营养;重症患者或预计手术较大者,可于手术前 5～7 天留置深静脉输液管。对肝轻度损害的患者行营养支持时,热量供应 8 372～10 465/d,蛋白质 1.0～1.5 g/(kg·d)。糖占非蛋白质热量的 60%～70%,脂肪占30%～40%。血糖高时,可给予外源性胰岛素。肝硬化患者热量供给为 6 279～8 372/d,无肝性脑病时,蛋白质用量为 1.0～1.5 g/(kg·d);有肝性脑病时,则需限制蛋白质用量,根据病情限制在30～40 g/d。可给予 37%～50% 的支链氨基酸,以提供能量,提高血液中支链氨基酸与芳香族氨基酸的比例,达到营养支持与治疗肝病的双重目的。支链氨基酸用量 1 g/(kg·d),脂肪为 0.5～1.0 g/(kg·d)。此外,还必须供给足够的维生素和微量元素。对于梗阻性黄疸患者,热量供给应为 105～126/(kg·d),糖量为 4～5 g/(kg·d),蛋白质为 1.5～2.0 g/(kg·d),脂肪量限制在 0.5～1.0 g/(kg·d)。给予的脂肪制剂以中链脂肪和长链脂肪的混合物为宜。必须给予足够的维生素,特别是脂溶性维生素。如果血清胆红素>256 μmol/L,可行胆汁引流以配合营养支持的进行。

(4)减黄治疗:对术前减黄、引流仍然存在争论。不主张减黄的理由:①减黄术后病死率和并发症发生率并未降低;②术前经内镜鼻胆管引流(ENBD)难以成功;③术前经皮肝穿刺胆管外引流(PTCD)并发症尤其嵌闭性胆管感染的威胁大。

主张减黄的理由:①扩大根治性切除术需良好的术前准备,减黄很必要;②术前减压 3 周,比 1 周、2 周都好;③内皮系统功能和凝血功能有显著改善;④在细胞水平如前列腺素类代谢都有利于缓解肝损害;⑤有利于大块肝切除的安全性。国内一般对血清总胆红素高于 256 μmol/L 的病例,在计划实施大的根治术或大块肝切除术前多采取减黄、引流。普遍认为对于黄疸重、时间长(1 个月以上)、肝功不良,而且需做大手术处理,先行减黄、引流术是有益和必要的。如果引流减黄有效,但全身情况没有明显改善,肝功能恢复不理想,拟行大手术的抉择也应慎重。国外有人在减黄成功的同时,用病侧门静脉干介入性栓塞,促使病侧肝萎缩和健侧肝的增生,既利于手术,又利于减少术后肝代偿不良的并发症,可做借鉴。

(5)判断病变切除的可能性:是肝门部胆管癌术前准备中的重要环节,有利于制订可行的手术方案,减少盲目性。主要是根据影像学检查来判断,但是在术前要达到准确判断的目的非常困难,有时需要剖腹探查后才能肯定,所以应强调多种检查方式的互相补充。如果影像学检查表明肿瘤累及 4 个或以上的肝段胆管,则切除的可能性为零;如果侵犯的胆管在 3 个肝段以下,约 50% 可能切除;如仅累及一个肝段胆管,切除率可能达 83%。如果发现肝动脉、肠系膜上动脉或门静脉被包裹时,切除率仍有 35%,但如血管完全闭塞,则切除率为零。有下列情况者应视为手术切除的禁忌证:①腹膜种植转移;②肝门部广泛性淋巴结转移;③双侧肝内转移;④双侧二级以上肝管受侵犯;⑤肝固有动脉或左右肝动脉同时受侵犯;⑥双侧门静脉干或门静脉主干为肿瘤直接侵犯包裹。

2.手术方法

根据 Bismuth-Corlette 临床分型,对Ⅰ型肿瘤可采取肿瘤及肝外胆管切除(包括低位切断胆总管、切除胆囊、清除肝门部淋巴结);Ⅱ型行肿瘤切除加尾叶切除,为了便于显露可切除肝方叶,其余范围同Ⅰ型;Ⅲa 型应在上述基础上同时切除右半肝,Ⅲb 型同时切除左半肝;Ⅳ型肿瘤侵犯范围广,切除难度大,可考虑全肝切除及肝移植术。尾状叶位于第一肝门后,其肝管短、距肝门胆管汇合部近,左右二支尾状叶肝管分别汇入左右肝管或左肝管和右后肝管。肝门部胆管癌的远处转移发生较晚,但沿胆管及胆管周围组织浸润扩散十分常见。侵犯汇合部肝管以上的胆管癌均有可能侵犯尾叶肝管和肝组织,有一组报道占97%。因而,尾状叶切除应当是肝门区胆管癌根治性切除的主要内容。胆管癌细胞既可直接浸润,也可通过血管、淋巴管,或通过神经周围间隙,转移至肝内外胆管及肝十二指肠韧带结缔组织内,因此,手术切除胆管癌时仔细解剖、切除肝门区神经纤维、神经丛,有时甚至包括右侧腹腔神经节,应当是胆管癌根治性切除的基本要求之一。同时,尽可能彻底地将肝十二指肠韧带内结缔组织连同脂肪淋巴组织一并清除,实现肝门区血管的"骨骼化"。

(1)切口:多采用右肋缘下斜切口或上腹部屋顶样切口,可获得较好的暴露。

(2)探查:切断肝圆韧带,系统探查腹腔,确定病变范围。如有腹膜种植转移或广泛转移,根治性手术已不可能,不应勉强。必要时对可疑病变取活检行组织冰冻切片病理检查。肝门部肿瘤的探查可向上拉开肝方叶,分开肝门板,进入肝门横沟并向两侧分离,一般可以发现在横沟深部的硬结,较固定,常向肝内方向延伸,此时应注意检查左右肝管的受累情况。继而,术者用左手示指或中指伸入小网膜孔,拇指在肝十二指肠韧带前,触摸肝外胆管的全程、肝动脉、门静脉主干,了解肿瘤侵犯血管的情况。可结合术中超声、术中造影等,并与术前影像学检查资料进行对比,进一步掌握肿瘤分型和分期。根据探查结果,调整或改变术前拟定的手术方式。

(3)Ⅰ型胆管癌的切除:决定行肿瘤切除后,首先解剖肝十二指肠韧带内组织。贴十二指肠上部剪开肝十二指肠韧带前面的腹膜,分离出位于右前方的肝外胆管,继而解剖分离肝固有动脉及其分支,再解剖分离位于后方的门静脉干。三种管道分离后均用细硅胶管牵开。然后解剖 Calot 三角,切断、结扎胆囊动脉,将胆囊从胆囊床上分离下来,胆囊管暂时可不予切断。

在十二指肠上缘或更低部位切断胆总管,远端结扎;以近端胆总管作为牵引,向上将胆总管及肝十二指肠韧带内的淋巴、脂肪、神经、纤维组织整块从门静脉和肝动脉上分离,直至肝门部肿瘤上方。此时肝十二指肠韧带内已达到"骨骼化"。有时需将左、右肝管的汇合部显露并与其后方的门静脉分叉部分开。然后在距肿瘤上缘约 1 cm 处切断近端胆管。去除标本,送病理检验。如胆管上端切缘有癌残留,应扩大切除范围。切缘无癌残留者,如果胆管吻合张力不大,可直接行胆管对端吻合;但是通常切断的胆总管很靠下方,直接吻合往往困难,以高位胆管和空肠Roux-en-Y 吻合术为宜。

(4)Ⅱ型胆管癌的切除:判断肿瘤能够切除后,按Ⅰ型肝门部胆管癌的有关步骤进行,然后解剖分离肝门板,将胆囊和胆总管向下牵引,用 S 形拉钩拉开肝方叶下缘,切断肝左内外叶间的肝组织桥,便可显露肝门横沟的上缘。如果胆管癌局限,不需行肝叶切除,则可在肝门的前缘切开肝包膜,沿包膜向下分离使肝实质与肝门板分开,使肝门板降低。此时左右肝管汇合部及左右肝管已经暴露。如汇合部胆管或左右肝管显露不满意,可在切除胆管肿瘤之前先切除部分肝方叶。

尾状叶切除量的多少和切除部位视肿瘤的浸润范围而定,多数医者强调完整切除。常规于第一肝门和下腔静脉的肝上下段预置阻断带,以防门静脉和腔静脉凶猛出血。尾叶切除有左、中、右三种途径,左侧(小网膜)径路是充分离断肝胃韧带,把肝脏向右翻转,显露下腔静脉左缘;右侧径路是充分游离右半肝,向左翻转,全程显露肝后下腔静脉;中央径路是经肝正中裂切开肝实质,直达肝门,然后结合左右径路完整切除肝尾叶。应充分游离肝脏,把右半肝及尾叶向左翻起,在尾叶和下腔静脉之间分离疏松结缔组织,可见数目不定的肝短静脉,靠近下腔静脉端先予以钳夹或带线结扎,随后断离。少数患者的肝短静脉结扎也可从左侧径路施行。然后,在第一肝门横沟下缘切开肝被膜,暴露和分离通向尾叶的 Glisson 结构,近端结扎,远端烧灼。经中央径路时,在肝短静脉离断之后即可开始将肝正中裂切开,从上而下直达第一肝门,清楚显露左右肝蒂,此时即能逐一游离和结扎通向尾叶的 Glisson 系统结构。离断尾状叶与肝左右叶的连接处,切除尾叶。

左右肝管分离出后,距肿瘤 1.0 cm 以上切断。完成肿瘤切除后,左右肝管的断端成形,可将左侧和右侧相邻的肝胆管开口后壁分别缝合,使之成为较大的开口。左右肝管分别与空肠行Roux-en-Y 吻合术,必要时放置内支撑管引流。

(5)Ⅲ型胆管癌的切除:Ⅲ型胆管癌如果侵犯左右肝管肝内部分的距离短,不需行半肝切除时,手术方式与Ⅱ型相似。但是大多数的Ⅲ型胆管癌侵犯左右肝管的二级分支,或侵犯肝实质,需要做右半肝(Ⅲa型)或左半肝(Ⅲb型)切除,以保证根治的彻底性。

Ⅲa型胆管癌的处理:①同上述Ⅰ、Ⅱ型的方法游离胆总管及肝门部胆管;②距肿瘤 1 cm 以上处切断左肝管;③保留肝动脉左支,在肝右动脉起始部切断、结扎;④分离肿瘤与门静脉前壁,在门静脉右干的起始处结扎、缝闭并切断,保留门静脉左支;⑤离断右侧肝周围韧带,充分游离右肝,分离肝右静脉,并在其根部结扎;⑥向内侧翻转右肝显露尾状叶至腔静脉间的肝短静脉,并分别结扎、切断;⑦阻断第一肝门,行规则的右三叶切除术。

Ⅲb型胆管癌的处理与Ⅲa型相对应,保留肝动脉和门静脉的右支,在起始部结扎、切断肝左动脉和门静脉左干,在靠近肝左静脉和肝中静脉共干处结扎、切断,游离左半肝,尾叶切除由左侧径路,将肝脏向右侧翻转,结扎、切断肝短静脉各支。然后阻断第一肝门行左半肝切除术。

半肝切除后余下半肝可能尚存左或右肝管,可将其与空肠吻合。有时余下半肝之一级肝管也已切除,肝断面上可能有数个小胆管开口,可以成形后与空肠吻合。无法成形者,可在两个小胆管之间将肝实质刮除一部分,使两管口沟通成为一个凹槽,然后与空肠吻合;如果开口较多,难以沟通,而开口又较小,不能一一吻合时,则可在其四周刮去部分肝组织,成为一个含有多个肝管开口的凹陷区,周边与空肠行肝肠吻合。

(6)Ⅳ型胆管癌的姑息性切除:根据肿瘤切除时切缘有无癌细胞残留可将手术方式分为 R_0 切除——切缘无癌细胞,R_1 切除——切缘镜下可见癌细胞,R_2 切除——切缘肉眼见有癌组织。对恶性肿瘤的手术切除应当追求 R_0,但是Ⅳ型肝门部胆管癌的广泛浸润使 R_0 切除变得不现实,以往对此类患者常常只用引流手术。目前观点认为,即使不能达到根治性切除,采用姑息性切除的生存率仍然显著高于单纯引流手术。因此,只要有切除的可能,就应该争取姑息性切除肿瘤。如果连胆管引流都不能完成,则不应该再做切除手术。采取姑息性切除时,往往附加肝方叶切除或第Ⅳ肝段切除术,左右肝断面上的胆管能与空肠吻合则行 Roux-en-Y 吻合。如不能吻合或仅为 R_2 切除,应该在肝内胆管插管进行外引流,或将插管的另一端置入空肠而转为胆管空肠间"搭桥"式内引流,但要特别注意胆管逆行感染的防治问题。

(7)相邻血管受累的处理:肝门部胆管癌有时浸润生长至胆管外,可侵犯其后方的肝动脉和门静脉主干。若肿瘤很大、转移又广,应放弃切除手术;若是病变不属于特别晚期,仅是侵犯部分肝动脉和/或门静脉,血管暴露又比较容易,可以行包括血管部分切除在内的肿瘤切除。

如胆管癌侵犯肝固有动脉,可以切除一段动脉,将肝总动脉、肝固有动脉充分游离,常能行断端吻合。如侵犯肝左动脉或肝右动脉,需行肝叶切除时自然要切除病变肝叶的供血动脉;不行肝叶切除时,一般说来,肝左动脉或肝右动脉切断,只要能维持门静脉通畅,不会引起肝的坏死,除非患者有重度黄疸、肝功能失代偿。

如胆管癌侵犯门静脉主干,范围较小时,可先将其无癌侵犯处充分游离,用无损伤血管钳控制与癌肿粘连处的门静脉上下端,将癌肿连同小部分门静脉壁切除,用 5-0 无损伤缝合线修补门静脉。如果门静脉受侵必须切除一段,应尽量采用对端吻合,成功率高;如切除门静脉长度超过 2 cm,应使用去掉静脉瓣的髂外静脉或 Gore Tex 人造血管搭桥吻合,这种方法因为吻合两侧门静脉的压力差较小,闭塞发生率较高,应尽量避免。

(8)肝门部胆管癌的肝移植:肝门部胆管癌的肝移植必须严格选择病例,因为肝移植后癌复发率相对较高,可达 20%~80%。

影响肝移植后胆管癌复发的因素。①周围淋巴结转移状况:肝周围淋巴结有癌浸润的受体仅生存7.25 个月,而无浸润者为 35 个月;②肿瘤分期:UICC 分期Ⅲ、Ⅳ期者移植后无 1 例生存达 3 年,而Ⅰ、Ⅱ期患者移植后约半数人生存 5 年以上;③血管侵犯情况:有血管侵犯组和无血管侵犯组肝移植平均生存时间分别为 18 个月和 41 个月。

因此,只有在下列情况下胆管癌才考虑行肝移植治疗:①剖腹探查肯定是 UICC Ⅱ期;②术中由于肿瘤浸润,不能完成 R_0 切除只能做 R_1 或 R_2 切除者;③肝内局灶性复发者。肝移植术后,患者还必须采用放射治疗才能取得一定的疗效。

(9)肝门部胆管癌的内引流手术:对无法切除的胆管癌,内引流手术是首选的方案,可在一定时期内改善患者的全身情况,提高生活质量。适用于肝内胆管扩张明显,无急性感染,而且欲引流的肝叶有功能。根据分型不同手术方式也不同。

左侧肝内胆管空肠吻合术:适用于 BismuthⅢ型和少数Ⅳ型病变。经典的手术是 Longmire 手术,但需要切除肝左外叶,手术创伤大而不适用于肝管分叉部的梗阻。目前常采用的方法是圆韧带径路第三段肝管空肠吻合术。此段胆管位于圆韧带和镰状韧带左旁,在门静脉左支的前上方,在肝前缘、脏面切开肝包膜后逐渐分开肝组织应先遇到该段肝管,操作容易。可沿胆管纵轴切开 0.5~1.0 cm,然后与空肠做 Roux-en-Y 吻合。此方法创伤小,简便、安全,当肝左叶有一定的代偿时引流效果较好,缺点是不能引流整个肝脏。为达到同时引流右肝叶的目的,可加 U 形管引流,用探子从第三段肝管切开处置入,通过汇合部狭窄段进入右肝管梗阻近端,然后引入一根硅胶 U 管,右肝管的胆汁通过 U 管侧孔进入左肝管再经吻合口进入肠道。

右侧肝内胆管空肠吻合术:右侧肝内胆管不像左侧的走向部位那样恒定,寻找相对困难。最常用的方法是经胆囊床的肝右前叶胆管下段支的切开,与胆囊-十二指肠吻合,或与空肠行 Roux-en-Y 吻合。根据肝门部的解剖,此段的胆管在胆囊床处只有1~2 cm 的深度,当肝内胆管扩张时,很容易在此处切开找到,并扩大切口以供吻合。手术时先游离胆囊,注意保存血供,随后胆囊也可作为一间置物,将胆囊与右肝内胆管吻合后,再与十二指肠吻合或与空肠行 Roux-en-Y 吻合,这样使操作变得更容易。

双侧胆管空肠吻合:对Ⅲa 或Ⅲb 型,以及Ⅳ型胆管癌,半肝引流是不充分的。理论上引流半肝可维持必要的肝功能,但是实际上半肝引流从缓解黄疸、改善营养和提高生活质量都是不够的。因此,除Ⅰ、Ⅱ型胆管癌外,其他类型的如果可能均应做双侧胆管空肠吻合术,暴露和吻合的方法同上述。

(二)中下段胆管癌的外科治疗

位于中段的胆管癌,如果肿瘤比较局限,可采取肿瘤所在的胆总管部分切除、肝十二指肠韧带淋巴结清扫和肝总管空肠 Roux-en-Y 吻合术;下段胆管癌一般需行胰头十二指肠切除术(Whipple 手术)。影响手术效果的关键是能否使肝十二指肠韧带内达到"骨骼化"清扫。然而,有些学者认为,中段和下段胆管癌的恶性程度较高,发展迅速,容易转移至胰腺后和腹腔动脉周围淋巴结,根治性切除应包括胆囊、胆总管、胰头部和十二指肠的广泛切除,加上肝十二指肠韧带内的彻底清扫。对此问题应该根据"个体化"的原则,针对不同的患者而做出相应的处理,不能一概而论。手术前准备及切口、探查等与肝门部胆管癌相同。

1.中段胆管癌的切除

对于早期、局限和高分化的肿瘤,特别是向管腔内生长的乳头状腺癌,可以行胆总管切除加肝十二指肠韧带内淋巴、神经等软组织清扫,但上端胆管切除范围至肝总管即可,最好能距肿瘤上缘 2 cm 切除。胆管重建以肝总管空肠 Roux-en-Y 吻合为好,也可采用肝总管-间置空肠-十二指肠吻合的方式,但后者较为烦琐,疗效也与前者类似,故一般不采用。

2.下段胆管癌的切除

(1)Whipple 手术及其改良术式:1935 年 Whipple 首先应用胰头十二指肠切除术治疗 Vater 壶腹周围肿瘤,取得了良好效果。对胆管癌患者,此手术要求一般情况好,年龄<70 岁,无腹腔内扩散转移或远处转移。标准的 Whipple 手术切除范围对治疗胆总管下段癌、壶腹周围癌是合适及有效的。

胰头十二指肠切除后消化道重建方法主要有以下 3 种。①Whipple 法:顺序为胆肠、胰肠、胃肠吻合,胰肠吻合方法可采取端侧方法,胰管与空肠黏膜吻合,但在胰管不扩张时,难度较大,并容易发生胰瘘。②Child 法:吻合排列顺序是胰肠、胆肠和胃肠吻合。Child 法胰瘘发生率明显低于 Whipple 法,该法一旦发生胰瘘,则仅有胰液流出,只要引流通畅,尚有愈合的机会。Whipple 与 Child 法均将胃肠吻合口放在胰肠、胆肠吻合口下方,胆汁与胰液经过胃肠吻合口酸碱得以中和,有助于减少吻合口溃疡的发生。③Cattell 法:以胃肠、胰肠和胆肠吻合顺序。

(2)保留幽门的胰头十二指肠切除术(PPPD):保留全胃、幽门及十二指肠球部,在幽门以远 2~4 cm 切断十二指肠,断端与空肠起始部吻合,其余范围同 Whipple 术。1978 年 Traverso 和 Longmire 首先倡用,20 世纪 80 年代以来由于对生存质量的重视,应用逐渐增多。该术式的优点在于:简化了手术操作,缩短了手术时间,保留了胃的消化贮存功能,可促进消化、预防倾倒综合征,以及有利于改善营养,避免了与胃大部分切除相关的并发症。施行此手术的前提是肿瘤的恶性程度不高,幽门上下组淋巴结无转移。该手术方式治疗胆管下段癌一般不存在是否影响根治性的争论,但是要注意一些并发症的防治,主要是术后胃排空延缓。胃排空延迟是指术后 10 天仍不能经口进流质饮食者,发生率为 27%~30%。其原因可能是切断了胃右动脉影响幽门与十二指肠的血供,迷走神经鸦爪的完整性破坏,切除了十二指肠蠕动起搏点,以及胃运动起搏点受到抑制。胃排空延迟大多可经胃肠减压与营养代谢支持等非手术疗法获得治愈,但有时长期不愈需要做胃造瘘术。

(3)十二指肠乳头局部切除。①适应证:远端胆管癌局限于 Vater 壶腹部或十二指肠乳头;患者年龄较大或合并全身性疾病,不宜施行胰十二指肠切除术。手术前必须经影像学检查及十二指肠镜检查证明胆管肿瘤局限于末端。②手术方法:应进一步探查证明本术式的可行性,切开十二指肠外侧腹膜,充分游离十二指肠,用左手拇指和示指在肠壁外可触及乳头肿大。在乳头对侧(十二指肠前外侧壁)纵行切开十二指肠壁,可见突入肠腔、肿大的十二指肠乳头。纵行切开胆总管,并通过胆管切口插入胆管探子,尽量将胆管探子从乳头开口处引出,上下结合探查,明确肿瘤的大小和活动度。确定行本手术后,在乳头上方胆管两侧缝2针牵引线,沿牵引线上方0.5 cm用高频电刀横行切开十二指肠后壁,直至切开扩张的胆管,可见有胆汁流出。轻轻向下牵引乳头,用可吸收线缝合拟留下的十二指肠后壁和远端胆总管;继续绕十二指肠乳头向左侧环行扩大切口,边切边缝合十二指肠与胆管,直至胰管开口处。看清胰管开口后,将其上壁与胆总管缝合成共同开口,前壁与十二指肠壁缝合。相同方法切开乳头下方和右侧的十二指肠后壁,边切边缝合,待肿瘤完整切除,整个十二指肠后内壁与远端胆总管和胰管的吻合也同时完成。用一直径与胰管相适应的硅胶管,插入胰管并缝合固定,硅胶管另一端置于肠腔内,长约15 cm。胆总管内常规置T管引流。

(4)中下段胆管癌胆汁内引流术:相对于肝门部胆管癌较为容易,一般选择梗阻部位以上的胆管与空肠做Roux-en-Y吻合。下段胆管梗阻时,行胆囊空肠吻合术更加简单,然而胆囊与肝管汇合部容易受胆管癌侵犯而堵塞,即使不堵塞,临床发现其引流效果也较差,故尽量避免使用。吻合的部位要尽可能选择肝总管高位,并切断胆管,远端结扎,近端与空肠吻合。不宜选择胆管十二指肠吻合,因十二指肠上翻太多可增加吻合口的张力,加上胆管肿瘤的存在,可很快侵及吻合口。中下段胆管癌随着肿瘤的生长,可能造成十二指肠梗阻,根据情况可做胃空肠吻合以旷置有可能被肿瘤梗阻的十二指肠。

(杜志华)

第五节 胰 腺 癌

胰腺癌是指发生在胰腺腺泡或导管腺上皮的恶性肿瘤,是消化系统恶性程度很高的一种肿瘤。胰腺癌被称为"癌中之王",在国际医学界被列为"21世纪顽固堡垒",近年来其发病率呈明显上升趋势,每10年增加15%。胰腺癌中最常见的是胰头癌,占60%~80%,多发生在40岁以上,男性多于女性,为(2~4):1。胰腺癌起病隐匿,无特异症状,早期诊断困难,病情发展快,手术切除率低,手术并发症多,预后很差。但是随着影像学的发展,血清肿瘤标志物的检测,早期病例的发现,以及手术操作的进步,手术切除率有所提高,手术并发症有所降低,以及术后综合治疗措施的应用等,5年生存率也有所提高。

尽管如此,现在胰腺癌的早期诊断率还很低,收治的患者中大多已进入中、晚期,治疗效果很差,胰腺癌仍然是对外科医师的一个挑战。如何发现早期小胰腺癌是研究的热点和努力方向。

一、发病率

早在170年前就有胰腺癌的报道。随着时间的推移,胰腺癌的发病率呈不断上升趋势,目前已占癌肿的第十位,是消化系统中常见的恶性肿瘤之一。胰腺癌已占癌肿死亡原因的第五位(仅次于肺癌、大肠癌、乳腺癌和前列腺癌),占全部癌肿死亡男性的5%,女性的6%。20世纪90年代世界统计结果,芬兰、新西兰、日本、加拿大、美国、英国等为高发国家,而波多黎各、哥伦比亚、巴西、印度、科威特、中国香港地区等为低发国家或地区。世界部分国家或地区胰腺癌平均每年发病率为 5/10 万人。中国肿瘤防治办公室统计表明,我国部分城市的胰腺癌发病率平均为 5.1/10 万,已接近西方发达国家。

胰腺癌的发病率随着年龄而增加,以 40～70 岁为最常见,大约占总数的 87.6%。男性病例(67%)多于女性(33%),男性与女性之比为(1.5～2.0)∶1,而 20 世纪 90 年代女性发病率也在不断上升,男女之比为 1∶1,可能与女性吸烟人数增加有关。

二、致病因素

虽然胰腺癌和壶腹部癌的具体发病原因至今尚不清楚;但是有些因素,尤其是与胰腺癌的发病有密切关系。

(一)吸烟

大样本调查研究结果表明,吸烟者胰腺癌的发病率比不吸烟者高 1.5 倍。随着吸烟量的增加,发病率也随之增高;若每天吸烟量多出 1 包,其发病率在女性高出 2 倍,而在男性则高出 4 倍。Robert M.Beazley 也认为虽然胰腺癌的高危人群尚不能清楚确定,但是抽烟比不抽烟者的发病率高 2.6 倍。吸烟者的发病年龄也比不吸烟者提早 10～15 年。

(二)饮食

经调查显示胰腺癌的发病与长期摄入高热量饮食有关。多摄入富含脂肪和蛋白质食物、油炸食物和低膳食纤维食物,均可增加胰腺细胞的更新和胰腺细胞对致癌物质的敏感性,促进胰腺癌的发生。多摄入新鲜水果和蔬菜可减低致癌危险。

(三)糖尿病

统计胰腺癌患者中 80% 的病例患有糖尿病,而糖尿病患者中胰腺癌的发病率又比健康成人高出 2～4 倍,尤其是女性患者可更高,说明糖尿病可能是与胰腺癌发病因素有关。

(四)慢性胰腺炎

因为慢性炎症过程的反复刺激,可导致胰腺导管狭窄、梗阻,胰液潴留,小胰管上皮增生以致癌变。若有胰管结石、组织钙化,可能性就更大。

(五)胃切除手术或恶性贫血者

胃酸可抵抗致癌物质,缺乏胃酸者发病率可增加 2～3 倍。

(六)饮酒和咖啡

曾一度被少数研究认为与胰腺癌发病有关,但多数研究未能证实其有关系。

(七)遗传与基因突变

大多数胰腺癌的发病是散在性的,但是近代分子遗传学研究发现 20%～50% 病例有继承性遗传缺陷。在人类所有肿瘤中最常见的是抑癌基因 *P53* 和 *P16* 的突变。90% 胰腺癌患者有 *P16* 基因突变,50%～75% 有 *P53* 基因突变,50% 有 *DPC4* 基因突变。

三、病理变化

(一)部位

癌变常见于胰头颈部,占 66%～70%;胰体尾部次之,占 20%～25%;局限在尾部者占 5%～10%;全胰仅占 6%～8%。

(二)组织分类

大体肉眼检查这种肿瘤质硬、切面呈淡褐色。根据其组织来源分以下 3 类。

(1)胰管上皮细胞发生的胰腺导管癌:约占 90%,主要是高、中、低分化腺癌,其次有鳞腺癌、巨细胞癌和黏液癌。

(2)由腺泡细胞发生的腺泡细胞癌:占 4%。

(3)由胰岛细胞发生的胰岛细胞癌:罕见。

(三)胰腺癌的转移和扩散

1.淋巴转移

胰腺内有丰富的毛细淋巴管网,由许多淋巴管网形成许多淋巴丛,由许多淋巴管丛发出许多集合淋巴管到达胰腺表面,然后伴着血管走行,沿不同方向进入各个局部淋巴结,最后汇入腹腔淋巴结主干。淋巴转移是胰腺癌早期最主要的转移途径。虽然直径仅为 2 cm 的小肿瘤,可能 50% 的病例已有淋巴结转移。因其在早期即可发生转移,故是影响手术治疗效果的重要因素。

按胰腺淋巴引流和淋巴结的分布,胰腺癌的转移途径如下。

(1)胰头癌的淋巴转移。①第一站淋巴结:幽门下淋巴结→胰头前上淋巴结→胰头前下淋巴结→胰头后上淋巴结→胰头后下淋巴结→沿肠系膜上动脉根部周围淋巴结→肝总动脉周围淋巴结。②第二站淋巴结:腹腔干周围淋巴结→脾动脉根部淋巴结→肝动脉淋巴结→胆管淋巴结。③第三站淋巴结:腹主动脉周围淋巴结→胰下淋巴结。

(2)胰体尾癌的淋巴转移。①第一站淋巴结:肝总动脉和肝固有动脉周围淋巴结→腹腔干周围淋巴结→脾动脉周围淋巴结→脾门淋巴结→胰下动脉周围淋巴结。②第二站淋巴结:肠系膜根部淋巴结→结肠中动脉周围淋巴结→腹主动脉周围淋巴结。

2.直接浸润

虽然是早期胰腺癌,但癌细胞可早期穿出胰管向周围浸润;如胰头癌就可向胆总管末段浸润引起梗阻性黄疸;而胰体尾癌常可浸润到十二指肠空肠曲,对肠系膜上血管、腹腔干和脾门等处的直接浸润或形成后腹膜结缔组织块,致使手术切除困难。

3.沿神经束扩散

沿神经束扩散是胰腺癌特有的转移方式。最早癌细胞可直接侵及神经束膜进入束膜间隙沿着神经鞘蔓延,并向周围浸润扩散,随着肠系膜上动脉并行的神经丛和腹主动脉周围神经丛,向腹膜后浸润可出现腰背疼痛。

4.血行转移

胰腺癌晚期常通过胰腺丰富的血流,经门静脉扩散到肝脏,还可转移到肺、脑。

5.腹膜种植

常可在前上腹膜和双侧腹膜呈多发性、弥漫性、粟粒状或结节状种植。

四、临床表现

由于胰腺癌早期无特异性症状,常被误诊为胃病、肝病、胆道病等,使正确诊断延迟 2～3 个月,影响了疾病的预后,应引起警惕。以下是常见的症状和体征。

(一)临床症状

1.上腹疼痛

早期胰腺癌无特异症状,上腹不适或疼痛占 70%～90%,胰腺疼痛常位于上腹部,表现为模糊不清而无特殊性,可能在餐后发生。1/4 的患者可能发生背部放射痛,若固定于背部疼痛则要考虑胰腺体尾部癌肿,疼痛的程度可反映肿瘤大小和后腹膜组织被浸润情况。严重疼痛提示癌肿浸润内脏神经,病变已属中晚期。

2.体重减轻

胰腺癌患者常有体重减轻占 70%~100%。可能由于多因素所致,如休息性能量消耗增加、食量减少热量降低和脂肪吸收障碍有关。后者乃因胰管阻塞致使胰腺外分泌功能不全所致。

3.黄疸

如癌肿发生在胰头部,肿瘤可直接压迫胆总管末段,则可早期出现梗阻性黄疸,占 80%~90%,无痛性进行性黄疸是胰头癌和壶腹部癌的特征,尤其是后者可更早出现黄疸。胰腺体尾部癌肿亦可发生黄疸,往往提示已有广泛肝转移。

4.胰腺炎

临床上可见到少数胰腺癌患者,可发生急性或亚急性胰腺炎症状,此乃胰腺管被堵塞所致。此对无暴饮暴食和非胆源性者更应提高警惕,应做进一步检查。

5.浅表性血栓性静脉炎

不到 5% 的胰腺癌患者,有反复发作的迁徙性血栓性浅静脉炎(Trousseau 征)的病史。这可能是由于肿瘤组织细胞阻塞胰管,导致胰蛋白酶进入血液循环,使凝血酶原转变为凝血酶,促进了血栓形成。

6.精神抑郁症

50% 的胰腺癌患者,在做出癌症诊断之前有精神抑郁症。其发生率比其他腹部恶性肿瘤为高。此发现的原因不清,可能与胰腺癌的神经内分泌物质有关。这些物质影响着中枢神经系统。

7.其他

胰腺癌起始的模糊而无特异性症状还包括乏力、食欲缺乏、食量降低。大约 10% 病例伴有不同程度的不规则性发热,可能为癌组织坏死和其代谢产物被吸收所致。一般均为低热,但亦可出现 38~39 ℃中、高热。后者若伴有畏寒或疼痛时,在有黄疸患者应排除是否有胆道感染。患者反映尿色不断加深、大便色淡发白,亦应引起注意是否胆管有阻塞。

(二)体征

除了临床上出现黄疸外,典型的体征如下。

1.胆囊肿大

如临床上有无痛性进行性黄疸,再加上右上腹扪到肿大的胆囊(Courvoisier 征),乃是典型的肝胰壶腹周围癌的体征,占少于 1/3 的病例。

2.脾大

至少有 30% 的患者可扪及肝大。中、晚期胰体尾部癌肿可压迫脾静脉或脾静脉血栓形成引起脾大。

3.腹部肿块

只有 5%~10% 的胰头癌患者可能扪到右上腹部肿块,而胰腺体尾部癌肿有 20% 患者可在上腹或左上腹扪到肿块。

五、诊断

胰腺癌隐蔽于腹膜后,早期又无特异性症状和体征,诊断较为困难。但对 40 岁以上的胰腺癌高危人群,若出现以下情况,应高度怀疑胰腺癌的可能,应尽早进行深入详细的检查,争取早期做出正确诊断:①梗阻性黄疸;②近期发生不能解释的体重减轻,超过原体重的10%者;③不能解释的上腹部饱胀、不适和腰背疼痛;④模糊而不能解释的消化不良,X线胃肠检查阴性者;⑤无家族史、无肥胖者而在近期发生糖尿病;⑥突然发生不能解释的腹泻;⑦特发性胰腺炎反复发作;⑧重度抽烟者。

(一)实验室检查

1.常规化验

除了梗阻性黄疸外,一般均在正常范围。高胆红素血症和碱性磷酸酶升高,或有氨基转移酶增高,或其他肝功能异常,均不能作为鉴别手段。血清淀粉酶和血清脂肪酶升高,亦只能鉴别胰腺炎。

2.肿瘤标志物

20年来有许多肿瘤标志物用于胰腺癌的诊断和术后随访。目前发现与胰腺癌相关肿瘤标志物有十多种,但至今为止尚未找出一种敏感性和特异性均令人满意的胰腺癌标志物。现在常用的胰腺癌标志物有 CA19-9、CA50、CA242、CA72-4、CA125、CA153、CA494、POA、CEA、DUPAN-2、TPA、Span-1、CAM17-1、IAPP、PCAA 等。

(1)CA19-9:为临床上最常用、最有价值的一种肿瘤相关抗原,是由单克隆抗体 116NS19-9 识别的涎酸化 Lewis-a 血型抗原,是目前公认的在各类标志物的血清学检测中阳性率最高的标志物。它的发展起始于 1979年 Koprowski 等的研究,来自人类的结直肠癌细胞。虽然其来自结直肠癌,然而不同于 CEA 抗体,对检测胰腺癌最为敏感。一般认为 CA19-9 超过200 kU/L即有诊断价值。其敏感性可达 90%(69%~90%),准确性达 80%,特异性也在 90% 左右。它可作随访监测预后和治疗效果,反映肿瘤有否复发,是判断预后的一种良好指标。因为正常胆管和胰管上皮中也存在着微量的 CA19-9 抗原,在慢性胰腺炎和胆管炎时,由于炎症刺激管壁增生、化生,使产生 CA19-9 细胞数量增加,特别是有黄疸时CA19-9也可明显升高,但随着炎症消退、黄疸解除而下降。

(2)CA50:1983年首先由 Lindholm 等报道,也是来自人类结直肠癌细胞,一种涎酸化糖类抗原,因此与 CA19-9 有交叉免疫性。有部分人群(大约为 10%)不产生 CA19-9,只产生 CA50。故若 CA19-9 阴性时可监测 CA50,其阳性率略低于 CA19-9,敏感性为 70%~80%,特异性为70%。CAS0 阳性也可见于大肠癌。

(3)CA242:一种肿瘤相关性糖链抗原,主要为胰腺癌所产生。其敏感性、特异性和准确性均略低于 CA19-9,前者为 70%,中者为 90%,后者为 80%。

(4)CA72-4:一种肿瘤相关糖蛋白抗原,若为阳性多见于低分化胰腺癌。其敏感性仅为38%~45%。对胰腺囊腺性肿瘤中的液体作 CA72-4 测定,可鉴别其良、恶性。

(5)CA125:1980年 Bast 报道主要是卵巢癌产生的一种肿瘤相关糖蛋白抗原,也可见于胰腺癌。在卵巢癌的诊断中,其特异性的阳性率为 97%。该抗原在胰腺癌Ⅰ、Ⅱ期较低(48%),Ⅲ、Ⅳ期较高(75%),与肿瘤分期有关,对早期诊断无意义。

(6)CA494:是诊断胰腺癌特异性最高的一种肿瘤相关抗原,可达 94%。其敏感性为 90%与CA19-9 相仿。糖尿病患者并不升高,对胰腺癌和胰腺炎的鉴别很有帮助。

(7)胰胚抗原(POA):1974年 Banwo 等报道,主要存在于胎儿胰腺和胰腺癌组织中,其阳性率为56%~76%。在高分化胰腺癌中阳性率高,低分化胰腺癌的阳性率低。正常值低于9.0 kU/L。

(8)CEA：主要存在于大肠癌组织中，但也存在于胎儿消化道上皮组织中，故称为癌胚抗原。早在1965年由Gold等就作为结直肠癌细胞的标志物。其正常值（RIAs，放射免疫分析法）为低于2.5 μg/L，胰腺癌也可升高至20 μg以上，其阳性率可达70%，但欠缺特异性和低敏感性，限制了其在临床上的使用。测定血清CEA水平的结果与肿瘤大小、转移和扩散呈正相关。在肿瘤复发时也可升高，所以也可作为随访观察用。

(9)Dupan-2：1982年Metzar在Duke大学（DU）用胰腺癌患者（pancreas的简写pan-2）腹水中的癌细胞作为免疫原制出的单克隆抗原。正常值在150 kU/L以下。临床上以400 kU/L以上为阳性，其敏感性为47.7%，特异性为85.3%，准确性为74.1%。可用作随访检测。

(10)组织多肽抗原（TPA）：为癌胚蛋白，于1957年由瑞典Bjorklund所发现，存在于癌组织细胞膜和细胞质内，其阳性率可达81%。血清正常值为（81±23）U/L，胰腺癌可高达（277±219）U/L。

(11)CAM17-1：一种IgM抗体，在胰腺组织中呈过度表达，对胰液中的黏蛋白有很高的特异性，达到90%，其敏感性为86%。

(12)胰岛淀粉样肽（IAPP）：胰腺癌细胞分泌出的一种可溶性IAPP释放因子，刺激胰岛细胞分泌IAPP，可早期诊断胰腺癌。

(13)胰腺癌相关抗原（PACC）：主要存在于胰腺导管上皮细胞内，但在正常人的其他多种组织内也有。其正常值为0.10~22.50 μg/mL，胰腺癌的阳性率为67%。

(二)影像检查

1.X线检查

(1)钡餐检查：主要通过钡餐显示胃十二指肠形态改变的间接征象，如胃十二指肠壁有外来性压痕；十二指肠框（降部、水平部）呈C形扩大，其内侧壁僵硬，框内有反"3"字征象。用十二指肠低张造影，可突显其表现，更有诊断价值。但是对早期胰头癌和早期胰体尾部癌则无明显改变。

(2)经皮肝穿刺胆管造影（PTC）：对梗阻性黄疸患者，其梗阻近端的胆管均有一定程度扩张。PTC可显示梗阻的部位和梗阻端的形态，对判断病变的位置和性质很有价值。若为胰头癌则可见肝内、外胆管呈现明显扩张和胆囊肿大，梗阻末端形态呈偏心性的被压、不规则狭窄和充盈缺损，管壁僵硬等表现。由于梗阻性黄疸，胆管内压力很高，若单做PTC会发生胆漏和胆汁性腹膜炎，应置入导管做胆管内减压引流（PTCD），可作为术前减黄用。

(3)内镜逆行胰胆管造影（ERCP）：通过内镜可观察十二指肠乳头情况，再经造影可显示胆管和主胰管情况。若为胰头癌除可见肝内外胆管扩张外，还可显示主胰管阻塞，若为胰体部癌则显示主胰管不规则狭窄和狭窄后扩张。对胰腺癌的早期诊断很有帮助，其敏感性和准确性均可达到95%。通过ERCP还可收集胰液做细胞学检查和送做CEA、POA、CA19-9测定。对重度梗阻性黄疸患者，还可经内镜下放置鼻胆管引流或逆行置管内引流。ERCP后有一定的并发症，如胆管炎和胰腺炎，虽然其发生率仅3%~4%，但应严密注意，给予抗生素等预防措施。

2.超声检查

(1)腹部B超：超声检查具有简便、易行、无创、廉价等优点，腹部B超是目前临床上对拟诊腹部疾病首选的检查方法。其缺点是易受胃肠胀气而影响探查结果。为获得最佳效果，提高准确性，尤其是对疑诊深位的胰腺疾病时，应做好查前准备。通常是在早晨空腹时或禁食8小时后做检查。必要时在检查前日服用轻泻剂,晨起排便后做检查。统计表明对直径超过 2 cm 的胰腺肿瘤,其敏感性和准确性可达 80% 以上。也可发现直径小于 2 cm 肿瘤的报道。对胰头癌者还能见到肝内外胆管扩张、胆囊肿大、胆总管末端梗阻,以及主胰管扩张等间接征象。

(2)内镜下超声(EUS):将超声探头经内镜送入胃、十二指肠,在胃后壁和十二指肠内侧壁上探查胰腺,不受肥胖的腹壁和胃肠胀气的影响,其高频超声探头分辨率高。对胰头、胰体、胰尾肿瘤均能探到,其准确性可达到 90%。并可了解胰周是否有淋巴结转移,对胰腺癌分期也有帮助。

(3)胰管内超声(IDUS):在内镜下,将高频超声微探头伸入胰管内进行探查,受外界影响最小。可准确地探查出胰腺实质内的小胰腺癌。对胰管良性或恶性狭窄的鉴别也有帮助。

(4)术中 B 超(IOUS):这种检查可直接在胰腺表面做探查,不受胃肠胀气的影响。可发现胰腺内小肿瘤的存在,并可指导细针穿刺做细胞学检查(涂片或活检)。也可探查肝脏有否转移病灶,以及门静脉和肠系膜上静脉有否被浸润,对选择术式有重要参考价值。

3.计算机断层成像(CT)

CT 是目前对胰腺疾病最常用和最主要的检查方法,可精确显示胰腺的轮廓和形态,及其与周围脏器的关系,了解有否淋巴结和肝脏转移,对胰腺癌诊断的准确性可达 95%。螺旋 CT 的分辨率更高,更可提高胰腺癌的诊断率。三维 CT 血管造影,可清晰显示腹腔干及其分支和肠系膜上动脉的形态,了解血管有否被浸润,为提供术式选择做参考。

4.磁共振成像(MRI)和磁共振胰胆管成像(MRCP)

MRI 更具有良好的软组织对比度,能清晰地显示全胰腺的轮廓形态,以及腺体内的异常影像。胰腺癌时 T_1 和 T_2 时间延迟,其 T_1 加权影像呈低信号,T_2 加权影像呈稍高信号。在被强化的胰腺组织可清晰显示出癌性病灶。MRI 对胰周血管和淋巴结有否浸润和转移的判断能力更好。

MRCP 是近年来发展起来的一种无创伤性胰胆管显像技术。可显示胆树和胰管全貌,反映出病变的位置、程度和原因,其准确性几乎达 100%。

5.胰管镜(PS)

即母子镜技术,先将十二指肠镜(即母镜)送到十二指肠降部找到乳头开口,再将一根 1~2 mm 的子镜从其活检操作空间伸入直至胰管,由此即可观察胰管内情况,并通过套管作抽吸、活检等检查,发现早期胰腺癌和鉴别诊断。

6.血管造影

采用 Seldinger 法,经右侧股动脉穿刺插管至腹腔干和肠系膜上动脉进行选择性血管造影。若要超选择性地还可将造影导管伸入到肝动脉、胃十二指肠动脉、胰十二指肠下动脉或胰背动脉造影。分动脉期、毛细血管期、静脉期等 3 种时相,以观察胰腺和胰周的情况。胰腺癌是一种少血供的肿瘤,只能见到少血管区或缺血区表现,而其周围动脉和静脉呈现受压、移位、僵直、狭窄、中断,以及有侧支循环等表现。因为血管造影是有创而操作比较复杂的检查方法,目前已较少使用;在许多情况下,无创或微创影像技术,如 B 超、CT、MRA、ERCP 等已能满足临床诊断的要求。血管造影的目的主要是观察癌灶与周围血管的关系,确定血管有否被侵犯,作为术前评估和制定手术方案。

7.电子发射断层显像(PET)

这种显像技术是将极其微量的正电子核素示踪剂注射到人体内,由体外测量装置探测这些正电子核素在体内分布情况,再通过计算机断层显像方法,显示出人体全身主要脏器的生理代谢功能和结构。这些正电子核素都是构成人体的基本元素的超短半衰期核素或性质极其相似的核素，如碳(C)、氮(N)、氧(O)、氟(F)等。运载这些正电子核素的示踪剂是生命的基本物质，如葡萄糖、水、氨基酸；或是治疗疾病的常用药物，如抗癌药氟尿嘧啶等。因此，PET 具有多种不同功能的检查项目，临床应用非常广泛。因为 PET 显像是采用与生命代谢密切相关的示踪剂，所以每项 PET 显像结果实质上是反映了某种特定的代谢物(或药物)在人体内的动态变化。因此，PET 检查是一项代谢功能显像，是在分子水平上反映人体是否存在病理变化。对于胰腺癌来说就是利用其癌组织细胞内的糖代谢比正常组织和良性病变组织明显增加，采用葡萄糖的类似物——氟代脱氧葡萄糖(FDG)进入癌组织细胞内聚集释放正电子，而被扫描显示出高密度断层图像。其敏感性和特异性可达 100%，对转移性淋巴结和肝转移灶也能良好显示，并可鉴别慢性胰腺炎。对糖尿病患者可能出现假阳性。

8.PET/CT 显像

PET/CT 是目前医学影像学最新的设备，将 CT 显像和 PET 显像两种不同成像原理的装置整合在一个系统工程中，通过一次的检查可完成两次的影像扫描，再由重建融合技术使其形成一幅叠加的PET/CT图像。可作全身扫描或局部扫描，这种图像既具有多层螺旋 CT 显示清晰的解剖结构和高分辨率的图像，弥补了 PET 的空间分辨率不足的缺点，又有 PET 的功能成像、灌注成像及时间——代谢四维成像的优势，显著地提高了螺旋 CT 的诊断价值，尤其是对肿瘤(如胰腺癌、转移癌)的早期诊断起到重要作用。

(三)细胞学检查

细胞学标本的来源主要是由细针穿刺活检；对于胰腺癌来说，一般不主张在术前经皮操作，以免发生穿刺道种植或播散。术中或在 B 超引导下进行穿刺活检，对确定癌肿有一定帮助。细胞学标本的另一来源是通过 ERCP 收集胰液，其阳性率 70%～80%。

(四)基因诊断

在肿瘤学的研究工作中，随着细胞分子生物学技术的发展，我们现在可以检测细胞的基因缺陷。细胞癌基因的前身是未被激活状态的基因，称为原癌基因，若被激活即成为癌基因。在正常细胞中有一种为使机体不易变癌的基因，称为抑癌基因。近年来已证实癌的发生与癌基因和抑癌基因有密切关系，即原癌基因被激活和抑癌基因失活所致。目前已知胰腺癌有很高的 $K\text{-}ras$ 癌基因表达，而在正常胰腺组织和胰腺炎组织中无表达，因此可将 $K\text{-}ras$ 基因突变作为胰腺癌的肿瘤标志物，从胰液、胆汁、血液、粪便、细针穿刺的肿瘤组织中测定，用作早期诊断和鉴别诊断手段，也可作为肿瘤复发的检测和预后的随访。

六、分期

胰腺癌和其他实体瘤一样，采用 1987 年国际抗癌协会制定的 TNM 分期(表 7-1)。

术前 CT 检查对准确分期很有成效，MRI 和内镜下超声波探查可进一步观察到肿瘤的大小范围、淋巴结的受累和原发肿瘤的来源(如肝胰壶腹癌或胰头癌)。更加准确的术前分期，对选择采用手术或非手术的姑息性治疗很重要。不少患者在剖腹探查才发现有小的肝脏转移和腹膜的种植而未做切除，因此有些学者认为腹腔镜检查应作为术前分期的一部分。若见有远处转移，则应考虑非手术的姑息性治疗。但是否要常规使用腹腔镜检查仍有争论。

表 7-1　胰腺癌 TNM 分期

情况	说　明	情况		说　明	
T₁	原发肿瘤局限于胰腺	N_x	多处淋巴结转移		
	$T_{1a} \leqslant 2$ cm	M_0	无远处转移		
	$T_{1b} > 2$ cm	M_1	有远处转移		
T₂	肿瘤累及十二指肠、胆总管或胰周组织	分期	I	$T_{1 \sim 2}$　N_0	M_0
T₃	肿瘤累及胃、脾、结肠或附近血管		II	T_3　N_0	M_0
N₀	无区域淋巴结转移		III	$T_{1 \sim 3}$　N_1	M_0
N₁	区域淋巴结转移		IV	$T_{1 \sim 3}$　$N_{0 \sim 1}$	M_1

　　Hermreek 的胰腺癌肉眼分期法,简单、明了、实用,对手术的术式选择和预后的判定很有帮助,也被广泛使用。Ⅰ期,病变局限在胰腺;Ⅱ期,病变已累及周围组织或脏器,如十二指肠、门静脉、胰周组织;Ⅲ期,已有区域淋巴结转移;Ⅳ期,已有远处转移。

七、治疗

　　对患者全身情况差,不能耐受手术者或患者晚期无法施行手术切除者,应给予非手术治疗。

(一)化疗
常用的药物是氟尿嘧啶、吉西他滨、奥沙利铂等。

(二)放疗
放疗分为单纯放疗、放疗及化疗联合治疗及立体定位的伽马刀治疗。

(三)免疫治疗
除了影响癌肿患者预后的共同因素:如肿瘤病期、大小、淋巴结转移程度、手术彻底性等以外,还有患者全身情况的差异,即免疫能力的差异因素。由于癌症患者均有不同程度免疫能力低下,所以近数年来常使用各种生物反应调节剂,以增加治疗效果。目前常用的有白介素-2(IL-2)、干扰素(IFN)、胸腺素等。

(四)激素治疗
常用药物有雄激素(如丙酸睾酮)、他莫昔芬、醋酸氯羟甲烯孕酮、LHRH 类似物生长激素释放抑制因子类似物等。

(五)胆道介入治疗
对不能切除的胰头癌患者,因肿瘤压迫或侵犯胆总管可发生严重的梗阻性黄疸。可考虑施行经皮经肝穿刺胆道引流术(PTCD)以减轻黄疸肝损害和改善症状延长患者生命。

(六)中医中药治疗
基本法则:①整体观念;②治标和治本;③同病异治与异病同治;④扶正祛邪。

(陈倩倩)

第六节　结 直 肠 癌

一、诊断

依据临床症状和详细的体检,结合内镜检查、X线和其他影像检查、病理和细胞学检查及肿瘤标志物检测,可以得到明确诊断。

(一)发病部位与分布

在结直肠癌低发地区,一般以直肠癌为最多,但随着发病率的上升,结直肠癌中结肠癌的比例明显上升。在结直肠癌高发的美国,约70%的结直肠癌位于结肠。

(二)临床表现

结直肠癌早期无明显症状,随着病程的发展,临床症状会表现出来,主要表现为:①肠道刺激症状与排便习惯改变。②血便与黏液血便。③腹部不适或腹痛。④腹部包块。⑤不排气、不排便的肠梗阻症状。⑥贫血、消瘦、发热、乏力等全身中毒表现。病变的部位不同,所表现的临床症状也有差异。

右半结肠癌主要表现:①腹部包块。②贫血、消瘦、发热等全身症状。③胃肠道不适和肠道刺激症状。④便血,以暗红色或果酱样大便为主。

左半结肠癌主要表现:①肠道刺激症状和排便习惯改变。②肠梗阻。③便血。

直肠癌的主要表现:①便血。②直肠刺激症状,如肛门坠胀或里急后重感。③排便习惯改变。④肠道梗阻。

(三)检查方法

1.直肠指检

直肠指检至少可扪清距肛门7 cm以内的直肠壁情况。早期的直肠癌可表现为高出黏膜面的小息肉样病灶。指检时必须仔细触摸,避免漏诊。可以触及大小不一的外生型肿块,也有的为浸润状、狭窄状。直肠指检时触摸必须轻柔,切忌挤压以免促使癌细胞进入血流而播散。指检时,应注意确定肿瘤大小、占肠壁周径、有蒂或呈广基、肿瘤基底下缘至肛缘的距离、肿瘤向肠外浸润状况(是否累及阴道、前列腺,是否与盆壁固定)、肿瘤的质地等。结肠癌患者也应通过直肠指检或直肠-阴道双合诊检查了解膀胱-直肠凹或子宫-直肠凹有无种植灶。

2.乙状结肠镜检查

硬管乙状结肠镜可检查至距肛门25 cm处肠管,并可对所见病灶取活检标本。

3.钡灌肠检查

一般的钡灌肠检查不易发现直径2 cm以下的病灶,但低张力气钡造影法可发现直径1 cm以下的结肠癌。临床疑低位结直肠癌者,首先采用直肠指检及乙状结肠镜检查较钡灌肠可靠。对已有肠梗阻表现者,因有加重梗阻及导致梗阻部位以上结肠穿孔的可能,不宜行钡灌肠检查。

4.纤维结肠镜检查

纤维结肠镜检查不仅可以确定病变部位、大小,更重要的是能通过活检确定病变的性质,还可以发现不少为钡灌肠所漏诊的小腺瘤与癌。Shinya以纤维结肠镜检查发现的425例癌中竟有 43％在钡灌肠检查时漏诊。

5.大便隐血检查

结肠癌表面易出血，只要消化道内有 2 mL 左右的出血，一般大便隐血检查就可出现阳性。Hardcastle报道用大便隐血检查普查人群中结直肠癌，结果，2/3 结直肠癌患者因大便隐血阳性获得诊断。腺瘤中大便隐血 65％～75％呈阴性，可见大便隐血阴性不能除外大肠腺瘤或癌的可能。

6.CT、磁共振、腔内 B 超

目前此 3 种检查主要用于了解直肠癌的浸润状况。CT 对诊断直肠癌伴局部广泛浸润与直肠癌术后盆腔复发有所帮助，不仅可以直接观察肿瘤是否侵犯盆腔肌肉（提肛肌、闭孔内肌、梨状肌等）、膀胱、前列腺，还可在 CT 引导下做细针吸取细胞学诊断。磁共振在了解直肠癌浸润范围及盆腔内复发方面的意义与 CT 相仿。直肠腔内 B 超可较细致地显示直肠癌肠壁内外的浸润深度，对临床研究是否需要做术前放疗等提供参考依据。它们对确定直肠癌有无淋巴结转移的作用仍有限。

7.癌胚抗原(CEA)检查

CEA 不具有特异性诊断价值，既有假阳性，又有假阴性。早期患者阳性率较低，淋巴结转移的患者中则有 50％其 CEA 高于正常，因此不适合做普查或早期诊断用，但对估计预后和诊断术后复发有一定帮助。因此，无论首次手术前 CEA 是否升高，当术后发生复发时，有一部分患者CEA 可升高，有时 CEA 升高可在临床症状发生前 5～7 个月即出现。有人主张随访中如 CEA升高即开腹探查，以提高复发灶的切除率与治愈率。

(四)鉴别诊断

1.结直肠癌被误诊为其他疾病

不同部位的结直肠癌引起的症状不同，因此可被误诊为不同的疾病。盲肠癌与升结肠癌易被误诊为慢性阑尾炎、阑尾包块、上消化道出血、缺铁性贫血等。肝曲结肠癌或右侧份横结肠癌可引起右上腹不适、疼痛，而右半结肠癌患者中合并有胆石症者可占 30％左右，有症状时往往误诊为胆结石症。甚至做了胆囊切除术后症状仍存在，却以"胆囊术后综合征"解释，以致耽误诊断。中段横结肠癌形成的腹块有时需与胃癌鉴别。左半结肠癌、直肠癌又易被误诊为慢性结肠炎、慢性菌痢、血吸虫病、痔、便秘等。

2.其他疾病被误诊为结直肠癌

偶有位于盲肠或回盲部的结核或淋巴瘤可被误诊为盲肠癌。老年人的阑尾包块亦可酷似盲肠或升结肠癌。血吸虫性肉芽肿、局限性肠炎、溃疡性结肠炎症状也可与结肠癌相类似。肠镜活检及钡灌肠检查可帮助鉴别。直肠子宫内膜异位可表现如直肠癌（浸润型、溃疡型、外生型癌或直肠壁结节状病灶），如患者有痛经病史，可提示此病可能。

二、病理及分期

(一)大体类型

根据我国结直肠癌诊治规范，大体分类如下。

1.早期结直肠癌

早期结直肠癌是指原发灶肿瘤限于黏膜层或黏膜下层者。其中限于黏膜层者为黏膜内癌。由于黏膜层中没有淋巴管，故不会发生淋巴结转移。癌限于黏膜下层但未浸及肠壁肌层者为黏膜下层癌,也属早期结直肠癌,但因黏膜下层内有丰富的脉管,因此部分黏膜下层癌可发生淋巴结转移甚至血行转移。早期结直肠癌大体可分为下列 3 型。

(1)息肉隆起型(Ⅰ型):又可进一步分为有蒂型(Ⅰp)、广基型(Ⅰs)两个亚型。此型多数为黏膜内癌。

(2)扁平隆起型(Ⅱ型):肿瘤如分币状隆起于黏膜表面。此型多数为黏膜下层癌。

(3)扁平隆起伴溃疡型(Ⅲ型):肿瘤如小盘状,边缘隆起,中心凹陷。此型均为黏膜下层癌。

2.进展期结直肠癌

当癌浸润已超越黏膜下层而达肠壁肌层或更深层时,即为进展期结直肠癌。其大体可分为下列 4 型。

(1)隆起型:凡肿瘤主体向肠腔内突出者均属此型。肿瘤呈结节状、息肉状或菜花状隆起,有蒂或呈广基。切面可见肿瘤与周围组织境界较清楚,浸润较为浅表局限。若肿瘤表面坏死,则形成溃疡。但溃疡底部高于周围黏膜水平而形如盘状者,则归于另一亚型,称盘状型。

(2)溃疡型:凡肿瘤形成较深(深达或超出肌层)的溃疡者均属此型。

(3)浸润型:肿瘤向肠壁内各层弥散浸润,使局部肠壁增厚,但表面常无明显溃疡或隆起。肿瘤可累及肠管全周,常伴纤维组织异常增生,有时致肠管周径明显缩小,形成环状狭窄。此时肠镜往往受阻于此狭窄处,若在此处钳取活检,往往因取材较浅,组织学检查难以获得癌的证据。此型预后差。

(4)胶样型:肿瘤外形不一,或隆起,或伴有溃疡形成,但外观及切面均呈半透明胶冻状。此型大多为黏液腺癌或印戒细胞癌。预后差。

上海医科大学肿瘤医院曾对结直肠癌手术标本中病理资料完整的 523 例大体类型进行分析。其中隆起型 127 例(包括 15 例早期癌),占 24.3%;溃疡型 334 例,占 63.9%;浸润型 16 例,占 3.1%;胶样型 46 例,占 8.8%。

(二)组织学类型

大肠上皮性恶性肿瘤分型如下。

1.乳头状腺癌

癌细胞呈粗细不等的乳头状结构,乳头中央为中心索。根据其生长方式又可分为两种类型:一型为腺癌组织向黏膜表面生长,呈绒毛状;另一型为肿瘤深部腺腔扩大呈囊状,囊内呈乳头状增生。乳头状腺癌预后较好。

2.管状腺癌

癌组织呈腺管状结构。根据其分化程度分为 3 级:①高分化腺癌,占 15%～20%。②中分化腺癌,占 60%～70%。③低分化腺癌,占 15%～20%。

3.黏液腺癌

以癌组织内出现大量黏液为特征,又可分为两种亚型:一种表现为大片"黏液湖"形成,其中漂浮小堆癌细胞;另一种表现为囊腺状结构,囊内充满黏液,囊壁衬覆分化较好的黏液柱状上皮。

4.印戒细胞癌

癌细胞多呈中小圆形细胞,胞质内充满黏液,核偏于一侧,呈圆形或卵圆形。整个细胞呈印戒形。肿瘤由弥散成片的印戒细胞构成,不形成腺管状结构。此型在青少年(尤其女性青少年)结直肠癌中多见,恶性程度高,预后差。

5.未分化癌

癌细胞弥散成片或呈团块状,不形成腺管状或其他结构。癌细胞大小形态可较一致。有时细胞较小,与恶性淋巴瘤难以区别。

6.腺鳞癌

腺癌与鳞癌见于同一肿瘤内,两种成分充分混合。腺癌部分一般分化较好,而鳞癌部分则一般分化较差。

7.鳞状细胞癌

癌组织呈典型的鳞癌结构,多为中度到低度分化,为一种罕见的结肠肿瘤,多数位于肛管。

在同一肿瘤中可出现两种或两种以上的组织学类型。此时按下述原则进行诊断:①两种组织学类型数量相似,则在诊断时将两种类型都写明,应将预后较差的类型写在病理诊断的首位。②两种组织学类型中一类占 2/3 以上,另一类占 1/3 以下。若占小部分的肿瘤分化较差,则将主要的组织学类型写在诊断首位,分化较差的写在后面;若占小部分的分化较高,则可不写入诊断。

国内各组报道中,结直肠癌各种组织学分型的比例如下:管状腺癌最多,占 66%～80%。其他类型较少,按次序为黏液腺癌 16% 左右,印戒细胞癌 3.0%～7.5%,乳头状腺癌 5% 左右,鳞癌 1% 左右,腺鳞癌0.6%,未分化癌 0～1.6%。

除上述类型外,大肠恶性肿瘤中还有一穴肛原癌(见于肛管,形态类似皮肤的基底细胞癌,亦可见鳞癌及移行细胞癌的结构,有时三者可同时存在)、类癌、黑素瘤、平滑肌肉瘤、恶性淋巴瘤等,但均少见,总共只在全部大肠恶性肿瘤中占 3% 左右。

(三)分 期

1.Dukes 分期

Lockhart-Mummery 领导的一个临床小组建立了直肠肿瘤的分期系统,将结直肠癌分为 A、B、C 三期:A 期为癌限于肠壁内;B 期为癌已侵及肠壁外;无论癌限于肠壁内还是侵及肠壁外,只要淋巴结已有转移,即属 C 期。该方法简单实用,并且可以判断预后。此后,包括 Dukes 等人在内的许多学者对该系统进行了修改,使之可以更准确地反映浸润和淋巴结转移的状态,同时将应用范围扩大到结肠和直肠。Dukes 分期中的 C 期被进一步划分为两期,其中癌灶邻近淋巴结转移者属 C_1 期,肠系膜高位淋巴结转移者属 C_2 期。此后,又提出了各种"改良的 Dukes 分期",如临床引用较多的 Astler 与 Coller 提出的改良 Dukes 分期,将限于黏膜层及黏膜下层的癌归入 A 期;癌侵及固有肌层时归属 B_1 期;癌已侵出固有肌层时归属 B_2 期;癌限于肠壁内但有淋巴结转移时为 C_1 期;癌已侵出肠壁且有淋巴结转移时为 C_2 期。

2.我国结直肠癌分期

全国肿瘤防治办公室与中国抗癌协会合编的"中国常见恶性瘤诊治规范"建议采用的我国结直肠癌临床病理分期如下。

(1)Ⅰ期(Dukes A 期):癌浸润深度未穿出肌层,且无淋巴结转移。进一步分为 3 个亚期:I_0 期(A_0 期),病变限于黏膜层;I_1 期(A_1 期),癌侵至黏膜下层;I_2 期(A_2 期),癌侵至肠壁肌层。

(2)Ⅱ期(Dukes B 期):癌已侵达浆膜或肠外邻近组织,但无淋巴结转移。

(3)Ⅲ期(Dukes C 期):已有淋巴结转移。其中肠旁及系膜淋巴结转移者属 C_1 期,系膜动脉切断结扎处淋巴结转移者属 C_2 期。

(4)Ⅳ期(Dukes D 期):包括所有因病灶广泛浸润、远处转移或种植播散而无法切除,或不能完全切除者。

3.TNM 临床分期

国际抗癌联盟提出的 TNM 分期如下。

T:原发灶。

T_x:原发灶情况无法评估。

T_0:无原发肿瘤证据。

T_{is}:原位癌,上皮内癌或黏膜内癌未穿透黏膜肌层而达黏膜下。

T_1:癌侵达黏膜下层。

T_2:癌侵达肠壁固有肌层。

T_3:癌已侵入固有肌层而达浆膜下;或原发灶位于无浆膜层的结肠、直肠时,癌侵达结肠旁或直肠旁组织。

T_4:癌已穿透脏腹膜或直接侵入其他器官、结构(穿透浆膜后累及其他段大肠时也为 T_4,例如盲肠癌侵及乙状结肠时)。

N:区域淋巴结。

N_x:区域淋巴结无法评估。

N_0:区域淋巴结无转移。

N_1:1~3 个区域淋巴结转移。

N_2:≥4 个区域淋巴结转移。

注:直肠旁或结肠旁脂肪组织中有直径>3 mm 的癌结节,但组织学检查未见其中有淋巴结残留时,按淋巴结转移分类。但如此癌结节≤3 mm,则作为原发灶非连续性的蔓延分类,归为 T_3。

M:远处转移。

M_x:无法评估有无远处转移。

M_0:无远处转移。

M_1:有远处转移。

分期如下。

0 期:$T_{is} N_0 M_0$。

Ⅰ期:$T_{1\sim 2} N_0 M_0$。

Ⅱ期:$T_{3\sim 4} N_0 M_0$。

Ⅲ期:任何 T,$N_{1\sim 2} M_0$。

Ⅳ期:任何 T,任何 N,M_1。

注:0 期与Ⅰ期相当于 Dukes A;Ⅱ期相当于 Dukes B,其中 $T_3 N_0 M_0$ 预后较好,而 $T_4 N_0 M_0$ 预后较差;Ⅲ期相当于 Dukes C,其中 N_1 预后较 N_2 为好。

三、转移与扩散

(一)直接浸润

一般说来,结直肠癌的生长速度较慢,其环绕肠管扩展一周需 18~24 个月,即每 5~6 个月扩展 1/4 周。当始于大肠黏膜的癌浸润至黏膜肌层以下时,由于其沿淋巴管、血管四周的间隙扩展阻力小,因此,癌在黏膜下层、肌层及浆膜下层中的蔓延要比黏膜层为广。所以手术切除时,必须距肿瘤黏膜表面有一定的距离,才能保证切缘阴性。结直肠癌浸润穿透肠壁时,即可直接浸润邻近的组织器官。贴近腹壁的盲肠、升结肠及降结肠癌可侵及腹壁,升结肠上段癌可累及十二指肠降段,肝曲结肠癌可浸润蔓延达肝脏、胆囊,横结肠癌可侵及大网膜或胃。结肠癌灶与小肠粘连、浸润,有时可形成小肠-结肠内瘘,可出现餐后不久即排便、排便次数多、排出未消化食物等症状。直肠癌可侵及膀胱、子宫、阴道、前列腺、精囊腺、输尿管或骶骨。

(二)种植播散

结直肠癌浸润肠壁浆膜层时,癌细胞可脱落于腹膜腔而发生种植播散。广泛的种植播散可产生癌性腹水。肿瘤表面的癌细胞也可脱落进入肠腔。Cole 等在距肿瘤不同距离的远、近侧肠黏膜上做涂片检查,发现远、近侧肠段的涂片中分别有 65% 及 42% 可找到癌细胞,距肿瘤愈近,找到癌细胞的机会愈大。脱落入肠腔的癌细胞在正常黏膜上不至于形成种植,但如进入肠黏膜的破损处,则可存活而形成一种植转移灶。Boreham 报道 8 例结肠癌患者伴肛门区种植癌,其中 1 例发生于痔注射治疗后,1 例发生于痔切除瘢痕处,另 6 例则均发生于肛瘘处。结直肠癌手术时,肠腔内的癌细胞沾染肠管的切缘,或做吻合时缝针、缝线沾染了位于肠黏膜表面的癌细胞,使之植入肠壁组织内,均可成为术后吻合口肿瘤复发的原因。

(三)淋巴道转移

癌细胞如只限于黏膜层,由于黏膜层中无淋巴管存在,所以不至于发生淋巴道转移。但如癌已突破黏膜肌层浸润达黏膜下层时,就有可能发生淋巴道转移。随着癌向肠壁深层及向肠壁外浸润,淋巴结转移的机会明显增加。Dukes 报道的 2 238 例结直肠癌中,高、中、低分化癌的淋巴结转移率分别为 30%、47.1% 及 81.3%。

应予注意的是,一般文献中报道的淋巴结转移率均为普通的 HE 染色切片病理检查的结果,如用免疫组化法对 HE 染色淋巴结无转移者进一步研究,淋巴结转移率就更高。

(四)血行转移

结直肠癌发生血行转移的情况相当常见。上海医科大学肿瘤医院手术治疗的结直肠癌患者中 8.5% 术中发现有肝转移。在根治性切除术后已随访 5 年以上的直肠癌患者中,发现有14.4%于术后 5 年内发生血行转移。在这些发生血行转移的患者中,肝、肺、骨、脑转移分别占 36.5%、34.6% 和 19.2% 及 3.9%,余 5.8% 的患者则为其他部位的血行转移。

四、放射治疗

(一)大肠癌的放疗方案

大肠癌的放疗按其目的分为根治性放疗、对症性放疗及放疗、手术综合治疗。对直肠癌术后除早期(Ⅰ期)的不预防性放疗外,其他期均需放疗,其他部位肠癌术后一般不主张预防性放疗,有残留的必须行放疗,并且达根治剂量。

1.根治性放疗

根治性放疗指旨在通过放疗彻底杀灭肿瘤细胞,仅适用于少数早期患者及特殊敏感细胞类型的患者不适宜手术者。

2.对症性放疗

以减轻症状为主要目的,适用于止痛、止血、减少分泌物、缩小肿瘤、控制肿瘤等姑息性治疗。

适宜于晚期患者症状明显者,放疗部位不要过大,放疗剂量能控制症状为宜。

3.放疗、手术综合治疗

有计划地综合应用手术与放疗两种治疗手段。按进行的先后顺序,可分为术前放疗、术中放疗和术后放疗3种。

(1)术前放疗:术前照射能使肿瘤体积缩小,使已经转移的淋巴结缩小或消失,减轻癌性粘连,降低肿瘤细胞活力及闭合脉管,故适用于控制原发灶及改变 Dukes 分期,并有利于提高手术切除率,减少复发率和医源性播散。

(2)术中放疗:指对术中疑有残留处和不能彻底切除处,用 β 射线进行一次性大剂量照射。

(3)术后放疗:适用于切除不彻底或术后病理标本证实切缘有肿瘤细胞残留者及直肠癌Ⅱ、Ⅲ期患者。有计划的术后放射术中应做银夹标记,以便缩野加量。

(4)"三明治"式放疗:为了充分发挥术前放疗和术后放疗的优势,并克服二者的不足,采用术前放疗-手术-术后放疗的方法,称"三明治"式疗法。一般术前一次性照完 5 Gy,然后手术,手术后再放疗 5 周,总剂量 45 Gy(如术后病理检查属 Dukes A 期,可不再加术后放疗)。也可采用术前照射 5 次(共 15 Gy),术后照射 20 次(共 40 Gy)等。

(二)大肠癌的放疗实施

1.放射线

应选 6 MV 以上的高能 X 线或 ^{60}Co-γ,需腔内治疗要选择高剂量放疗。

2.照射野

(1)盆腔前后野:上界在腰骶关节水平,两侧界为髂骨弓状线外侧 1 cm 处,下界视病灶部位而定,上段直肠癌在闭孔下缘,中下段直肠癌至肛门下缘水平,面积一般为 12 cm×12 cm。病灶在离肛门缘 5 cm 以上者,以盆腔前后野为主野。

(2)侧野:可取俯卧位,膀胱充盈,野的上下界同盆腔前后野,前界在股骨头顶点水平,如果盆腔器官受侵犯及髂外淋巴结转移者则侧野前界应包髂外淋巴结,后界通常在骶骨后 1.5~2.0 cm。经会阴手术者,则界应包括会阴。

(3)会阴野:取胸膝卧位,以髂骨弓状线外侧 1 cm 的间距为宽度,野中心为肛口后上方,长度取决于体厚,面积一般为(8~11)cm×(12~14)cm。病灶在离肛门缘 5 cm 以内者以会阴野为主野。

(4)三野照射:前野同盆腔前野,两侧野上下缘同前野范围,后缘包括骶骨外 0.5 cm 软组织,前缘一般位于股骨头中点当盆腔中部有淋巴结浸润时,其前缘需在第 5 腰椎椎体前3~4 cm。

(5)结肠癌术中残留或复发后不能手术者,应局部放疗。现在也有的采用适形和调强放疗。

3.放射剂量

(1)根治性放疗:共 60~65 Gy/6~7 w,先大野放疗 45~50 Gy/5.0~5.5 w,再小野追加 10~15 Gy。肛管直肠癌除进行外照射外,还应进行腔内放疗及间质治疗。腔内放疗可运用后装治疗机进行,一般应配合外照射进行,当外照射量达 40~45 Gy/4~5 w 后,局部如仍有残留的表浅小病灶,加腔内近距离放疗,每次 5~7 Gy,每周一次共 3~4 次,总量 20~25 Gy。间质治疗用 ^{192}Ir,长度数量根据患者情况,肿瘤大小进行优化,一般 4~7 根 5~7 cm。间质治疗要和外照射配合,或作为接触治疗的补充剂量,通常 1~2 天加量 20~30 Gy。

(2)对症性放疗:照射 2~3 周,共 20~30 Gy(以症状消失或减轻为目的);或照射 5~6 周,共 50~60 Gy(以抑制肿瘤生长为目的)。

(3)术前放疗:照射 2~5 周共 20~45 Gy,放疗后3~4 周手术。

(4)术后放疗:伤口愈合后,照射 4~5 周共 45~50 Gy,残留部位可缩野补充10~15 Gy。

(5)术中放疗:β 射线一次性照射 15~17 Gy。

4.剂量分配

按主野:副野＝2:1 进行(盆腔前后野剂量分配按前:后＝1:2 计算)。深度计算前野深度为盆腔前后径的 2/3,后野为前后径的 1/3。

(三)放疗的不良反应

1.白细胞数下降

佐以提高白细胞药物,如维生素 B_6、维生素 B_4、利血生、肌苷片、强力升白片、肝血宝等。必要时,加用集落刺激因子。

2.恶心、呕吐

酌情给予甲氧氯普胺;呕吐严重可给托烷司琼、阿扎司琼等药物,也可补液、维生素及电解质等治疗。

3.皮肤反应

Ⅰ度反应时会阴区用滑石粉涂扑,Ⅱ度反应时用烧伤膏或氟轻松软膏外涂。

五、化疗

尽管有 70%～80%大肠癌在诊断时可以局部切除,但总治愈率仅 50%左右。失败的原因主要是转移或局部复发。术后配合化疗与免疫治疗是有效的。不但减少复发,还可延长生存期和提高生存率。

目前所用化疗可归纳为以下几种类型:①单一用药。②联合用药,包括联合不同类型细胞毒药物、联合细胞毒性与非细胞毒性药、化疗药物与生物调节剂联合应用。

(一)适应证与禁忌证

化疗主要适用于 Dukes B 期、C 期患者术后化疗或晚期患者姑息化疗。化疗的禁忌证:①恶病质状态患者。②严重心血管疾病或肝、肾功能障碍者。③血常规不适合化疗者(骨髓功能低下)。④重症感染。

(二)常用化疗药物

大肠癌是对化疗敏感性差的肿瘤之一,常用的化疗药有氟尿嘧啶(5-FU)、顺铂(DDP)、伊立替康(CPT-11)、丝裂霉素(MMC)、长春新碱(VCR)、草酸铂、希罗达等,单一用药有效率很少超过 25%,且缓解期也不长。5-FU 为目前大肠癌最常用、疗效相对较高的药物。常配合 CF 应用提高疗效。

1.CF 联合 5-FU 疗法

20 世纪 70 年代中期已有研究表明,肿瘤细胞内大量的 CF 的存在可促使5-FU 的活性代谢物5-Fdump(氟尿嘧啶脱氟核苷酸)与 TS(胸苷酸合成酶)共价结合成三元复合物,从而加强5-FU 的抗肿瘤作用。CF 可在 5-FU 使用前 50 分钟连续滴注。CF 有低剂量(每天25 mg/m²)、中剂量(每天 200 mg/m²)或大剂量(每天 500 g/m²)3 种用法。

5-FU 的常规用法为每天 300～400 mg/m²,静脉注射;或 1 000 mg/m²,静脉滴注,每周 1 次或序贯数天,或者 400 mg/(m²·d)持续滴注 96 小时或 120 小时,应用微量泵。

目前认为,CF 大剂量并未肯定优于中剂量,甚至低剂量亦未必一定效果差,5-FU 大剂量静脉滴注的效果亦未必一定好。

2.MTX 联合 5-FU 疗法

体外研究表明,5-FU-MTX 的序贯方式治疗可导致拮抗或失败,但细胞培养和动物肿瘤模型又提示 MTX 用药后 1～24 小时用 5-FU 则可产生协同的细胞毒作用,其机制可能为 MTX 的使用可使嘌呤代谢受抑制,致使 PRPP(磷酸核糖焦磷酸)池扩大,增加 5-FU 对 5-氟尿苷三磷酸的活化,使 5-FU 掺入 RNA 增加而呈现协同效应。

3.5-FU 联合铂类应用

现在应用比较广泛。现有人使用小剂量 DDP 6～8 mg/(m²·d),5-FU 0.25～0.50 g/d,对晚期或复发肿瘤的治疗效果很好。第三代铂类药物(草酸铂)应用为大肠癌化疗推到新时代,目前多数医院采用 OFL 方案、FOLFOX4 方案及 IP 方案。

(三)生物反应修饰剂在大肠癌化疗中的应用

1.5-FU 与左旋咪唑的合并使用

左旋咪唑(levamisole,LV)原为驱虫剂,在动物肿瘤模型中能刺激免疫系统。LV 作为单一药物对大肠癌并无活性,但如与 5-FU 联用,可显著减少 Dukes C 期病例的复发危险和死亡率,明显延长生存期。50 mg,每天 3 次,用 3 天停 12 天,共用 1 年。

2.5-FU 与 IFN 并用

临床前研究表明 5-FU 与 IFN 并用对多种实验性肿瘤有协同作用。IFN-α 在体外实验中能从生化上调节 5-FU 活性,提高细胞内 5-FU 活性代谢物 5-Fdump 的水平,促进 5-Fdump 与靶酶(胸苷合成酶)的结合。在临床试验中,IFN-α 可使 5-FU 廓清减少而使 5-FU 的血药浓度升高,并能增进 NK 细胞和巨噬细胞的活性。有学者报道,在包括 96 名未曾治疗患者的临床试验中,5-FU 并用 IFN-α 的客观有效率为 26%～63%,总的中位有效率为 41%。

(四)常用联合化疗方案

(1)FL 方案(5-FU/叶酸方案):LV(CF) 60～200 mg/m²,静脉注射,2 小时,第 1～5 天;5-FU 300～500 mg/m²,静脉注射,4～6 小时,第 1～5 天;2 周为 1 周期。

(2)卡培他滨(CAP)方案:CAP 1 250 mg/m² 每天 2 次,第 1～14 天。

(3)S-1 方案:S-1 80 mg/m² 每天 2 次,第 1～28 天。

(4)奥沙利铂方案:奥沙利铂方案共有 7 个,即 FOLFOX₁-FOLFOX₇,常用的有 FOLFOX₄、FOLFOX₆、FOLFOX₇ 3 个方案,3 个方案标准是 14 天为 1 个周期,也可 21 天 1 个周期,但药物剂量和时间应当一致。

FOLFOX₄ 方案:L-OHP 85 mg/m² 静脉注射,2 小时,第 1 天;LV 200 mg/m² 静脉注射,2 小时,第 1、2 天;5-FU 400 mg/m² 静脉注射,2 小时,第 1、2 天;5-FU 600 mg/m² 持续静脉注射(CIV)第 1、2 天;14 天为 1 周期。

FOLFOX₆ 方案:L-OHP 100 mg/m² 静脉注射,2 小时,第 1 天;LV 400 mg/m² 静脉注射,2 小时,第 1 天;5-FU 400 mg/m² 静脉注射,2 小时,第 1 天;5-FU 2 400～3 000 mg/m²,CIV,46 小时;14 天为 1 周期。

FOLFOX$_7$ 方案:L-OHP 130 mg/m^2 静脉注射,2 小时,第 1 天;LV 400 mg/m^2 静脉注射,2 小时,第 1 天;5-FU 2 400 mg/m^2 静脉注射,CIV,46 小时;14 天为 1 周期。

(5)伊立替康化疗方案:CPT-11 180 mg/m^2 静脉注射,90 分钟,第 1 天;LV 200 mg/m^2 静脉注射,2 小时,第 1、2 天;5-FU 400 mg/m^2 静脉注射,,第 1、2 天;5-FU 600 mg/m^2 CIV 22 小时,第 1、2 天;14 天为 1 周期。

(6)雷替屈塞化疗方案。①Roltitrexed＋L-OHP 方案:Roltitrexed 3.0 mg/m^2 静脉注射,15 分钟,第 1 天;L-OHP 130 mg/m^2 静脉注射,2 小时,第 1 天;21 天为 1 周期。②Roltitrexed＋CPT-11方案:Roltitrexed 2.6 mg/m^2 静脉注射,15 分钟,第 2 天;CPT-11 300 mg/m^2 静脉注射,90 分钟,第 1 天;21 天为1周期。

六、生物治疗及分子靶向治疗

临床上应用 IFN、TNF、IL-2、LAK 细胞、单克隆抗体作载体的靶向治疗、疫苗等方法治疗大肠癌的疗效不肯定,基因疗法也还处于实验研究阶段。已有人成功用野生型*P53*基因在体外转染大肠癌细胞株,使其生长明显受抑制,显示了*P53*抗癌基因在大肠癌治疗中的潜在价值。目前分子靶向治疗的用法:西妥昔单抗 400 mg/m^2,静脉滴注,第一周,随后 2 500 mg/m^2,静脉滴注,每周一次。可与化疗联合使用;贝伐珠单抗 5～10 mg/kg 静脉滴注,每 2 周 1 次,可与化疗方案联合使用。

(陈倩倩)

第八章

内分泌系统肿瘤

第一节 甲状腺癌

甲状腺癌是最常见的内分泌系统恶性肿瘤,内分泌恶性肿瘤中占 89％,占内分泌恶性肿瘤病死率的 59％,占全身恶性肿瘤的 0.2％(男性)～1.0％(女性),约占甲状腺原发性上皮性肿瘤的 1/3。国内的普查报道,其发生率为 11.44/10 万,其中男性为 5.98/10 万,女性为 14.56/10 万。甲状腺癌的发病率一般随年龄的增大而增加,女子的发病率约较男子多 3 倍,地区差别亦较明显,一般在地方性甲状腺肿的流行区,甲状腺癌的发病率较高,而在地方性甲状腺肿的非流行区则甲状腺癌的发病率相对较低。近年来统计资料显示,男性发病率有逐渐上升的趋势,可能与外源性放射线有关。甲状腺癌的发病率虽不是很高,但由于其在临床上与结节性甲状腺肿、甲状腺腺瘤等常难以鉴别,在具体处理时常感到为难,同时,在诊断明确的甲状腺癌进行手术时,究竟应切除多少甲状腺组织,以及是否行颈淋巴结清扫及方式等方面尚存在诸多争议。

一、病因

与其他肿瘤一样,甲状腺癌的发生与发展过程至今尚未完全清楚。现代研究表明,肿瘤的发生与原癌基因序列的过度表达、突变或缺失有关。在甲状腺滤泡细胞中有多种原癌基因表达,对细胞生长及分化起重要作用。最近从人甲状腺乳头状癌细胞中分离出所谓 *ptc* 癌基因,被认为是核苷酸序列的突变,有研究发现,*ptc* 癌基因位于 Ⅱa 型多发性内分泌瘤(MEN-Ⅱa)基因染色体 11 的近侧长臂区,其机制尚不清,*ptc* 基因仅出现于少数甲状腺乳头状癌。*H-ras*、*K-ras* 及 *N-ras* 等癌基因的突变形式已被发现于多种甲状腺肿瘤。在髓样癌组织中发现高水平的 *H-ras*、*c-myc* 及 *N-myc* 等癌基因的表达,*P53* 多见于伴淋巴结或远处转移的甲状腺癌灶,但这些癌基因也可在其他癌肿或神经内分泌疾病中被检出。实际上甲状腺癌的发生和生长是复杂的生物过程,受不同的癌基因和多种生长因子的影响,同时还有其他多种致癌因素的作用。已知的可能致甲状腺癌的因素包括以下几种。

(一)缺碘

缺碘一直被认为与甲状腺的肿瘤发生有关,但这种观点在人类始终未被证实。一些流行病学调查资料提示,甲状腺癌不仅在地方性甲状腺肿地区较多发,即使沿海高碘地区,亦较常发。

地方性甲状腺肿地区所发生的多为甲状腺滤泡或部分为间变癌,而高碘地区则多为乳头状癌;同时在地方性甲状腺肿流行区,食物中碘的增加降低了甲状腺滤泡癌的发病率,但乳头状癌的发病却呈上升趋势;其致癌因素有待研究。

(二)放射线的影响

放射线致癌的机制被认为是放射线诱导细胞突变,并促使其生长,在亚致死量下可杀灭部分细胞而致减少 TSH 分泌,反馈到脑垂体的促甲状腺细胞,增加 TSH 的产生,从而促进具有潜在恶性的细胞增殖、恶变。Winships 等(1961)收集的 562 例儿童甲状腺癌,其中 80% 过去曾有射线照射史,其后许多类似的报道相继出现。放射线作为致甲状腺癌的因素之一,已经广为接受。放射线致癌与放射方式有关,放射线致癌皆产生于 X 线外照射之后;从放疗到发病的时间不一,有报道最短为 2 年,最长 14 年,平均 8.5 年。

(三)家族因素

在一些甲状腺癌患者中,可见到一个家庭中一个以上成员同患甲状腺乳头状癌者,Stoffer 等报道,甲状腺乳头状癌家族中 3.5%~6.2% 同患甲状腺癌;而甲状腺髓样癌,有 5%~10% 甚至 20% 有明显家族史,是常染色体显性遗传,多为双侧肿瘤。

(四)甲状腺癌与其他甲状腺疾病的关系

这方面尚难肯定。近年关于其他甲状腺病合并甲状腺癌的报道很多,据统计甲状腺腺瘤有 4%~17% 可以并发甲状腺癌;一些甲状腺增生性病变,如腺瘤样甲状腺肿和功能亢进性甲状腺肿,分别有约 5% 及 2% 合并甲状腺癌。另有报道,桥本甲状腺炎的甲状腺间质弥漫性局灶性淋巴细胞浸润超过 50% 的患者易伴发甲状腺乳头状癌。但甲状腺癌与甲状腺疾病是否有因果关系尚需进一步研究。

二、病理和临床表现

甲状腺癌按细胞来源可分为滤泡源性甲状腺癌和 C 细胞源性甲状腺癌两类。前者来自滤泡上皮细胞,包括乳头状癌、滤泡状癌和未分化癌等类型;后者来自滤泡旁(C)细胞,称甲状腺髓样癌。乳头状癌和滤泡状癌又可归于"分化性癌",与未分化癌相区别。不同类型的甲状腺癌,其生物学行为包括恶性程度、发展速度、转移规律和最终预后等有较大差别,且病理变化和临床联系密切。

(一)乳头状癌

1.病理

乳头状癌为甲状腺癌中最常见类型,一般占总数的 75%。此外,作为隐性癌在尸检中屡被发现,一般占尸检的 6%~13%,表明一定数量的病变,可较长时期保持隐性状态,而不发展为临床癌。乳头状癌根据癌瘤大小、浸润程度,分隐匿型、腺内型和腺外型三大类型。

小的隐匿型(直径≤1 cm),病变局限,质坚硬,呈显著浸润常伴有纤维化,状似"星状瘢痕",故又称为隐匿硬化型癌,常在其他良性甲状腺疾病手术时偶尔发现。

大的直径可超过 10 cm,质硬或囊性感,肿瘤呈实质性时,切面粗糙、颗粒状,灰白色,几乎无包膜,半数以上可见钙化的砂粒体。镜下癌组织由乳头状结构组成,乳头一般皆细长,常见三级以上分支,有时亦可粗大,间质水肿。乳头的中心为纤维血管束,覆盖紧密排列的单层或复层立方或低柱状上皮细胞。细胞大小不均匀,核间变一般不甚明显。

乳头状癌最重要的亚型是乳头状微小癌、滤泡状癌及弥漫性硬化型癌。新近的 WHO 分型,将乳头状微小癌代替隐匿型癌。该型指肿瘤直径<1 cm。其预后好,很少发生远处转移。

对甲状腺乳头状癌的病理组织学诊断标准,近年已基本取得一致意见,即乳头状癌病理组织中,虽常伴有滤泡癌成分,有时甚至占较大比重,但只要查见浸润性生长且有磨砂玻璃样核的乳头状癌结构,不论其所占成分多少,均应诊断为乳头状癌。

2.临床表现

甲状腺乳头状癌,好发于 20～40 岁,儿童及青年人常见,女性发病率明显高于男性。70%儿童甲状腺癌及 50%以上成人甲状腺癌均属此型。肿瘤多为单发,亦有多发,不少病例与良性肿瘤难以区别,无症状,病程长,发展慢。肿瘤质硬,不规则,表面不光滑,边界欠清,活动度较差。呈腺内播散而成多发灶者可达 20%～80%。淋巴转移为其特点,颈淋巴结转移率为 50%～70%,而且往往较长时间局限于区域淋巴结系统。病程后期可发生血行转移。肺和其他远处转移少于 5%。有时颈淋巴结转移可作为首发症状。由于生长缓慢,早期常可无症状,若癌组织侵犯周围组织,则出现声音嘶哑、呼吸困难、吞咽不适等症状。

(二)滤泡状癌

1.病理

滤泡状癌占全部甲状腺癌的 11.6%～15.0%,占高分化癌中第二位。大体形态上,当局部侵犯不明显时,多不易与甲状腺腺瘤区别。瘤体大小不一,圆形或椭圆形,分叶或结节状,切面呈肉样,褐红色,常被结缔组织分隔成大小不一的小叶。中心区常呈纤维化或钙化。较大的肿瘤常合并出血、坏死或静脉内癌栓。

镜下本型以滤泡状结构为其主要组织学特征,瘤细胞仅轻或中度间变,无乳头状形成,无淀粉样物。癌细胞形成滤泡状或腺管状,有时呈片状。最近,世界卫生组织病理分类将胞质内充满嗜酸性红染颗粒的嗜酸性细胞癌亦归入滤泡癌中。

滤泡状癌多见于中老年女性,病程长,生长慢,颈部淋巴转移较少。而较早出现血行转移,预后较乳头状癌差。

2.临床表现

此癌 40～60 岁多见。与乳头癌相比,男性患病相对较多,男与女之比为 1:2,患病年龄以年龄较大者相对为多。一般病程较长,生长缓慢,少数近期生长较快,常缺乏明显的局部恶性表现,肿块直径一般为数厘米或更大,多为单发,少数可为多发或双侧,实性,硬韧,边界不清,较少发生淋巴结转移,血行转移相对较多,主要转移至肺,其次为骨。

(三)甲状腺髓样癌

在胚胎学上甲状腺滤泡旁细胞与甲状腺不是同源的。甲状腺髓样癌起源于甲状腺滤泡旁细胞,故又称滤泡旁细胞癌或 C 细胞癌,可分泌降钙素,产生淀粉样物质,也可分泌其他具有生物活性物质,如前列腺素、5-HT、促肾上腺皮质激素、组胺酶等。

甲状腺髓样癌分为散发型(80%～90%)、家族型(8%～14%)及多发性内分泌瘤(少于10%)三种。甲状腺髓样癌可以通过常染色体显性遗传发展为不同的类型。甲状腺髓样癌是甲状腺癌的一个重要类型,较少见,恶性度中等,存活率小于乳头状瘤,而远大于未分化癌。早期诊断、治疗可改善预后,甚至可以治愈。甲状腺髓样癌的发病率占甲状腺癌的 3%～10%,女性较多,中位年龄在 38 岁左右,其中散发型年龄在 50 岁;家族型年龄较轻,一般不超过 20 岁。

其发病机制、病理表现及临床表现均不同于一般甲状腺癌,独成一型。

1.病理

瘤体一般呈圆形或卵圆形,边界清楚,质硬或呈不规则形,伴周围甲状腺实质浸润,切面灰白色、浅色、淡红色,可伴有出血、坏死、纤维化及钙化,肿瘤直径平均 3～4 cm,小至数毫米,大至 10 cm。镜下癌细胞多排列成实体性肿瘤,偶见滤泡,不含胶样物质。癌细胞呈圆形或多边形,体积稍大,大小较一致,间质有多少不等的淀粉样物质,番红花及刚果红染色皆阳性。淀粉样物质为肿瘤细胞产生的降钙素沉积,间质还可有钙沉积,似砂粒体,还有少量浆细胞和淋巴细胞,常见侵犯包膜和气管。在家族性甲状腺髓样癌中,总是呈现双侧肿瘤且呈多中心,大小变化很大,肿瘤具有分布在甲状腺中上部的特点。在散发性甲状腺髓样癌中一般局限于一叶,双侧多中心分布者低于 5％。

2.临床表现

所有的散发型甲状腺髓样癌及多数家族性甲状腺髓样癌都有临床症状和体征。通常甲状腺髓样癌表现为颈部肿块,70％～80％的散发型患者,因触及无痛性甲状腺结节而发现,近 10％可侵及周围组织出现声嘶、呼吸困难和吞咽困难。临床上男女发病率大致相仿。家族性为一种常染色体显性遗传性疾病,属多发性内分泌肿瘤Ⅱ型(MEN-Ⅱ),它又分为Ⅱa 型和Ⅱb 型,占 10％～15％,发病多在 30 岁左右,往往累及两侧甲状腺。临床上大多数为散发型,发病在 40 岁以后,常累及一侧甲状腺。MTC 恶性程度介于分化型癌与未分化型癌之间,早期就发生淋巴结转移。临床上,MTC 常以甲状腺肿块和淋巴结肿大就诊,由于 MTC 产生的 5-HT 和前列腺素的影响,约 1/3 患者可发生腹泻和面部潮红的类癌综合征。本病可合并肾上腺嗜铬细胞瘤,多发性唇黏膜神经瘤和甲状腺瘤等疾病。有 B 型多发性内分泌瘤(MEN-Ⅱ)和髓样癌家族史患者,不管触及甲状腺结节与否,应及时检测基础的五肽胃泌素激发反应时血清降钙素水平,以早期发现本病,明显升高时常强烈提示本病存在。此外,甲状腺结节患者伴 CEA 水平明显升高,也应考虑此病存在可能,甲状腺结节细针穿刺活检或淋巴结活检常可做出明确诊断。

(四)甲状腺未分化癌

未分化癌为甲状腺癌中恶性程度最高的一种,较少见,占全部甲状腺癌的 5％～14％,主要是指大细胞癌、小细胞癌和其他类型癌(鳞状细胞癌、巨细胞癌、腺样囊性癌、黏液腺癌以及分化不良的乳头状癌、滤泡状癌等)。未分化癌以老年患者居多,中位年龄为 60 岁,女性中常见的是小细胞弥漫型,男性常是大细胞型。

1.病理

未分化癌生长迅速,往往早期侵犯周围组织。肉眼观癌肿无包膜,切面呈肉色、苍白,并有出血、坏死。镜下组织学检查未分化癌可分为大细胞型及小细胞型两种。前者主要由巨细胞组成,但有梭形细胞,巨细胞体积大,奇形怪状,核大、核分裂多;后者由圆形或椭圆形小细胞组成,体积小,胞质少、核深染、核分裂多见。有资料提示表明,有的未分化癌中尚可见残留的形似乳头状或滤泡状的结构,提示这些分化型的甲状腺癌可能转变为未分化癌,小细胞型分化癌与恶性淋巴瘤在组织学上易发生混淆,可通过免疫过氧化酶染色做出鉴别。

2.临床表现

该病发病前常有甲状腺肿或甲状腺结节多年,在巨细胞癌此种表现尤为明显。肿块可于短期内急骤增大,发展迅速,形成双侧弥漫性甲状腺巨大肿块,质硬、固定、边界不清,往往伴有疼痛、呼吸或吞咽困难,早期即可出现淋巴结转移及血行播散。细针吸取细胞学检查可做出诊断,但需不同位置穿刺,因癌灶坏死、出血及水肿会造成假阴性。

三、诊断

声嘶、吞咽困难、哮喘、呼吸困难和疼痛是常见的症状。甲状腺癌的诊断是一个困难而复杂的问题,临床上甲状腺癌多以甲状腺结节为主要表现,而甲状腺多种良性疾病亦表现为甲状腺结节,两者之间无绝对的分界线。对一个甲状腺结节患者,在诊断的同时始终存在着鉴别诊断的问题,首先要确定它是非癌性的甲状腺结节、慢性甲状腺炎或良性腺瘤,还是甲状腺癌;其次由于不同的甲状腺癌、同种甲状腺癌的不同分期其治疗方法及预后差异很大,诊断时还要决定它是哪种甲状腺癌以及它的病期(包括局部生长情况、淋巴结转移范围和有无远处转移)。由于目前所具备的辅助检查绝大多为影像学范围,对甲状腺癌的诊断并无绝对的诊断价值,而细胞组织学检查虽有较高的诊断符合率,但患者要遭受一定的痛苦,且因病理取材、检验师的实践经验等影响,存在一定的假阴性。故而,常规的询问病史、体格检查更显出其重要性。通过详细地询问病史、仔细体检获得一个初步的诊断,再结合必要的辅助检查以取得进一步的佐证是诊断甲状腺癌的正确思路。

(一)诊断要点

1.临床表现

患者有甲状腺结节性肿大病史,如有下述几点临床表现者,应考虑甲状腺癌的可能:①肿块突然迅速增大变硬。②颈部因其他疾病而行放疗者,尤其是青少年。③甲状腺结节质地硬、不平、固定、边界不清、活动差。④有颈部淋巴结肿大或其他组织转移。⑤有声音嘶哑、呼吸困难、吞咽障碍。⑥长期水样腹泻、面色潮红、伴其他内分泌肿瘤。

2.辅助检查

进一步明确结节的性质可行下列检查。

(1)B超检查:应列为首选。B型超声探测来区别结节的囊性或实性。实性结节形态不规则、钙化、结节内血流信号丰富等则恶性可能更大。

(2)核素扫描:对实性结节,应常规行核素扫描检查;如果为冷结节,则有 10%～20% 可能为癌肿。

(3)X线检查(包括 CT、MRI):主要用于甲状腺癌转移的发现、定位和诊断。在甲状腺内发现砂粒样钙化灶,则提示有恶性的可能。

(4)针吸细胞学检查:诊断正确率可高达 60%～85%,但最终确诊应由病理切片检查来决定。

(5)血清甲状腺球蛋白测定:采用放射免疫法测定血清中甲状腺球蛋白(Tg),在分化型腺癌其水平明显增高。

实际上,部分甲状腺结节虽经种种方法检查,仍无法确定其良恶性,需定期随访、反复检查,必要时可行手术探查,术中行快速冰冻病理学检查。

(二)甲状腺癌的临床分期

甲状腺癌的临床分期以往较杂,现统一采用国际抗癌学会关于甲状腺癌的 TNM 临床分类法,标准如下。

1.T——原发癌肿

T0:甲状腺内无肿块触及。

T1:甲状腺内有单个结节,腺体本身不变形,结节活动不受限制。同位素扫描甲腺内有缺损。

T2：甲状腺内有多个结节，腺体本身变形，腺体活动不受限制。

T3：甲状腺内肿块穿透甲状腺包膜，固定或侵及周围组织。

2.N——区域淋巴结

N0：区域淋巴结未触及。

N1：同侧颈淋巴结肿大，能活动。

N1a：临床上认为肿大淋巴结不是转移。

N2b：临床上认为肿大淋巴结是转移。

N2：双侧或对侧淋巴结肿大，能活动。

N2a：临床上认为肿大淋巴结不是转移。

N2b：临床上认为肿大淋巴结是转移。

N3：淋巴结肿大已固定不动。

3.M——远处转移

M0：远处无转移。

M1：远处有转移。

根据原发癌肿、淋巴结转移和远处转移情况，临床上常把甲状腺癌分为四期。

Ⅰ期：T0～2N0M0（甲状腺内仅一个孤立结节）。

Ⅱ期：T0～2N0～2M0（甲状腺内有肿块，颈淋巴结已肿大）。

Ⅲ期：T3N3M0（甲状腺和颈淋巴结已经固定）。

Ⅳ期：TxNxM1（甲状腺癌合并远处转移）。

四、治疗

甲状腺癌除未分化癌外，主要的治疗手段是外科手术。其他，如放疗、化疗、内分泌治疗和中医中药治疗等，仅是辅助性治疗措施。

（一）外放疗

不同病理类型的甲状腺癌放疗的敏感度不同，其中尤以未分化癌最为敏感，而其他类型癌较差。未分化癌由于早期既有广泛浸润或转移，手术治疗很难达到良好的疗效，因而放疗为其主要的治疗方法。即使少数未分化癌患者做手术治疗，也仅可达到使肿瘤减量的目的，手术后仍可继续放疗，否则复发率较高。部分有气管阻塞的患者，只要条件允许，仍可行放疗。分化型腺癌首选手术根治而无须放疗。对无法完全切除的髓样癌，术后可行放疗，虽然本病放疗不甚敏感，但放疗后，肿瘤仍可缓慢退缩，使病情得到缓解，有的甚至完全消除。甲状腺癌发生骨转移并不多见，局部疼痛剧烈，尤其在夜间。放疗可迅速缓解其症状，提高患者生活质量。

（二）放射性碘治疗

手术后应用放射性碘治疗可降低复发率，但不延长生命。应用放射性碘治疗甲状腺癌，其疗效完全视癌细胞摄取放射性碘的多少而定；而癌细胞摄取放射性碘的多少，多与其分化程度成正比。未分化癌已失去甲状腺细胞的构造和性质，摄取放射性碘量极少，因此疗效不良；对髓样癌，放射性碘也无效。分化程度高的乳头状腺癌和滤泡状腺癌，摄取放射性碘量较高，疗效较好；特别适用于手术后 45 岁以上的高危患者、多发性乳头状腺癌癌灶、包膜有明显侵犯的滤泡状腺癌以及已有远处转移者。

如果已有远处转移，对局部可以全部切除的腺体，不但应将患者的腺体全部切除，颈淋巴结亦应加以清除,同时还应切除健叶的全部腺体。这样才可用放射性碘来治疗远处转移。腺癌的远处转移,只能在切除全部甲状腺后才能摄取放射性碘。但如果远处转移摄取放射性碘极微,则在切除全部甲状腺后,由于垂体前叶促甲状腺激素的分泌增多,反而促使远处转移的迅速发展。对这种试用放射性碘无效的病例,应早期给予足够量的甲状腺素片,远处转移可因此缩小,至少不再继续迅速发展。

(三)内分泌治疗

分化型甲状腺癌做次全、全切除者应该口服甲状腺素,以防甲状腺功能减退及抑制 TSH。乳头状和滤泡状癌均有 TSH 受体,TSH 通过其受体能影响分泌型甲状腺癌的功能及生长,一般剂量掌握在保持 TSH 低水平,但以不引起甲亢为宜。一般用甲状腺片每天 80~120 mg,也可选用左甲状腺素片每天100 μg,并定期检测血浆 T_3、T_4、TSH,以次调整用药剂量。甲状腺癌对激素的依赖现象早已被人们认识。某些分化性的甲状腺癌可受 TSH 的刺激而生长,故 TSH 可促使残留甲状腺增生、恶变,抑制 TSH 的产生,可减少甲状腺癌的复发率。任何甲状腺癌均应长期用抑制剂量的甲状腺素作维持治疗。对分化好的甲状腺癌尤为适用,其可达到预防复发的效果。即使是晚期分化型甲状腺癌,应用甲状腺素治疗,也可使病情有所缓解,甚至在治疗后病变消退。

(四)化疗

近年来,化疗的疗效有显著提高。但至今尚缺少治疗甲状腺癌的有效药物,故而化疗的效果尚不够理想。目前,临床上主要用化疗治疗复发者和病情迅速进展的病例。对分化差或未分化的甲状腺癌,尚可选做术后的辅助治疗。曾用于甲状腺癌的单药有多柔比星(阿霉素)、放线菌素 D、甲氨蝶呤等。单药治疗的效果较差,故现常采用联合化疗,以求提高疗效。

五、预后

甲状腺癌的生物学行为存在巨大差异,发展迅速的低分化癌,侵袭性强,可短期致人死亡,而发展缓慢的高分化癌患者往往可长期带瘤生存。高分化型甲状腺癌,特别是乳头状癌术后预后良好,弥漫性硬化型乳头状癌预后较差,有时呈侵袭性。因此,不能认为甲状腺乳头状癌的临床过程总是缓和的,各种亚型的组织学特点不同,其生物学特性有显著差异。对甲状腺癌预后的判断,常采用年龄、组织学分级、侵犯程度(即肿瘤分期)和大小分类方法及其他预测肿瘤生物学行为的指标。①癌瘤对放射性碘摄取能力:乳头状、滤泡状或乳头滤泡混合型癌能摄取碘者比不能摄取的预后要好。②腺苷酸环化酶对 TSH 有强反应的癌其预后似较低反应者好。③癌瘤 DNA 呈双倍体比异倍体预后要好。④癌瘤细胞膜表皮生长因子(EGF)受体结合 EGF 的量越高,预后越差。

(王　骁)

第二节　胃泌素瘤

一、临床概述

胃泌素瘤也称卓-艾综合征,是一种少见的神经内分泌肿瘤,多为散发,20%~30%伴随Ⅰ型多发性内分泌肿瘤综合征,60%～90%为恶性肿瘤。年发病率为(0.1～3.0)/100万。在美国,大约每100个消化性溃疡患者中有0.1～1.0个胃泌素瘤患者。发病年龄多在20～50岁,也有7岁和90岁诊断该病的报道。男女发病比率为(1.5∶1)～(2∶1)。十二指肠、胰腺是胃泌素瘤的好发部位,其他少见的部位包括淋巴结、胃、肠系膜、肾包膜、脾门、大网膜、卵巢及肝胆系统,也有腹腔外脏器发病的报道如心、肺。

(一)病因及发病机制

胃泌素瘤的病因至今尚不清楚。与消化道腺癌不同,抑癌基因如 *P53*、*Rb* 等的失活以及癌基因如 *Ras*、*myc* 等的功能异常都不常见。Ⅰ型多发性内分泌肿瘤综合征相关的胃泌素瘤涉及染色体 11q13 上 *MEN1* 基因的缺失,导致其编码蛋白 Menin 的功能异常,后者是一种 610 个氨基酸残基组成的进化上高度保守的核蛋白,参与转录调节、基因组稳定、细胞分裂增殖、细胞周期调控等。在散发性胃泌素瘤中,44% 的患者出现 *MEN1* 基因的功能异常,50%～92% 出现 P16/MTs1 的异常表达,也有一些涉及 mTOR 信号通路的改变。胃泌素瘤的细胞起源还存在争议。有学者认为胰腺胃泌素瘤可能起源于胰岛非 β 细胞。在Ⅰ型多发性内分泌肿瘤综合征患者中,十二指肠部位的胃泌素瘤可能源于十二指肠壁 G 细胞的过度增生,后者伴随 G 细胞内染色体 11q13 上的 *MEN1* 基因的功能缺失。

(二)病理分类及分期

胃泌素瘤是胃肠胰神经内分泌肿瘤的一种,组织学上按分化程度及组织分级分类。前者包括分化良好和分化差,后者根据组织分化及细胞增殖程度,包括核分裂象数及 Ki67 指数,分为 G1、G2、G3。

二、临床表现

虽然大多数胃泌素瘤是恶性的,但其发展缓慢,肿瘤相关的临床症状出现较晚,其临床表现多与高胃泌素血症和高胃酸分泌相关。

(一)消化性溃疡

60%～90% 的胃泌素瘤患者有消化性溃疡,主要发生在十二指肠球部以下,甚至可累及空肠上段,表现为多发性,难治性溃疡。临床表现为长期慢性上腹部疼痛,可为烧灼样,且对常规抗溃疡治疗反应欠佳,容易导致相关并发症如出血、穿孔等。

(二)腹泻

腹泻也是胃泌素瘤常见的症状,30%～73% 的患者伴随腹泻,其中 20% 表现严重腹泻。胃泌素瘤患者的腹泻是分泌性的,因为高胃泌素导致胃酸大量分泌并进入肠道,同时刺激胰液大量分泌,超出了肠道吸收能力。

(三)胃食管反流/Barrett 食管

约 2/3 的患者出现反流性食管炎的症状,表现为胃灼热感。在散发性胃泌素瘤中并未发现 Barrett 食管的发生率增加,而Ⅰ型多发性内分泌肿瘤综合征相关型胃泌素瘤中 Barrett 食管的发生率比正常高 5 倍以上。另有部分患者可能并发食管狭窄。

(四)其他

Ⅰ型多发性内分泌肿瘤综合征相关型胃泌素瘤可能合并其他功能性神经内分泌肿瘤,表现出相应激素水平升高所致的症状,如甲状旁腺功能亢进相关的临床症状等。

三、诊断及鉴别诊断

(一)诊断

胃泌素瘤的诊断平均在临床症状出现5~8年后才能确立。随着质子泵抑制剂的广泛应用，胃泌素瘤的诊断越来越困难。胃泌素瘤的诊断包括定性诊断和定位诊断，前者包括空腹血胃泌素测定、胃液分析、激发试验(胰泌素、钙)等；后者包括超声检查、CT检查、MRI检查、动脉造影/动脉内胰泌素激发试验、生长抑素受体显像等。虽然胃泌素瘤的定位诊断方法很多，仍有近30%无法找到原发灶。

1.定性诊断

(1)空腹血胃泌素测定：对疑似患者的首选检测，超过99%的胃泌素瘤患者空腹血胃泌素升高，>150 pg/mL有诊断价值，40%~60%的患者比正常高出10倍以上。少部分患者由于肿瘤分泌胃泌素前体蛋白而造成假性低胃泌素血症。

(2)胃液分析：90%的胃泌素瘤患者的基础排酸量(BAO)≥15 mmoL/h，应同时测定最大排酸量(MAO)以增加实验的敏感性以鉴别某些普通消化性溃疡患者。BAO/MAO比值>0.6高度提示胃泌素瘤，但<0.6不能排除胃泌素瘤的诊断。

(3)激发试验：胰泌素激发试验：静脉快速注射2 μg/kg体重的胰泌素，在注射前10分钟、1分钟以及注射后2.5分钟、10分钟、15分钟、20分钟及30分钟分别检测血胃泌素浓度。血胃泌素水平较基础值增高100 pg/mL为阳性，增高超过200 pg/mL作为诊断标准。胰泌素激发试验在胃泌素瘤诊断中起到决定性作用，敏感性和特异性分别达到94%和100%，同时作为外科切除术后疾病复发监测最敏感的方法。但是应用质子泵抑制剂会造成假阳性结果。钙激发试验：静脉连续输注葡萄糖酸钙[5 mg/(kg·h)]3小时，每隔30分钟测血胃泌素水平。在输注的第3小时内，超过80%的胃泌素瘤患者的胃泌素水平可增高395 pg/mL以上。钙激发试验可作为胰泌素激发试验阴性患者的有效补充。

(4)其他：血清嗜铬粒蛋白A(chromogranin A,CgA)的检测、血清钙、催乳素、甲状旁腺素的测定，有助于Ⅰ型多发性内分泌肿瘤综合征的诊断。

2.定位诊断

(1)超声检查：临床最常用也是首选的方法，其中体外超声敏感性为20%~30%，内镜超声敏感性约70%，对胰腺病灶的敏感性要高于十二指肠病灶。无论是体外超声还是内镜超声，都可以进行超声引导下的病灶穿刺活检，有助于病理诊断的确立。

(2)CT检查：由于胃泌素瘤血供丰富，动脉早期即可出现强化。诊断敏感性约50%，对于直径<2 cm的病灶敏感性下降。CT检查能较好地显示病变周围组织的结构，并有助于转移性病变的检出。

(3)MRI检查：胃泌素瘤在MRI检查上表现为T_1低信号、T_2高信号，但诊断敏感性较低，为25%~50%。对肝转移的诊断有较大帮助。

(4)动脉造影/动脉内胰泌素激发试验：将导管插至胃十二指肠动脉或胰十二指肠下动脉，注入造影剂/胰泌素，观察病灶强化情况/测定血胃泌素变化情况，敏感性为40%~60%是胃泌素瘤定位诊断很有价值的检查，同时有助于较小病灶的发现。因其为有创检查，临床应用受到一定限制，但可于术中应用以指导手术。

(5)生长抑素受体核素显像：90%以上胃泌素瘤中有生长抑素受体表达，将核素标记(如铟-

111、碘-123)的生长抑素类似物(如奥曲肽)注入体内,经 ECT 显像可以发现原发病灶和转移灶,敏感性达到 80%,可作为首选检查。可检出 92% 的肝转移瘤,对胰腺胃泌素瘤的检出率近100%,同时可以检出腹腔外的转移瘤。生长抑素受体核素显像联合单光子发射体层摄影可提高其敏感性。

(二)鉴别诊断

胃泌素瘤的鉴别诊断主要涉及高胃泌素血症的鉴别。临床上常见高胃泌素血症的疾病包括:恶性贫血、慢性萎缩性胃炎、短肠综合征、肾衰竭、胃潴留、迷走神经切断术史等。原发病灶的鉴别主要以病理组织学检查,通过穿刺(内镜下活检、内镜超声或体外超声引导下活检)获得组织样本进行病理学检查,包括免疫组织化学等确定疾病性质。

四、治疗原则及策略

胃泌素瘤的治疗目的控制高泌酸状态并尽可能切除原发病灶,对复发转移患者可考虑化疗、二次手术等。

(一)药物治疗

1.H₂ 受体阻断剂

通过阻断组胺和胃泌素对壁细胞的刺激作用,减少胃酸分泌,常用药物包括西咪替丁、雷尼替丁、法莫替丁,三者的药效强度比为 $1:3:32$,西咪替丁和雷尼替丁药效持续时间相同,法莫替丁延长 30% 左右。一般采用每 4~6 小时口服 1 次,每天平均剂量分别为西咪替丁 4.9 g、雷尼替丁 2.2 g,法莫替丁 0.33 g。

2.质子泵抑制剂

通过抑制壁细胞膜上的 Na^+-K^+-ATP 酶,高选择性抑制胃酸分泌,常用药物包括奥美拉唑、兰索拉唑、埃索美拉唑、雷贝拉唑、泮托拉唑。一般每天需要相当于 60 mg 奥美拉唑才能达到控制症状的目的。

(二)化疗

化疗在胃泌素瘤中有一定疗效,适用于转移性胃泌素瘤。链佐星、氟尿嘧啶或联合多柔比星在分化良好的转移性胃泌素瘤中客观缓解率到达 20%~40%,平均缓解期 5~20 个月。亦有研究报道,卡培他滨联合替莫唑胺可能是个有效的方案,其在 30 例转移性胰腺神经内分泌肿瘤中达到 70% 的部分缓解,有待进一步的临床研究证实。分化差、增殖活跃的胃泌素瘤预后较差,推荐以顺铂为基础的方案,并联合依托泊苷、紫杉醇、长春新碱等药物,缓解率为 14%~80%,平均生存<12 个月。

(三)生物靶向治疗

生长抑素类似物如奥曲肽和干扰素能够抑制胃泌素瘤生长,并抑制其异位激素的分泌。此类药物无明显缩小肿瘤的作用,但可以保持肿瘤大小稳定。mTOR 信号通路及酪氨酸激酶受体信号通路在神经内分泌肿瘤中有重要作用。一项随机双盲安慰剂对照的临床研究表明,依维莫司(mTOR 抑制剂)10 mg/d 可明显延长转移性神经内分泌肿瘤患者的无进展生存(11 个月 *vs* 4.6 个月),尽管总生存无明显差异。另一项研究表明,小分子、多靶点酪氨酸激酶抑制剂舒尼替尼可延长转移性神经内分泌肿瘤患者的无进展生存(11.4 个月 *vs.* 5.5 个月),并能延长总生存。欧美国家已批准舒尼替尼用于不可切除的、转移性胰腺神经内分泌肿瘤。

(四)其他

介入治疗(栓塞、栓塞化疗等)适用于弥散、不能手术或射频的胃泌素瘤肝转移。同位素标记的生长抑素类似物治疗是内放疗的一种,常用[90]铟-DOTA-奥曲肽/兰瑞肽等,完全缓解率在 0～6%,部分缓解率在 7%～37%,轻微缓解率为 43%。

(五)预后

胃泌素瘤预后较好,影响因素主要为有无肝转移及细胞增殖率。无肝转移的 10 年生存率约96%,异时性肝转移率约 85%,同时性肝转移率约 26%。胃泌素瘤患者需定期随访、复查。

(陈倩倩)

第三节 胰岛素瘤

一、临床概述

胰岛素瘤也称为胰腺神经内分泌肿瘤,是最常见的胰腺功能性内分泌肿瘤,通过分泌胰岛素可以引起低血糖症状。每 100 万人中有 1～4 个人患胰岛素瘤。胰岛素瘤占全部胰腺肿瘤的1%～2%,可以发生在任何年龄,且发病率与性别无关。胰岛素瘤中 90% 是良性的,90% 为单发,90% 直径<2 cm。胰岛素瘤均匀地分布于胰头、胰体、胰尾,绝大多数位于胰腺内或紧贴胰腺组织,可引起低血糖症状且位于胰腺外的胰岛素瘤极为罕见(<2%),此类肿瘤绝大多数发生于十二指肠壁。

(一)病因及发病机制

胰岛素瘤的病因及发病机制尚未明确,但有相关研究提示以下因素与胰岛素瘤发病相关。包括基因突变、原癌基因、细胞凋亡、生长因子、神经递质、胃肠激素等,具体病因仍有待进一步研究。

(二)临床表现

由于肿瘤组织间断分泌胰岛素,胰岛素瘤是最常见的内源性胰岛素分泌过多所致低血糖症的病因。Whipple 三联征是典型的胰岛素瘤临床表现,包括低血糖症;神经性低血糖症状;予升高血糖处理后症状缓解。常见临床表现包括震颤、心悸,神经系统低血糖症状包括意识障碍、行为改变、人格改变、视觉障碍、癫痫发作甚至昏迷。

(三)诊断及鉴别诊断

1.定性诊断

对于伴有神经系统症状或明确有低血糖的患者,生化诊断的金标准是测量 72 小时饥饿试验时血浆葡萄糖、胰岛素、C 肽以及胰岛素原指标。延长的禁食试验可以检测出 99% 的胰岛素瘤。72 小时禁食试验低血糖症发作时:胰岛素阈值为 5 mU/L(36 pmol/L);C 肽阈值为 0.6 ng/mL(0.2 nmol/L);胰岛素/C 肽比值<1.0;胰岛素原截止水平为 20 pmol/L;血浆或尿液中无磺酰脲类药物或其代谢产物。

2.定位诊断

(1)经腹 B 超:经腹超声对于诊断胰岛素瘤来说灵敏度较低(9%～64%),已经被其他检测手段所替代。

(2)CT检查:可以显示胰岛素瘤的准确位置,与周边重要结构的关系以及是否存在远处转移。一般来说,胰岛素瘤是富血供的,因此在增强CT检查的动脉期,相较于正常的胰腺实质组织,胰岛素瘤有着明显的强化。当肿瘤组织内出现钙化时,多提示为恶性病变可能。多排螺旋CT检查可以发现94.4%的胰岛素瘤。CT检查目前是胰岛素瘤检查的一线方案。

(3)MRI检查:MRI检查同样也是安全、快速、无创的检测胰岛素瘤的方法。T_1加权时,胰岛素瘤多显示为低信号,T_2加权时则多为高信号。MRI检查有着CT检查全部的优点,近来的研究表明其有更好的灵敏度。

(4)超声内镜检查:可以检出86.6%~92.3%的胰岛素瘤。绝大多数的胰岛素瘤在超声内镜下显示为:低回声、类圆形以及清晰的边界。超声内镜下引导的细针穿刺可以于术前明确病理诊断。但是超声内镜检查过多的依赖于检查者的经验判断,容易产生假阳性或假阴性结果。有些等回声的胰岛素瘤也容易被漏诊。此外,肿瘤的位置也将影响准确性,位于胰头的肿块相较于胰尾或者胰腺外的肿瘤,更容易被发现。

(5)生长抑素受体显像:对于探查胰腺神经内分泌肿瘤具有很强的灵敏性和特异性,优于其他显像技术。生长抑素受体显像采用被放射性核素标志的生长抑素类似物奥曲肽作为显像剂,令其与肿瘤细胞表面的生长抑素受体结合,从而使肿瘤显像。是生长抑素受体阳性的胰腺神经内分泌肿瘤诊断的重要工具。

3.鉴别诊断

胰岛素瘤需要与其他可以引起高胰岛素血症的疾病相鉴别。

(1)婴儿期持续性高胰岛素低血糖症:也叫作家族性高胰岛素血症或原发性胰岛细胞肥大症,大多数是常染色体隐性遗传性疾病,但常染色体显性遗传也有报道。

(2)胰腺来源非胰岛素瘤低血糖综合征:发生于成人,与胰岛细胞肥大相关,特点是低血糖症状发生于餐后2~4小时,而胰岛素瘤的特征——饥饿后低血糖,罕见于此综合征。

(3)胰岛细胞增殖症:一种较为罕见的疾病,症状类似于胰岛细胞瘤。异常胰岛β细胞增殖是该病的组织学特征。从临床及生化方面无法鉴别弥散性胰岛细胞增殖症与胰岛素瘤。其余需要鉴别的疾病包括磺胺类药物引起的低血糖以及胰岛素自身免疫性低血糖症等。

(四)病理分级与分期

胰岛素瘤是胰腺神经内分泌肿瘤的一种,按照组织分化程度以及细胞增殖活性进行分级。

二、治疗原则及策略

(一)良性胰岛素瘤

大多数的良性胰岛素瘤患者可以接受外科手术,奥曲肽注射治疗,超声内镜引导下乙醇消融,射频消融以及肿瘤栓塞等。

(1)乙醇与射频消融术:已经作为肝脏肿瘤的一种微创疗法。近来,有报道显示已经有超声内镜引导下乙醇消融与CT定位引导下射频消融成功治疗胰岛素瘤的案例。

(2)胰岛素瘤栓塞:胰岛素瘤是富血供肿瘤,因此动脉造影动脉期为强化图像,可以直接栓塞肿瘤。尽管目前对于胰岛素瘤栓塞的研究仍较少,但它仍可以视为对部分特定患者(如无法接受手术)的一种治疗手段。

(3)药物治疗:围术期控制血糖对于手术患者是十分重要的,这一方法同样适用于那些无法接受手术的患者。奥曲肽是一种生长抑素抑制剂类似物,可以抑制胰岛素分泌,并且可以限制许多胃肠激素的外周作用。奥曲肽已经广泛用于胰岛素瘤患者的治疗当中。奥曲肽甚至有抗增殖作用,对于胰腺神经内分泌肿瘤有中度抗癌作用。

(二)恶性胰岛素瘤

恶性胰岛素瘤是指胰岛素瘤侵犯局部周围软组织或者有明确的淋巴转移或肝转移,发生率为7%～10%,有报道称10年生存率为29%。主要的转移部位是肝脏和区域淋巴结。

(1)非药物治疗:手术切除是目前所推荐的方法,因为恶性胰岛素瘤所导致的内分泌激素症状是较难用药物控制的。射频消融可以用于治疗肝脏转移病灶,同时减轻激素异常分泌所致症状。肿瘤栓塞合并动脉内化疗可以同时改善激素异常分泌所致症状以及肝脏转移病灶。对于没有肝外转移的患者,肝移植可以作为胰岛素瘤多发肝转移的治疗方法。持续的血糖监测可以有效发现低血糖症的发作并及时的反馈相关信息,防治患者出现神经系统低血糖症状。

(2)药物治疗。化疗在胰岛素中有一定疗效。氟尿嘧啶和/或表柔比星联合链佐星对于G1/G2胰岛素瘤的疗效证据最为充分,有效率为35%～40%。有研究报道,卡培他滨联合替莫唑胺可能是个不错的方案,其在30例转移性胰腺神经内分泌肿瘤中达到70%的部分缓解,有待进一步的临床研究证实。奥沙利铂或伊立替康联合5-FU或卡培他滨等方案也可以作为胰岛素瘤二线治疗方案。

(3)生物靶向治疗:生长抑素类似物如奥曲肽和干扰素能够抑制胃泌素瘤生长,并抑制其异位激素的分泌。此类药物无明显缩小肿瘤的作用,但可以保持肿瘤大小稳定。mTOR信号通路及酪氨酸激酶受体信号通路在神经内分泌肿瘤中有重要作用。一项随机双盲安慰剂对照的临床研究表明,依维莫司(mTOR抑制剂)10 mg/d可明显延长转移性神经内分泌肿瘤患者的无进展生存(11个月 *vs.* 4.6个月),尽管总生存无明显差异。另一项研究表明,小分子、多靶点酪氨酸激酶抑制剂舒尼替尼可延长转移性神经内分泌肿瘤患者的无进展生存(11.4个月 *vs.* 5.5个月),并能延长总生存。欧美国家已批准舒尼替尼用于不可切除的、转移性胰腺神经内分泌肿瘤。

(陈倩倩)

第四节 肾上腺瘤

一、临床概述

肾上腺是人体内非常重要的一对内分泌腺体,由皮质和髓质组成,可以分泌多种不同的激素。肾上腺瘤的分类方法也不尽相同,目前国内外有关肾上腺瘤发病率的报道多按内分泌功能的不同分类而统计。本章节内容主要描写的对象仅是针对肾上腺瘤,不包括像肾上腺增生、肾上腺结核等非肿瘤性疾病以及肾上腺之外的肿瘤。

皮质醇增多症即皮质醇症,又称库欣综合征,是最常见的肾上腺皮质疾病,它是由于肾上腺皮质长期过量分泌皮质醇引起的一系列代谢异常、生长发育障碍等症候群。它每年的发病率为(2～5)/10万,70%好发于20～40岁,且男女比例为1∶(2～8)。肾上腺肿瘤导致的皮质醇症是促肾上腺皮质激素非依赖性,约占所有皮质醇症的20%。

原发性醛固酮增多症即原醛症,又称 Conn 综合征,是以肾上腺皮质分泌过量的醛固酮引起肾素分泌被抑制为临床表现的综合征。在高血压患者中占 10% 左右,是继发性高血压最常见的病因。好发年龄为 30~50 岁,女性发病高于男性。

嗜铬细胞瘤是由于肾上腺髓质嗜铬细胞肿瘤分泌过量的儿茶酚胺(肾上腺素、去甲肾上腺素和/或多巴胺),而引起的临床症状。占高血压患者的 0.1%~0.6%。多发生于 40~50 岁,男女发病率大致相同。10% 为儿童发病,10% 为双侧多发,多见于家族性疾病。10% 可以恶变,被称为"10% 肿瘤"。

多发性内分泌肿瘤综合征(multiple endocrine neoplasia,MEN)是指累及多种内分泌器官的遗传性肿瘤综合征,分为 1 型、2A 型、2B 型及 1/2 混合型四型。平均发病率为 1/30 000,男女发病率无明显差异。

肾上腺皮质癌(adrenal cortical carcinoma,ACC)是肾上腺皮质细胞的恶性肿瘤。极其罕见,发病率低。全球每年有 50 万~200 万新发病例。占恶性肿瘤的 0.02%。5 岁以下和 50 岁以上为好发年龄段。女性发病率略高于男性。

肾上腺转移性癌占所有转移性肿瘤的 8.3%,它比原发性肾上腺皮质癌常见。据统计,60% 的黑色素细胞瘤,58% 的乳腺癌,45% 的肾细胞癌,36% 的肺癌可以转移至肾上腺,其他如对侧肾上腺、膀胱等器官亦可转移至肾上腺。值得注意的是,如果在一个患者身上同时发现某个脏器和肾上腺均有占位,肾上腺肿瘤也并非全是转移来源的。

(一)病因与发病机制

肾上腺瘤发病原因至今不明,大部分肿瘤如原醛症及嗜铬细胞瘤都认为与遗传因素有关。研究发现,约 30% 的嗜铬细胞瘤有家族遗传背景,*VHL*、*MEN*、*SDHD* 基因突变为明确的致病基因。多发性内分泌肿瘤综合征为常染色体显性遗传疾病,由 *MEN1*、*RET* 基因突变所致。作为绝大多数为散发病例的肾上腺皮质癌,只有极少数与家族性遗传相关,如 Werner 综合征与染色体 11q13 的 *MEN1* 基因突变有关。迄今为止,关于肾上腺皮质癌 ACC 的发病分子机制中,报道最多的是 IGF-2 过度表达和 Wnt 通路持续激活。研究表明,ACC 还可能与某些抑癌基因(*TP53*、*MEN-1* 等)失活及原癌基因(如 *Ras*、*Gas*)过表达等有关。

(二)病理分类与分期

1.病理分类

世界卫生组织对肾上腺肿瘤的病理组织学分类。

(1)肾上腺皮质瘤:①肾上腺皮脂腺瘤;②肾上腺皮质癌。

(2)肾上腺髓质瘤:①良性嗜铬细胞瘤;②恶性嗜铬细胞瘤;③混合性嗜铬细胞瘤/副神经节瘤。

(3)肾上腺外侧神经节瘤:①交感神经性;②福交感神经性。

(4)其他肾上腺肿瘤:①腺瘤样瘤;②;③性索-间质肿瘤;④软组织和生殖细胞肿瘤;⑤髓脂肪瘤;⑥畸胎瘤;⑦神经鞘瘤;⑧节细胞神经瘤;⑨血管肉瘤。

(5)继发性肿瘤:转移癌。

2.分期

表 8-1 和表 8-2 是 2004 年国际抗癌联盟(UICC)TNM 的临床分期。

表 8-1　2004 年 UICC 肾上腺皮质癌的 TNM 分期

分期	标准
原发肿瘤(T)	
T1	肿瘤局限,最大径≤5 cm
T2	肿瘤局限,最大径>5 cm
T3	任何大小肿瘤,局部侵犯,但不累及邻近器官
T4	任何大小肿瘤,累及邻近器官
区域淋巴结(N)	
N0	无区域淋巴结转移
N1	区域淋巴结转移
远处转移(M)	
M0	无远处转移
M1	有远处转移

表 8-2　2004 年 UICC 肾上腺皮质癌的临床分期

分期	T	N	M
Ⅰ	T1	N0	M0
Ⅱ	T2	N0	M0
Ⅲ	T1~2	N1	M0
	T3	N1	M0
Ⅳ	T4	N0	M0
	任何 T	任何 N	M1

(三)诊断与鉴别诊断

1.诊断

肾上腺瘤的临床诊断主要包括定性诊断和定位诊断两部分。

(1)定性诊断:多依赖于实验室检查,以明确其相关的内分泌功能状态。①一般检查:血、尿和大便常规、血沉、凝血谱、血生化(肝肾功能、血糖、血脂等),以了解患者术前全身一般情况。②血电解质:对高血压患者需排除原醛症或嗜铬细胞瘤或皮质醇症等。而原醛症多表现为低血钾、高尿钾。③血浆醛固酮/肾素活性比值:肾素活性降低或比值>40 多提示原醛症可能。④立位和卧位的醛固酮:原醛症患者常可见醛固酮升高。皮质癌醛固酮增高者罕见。⑤血浆游离皮质醇测定:通常在早上 8 点及下午 4 点分别采血测定。升高可见于皮质醇症及皮质癌等患者。⑥24 小时尿儿茶酚胺及其代谢产物:24 小时尿儿茶酚胺目前仍然是诊断嗜铬细胞瘤的主要实验室检测手段,但由于嗜铬细胞瘤患者在症状不发作时尿内的儿茶酚胺可以为阴性,所以阴性结果并不能否认嗜铬细胞瘤的诊断。对临床高度怀疑该疾病的患者,高血压发作时或多次反复检测24 小时尿儿茶酚胺。⑦性激素:性激素(如 17-羟孕酮、雄烯二酮、睾酮、雌二醇)的异常改变有助于诊断肾上腺皮质癌或肾上腺性征异常。

(2)影像学诊断:包括解剖和功能影像学检查。前者常依赖于 B 超、CT、MRI 等最直接的影像学检查手段,后者如 PET-CT 及放射性核素标记的间位碘代苄胍 MIBG 显影等。①B 超:可以用于初筛,但<1 cm 的肿瘤,B 超检出率较低。②CT:肾上腺平扫＋增强 CT 是肾上腺瘤定位诊断的首选检查方法。其敏感性高,还可以帮助评估肾上腺瘤的分期和周围器官是否转移,淋巴结也是否有转移等。③MRI:对肾上腺分辨率低于 CT,优势在于无辐射及造影剂过敏之虞。尤其适用于儿童、孕妇及对 CT 造影剂过敏的患者。④PET-CT:仅用于考虑转移性肿瘤时用,价格比较昂贵。⑤放射性核素标记的间位碘苄胍显影:MIBG 结构与去甲肾上腺素类似,可以被嗜铬细胞摄取。它对嗜铬细胞瘤的灵敏度高达 77%～90%,特异性达 95%～100%,即安全又无创。对静止型嗜铬细胞瘤的诊断有决定性意义。既可以帮助肾上腺外嗜铬细胞瘤的定位诊断,又可以更早发现肿瘤复发、转移,帮助其良恶性的定性诊断,而且对恶性嗜铬细胞瘤还具有一定治疗作用。⑥肾上腺穿刺活检:因为肾上腺肿瘤的病理诊断价值有限,且穿刺活检为有创检查,对肾上腺瘤的诊断价值有限,只用于可疑肾上腺转移癌时。

(3)遗传学检查:如染色体检查或某些基因诊断以帮助一些肿瘤的病因分型。

2.鉴别诊断

(1)内分泌功能鉴别:主要根据以上各种实验室检查。如皮质醇症多有血皮质醇增高;原醛症多有血钾及肾素活性降低,血醛固酮升高;嗜铬细胞瘤多有血、24 小时尿儿茶酚胺或其代谢产物升高;肾上腺皮质癌或性征异常者可见睾酮、脱氢表雄酮等过高现象等。

(2)良恶性鉴别。

肾上腺皮质瘤的良恶性分辨在病理组织结构和形态上较难鉴别,一般认为具备肿瘤的脉管浸润、包膜侵犯以及转移等组织学恶性指标是诊断癌的重要因素。此外,肿瘤的大小也有助于鉴别诊断,通常认为肿瘤越大恶性可能越大,5 cm 以下的肿瘤恶性比率明显降低。但也有人认为单纯以大小判断良恶性并不可靠,因为某些外观看似良性的肿瘤也可以发生转移。

来源于肾上腺髓质的嗜铬细胞瘤的良恶性鉴别尤其困难。2004 版世界卫生组织《内分泌器官肿瘤病理学和遗传学》规定,肾上腺肿瘤的病理组织学特征无法判断其良恶性,只有在明确转移或者复发的前提下才能诊断恶性嗜铬细胞瘤。而嗜铬细胞瘤通常可以转移至淋巴结、肝、肺、骨骼等器官。

(3)原发癌或转移癌鉴别:当影像学上表现为肾上腺及其他脏器多发肿瘤病灶,或肾上腺有肿瘤且既往有过恶性肿瘤病史时,需排除转移癌可能。据统计,乳腺、甲状腺、肾脏、肺、黑色素瘤、淋巴瘤及胃肠道肿瘤均可转移至肾上腺。但是原发灶不明确的恶性肿瘤转移至肾上腺者非常罕见。累及双侧肾上腺的转移癌可导致肾上腺功能的低下。PET-CT 有助于转移癌的诊断,必要时行肾上腺肿瘤穿刺活检以明确诊断。

(四)临床表现

肾上腺瘤的临床表现复杂多样,主要取决于肿瘤的内分泌功能状态。

皮质醇症可发生于任何年龄,但以青壮年为最多见。最典型临床表现为向心性肥胖(满月脸、水牛背)。其次还表现为高血压和低血钾;蛋白质合成受抑制所致的皮肤菲薄、紫纹、多血质面容、伤口愈合不良、肌无力以及骨质疏松;糖尿病或糖耐量减低;儿童生长迟缓;性腺功能紊乱如女性闭经或月经紊乱、男性性功能异常、痤疮、女子多毛及男性化;精神异常如抑郁或躁狂等;其他如抵抗力下降致反复感染。近一半的患者同时可伴有肾结石。

原醛症好发年龄为 30～50 岁,高血压是原醛症最早也是最主要的症状。一般降压治疗效果较差。低血钾是原醛症发展到一定阶段以后才表现出来的另一个常见症状,表现为周期性瘫痪和肌无力。累及肾脏的患者表现为多尿(尤其是夜尿增多)口渴。由于长期低钾还可以损害心肌,使心脑血管疾病意外风险加大。

嗜铬细胞瘤多见于青壮年,多发生于40～50岁。50%以上可发生典型的嗜铬细胞瘤三联征即头痛、心悸、多汗。80%～90%可出现高血压,其中40%～50%为阵发性高血压。由于其血容量减少,直立性低血压也是嗜铬细胞瘤的常见症状。相比于普通高血压患者,嗜铬细胞瘤更容易出现心血管意外。此外,部分患者还可以表现为糖尿病、高血钙以及胃肠道症状和视力下降等。

肾上腺皮质癌的临床表现根据肿瘤的内分泌状态以及肿瘤大小而不同。多为男性化和皮质醇症的临床表现。分泌醛固酮的皮质癌非常罕见。儿童患者可出现假青春期或男性化表现。21%～50%的皮质癌常不具有内分泌功能,临床表现多与肿瘤进展如腹部肿块、腹胀、低热、消瘦等有关。有近50%的患者临床表现以肿瘤转移症状为主。

肾上腺转移性癌:系患者肿瘤晚期,多数存在原发肿瘤的相关症状或者晚期肿瘤如恶病质等表现。

二、治疗原则与策略

(一)治疗原则

手术是绝大多数肾上腺肿瘤根治的唯一途径,腹腔镜手术已成为当今治疗良性肾上腺肿瘤的金标准,手术创伤小,术后恢复快。但对于考虑恶性可能,或是肿瘤已侵犯周围大血管以及需要探查者,则需采用开放手术。对于恶性肾上腺肿瘤,除了手术,采取放化疗甚至射频消融等多种治疗方式相结合的综合治疗方法,才能获得更好的治疗效果。

恶性嗜铬细胞瘤除了选择手术,放射性核素治疗如大剂量放射性核素标记的间位碘苄胍治疗2年内效果良好,症状缓解率高达75%,但是远期疗效差。据统计联合环磷酰胺、长春新碱、氮烯唑胺的CVD化疗方案治疗恶性嗜铬细胞瘤约50%有效。放疗也同样只用于缓解骨转移疼痛时。

单部位肾上腺转移癌需手术切除病灶,认为切除病灶有助于提高术后放化疗的治疗效果。合并其他部位转移灶时一般已丧失手术切除机会。对于这样的晚期患者,选择姑息性放疗还是化疗主要取决于原发肿瘤的病理类型。

对于那些无功能肾上腺小的偶发瘤也可以等待观察,国外有人提议直径<4 cm者,国内则有人提议<2 cm。故采取观察等待需严格把握适应证,且密切随访相关的激素及其代谢产物水平变化,若肿瘤有进展或出现内分泌功能仍需积极手术治疗。

(二)治疗策略

手术治疗仍是目前治疗肾上腺最有效的手段。良性肾上腺瘤手术切除肿瘤效果好,术后无须其他辅助性治疗。对巨大肾上腺瘤术前介入栓塞化疗有利于提高手术切除率。而手术无法切除干净或术后有高度复发危险的病例,为减少肿瘤负荷,仍应尽量手术切除原发病灶,同时应考虑术后加用辅助性放、化疗甚至放射性核素治疗。

1.手术治疗

腹腔镜手术是大多数良性肾上腺肿瘤的首选治疗方法。

2.围术期特殊处理

(1)皮质醇症:术前有效降压,纠正糖代谢异常,对于低血钾及碱中毒者,术前应补钾纠正电解质紊乱。因患者机体免疫力下降,围术期需预防使用抗生素防止继发感染。而最重要的围术期处理是皮质激素的补充。但是迄今为止尚无糖皮质激素替代治疗的统一方案。总的用药原则是术前术中术后均需相应补充激素,而且减药时需逐渐减量。目前比较多用的方法是术前1天开始静脉滴注补充100 mg的氢化可的松。术中再给予100 mg的氢化可的松静脉滴注。术后第1天再给予200~300 mg氢化可的松静脉滴注,若病情稳定每2天减半。需逐渐递减至12.5 mg泼尼松片口服,维持补充一段时间后直至停药。具体减量及维持治疗的时间需按照具体病情,根据监测的血浆皮质醇和促肾上腺皮质激素结果而定。尤其是遇到应激事件出现皮质功能减退时需立即增加激素补充,严重者需静脉给2~3倍的皮质激素。对皮质醇症患者术后尤其要需要注意观察肾上腺危象的发生。

(2)原醛症:术前需通过口服螺内酯40~60 mg,每天3~4次保钾利尿;同时口服或静脉补钾,积极纠正低钾血症,有效控制严重高血压。通常良好的术前准备必须使血钾恢复到正常水平,至少高于3.0 mg/mL,且心电图提升低钾表现消失。除生命体征需关注外,术后仍需关注血压和电解质的变化。大多数患者血钾在术后2~3周可恢复正常。若术后高血压低血钾仍难以纠正,可继续服用螺内酯。单纯血压未有改善者术后需适当应用降压药。

(3)嗜铬细胞瘤:由于嗜铬细胞瘤过高分泌的儿茶酚胺,使血管长期处于收缩状态,导致出现高血压却血容量不足的临床表现。因此手术成功的关键是术前要给予足够疗程的药物准备,达到扩张血管,控制血压,充分扩充血容量的目的。目前多采用:①使用α肾上腺能受体阻滞剂哌唑嗪、酚苄明,剂量10~20 mg,每天2~3次,用2~6周。近年来国内有研究报道,术前使用多沙唑嗪相比酚苄明而言,降压效果略差,但扩容效果相当,且缩短了术前准备时间;②扩充血容量,每天补液2 000~3 000 mL;③如扩容后心率仍快者使用β肾上腺素能受体阻滞剂普萘洛尔10 mg,每天2~3次,可防止手术中出现心动过速和心律失常。但在使用α肾上腺能受体阻滞剂之前不能使用β肾上腺素能受体阻滞剂。判断术前准备充分与否的主要参考因素是指血压控制在13.3~18.7/12.0~12.0 kPa(100~140/60~90 mmHg),心率<90次/分,体重增加。而麻醉的用药也相当讲究,因阿托品可以使心率加快,诱发心律失常,故术前麻醉用药需禁止使用阿托品。鉴于该疾病术中可能出现高血压或低血压休克、心律失常甚至急性肺水肿等严重并发症,故术中尽量避免挤压肿瘤,以防止血压急剧变化,引发心血管意外。而且术中应与麻醉科充分沟通,选择全身麻醉,动态监测动静脉压以及普通的生命体征变化,为能及时应对血容量的改变建立双静脉通路等。术后严密监测血压变化及心律失常等各种并发症。

(4)无功能的肾上腺瘤:对于这一类患者如何手术准备尚无统一的意见。学者认为,在这一类患者中尤其需要注意是否为静止型嗜铬细胞瘤可能。这类嗜铬细胞瘤患者往往只有在手术等应急状态下才会出现血压的急剧变化从而导致心脑血管并发症的意外发生,术前很难作出准确判断。因此,对于无功能的肾上腺瘤,术前常规按嗜铬细胞瘤适当扩容准备(1~3天即可),术中按嗜铬细胞瘤麻醉准备对提高手术安全性很有必要。

(5)肾上腺皮质危象的处理:肾上腺危象是指肾上腺术后皮质分泌激素不足导致的系列现象,表现为厌食、恶习、呕吐、腹胀、肌肉僵痛、体温上升、血压下降、疲乏嗜睡和精神不振等。出现时需立即在5%糖盐水500 mL中加入100~200 mg氢化可的松1~2小时内滴完,同时静脉推注40 mg甲强龙针,以后根据情况每6小时补充1次。严重者5~6小时内可静脉输入500~600 mg氢化可的松。同时应予补充容量,纠正水电解质紊乱。

3.治疗药物的安全应用

(1)原发性醛固酮增多症:对于不能手术或不愿意手术治疗的醛固酮腺瘤患者,药物治疗也可以控制症状。常用的药物主要有盐皮质激素受体阻断剂(螺内酯、依普利酮)、钙通道阻滞剂(硝苯地平、氨氯地平等)。①其中螺内酯是首选药物,通常初始剂量为 $20\sim40$ mg/d,分 $2\sim4$ 次/天服用。并根据血钾情况逐渐递增,用药量不能超过 400 mg/d。有近一半的患者血压可以得到控制,若血压控制不良,则可连用其他类降压药如噻嗪类。它的主要不良反应为阳痿、性欲减退、女性月经不调等,主要是由于螺内酯可与雄激素受体与孕激素受体相结合。Young 等研究发现,该不良反应发生率随着用药量增大而增加;对无法耐受螺内酯的病例,可以选择依普利酮,该药疗效要差于螺内酯,同时不良反应发生率亦低;②钙通道阻滞剂如硝苯地平等可以抑制醛固酮分泌并且抑制血管平滑肌收缩,从而起到治疗作用。

(2)肾上腺恶性肿瘤。手术是唯一可能完全治愈肾上腺恶性肿瘤的方法,但是由于肾上腺恶性肿瘤发现时多已属于晚期,手术常常无法做到完全根治性切除。而且手术切除后 ACC 复发率可高达 70%～80%。5 年生存率<5%。恶性嗜铬细胞瘤平均 5 年生存率 40%。药物治疗是晚期 ACC 患者的主要治疗方法。

密妥坦:密妥坦是 DDD 的异构体,它主要是通过抑制肾上腺皮质束状带和网状带细胞线粒体的 11β-羟化酶以及侧链裂解酶,从而阻止其激素合成以及细胞变性坏死。尽管密妥坦对正常肾上腺皮质细胞药物毒性很大,而且有效率仅为 35%,但至今仍为治疗晚期肾上腺皮质癌的基石。停药后多数肿瘤会复发,仅适用于晚期 ACC 肿瘤或作为手术无法切除干净(Ⅱ～Ⅳ期)的 ACC 肿瘤患者的辅助治疗。常见不良反应为头痛、头晕、胃肠道反应以及肾上腺皮质功能不足的相应症状等。

放射性核素标记的间位碘苄胍:是恶性嗜铬细胞瘤最常用的放射性核素治疗药物。短期内效果良好,但 2 年内有复发或转移率高达 100%。它的治疗效果与肿瘤体积密切相关。

细胞毒化疗药物:到目前为止,在肾上腺皮质癌中首选推荐的化疗方案为单用密妥坦或密妥坦联合其他细胞毒类药物。最常用的为 EDP/M 方案(依托泊苷＋顺铂＋多柔比星/密妥坦)和 Sz/M 方案(链尿霉素＋密妥坦)。其他用来治疗肾上腺皮质癌的化疗方案还有:铂类/依托泊苷;铂类/依托泊苷/密妥坦;铂类/依托泊苷/其他细胞毒药物如阿柔比星;其他复合细胞毒药物如吉西他滨;紫杉醇;顺铂/阿柔比星/环磷酰胺;顺铂/阿柔比星/异环磷酰胺等。研究发现,用密妥坦者缓解率要好于未用密妥坦者。

其他靶向治疗:随着对肾上腺恶性肿瘤的分子生物学研究发展,分子靶向药物治疗一直备受关注。研究已经表明,血管内皮生长因子(vascular endothelial growth factor,VEGF)的过表达是导致肾上腺恶性肿瘤发展和浸润的原因之一,因此针对 VEGF 相关的抗血管形成药物可能成为治疗肾上腺恶性肿瘤的重要手段。其他许多与肾上腺皮质癌相关的细胞因子如胰岛素样生长因子、信号肽抑制剂(如 NVP-AEW541)、β-catenin 阻滞剂(PKF115-584)、mTOR 阻滞剂(RAD001)等都可以通过靶向作用阻断相应的信号通路,从而控制肾上腺皮质腺癌的进展。

4.其他辅助性治疗

(1)放疗:肾上腺恶性肿瘤属于对放射线不太敏感的肿瘤,单纯放疗不能取得根治效果。术前放疗一般较少采用,亦不推荐术后常规放疗,但对未能彻底切除干净的肾上腺恶性肿瘤以及对骨转移、局部瘤床复发、区域或远处淋巴结转移患者可行姑息放疗,可达到缓解疼痛、改善生存质量的目的。国外文献报道,关于局部瘤床复发患者,对比放疗加密妥坦治疗组与密妥坦单药治疗对照组的复发时间,发现放疗组复发时间相对要晚些。

(2)介入栓塞治疗(肾上腺肿瘤血管栓塞术):栓塞后可致肿瘤缩小,从而增加手术切除的机会。对晚期患者行姑息性栓塞治疗亦有助于改善症状,提高生活质量。

(3)射频消融:适用于姑息治疗皮质腺癌或肾上腺转移癌。

(4)放射性核素治疗:放射性核素治疗为非手术治疗恶性嗜铬细胞瘤患者的一线选择,但它仅用于无法手术或多发转移、MIBG 或奥曲肽显像阳性的恶性嗜铬细胞瘤。最常用的药物为放射性核素标记的间位碘苄胍。短期内效果良好,但 2 年内有复发或转移率高达 100%。它的治疗效果与肿瘤体积密切相关。一般瘤体<2 cm 药物摄取良好,有效率高。因此巨大肿瘤主张先行减瘤术再行核素治疗。近年来,放射性核素标记的间位碘苄胍联合化疗也被证明可以提高治疗效果。奥曲肽较为昂贵,国内较少使用。

5.对于肾上腺偶发瘤的处理

对于那些无功能肾上腺偶发瘤是否需要手术治疗尚存在一定争议。国外有文献曾报道直径<4 cm 的无功能肾上腺偶发瘤可以等待观察,但需密切随访相关的激素及其代谢产物水平变化,若肿瘤有进展或出现内分泌功能仍需积极手术治疗。可是随着临床医师对肾上腺肿瘤的观察研究,由于恶性肿瘤往往起病隐匿,出现症状多数已发生转移,手术治疗预后极差。尽管通常恶性肿瘤体积一般较大,但这一说法已不完全可靠。而且长期随访担心肿瘤恶变造成的巨大心理压力,比起相对安全又方便的腹腔镜肿瘤切除手术风险,也许前者危害更大。故笔者建议>2 cm 的肾上腺偶发瘤均可积极手术治疗。

6.转移性肾上腺恶性肿瘤应采用以内科为主的综合治疗。

在只有单器官转移的肾上腺转移癌患者,手术治疗作为辅助减瘤作用,有助于提高术后放化疗的治疗效果。多发转移者的治疗方法,主要取决于原发肿瘤的敏感性治疗方法如放疗或化疗等。

(三)预防

肾上腺良性肿瘤大多数预后较好。儿童肾上腺皮质癌由于大约 90%患者因为雄激素分泌过多可以表现出女性男性化等表现,可以相对早期发现,因此预后相对要好些。而成人型肾上腺皮质腺癌起病隐匿,大部分患者就诊时已有远处转移,预后很差,大部分生存期<1 年。研究已经表明,诊断时的年龄、临床分期Ⅲ~Ⅳ期(局部有淋巴结转移或局部脏器浸润或远处转移者)以及皮质醇高分泌者,往往预后比较差。两个大型的 ENSAT 研究表明增殖标志物 Ki67 是肾上腺皮质癌最重要预后的指标,可以指导治疗。最近还有人提出患者病理提示核分裂指数高、肿瘤直径>6.5 cm、某些细胞因子免疫组化阳性如 P53 阳性以及肿瘤重量超过 50 g 的,预后相对较差。

三、药物的安全应用

(一)良性肾上腺肿瘤的药物安全应用

尽管多数肾上腺外科疾病都可以有不同的药物治疗。但针对肾上腺肿瘤导致疾病的药物治疗,最多见于原醛症。当原发性醛固酮增多症患者无法耐受手术或不愿意手术治疗时,螺内酯、钙通道阻滞剂、钠通道阻滞剂被常常用来控制病情,其他如血管紧张素转换酶抑制剂、血管紧张素受体阻断剂、糖皮质激素也可用于原醛症的治疗。但是,用药过程中尤其需注意监测肾功能电解质及血压变化,对于肾功能不全患者螺内酯一类保钾药物属于使用禁忌证。

(二)恶性肾上腺肿瘤的药物安全应用

1.密妥坦

从 1960 年起,密妥坦一直被作为晚期肾上腺皮质癌的一线治疗方案,有效率仅约为 35%。

曾有多个研究表明密妥坦药物浓度需达到 14 mg/L 以上,才能发挥临床治疗作用。但是超过 20 mg/L时,出现中枢神经不良反应的风险也相对加大。密妥坦是脂溶性药物,口服密妥坦仅有约40％由胃肠道吸收。患者体内密妥坦维持工作药物浓度时间越久效果越好。

(1)不良反应:密妥坦药物毒性强,它的不良反应主要为中枢神经系统受抑制,表现为头痛、眼花、眩晕、嗜睡、抑郁、神志不清等;胃肠道反应,如食欲缺乏、恶心、呕吐、腹泻等,骨髓抑制,极个别还出现危及生命的粒细胞缺乏;肝功能损害,有个别出现肝功能衰竭的严重不良反应;甲状腺功能异常;皮疹等其他不良反应;肾上腺皮质功能不全,由于密妥坦是肾上腺皮质的拮抗剂,出现肾上腺皮质功能不全也比较常见,可使用激素补充替代治疗。

(2)注意事项:密妥坦建议从 2 g/d 剂量开始,逐渐增加至血药浓度至工作浓度即 4～6 g/d;由于用药期间患者大多出现皮质功能不全的症状,而遇到感冒、刺激等应急事件,需要随时调整激素替代治疗的激素剂量;用药期间常规使用 5-HT$_3$ 受体拮抗剂等强效抑吐药物及护肝、增加免疫力等支持治疗;密切观察患者临床表现,定期监测血常规、血肝肾功能及电解质、血脂、血促肾上腺皮质激素、甲状腺功能及血睾酮等指标。因密妥坦可引起嗜睡、眩晕等症状,服药期间尽量避免机械操作或驾驶等需要精神高度集中的活动。饱食后服用药物可以增加药物吸收能力。由于螺内酯可降低密妥坦疗效,而镇静安眠类药物、抗组胺药物、乙醇、抗癫痫症药等可增加密妥坦相关的中枢神经抑制作用,故不建议同时使用密妥坦和上述类药物。

2.放射性核素标记的间位碘苄胍

放射性核素标记的间位碘苄胍是治疗恶性嗜铬细胞瘤最常用的放射性核素。短期治疗效果较好,2 年内几乎均有复发或转移。有学者提出加大药物剂量或延长用药时间可能有助于延长生存时间,但尚缺乏临床证据。放射性核素标记的间位碘苄胍联合化疗被证明可以提高各自的治疗效果。放射性核素标记的间位碘苄胍主要的不良反应是骨髓抑制,且认为与其用药剂量不成正比。故治疗期间需注意监测血常规变化。

(三)联合化疗方案

1998 年 Berruti 等在意大利第一次提出(依托泊苷＋顺铂＋多柔比星＋密妥坦)EDP/M 联合治疗方案。迄今为止,EDP/M 方案仍然是肾上腺皮质癌的主要化疗方案。恶性嗜铬细胞瘤也同样具有较为常用的化疗方案。

1.化疗方案

恶性嗜铬细胞瘤:CVD 化疗方案(环磷酰胺 750 mg/m² ＋达卡巴嗪 1.4 mg/m² ＋长春新碱 600 mg/m²),21 天为 1 个治疗周期。肾上腺皮质癌:EDP/M 方案(依托泊苷 100 mg/m²,2～4 次/天;40 mg/m²,1 次/天;顺铂 40 mg/m²,3～4 次/天;同时连续口服密妥坦使血药浓度维持在 14～20 mg/L)和 Sz/M 方案(链尿霉素 1 g/d,5 天,然后改 2 g,每 3 周 1 次;密妥坦连续口服,使血药浓度维持在 14～20 mg/L)。

2.疗效评价

关于肾上腺恶性肿瘤的化疗方案的疗效评价都是基于回顾性研究资料,且缺乏临床的大样本调查结果。据研究表明,CVD 方案的血生化反应率可达 64.3％。目前普遍认为 CVD 方案能明显提高患者中位生存期,但不能延长总体生存率。但 CVD 化疗联合放射性核素标记的间位碘苄胍治疗,不但可以缩短疗程提高药物治疗的效果,而且可以减少化疗药物的使用剂量从而减少治疗的不良反应发生。

3.不良反应

CVD 化疗过程中可出现高血压危象、血白细胞计数减少和胃肠神经系统毒性以及其他致畸、脱发、膀胱炎等,治疗过程中应检测血常规等变化以调整用量。联合化疗配合放射性核素治疗可减少化疗药物剂量,缩短治疗时间并减少并发症的产生。

EDP/M 方案和 Sz/M 方案除了具有密妥坦具有的中枢神经抑制等不良反应,尚存在其他化疗药物常见的不良反应如消化道症状、骨髓抑制、血管炎、致畸致癌、肝肾功能影响等。处理上均以对症支持治疗为主。

（王　骁）

第九章

女性生殖系统肿瘤

第一节　子宫内膜癌

子宫内膜癌为女性生殖道常见恶性肿瘤之一,发达国家中发病率居女性生殖道恶性肿瘤首位,病死率居第 2 位。多见于老年妇女,高发年龄 50～60 岁,近年来年轻患者有增多趋势。由于人类寿命延长和肥胖人群增多,近二十年间子宫内膜癌发病率仍居高不下,而病死率也明显上升。病死率的上升除与老年、肥胖、内科并发症多等相关外,与晚期病例、高危组织类型增多及一些患者未能接受适宜诊治相关。目前对两种类型内膜癌的病理及基础研究已取得较大进展;临床手术、化疗、激素治疗亦积累了更多资料,临床研究更加深入;对年轻早期患者的保守治疗亦做了一定探索。但在治疗中对术前影像学评估的价值,术中肉眼及病理冷冻切片检查对肌层受累程度的判断的准确性,淋巴结切除范围等均尚存争议。为进一步改善预后,妇科肿瘤医师应进一步识别、区分高危子宫内膜癌患者,进行适宜治疗,以期降低病死率,达到最佳疗效。

子宫内膜癌多见于绝经后妇女(70%),围绝经期妇女占 20%～25%,<40 岁妇女约占 5%,发病与肥胖、雌激素持续增高、遗传等因素相关,询问病史时应重视以下高危因素。①肥胖、无排卵性不孕、不育、延迟绝经(52 岁以后绝经)。②代谢紊乱性疾病:糖尿病、高血压。③与雌激素增高有关的妇科疾病:多囊卵巢综合征、卵巢颗粒细胞瘤、子宫内膜增生或不典型增生史和子宫肌瘤有不规则出血者。④有使用外源性雌激素史者,特别是无孕激素对抗的雌激素替代治疗,或长期应用他莫昔芬患者。⑤有癌家族史、多发癌及重复癌倾向者(乳腺癌、卵巢癌等),LynchⅡ综合征。遗传性非息肉样结肠直肠癌患者其内膜癌发病危险为 40%～60% 等。

有高危因素的患者应密切随访,若有月经过多、阴道不规则出血等症状出现应行分段诊刮,明确诊断。Ⅱ型 Lynch 综合征患者亦可在完成生育任务后行预防性子宫切除术。

一、临床表现

(一)阴道出血

(1)绝经后阴道出血:绝经后阴道流血,为子宫内膜癌患者的主要症状,子宫内膜癌患者多为绝经后妇女,90% 以上有阴道流血症状,绝经时间愈长,发生内膜癌的概率愈高。

(2)围绝经期妇女月经紊乱:约 20% 的内膜癌患者为围绝经期妇女,以围绝经期月经紊乱及血量增多为主要表现。

（3）40 岁以下妇女月经紊乱或经量增多者，近年来年轻患者已有增多趋势（5%～10%），多为肥胖、不孕或多囊卵巢综合征患者。

（二）阴道异常排液

阴道异常排液可为浆液性或血性分泌物。

（三）下腹疼痛及其他症状

下腹疼痛可由宫腔积脓或积液引起，晚期则因癌肿扩散导致消瘦、下肢疼痛及贫血等。应重视阴道流血、排液等症状。有以上症状妇女均应考虑有无内膜癌可能性，并应及时进行妇科及其他相关检查。

二、检查

（一）全面查体

注意有无糖尿病、高血压、心血管及肺部疾病。

（二）妇科检查

排除阴道、子宫颈病变出血及炎性感染引起的排液。早期盆腔检查多正常，晚期可有子宫增大、附件肿物、贫血及远处转移的相应体征。

三、辅助检查

（一）细胞学涂片检查

子宫颈和阴道脱落细胞学涂片检查阳性率低，宫腔刷片或宫腔冲洗液细胞学涂片检查阳性率增高，但均不能作为确诊依据。

（二）经阴道 B 超检查

经阴道 B 超检查为首选的无创辅助检查方法，可了解子宫大小、宫腔内有无异常回声、内膜厚度、肌层有无浸润、附件肿物大小及性质等。绝经后妇女内膜厚度＜5 mm 时，其阴性预测值可达 96%。

（三）诊刮或内膜活检

诊刮或内膜活检是确诊或排除子宫内膜癌的重要方法。对绝经后内膜增厚＞5 mm 或有宫腔赘生物者；年龄＞40 岁阴道不规则流血疑为内膜癌患者或 40 岁以下有内膜癌高危因素，高度怀疑内膜癌者应行诊刮术或内膜活检。

（四）宫腔镜检查

近年来，宫腔镜检查已广泛应用于宫内膜病变的早期诊断。可直接对可疑部位进行活检，提高诊断准确性，避免常规诊刮或活检的漏诊。多用于经阴道 B 超检查子宫内膜无明显增厚和病变，或呈内膜息肉样变者；或经诊刮活检阴性，仍有反复出血的患者。

（五）MRI、CT、CA125 等检查

病情需要者可选用 MRI、CT 检查及 CA125 检测。MRI、CT 对淋巴结转移诊断价值相同，MRI 对累及子宫颈肌层浸润深度的预测准确度优于 CT。CA125 值明显升高者，提示可能有子宫外病灶存在，可作为晚期内膜癌术后监测指标。对疑有宫外病灶的高危患者亦可选用计算机体层显像检查，明确病变范围。

四、诊断

应根据诊刮或直接宫腔活检,或宫腔镜下活检及病理组织学检查结果等作出诊断。

五、分期

子宫内膜癌采用 FIGO 手术病理分期,目前使用的是 2009 年 FIGO 子宫内膜癌的手术病理分期。对于未行手术治疗的患者或者是先行放疗的患者,采用 1971 年制定的临床分期。

(一)手术-病理分期

(1) Ⅰ期:肿瘤局限于子宫体。

(2) I_A 期:无或<1/2 肌层受累。

(3) I_B 期:≥1/2 肌层受累(≥/2 肌层浸润)。

(4) Ⅱ期:癌瘤累及子宫颈间质,但未扩散至宫外。

(5) Ⅲ期:局部和/或区域扩散。

(6) $Ⅲ_A$ 期:癌瘤累及子宫体浆膜层和/或附件。

(7) $Ⅲ_B$ 期:阴道和/或宫旁受累。

(8) $Ⅲ_C$ 期:癌瘤转移至盆腔和/或腹主动脉旁淋巴结。

(9) $Ⅲ_{C1}$ 期:癌瘤转移全盆腔淋巴结。

(10) $Ⅲ_{C2}$ 期:癌瘤转移至腹主动脉旁淋巴结有/无盆腔淋巴结转移。

(11) Ⅳ期:癌瘤累及膀胱和/或肠黏膜;或远处转移。

(12) $Ⅳ_A$ 期:癌瘤累及膀胱和/或肠道黏膜。

(13) $Ⅳ_B$ 期:远处转移,包括腹腔转移及(或)腹股沟淋巴转移。

(二)临床分期

(1) Ⅰ期:癌瘤局限于宫体。

(2) I_A 期:子宫腔长度≤8 cm。

(3) I_B 期:子宫腔长度>8 cm。

(4) Ⅱ期:癌瘤累及子宫颈。

(5) Ⅲ期:癌瘤播散于子宫体以外,盆腔内(阴道、宫旁组织可能受累,但未累及膀胱、直肠)。

(6) Ⅳ期:癌瘤累及膀胱或直肠,或有盆腔以外的播散。

六、病理类型

子宫内膜癌通常可分为Ⅰ型和Ⅱ型子宫内膜癌。Ⅰ型子宫内膜癌与无孕激素拮抗的雌激素刺激有关,可由子宫内膜复杂性不典型增生发展而来;Ⅱ型子宫内膜癌可由萎缩的子宫内膜癌变而来。Ⅰ型和Ⅱ型又包括不同的病理类型,Ⅰ型主要包括子宫内膜样腺癌(G_1,G_2)和黏液性腺癌,其他病理类型多属于Ⅱ型子宫内膜癌,即特殊类型的子宫内膜癌。子宫内膜癌的主要病理类型为腺癌,其中以子宫内膜样腺癌最为常见(60%~65%)。2014 年,WHO 将子宫内膜癌的病理分类在 2003 年分类的基础上进行了修改。按照 2003 年和 2014 年 WHO 的病理分类标准,癌肉瘤未归入子宫内膜癌,属于子宫的上皮-间叶混合性肿瘤。但病理学家认为癌肉瘤属化生癌,其恶性程度高,早期易发生淋巴、血行转移及腹腔播散,应按高级别的内膜癌治疗。因此,在 2015 年的 FIGO 妇癌报道、2015 年的 ACOG 内膜癌指南,以及 2016 年的 NCCN 指南中,均将癌肉瘤归入子宫内膜癌。

子宫内膜样腺癌分为高、中、低分化(Grad:1,2,3),为影响预后的重要因素。G_1、G_2病变多为来源于增生过长的子宫内膜,与雌激素作用相关,属于Ⅰ型子宫内膜癌;G_3则可能来源于萎缩的内膜,或为内膜样癌晚期事件,因基因突变而恶变与雌激素无关,属于Ⅱ型子宫内膜癌。伴鳞状分化成分的子宫内膜样癌,其腺癌的分化程度(G_1~G_3)为预后的重要因素。

子宫浆液性(乳头状)腺癌现多称子宫浆液性癌(USC或ESC),恶性程度极高,占1%左右。透明细胞癌常见于老年患者,预后差,Ⅰ期5年生存率仅44%。其他特殊类型均属Ⅱ型子宫内膜癌。

七、治疗

(一)子宫内膜非典型增生的治疗

根据2014年WHO分类标准,子宫内膜增生症分为两种类型,一类称为增生过长不伴有非典型增生,包括有不伴非典型增生的子宫内膜单纯性增生和复杂性增生,其癌变率<1%,作为功血处理;第二类称为非典型增生过长/内膜样上皮内瘤变,非典型增生过长的癌变率在25%~33%,内膜样上皮内瘤变的癌变率在59%左右,所以应积极处理。

子宫内膜非典型增生治疗中应重视患者年龄和内膜非典型增生的程度(轻、中、重度);年轻、未生育或要求保留子宫者,可采用激素治疗,密切随访;由于内膜复杂性增生伴非典型增生中约40%伴子宫内膜癌,对40岁以上无生育要求者,若为中或重度非典型增生,或者是内膜样上皮内瘤变,建议行筋膜外子宫切除术。

轻度非典型增生可选用醋酸甲羟孕酮(10~30 mg/d),于经前10天周期性用药。中度以上非典型增生则应用大剂量孕激素持续治疗(甲羟孕酮250~500 mg/d或甲地孕酮80~160 mg/d,3个月;或18-炔诺孕酮3~4 mg/d,3个月),定期诊刮或宫腔镜送组织学检查,根据内膜对治疗的反应,决定是否继续激素治疗或改用手术治疗。要求生育者,待内膜正常后可加促排卵药物治疗,如氯米芬50~100 mg每天1次,周期5~9天用药。亦可用己酸孕酮500 mg肌内注射,每周2~3次,3个月后减量再用3个月,或用丹那唑或局部用药(曼月乐节育环)等治疗。因其恶变率较高,治疗后2~13年内可有复发,故应密切随访。个别病例亦可试用芳香化酶抑制剂和选择性雌激素受体拮抗剂治疗。

(二)子宫内膜癌的其他治疗方法

1.放疗

放疗分为单纯放疗、术前放疗及术后放疗。单纯放疗主要用于晚期或有严重内科疾病、高龄和无法手术的其他期患者,可按临床分期进行放疗。术前放疗,主要是为控制、缩小癌灶,创造手术机会或缩小手术范围。术后放疗是对手术-病理分期后具有复发高危因素患者重要的辅助治疗,或作为手术范围不足的补充治疗。

(1)单纯放疗。①腔内照射(后装)高剂量率:A点及F点总剂量为45~50 Gy,每周1次,分6~7次完成。②体外照射:40~45 Gy,6周内完成。

(2)术前放疗。①全剂量照射:腔内加体外照射同单纯放疗,于完成放疗后8~10周行单纯全子宫及附件切除术。②腔内照射:腔内照射45~50 Gy,完成照射后8~10周手术;部分性腔内术前放疗:A点及F点总剂量不低于20 Gy,分2~3次完成治疗,每周1次,放疗后10~14天手术(切除子宫及双侧附件)。③术前体外照射:用于不利于腔内照射者(如子宫>10周,或有宫腔以外播散者)。盆腔外照射剂量为 20 Gy,2~3 周完成;或 A 点及 F 点 20 Gy,每周 1 次,分 3 次完成。

(3)术后放疗。①术后全盆腔照射:总剂量 40~50 Gy,4~6 周完成。②腹主动脉旁扩大照射区:总剂量 30~40 Gy,3~4 周完成。照射前行肾扫描,放疗时应加以屏障(若术前已行体外放疗,应减少术后照射剂量)。若采用适形及调强技术,保护好正常组织,对主动脉淋巴结转移照射量可达 50~60 Gy。③术后腔内放疗:手术范围不够,有癌瘤残存,或疑有癌瘤残存者,或有局部复发高危因素者可于手术后 2 周行腔内放疗,总剂量 10~20 Gy,2~3 周完成。

大量临床研究已证实,对Ⅰ期患者来说,术后辅助放疗仅Ⅰ$_C$ 期 G$_3$ 患者可获益,并多采用腔内照射。对Ⅰ$_B$ 期 G$_2$、G$_3$,Ⅰ$_C$ 期 G$_2$、G$_3$ 期若无淋巴转移及宫外病变,术后多不主张采用辅助放疗。

2.化疗

(1)多用于特殊病理类型:癌瘤分化差,孕激素受体(PR)、雌激素受体(ER)阴性患者;或为晚期复发癌的辅助治疗。常用药物有 DDP、ADM、紫杉醇(Taxol)、卡铂、5-FU 和 CTX 等。单一药物的有效率为 25%~37%。目前单一用药已被联合用药取代,紫杉醇加铂(TP)已成为一线联合化疗方案。

(2)常用的联合化疗方案:经临床观察,疗效可达 40%~60%。疗程根据患者病情、全身状况和术后是否放疗等确定,一般可应用 3~6 个疗程。

(3)对化疗的建议:①对于放疗后的高危患者给予辅助化疗能提高肿瘤无进展生存时间,但是对于总体生存率的好处还没有得到证实。②对于早期的高风险患者的化疗只应该在临床试验内进行。③对于腹腔残留病灶<2 cm 的患者和Ⅲ期内膜癌患者,化疗优于全腹照射。④子宫内膜癌患者大多年老体弱,在给予辅助治疗时要考虑到这一点。

(4)建议方案。①AP:多柔比星(ADM)50 mg/m^2、顺铂(DDP)50 mg/m^2 静脉用药,间隔 3~4 周。②TP:紫杉醇(Taxol)135 mg/m^2、卡铂(CBP)AUC(曲线下面积)4~5 静脉用药,间隔 3~4 周。③CBP+Taxol 有效率达 40%,目前亦有用两者低剂量周疗(TAP 因毒性高且临床疗效与 AP 相近故少用)。

3.激素治疗

激素治疗仅用于晚期或复发的子宫内膜样癌患者。以高效药物、大剂量、长疗程为宜,4~6 周可显效。激素治疗目前仅对癌瘤分化好(G$_1$),孕激素受体(PR)阳性者疗效较肯定,对远处复发者疗效优于盆腔复发。治疗时间尚无统一看法,但应用药 2 年以上。总有效率 25%~30%,可延长患者的疾病无进展生存期,对生存率无影响。目前Ⅰ期患者术后多不采用孕激素做辅助治疗。

(1)孕激素治疗。①甲羟孕酮(MPA):口服,每天 250~500 mg。②甲地孕酮(MA):口服,每天 80~160 mg。③氯地孕酮:口服,每天 20~40 mg。孕激素治疗总有效率 25%,病变无进展期间为 4 个月左右,但总生存率不变(10~12 个月)。研究证明,MPA 剂量>200 mg/d,不增加有效率,有水钠潴留、体重增加及增加栓塞危险。

(2)抗雌激素药物治疗:他莫昔芬为雌激素受体拮抗剂,有抗雌激素作用,可使 PR 水平上升,有利于孕激素治疗。口服每天 20 mg,数周后可增加剂量,或先用 2~3 周后再用孕激素,可提高孕激素治疗效果。在孕激素治疗无效的患者中,约 20%他莫昔芬治疗有效。

(3)近年来亦有采用芳香化酶抑制剂或选择性雌激素受体调节剂行激素治疗报道,如雷洛昔芬有效率为 28％。

4.靶向治疗

除了手术、放疗、化疗、激素治疗,靶向治疗目前也在子宫内膜癌的治疗中有了越来越重要的作用,特别是对于晚期和复发病例,靶向治疗也取得了一定的治疗效果。目前也开展了贝伐珠单抗,酪氨酸激酶抑制剂等对子宫内膜癌靶向治疗的临床试验。

(三)复发癌或转移癌治疗

多在治疗后 3 年内复发:①局部复发可选择手术、放疗,或手术与放射联合治疗。术后 1～2 年单个盆腔复发灶,若能切除多可治愈。若患者为已接受放疗后复发,治疗则与宫颈癌复发相同;对中心性复发符合条件者选用盆腔脏器廓清术。②若非局部复发,可选用孕激素治疗,MPA 250 mg 每天 1 次或 MA 80 mg 每天 3 次,可长期服用,一般治疗 3 个月后方显效。化疗药物 DDP、Taxol 及 ADM 等可用于手术及放疗无法治愈的复发患者。

1.手术治疗

手术后局部或区域复发可进行手术探查,切除病灶;或行放疗。若为盆腔放疗后复发(原照射部位复发),处理上仍存争议。

(1)复发性内膜癌行广泛手术如盆腔脏器切除术等的存活率仅为 20％,故可采用局部阴道切除,加或不加术中放疗。对以前未接受过 RT 复发癌部位,或以前仅为近距离放疗的复发,以手术探查盆、腹腔,再切除复发灶,加或不加用术中放疗;RT 加近距离照射对这些患者亦为可选用治疗之一。

对于局限于阴道的复发或有盆腔淋巴结复发,推荐瘤区放疗,加或不加腔内近距离照射或化疗。阴道复发用放疗其生存率为 40％～50％,若有阴道外扩散或盆腔淋巴结受累,其预后更差。

腹主动脉旁或髂总淋巴结复发可做瘤区放疗,加用或不加用阴道照射、化疗。

对上腹部及盆腔转移或复发的镜下残留癌灶,行化疗,加用或不加用瘤区直接放疗。对残留单个大癌灶可切除者应行手术切除,术后加或不加放疗;对不能切除的单个大癌灶按已扩散病灶处理。处理全身的病变可行保守性治疗。

(2)对以前已行过外照射的复发部位推荐治疗如下:手术探查盆腔,切除复发灶,加或不加术中放疗、激素治疗及化疗。

2.复发和晚期内膜癌的激素治疗和化疗

用于子宫内膜样癌激素治疗的药物主要是孕激素类药物、他莫昔芬、芳香化酶抑制剂也可应用。目前尚无特别有效的孕激素药物和方案。高分化转移癌瘤激素治疗反应好,可有一定的缓解期,特别是对盆腔外局部的转移和复发病灶,如对肺转移疗效较好。对无症状或低级别(高分化)弥散的转移灶,激素治疗(应用激素类药物)有效,特别是雌、孕激素受体阳性患者。对孕激素标准治疗无效的病例,约 20％对他莫昔芬治疗有效。有研究报道选择性雌激素受体调节剂在转移性内膜癌治疗有效率为 28％。在激素治疗中若病变进展,可应用细胞毒性类药物进行化疗。对激素和化疗无效者,全身转移患者可行保守性治疗。

3.复发和转移癌的化疗

内膜癌化疗方面研究很多,单药物多用如顺铂、卡铂、紫杉醇、多柔比星等,治疗有效率为 21％～36％。

多药联合治疗有效率 31％～81％,但存活期相对较短,中位生存期近 1 年。在对卵巢癌治疗研究的应用基础上卡铂和紫杉醇已逐渐应用于内膜癌的复发和晚期癌的治疗。有效率为

40%,总生存期为 13 个月。低剂量紫杉醇和卡铂周疗仍有一定疗效。化疗和/或保守性放疗是对有症状 G_2、G_3 及有大转移癌灶复发和晚期癌可缓解症状的治疗方法(若 2 个疗程化疗均无效则可纳入临床研究)。

八、子宫内膜癌的特殊类型

(一)子宫浆液性腺癌

子宫浆液性乳头状腺癌现多称子宫浆液性腺癌,较少见,为子宫内膜癌的特殊亚型(Ⅱ型)。其病理形态上与卵巢浆液性乳头状癌相同,以含砂粒体的浆液性癌,有或无乳头状结构为其诊断特征。恶性程度高,分化低,早期可发生脉管浸润、深肌层受累、盆腹腔淋巴结转移。预后差,Ⅰ期复发转移率达 31%~50%;早期 5 年存活率 40%~50%,晚期则低于 15%。其癌前病变为子宫内膜腺体异型增生。子宫内膜浆液性上皮内癌为子宫浆液性癌早期病变(或一种可转移的特殊形式),33%~67%伴宫外转移,14%~25%伴子宫颈转移,临床处理同浆液性癌。

诊治中应注意以下几点。

(1)严格进行手术-病理分期:诊刮病理检查一旦诊断为子宫浆液性癌,无论临床诊断期别早晚,均应进行全面手术分期(包括盆腹腔冲洗液细胞学检查、盆腹腔腹膜多处活检、腹膜后淋巴结切除等)。

(2)手术治疗:同卵巢癌细胞减灭缩瘤术,包括大网膜切除等。

(3)重视术后辅助放化疗:因该类肿瘤多数分化不良,盆腹腔早期播散。术后化疗中以铂类为主,常选用与卵巢浆液性乳头状瘤相同的方案,如 TP、CP 或 CAP 等。放疗则多选用阴道腔内照射控制局部复发。

(4)与卵巢浆液性乳头状癌鉴别:①卵巢与子宫均受累,但主要病灶在子宫;②卵巢内病变仅为卵巢门淋巴管瘤栓;③若盆腹腔内有病变,卵巢皮质仅有镜下受累,则可诊断为本病。

(二)子宫癌肉瘤病

理学家认为子宫癌肉瘤属化生癌,应属上皮癌,故 WHO 2003 年提出将子宫癌肉瘤归于子宫内膜癌的范畴,NCCN 将其划入特殊类型的子宫内膜癌。子宫癌肉瘤的组织来源可为同源性或异源性,以前归属于恶性中胚叶混合性瘤,其恶性程度高,早期即有腹腔、淋巴、血液循环转移。手术治疗上应按高级别特殊类型内膜癌处理。对化疗敏感,异环磷酰胺为其单一最有效药物。联合治疗方案以异环磷酰胺联合顺铂方案最有效,已广泛应用。术后盆腔照射可有效控制复发,提高生存率。

九、特殊情况处理

(一)子宫切除术后诊断为子宫内膜癌

应根据术后与子宫外播散相关的高危因素,如组织分级、肌层浸润深度、病理类型等制订进一步治疗方案。G_1 或 G_2、浅肌层浸润、无脉管受累,不需要进一步治疗。G_3、深肌层浸润、脉管受累、特殊病理类型等,均应再次手术完成分期及切除附件,亦可根据情况采用盆腔外照射代替手术。

(二)年轻妇女内膜癌的诊治问题

子宫内膜癌在 35 岁以下妇女中少见,诊断应注意与内膜重度不典型增生相鉴别,有无与雌激素相关的疾病。孕激素可治愈内膜不典型增生且保留生育能力。若确诊为癌,已有生育者可选用全子宫及附件切除术。若癌的病理诊断不能肯定,应由患者自己决定是否进行保守治疗,在患者充分咨询,了解风险,签署必要的医疗文件后,采用大剂量孕激素治疗,严密随访治疗3个月后行全面诊刮评估疗效。

(三)保留生育功能问题

对年轻早期患者保留生育功能及生理功能的治疗是极富挑战性的。

1.风险

(1)子宫是孕卵种植、胚胎和胎儿发育的场所,是内膜癌发生、发展的器官。在治疗过程中,内膜癌变可能进展、恶化甚至能影响患者的生命安全。

(2)内膜癌患者可同时伴有卵巢癌的风险:转移至卵巢,属于病变本身累及卵巢(Ⅲ期);也可合并原发性卵巢癌。

(3)内膜癌病理类型诊断困难,重复性差[子宫内膜不典型增生(或瘤样病变)与高分化腺癌鉴别困难],影响病例的选择。

(4)即使保留生育功能治疗成功后,生育问题及促排卵药物与内膜癌的关系尚不明确。

2.可行性

(1)年轻(≤40岁)的内膜癌患者:多为早期,多数预后良好。

(2)孕激素对高分化内膜癌疗效好(成功病例报道较多)。

(3)内膜癌的癌变进展相对缓慢,有长期监测观察的可能性,若无缓解或有复发,及时治疗预后影响小。若治疗成功,妊娠对子宫内膜有保护作用。

3.适应证

病例选择尚无统一标准,但多按以下标准进行:年龄<40岁;高分化子宫内膜样癌(G_1),经MRI检查病灶局限于子宫内膜,没有子宫肌层浸润和子宫外转移的证据。检查:癌组织PR(+)、血清CA125<35 kU/L及肝、肾功能正常;渴望保留生育功能,完全理解保留生育功能不是子宫内膜癌治疗的标准方式,同意承担治疗风险。术前评估:全面评估,严格选择,充分准备。

4.方法

可给予醋酸甲地孕酮(160 mg/d)或醋酸甲羟孕酮(500 mg/d),3~6个月行宫腔镜检查或者诊刮判断内膜变化。

总之,对年轻、早期子宫内膜癌患者,保留生育功能治疗是特殊的保守治疗,风险大,处于探索阶段,治疗方案尚不成熟,但也有成功案例的研究报道。尚待妇科肿瘤和生殖内分泌的同道共同努力,进行设计完善、大样本量的临床研究。

十、随访

临床Ⅰ、Ⅱ期复发率为15%,多数为有症状复发(58%),复发时间多在治疗后3年内。完成治疗后应定期随访,及时确定有无复发。对于未放疗的患者,规律随访可以尽早发现阴道复发,可以再行放疗得到补救治疗。

随访时间:术后2年内,每3~4个月1次;术后3~5年,每6个月至1年1次。

随访检查内容:由于只有在有症状的复发患者中才会发现阴道细胞学检查阳性,因此阴道细胞学检查可以不作为常规检查内容,视诊检查就足够了。随访检查内容包括:①阴道视诊、盆腔检查(三合诊);②期别晚者,可进行血清CA125检查,根据不同情况,可选用CT、MRI等检查;③有家族史者宜行相关基因检测。应对患者进行口头或书面交代相关复发症状,如阴道流血、食欲下降、体重减轻、疼痛（盆腔、背、腰部）、咳嗽、气促,腹水或下肢水肿等,一旦出现异常应及时就诊。

（李振玲）

第二节　子宫肉瘤

子宫肉瘤发病率低,占女性生殖道恶性肿瘤的 1%,占子宫恶性肿瘤的 3%～7%。子宫肉瘤多发生在 40～60 岁。子宫肉瘤虽少见,但组织成分繁杂。2014 年 WHO 提出新的子宫肉瘤分类方法,分为子宫平滑肌肉瘤、子宫内膜间质及相关肉瘤、混合性上皮和间叶肉瘤。子宫肉瘤缺乏特异性症状和体征,术前诊断较为困难,常需术中冷冻切片及术后石蜡病理检查才能明确诊断。子宫肉瘤恶性度高,由于早期诊断困难,易远处转移,术后复发率高,放疗和化疗不甚敏感,预后较差,5 年存活率为 30%～50%。

一、分类

子宫肉瘤组织类型较多,2014 年 WHO 重新将子宫肉瘤分为以下 3 类。

(一)子宫平滑肌肉瘤

最为常见,其来源于子宫肌层或子宫血管的平滑肌细胞,可单独存在或与平滑肌瘤并存。

(二)子宫内膜间质肉瘤

较常见,它是来源于子宫内膜间质细胞的肿瘤,包括低级别子宫内膜间质肉瘤和高级别子宫内膜间质肉瘤。

(三)混合性子宫上皮和间叶肉瘤

最少见,其来源于米勒管衍生物中分化最差的子宫内膜间质组织,同时含有上皮成分和间叶成分,根据上皮良恶性,又分为腺肉瘤和癌肉瘤。

二、临床表现

(一)发病年龄

子宫平滑肌肉瘤可发生于任何年龄,一般为 43～56 岁。低级别子宫内膜间质肉瘤发病年龄较年轻,平均发病年龄为 34.5 岁,而高级别者平均年龄为 50.8 岁。子宫混合性上皮和间叶肿瘤多发生于绝经后妇女,平均发病年龄 57 岁。

(二)症状

子宫肉瘤一般无特殊症状,可表现为类似子宫肌瘤或子宫内膜息肉的症状。

(1)阴道不规则流血:为最常见的症状(67%)。

(2)下腹疼痛、下坠等不适感(25%)。

(3)压迫症状:肿物较大时则压迫膀胱或直肠,出现尿急、尿频、尿潴留、便秘等症状。如压迫盆腔则影响下肢静脉和淋巴回流,出现下肢水肿等症状(22%)。

(4)子宫混合性上皮和间叶肿瘤可合并内科疾病如肥胖、高血压,以及不孕不育等。

(5)其他症状:晚期可出现消瘦、全身乏力、贫血、低热等症状。

(三)体征

(1)子宫平滑肌肉瘤可位于子宫黏膜下和肌壁间,可与子宫肌瘤同时存在。

(2)子宫内膜间质肉瘤可表现为子宫颈口或阴道内发现软脆、易出血的息肉样肿物,如肿物破溃合并感染,可有极臭的阴道分泌物,也常合并贫血,子宫增大及盆腔肿物。

(3)子宫混合性上皮和间叶肿瘤多发生在子宫内膜,形如息肉,常充满宫腔,使子宫增大、变软,肿瘤可突出阴道内,常伴坏死。

(4)下腹部包块,约见于 1/3 患者。

三、辅助检查

(一)阴道彩色多普勒超声检查

可初步鉴别诊断子宫肉瘤和子宫肌瘤,应注意肿瘤血流信号和血流阻力指数。

(二)诊断性刮宫

诊断性刮宫是早期诊断子宫肉瘤的方法之一,刮宫对子宫内膜间质肉瘤及子宫混合性上皮和间叶肿瘤有较大诊断价值,对子宫平滑肌肉瘤的诊断价值有限。

四、术中剖视标本

应在子宫切除后立即切开标本检查,注意切面是否呈鱼肉状,质地是否均匀一致,有无出血、坏死,有无包膜,有无编织状结构,必要时作快速病理诊断。

五、病理诊断

石蜡切片病理诊断较为重要,3 种常见子宫肉瘤的病理特征如下。

(一)子宫平滑肌肉瘤

肿瘤多数为单个,以肌壁间多见,可呈弥漫性生长,与肌层界限不清。切面呈鱼肉状,典型的漩涡结构消失,有灶性或片状出血或坏死。镜下可见:①细胞异常增生,排列紊乱,漩涡状排列消失;②细胞核异型性明显;③肿瘤组织病理性核分裂象≥10/10 HPFs;④凝固性、地图样肿瘤细胞坏死。

(二)子宫内膜间质肉瘤

子宫内膜间质肉瘤可形成息肉状或结节自子宫内膜突向宫腔或突至子宫颈口外,肿瘤蒂宽,质软脆;也可似平滑肌瘤位于子宫肌层内,浸润子宫肌层,呈结节状或弥漫性生长。肿瘤切面质地柔软,似生鱼肉状,伴出血、坏死时,则可见暗红、棕褐或灰黄色区域。

1.低级别子宫内膜间质肉瘤

低级别子宫内膜间质肉瘤还可表现特征性的宫旁组织或子宫外盆腔内似蚯蚓状淋巴管内肿瘤。低级别子宫内膜间质肉瘤镜下特征:瘤细胞像增殖期子宫内膜间质细胞,核分裂象≤5/10 HPFs。肿瘤内血管较多,肿瘤沿扩张的血管淋巴管生长,呈舌状浸润周围平滑肌组织。ER 和 PR 阳性,DNA 倍体多为二倍体。

2.高级别子宫内膜间质肉瘤

其与低级别子宫内膜间质肉瘤相比,肿瘤体积更大,出血坏死更明显,缺乏蚯蚓状淋巴管内肿瘤的特征。镜下可见瘤细胞呈梭形或多角形,异型性明显;核分裂象≥10/10 HPFs;瘤细胞可排列成上皮样细胞巢、索和片状;瘤细胞可沿淋巴窦或血窦生长或侵入肌层。

(三)混合性子宫上皮和间叶肿瘤

1.腺肉瘤

肿瘤呈息肉样生长,较少侵犯肌层,切面呈灰红色,伴出血和坏死。镜下特征:子宫内膜腺体被挤压呈裂隙状,周围间叶细胞排列密集,细胞轻度异型,核分裂象≥5/10 HPFs。

2.癌肉瘤

癌肉瘤多见于绝经后妇女,肿瘤常侵犯肌层,伴出血坏死。镜下特征:恶性上皮成分通常为Mullerian型上皮,间叶成分可为恶性软骨、骨骼肌及横纹肌成分,恶性程度高。

六、转移

子宫肉瘤的转移途径主要有以下 3 种。

(一)血行播散

血行播散是平滑肌肉瘤的主要转移途径。低级别子宫内膜间质肉瘤以宫旁血管内瘤栓较为多见。

(二)直接浸润

可直接蔓延到子宫肌层甚至浆膜层。高级别子宫内膜间质肉瘤和混合性子宫上皮和间叶肿瘤的局部侵袭性强,常有肌层浸润及破坏性生长。

(三)淋巴结转移

高级别子宫内膜间质肉瘤和混合性子宫上皮和间叶肿瘤较易发生淋巴结转移。

七、分期

2009 年 FIGO 首次对子宫肉瘤进行了分期。该分期将子宫肉瘤按照不同组织分类进行分期。在子宫肉瘤分期中,不仅将肿瘤侵及深度、淋巴结受侵等列入分期中,对子宫平滑肌肉瘤还将肿瘤大小纳入分期。

(1)FIGO 子宫平滑肌肉瘤分期(2009 年)。

Ⅰ期:肿瘤局限于宫体。

I_A 期:肿瘤≤5 cm。

I_B 期:肿瘤>5 cm。

Ⅱ期:肿瘤侵犯盆腔。

II_A 期:附件受累。

II_B 期:盆腔其他组织受累。

Ⅲ期:肿瘤侵犯腹腔内器官(不仅仅是肿瘤突出达腹腔)。

III_A 期:一个部位被侵犯。

III_B 期:一个以上部位被侵犯。

III_C 期:盆腔和/或腹主动脉旁淋巴结转移。

Ⅳ期:累及膀胱和/或直肠黏膜及远处转移。

IV_A 期:累及膀胱和/或直肠黏膜。

IV_B 期:远处转移。

(2)FIGO 子宫内膜间质肉瘤和腺肉瘤分期(2009 年)。

Ⅰ期:肿瘤局限于宫体。

I_A 期：肿瘤局限于子宫内膜/宫颈内膜，无肌层侵犯。

I_B 期：肌层浸润≤1/2。

I_C 期：肌层浸润＞1/2。

Ⅱ期：肿瘤侵犯盆腔。

$Ⅱ_A$ 期：附件受累。

$Ⅱ_B$ 期：盆腔其他组织受累。

Ⅲ期：肿瘤侵犯腹腔内器官（不仅仅是肿瘤突出达腹腔）。

$Ⅲ_A$ 期：一个部位被侵犯。

$Ⅲ_B$ 期：一个以上部位被侵犯。

$Ⅲ_C$ 期：盆腔和/或腹主动脉旁淋巴结转移。

Ⅳ期：累及膀胱和/或直肠黏膜及远处转移。

$Ⅳ_A$ 期：累及膀胱和/或直肠黏膜。

$Ⅳ_B$ 期：远处转移。

（3）子宫癌肉瘤的分期参照子宫内膜癌 2009 年 FIGO 分期标准。

八、治疗

治疗以手术治疗为主，辅以放疗或化疗。

（一）手术治疗

手术是子宫肉瘤主要的治疗方法。

子宫平滑肌肉瘤和低级别子宫内膜间质肉瘤行筋膜外子宫切除术和双附件切除术，高级别子宫内膜间质肉瘤和混合性子宫上皮和间叶肿瘤还应切除盆腔和腹主动脉旁淋巴结。对年轻的早期子宫平滑肌肉瘤患者，肿瘤恶性程度较低者，可考虑保留卵巢。

对于癌肉瘤患者建议切除大网膜，若手术无法切净盆腹腔所有病灶，争取做到理想的肿瘤细胞减灭术。

（二）放疗

对子宫内膜间质肉瘤的疗效比平滑肌肉瘤为好。一般认为术后辅助放疗有助于预防盆腔复发，提高 5 年生存率。一般采用盆腔外照射和阴道内照射。对于复发或转移的晚期患者，可行姑息性放疗。

（三）化疗

一般主张对晚期平滑肌肉瘤患者、高级别子宫内膜间质肉瘤、子宫混合性上皮和间叶肉瘤，以及肉瘤复发患者，可辅助化疗。化疗以多柔比星的疗效较好，文献报道单药有效率为 25.0%，而其他有效的药物有异环磷酰胺、顺铂、依托泊苷及替莫唑胺等。目前，尚无理想的化疗方案，下列方案可选用。

1.IAP 方案

异环磷酰胺＋盐酸表柔比星＋DDP。

2.HDE 方案

羟基脲＋氮烯米胺＋依托泊苷。

（四）孕激素治疗

孕激素类药物主要用于治疗低级别子宫内膜间质肉瘤及部分 PR 阳性的高级别子宫内膜间

质肉瘤。

常用孕激素类药物：MPA,甲地孕酮和己酸孕酮,一般主张剂量不小于 200 mg/d,应用时间不少于 1 年。

(五)复发性子宫肉瘤的治疗

子宫肉瘤患者经治疗后,复发率仍很高,Ⅰ期复发率为 50%～67%,Ⅱ～Ⅲ期复发率可高达90.0%。对于复发后的治疗,目的是缓解症状、延长生存期。

1.手术为主的综合治疗

子宫肉瘤经治疗后复发,如果复发部位在盆腔,且为中央型复发,主张尽可能再次手术,切除复发病灶,术后辅以放疗、化疗等。

2.化疗为主的综合治疗

化疗为主的综合治疗适用于远处复发转移者,无论何种组织类型、早期或晚期肿瘤的远处转移复发,应行全身性化疗。子宫内膜间质肉瘤复发者,应加用孕激素治疗。

3.放疗

盆腔部位复发者,如果手术无法切除复发病灶,可选择放疗。放疗需根据复发的部位和以前辅助治疗的情况来制订放疗计划。

九、随访

术后每 3～6 个月随访 1 次,重视肺部 X 线或 CT 检查。

(李振玲)

第三节　阴道恶性肿瘤

阴道恶性肿瘤分为原发性及继发性两种,以继发性多见,可由邻近器官直接蔓延或经血道及淋巴道转移而来。而原发性阴道癌是最少见的妇科恶性肿瘤,占女性生殖器官恶性肿瘤的 1%左右。原发性阴道恶性肿瘤的组织病理学,85%～95% 为鳞癌,其次为腺癌(10%),阴道黑色瘤及肉瘤等更为少见。鳞癌和黑色素瘤多见于老年妇女,腺癌好发于青春期,而内胚窦瘤和葡萄状肉瘤则好发于婴幼儿。

一、病因

原发性阴道癌发病的确切原因不详,可能与下列因素有关。

(1)HPV 感染:一项病例对照研究显示,在 80% 的阴道原位癌和 60% 的阴道鳞癌中可检测到 HPV-DNA。与外阴癌相似,年轻女性 HPV 感染与阴道癌发生的关系更为密切。但 HPV 感染与 VAIN 和阴道浸润癌的关系有待进一步研究。

(2)长期阴道异物对黏膜的刺激或损伤,如使用子宫托。

(3)年轻女性发生阴道腺癌,与其母亲在妊娠期间服用雌激素有关。

(4)既往生殖道肿瘤病史,以宫颈癌病史最多见。FIGO 指南中指出,近 30% 的阴道癌患者至少 5 年前有子宫颈原位癌或浸润癌治疗的病史。

（5）免疫抑制剂治疗、吸烟、多个性伴侣、过早性生活及子宫颈的放疗史,可能与阴道癌的发生有一定关系。

对有上述危险因素者,尤其是有子宫颈病变的患者,应定期行阴道涂片细胞学检查,必要时行阴道镜检查及活检。

二、临床表现

阴道上皮内瘤变或早期浸润癌可无明显的症状,或仅有阴道分泌物增多或接触性阴道出血。随着病情的发展,可出现阴道排恶臭液或阴道不规则流血,及尿频、尿急、血尿、排便困难和腰骶部疼痛等。晚期患者可出现咳嗽、咯血、气促或恶病质等。

妇科检查一般可窥见和扪及阴道腔内肿瘤,应仔细检查子宫颈及外阴,以排除继发性阴道癌。阴道上皮内瘤变或早期浸润癌灶可仅表现为阴道黏膜糜烂充血、白斑或呈息肉状。晚期病灶多呈菜花或溃疡、浸润状,可累及全阴道、阴道旁、子宫主韧带和宫骶韧带,亦可出现膀胱阴道瘘、尿道阴道瘘或直肠阴道瘘,以及淋巴结肿大(如腹股沟、盆腔、锁骨上淋巴结的转移)和远处器官转移的表现。

三、病理诊断

对阴道壁的明显新生物可在直视下行病理活检确诊。对阴道壁无明显新生物,但有异常表现,如充血、糜烂、弹性不好乃至僵硬者,则应行阴道细胞学检查,并借助阴道镜定位活检,注意阴道穹隆,因为部分 VAIN 患者可在该处发现隐蔽的癌灶。若肿瘤位于黏膜下或软组织中,可行穿刺活检。

原发性阴道癌发病率低,在确诊本病时应严格排除继发性癌,需遵循的诊断原则:肿瘤原发部位在阴道,除外来自女性生殖器官或生殖器官以外肿瘤转移至阴道的可能;如肿瘤累及子宫颈阴道部,子宫颈外口区域有肿瘤时,应归于宫颈癌;肿物局限于尿道者,应诊断为尿道癌。

四、临床分期

阴道癌 FIGO 分期。

（1）Ⅰ期:肿瘤局限于阴道壁。

（2）Ⅱ期:肿瘤已累及阴道旁组织,但未达骨盆壁。

（3）Ⅲ期:肿瘤扩展至骨盆壁。

（4）Ⅳ期:肿瘤范围超出真骨盆腔,或侵犯膀胱黏膜或直肠黏膜,但黏膜泡状水肿不列入此期。

（5）ⅣA期:肿瘤侵犯膀胱和/或直肠黏膜,和/或直接蔓延超出真骨盆。

（6）ⅣB期:肿瘤转移到远处器官。

五、治疗

（一）治疗原则

由于解剖上的原因,阴道膀胱间隔及阴道直肠间隔仅 5 mm 左右,使手术及放疗均有一定困难,特别是对以前有盆腔放疗史的患者。本病发病率低,患者应集中在有经验的肿瘤中心治疗。阴道癌的治疗强调个体化,根据患者的年龄、病变的分期和阴道受累部位确定治疗方案。总的原则是,阴道上段癌可参照宫颈癌的治疗,阴道下段癌可参考外阴癌的治疗。

(二)阴道上皮内瘤变(VAIN)的治疗

(1)对阴道 HPV 感染或 VAIN$_1$ 级的患者一般不需给予特殊治疗,此类病变多能自行消退。

(2)局部药物治疗:用 5-FU 软膏或 5% 咪喹莫特软膏涂于阴道病灶表面,每周 1～2 次,连续 5～6 次为 1 个疗程,不良反应小。对病变范围大者,为避免广泛手术切除,尤其应首先考虑应用局部药物治疗。

(3)CO$_2$ 激光治疗对 VAIN 有较好的疗效,也适用于局部药物治疗失败的病例。

(4)放疗:对年老、体弱、无性生活要求的 VAIN$_3$ 患者,可采用腔内放疗。

(5)电环切除或手术切除治疗:对单个病灶可采用局部或部分阴道切除术,尤其是位于穹隆部的病灶。病灶广泛或多发者,可采用全阴道切除术,并行人工阴道重建。

(三)阴道浸润癌的治疗

1.放疗

放疗适用于Ⅰ～Ⅳ期所有的病例,是大多数阴道癌患者首选的治疗方法。早期患者可行单纯放疗,晚期患者可行放疗加化疗。同期放化疗在阴道癌中研究仍较少,近期部分研究表明同期放化疗疗效优于单纯放疗。

(1)病灶表浅的Ⅰ期患者可单用腔内放疗。

(2)对大病灶及Ⅲ期患者,可以先行盆腔外照射 50 Gy,然后加腔内放疗,总剂量不少于 70 Gy。有条件者推荐用适形调强放疗。

(3)病灶累及阴道下 1/3 者,可用组织间插植放疗,并行腹股沟淋巴结区放疗或手术切除淋巴结。

(4)年轻患者在根治性放疗前可行腹腔镜下双侧卵巢移位,同时全面探查盆腹腔,切除肿大、可疑的淋巴结。

(5)手术治疗后,若病理提示手术切缘阳性、盆腔淋巴结或腹主动脉旁淋巴结阳性,或脉管内有癌栓者,应补充术后放疗,根据具体情况选择外照射和/或腔内放疗。

2.手术治疗

由于阴道浸润癌与周围器官的间隙小,如保留其周围的器官(膀胱、尿道和直肠),切除肿瘤周围组织的安全范围很小,很难达到根治性切除的目的。因此,阴道浸润癌手术治疗的应用受到限制。以下情况可考虑选择手术。

(1)对病灶位于阴道上段的Ⅰ期患者,可行广泛全子宫和阴道上段切除术,阴道切缘距病灶至少 1 cm,并行盆腔淋巴结切除术。如果以前已切除子宫,行阴道上段广泛切除术和盆腔淋巴结切除术。

(2)对病灶位于阴道下段的Ⅰ期患者,可行阴道大部分切除术,应考虑行腹股沟淋巴结切除,必要时切除部分尿道和部分外阴,并行阴道中、下段成形术。

(3)如癌灶位于阴道中段或多中心发生者,可考虑行全子宫、全阴道切除及腹股沟和盆腔淋巴结清扫术,但手术创伤大,对这种病例临床上多选择放疗。

(4)对ⅣA 期及放疗后中央型复发患者,尤其是出现直肠阴道瘘或膀胱阴道瘘者,可行前盆、后盆或全盆脏器去除术,以及盆腔和/或腹股沟淋巴结清扫术。

3.辅助化疗

这方面的研究报道很少,辅助化疗的作用有待评价。对阴道非鳞癌患者,在根治性放疗或手术后可考虑给予 3～4 个疗程的联合化疗,可能有助于减少复发,特别是局部病灶较大时。

六、特殊类型的阴道恶性肿瘤

(一)阴道黑色素瘤

阴道黑色素瘤非常少见,大多数发生在阴道远端的前壁,多为深部浸润,易发生远处转移,预后极差,5 年生存率仅为 5%～21%。根治性手术切除(常需行盆腔廓清术)是主要的治疗方法,也可行较为保守的肿瘤局部广泛切除术,生存率似无差别。术后通常行辅助放疗。化疗的作用十分有限。术后应用大剂量干扰素可能有助于改善预后。

(二)阴道葡萄状肉瘤

阴道葡萄状肉瘤是来源于横纹肌母细胞的高度恶性肿瘤,常见于婴幼儿。临床表现为阴道排液、出血或阴道口肿物。

近来,主张对阴道葡萄状肉瘤进行较为保守的手术,而强调进行术前或术后的辅助放化疗,因为患者接受广泛手术切除后的生存并不理想。如果病灶较小能完整切除,并能保全器官,可先行手术治疗。若肿瘤较大,应在术前给予化疗或放疗。化疗多选用长春新碱+放线菌素+环磷酰胺(VAC 方案)。放射野不宜扩大,因为放疗会严重影响骨盆的发育。

七、随访

建议随访间隔如下:①第 1 年,每 1～3 个月 1 次;②第 2～3 年,每 3～6 个月 1 次;③3 年后,每年 1 次。

(王克海)

第四节　外　阴　癌

外阴癌发病率不高,占所有女性恶性肿瘤的 1% 以下,占女性生殖道原发性恶性肿瘤的 3%～5%。外阴癌多见于老年人,近年来发患者群趋向年轻化,<40 岁的患者占 40%。约 80% 的原发性外阴癌为鳞状细胞癌,其他包括恶性黑色素瘤、基底细胞癌、疣状癌、Paget 病、腺癌、前庭大腺癌、肉瘤及其他罕见的外阴恶性肿瘤等。虽然外阴癌位于体表易于早期发现,但传统观念常常拖延了患者就诊的时机。而且由于多数患者伴有长期的外阴良性疾病史或合并其他妇科疾病,临床上容易误诊。对外阴癌的治疗强调个体化和综合治疗。近年来,随着对外阴癌认识的深入和放、化疗的发展,手术范围趋于缩小,重视保留外阴的生理功能,减轻术后患者生理及心理上的创伤。综合应用放疗及化疗,在提高疗效的同时,可有效改善患者的生活质量。外阴癌患者的 5 年生存率为 52%～85%,预后与腹股沟淋巴结是否转移密切相关。由于发病率低,病例数较少,临床随机研究很少,对外阴癌的治疗方式需要更进一步的研究。

一、病因

流行病学调查发现,外阴癌可分为 HPV 感染相关性和非相关性两大类。

(1)与 HPV 感染有关的外阴癌患者:多为年轻妇女,可能有外阴湿疣的病史,吸烟可能是这一类外阴癌发病的危险因素。外阴癌患者的 HPV 感染以 HPV16、18、31 型多见,这类患者的病理类型多为鳞癌。

(2)与 HPV 感染无相关性的外阴癌患者:多为老年妇女,无吸烟史,与外阴的慢性营养障碍,如外阴硬化性苔藓、外阴增生性营养障碍等有关,可合并有外阴上皮内瘤样病变(VIN)。肥胖、高血压、糖尿病、免疫功能低下可能与这类外阴癌的发生有一定关系,但并非独立的危险因素。

对有上述危险因素者,特别是有外阴硬化性苔藓或 VIN,以及生殖道其他部位恶性肿瘤的患者应定期检查外阴,必要时可进行阴道镜检查进一步评估。

二、临床变现

外阴癌多见于绝经后妇女。一些患者有外阴前驱病变的病史,如外阴硬化萎缩性苔藓、外阴增生性营养障碍等。最常见的症状是外阴瘙痒、局部肿块或溃疡,可伴有疼痛、出血、排尿困难及阴道排液,少部分患者可没有任何症状。

根据病灶部位分为中线型和侧位型,前者包括位于阴道口、尿道口、肛门、会阴后联合及会阴体的病灶,后者包括位于大小阴唇的病灶。可表现为单个或多发结节、菜花样肿物或浸润性溃疡。最多见的部位是大阴唇,其次是小阴唇、阴蒂、会阴体,可累及肛门、尿道和阴道。可出现一侧或双侧腹股沟淋巴结的肿大,甚至溃疡。

妇科检查时应注意外阴肿物的部位、大小、质地、活动度、与周围组织的关系,注意双侧腹股沟区是否有肿大的淋巴结。并应仔细检查阴道、子宫颈、子宫及双侧附件区,以排除其他生殖器官的转移瘤。

三、辅助检查

(1)子宫颈涂片细胞学检查。

(2)阴道镜检查:了解子宫颈和阴道是否同时发生病变,如子宫颈上皮内病变或阴道上皮内瘤变(VAIN)。

(3)盆腔和腹腔 CT/MRI 检查:有助于了解相应部位的淋巴结及周围组织器官受累的情况。

(4)对晚期患者,可通过膀胱镜、直肠镜了解膀胱黏膜或直肠黏膜是否受累。

(5)对临床可疑转移淋巴结或其他可疑转移病灶必要时可行细针穿刺活检。

(6)建议常规行子宫颈及外阴病灶 HPV-DNA 检测及梅毒抗体检测。

四、分期

1994 年国际妇产科联盟(FIGO)修订的外阴癌手术-病理分期存在着一些问题,如仅依据临床检查评估腹股沟淋巴结有无转移,准确性不高;以病灶大小是否超过 2 cm 区分 Ⅰ 期和 Ⅱ 期,预后无差别;而同为 Ⅲ 期的患者预后差别却甚大,且没有考虑转移淋巴结的数量、大小和淋巴结囊外受累的情况等。2009 年 5 月,FIGO 公布了再次修订后的外阴癌分期。

(1)Ⅰ期:肿瘤局限于外阴,淋巴结无转移。

(2)I_A 期:肿瘤局限于外阴或会阴,最大直径≤2 cm,间质浸润≤1.0 mm。

(3)I_B 期:肿瘤最大径线>2 cm 或局限于外阴或会阴,间质浸润>1.0 mm。

(4)Ⅱ期:肿瘤侵犯下列任何部位。下 1/3 尿道、下 1/3 阴道、肛门,淋巴结无转移。

（5）Ⅲ期：肿瘤有或（无）侵犯下列任何部位。下 1/3 尿道、下 1/3 阴道、肛门，有腹股沟-股淋巴结转移。

（6）Ⅲ$_A$ 期：1 个淋巴结转移（≥5 mm），或 1～2 个淋巴结转移（<5 mm）。

（7）Ⅲ$_B$ 期：≥2 个淋巴结转移（≥5 mm），或≥3 个淋巴结转移（<5 mm）。

（8）Ⅲ$_C$ 期：阳性淋巴结伴囊外扩散。

（9）Ⅳ期：肿瘤侵犯其他区域（上 2/3 尿道、上 2/3 阴道）或远处转移。

（10）Ⅳ$_A$ 期。肿瘤侵犯下列任何部位：上尿道和/或阴道黏膜、膀胱黏膜、直肠黏膜或固定在骨盆壁或腹股沟-股淋巴结出现固定或溃疡形成。

（11）Ⅳ$_B$ 期：任何部位（包括盆腔淋巴结）的远处转移。

新分期的变化有以下几点。①病灶局限于外阴，无淋巴结转移，不论病灶大小都归为Ⅰ期。而Ⅰ$_A$ 和Ⅰ$_B$ 期的区别不仅有浸润深度的不同（1.0 mm 为界），还有肿瘤大小的区别（2 cm 为界）。②Ⅱ期的标准也要求淋巴结阴性，不论肿瘤大小，如果侵犯了邻近会阴组织，包括尿道下 1/3、阴道下 1/3 或肛门就属于Ⅱ期，而这种情况在 1994 年的分期中属于Ⅲ期。③Ⅲ期最基本的诊断标准是腹股沟淋巴结阳性，而不论肿瘤大小和有无邻近会阴组织受累。并且，根据淋巴结转移的数量和转移灶的大小，以及有无囊外扩散，Ⅲ期又分 A、B、C 3 个亚分期。④Ⅳ$_A$ 期增加了"上 2/3 阴道受侵"的情况。此外，重要的改变是依据转移淋巴结的状态（如固定或溃疡形成），而不再是依据侧别（双侧淋巴结转移）诊断Ⅳ$_A$ 期。

五、治疗

（一）VIN 的处理

近年来，VIN 的发病率在性生活活跃的年轻妇女中渐趋增加。VIN 的自然病史尚不完全确定，有一定的恶变潜能，有 2%～4% 进展为浸润癌，但约有 38% 的 VIN 可以自行消退。在治疗前应通过多点活检确定病变是否完全为上皮内瘤样病变。

1.外阴 LSIL 的处理

（1）定期观察：大多数外阴 LSIL 可自行消退，可以定期行阴道镜检查。如果无明显症状且病变未发生变化，可暂不予治疗。

（2）对有症状者，可选择外用药物，如氟尿嘧啶软膏、咪喹莫特软膏等，或激光治疗。

2.外阴 HSIL 和 dVIN 的处理

多采用外阴表浅上皮局部切除术，切缘超过病灶外 0.5～1.0 cm 即可，注意保存外阴基本的解剖构型。由于阴蒂较少受累，故一般都能保留阴蒂及其正常功能，这对于年轻妇女尤为重要。如果病变累及小阴唇或阴蒂，则更多采用激光气化或部分切除。如病变较广泛或为多灶性，可考虑行外阴皮肤切除术。这种方法切除了病变处的表皮层及真皮层，保留了皮下组织，尽量保留阴蒂，从而保留了外阴的外观和功能。必要时植皮。可使用咪喹莫特药物治疗，有研究报道使用该药物治疗缓解率可达 35%～81%。

应该向患者说明，即使切除了病变，仍有复发的可能，而复发并不一定就是治疗的失败。妇科医师应向患者清楚解释这种疾病的性质特点，以及病变本身的自然病史，并告知随访检查的重要性。

(二)外阴浸润癌的处理

1.治疗原则

外阴癌的治疗必须遵循治愈疾病和最大程度保留正常组织的原则,按照原发病灶位置及是否侵犯;邻近器官(尿道、阴道、肛门直肠),以及腹股沟淋巴结的情况,进行个体化治疗方案的设计。对于局部晚期患者,更要分别考虑原发病灶和腹股沟淋巴结的情况,再制定适宜的整体治疗方案,以期最大可能治愈患者和最小的治疗相关性并发症。

(1)手术治疗:外阴癌的治疗以手术治疗为主,强调个体化、多学科综合治疗。手术为首先考虑的治疗手段,传统的手术方式是广泛的全外阴切除及腹股沟淋巴结清扫术,有时还附加盆腔淋巴结清扫术。长期以来,这种传统的手术方式普遍应用于各种不同期别及不同组织学类型的外阴癌,虽取得了较好的治疗效果,但这种不加选择的广泛切除方式给患者造成的创伤较大,大多数患者手术伤口不能一期愈合,需要长期换药或植皮,伤口愈合后其瘢痕形成使外阴严重变形,对性生活或心理影响较大。此外,老年患者对这种创伤性较大的手术耐受性差,易发生各种并发症。手术后出现的下肢淋巴水肿也给患者带来很大的困扰,严重影响患者的生活质量。近年来研究发现,手术范围趋于缩小的改良手术方式并不影响早期患者的预后,对晚期患者应重视与放疗、化疗相结合的综合治疗。

(2)放疗:是外阴癌综合治疗的重要组成部分,一般用于外阴病灶侵犯邻近器官、如果直接手术需行改道患者的术前治疗,但不作为早期外阴癌的首选治疗。研究表明,对淋巴结转移患者进行术后腹股沟区及盆腔放疗可改善生存,减少复发。外阴肿瘤大或侵及尿道、肛门者,放疗后部分患者仍需切除残留病灶或瘤床,可保留尿道和肛门括约肌功能。少数由于心、肝、肾功能不全而不宜接受手术治疗的患者,或因肿瘤情况无法手术治疗的患者,可选择全量放疗。

(3)抗癌药物治疗。化疗在外阴癌治疗中的地位尚存在一定争议,其应用主要有以下几个方面:①作为手术前的新辅助治疗,缩小肿瘤以利于后续的治疗;②与放疗联合应用治疗无法手术的患者;③作为术后的补充治疗,可单独使用或与放疗联用;④用于复发患者的治疗。由于外阴癌发病率低,病例数少,化疗对外阴癌的作用尚缺乏高级别循证医学的证据。

2.外阴微小浸润癌(ⅠA期)的处理

外阴微小浸润癌定义为肿瘤直径≤2 cm及浸润深度≤1 mm的单个外阴病灶。应行外阴广泛性局部切除术。通常不需要切除腹股沟淋巴结。

3.早期外阴癌的处理

早期外阴癌被定义为肿瘤局限于外阴,未侵犯邻近器官,且临床无可疑淋巴结转移者。

(1)原发病灶的治疗:尽可能手术切除原发病灶。如果病变局限,推荐采用外阴广泛性局部切除术。手术切除范围应包括癌灶周围至少1 cm宽的外观正常的组织,深度应至尿生殖膈下筋膜,达阔筋膜及耻骨联合筋膜水平。如果癌灶在阴蒂部位或其附近,则应切除阴蒂。研究表明,与传统外阴广泛切除术相比,此保守性术式在预防局部复发方面疗效相当,可减少术后对患者性心理的影响。如果同时存在VIN或硬化性苔藓,应该切除病变部位的表浅皮肤组织以控制症状;若怀疑有潜在的浸润性病灶,则切除深度同浸润癌。

对病灶较大(>4 cm)特别是病灶靠近尿道或肛门的病例,可根据具体情况选择以下治疗:①经评估无须改道手术的患者可直接进行相对广泛的手术。例如,在估计不会引起尿失禁的情况下可以切除尿道远端1 cm。若手术切缘邻近癌灶(≤5 mm),又无法再行扩大切除,术后应补充局部放疗。某些病例可加用近距离放疗阳性切缘,但应注意避免组织坏死的出现。②如果手术需行肠管造瘘或尿路改道,可先行放疗和同期化疗,以期使保留尿道和肛门成为可能。若计划手术治疗,术前放疗剂量不宜超过 55 Gy。部分患者同期放化疗后可能达到完全缓解。同期放化疗时常用的化疗药物为 DDP、5-FU、BLM、丝裂霉素(MMC)等。用药途径可选择静脉化疗或动脉灌注化疗。可单用顺铂,剂量为每周 $30\sim40$ mg/m^2。也可选用铂类为基础的联合化疗,在放疗过程的第 1 周及第 4 周给药。

(2)腹股沟淋巴结的切除:腹股沟区复发者病死率非常高,适当的腹股沟和股淋巴结切除术是减少早期外阴癌病死率的重要影响因素。其处理原则如下。

同侧腹股沟、股淋巴结切除:适用于侧位型肿瘤(距中线>2 cm),包括间质浸润深度>1 mm 的 T$_1$ 期和所有 T$_2$ 期。

双侧腹股沟、股淋巴结切除:适用于中线型肿瘤,累及小阴唇前部的肿瘤,或一侧病灶较大的侧位型肿瘤,尤其是同侧淋巴结阳性者。

术中发现可疑肿大淋巴结并经冷冻病理检查证实淋巴结阳性者,建议仅切除增大的淋巴结,而避免系统的淋巴结切除术,术后给予腹股沟和盆腔放疗。因为系统的腹股沟股淋巴结切除术加上术后放疗可能导致严重的下肢淋巴水肿。

推荐同时切除腹股沟淋巴结和股淋巴结。股淋巴结位于卵圆窝内股静脉的内侧,切除股淋巴结时不必去除阔筋膜。

对病灶位于阴蒂或阴蒂周围者,目前多行三切口切除术,将外阴切除与腹股沟淋巴结切除分开进行,在外阴和腹股沟之间留下皮肤间桥,可明显改善伤口愈合,早期患者皮肤间桥处的复发率也很低。也可选择传统的外阴和腹股沟整块切除方法,但应保留浅筋膜上方的皮下组织。这种方法术后伤口愈合时间长,常需皮瓣移植处理。

建议行腹股沟淋巴结切除术时保留大隐静脉,有助于减少术后伤口的炎症及下肢水肿。同时行缝匠肌移位有助于保护股管,减少术后可能发生的损伤。

对肿瘤直径<4 cm 的早期外阴鳞状细胞癌,临床检查(体检及影像学检查)未发现明显转移的腹股沟淋巴结,未做过外阴手术的患者,可考虑探索应用前哨淋巴结(SLN)检测技术,预测腹股沟淋巴结是否转移,可减少对无淋巴结转移的患者的腹股沟淋巴结清扫及相关并发症。联合使用蓝染料和放射性核素法有更高的敏感性。单用蓝染料检测外阴癌 SLN 方法简单,不需要特殊设备,但 SLN 检出率比联合两种方法为低。建议用 $3\sim4$ mL 染料于肿瘤周围真皮层内 4 个位点注射,注射后 $15\sim30$ 分钟探查切除前哨淋巴结,然后再进行外阴病灶切除。外阴癌 SLN 检测技术要求手术医师有足够的训练和经验,并且要对病例进行选择,排除一些可能影响 SLN 检出率的因素(如肿瘤体积过大、术前曾行放疗或病灶切除活检等)。此外,SLN 检测有一定的假阴性率(即 SLN 无转移,而非 SLN 的淋巴结出现转移)。文献报道,外阴癌 SLN 的假阴性率为 $0\sim4\%$。SLN 假阴性的发生可能与肿瘤的部位、分期、患者肥胖、病理检查方法、术者经验等有一定关系。如果未找到前哨淋巴结,建议行腹股沟淋巴结清扫术。前哨淋巴结阴性患者可选择观察,阳性患者可选择术后放疗±同期化疗。

(3)术后补充或辅助治疗:包括以下几种。

1)腹股沟淋巴结转移的补充治疗:手术后病理检查发现腹股沟淋巴结转移的患者,应考虑给予补充盆腔和腹股沟区放疗,区域放疗的效果优于盆腔淋巴结切除术。术后放疗指征:①单个部位明显转移;②淋巴结囊外扩散;③多个部位微转移。术后病理检查发现仅有 1 处微转移者可考虑不进行辅助放疗。放疗剂量根据病变范围和残余病灶来确定。腹股沟淋巴结仅为镜下转移者,放疗剂量为 50 Gy;如果多个淋巴结阳性,或有囊外扩散,或有血管淋巴间隙受累者,应给予 60 Gy;如果有大块残余病灶,剂量需增加至 60～70 Gy。

2)术后原发病灶的补充治疗:手术切缘阳性或手术切缘距肿瘤边缘太近(<5 mm)患者可行术后外照射,剂量为每 4～5 周 40～50 Gy。术后放疗开始时间与手术间隔不宜超过 6 周;如仍有足够切除范围(不必行改道手术)者也可考虑补充手术治疗。脉管有癌栓、大肿瘤患者术后可考虑辅助放疗,但缺乏高级别循证医学证据。

3)术后的辅助化疗:对早期外阴鳞癌患者,手术后一般不需要化疗。但对外阴病灶较大(如>4 cm)的非鳞癌(如腺癌或肉瘤)患者,术后应考虑给予 3～4 个疗程的联合化疗。根据病理类型酌情选择化疗方案。对腺癌可选择铂类为基础的化疗方案,对肉瘤可选择异环磷酰胺＋多柔比星方案等。因这些病例罕见,没有更多的循证医学证据。

4.晚期外阴癌的处理

晚期外阴癌定义为肿瘤侵犯超出外阴,或者临床体检腹股沟淋巴结有明显阳性表现者。对晚期患者,多种方法的综合治疗非常重要。与早期外阴癌的处理有所不同,对晚期病例在进行任何治疗前应先了解腹股沟淋巴结的状态,原发外阴病灶的处理应在腹股沟淋巴结切除之后进行。

(1)腹股沟淋巴结的处理:如果在腹股沟区未发现可疑阳性的淋巴结(体检及 CT、MRI 等影像学检查),应行双侧腹股沟和股淋巴结切除术。如果最后病理检查淋巴结阳性,术后应给予腹股沟区和盆腔区辅助放疗(参考早期外阴癌淋巴结转移的处理),如果未发现淋巴结转移可不用放疗。

如果临床检查发现腹股沟淋巴结肿大、可疑有转移者,应考虑先行盆腔 CT 检查,以确定腹股沟和盆腔淋巴结切除的范围,并尽可能切除所有增大的腹股沟淋巴结,行快速冷冻切片病理检查。对冷冻病理检查淋巴结阴性者,行系统的腹股沟、股淋巴结切除术,如果最后的病理检查淋巴结阳性,术后给予辅助放疗(参考早期外阴癌淋巴结转移的处理)。对冷冻病理检查或术前已明确淋巴结转移者,建议仅切除增大的淋巴结,而避免系统的淋巴结切除术,术后给予腹股沟和盆腔放疗。

如果腹股沟淋巴结固定或出现溃疡,侵犯肌肉或股血管,评估不适宜手术切除者,应取活检进行确诊,然后行放疗。可考虑与外阴病灶同时进行同期放疗。部分病例放疗后可再行淋巴结切除术。

对腹股沟淋巴结阳性的患者,术后的辅助放疗宜尽早施行。

(2)原发肿瘤的处理:如果估计可完整切除原发肿瘤使切缘阴性,且不损伤括约肌造成大小便失禁的,可以先考虑手术切除(如全外阴广泛切除或改良外阴广泛切除),病灶较大者切除术后通常需要邻近皮瓣转移或带蒂游离皮瓣移植修复创面。若手术切缘邻近癌灶(<5 mm),又无法再行扩大切除,术后应补充局部放疗。某些病例可加用近距离放疗阳性切缘,但应注意避免组织坏死的出现。

如果估计手术需行肠管造瘘或尿路改道者,可先行放疗和/或同期化疗,部分患者同期放化疗后行残留肿瘤或瘤床切除术。

如果无法手术切除,可行根治性放疗加同期化疗。放射野包括原发病灶、腹股沟及盆腔淋巴结区域。总剂量一般需 50～60 Gy。对大块外阴病灶,放疗剂量需要 60～70 Gy 才能达到局部控制。少数患者在放疗后密切随访 6～12 周,如仍有肿瘤残留,可考虑手术切除残留病灶。

(3)辅助化疗。化疗多作为手术或放疗的辅助治疗,也是对ⅣB 期患者常需采用的治疗方法。常用的化疗方案如下。①顺铂：$30\sim40$ mg/m^2，每周 1 次，$5\sim6$ 次，与放疗同期进行。②联合化疗：疗程数视具体情况而定，可选择 FP 方案（5-FU＋DDP）、PMB 方案（DDP＋BLM＋MTX）、FM 方案（5-FU＋MMC）等，每 $3\sim4$ 周重复。可与放疗同期进行，或在手术后、放疗后进行。

5.复发性外阴癌的治疗

外阴浸润性鳞癌复发率为 $15\%\sim33\%$。外阴局部为最常见的复发部位（约占 70%）。外阴癌局部复发一般需再次行手术治疗，治疗方案及疗效取决于复发的部位和范围。

（1）近半数的复发病灶是外阴的孤立病灶，可以再次手术切除。整形外科手术技术使得复发性外阴癌特别是较大的复发病灶得以切除，各种包括肌肉皮瓣移植在复发性外阴癌的手术中已广泛应用。不能手术者行局部放疗，每 $5\sim6$ 周 $50\sim60$ Gy。如果局部皮肤反应明显，可照射 $30\sim40$ Gy 后休息 $2\sim3$ 周，再继续治疗。必要时可加用组织间插植放疗。

（2）阴道有浸润时，可加用阴道后装放疗。如果既往已接受足量放疗，无法接受再程放疗者，可考虑手术切除。但这类情况手术难度大，需要充分考虑切除后的重建和改道手术。

（3）腹股沟区复发的病例预后差，少有长期生存的病例。放疗联合手术治疗可用于腹股沟区复发患者的治疗，应根据以往的治疗情况来权衡利弊，选择治疗手段。

（4）远处复发较难控制，有效的化疗药物为顺铂、甲氨蝶呤、环磷酰胺、博来霉素和丝裂霉素等。然而，化疗的反应率低且疗效只能维持较短时间。若化疗过程肿瘤进展或为铂类化疗后复发者，可考虑用紫杉醇、吉西他滨、拓扑替康、长春瑞滨等。

六、特殊类型的外阴肿瘤

（一）外阴黑色素瘤

（1）发病居外阴恶性肿瘤的第 2 位，恶性程度较高，较早出现远处转移，易复发。

（2）对外阴色素性病变应通过活组织检查进行病理确诊。

（3）外阴黑色素瘤的治疗原则与其他外阴恶性肿瘤相同，采用外阴广泛局部切除术，手术切缘应离开病变至少 1 cm。根治性外阴切除与之相比较对改善外阴黑色素瘤的预后似乎作用不大。

（4）淋巴结切除术的意义还有争议，有研究表明选择性淋巴结切除对生存有益。

（5）免疫治疗在黑色素瘤的辅助治疗中占有较为重要的地位。根治性手术后的辅助治疗应首选免疫治疗。可选用 α-干扰素（术后每天用 2 000 万单位/毫升，静脉注射；4 周后改为每天 1 000 万单位/毫升，皮下注射，3 次/周，共 48 周）等。

（6）黑色素瘤对化疗不敏感，化疗一般用于晚期患者的姑息治疗。常用药物为达卡巴嗪，也可选用替莫唑胺、沙利度胺等。

（二）前庭大腺癌

（1）发生在前庭大腺的恶性肿瘤可以是移行细胞癌或鳞状细胞癌，也可以是发生于导管或腺体本身的腺癌，囊腺癌、腺鳞癌亦有报道。

（2）通常在已经有较长病史的前庭大腺囊肿切除后才作出诊断。

（3）根治性外阴切除术和双侧腹股沟淋巴切除一直是前庭大腺癌的标准治疗方法。早期病灶可采用一侧外阴的根治性切除术和同侧腹股沟淋巴切除。

（4）对于瘤体较大者，术后放疗可以减少局部复发。如果同侧腹股沟淋巴结阳性，双侧腹股沟和盆腔淋巴结区的放疗可以减少区域复发。

(5)对于腺样囊性病变,可仅行根治性局部切除术。切缘阳性或神经束膜浸润者术后辅助局部放疗。

(三)外阴派杰特病

外阴 Paget 病分为Ⅰ型、Ⅱ型两类。Ⅰ型外阴 Paget 病起源于皮肤,又可分为 3 个亚型:Ⅰa 型为原发的上皮内 Paget 病;Ⅰb 型为有潜在侵袭可能的上皮内瘤变;Ⅰc 型为皮肤附属器或外阴腺体来源的隐匿性腺癌。Ⅱ型外阴 Paget 病则为非皮肤起源。

(1)绝大多数外阴派杰特病是上皮内病变,属 VIN_3,偶尔会表现为浸润性腺癌。该病主要发生于围绝经期或绝经后妇女。大多数患者主诉外阴不适和瘙痒,体检常呈湿疹样外观。确诊需活检。

(2)上皮内派杰特病需要进行表浅局部切除术。由于潜在的组织学改变常超过临床可见的病变范围,确定一个清楚的手术切除范围非常困难。术后再出现症状或病灶明显时可再行手术切除。

(3)病变侵犯或扩散到尿道或肛门时,处理非常困难,可能需要激光治疗。

(4)如果是潜在腺癌,对浸润部分必须行根治性局部切除术,切缘至少离开病灶边缘 1 cm。单侧病变至少应行同侧腹股沟淋巴结切除术,术后是否辅助放疗有争议。

(5)对复发性 Paget 病的治疗仍以手术切除为主。激光治疗对肛周复发是一种好的选择。

(四)外阴肉瘤

肉瘤占外阴恶性肿瘤的 $1\%\sim2\%$,包含了一系列异源性的肿瘤类型。平滑肌肉瘤是最常见的组织学类型,其他类型包括纤维肉瘤、神经纤维肉瘤、脂肪肉瘤、横纹肌肉瘤、血管肉瘤、上皮样肉瘤及恶性神经鞘瘤。总的 5 年生存率约为 70%。

(1)外阴肉瘤首选的治疗为根治性局部切除术,淋巴转移并不常见。辅助性放疗可用于高级别肉瘤和局部复发的低级别肉瘤。

(2)平滑肌肉瘤常表现为肿大、疼痛的肿块,大阴唇为平滑肌肉瘤的好发区。

(3)发生于外阴的上皮样肉瘤极少。然而,外阴上皮样肉瘤生物学行为比生殖器外的上皮样肉瘤具有更强的侵袭性。早期就呈局部扩张性生长、局部复发、淋巴结转移和远处转移的倾向。治疗方案为根治性肿瘤切除,并至少切除患侧腹股沟淋巴结。可辅助放疗,上皮样肉瘤对全身治疗不敏感。

(4)原发于外阴的横纹肌肉瘤少见,多发生于儿童和少年。组织学亚型包括胚胎型、葡萄状和肺泡/未分化型。治疗方案为化疗(长春新碱/放线菌素 D±环磷酰胺±多柔比星),并在化疗前/后手术治疗,可辅助放疗。女性生殖道横纹肌肉瘤预后好,5 年生存率为 87%。

七、随访

外阴癌局部复发如能及时发现、及时治疗,预后较好。因此,长期的随访是必要的,建议随访间隔如下:①第 1 年,每 1~3 个月 1 次;②第 2~3 年,每 3~6 个月 1 次;③3 年后,每年 1 次。

(王克海)

第十章

肿瘤的中西医结合治疗

第一节 乳 腺 癌

一、概述

乳腺癌是乳腺导管上皮细胞在各种内外致癌因素的作用下失去正常特性异常增生,以致超过自我修复限度而发生的疾病。临床以乳腺肿块为主要表现,与其他恶性肿瘤相比具有发病率高、侵袭性强但病情进展缓慢、自然生存期长等特点。

乳腺癌是一种女性最常见和致死率最高的恶性肿瘤。全球癌症统计分析表明,乳腺癌在欧洲西部、北部,澳大利亚/新西兰和北美高发,南美、加勒比地区和北非次之,撒哈拉沙漠以南的非洲和亚洲发病率较低。相对而言,中国属于乳腺癌低发病地区,但其发病率仍呈现出总体上升的趋势,并且呈现年轻化趋势,与发达国家出现惊人的巧合。我国乳腺癌发病年龄高峰较西方国家早10年,在40~49岁,但是30岁以后就有明显增加。生活条件改善与乳腺癌发病率的上升有关。在国内的大城市中,北京、天津、上海及沿海一些大城市的发病率较高,上海的发病率居全国之首。

年龄、家族史、遗传和内分泌因素对乳腺癌的发生有较大的影响,饮食、饮酒和外源激素的应用(避孕及激素替代疗法)对乳腺癌的发生也有影响。微观上特殊基因的突变,尤其是 BRCA1 和 BRCA2 在乳腺癌的发生发展上起着重要作用。

中医很早就注意到了乳腺恶性肿瘤的存在。乳腺癌在中医文献中常被冠之以"乳石痈""乳岩""妬乳""乳癌""乳栗""乳痞""妒乳""乳痛坚""乳毒""苟抄乳""石榴翻花发"等名称。晋代葛洪著《肘后备急方》中提及"痈结肿坚如石,或如大核,色不变,或作石痈不消""若发肿至坚而有根者,名曰石痈"。晋末《刘涓子鬼遗方》中首次出现了"乳岩"一词,"大痈七日,小痈五日,其自有坚强色诊宁生破发背及乳岩,热手近不得者,令人之热熟,先服王不留行散……"隋代巢元方《诸病源候论》第140篇名为石痈候:"石痈之状,微强不甚大,不赤,微痛热,热自歇,是足阳明之脉,有下于乳者……谓之乳石痈。"北宋《圣济总录》载:"乳痈大坚硬,赤紫色,衣不得近,痛不可忍。"非常类似炎性乳癌的表现。元代朱丹溪在《格致余论》中将乳腺癌称为"奶岩",并提出了"乳子之母浓味""乳子膈有滞痰"导致乳生结核的理论。明清大量文献对乳腺癌进行论述,其中医病名也相对固定为"乳岩"。明代朱橚《普济方》详细描述了乳腺癌的自然病程："初结如桃核,渐次浸长至如拳如椀,坚硬如石,数年不愈,将来溃破,则如开石榴之状,又反转外皮,名审花奶",并指出"年四十以下,间有可治者;五十以上,有此决死",提示年轻患者预后相对较好。陈实功在《外科正宗》论述男性乳腺癌:"又男子乳节与妇人微异,女损肝胃,男损肝肾。"

二、病因病机

中医认为,乳腺癌的成因包括外因和内因两方面。本病的发生与肝、脾、冲脉、任脉关系最为密切。正虚为乳腺癌致病之本,气滞、血瘀、痰湿为本病之标。所以"扶正祛邪"是中医治疗乳腺癌的宗旨和总则。

(一)感受外邪

足阳明胃经经气衰弱,风寒之气外袭,邪气客于经络,导致气血运行涩滞,结成乳岩。

(二)情志因素

忧怒抑郁,情志失调,肝郁气逆犯脾,脾失健运,加之嗜食肥甘厚味,则痰湿内生,气滞、血瘀、痰湿相互搏结于乳络形成乳岩。

(三)肝肾亏虚

年事已高致肝肾亏虚,或房劳过度致冲任失调,气血不足,经络气血运行不畅,气滞、血瘀阻于乳络而发病。

三、诊断

(一)诊断要点

1.临床表现

乳腺肿块为乳腺癌的首发症状,当肿瘤细胞继续生长,侵及局部相邻组织时,可引起一系列相应临床症状或体征。

(1)乳房肿块:常为乳腺癌的最常见体征,80%以上的乳腺癌患者以乳腺肿块为首发症状。多数患者为无意中触知,不伴或偶伴疼痛,多为单发,质地较硬,增大较快,可活动,如侵及胸肌或胸壁则活动差或固定。肿块表面皮肤可呈橘皮样改变。

(2)乳头改变:乳头脱屑和糜烂是 Paget 病的特有表现,乳头内陷为癌侵及皮肤和乳头的表现,部分患者可见乳头血性溢液,有溢液患者适宜行乳腺导管内镜检查。

(3)区域淋巴肿大:腋窝和锁骨上淋巴结肿大、质硬、活动、融合或固定。

(4)晚期乳腺癌表现:血行转移至肺、肝、骨、脑而出现相应的临床表现。

2.影像学诊断

以乳房出现肿块伴有腋下淋巴结转移为主要典型表现,通过钼靶 X 线检查、CT、MRI、B 超、PET-CT 等影像学手段,有助于乳腺癌的早期诊断。

3.病理诊断

通过病理学检查明确诊断、确定侵犯范围和手术切缘情况,以及预测对 ER、PR、Cerb-2 受体情况和耐药分子水平的异常。

(二)辅助检查

1.影像学检查

(1)乳腺 X 线照相检查:可见乳腺内密度增高、边缘不规则的肿块阴影,有时中心可见钙化,如 1 cm² 范围内钙化点超过 5 个则应警惕恶性。

(2)乳腺 B 超检查：非创伤性，可同时检查双腋下淋巴结，对乳腺组织致密者较有价值。B 超下可见形状不规则的低回声区，准确率 80%～85%，如能同时发现腋窝淋巴结肿大、融合、固定则提示乳腺肿块很可能是乳腺癌。

对有病理性溢液的患者，可行导管造影或导管镜检查，以观察导管有无中段扩张、受压移位和占位性病变。

2.病理或细胞学检查

病理或细胞学检查的诊断准确性高，主要包括以下几种。

(1)乳头分泌物细胞学检查：无创且操作简便，但阳性率低，仅适用于有乳头溢液者。

(2)肿块穿刺检查：细针针吸细胞学涂片或 B 超引导下穿刺活检，应用简单，准确性高，创伤小。

(3)切除活检：先做肿物整块切除，冷冻切片病理确诊后行乳腺癌保乳手术或扩大切除术。

3.肿瘤标志物检查

(1)CA153：其表达与乳腺癌的分化程度和雌激素受体状态有关，分化好的肿瘤和雌激素受体阳性者 CA153 阳性率较高。

(2)CEA：绝大多数浸润性导管癌患者 CEA 为阳性，原位癌和小叶癌的阳性率仅为 30%，而良性病变很少见阳性。

4.乳腺癌内分泌受体检查

雌激素受体(ER)、孕激素受体(PR)检查是乳腺癌病理检查必须包括的项目，阳性者内分泌治疗有效，检测结果决定术后治疗方案的选择和患者的预后。

5.基因检查

(1)*CerB-2*：结果阳性者，靶向治疗有效，阴性者靶向治疗无效。是否阳性影响到化疗方案和生物治疗方案的选择，以及患者的预后。

(2)*BRCA* 基因检查：遗传性乳腺癌占全部乳腺癌的 5%～10%，*BRCA* 基因突变发生于70%的遗传性乳腺癌中。

(三)临床分型

乳腺恶性肿瘤以乳腺癌为主，肉瘤少见。乳腺癌的组织形态较为复杂，类型众多，往往在同一块癌组织中，甚至同一张切片中，可有两种以上的类型同时存在。目前，国内将乳腺癌病理分型分为非浸润性癌、早期浸润性癌和浸润性癌三大类。

1.非浸润性癌

非浸润性癌又称原位癌，指癌细胞局限在导管基底膜内的肿瘤。按其组织来源，又可分为小叶原位癌和导管内癌两类。

2.早期浸润性癌

癌组织开始突破基底膜，刚向间质浸润的时期，既不同于原位癌，又不同于一般浸润癌。根据形态不同分为早期浸润性小叶癌和早期浸润性导管癌。

3.浸润性癌

癌组织向间质内广泛浸润，形成各种结构的癌组织和间质相混杂的图像。国内将具有特殊组织结构的浸润癌归为特殊型癌，其余为非特殊型和罕见型癌。非特殊型癌包括浸润性小叶癌、浸润性导管癌、单纯癌、髓样癌、硬癌和腺癌。罕见型癌有大汗腺癌、鳞形细胞癌、黏液表皮样癌、类癌、未分化癌及分泌型癌等。

(四)TNM 分期

ESMO 分期标准(2013 版)。

1.原发肿瘤(T)

T_x:原发肿瘤不能确定。

T_0:没有原发肿瘤证据。

T_{is}:原位癌。

T_{is}(DCIS):导管原位癌。

T_{is}(LCIS):小叶原位癌。

T_{is}:乳头 Paget 病,与乳腺实质内的浸润性癌和/或原位癌无关。与 Paget 病有关的乳腺实质内的癌应根据实质内肿瘤的大小和特征进行分类,尽管仍需注明存在 Paget 病。

T_1:肿瘤最大直径≤2 cm。

T_{1mic}:微小浸润癌,最大直径≤0.1 cm。

T_{1a}:肿瘤最大直径>0.1 cm,但≤0.5 cm。

T_{1b}:肿瘤最大直径>0.5 cm,但≤1 cm。

T_{1c}:肿瘤最大直径>1 cm,但≤2 cm。

T_2:肿瘤最大径>2 cm,但≤5 cm。

T_3:肿瘤最大径>5 cm。

T_4:无论肿瘤大小,直接侵及胸壁或皮肤(溃疡或皮肤结节)。

T_{4a}:肿瘤侵犯胸壁,不包括胸肌。

T_{4b}:乳腺皮肤水肿(包括橘皮样变),和/或溃疡,和/或不超过同侧乳腺的皮肤卫星结节。

T_{4c}:同时包括 T_{4a} 和 T_{4b}。

T_{4d}:炎性乳腺癌。

2.区域淋巴结(N)

N_x:区域淋巴结无法评估(已切除)。

N_0:无区域淋巴结转移。

N_1:同侧Ⅰ、Ⅱ级腋窝淋巴结转移,可移动。

N_2:同侧Ⅰ、Ⅱ级腋窝淋巴结转移,固定或融合;或有同侧内乳淋巴结转移临床征象,而没有Ⅰ、Ⅱ级腋窝淋巴结转移临床征象。

N_{2a}:同侧Ⅰ、Ⅱ级腋窝淋巴结转移,淋巴结彼此间或与其他组织结构固定、融合。

N_{2b}:有内乳淋巴结转移临床征象,而没有Ⅰ、Ⅱ级腋窝淋巴结转移临床征象。

N_3:同侧锁骨下淋巴结(Ⅲ级腋窝淋巴结)转移,伴或不伴Ⅰ、Ⅱ级腋窝淋巴结转移;或有同侧内乳淋巴结转移临床征象,并且显示Ⅰ、Ⅱ级腋窝淋巴结转移;或同侧锁骨上淋巴结转移,伴或不伴腋窝或内乳淋巴结转移。

N_{3a}:同侧锁骨下淋巴结转移。

N_{3b}:同侧内乳淋巴结转移伴腋窝淋巴结转移。

N_{3c}:同侧锁骨上淋巴结转移。

3.区域淋巴结病理分类(pN)

pN_x:区域淋巴结无法评估(既往已切除,或切除后未进行病理学检查)。

pN_0:组织学检查无区域淋巴结转移,未行进一步孤立肿瘤细胞检测。

pN_0(i-):组织学检查无区域淋巴结转移,免疫组化检查阴性。

pN_0(i+):组织学检查或免疫组化检查发现孤立肿瘤细胞,转移灶最大直径≤0.2 mm。

pN_0(mol-):组织学检查无区域淋巴结转移,分子生物学检测(RT-PCR)阴性。

pN_0(mol+):组织学检查或 IHC 方法测定无区域淋巴结转移,分子生物学检测(RTPCR)阳性。

pN_1:1～3 枚同侧腋窝淋巴结转移,和/或经前哨淋巴结活检发现内乳淋巴结镜下转移,但无临床征象。

pN_{1mi}:微小转移(>0.2 mm 或单个淋巴结单张组织切片中肿瘤细胞数量>200 个),但最大直径≤2 mm。

pN_{1a}:1～3 枚腋窝淋巴结转移,至少 1 处转移灶>2 mm。

pN_{1b}:经前哨淋巴结活检发现内乳淋巴结镜下转移(包括微转移),但无临床征象。

pN_{1c}:pN_{1a}+pN_{1b}。

pN_2:4～9 枚腋窝淋巴结转移;或者是有同侧内乳淋巴结转移临床征象,但不伴有腋窝淋巴结转移。

pN_{2a}:4～9 枚腋窝淋巴结转移,至少 1 处转移灶>2 mm。

pN_{2b}:临床上发现有内乳淋巴结转移临床征象,但不伴有腋窝淋巴结转移。

pN_3:≥10 枚同侧腋窝淋巴结转移;或锁骨下淋巴结(Ⅲ级腋窝淋巴结)转移;或有同侧内乳淋巴结转移临床征象,并伴有至少 1 枚Ⅰ、Ⅱ级腋窝淋巴结转移;或≥3 枚腋窝淋巴结转移,兼有无临床征象的内乳淋巴结镜下转移;或同侧锁骨上淋巴结转移。

pN_{3a}:≥10 枚同侧腋窝淋巴结转移(至少 1 处转移灶>2 mm),或锁骨下淋巴结(Ⅲ级腋窝淋巴结)转移。

pN_{3b}:有同侧内乳淋巴结转移临床征象,并且有≥1 枚腋窝淋巴结转移;或存在≥3 枚腋窝淋巴结转移,通过检测前哨淋巴结发现镜下内乳淋巴结转移,但无临床征象。

PN_{3c}:同侧锁骨上淋巴结转移。

4.远处转移(M)

M_x:远处转移无法评估。

M_0:无远处转移的临床或影像学证据。

cM_0(i+):无远处转移的临床或影像学证据,但通过分子学方案或显微镜检查在循环血液、骨髓或其他非区域淋巴结组织中发现不超过 0.2 mm 的肿瘤细胞,患者没有转移的症状和体征。

M_1:通过传统影像学方法发现的远处转移和/或组织学证实超过 0.2 mm 的转移灶。

5.TNM 分期和临床分期的关系

见表 10-1。

(五)中医辨证分型

1.证候要素

临床上乳腺癌虚实夹杂,可数型并见。根据患者的临床表现,在既往研究基础上,结合文献报道及国内中医肿瘤专家意见,乳腺癌可分为以下 6 种证候要素。

表 10-1　乳腺癌的 TNM 分期和临床分期的关系

ESMO　2013 版	T	N	M
0 期	Tis	N_0	M_0
I a 期	T1	N_0	M_0
I b 期	T0	N_{1mi}	M_0
	T_1	N_{1mi}	M_0
II a 期	T_0	N_1	M_0
	T_1	N_1	M_0
	T_2	N_0	M_0
II b 期	T_2	N_1	M_0
	T_3	N_0	M_0
III a 期	T_0	N_2	M_0
	T_1	N_2	M_0
	T_2	N_2	M_0
	T_3	N_1,N_2	M_0
III b 期	T_4	N_0	M_0
	T_4	N_1	M_0
	T_4	N_2	M_0
III c 期	任何 T	N_3	M_0
IV 期	任何 T	任何 N	M_1

(1)气虚证。

主症:神疲乏力,少气懒言,胸闷气短。

主舌:舌淡胖。

主脉:脉虚。

或见症:食少纳呆,形体消瘦,自汗,畏寒肢冷。

或见舌:舌边齿痕,苔白滑,薄白苔。

或见脉:脉沉细,脉细弱,脉沉迟。

(2)阴虚证。

主症:五心烦热,口咽干燥,潮热盗汗。

主舌:舌红少苔。

主脉:脉细数。

或见症:口咽干燥,面色潮红,失眠,消瘦,大便干结,小便短少。

或见舌:舌干裂,苔薄白或薄黄而干,花剥苔,无苔。

或见脉:脉浮数,脉弦细数,脉沉细数。

(3)痰湿证。

主症:胸脘痞闷,恶心纳呆,呕吐痰涎。

主舌:舌淡苔白腻。

主脉:脉滑或濡。

或见症:口渴少饮,口粘纳呆,头身困重,痰核。

或见舌:舌胖嫩,苔白滑,苔滑腻,苔厚腻,脓腐苔。

或见脉:脉浮滑,脉弦滑,脉濡滑,脉濡缓。

(4)血瘀证。

主症:乳房包块,刺痛固定,肌肤甲错。

主舌:舌质紫黯或有瘀斑、瘀点。

主脉:脉涩

或见症:面色黧黑,唇甲青紫,阴道出血色黯瘀,或夹血块。

或见舌:舌胖嫩,苔白滑,苔滑腻,苔厚腻,脓腐苔。

或见脉:脉沉弦,脉结代,脉弦涩,脉沉细涩,牢脉。

(5)热毒证。

主症:口苦身热,尿赤便结,局部肿痛。

主舌:舌红或绛,苔黄而干。

主脉:脉滑数。

或见症:发热,面红目赤,口苦,便秘,小便黄,出血,疮疡痈肿,口渴饮冷。

或见舌:舌有红点或芒刺,苔黄燥,苔黄厚黏腻。

或见脉:脉洪数,脉数,脉弦数。

(6)气滞证。

主症:胸胁胀满,痛无定处。

主舌:舌淡黯。

主脉:脉弦。

或见症:烦躁易怒,情志抑郁或喜叹息,嗳气或呃逆。

或见舌:舌边红,苔薄白,苔薄黄,苔白腻或黄腻。

或见脉:脉弦细。

2.辨证方法

(1)符合主症2个,并见主舌、主脉者,即可辨为本证。

(2)符合主症2个,或见症1个,任何本证舌、脉者,即可辨为本证。

(3)符合主症1个,或见症不少于2个,任何本证舌、脉者,即可辨为本证。

3.辨证分型

见表10-2。

表 10-2 乳腺癌的辨证分型

治疗阶段	手术阶段	化疗阶段	放疗阶段	内分泌治疗阶段	单纯中医治疗阶段
辨证分型	气血亏虚	脾胃不和	气阴两虚	阴虚内热	肝气郁结
	脾胃虚弱	气血亏虚	热毒瘀结		毒热蕴结
		肝肾阴虚			气血亏虚
					肝肾阴虚

四、治疗

(一)治疗原则

1.中西医结合治疗原则

对于接受手术、放疗、化疗、内分泌治疗、靶向治疗且具备治疗条件的乳腺癌患者,采用中西医结合的治疗方式。西医治疗根据 ESMO 乳腺癌指南的治疗原则进行。中医根据治疗阶段的不同,可以分为以下 4 种治疗方法。

(1)中医防护治疗:具体如下。

适应人群:围手术期、放化疗、内分泌治疗、靶向治疗期间的患者。

治疗原则:以扶正为主。

治疗目的:减轻手术、放化疗、内分泌治疗、靶向治疗等治疗手段引起的不良反应,促进机体功能恢复,改善症状,提高生存质量。

治疗手段:辨证汤药±口服中成药±中药注射剂±其他中医治法。

治疗周期:围手术期,或与放疗、化疗、内分泌治疗、靶向治疗等治疗手段同步。

(2)中医加载治疗:具体如下。

适应人群:有合并症,老年 PS 评分 2,不能耐受多药化疗而选择单药化疗的患者。

治疗原则:以祛邪为主。

治疗目的:提高上述治疗手段的疗效。

治疗手段:中药注射剂±辨证汤药±口服中成药±其他中医治法。

治疗周期:与化疗同步。

(3)中医巩固治疗:具体如下。

适应人群:手术后无须辅助治疗或已完成辅助治疗的患者。

治疗原则:扶正祛邪。

治疗目的:防止复发转移,改善症状,提高生存质量。

治疗手段:辨证汤药+口服中成药±中药注射剂±其他中医治法。

治疗周期:3 个月为 1 个治疗周期。

(4)中医维持治疗:具体如下。

适应人群:放化疗后疾病稳定的带瘤患者。

治疗原则:扶正祛邪。

治疗目的:控制肿瘤生长,延缓疾病进展或下一阶段放化疗时间,提高生存质量,延长生存时间。

治疗手段:中药注射剂±辨证汤药±口服中成药±其他中医治法。

治疗周期:2 个月为 1 个治疗周期。

2.单纯中医治疗原则

适应人群:不适合或不接受手术、放疗、化疗、内分泌治疗、靶向治疗的患者。

治疗原则:扶正祛邪。

治疗目的:控制肿瘤生长,减轻症状,提高生存质量,延长生存时间。

治疗手段:中药注射剂+口服中成药±辨证汤药±中医其他疗法。

治疗周期:2 个月为 1 个治疗周期。

（二）治疗手段

1.中西医结合治疗

中西医结合治疗要采取辨病与辨证相结合的原则,根据不同的病理类型、不同的西医治疗背景、不同的临床表现,对于接受手术、放疗、化疗、内分泌治疗且具备治疗条件的乳腺癌患者,予以不同的中医药治疗。在不同治疗阶段,分别发挥增强体质、促进康复、协同增效、减轻不良反应、巩固疗效等作用。

（1）手术结合中医治疗。①气血亏虚。临床表现:神疲乏力,气短懒言,面色淡白或萎黄,头晕目眩,唇甲色淡,心悸失眠,便不成形或有肛脱下坠,舌淡脉弱。治疗原则:补气养血。中药汤剂:八珍汤加减。药物组成:人参、白术、茯苓、当归、川芎、白芍、熟地黄、炙甘草。辨证加减:兼痰湿内阻者,加半夏、陈皮、薏苡仁;若畏寒肢冷,食谷不化者,加补骨脂、肉苁蓉、鸡内金。若动则汗出,怕风等表虚不固之证,加防风、浮小麦。②脾胃虚弱。临床表现:纳呆食少,神疲乏力,大便稀溏,食后腹胀,面色萎黄,形体瘦弱,舌质淡,苔薄白。治疗原则:健脾益胃。中药汤剂:补中益气汤。药物组成:黄芪、人参、白术、炙甘草、当归、陈皮、升麻、柴胡、生姜、大枣。辨证加减:若胃阴亏虚,加沙参、石斛、玉竹;若兼痰湿证者,加茯苓、半夏、薏苡仁、瓜蒌。

（2）化疗结合中医治疗:是指在化疗期间所联合的中医治疗,发挥提高化疗疗效（中医加载治疗）,防治化疗不良反应（中医防护治疗）的作用。①脾胃不和。临床表现:胃脘饱胀、食欲减退、恶心、呕吐、腹胀或腹泻,舌体多胖大,舌苔薄白、白腻或黄腻。多见于化疗引起的消化道反应。治疗原则:健脾和胃,降逆止呕。中药汤剂:旋覆代赭汤。加减,或橘皮竹茹汤加减。药物组成:旋覆花、人参、生姜、代赭石、甘草、半夏、大枣;或半夏、橘皮、枇杷叶、麦冬、竹茹、赤茯苓、人参、甘草。辨证加减:若脾胃虚寒者,加吴茱萸、党参、焦白术;若肝气犯胃者,加炒柴胡、佛手、白芍。②气血亏虚。临床表现:疲乏、精神不振、头晕、气短、纳少、虚汗、面色淡白或萎黄,脱发,或肢体肌肉麻木、女性月经量少,舌体瘦薄,或者舌面有裂纹,苔少,脉虚细而无力。多见于化疗引起的疲乏或骨髓抑制。治疗原则:补气养血。中药汤剂:八珍汤加减,或当归补血汤加减,或十全大补汤加减。药物组成:人参、白术、茯苓、当归、川芎、白芍、熟地黄,或黄芪、当归,或人参、肉桂、川芎、地黄、茯苓、白术、甘草、黄芪、当归、白芍、生姜、大枣。辨证加减:兼痰湿内阻者,加半夏、陈皮、薏苡仁;若畏寒肢冷,食谷不化者,加补骨脂、肉苁蓉、鸡内金。③肝肾阴虚。临床表现:腰膝酸软,耳鸣,五心烦热,颧红盗汗,口干咽燥,失眠多梦,舌红苔少,脉细数。多见于化疗引起的骨髓抑制或脱发。治疗原则:滋补肝肾。中药汤剂:六味地黄丸加减。药物组成:熟地黄、山茱萸(制)、山药、泽泻、牡丹皮、茯苓。辨证加减:若阴虚内热重者,加墨旱莲、女贞子、生地;若阴阳两虚者,加菟丝子、杜仲、补骨脂。兼脱发者,加制首乌、黑芝麻。

（3）放射治疗结合中医治疗:是指在放疗期间所联合的中医治疗,发挥提高放疗疗效（中医加载治疗）,防治放疗不良反应（中医防护治疗）的作用。①气阴两虚。临床表现:神疲乏力,少气懒言,口干,纳呆,干咳少痰或痰中带血,胸闷气短,面色淡白或晦滞,舌淡红或胖,苔白干或无苔,脉细或细数。多见于放射性损伤后期,或迁延不愈,损伤正气者。治疗原则:益气养阴。中药汤剂:百合固金汤加减。药物组成:生地黄、熟地黄、当归、芍药、甘草、百合、贝母、麦冬、桔梗、玄参、党参、五味子。辨证加减:纳呆者,加鸡内金、焦三仙;阴虚盗汗,手足心热者,加鳖甲、地骨皮、牡蛎、浮小麦;兼血虚者,加阿胶、丹参;若久病阴损及阳者,加菟丝子、肉桂。②热毒瘀结。临床表现:发热,皮肤黏膜溃疡,咽喉肿痛,或见胸痛,呛咳,呼吸困难,呕吐,呕血,或见高热,头痛,恶心呕吐,大便秘结,舌红,苔黄或黄腻,脉滑数。多见于放射性肺炎、皮炎。治疗原则:清热化痰,活血解毒。中药汤剂:清气化痰汤(《医方考》)合桃红四物汤(《医宗金鉴》)加减。药物组成:黄芩、瓜蒌仁、半夏、胆南星、陈皮、杏仁、枳实、茯苓、桃仁、红花、当归、川芎、白芍。辨证加减:患侧上臂肿胀,加络石藤、桑枝、路路通;局部皮肤破溃流脓者,加芦根、冬瓜仁;便秘者,加大黄、柏子仁;眠差者,加夜交藤、炒枣仁。

(4)内分泌治疗结合中医治疗:阴虚内热。临床表现:月经紊乱,头目晕眩,耳鸣,烘热汗出,五心烦热,腰膝酸软,皮肤干燥,舌红少苔,脉细数。治疗原则:滋阴清热。中药汤剂:丹栀逍遥丸(《太平惠民和剂局方》)合二至丸加减。药物组成:丹皮、栀子、柴胡、当归、白芍、茯苓、白术、橘核、瓜蒌、山慈菇、土贝母、薄荷、女贞子、墨旱莲。辨证加减:若头痛较甚,加天麻、钩藤。

(5)放化疗后结合中医治疗:手术后已完成辅助放化疗的患者,采用中医巩固治疗,能够防止复发转移,改善症状,提高生存质量;放化疗完成后疾病稳定的带瘤患者,采用中医维持治疗,能够控制肿瘤生长,延缓疾病进展或下一阶段放化疗时间,提高生存质量,延长生存时间。

2.单纯中医治疗

对于不适合或不接受手术、放疗、化疗、内分泌治疗、靶向治疗的乳腺癌患者,采用单纯中医治疗,发挥控制肿瘤,稳定病情,提高生存质量,延长生存期的作用。

(1)肝气郁结。临床表现:乳房内单发肿块,或结块如石,伴或不伴胀痛,两胁胀痛,易怒易躁,胸胁苦满,饮食不振,舌苔薄黄或薄白,舌红有瘀点,脉弦有力。治疗原则:舒肝散结。中药汤剂:逍遥散加减。药物组成:柴胡、当归、白芍、茯苓、白术、橘核、瓜蒌、山慈菇、土贝母、薄荷。辨证加减:气滞不舒,胁痛剧者加青皮、枳壳、八月札、香附;伴腰酸膝软,月经不调者加仙茅、菟丝子、熟地。

(2)毒热蕴结。临床表现:心烦发热或身微热,乳房肿块红硬增大,溃烂疼痛,有恶臭,便干尿黄,口苦咽干,头痛失眠,面红目赤,舌质红绛无苔,脉滑数有力。治疗原则:清热解毒。中药汤剂:五味消毒饮加减。药物组成:银花、野菊花、紫地丁、山慈菇、土鳖虫、天葵、蒲公英、七叶一枝花、生薏苡仁、白花蛇舌草、象贝母、海藻、甘草。辨证加减:热盛痰多者加生南星、生半夏、瓜蒌;高热者加丹皮、生地、水牛角;瘀血明显加乳香、没药、桃仁、红花;伴阴血损伤者加当归、生地、玄参、女贞子、墨旱莲、鸡血藤;毒热炽盛者可加蜈蚣、全蝎、壁虎等解毒之品。

(3)气血亏虚。临床表现:头晕耳鸣,倦怠乏力,形体消瘦,心悸气短,面色无华,夜寐不安,乳腺肿块未切除可出现乳房结块溃烂,色黯,时流污水;或乳腺根治术后多脏器转移,少气懒言,舌质黯淡,苔薄,脉细或细弱,沉细,无力。治疗原则:补气养血。中药汤剂:八珍汤(《正体类要》)合归脾汤加减。药物组成:党参、白术、茯苓、甘草、黄芪、龙眼肉、大枣、当归、香附、白芍、鸡血藤、桂心。辨证加减:失眠心烦不寐者加远志、炒枣仁、茯神;转移肿块增大者加白花蛇舌草、石见穿、山慈菇、龙葵。痛甚者加乳香、没药、三七粉(冲服);红肿溃烂者加草河车、凤尾草、蒲公英、紫草、醒消丸(吞服);出血甚者加阿胶、地榆炭、蒲黄炭。

(4)肝肾阴虚。临床表现:经事紊乱,伴有腰膝酸软,头晕目眩耳鸣,身倦乏力,经前期乳房胀痛,乳肿结块,或坚硬如石,推之不移,舌质黯,苔薄,脉弦细或无力。治疗原则:滋补肝肾。中药汤剂:知柏地黄丸加减。药物组成:知母、黄柏、熟地、山药、山茱萸、茯苓、丹皮、泽泻。辨证加减:乳房结块坚硬者加全瓜蒌、夏枯草、山慈菇;气血虚衰者加熟地、鸡血藤、党参、黄芪;腰酸膝软,月经不调者加菟丝子、熟地;脾肾阳虚,大便溏泄,身倦乏力,畏寒肢冷,加黄芪、党参、白术、附子、干姜;肝肾阴虚,五心烦热,头晕目眩耳鸣,加熟地、茯苓、丹皮、知母;失眠,盗汗,潮热加龟板、鳖甲、地骨皮等药物。

(三)其他中医治法

1.中药外治法

(1)中药贴敷疗法:穴位贴敷疗法作为中医外治法的一部分,是中医辨证论治的另一体现。穴位贴药治疗疾病依据中医学的经络学说,属灸法的延伸。药物组方多选生猛燥烈,具有刺激性及芳香走窜的药物。现代医学也认为穴位敷贴疗法不但可以直接通过药物的作用起到治疗疾病的效果,还可通过穴位贴药刺激穴位,以及药物的吸收、代谢对机体的有关物理、化学感受器产生影响,直接反射性的调整大脑皮质和自主神经系统的功能,通过细胞免疫和体液免疫,增强机体的抗病能力,从而达到治疗和预防疾病的目的。

1)注意事项:①对久病体弱消瘦,以及严重心脏病、肝脏病的患者,使用药量不宜过大(特别是利水药物和一些有毒药物),贴敷时间不宜过久,以免发生呕吐、眩晕等。可以采用日用夜停、夜用日停、今用明停等间歇贴敷法。②使用膏剂贴敷穴位,应注意膏的软硬度,并须及时更换,以防药膏干燥,裂伤皮肤,引起疼痛或溃烂。③使用穴位贴药前,对病员要详细询问病史。皮肤过敏的患者不能使用此法。应用过程中若出现皮肤过敏现象如皮肤瘙痒、潮红、出现水泡应立即停用。④为了取得较好疗效,敷贴期间禁食生冷、刺激性食物、海鲜等发物,以免影响治疗效果。

2)取穴原则:以阴阳、脏腑、经络和气血等学说为依据,在"循经取穴"的指导下,取穴原则可包括近部取穴、远部取穴、取阿是穴、随证取穴和经验选穴等。

3)中药贴敷方:中药贴敷多选气味俱厚之品,一则易透入皮肤起到由外达内之效;二则气味俱厚之品经皮透入,对穴位局部起到针灸样刺激作用;三则其所含芳香性物质,能促进药物的透皮吸收,即起到皮肤渗透促进剂的作用。几乎每方都用姜、葱、韭、蒜、槐枝、柳枝、桑枝、桃枝、风仙、菖蒲、木鳖、山甲、蓖麻、皂角等气味俱厚之品。贴敷药常用药不止走一经治一症,用多味药物汇而集之。①仙人掌膏:仙人掌 30 g、三亚苦 30 g、马鞍草 15 g、夜香牛 15 g、兰花草 15 g、半边旗 9 g、白骨四方全 9 g、小猛虎 9 g、马齿苋 9 g、蜂窝草 9 g、大果 9 g、曼陀罗叶 6 g、小果 6 g,以鲜品捣烂加冷水或醋酸调匀,每剂分成 3 份,每天外敷肿块处 1 份,连敷 6~9 天。若病灶在乳头线以上,另加乳香 9 g、没药 9 g 煎水分服。适用于乳腺癌患者。②鲫鱼山药膏:活鲫鱼 1 条、鲜山药 50~150 g、麝香 0.5 g、冰片 0.5 g。鲫鱼去头、尾及内脏,鲜山药去皮后,2 味共捣如泥,加入麝香、冰片混匀,用时将上药涂患处,外用纱布固定,每 7 天一换。适用于乳腺癌初起患者。③珍珠膏:珍珠 0.2 g、炉甘石 3 g、生龙骨 3 g、轻粉 1.5 g、冰片 0.6 g。上药共研细末,麻油调匀,外敷于溃疡面,每天换 1 次。适用于乳腺癌溃烂,久不收口者。④麝香硼砂散:冰片、硼砂、卤砂、珍珠母、樟脑、康谷老各 5 g、麝香 1 g。上药共研细末,用鸡蛋清调和成糊状备用。用时将药糊装入油纸袋内,背面刺几个小孔,置癌肿面上,并与固定,干则更换。适用于乳癌疼痛剧烈者。⑤芙蓉泽兰膏:芙蓉叶、泽兰叶、黄柏、黄芩、黄连、大黄各 50 g、冰片 6 g。上药除冰片外共研细末,过重箩,入冰片 6 g,用凡士林调成 20% 软膏,外涂于患处。适用于乳腺癌伴感染者。⑥蟾雄膏:大黄 100 g,乳香、没药、血竭各 50 g,蟾酥、雄黄、冰片、铅丹、皮硝各 30 g,卤砂 10 g、麝香 1 g。共研细末,用米醋或温开水或猪胆汁调成糊状,摊在油纸上(或将粉末撒在芙蓉膏药面上)贴敷患处,日换 1 次。治疗癌性疼痛。

(2)中药泡洗疗法:中药泡洗疗法指采用药物煎汤,趁热将全身或局部的皮肤熏蒸、淋洗或浸泡的一种治疗方法。中药常常可以通过泡洗起到温通散寒、活血止痛的效果。

1)注意事项:①泡洗时以微微出汗为宜,汗出过多,对身体没有好处,同时时间不宜过长,尤其对身体虚弱的患者。②泡洗后可以用温水洗一洗泡洗处、减少变态反应的可能。③如果出现变态反应,立即停药。

2)中药泡洗方。组方成分:生黄芪 30 g,当归 10 g,赤芍 10 g,红花 15 g,川芎 10 g,丹参 20 g,牛膝 10 g,桑枝 10 g,炮山甲 9 g,路路通 15 g,地龙 10 g,葛根 15 g,秦艽 10 g,九香虫 6 g,皂角刺 10 g,苏木 10 g,泽泻 10 g,甘草 6 g。手臂红肿热痛加柴胡、黄芩、银花藤、蒲公英。功能主治:活血化瘀、利水通络,治疗乳腺癌术后上肢水肿。用法:每天 1 剂,文武火煎 30 分钟,水煎 2 次,各取汁 200 mL,混合为 400 mL,分早晚泡洗。

(3)中药灌肠疗法:中药保留灌肠是将中药液从肛门注入,使之保留于肠道内并吸收,从而达到全身或局部治疗疾病的目的。灌肠是一种比较好的给药途径,药物通过肠壁的半透膜的渗透性被迅速吸收,而起到全身治疗的作用,特别适用于各种原因引起的不方便服药,或服药后呕吐的患者。

1)注意事项。①灌肠时间的选择:应选择在临睡前,排空大小便后,肠道保留 4 小时以上。每天 1 次为宜,少数患者可一天 2 次。②灌肠液温度:灌肠液温度应在 38~40 ℃,冬天需加温,患者自己用手掌根部测试以不烫手为宜,避免因寒冷刺激肠蠕动影响药物保留时间。③灌肠体位及方法:患者取左侧卧位,两膝屈曲,臀下垫一塑料布保护床褥,插管深度 15~20 cm,导尿管前端用肥皂水或液状石蜡润滑,术者戴一次性手套。④灌肠速度:调节滴速为 50~60 次/分,速度不能太快,否则影响在肠道保留的时间。⑤导管闭塞的处理:滴入时如出现闭塞,液体进不去,可转动导管或将导管稍拉出一点,或摇动灌肠液以免药液沉渣闭塞导管。⑥灌肠结束后的处理:将导管轻轻拉出,臀下垫 1 个软枕,仰卧 30 分钟后再改变体位,以防药液外流。

2)中药灌肠方:便秘是晚期癌症患者使用阿片类药物镇痛治疗中最常见的不良反应,且持续存在于应用阿片类药物的全过程,成为制约阿片类药物镇痛治疗的最大障碍,严重影响疾病的治疗及患者的生活质量。阿片类药物镇痛治疗后易出现口干、便秘、恶心、呕吐等症状,据此分析此类药物多为燥烈之品,易伤阴耗气,使患者体内热毒积聚,津亏液耗,肠道失润,大便燥结;加之久病体衰,长期卧床,气机不利,腑气郁滞,通降失常,大肠传导失司,导致便秘。中药灌肠方中以半夏、旋覆花降逆理气;枳壳、厚朴、莱菔子行气除满;鸡内金消食导滞;玫瑰花行气解郁;大黄泻热通便,荡涤积滞;全方共奏理气降逆、解毒祛瘀、通便泻浊之功。根据临床观察应用理气降逆中药可以有效地治疗阿片类药物所导致的便秘及其相关的恶心、呕吐、厌食等症状,大大提高了患者的生活质量,并使镇痛治疗取得满意效果。

2.非药物疗法

(1)针灸:针灸疗法是在经络学说等中医理论的指导下,运用针刺和艾灸等方法对人体一定的穴位进行刺激,从而达到防治疾病的一种治疗方法,是中医学的重要组成部分。通过对体表的穴位施行一定的操作,以通调营卫气血,调整经络、脏腑的功能而达到治疗疾病的目的。

1)注意事项:①过度劳累、饥饿、精神紧张的患者,不宜立即针刺,需待其恢复后再治疗。②胸、背穴位应斜刺和浅刺,有重要血管均不宜深刺和做大幅度的提插、捻转,针刺时患者不要转动体位。③局部皮肤有瘢痕、溃烂者均不宜针刺。

2)针刺方案:①减轻术后上肢淋巴水肿。穴位组成:阿是穴、合谷、肩髃、外关、曲池、肩井、肩贞、肩髎、臂臑、中府、列缺、水分、阴陵泉、足三里、太冲等。功能主治:疏通经脉,运行气血,活血化瘀,调理脏腑。治疗乳腺癌术后上肢淋巴水肿。用法用量:每周治疗 5 次,每次 20 分钟,3 周为 1 个疗程。②中草药热刺激疗法。穴位组成:乳中穴、乳根穴、华盖穴、五堂穴、膻中穴、期门穴、幽门穴、天突穴、中庭穴、上脘穴、中脘穴、天池穴及风门穴、膏肓穴、天宗穴、神堂穴、心俞穴、神道穴、膈俞穴、灵台穴、肝俞穴、胆俞等。功能主治：止痛、消炎、散结。用法用量：将特制的中草药散剂放在布袋内，加热到较高的温度后，放置在体表病灶部位或有关的穴位上进行短时间药热刺激。

（2）推拿：推拿是一种非药物的自然疗法、物理疗法。通常是指医者运用自己的双手作用于病患的体表、受伤的部位、不适所在、特定的腧穴、疼痛处，具体运用推、拿、按、摩、揉、捏、点、拍等形式多样的手法，以期达到疏通经络、推行气血、扶伤止痛、祛邪扶正、调和阴阳的疗效。

1）注意事项。①用力恰当：因为过小起不到应有的刺激作用，过大易产生疲劳，且易损伤皮肤。②掌握推拿保健的时间：每次以 20 分钟为宜，最好早晚各 1 次，如清晨起床前和临睡前。③为了加强疗效，防止皮肤破损，在施推拿术时可选用一定的药物做润滑剂：如滑石粉、香油、按摩乳等；若局部皮肤破损、溃疡、骨折、结核、肿瘤、出血等，禁止在此处做推拿保健；自我推拿时，最好只穿背心短裤，操作时手法尽量直接接触皮肤。④在过饥、过饱、酗酒或过度疲劳时，不要做保健推拿。⑤有骨转移或疑似骨转移、重度骨质疏松的患者不应进行推拿治疗。

2）推拿方案、部位、手法：依据中医基础理论，通过推拿手法直接作用于乳房和其他部位及特定穴位，纠正经络偏差，疏通乳络，理气散结，通络止痛，调和气血，达到治疗乳腺疾病的目的。对于乳腺癌术后上肢水肿的患者，西医治疗除采用利尿、消炎、微波及指导患者进行功能锻炼外，尚无有效便捷的内科保守治疗方法，中医药在此方面治疗上具有一定的优势。如王天松等采用循经揉压及艾灸循经取穴：天泉、曲泽、大陵、劳宫、中冲治疗乳腺癌术后上肢肿胀患者 30 例。先采取揉压法从天泉穴开始揉压至中冲穴，对大陵、劳宫应重压，然后将艾条点燃，在距穴位 1 寸左右进行艾灸，顺序则从中冲穴到天泉穴，每个穴位灸 5～10 分钟，灸至皮肤红晕为度，每天 1 次，连续治疗 15 天，配合肢体功能锻炼，30 天后评价疗效，发现优 26 例，占 86.7%；良 3 例，占 10.0%；差 1 例占 3.3%，疗效优于单纯肢体功能锻炼组（$P < 0.05$）。

五、预防与调护

（一）严密监测乳腺癌高危人群
严重高危人群是指有明显乳腺癌家族倾向，一级亲属绝经前患乳腺癌及乳腺癌相关基因阳性，既往有乳腺癌、乳腺导管内癌、小叶原位癌或非典型性增生的患者。

（二）普及妇女自我检查法
检查者站立在穿衣镜前，仔细观察两乳房外观有无改变，然后平卧于床上，将枕头垫于肩下，使肩部抬高，将手臂举过头，左手指并拢，平放在右乳房表面，利用指端掌面轻柔地进行乳房各部位的触摸。检查从乳房外上象限开始，沿顺时针方向依次进行，然后用右手以同样方法检查左侧乳房。该检查最好在月经期后 1 周左右进行。

（三）纠正成年妇女的不良生活及行为习惯
煎炸类、烧烤类食品含有较多的苯并芘、丙烯酰胺等致癌物，长期使用提高女性患乳腺癌的概率。日常应多食牛奶、鱼类、肉类、家禽类、豆制品等蛋白质含量高的食物，多食含维生素丰富的水果即新鲜蔬菜，多食谷物，少食高脂肪食物。

六、研究进展

乳腺癌是女性最常见的恶性肿瘤之一，目前治疗强调以包括手术、放化疗、内分泌、中医药等为一体的综合治疗。中医药治疗可以贯穿于综合治疗的任何一个环节，且近年来在乳腺癌的病因病机、治则治法、辨证分型治疗、专方验方治疗及外治等方面均取得了长足的进步,弥补了西医治疗的不足。

(一)病因病机

乳腺癌的病性为本虚标实,本虚以肝、脾、肾为主,标实以气滞、血瘀、痰浊、热毒为多。唐汉钧认为乳腺癌是机体正气虚弱,外邪入侵导致气血瘀滞,邪浊交结所致,正虚包括脏腑功能减退、气血阴阳失调,机体抗病能力的降低等内环境失调;邪实包括各种致病因素导致气滞、血瘀、痰凝、湿聚等互相交结。金静愉认为乳腺癌的病因虽有情志、饮食、体质、外因等因素,但总体病机以痰瘀阻络、化热成毒为主。王桂绵认为乳腺癌多由于忧思郁怒、邪毒内蕴而生。气滞、毒邪是发病之因,正气受损,瘀血阻滞,为病之渐,痰浊内停为病之成。郁在气分、毒在血分,郁毒互结,而成乳岩。宁全福等认为乳腺癌的病因病机可概括为肝郁气滞,冲任失调,热毒瘀结。

总体来说乳腺癌的发生及其机理离不开一个"郁"字,在病因上为情志抑郁,忧思恼怒;在病机上则为肝气郁结,气火内盛。

乳腺癌病因病机的复杂性需要我们开展中医病因与现代医学不同角度和不同层次客观指标的关联规律研究,并且要进行复杂调控网络的关系、动态演变研究,多学科技术和方法的交叉融合有助于乳腺癌中医病因病机的科学阐释。

(二)治则治法

目前治疗乳腺癌的大法概括起来有疏肝清热、清肝解郁、养血调肝、益气养荣、清气化痰、大补气血、健脾和胃、滋阴补肾、活血养血、清热解毒等。

王居祥指出乳腺癌的治疗重点在于"调肝清热、益肾助阳",疏肝之中勿忘清火,即清郁热、清痰热、清瘀热。卞卫和提出术后整个治疗过程中应以益气活血为基本大法,益气扶正治其本,活血化瘀治其标,通过中药扶助正气,调整机体趋于平衡,使正气恢复,达到正胜邪消的目的,增强机体对癌细胞的耐受性,控制癌细胞的增殖和活动,从而提高生存期。宁全福认为治疗乳腺癌应强调从肝郁出发,以疏肝解郁为主,在坚持疏肝解郁的基础上,配合消肿散结、清热解毒、通络止痛、益气养血、滋补肝肾等法,随证变通,可取得良好效果。王桂绵认为治疗乳腺癌重点是健脾化痰,同时应针对病因予以疏肝解郁、清热解毒。

(三)辨证论治

目前对乳腺癌的辨证分型,各地尚不统一。但总的依据阴阳盛衰、气血虚实、脏腑病机,以及邪毒性质进行归类分型。这些证型基本能反映乳腺癌病情发展的不同阶段的规律。

余桂清将乳腺癌分为4型:肝郁气滞型、脾虚痰湿型、瘀毒热结型、气血双亏型,分别予以疏肝理气,养血散结(以逍遥散加减);健脾祛湿,散结化痰(以六君子汤加减);解毒化痰,扶正祛邪(以桃红四物汤加减);益气养血,温阳解毒(以八珍汤加减)治疗,同时在中医辨证分型的基础上,有选择地加以1～2味具有现代药理研究结果的中药。如出现肺转移,常投以沙参、麦冬、鱼腥草、贝母、百部等;如出现肝转移,常投以茵陈、龙葵、八月札、凌霄花等;如出现骨转移,常投以川断、牛膝、透骨草、木瓜、威灵仙等。刘胜等对302例乳腺癌术后患者进行回顾性分析和多元统计,建立了乳腺癌术后的分型标准,将术后患者分为气虚、阴虚、肝郁、冲任失调及脾虚痰湿型,对于提纲挈领地辨治乳腺癌术后患者,具有一定的指导意义。龙浩等将34例晚期乳腺癌患者分为热毒蕴结、气滞血瘀型,气血亏虚、冲任失调型,肝肾阴亏、痰湿内阻型3型,分别予龙胆泻肝汤合柴胡疏肝散加减、八珍汤合逍遥散加减、一贯煎合参苓白术散加减治疗,同时对体质尚好者,配合生物碱、内分泌,以及免疫治疗。结果发现患者的中为生存期为13.6个月,卡氏评分提高的患者达 85.3%(29/34)。田劼丹等认为乳腺癌患者早、中期多为肝郁气滞,冲任不调,痰瘀互结之实象,晚期多为气血亏虚之虚象,治疗上对证予以逍遥散加减、二至丸合二仙汤加减、化岩汤加减、归脾汤加减治疗治疗。

(四)存在问题及展望

中医药治疗从整体出发,调整机体阴阳、气血、脏腑功能的平衡,结合内治和外治,根据不同的临床证候,因人因时而异,灵活变通,辨证施治,对乳腺癌术后并发症及减轻乳腺癌放化疗等辅助疗法所致的毒副作用具有积极意义,对增进乳腺癌术后患者的体质恢复,改善患者的生存质量,提高生存率,降低发病率等都有着重要的临床意义和广泛的应用前景。但是总体来说中医药在乳腺癌综合治疗中地位不高,临床研究尚处于摸索阶段,没有统一的辨证及疗效标准;大样本临床观察少;实验研究少;没有研发出疗效显著、服用方便的制剂等。如何发挥中医药、中西医结合优势;如何从现代科学的角度阐明中医药治疗乳腺癌的机制,探究中医药治疗乳腺癌的作用机制和确切疗效,增强中医治疗的可信性;如何引用流行病学的调查方法,进行大样本调查及科学统计,以得出具有客观性、系统性和可重复性的结果,为中医药治疗乳腺癌提供确实的临床基础和依据是我们所面临的严峻挑战。

(沈宝美)

第二节 甲状腺癌

一、概述

甲状腺由两个侧叶和峡部构成,甲状腺侧叶的背面附有甲状旁腺,它产生的激素具有调节钙、磷代谢的重要作用。甲状腺有内外两层被膜包裹,内层被膜固定于气管和环状软骨上,故可随吞咽上下移动。甲状腺内被膜直接附于腺实质表面,并发出许多结缔组织小隔伸入腺实质,将甲状腺分隔成许多小叶,每个小叶由 20~40 个滤泡组成。滤泡上皮细胞分为滤泡主细胞和滤泡旁细胞两类。滤泡主细胞主要产生甲状腺激素,包括四碘甲状腺原氨酸(T_4、甲状腺素)和三碘甲状腺原氨酸(T_3)。滤胞旁细胞又称亮细胞、C 细胞,是产生降钙素的细胞。甲状腺激素(T_3、T_4)作用。为促进机体各种细胞代谢过程,增强许多器官的生理活动,也影响胎儿发育,婴儿成长和骨骼的成熟等,对神经组织的生长和分化起重要作用。降钙素主要作用是通过防止骨质吸收来降低血清钙,恰与甲状旁腺素作用相反。

甲状腺的主要功能是摄取和储存碘以及合成和分泌甲状腺激素。滤泡上皮细胞的功能受大脑皮质-下丘脑-脑垂体前叶系统的控制和调节,下丘脑分泌一种促甲状腺释放激素(TRH)促进垂体前叶分泌促甲状腺素(TSH),促进甲状腺素(T_3、T_4)合成和分泌,甲状腺激素的增加又对垂体有抑制作用,TSH 便减少,从而维持甲状腺激素水平和人体内在活动的动态平衡。有些甲状腺肿瘤的生长对促甲状腺素(TSH)有依赖性,服甲状腺素后,可限制促甲状腺素的分泌,从而抑制肿瘤的生长。有些甲状腺肿瘤样疾病,由于体内甲状腺激素减少,促甲状腺素的分泌增加,促使甲状腺本身增生和肥大。

甲状腺癌属中医"瘿瘤"的范畴。《说文解字》说"瘿",颈瘤也。中医学根据不同的病因、病机及临床表现,分为各种不同的瘿瘤,中医文献多有"五瘿"之分。宋代陈无择著《三因方》对瘿瘤的分类,"坚硬不可移者名筋瘿;赤脉交结者名血瘿;随忧愁消长者名气瘿"。其中有关石瘿的描述与甲状腺癌相似。

二、病因病机

(一)发病机制

现代医学认为,甲状腺癌致病因目前尚不能找到,但从流行病学调查、肿瘤实验性研究和临床观察,甲状腺癌的发生可能与下列因素有关。

1.放射线损伤

放射线一方面可导致甲状腺细胞的异常分裂,导致癌变;另一方面使甲状腺破坏而不能产生甲状腺素,由此引起促甲状腺激素(TSH)的大量分泌也能促发甲状腺细胞癌变。

2.缺碘和高碘

曾有人饲鼠以低碘食物,诱发甲状腺良性及恶性肿瘤。流行病学调查表明,在地方性甲状腺肿流行区,甲状腺癌的发病率较高。沿海高碘地区,甲状腺癌的发病率亦较常发生,高碘饮食亦有诱发甲状腺癌的报道。值得注意的是缺碘地区发病多为甲状腺滤泡癌,而高碘地区多为乳头状癌。

3.内分泌紊乱

有人认为"下丘脑-垂体-甲状腺轴"系统平衡失调和甲状腺癌的发生有一定关系。临床上用甲状腺激素治疗甲状腺癌,能抑制原发癌和转移癌的发展。动物实验观察,当鼠血中 TSH 升高时,会促使甲状腺增生,形成结节和癌变,而加用甲状腺激素,能使癌发病率降低。女性激素有可能为致癌因素之一,雌激素主要通过促使垂体释放促甲状腺素(TSH)而影响甲状腺,当血中雌激素水平升高时,TSH 水平也升高。

4.遗传因素

据报道,5%～10%甲状腺髓样癌有明显的家族史,在甲状乳头状癌患者中有 3.5%～6.2%具有阳性家族史,推测这类癌的发生可能与染色体遗传因素有关。

5.其他甲状腺病变

一些甲状腺增生性疾病,如腺瘤样甲状腺肿和功能亢进性甲状腺肿,分别有约 5%及 2%合并甲状腺癌。多年生长的甲状腺瘤,也偶可发生癌变。

(二)中医病因病机

中医认为引起甲状腺癌的主要病因是情志内伤及饮食失调。

1.情志内伤

由于长期忿郁恼怒或忧悉思虑,致肝郁不舒。肝为刚脏,喜条达舒畅,情志不舒,不能遂其条达之性,尽其疏泄之能,则气机郁滞,日久肝气横逆,木壅侮土,脾胃受伤,脾不健运,痰湿内聚,气机不畅,肝气夹痰、夹瘀循厥阴之脉,聚结颈前,留而不去,则成瘿瘤。《济生方》曰:"夫瘿瘤者,多由喜怒不节,忧思过度,而成斯病矣"。

2.饮食失调

饮食水土宜致脾失健运,水湿内停,聚而成痰,痰浊内阻,导致气滞血瘀痰凝颈前而成本病。

3.体质因素

妇女的经、孕、产、乳等生理特点与肝经气血有密切关系,遇有情志不遂、饮食失调、水土失宜等致病因素,更易损伤肝脾而起气郁痰结、气滞血瘀以及肝郁化火等病理变化,故女性比男性易患甲状腺癌。

三、西医病理

甲状腺癌的病理分为分化型,未分化型和髓样型。分化型甲状腺癌又分为乳头状癌和滤泡状癌。分化型癌约占90%,预后良好,术后10年生存率高。未分化型预后差,髓样癌居两者之间。

(一)乳头状腺癌

在甲状腺癌中最常见,占甲状腺癌的60%～70%,女性和40岁以下患者较多。恶性度低,病程发展缓慢,从发现肿块到就诊时间,5年以上者占31.6%,病程最长者可达20年以上,肿瘤多在一侧,少数在双侧或峡部发生。多为单发,少数为多发。颈淋巴结转移具有发生率高,出现早,范围广,发展慢等特点。瘤体较大者常伴有囊性改变,穿刺可吸出浅棕黄色液体,易误诊为囊肿,血行较移少见。

(二)滤泡性腺癌

占甲状腺癌的15%～20%,可见于任何年龄,多发于中老年女性。一般病程较长,生长缓慢,属中度恶性。原发瘤一般较大,一般为数厘米或更大,多为单发,少数为多发或双侧、实性、硬韧、边界不清。易发生远处转移,以血行转移为主,伴随远处转移率可达33%,常见转移到肺和骨骼。较少发生淋巴结转移,发生淋巴结转移多为较晚期表现。

(三)髓样癌

占甲状腺癌的5%～10%,本病于1959年Hazard正式命名为甲状腺髓样癌(MTC)。临床上MTC可分为散发性和家族性,后者为一特殊的常染色体显性遗传性内分泌综合征,属多发性内分泌腺瘤,同时患甲状腺髓样癌、嗜铬细胞瘤、甲状旁腺瘤、神经节瘤。

四、诊断与鉴别诊断

(一)临床表现

1.甲状腺肿大或结节

甲状腺肿大或结节为常见症状,早期发现甲状腺内有坚硬的结节,可随吞咽上下移动。

2.压迫症状

当肿瘤增大至一定程度时,常压迫气管,使气管移位,并有不同程度的呼吸障碍症状,当肿瘤侵犯气管时,可引起吞咽障碍,当肿瘤侵犯喉返神经时,可出现声嘶哑。

3.颈淋巴结肿大

当肿瘤发生颈淋巴结转移时,常见颈上、中、下淋巴结可触及肿大。甲状腺癌由于其病理类型不同,临床表现也有不同。甲状腺髓样癌多见于30～40岁,男女发病无明显差别;大多数以甲状腺肿块而就诊,病程较长,可10天至20年不等,肿块质地较硬,可有轻度压痛,家族性MTC多累及双侧,而散发性MTC常仅累及一叶甲状腺。

MTC恶性程度高,转移率常发生颈淋巴结转移,也可血行转移至肺、肝和骨骼。MTC来源于滤泡旁细胞(C细胞),能产生降钙素(CT)、前列腺素(PG)、5-羟色胺(5-HT)、肠血管活性肽(VIP)等,故患者可有顽固性腹泻,每天数次到十余次不等,便前可伴有腹痛和急迫感,多于饭后和夜晚加重,癌灶切除后,腹泻消失,复发或转移时腹泻又出现,可伴有面部潮红和多汗等颇似类癌综合征或其他内分泌失调的表现。

4.未分化癌

未分化癌又称间变癌,是一种高度恶性的肿瘤,约占甲状腺癌的 8%。未分化癌由一系列分化不良的癌细胞所组成,包括梭形细胞癌、巨细胞癌、小细胞癌、鳞状细胞癌、巨细胞癌最多见。其发病以老年人居多,一般在 60 岁以上。未分化癌可由良性肿瘤及分化好的乳头状腺癌、滤泡状腺癌间变而来,因此患者常有多年甲状腺瘤或甲状腺肿大的病史,近期突然增大,病情进展迅速为其最重要的临床特征。肿块很快累及邻近器官而出现声嘶、咳嗽、吞咽困难及颈部疼痛等症状。检查时可见双侧甲状腺及颈部弥漫性巨大实性肿块、质硬、固定、边界不清,广泛侵犯邻近组织。颈部淋巴结转移率高,通常淋巴结可被甲状腺原发癌所累及包绕,故临床上多不易触及。易发生血行转移,具有转移快,死亡率高的特点。

(二)诊断要点

1.临床诊断

甲状腺癌患者初诊时多以甲状腺结节为主诉,要判断为良恶性并不容易。因此当临床触及甲状腺肿大结节时,需要详细了解病史、症状和体征。对甲状腺肿块,应注意形态、大小、肿块为单发或多发、肿物质地、表面是否光滑、有无触痛、活动程度、是否随吞咽上下移动,还应注意颈部淋巴结有无肿大等,此外还需结合实验室、超声及 CT、MRI 检查等各方面资料进行综合分析,必要时可行穿刺活检、手术探查、颈淋巴结活检等进行病理检查,以明确诊断。

临床上,除未分化癌有明显的恶性体征易于诊断外,其他 3 型,有下列情况者,应考虑为甲状腺癌。

(1)男性与儿童患者,癌的可能性大,儿童期甲状腺结节 50% 为癌,应高度警惕。

(2)在非地方性甲状腺肿病区,青年尤其女性,曾在幼儿期接受过颈或上胸部放射治疗者。

(3)有甲状腺髓样癌家族史,伴有腹泻、类癌综合征或阵发性高血压。

(4)颈前肿块大小不论,质硬、凹凸不平、活动受限或固定。

(5)肿块短期内突然增大为实性结节,或产生压延症状,如呼吸不畅或声哑,但应排除良性甲状腺囊腺瘤等合并囊内出血的情况。

(6)肿物较大,外形不规则,活动度差,囊性,穿刺吸出棕黄色液体(甲状腺肿多为胶样物),X 线片见肿物散在不整形较小的钙化。

(7)颈淋巴结肿大。

2.穿刺细胞学检查

原发灶或颈淋巴结的穿刺活检常可得到确诊。有学者报道其确诊率可达 95%,但诊断滤泡状癌有困难。

3.X 线检查

颈部正侧位片可显示肿瘤内的钙化影响为云雾状或砂粒状,边界不规则,如气管左右径狭窄,前后径正常,提示甲状腺癌浸润气管壁。吞钡检查,有助于了解食管是否受累。胸部及骨骼片,了解有无肺及骨转移。

4.放射性核扫描

应用放射性核素 ^{131}I 或 ^{99m}Tc 等的甲状腺扫描,正常甲状腺最高 30%,而甲状腺癌一般在 10% 以下,有助于协助判断甲状腺肿块的性质。甲状腺癌的扫描图像大多为冷、凉结节。但功能亢进的滤泡状腺癌,有较强的摄碘功能而显示温或热的结节。

5.B超

B超可探测甲状腺肿块的形态、大小、数目，并确定其为囊性还是液性，实性或囊实性。内部回声不均匀，边界不清楚和不规则肿块，点状强回声常提示为恶性。B超对鉴别良、恶性肿瘤，特别对甲状腺癌的筛选有一定的特异性。

6.CT 和 MRI 扫描

CT 和 MRI 可清楚显示甲状腺肿块的形态、大小以及周围组织、器官的关系；提示癌肿浸润范围，转移部，为确定手术方案提供依据。甲状腺癌典型 CT 表现为边界模糊，形态不规则、病灶密度不均匀，增强扫描呈明显不均匀强化，病灶与邻近结构间脂肪间隙消失。

7.实验室检查

较有特异性的是用放射免疫法测定血清降钙素诊断髓样癌，正常人血清降钙素为 $0.02\sim0.04$ mg/mL，而髓癌患者可达$1\sim540$ mg/mL，具有特异性和敏感性，也可作为术后复发或转移的指标而提示预后。

甲状腺球蛋白的测定来源于滤泡上皮的甲状腺癌、血中甲状腺球蛋白（Tg）的含量可异常增高。通过免疫法测定 Tg，对甲状腺癌的诊断有一定帮助，但缺乏特异性。一般认为 Tg 值在 $1\,000$ mg/mL 以上对诊断恶性肿瘤有意义（髓样癌除外）。同时 Tg 对判断疗效有意义，肿瘤治愈 Tg 可恢复正常，有残留时，Tg 值不下降，而复发或远处转移时则又增高。

（三）鉴别诊断

1.甲状腺腺瘤

病理分为滤泡性腺瘤和乳头状腺瘤两类，多见于 $20\sim30$ 岁的年轻人，多为单结节，边界清、表面光滑，生长缓慢，当瘤内出血时结节突然增大，局部腹痛，无颈淋巴结转移和远处转移，约 10％会癌变。治疗原则应早期切除。

2.结节性甲状腺肿

结节性甲状腺肿多见于地方性甲状腺肿地区，沿海地区较少。一般在缺碘性甲状腺肿的基础上发展而来，多见于中年以上的妇女，病程很长可达数十年，病变累及双侧甲状腺，为多结节，大小不一，结节表面光滑，可随吞咽上下移动。可有囊性变、钙化区。一般不出现压迫症状，可有局部重坠感。部分患者可合并甲状腺功能亢进。少数可发生癌变，肿块迅速增大，并可出现向周围组织浸润现象。治疗：除恶性病变及产生并发症外，一般保守治疗。

3.慢性淋巴细胞性甲状腺炎

本病多发先在 45 岁以上的妇女，35 岁以下少见，为慢性进行性双侧甲状腺肿大，橡皮样硬实，扪诊时整个腺叶轮廓坚实，临床上与癌难鉴别。一般无症状，基础代谢常偏低，扫描甲状腺内碘分而普遍稀疏。颈部软组织 X 线照片无钙化灶，测定甲状腺自身抗体滴度升高，可帮助确诊。

本病对肾上腺皮质激素反应较敏感，一般口服泼尼松 5 mg，每天 3 次，不宜过多，避免术后发生黏液水肿。用少量 X 线（$800\sim1\,000$ Gy）照射，效果好。

五、治疗

（一）中医治疗

石瘿的发生主要由于情志内伤，饮食失调致痰浊内生、气郁痰聚、气血壅滞而成气滞血瘀，痰浊积久瘤结而成。气滞、痰浊、血瘀为本病的基本病理。疾病早期以邪实为主，即以肝郁气滞、痰凝湿聚、血脉瘀阻为主要矛盾，治疗以疏肝理气、健脾化湿、化痰散结、活血化瘀，以消、攻为主。

中晚期由于病邪迁延,日久不愈,痰郁化火久耗伤气血,阴精受损,则痰浊、气滞、血瘀壅结愈甚,以致肿块增大,质坚根固、终成虚实夹杂之证,其时以正虚为主,治疗上以扶正祛邪,健脾益气,攻补兼施为原则。

1.基本方治疗

中医认为石瘿的病因病理是由于情志不遂、饮食失调、伤及肝脾,导致肝脾气机失调,致气滞、痰凝、血瘀、凝于颈前,结而成不瘿。

治法:疏肝理气,软坚化瘀。

方药:软坚化瘤汤加味

生牡蛎30 g,夏枯草30 g,昆布12 g,海藻12 g,三棱6 g,莪术6 g,青皮5 g,香附9 g,玄参12 g,浙贝母10 g,山慈菇10 g,黄药子10 g,瓜蒌30 g,蜈蚣1～4条。

本病早中期以消散、攻坚为基本大法,采用化痰散结法,化瘀散结法以及解毒散结法等治之。化痰散结用生牡蛎、昆布、海藻、瓜蒌;化瘀散结使用三棱、莪术、蜈蚣;解毒散结用夏枯草、山慈菇、黄药子、玄参等,再配以疏肝理气药青皮、香附等诸药配伍使用而获效。

2.辨证论治

基本分型:本病的辨证分型尚无统一标准,针对甲状腺癌的气滞、痰浊、血瘀的基本病理以及病久耗伤气血,操作阴精等病理变化,现代医家一般据此辨分3～4型。

(1)肝郁痰湿型。

主症:颈前肿物,质硬,随吞咽上下移动,活动受限;可伴有胸胁胀闷,颈部胀满发憋或咳吐痰涎,舌质淡红苔白腻,脉弦或滑。

治法:理气消瘿,化痰散结。

方药:海藻玉壶汤合柴胡疏肝散加减。

柴胡10 g,香附10 g,夏枯草30 g,昆布15 g,海藻15 g,生牡蛎30 g(先煎),法半夏15 g,黄药子15 g,贝母20 g,猫爪草30 g,青皮10 g,陈皮10 g。

柴胡苦辛微寒,功擅条达肝气而疏郁结;香附微苦辛平,长于疏肝理气,并能行气止痛;青皮、陈皮理气行滞,诸药共奏疏肝解郁、行气止痛之功。化痰散结药昆布、海藻、生牡蛎、浙贝母、法半夏以及解毒散结药夏枯草、猫爪草、黄药子,诸药合用共奏理气消瘿、化痰散结之功。

(2)痰瘀毒结型。

主症:颈前瘿瘤质硬、肿痛如针刺、入夜更甚,或见肿物青筋显露、声音嘶哑、胸闷气憋,呼吸及吞咽困难,舌质紫黯或有瘀斑、脉弦涩。

治法:化痰解毒,活血化瘀。

方药:化痰散瘀汤。

夏枯草90 g,海藻30 g,玄参15 g,浙贝15 g,猫爪草15 g,白花蛇舌草30 g,蒲公英15 g,三棱15 g,莪术15 g,丹参15 g,赤芍15 g,钩藤25 g(后煎),甘草10 g。

方中以大剂夏枯草、海藻化痰散结,夏枯草微寒,功效清肝散结,主治瘰疬,淋巴结及甲状腺肿瘤,有明显消除颈块作用,并伍用玄参,散、养结合,适宜久服。瘀血积久化毒,故白花蛇舌草、蒲公英、猫爪草清热解毒。由于本证系顽痰、瘀血交阻凝结成癌,痰中有瘀、瘀中有痰,故破瘀与化痰并行,用三棱、莪术、丹参、赤芍活血化瘀以攻坚。用钩藤取本义平肝热化痰,药性轻扬走上,且有舒筋活络功用,用之有引经报使之意。本方特取大剂海藻软坚化痰散结,并伍用甘草,使二药之性相激,以提高本方化痰散结的功效,且甘草有调和诸药之效。

（3）气血双亏型。

主症：瘿瘤晚期或经手术、放疗、化疗后复发而见全身乏力、形体消瘦、头晕目眩、心悸气短、口干欲饮、自汗盗汗、纳呆食少、舌质黯淡、苔少、脉沉细无力或细涩。

治法：益气养阴，解毒消瘿。

方药：生黄芪 30 g，太子参 30 g，当归 10 g，石斛 30 g，麦冬 15 g，五味子 10 g，白芍 15 g，白术 10 g，茯苓 15 g，夏枯草 15 g，海藻 15 g。

病久必耗伤气血，损伤阴精而出现气血或气阴亏损等病理变化，治疗以扶正为主。生黄芪、太子参、当归、白芍、白术、茯苓益气补血，五味子、石斛、麦冬养阴生津，由于毒热未清，予夏枯草、海藻解毒散结。

3.辨病选药

（1）常用中草药：辨病选药是指在辨证论治的基础上，可适当选用一些对甲状腺癌有抗癌作用的药物。甲状腺癌的基本病理为痰聚、血瘀、毒结，以下有散结、化瘀、解毒的中药都有较好的治疗作用。

软坚散结药：昆布、海藻、海带、夏枯草、山慈菇、七叶一枝花、猫爪草、威灵仙、生牡蛎、蛤粉、蜈蚣、全蝎、僵蚕、露蜂房、半夏、胆南星、贝母、杏仁、莱菔子、皂角刺、全瓜蒌、白芥子。

活血化瘀药：生蒲黄、五灵脂、丹参、赤芍、三七、土鳖虫、三棱、莪术、乳香、没药、地龙、守宫。

清热解毒药：白花蛇舌草、半枝莲、天花粉、山豆根、猕猴桃根、半边莲、蒲公英、土大黄、鱼腥草、黄药子、白药子、了哥王、大小蓟等。

（2）辨病专方治疗。

五海丸：海螺、海蛤粉各 20 g，海藻、海螵蛸各 15 g，昆布、龙胆草、青术香各 10 g。共研细末，蜂蜜为丸，每丸 6 g，每次 2 丸，每天 3 次，用治各型甲状腺癌。

消坚丸：蜈蚣 6 条、全蝎 30 个、僵蚕、山甲珠、炙蜂房、皂角刺各 9 g，共为细末，炼蜜为丸，金箔为衣，每次 3 g，每天 3 次，用治甲状腺癌痰瘀互结为主型。

黄白汤：夏枯草 15 g，山豆根 15 g，生牡蛎 15 g，黄药子、白药子各 15 g，结核 12 g，留行子 12 g，天葵子 12 g，炮甲珠 9 g，苏梗 9 g，射干 9 g，马勃 9 g，昆布 30 g。水煎服，每天一剂，分两次服用。用治各型甲状腺癌。

补藤汤：女贞子 30 g，旱莲草 30 g，补骨脂 30 g，骨碎补 30 g，透骨草 30 g，鸡血藤 30 g，海藻 30 g，肉苁蓉 30 g，怀山药 30 g，牛膝 15 g，木瓜 15 g。水煎服，每天一剂，分两次服用，用治甲状腺癌并骨转移者。

（二）西医治疗

1.放射治疗

各种类型的甲状腺癌对放射线的敏感性差异很大，几乎与甲状腺癌的分化程度成反比，分化越好敏感性越差，分化越差敏感性越高。因此对未分化癌的治疗主要采用放射治疗，常用剂量为 50～60 Gy（5～6 周）。而分化型甲状腺癌由于对放射线不敏感，一般情况下不单纯行外放射治疗或术后辅助放疗。[131]I 的射线主要为 β 射线，具有破坏甲状腺组织的作用，如肿瘤内含有功能性滤泡能显示出吸碘功能者，可用[131]I 做内放射治疗。因此临床上用来治疗分化型甲状腺癌，特别是血运转移灶（肺、骨）者；甚至有人主张对分化型甲状腺癌患者作常规[131]I 辅助治疗，以提高疗效。治疗时机最好在术后 3～6 周进行，治疗前应禁食碘食物及停服甲状腺素 4 周以利[131]I 摄取。

2.化学治疗

化疗对甲状腺癌的疗效不理想,主要用于分化差或未分化的甲状腺癌,及一些无法手术、术后复发或远处转移的晚期癌的姑息性治疗。以阿霉素(ADM)和 BLM 最有效,有效率可达30％～50％,故多采用含阿霉素及博莱霉素为主的联合化疗方案。对分化型甲状腺癌,目前尚缺乏有效的化疗药物。

六、名家经验

贾堃为中医治疗肿瘤的一代宗师,中国抗肿瘤研究基地奠基人,治疗甲状腺癌的心得。

(1)软坚散结,活血化瘀是治疗甲状腺癌的基础。在甲状腺癌早期,肿块迅速增大,而无其他症状,此时正气未伤,宜早期手术切除和放、化疗杀灭癌瘤并结合软坚散结、活血化瘀中药进行治疗。可服平消片、金星散、补石丸或用海元汤加减,组方:海藻 12 g,昆布 12 g,土鳖虫 10 g,全蝎10 g,益母草 30 g,瓦楞子 30 g,山豆根 10 g,料姜石 60 g,每天一剂,煎 2 遍,混合后分 2 次服。海藻、昆布、牡蛎、夏枯草、法半夏散结化痰、软坚消瘿;土贝母、黄药子、半枝莲清热解毒;陈皮、料姜石健胃理气,降逆镇冲。诸药配伍,有软坚散结、清热解毒、燥湿化痰、理气止痛、解凝消瘿之功。

(2)理气消瘿,化痰解凝乃治疗甲状腺癌之大法。当甲状腺癌继续发展,伴胀痛,并出现胸闷、咳嗽、多痰、舌黯灰、苔薄白或腻、脉弦滑,证属痰湿凝聚,需理气消瘿,化痰解凝,以攻其结,可用海莲汤:海藻 12 g,牡蛎 30 g,夏枯草 30 g,土贝母 10 g,黄药子 10 g,半枝莲 30 g,法半夏 15 g,陈皮 10 g,料姜石 60 g,每天一剂,煎 2 遍,混合后分 2 次服,并用平消片,或补石丸以助软坚散结、活血化瘀之效。贾氏用海藻、昆布、牡蛎、夏枯草、清半夏散结化痰、软坚消瘿;用贝母、半枝莲清热解毒;用陈皮、料姜石健胃理气,降逆镇冲。诸药配伍,有软坚散结、清热解毒、燥湿化痰、理气止痛、解凝消瘿之功。

(3)益气养血,扶正祛邪为要策,甲状腺癌发展到中后期,必会耗伤气血,正气愈虚,癌毒愈炽,如一味攻邪,往往不能收到预期效果,如发现心悸气短、全身乏力、自汗盗汗、声音嘶哑、口干欲饮、头晕目眩、纳少、二便失调、舌质淡黯、少苔、脉沉细无力,证属气血两虚,虚实夹杂,此时治疗之要为益气养血,扶正祛邪。可用芪菊汤加减:黄芪 60 g,沙参 30 g,夏枯草 30 g,山豆根 10 g,重楼 10 g,黄药子 10 g,瓦楞子 30 g,淫羊藿 15 g,野菊花 30 g,昆布 15 g,生地30 g,料姜石 60 g。每天 1 剂,药煎 2 遍,混合后,分 2 次服。并服平消片或金星片。以黄芪、沙参益气养阴,黄药子、七叶一枝花、野菊花、夏枯草清热解毒,生地黄、山豆根补血凉血、消肿软坚,瓦楞子、淫羊藿、昆布软坚散结、温阳消瘿,昆布含碘,而碘是制造甲状腺激素的原料之一,故昆布有增强甲状腺功能、加强抗癌活力,料姜石降逆镇冲,消肿化瘤,诸药配伍,有补气养血、清热解毒、软坚散结、消肿止痛、降逆和胃、温阳消瘤、扶正祛邪之功。

(4)疏肝解郁,理气止痛之法不容忽视。甲状腺癌除其他病因外,多与情志有关。肝郁气滞,气血运行受阻,郁而化火,灼津成痰。肝郁气滞实为元凶,所以疏肝解郁,理气止痛就显得非常重要。如见颈块坚硬、肿胀疼痛、伴胸闷气憋、心烦易怒、头痛目眩、呼吸困难、吞咽障碍、舌质黯紫、脉弦数。此为肝郁气结、气滞痰凝,可用星布汤加减:夏枯草 30 g,天南星 12 g,海藻 12 g,昆布12 g,柴胡12 g,郁金 15 g,瓦楞子30 g,黄药子 10 g,制香附 15 g,全蝎 10 g,蜂房 10 g,料姜石60 g,煎服法:每天一剂,药煎 2 次,混合后,分 2 次口服。并用平消片或金星片或补石丸以加强扶正祛邪之功效。用柴胡、郁金疏肝理气;夏枯草、黄药子清热解毒;天南星、料姜石化痰散结;昆布、海藻软坚消瘿；瓦楞子、全蝎、蜂房、制香附消肿软坚理气止痛。诸药配伍，有疏肝理气、软坚散结、清热解毒、祛痰消瘿、消肿止痛之功。

(5)清肝泻火，化毒散结亦为常用之法。肝郁气滞，日久郁而化火，因而疏肝解郁法中也一定要有清热解毒之药物，但其侧重在疏肝理气。如症见肿块坚硬不平、呼吸及吞咽困难、伴灼热疼痛、头痛声嘶、咳嗽、咳黄痰、小便黄、大便干结、舌绛、苔黄、脉滑数，则为肝火郁滞，毒热蕴结。这时疏肝理气嫌无力，应予清肝泻火，化毒散结，可用菊元汤加减：重楼 10 g，山豆根 10 g，鱼腥草 30 g，瓦楞子30 g，白花蛇舌草 60 g，郁金 15 g，野菊花 30 g，柴胡 15 g，全蝎 10 g，土鳖虫 10 g，料姜石 60 g，每天 1 剂，煎 2 遍，混合后，分 2 次口服。并用平消片或金星片，以助抗癌。

（沈宝美）

第三节 原发性肝癌

一、概述

原发性肝癌(PLC)可起源于肝细胞、胆管上皮细胞、内皮细胞，以及结缔组织间质细胞，是最常见的恶性肿瘤之一。据国际癌症研究中心(IARC)估计，2000 年全球肝癌发病数为 56.4 万人。其中我国肝癌发患者数为 30.6 万，死亡人数为 30 万，分别占全世界的54.26%和54.64%，且由于肝癌起病隐匿，就诊时多数为中晚期，在肿瘤相关死亡中位居第二。我国肝癌中，肝细胞癌(HCC)占 80%～90%，其次为胆管细胞癌和混合细胞癌。本病起病隐匿，进展迅速，疗效差，病死率高。本病可发生于任何年龄，以 40～49 岁为多，男女比(2～5)∶1。原发性肝癌属于中医学中"肝积""臌胀""瘀黄""肥气""积聚"等范畴。

二、病因病机

(一)发病机制

1.病毒性肝炎

乙型肝炎和丙型肝炎病毒感染作为肝癌的直接病因目前尚未得到证实，但是就目前研究认为肯定与肝癌的发生密切相关。依据如下。

(1)流行病学结果提示病毒性肝炎与原发性肝癌的发病率的地理分布相一致；原发性肝癌患者中约 1/3 有慢性肝炎史；高发区人群 HBsAg 阳性率高于低发区。

(2)组织学显示肝癌细胞中有 HBsAg 存在。

(3)分子生物学证实乙肝病毒的 DNA 序列可整合到宿主肝细胞核 DNA 中。

2.肝硬化

一般认为血吸虫性肝纤维化、胆汁性和淤血性肝硬化与原发性肝癌的发生无关。在欧美国家肝癌常发生在酒精性肝硬化的基础上，而我国与病毒性肝炎有关。依据如下。

(1)原发性肝癌合并肝硬化者占 50%～90%。

(2)病理发现肝癌合并肝硬化多为肝炎后的大结节性肝硬化。

3.黄曲霉素（AF）

黄曲霉素 B_1 是具有强烈毒性的致癌物质，被列为一类致癌物。依据如下。

（1）流行病学发现在粮油、食品受 B_1 黄曲霉素污染严重的地区，肝癌的发病率高。

（2）动物实验发现 AF 可使多种动物急性和慢性中毒，急性中毒主要是肝坏死、出血、肾炎和肺充血，慢性主要致突变、致畸和致癌作用。

4.饮用水污染

目前研究提出饮用水是独立于肝炎病毒感染和黄曲霉素等以外的肝癌危险因素，其有机致癌物质（如六氯苯、苯并芘等）污染与发病密切相关。

5.其他化学物质

乙醇等。

（二）中医病因病机

中医的肝癌，可说是包括肝脏所有之"邪"积，尤以蕴毒为最。《中藏经》曰："痈疽疮毒之所作也，皆五脏六腑蓄毒不流则生矣。"宋代杨士瀛《仁斋直指方》亦云："癌者，上高下深，岩穴之状，颗颗累垂……毒根深藏，穿孔透里。"这些论述明确指出了癌症发病过程中毒邪的致病性、侵袭性及转移性。

中医学文献中虽无原发性肝癌这一病名，但类似的记载十分丰富，如《灵枢·水胀》谓："腹胀身皆大，大与肤胀等也，色苍黄，腹筋起，此其候也"。中医藏象学说认为，主疏泄及藏血是肝的两大主要生理功能。《临证指南医案·肝风》有"肝体阴而用阳"之说。肝癌的病位在肝，病机责于肝气郁结凌脾而致脾气亏虚；肝郁化火伤阴导致肝阴受损，肝肾精血同源，连及肾水匮乏；肝胆互为表里，肝失疏泄则胆汁排泄不畅，胆腑功能失调。肝为刚脏，特性主升散、调达，故肝癌为病，阴虚阳亢者多，阳虚阴盛者少，常见肝火内盛的阳亢征象，如《西溪书屋夜话录》中云："肝火燔灼，游行于三焦，一身上下内外皆能为病，难以枚举，如目红颧赤，痉厥狂躁，淋秘疮疡，善饮烦渴，呕吐不寐，上下血溢皆是"。

中医学认为肝癌的病机是由于正气亏虚，肝郁气滞，湿、热、毒蕴积于肝胆脾胃所致，病变与肝胆脾胃功能失调有关，其病位在肝。

三、病理

（一）分型

1.病理大体分型

（1）巨块型：最多见，大小癌块直径＞10 cm 者称之，结节数量可呈单个、多个或融合成块，形状多为圆形，质地坚硬，呈膨胀性生长，此类癌块组织易出现坏死，引起肝破裂。

（2）结节型：为大小、结节数目不等的癌结节组成，一般直径 5 cm 左右，多位于肝右叶，与周围组织界限不如巨块型清楚，常伴有肝硬化。

（3）弥漫型：为米粒状至黄豆大小的癌结节组成，分布于全肝，肉眼不易与肝硬化区别，肝大不明显甚至缩小。

（4）小癌型：是指早期、体积较小的肝癌，标准为单个结节最大直径＜3 cm 或癌结节数不超过 2 个，最大直径之和＜3 cm。

2.病理细胞学分型

（1）肝细胞型：此型占肝癌的 90%，癌细胞由肝细胞发展而来。

（2）胆管细胞型：此型较少见，由胆管细胞发展而来。

（3）混合型：此型更为少见，为上述两型同时存在或呈过渡形态，既不像肝细胞，又不像胆管细胞。

（二）转移途径

1.血行转移

肝内血行转移是发生最早，也是最常见的转移方式，为肿瘤侵犯肝内门静脉分支形成瘤栓，然后脱落后在肝内引起多发性转移灶。如门静脉干支癌栓形成可导致门脉高压。血行肝外转移最常见的部位是肺，其次是肾上腺、骨、肾、脑等部位。

2.淋巴转移

以肝门部淋巴结转移最多，也可转移至胰、脾、主动脉旁淋巴结、锁骨上淋巴结。

3.种植转移

较少见，从肝脏脱落的癌细胞可种植于腹膜、胸腔、横膈等处引起血性胸腔积液、腹水，种植于盆腔在卵巢形成较大肿块。

四、诊断与鉴别诊断

（一）临床表现

原发性肝癌早期起病隐匿，早期缺乏典型症状。临床上将经 AFP 检测和/或 B 超发现而缺乏临床症状和体征的早期小肝癌称之"亚临床肝癌"或"Ⅰ期肝癌"。中晚期常见的症状和体征有以下几个。

1.主要症状

肝区疼痛、乏力、纳差及消瘦是肝癌较为典型的临床症状。

（1）肝区疼痛：是肝癌最为常见的症状，多为持续性胀痛或钝痛，为迅速增长的肿瘤细胞使肝包膜牵拉所致。如肿瘤细胞生长缓慢则可完全无痛或轻微疼痛，疼痛与肿瘤的部位有关，如侵犯膈肌可出现右肩和右背放射性疼痛；向后生长可出现腰痛。当出现剧烈而突发性疼痛或伴有腹膜刺激征时，应警惕癌结节破裂出血的可能。

（2）消化不良症状：为首发症状时，常易被忽视。

（3）乏力、消瘦、全身衰竭，晚期患者可呈恶病质。

（4）发热：一般为低热，多为持续性午后低热，除外感染因素外，主要原因是癌热，与肿瘤代谢旺盛，肿瘤坏死产物吸收有关。

（5）转移灶症状：①肿瘤转移之处可出现相应的症状，有时可成为本病的首发症状，故应引起注意。如转移至肺可出现咳嗽、咯血；②胸膜转移可出现胸痛和血性胸腔积液；③癌栓栓塞肺动脉或其分支可引起肺梗死，出现突发性严重胸痛和呼吸困难；④癌栓阻塞下腔静脉可出现下肢严重水肿甚至血压下降；⑤癌栓栓塞肝静脉导致 Budd-Chiari 综合征；⑥骨转移可出现局部疼痛乃至病理性骨折；⑦脊柱转移可出现局部疼痛甚至截瘫；⑧脑转移可出现相应的临床症状和体征甚至脑疝形成。

（6）伴癌综合征：是指癌肿本身代谢异常或癌组织对机体发生各种影响引起的内分泌或代谢方面紊乱而引起的临床综合征称之伴癌综合征。常见的有以下几种。

1）自发性低血糖症：10％～30％的患者可出现，严重者可导致昏迷、休克甚至死亡。原因：①肝细胞能异位分泌胰岛素或胰岛素样物质；②肿瘤抑制胰岛素酶使其降解减少；③肿瘤分泌

β细胞刺激因子使胰岛素合成分泌增多;④癌组织消耗葡萄糖增多。

2)红细胞增多症:2%～10%患者可出现,与循环系统中促红细胞生成素增多有关。

3)罕见的还有高血钙、高血脂、类癌综合征、性早熟和促性腺激素分泌综合征、皮肤卟啉症和异常纤维蛋白原血症等。

2.体征

(1)进行性肝大:是最常见的具有特征性的体征。肝脏质地坚硬,表面凹凸不平,可触及结节或巨块,边沿不整齐,常有不同程度的压痛。如突出右肋弓或剑突下可出现局部饱满或隆起;如位于膈面可出现膈面抬高而在肝下缘触不到肝脏;有时可闻及肝区血管杂音(是由于巨大的癌肿压迫肝动脉或腹主动脉或丰富的血供所致),或肝区摩擦音(肝包膜受累所致)。

(2)肝硬化征象:多见于合并肝硬化和门脉高压的患者,可有脾大、腹水甚至侧支循环的建立。脾大主要是门静脉或脾静脉内癌栓形成或外肿块压迫所致;腹水一般为漏出液,一旦出现,增长迅速,往往为顽固性腹水,肿瘤侵犯肝包膜或向腹腔内破溃,以及凝血机制障碍可出现血性腹水。

(3)黄疸:一般为晚期患者的常见体征,当肝癌广泛浸润是引起肝细胞损害出现肝细胞性黄疸;当肿瘤侵犯肝内胆管或肝门淋巴结转移肿大压迫胆道可出现进行性梗阻性黄疸;当肿瘤坏死组织和血块脱落入胆道引起急性胆道梗阻出现梗阻性黄疸。

(二)诊断要点

1.实验室检查

(1)肿瘤标志物 AFP 的检测:就肝癌而言,AFP 仍是特异性最强的标志物和诊断肝癌的主要指标。

诊断标准:① AFP＞500 μg/L,持续 4 周。② AFP 由低浓度逐渐升高不降。③ AFP 在 200 μg/L 以上的中等水平持续 8 周。注意除外妊娠、生殖腺胚胎瘤、少数转移性肿瘤如胃癌、肝炎、肝硬化。

AFP 在慢性肝病中的变化:20%～45%慢性肝病中 AFP 呈低浓度阳性,一般波动在 25～200 μg/L,一般 ALT 与病情呈同步关系;如 AFP 呈低浓度阳性(50～200 μg/L)持续大于 2 个月,ALT 正常,应警惕亚临床肝癌的存在。

AFP 异质体:原发性肝癌、继发性肝癌、生殖腺胚胎瘤和良性肝病等均可合成 AFP,但是 AFP 在糖链上的结构有所差异,在糖基化过程中表现与植物凝集素如扁豆凝集素(LCA)和刀豆凝集素(ConA)反应时呈现不同的亲和性,从而分出不同的异质体。应用亲和层析和电泳技术可将 AFP 分为 LCA 结合型(AFP-R-L)和 LCA 非结合型(AFPN-L)。临床意义一是可作为良恶性肝病的鉴别指标之一,肝癌患者 AFP-R-L 明显高于良性肝病;二是对小肝癌有一定的诊断价值,因为 AFP 异质体对肝癌的诊断不受 AFP 的浓度、肿瘤的大小和病期早晚的影响。

AFP 单克隆抗体:较现有 AFP 的异种多克隆抗体更敏感、特异性更强;近年来已用此开展大量的动物实验研究(如核素扫描和导向治疗),目前正逐步向临床过渡。

(2)血清酶学检查:目前已有数十种血清酶检测用于肝癌的诊断,对肝癌的诊断有一定的价值,但是对肝癌诊断的敏感性抑或特异性不尽人意;或者操作复杂、实验的稳定性及重复性差,目前尚无任何酶学检查可代替 AFP 的检测。在诊断困难时可选用 2～3 项联合检测,有望提高肝癌的检出率。目前比较成熟的、可与 AFP 互补的有 GGT-2、ALP-1。

2.影像学检查

(1)B超检查:为本病的首先检查方法,尤其适用于普查的筛选,本法的优点是迅速、准确、价廉、无创伤性、可重复检查,可显示直径>2 cm的肿瘤,并可定位,结合AFP检查更具有诊断价值。现彩色多普勒血流成像还可提供病灶血流情况,有助于良恶性病变的鉴别。

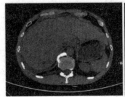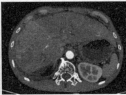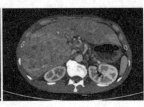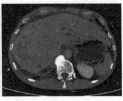

图10-1　中上腹部CT

注:肝脏右叶见一巨大团块状稍低密度影,密度较均匀,边界较清晰;图示,增强动脉
期见明显斑片状不均匀强化,门脉期见更明显强化,延迟期强化下降,部分呈低密度,
呈现混杂密度影,增强后肝左叶见一不规则强化影,动脉期见明显强化,门脉期强化
更明显强化,延迟期强化下降;门脉主干及右支内见对比剂充盈缺损;腹腔大量积液

(2)CT检查:增强CT扫描,有助于良恶性病变的鉴别。如结合肝动脉造影可发现直径<1.0 cm的肿瘤,是目前诊断小肝癌或微小肝癌的最佳方法(图10-1)。

(3)MRI检查:能清楚显示癌内结构特征,对显示子瘤和癌栓有价值。

(4)DSA血管造影(数字减影肝动脉造影):意义同上。

(5)正电子发射计算机断层成像(PET/CT):(探测肿瘤远处转移最有效的影像学方法,可较全面的评估患者病情,确定肿瘤分期,协助临床确定个体化治疗方案。

3.病理及细胞学检查

肝癌病理诊断的标本主要来自:①细针穿刺活检组织;②腹腔镜及术中活检组织;③腹水及腹腔冲洗液;④血液。

(三)鉴别诊断

1.中医鉴别诊断

肝癌一病在中医学中与肝积相类似,隋朝巢元方在《诸病源候论》中记载:"诊得肝积,脉弦而细,两胁下痛,邪走心下,足胫寒,胁下痛引少腹……身无膏泽,喜转筋,爪甲枯黑。"与积聚证候相似。本病当与"痞满""水肿"相鉴别。

与痞满相鉴别,两者均可出现脘腹部痞塞不行,胀满不舒症状,但痞满无论病之轻重,均触之无形,按之柔软,压之无痛,系自觉症状,如《伤寒论》中言"但满而不痛者,此为痞"。另外痞满的部位多为心下胃脘处;而肝癌与积聚相似,除了腹部胀满外,多是触之有形,压之痛楚,且日久可出现黄疸、鼓胀等症,更有甚者腹部胀满膨大,状如蛙腹,至死不消。

与水肿相鉴别,两者都会有四肢、躯体的水肿。肝癌多在晚期出现,以腹部胀大为主,可有四肢水肿,多兼有面色青晦,面颈部有血痣赤缕,胁下癥积坚硬,腹皮青筋显露。而水肿多从眼睑开始,继而延及头面和肢体,或者从下肢开始,而后遍及全身,多伴有面色苍白,倦怠。

2.西医鉴别诊断

(1)肝硬化:病程发展缓慢,肿大的肝脏仍保持正常的轮廓。B超检查、核素扫描及血清AFP测定有助于鉴别。肝硬化呈结节状,或肝脏萎缩,放射性核素肝扫描图上表现为放射性稀疏区时不易鉴别。应密切观察,动态观察血清AFP。

(2)继发性肝癌:病程发展相对较缓慢。主要鉴别方法是寻找肝脏以外有无胃肠道、泌尿生殖系统、呼吸系统、乳腺等处原发灶。

(3)肝脓肿:一般都有化脓性感染或阿米巴肠病病史和寒战发热等临床表现。肿大肝脏表面无强节,但多有压痛。B超检查肝区内有液性暗区。

(4)肝棘球蚴病:右上腹或上腹部有表面光滑的肿块,患者一般无明显的自觉症状。肝棘球蚴皮内试验阳性可资鉴别。

(5)肝外肿瘤:腹膜后的软组织肿瘤,来自肾、肾上腺、胰腺、结肠等处的肿瘤也可在上腹部呈现肿块。超声及 CT(电子计算机 X 线断层扫描)其他检查有助于区别肿块的部位和性质。

(6)肝良性占位病变:肝血管瘤、多囊肝、肝腺瘤等可应用CT、核素血池扫描、MRI 和超声检查帮助诊断。

(四)分期

1.AJCC 分期

(1)T 原发肿瘤。

T_x:原发肿瘤大小无法测量。

T_0:没有原发肿瘤的证据。

T_1:单个肿瘤结节,无血管浸润。

T_2:单个肿瘤结节,伴有血管浸润;或多个肿瘤结节,$\leqslant 5$ cm。

T_3:多个肿瘤结节,>5 cm;或肿瘤侵犯门静脉或肝静脉的主要分支。

T_4:肿瘤直接侵犯除胆囊以外的附近脏器;或穿破内脏腹膜。

(2)N 区域淋巴结。

N_x:淋巴结转移情况无法判断。

N_0:无局部淋巴结转移。

N_1:有局部淋巴结转移。

(3)M 远处转移。

M_x:无法评价有无远处转移。

M_0:无远处转移。

M_1:有远处转移。

2.临床分期

Ⅰ期:T_1 N_0 M_0。

Ⅱ期:T_2 N_0 M_0。

Ⅲ$_a$ 期:T_3 N_0 M_0。

Ⅲ$_b$ 期:T_4 N_0 M_0。

Ⅲ$_c$ 期:任何 T N_1 M_0。

Ⅳ期:任何 T 任何 N M_1。

3.肝癌的中国分期

(1)Ⅰ$_a$:单个肿瘤最大直径<3 cm,无癌栓、腹腔淋巴结及远处转移;肝功能分级 Child A。

(2)Ⅰ$_b$:单个或两个肿瘤最大直径之和<5 cm,在半肝,无癌栓、腹腔淋巴结及远处转移;肝功能分级 Child A。

(3)Ⅱ$_a$:单个或两个肿瘤最大直径之和<10 cm,在半肝或两个肿瘤最大直径之和<5 cm,在

左、右两半肝,无癌栓、腹腔淋巴结及远处转移;肝功能分级 Child A。

(4)Ⅱ_b:单个或两个肿瘤最大直径之和>10 cm,在半肝或两个肿瘤最大直径之和>5 cm,在左、右两半肝,或多个肿瘤无癌栓、腹腔淋巴结及远处转移;肝功能分级 Child A。肿瘤情况不论,有门静脉分支、肝静脉或胆管癌栓和/或肝功能分级 Child B。

(5)Ⅲ_a:肿瘤情况不论,有门静脉主干或下腔静脉癌栓、腹腔淋巴结或远处转移之一;肝功能分级 Child A 或 B。

(6)Ⅲ_b:肿瘤情况不论,癌栓、转移情况不论;肝功能分级 Child C。

五、治疗

(一)综合治疗原则

目前将肿瘤分期治疗方案和预期生存相结合的唯一分期系统是巴塞罗那分期系统。A 期(早期):根治性治疗如肝切除及肝移植等,5 年存活率达 50%~70%;B 期(中期):肝动脉栓塞化疗及其他局部肿瘤微创治疗综合治疗;C 期(晚期):可以进入临床试验如分子靶向新药的治疗,可考虑联合局部微创治疗。对 B、C 期患者,包括射频消融、瘤内无水乙醇注射、聚焦超声、热疗等局部治疗手段的应用及分子靶向治疗如索拉非尼的临床应用已经为大家熟悉。我们的临床实践中注重多种介入治疗的序贯应用,并且口服中药扶正抗癌,增效减毒贯穿始终,3 年生存率 20%~40%;D 期(终末期):最佳支持治疗,1 年存活率 10%。

治疗注意事项:①强调整合治疗以提高疗效和防止复发;②治疗中要注意保护肝脏功能;③以提高患者生活质量为重点。

治疗方法。①手术治疗:早期根治性肝切除术(肿瘤不超过 2 个、无肝内外转移、无静脉癌栓等)、肝移植(小肝癌)和姑息性切除治疗(多发性肿瘤、周围脏器受侵犯等);②非手术治疗:局部治疗(肿瘤直径<5 cm、病灶不超过 3 处、患者全身状况差等)、TACE(无法切除的中晚期肝癌)、化疗、放疗(患者全身状况好、肝功基本正常的局限性肿瘤等)、生物治疗、分子靶向治疗、中医中药治疗;③其他治疗:参加临床试验。

由于我国大多数患者有乙肝和/或肝硬化背景,肝功能障碍及多灶复发是肝癌各种现代医学手段的主要治疗难点,多学科综合治疗,为患者制定最佳的个体化治疗方案为业界共识。而中医药以整体观为指导,强调个体化的辨证论治,注重肝功能的保全,具有使用方便,毒副作用小,应用范围广的特点,其特色和优势恰与现代医学取长补短,在肝癌的综合治疗中占有重要地位。

(二)西医治疗

1.手术治疗

肝癌的治疗仍以手术切除为首选,早期切除是提高生存率的关键,肿瘤越小,五年生存率越高。手术适应证:①诊断明确,估计病变局限于一叶或半肝者;②无明显黄疸、腹水或远处转移者;③肝功能代偿尚好,凝血酶时间不低于 50%者;④心、肝、肾功能耐受者。在肝功能正常者肝切除量不超过 70%;中度肝硬化者不超过 50%,或仅能作左半肝切除;严重肝硬化者不能做肝叶切除。手术和病理证实 80%以上肝癌合并肝硬化,公认以局部切除代替规则性肝叶切除效果相同,而术后肝功能紊乱减轻,手术死亡率亦降低。由于根治切除仍有相当高的复发率,故术后宜定期复查 AFP 及超声显像以监察复发。对较大的肿瘤估计一期切除困难,可先栓塞,然后再手术切除。由于根治切除术后随访密切,故常检测到"亚临床期"复发的小肝癌,乃以再手术为首选,第二次手术后五年生存率仍可达 38.7%。另外,肝移植术不失为治疗肝癌的一种方法。

2.肝动脉栓塞化疗(TAE)

这是 80 年代发展的一种非手术的肿瘤治疗方法,对肝癌有很好疗效,甚至被推荐为非手术疗法中的首选方案。多采用碘化油混合化疗法药或^{90}钇微球等栓塞肿瘤远端血供,再用吸收性明胶海绵栓塞肿瘤近端肝动脉,使之难以建立侧支循环,致使肿瘤病灶缺血坏死。化疗药常用DDP 80～100 mg,5-FU 1 000 mg,丝裂霉素 10 mg 或表柔比星 40～60 mg,先行动脉内灌注,再混合丝裂霉素 10 mg 于超声乳化的碘化油内行远端肝动脉栓塞。肝动脉栓塞化疗应反复多次治疗,效果较好。但 TACE 治疗后,会造成不同程度的胃肠道反应、骨髓抑制、肝肾功能损害及免疫抑制等,使患者生活质量下降,生存期受到影响。中药栓塞的不良反应则相对较少,可采用鸦胆子油:碘油混合液按 1:1 灌注栓塞。鸦胆子油乳可通过激活凝血系统形成血栓而起栓塞作用,此外,还具有免疫增强、抗炎、抗病毒和促进黏膜修复等作用,对肝功能无明显影响,无骨髓抑制,并有升高白细胞等作用。

3.肝癌的消融治疗

肝癌消融治疗可分为温度治疗和化学治疗 2 种。温度消融是利用光、电、声等导入肿瘤组织内制造冷场(冰冻消融)或热场(微波消融、射频消融、激光消融和高强度超声聚焦),使肿瘤组织产生凝固性坏死(热场)或促使细胞脱水、形成冰晶而致肿瘤组织坏死。化学消融的原理是通过化学物质(乙醇、醋酸等)导致肿瘤细胞坏死,达到肿瘤消融的目的。

(1)肝癌消融治疗的适应证:根据 2009 年《原发性肝癌规范化诊治专家共识》,消融治疗的适应证:直径≤5 cm 的单发肿瘤或最大直径 3 cm 的多发结节转移(3 个以上),无血管、胆管侵犯或远处转移,肝功能 Child-PughA 或 B 级的早期肝癌患者,射频或微波消融是外科手术以外的最好选择。对于单发肿瘤直径≤3 cm 的小肝癌可获得根治性消融,乙醇消融也能达到同样的目的;对于无严重肝、肾、心、脑等器官功能障碍且凝血功能正常或接近正常的肝癌,不愿接受手术治疗的小肝癌及深部或中心型小肝癌,手术切除后复发或中晚期癌等由于各种原因不能手术切除的肝癌,肝脏转移性肿瘤化疗后、等待肝移植前控制肿瘤生长,以及移植后复发转移等患者均可采用消融治疗。

(2)消融治疗的禁忌证:①位于肝脏脏面,其中 1/3 以上外裸的肿瘤;②肝功能 Child-Pugh C级,TNMIV 期或肿瘤呈浸润状;③肝脏显著萎缩,肿瘤过大,需消融范围达 1/3 肝脏体积者;④近期有食管静脉曲张破裂出血;⑤弥漫性肝癌合并门静脉主干至二级分支癌栓或肝静脉癌栓;⑥主要脏器严重功能衰竭;⑦活动性感染尤其是胆系炎症等;⑧不可纠正的凝血功能障碍及血常规严重异常的血液病;⑨顽固性大量腹水;⑩意识障碍或恶病质。

(3)消融治疗的并发症:目前认为射频消融和微波消融的并发症相同。严重的致死性并发症通常有败血症、肝功能衰竭和门静脉血栓形成。常见的非致死性并发症包括腹腔内出血、肝脓肿、胆道损伤、肝功能失代偿和电极烧伤,轻微的并发症通常是自限性和短暂的,一般包括术后疼痛、低热、乏力、转氨酶一过性升高、自限性的胸腔积液或腹水等,针道转移并不常见。化学消融术的并发症较少,除了极少数患者对乙醇过敏外,大多对乙醇有良好的耐受性。

4.放射治疗

放射治疗是利用放射线照射来杀伤肿瘤细胞的一种治疗方法。自从报道肝癌放射治疗以来近 40 年,大体经历了全肝照射-局部照射-全肝移动条照射-手术准确定位局部照射-超分割照射等变迁。据国内研究,凡病灶局限、肝硬化不严重的情况下,放射准确,尽可能覆盖整个肿瘤,并采用较少剂量、较长疗程,积累总剂量足够大,适当联合化疗,疗效相当理想。

(1)肝癌放射治疗的方法。①全肝照射：适用于弥漫型和巨块型病灶。全肝照射每天1.5 Gy，总量 25～30 Gy 后缩小照射野，肿瘤部位剂量 50～55 Gy/6～7 w。②局部放射治疗：仰卧位用 AP-PA 照射野或加用侧野（用楔形板）。照射野包括肿瘤边缘外 2～3 cm。单次剂量视照射野大小而定，一般在 1.5～2.0 Gy。放射治疗 30 Gy 后，缩小照射野到肿瘤局部，加量照射到总剂量 50～55 Gy/5～6 w。③立体定向放射治疗：取仰卧位，采用适当方法固定体位后用 CT 模拟机作扫描定位。利用所得的 CT 图像勾画靶区（GTV，CTV 及 PTV）及周围重要的器官轮廓，利用三维治疗计划系统制定治疗计划利用剂量——体积直方图进行优化。对优化的治疗计划作物理剂量验证后开始三维适形放射治疗或调强适形放射治疗。

肝癌放疗对原发性肝癌肿瘤缓解复发有一定的疗效，但同时放射线没有肿瘤细胞识别能力，在照射肿瘤病变时对人体正常细胞也造成损害，对患者身体造成损伤。

放射治疗随着照射时间和照射范围的延长和扩大，对人体造成的损害亦大，因此，肝癌放射时间不宜太长，照射范围根据肝癌患者病变部位确定范围，尽量减少对人体的损伤。

近年来，放疗技术不断改进，在肝癌常规治疗中占有重要的辅助作用，但并不是所有的肝癌患者都适合于放射治疗，其有一定的适应证与禁忌证。

(2)肝癌放疗适应证：①只要一般情况好，且无严重肝功能损害和肝硬化，无黄疸、腹水，肿瘤局限而且发展缓慢，无远处转移的患者，可采用根治性放疗或经放疗使肿瘤缩小后行手术切除。②患者虽已有肝内播散或为弥漫型肝癌，但一般情况好，无黄疸、腹水，可行全肝移动条野放疗。③只要不是严重肝硬化伴有肝功能损害，就可行放射治疗。④对肿瘤位于肝门区压迫所致的黄疸或腹水者，可对准肝门靶区适形放疗，以期解除压迫，缓解症状。⑤有肝硬化，肝脏代偿能力尚可的患者。⑥术后有局部小范围复发者及接受经导管肝动脉化疗栓塞术（TACE）后局部复发或残留者。

(3)肝癌放疗禁忌证：①肝癌伴严重肝硬化或肝功能异常者。②弥漫性肝癌或巨大肿块型肝癌。③炎症型肝癌，病情危险，不宜放疗。④肝功能 Child-Pugh 评价为 B 或 C 级者。

总之，类似于肝功严重受损，严重肝硬化，肝内病灶广泛，全身情况差，恶病质的肝癌患者均不适合肝癌放疗。

肝癌单纯放疗效果并不明显，放射治疗虽然可以杀灭肿瘤细胞，其毒副作用也十分明显，特别是其免疫抑制作用对患者危害很大。患者长期放疗会严重影响其生活质量，也阻碍了治疗的深入进行。所以一般放疗时都会配合一些抗癌扶正药物进行辅助治疗，可考虑联合生物免疫治疗来提高放疗疗效，修复放疗对人体造成的损伤，提高患者免疫功能，增强患者抗肿瘤体质。

5.化学药物治疗

化疗在肝癌的非手术治疗中占有重要地位，主要方式为全身化疗和化疗相关治疗，如肝动脉栓塞化疗等。卡培他滨等新一代细胞毒性药物应用于临床后显著提高了肝癌疗效，同时进一步推动了肝癌系统性全身化疗的研究。

(1)卡培他滨联合 DDP：具体如下。

研究一：Shim 等回顾性分析 178 例 HCC 患者资料，90％为 Ⅳ 期患者，评价卡培他滨联合 DDP 的疗效。

结果显示，总缓解率为 19.7％，45.0％患者肿瘤生长得到控制。中位疾病进展时间（TTP）为2.8 个月，中位 OS 为 10.5 个月；血清 AFP＜400 ng/mL，CLIP 评分≤2、单结节性肝内肿瘤或残留肝内肿瘤合并肝外肿瘤患者的疗效明显较高（$P<0.05$）。

研究提示,在不考虑肝外肿瘤状态的前提下,卡培他滨联合 DDP 方案对于单结节或无残留肝内肿瘤的 HCC 患者具有一定疗效。

研究二:Lee 等评价卡培他滨联合 DDP 治疗转移性肝癌患者的疗效和安全性。研究纳入 32 例转移性肝癌患者,中位年龄为 53 岁,口服卡培他滨 2 000 mg/m²,服用 2 周后停用 1 周;DDP 60 mg/m²,第 1 天,每 3 周重复。

结果显示,总缓解率为 6.3%,疾病控制率(DCR)为 34.4%;中位 TTP 为 2 个月,中位 OS 为 12.2 个月;3/4 级血液学不良反应包括血小板减少(7.6%)、中性粒细胞减少(4.3%)、贫血(2.1%);3/4 级非血液学不良反应包括转氨酶升高(12.9%)、黄疸(3.2%)、黏膜炎(3.2%)和恶心(3.2%)。

研究提示,卡培他滨与 DDP 联合化疗对于一线治疗后转移性 HCC 患者有温和抗肿瘤疗效,不良反应可耐受。

(2)吉西他滨联合铂类:具体如下。

吉西他滨联合奥沙利铂:Taieb 等采用该方案治疗 21 例肝癌患者,11 例患者在第 1 天接受吉西他滨 1 000 mg/m²,第 2 天奥沙利铂 100 mg/m²(GEMOX-1);另外 10 例患者在第 1 天接受吉西他滨 1 500 mg/m²,奥沙利铂 85 mg/m²(GEMOX-2)。结果显示,缓解率(RR)约为 19%,疾病控制率(DCR)约为 70%,中位 OS 为 10~11 个月;化疗可耐受,主要不良反应为血小板减少;GEMOX-2 较 GEMOX-1 的不良反应严重。

吉西他滨联合 DDP:UkaK 等采用系统的吉西他滨化疗联合动脉内小剂量 DDP 和 5-氟脲嘧啶(GEMFP)方案对无法切除的 HCC 患者进行临床试验。

结果显示,客观缓解率为 57%;7 例患者均发生白细胞减少,其中 6 例发生中性粒细胞减少,1 例还发生血小板减少和贫血。GEMFP 方案或有潜在治疗无法切除的进展期 HCC 的作用,但也有严重血液学不良反应。

(3)吉西他滨联合奥沙利铂和厄洛替尼:具体如下。

Patt 等采用该方案治疗 HCC。结果显示,入组的 26 例患者中,1 例 PR,10 例 SD,9 例 PD。中位生存时间为 196 天,中位 PFS 为 149 天,1 年生存率为 40%;3 级不良反应为疲乏、嗜中性白细胞减少症、血小板减少、腹泻。研究表明,吉西他滨联合奥沙利铂和厄洛替尼治疗肝癌有效,但仍需大量临床数据。

(4)FOLFOX4 方案:具体如下。

秦叔逵教授等开展的Ⅲ期临床研究(EACH),在亚洲晚期肝癌患者中对比 FOLFOX 方案与多柔比星系统化疗。

该研究共入组 371 例局部晚期或转移性肝癌患者,随机接受 FOLFOX4(奥沙利铂＋5-氟脲嘧啶＋亚叶酸钙)方案或多柔比星治疗。主要终点是 OS,次要终点包括 PFS、RR、DCR 及安全性等。结果显示,FOLFOX 组、多柔比星组的 OS 分别为 6.5 个月和 4.9 个月($P=0.04$),PFS 分别为 3.0 个月和 1.8 个月($P=0.000\ 3$),客观缓解率分别为 8.7% 和 2.8%($P=0.01$),DCR 分别为 53.3% 和 32.6%($P<0.000\ 1$);FOLFOX 组除轻微的手足麻木外,其他不良反应与多柔比星组比较差异无统计学意义。

该项肝癌系统化疗的大型临床试验,是目前全球入组例数最多的国际多中心随机对照研究,首次证明系统化疗对于晚期肝癌患者具有生存益处。

6.分子靶向治疗

分子靶向治疗是当今肿瘤临床研究最活跃的领域之一。索拉非尼治疗晚期肝细胞癌的作用已经有充分循证医学证据的支持。索拉非尼联合介入治疗(TACE、DEB)或根治性治疗(肝移植、切除、局部消融)后辅助治疗的疗效有待于多中心的随机对照临床试验结果来证实。目前,索拉非尼延长生存改善预后的疗效还很有限,亟须进一步探索与其他抗肿瘤治疗的联合应用,以及其他分子靶向药物治疗 HCC 的临床研究,形成针对 HCC 多信号通路的多靶点综合治疗。其他新的分子靶向药物单药或联合应用治疗肝癌的临床试验正在陆续开展。

7.止痛治疗

晚期肝癌出现顽固性疼痛者,可按 WHO 推荐的"三阶梯止痛"原则控制疼痛。对肝癌侵犯腹腔神经丛出现持续上腹部及腰背部疼痛,剧烈难忍者可行腹腔神经丛阻滞止痛,常用药物有6%石炭酸或无水乙醇。

8.其他治疗

有人使用沙利度胺治疗中晚期肝癌,有一定的姑息治疗效果。沙利度胺开始作为一种镇静剂进入临床,1961 年因其致畸作用而被禁用,现因其抗血管生成和免疫调节性质,又重新引起人们的兴趣。近年来研究发现,沙利度胺具有更广泛的药理作用谱,其抗癌机制可能有抑制由 VEGF 和碱性成纤维细胞生长因子诱导的血管新生,抗肿瘤血管新生;加速降解 TNF-α mRNA,从而抑制 TNF-α 的合成,减少 IL-6 的产生,抑制肿瘤生长;通过非自由基介导的 DNA 氧化损伤直径抑制或杀伤瘤细胞;通过下调表皮及内皮细胞表面的黏附分子及减少血液循环中辅助 T 细胞的同时升高血液循环中的抑制性 T 细胞,调节细胞表面的整合素受体,抑制整合素的合成分泌,进而起到抗肿瘤的作用。

(三)中医治疗

肝癌的临床表现往往为全身属虚,局部属实,虚实夹杂的证候。虚者多见脾胃气虚或气血两虚;实者多见为气滞血瘀、热毒蕴结,湿热黄疸之证。临证时抓住其主要病机,分清标本虚实,灵活运用益气健脾、清热利湿、清热解毒、祛瘀散结等治则。

1.辨病基本方治疗

中医学对肝癌治疗的记载可追溯到秦汉时期的《神农本草经》,其中用斑蝥、蟾酥、瓜蒂治疗"积病"的药物,至今仍在沿用。中医药治疗肝癌强调对肝疏泄及藏血功能的调节,注重整体辨证,在疏理肝气、清肝凉血同时,并时时顾及健脾气、养肝阴,滋肾水以息肝风。

根据肝癌患者主要以右肋部疼痛、积块为主要临床表现。中医学认为,其发病与饮食不节;脾气虚弱,情志失调,肝气郁结;湿热毒内蕴,久之积而成癌,为本虚标实之证。治宜疏肝理气,健脾利湿,清热解毒,散瘀止痛。选用佛山中医院肿瘤科协定处方——肝积方。

基本方:党参30 g,白术12 g,柴胡15 g,白芍15 g,土茯苓30 g,莪术20 g,牡蛎30 g(先煎),土鳖虫15 g,水蛭10 g,白花蛇舌草30 g,半枝莲30 g,薏苡仁30 g。

方中柴芍四君汤减味加薏苡仁、牡蛎疏肝健脾,理气消积,水蛭、莪术、土鳖虫、白花蛇舌草、半枝莲清热止痛,诸药配伍,疏肝理气,清热解毒,健脾利湿退黄,软坚散瘀止痛,延缓病情发展。

2.辨证论治

(1)肝郁脾虚证。

主症:两胁胀痛,嗳气纳呆,便溏,泛吐酸水,舌淡苔薄白,脉弦。

治法:健脾疏肝理气,消积解毒抑瘤。

方药:肝积方(柴胡 15 g,土茯苓 30 g,白花蛇舌草 30 g,半枝莲 30 g,薏苡仁 30 g,莪术 15 g,土鳖虫 15 g,水蛭 10 g,牡蛎 30 g,党参 15 g,白术 15 g,白芍 15 g)合柴胡疏肝散加减。党参 15 g,白术 15 g,土茯苓 30 g,白花蛇舌草 30 g,半枝莲 30 g,薏苡仁 30 g,莪术 15 g,土鳖虫 15 g,水蛭 10 g,牡蛎 30 g,八月札 20 g,柴胡 15 g,黄芪 20 g,山楂 30 g,神曲 30 g,半夏 10 g,陈皮 10 g。

(2)气滞血瘀证。

主症:右胁下积块,按之质硬,胀痛或刺痛,窜及两胁,舌质紫黯或有瘀斑,苔薄白,脉弦或涩。

治法:理气化瘀,软坚散结。

方药:肝积方合血府逐瘀汤(《医林改错》)加减。桃仁 15 g,川红花 10 g,当归 12 g,生地 15 g,川芎 10 g,赤芍 15 g,牛膝 15 g,柴胡 10 g,山楂 30 g,鳖甲 20 g(先煎),牡蛎 15 g(先煎),甘草 6 g。

(3)湿热蕴结证。

主症:右胁下积块,增大较快,发热,口苦口干,面目黄如橘子色,小便短赤,大便干或溏,舌红苔黄腻,脉弦滑数。

治法:清热利湿,疏利肝胆。

方药:肝积方、茵陈蒿汤(《伤寒论》)合龙胆泻肝汤(《医方集解》)加减。茵陈 15 g,栀子 15 g,大黄 9 g,龙胆草 10 g,柴胡 15 g,黄芩 10 g,枳壳 15 g,车前草 15 g,生地 10 g,泽泻 15 g,木通 10 g,甘草 6 g。

(4)肝肾阴虚证。

主症:右胁下积块疼痛,低热或午后潮热,五心烦热,或手足心热,口干喜饮,舌红少苔,脉弦细数。

治法:滋补肝肾,扶正抑瘤。

方药:一贯煎(《柳州医话》)合六味地黄丸(《小儿药证直诀》)加减。生地 15 g,沙参 20 g,白芍 20 g,麦冬 15 g,当归 10 g,枸杞子 15 g,山萸肉 15 g,茯苓 15 g,山药 20 g,丹皮 10 g,泽泻 10 g,陈皮 6 g。

3.辨证加减

(1)黄疸:酌加田基黄、大黄、芒硝或玄明粉、虎杖等,阴黄减清热解毒药酌加干姜、制附片等。

(2)腹胀痛加青陈皮、大腹皮、枳壳、厚朴。

(3)气虚加黄芪或酌加白参、五指毛桃等。

(4)阴虚加知母、地骨皮、沙参、麦冬。

(5)阴虚内热加鳖甲、地骨皮、银柴胡等。

(6)瘀血加桃仁、红花、丹参。

(7)出血加土大黄、蒲公英、血余炭、白及、侧柏叶、生地榆等。

(8)纳呆加谷芽、麦芽、山楂、神曲等。

(9)腹水加赤小豆、葶苈子、猪苓、车前子。

4.辨病选药

辨病用药是指在辨证论治的基础上,可适当选用一些对肝癌有抗癌作用的药物,如白花蛇舌草、半枝莲、龙葵、藤梨根、白背叶根、三棱、莪术、全蝎、土鳖虫、鳖甲、蜈蚣、壁虎、八月札、生南星、生半夏等。

(1)白花蛇舌草:性味甘淡、微苦寒。功效清热解毒、利湿消肿。含三萜类、齐墩果酸、八甾醇类、生物碱、蒽醌、多糖类、强心苷、香豆素等。对白血病和多种实体瘤有显著抑制作用,同时具有增强机体免疫功能作用及抗化学诱变作用,属广谱抗癌中草药。可用于肝癌等多种癌症而属于热证者,用法用量:水煎服,每天 30~150 g。

(2)半枝莲:性味辛、苦,寒。功效:清热解毒,散瘀消肿。含生物碱、多糖类、黄酮苷、酚类及甾醇类等。体内外实验证实对多种肿瘤均有显著抑制作用,其半枝莲多糖有免疫调节作用,可用于肝癌等多种癌病而属于热证者。用法用量:一般与白花蛇舌草同用,各 30~150 g,水煎服。

(3)龙葵:味苦,性寒。功效:清热解毒,活血消肿,主治疔疮、痈肿及肿瘤。用量用法 30~100 g,水煎服。

(4)藤梨根(猕猴桃根):性平,味淡、微涩。功效:清热解毒,利湿消肿,用治黄疸、痈肿、疮疖及消化道多种肿瘤。含熊果酸、齐墩果酸、胡萝卜苷等,体内外实验,有抗肿瘤及增强免疫作用,用治消化道癌等多种癌病,用法用量:30~60 g,煎汤或捣汁饮用。如藤虎饮:藤梨根 60 g,虎杖 30 g,共煮水 60 mL,分 2 次内服。

(5)山慈菇:味甘、微辛,性凉。功效:清热解毒,化痰散结。主治:痈肿、疔毒、瘰疬、痰核及肿瘤。含菊甘露聚糖、杜鹃素Ⅰ、Ⅱ及秋水仙碱。动物实验对消化道肿瘤、乳腺癌、肺癌和卵巢癌等有抑制作用,并有抗血管生成及抗菌作用。用法用量:5~15 g,水煎服。山慈菇含抗癌成分秋水仙碱,长期应用会引起血小板减少而有出血倾向,应慎用。

(6)肿节风:味辛、苦,性平。功效:祛风除湿,清热解毒,活血散瘀。主治风湿痹痛、跌打损伤、肺炎、胃肠炎、胆囊炎及肿瘤。肿节风含左旋类没药素甲、异秦皮定、延胡索酸、琥珀酸、黄酮苷、香豆精及挥发油等,动物实验对白血病、肺腺癌、乳腺癌、肉瘤等均有一定抑制作用,以及抗菌、抗病毒作用。用法用量:10~30 g,煎服,宜先煎或久煎。

(7)薏苡仁:味甘淡,性凉。功效:健脾利湿,清热排脓。用治水肿、脾虚泄泻、肺痈、肠痈、扁平疣、带状疱疹等,含薏苡仁酯、硬脂酸、棕榈酸,实验对肝癌、吉田肉瘤、艾氏腹水癌等有杀灭作用,以及免疫促进作用。用法用量 10~60 g,水煎服。

(8)(生)大蒜每天 1 个,切片待片刻氧化后,混合干饭一并食用。另外菱角每天 20 g、赤灵芝每天 20 g,煮水 10 小时,持续服用 5 年。

(9)三棱 15 g,莪术 15 g,半枝莲 15 g,生薏仁 30 g,水煎内服,每天一剂。

(10)蒲公英 30 g,败酱草 30 g,田基王 30 g,生黄芪 24 g,大腹皮 12 g,生熟薏仁各 24 g,水煎服,日一剂。

5.常用中成药

(1)小金丸:主要组成、功能主治、用法用量及禁忌如下。

主要组成:麝香、木鳖子(去壳去油)、制草乌、枫香脂、乳香(制)、没药(制)、五灵脂(醋炒)、当归(酒炒)、地龙、香墨。

功能主治:散结消肿,化瘀止痛。用于痰气凝滞所致的瘰疬、瘿瘤、乳岩、乳癖,症见肌肤或肌肤下肿块一处或数处,推之能动,或骨及骨关节肿大、皮色不变、肿硬作痛。

用法用量:口服,每次 1.2~3.0 g,每天 2 次,小儿酌减。

禁忌:孕妇禁用,过敏体质者慎用。

(2)槐耳颗粒:主要组成、功能主治、用法用量如下。

主要组成:槐耳菌质。

功能主治:扶正固本,活血消癥。适用于正气虚弱,瘀血阻滞,原发性肝癌中不宜手术和化疗者的辅助治疗用药,有改善肝区疼痛、腹胀、乏力等症状的作用。

用法用量:口服,每次 1 包,每天 3 次。1 个月为 1 个疗程。

(3)金龙胶囊:主要组成、功能主治、用法用量及注意事项如下。

主要组成:鲜守宫、鲜金钱白花蛇、鲜蕲蛇等。

功能主治:破瘀散结,解郁通络。用于原发性肝癌,以及胃肠道肿瘤的血瘀郁结证,症见右胁下积块、胸胁疼痛、神疲乏力、腹胀、纳差等。

用法用量:口服,每次 4 粒,每天 3 次。

注意事项:服药期间出现变态反应者,应及时停药,并给予相应的治疗措施。妊娠及哺乳期妇女禁用。

(4)化癥回生口服液:主要组成、功能主治、用法用量不良反应、注意事项及禁忌如下。

主要组成:益母草、红花、当归、苏木、人参、高良姜、丁香、肉桂、鳖甲胶、大黄、桃仁、熟地黄、紫苏子、白芍、人工麝香等。

功能主治:消癥化瘀。用于癥积、产后瘀血,少腹疼痛拒按,适用于属血瘀气滞型的原发性支气管肺癌及原发性肝癌、卵巢癌等妇科肿瘤。

用法用量:口服。一次 10 mL,一天 2 次。

不良反应:个别患者出现恶心,呕吐,腹泻,腹痛。

注意事项:经期妇女。体质虚弱者,出血性疾病患者慎用。

禁忌:孕妇禁用。

(5)复方斑蝥胶囊:主要组成、功能主治、用法用量如下。

主要组成:斑蝥、人参、黄芪、刺五加、三棱、莪术、半枝莲、女贞子、熊胆粉、山茱萸、甘草等。

功能主治:解毒逐瘀,破血蚀疮,补益肝脾。用于消化道癌、肺癌、妇科癌等。

用法用量:口服,每次 3 粒,每天 2 次。

(6)肝复乐片:主要组成、功能主治、用法用量不良反应及禁忌如下。

主要组成:党参、鳖甲(醋制)、重楼、白术、黄芪、陈皮、土鳖虫、桃仁、郁金、苏木、柴胡、大黄、桃仁、牡蛎、茵陈、半枝莲、败酱草、茯苓、木通、香附(制)、沉香。

功能主治:健脾理气,化瘀软坚,清热解毒。适用于肝郁脾虚为主症的原发性肝癌,症见上腹肿块、胁胁疼痛、神疲乏力、食少纳呆、脘腹胀满、心烦易怒、口苦咽干等。

用法用量:口服,每次 6 片,每天 3 次。Ⅱ期原发性肝癌疗程 2 个月,Ⅲ期原发性肝癌疗程 1 个月。

不良反应:少数患者服药后出现腹泻,一般不影响继续治疗,多可自行缓解。

禁忌:孕妇忌服。

6.特殊兼证的治疗

(1)肝性脑病:中医药治疗以化痰开窍,凉血清心为主。①紫雪丹 3～6 g,2～3 次/天,口服。②安宫牛黄丸,每次 1 丸,2～3 次/天,口服。③清开灵注射液 60～100 mL,加入 10%葡萄糖 250 mL 静脉滴注,每天 1～2 次。

(2)肝脏破裂出血:绝对卧床休息,补液输血扩容,应用止血药物,尽快行手术治疗。

(3)肝肾综合征:①复方丹参注射液、川芎嗪注射液,每次 10～20 mL,加入液体糖盐中静脉滴注,每天 1 次。②灌肠:大黄 45 g(后下),黄芩 20 g,槐花 15 g,白头翁 30 g,苏叶 15 g,生牡蛎

30 g(先煎)。水煎取汁 150～200 mL 保留灌肠,每天 1 次,10 天为 1 个疗程。

7.特色治疗

(1)针刺:章门、期门、肝俞、内关、公孙。疼痛加外关、足三里、支沟、阳陵泉;呃逆加膈俞、内关;腹水加气海、三阴交、水道、阴陵泉;上消化道出血加尺泽、列缺、曲泽、合谷;肝昏迷加少商、涌泉、人中、十宣、太溪。早期以针刺为主,晚期以艾灸为主,针刺以平补平泻法为主,得气后提插捻转,留针 15～20 分钟;疼痛者可留针 20～30 分钟,每隔 5～10 分钟行针 1 次。每天 1 次,10～15 天为 1 个疗程,休息 3～5 天,再开始另 1 个疗程。

(2)穴位注射:针对肝癌疼痛,选取肝俞、内关、外关、公孙、足三里及阿是穴进行穴位予野木瓜注射液或当归注射液进行穴位注射治疗。

(3)贴敷疗法:①癌理痛膏。功能主治:化痰散结,清热解毒,活血止痛,攻毒抗癌。用法用量:外用,敷于癌痛患处,一次 1 贴,每天 2 次,10 天为 1 个疗程;或遵医嘱。②玉龙散。功能主治:温经散寒,活血止痛,用于寒邪着络引起的肿物。用法用量:分为药粉和贴剂两种剂型,外用,敷于患处,每天 1～2 次;或遵医嘱。

(4)中药熏洗疗法:手足麻木方。

组成 1:熟附子 40 g,桂枝 40 g,川芎 40 g,淫羊藿 60 g,透骨草 60 g,白芍 40 g。

功效:温阳通络,祛瘀止痛。

用法:上方加水 800 mL,煎 200 mL,沐手足用。

适应证:化疗后周围神经病变、手足综合征,症见:手足末端麻木,青黑,冷痛等。

组成 2:黄芪 200 g,丹参 400 g,川芎 100 g,当归 200 g,桂枝 300 g,透骨草 600 g,乳香 25 g,没药 25 g,制附片 100 g。

功效:温阳通络,祛瘀止痛。

用法:将药物压碎分为 10 份,分别用 20 cm×20 cm 白色棉布缝袋装药,最后将袋口缝好备用。用时取药袋 1 个,放入脚盆内,加水 2 000 mL 浸泡 120 分钟,文火煮沸 30 分钟,由护士用温度计测水温,待水温降至 38 ℃时,告知患者将双足浸于药液中泡洗,每次 20 分钟,每天 1 次,15 天为 1 个疗程。每 2 天更换 1 次药袋,均连续使用 2 个疗程。

六、预防与康复指导

(一)预防要点

预防肝癌关键是纠正不健康的生活方式,养成健康的生活方式。

(1)首先要从调整膳食结构着手,尽量少食高脂肪、高蛋白、煎、油炸、烧焦和烤糊的食物,少吃咸鱼、咸菜、腌菜等高盐食物,这样可以减少 2/3 以上肝癌的发生。日常饮食宜清淡,多选择食用五谷杂粮、豆类、甘薯,以及新鲜蔬菜水果。

(2)生活作息要有规律,工作、学习、进餐、睡眠、娱乐应有规律进行,尤其要有充足睡眠,不要打乱人体的"生物钟"。一天三餐应八分饱。切勿暴饮暴食,否则,轻则引起消化不良或超重,重则引起胃肠炎。作息不规律,特别经常熬夜,透支身体,导致抵抗力降低,引发多种疾病的发生。

(3)适当体育锻炼,增强体质,避免体重超重和肥胖。

(4)戒烟酒、少饮咖啡,目前认为乙醇与肝癌的发生有着密切的关系。

(5)定期进行防癌普查,对 40 岁以上的人群,特别是有肝炎背景者,有条件者定期进行 B 超检查及肿瘤标记物(如 AFP 等)检查,以便早发现、早诊断及早治疗。经过综合治疗的肝癌患者也应遵医嘱定期复查,及时发现复发或转移,早诊早治取得更好的治疗效果。

(二)康复要点

1.心理调整

调整好心态非常重要。肝癌患者治疗后需要长期后续治疗与康复。故一定要有必胜的信心和长期与疾病作战和克服困难的思想准备。保持乐观的情绪,尽量避免在遇到困难和病情出现反复时产生急躁、焦虑、恐惧、绝望、抑郁等情绪,以防导致机体内分泌失调,抗病力下降而不利于治疗。

2.注意劳逸结合

不宜整天卧床或过多过剧锻炼,根据自身条件和爱好,做一些力所能及的运动,如步行、气功、体操、太极拳、爬山等。

3.饮食调理

适当服食补益气血、健脾和胃之品,如黄芪、党参、怀山药、枸杞子、淡菜、无花果、牛奶、陈皮粥等,因为本病的发生、复发、转移主要与脾胃失健运,导致抵抗力下降有关。

4.戒掉不良饮食习惯

养成良好的饮食习惯,戒烟戒酒,忌食一切煎炸、烧、烤食物,以及不易消化的食物,多食新鲜蔬果,最好五色俱全的各种蔬菜水果。

5.遵照医嘱定期复查治疗

前 2 年内每 1～3 个月复查一次,2 年后 3～6 个月 1 次,检查项目根据具体情况有一般体检,肿瘤标记物检查、B 超、胸片、CT 或 MRI 等。

七、饮食调养

(一)药膳食疗

1.枸杞甲鱼

枸杞 30 g,甲鱼 150 g。将枸杞、甲鱼共蒸至熟烂即可食用。每周 1 次,不宜多食,尤其是消化不良者、失眠者不宜食。忌饮白酒、辣椒、母猪肉、韭菜、肥肉、煎炸及坚硬的食物、有刺激性的调味品。具有滋阴、清热、散结、凉血、提高机体免疫等功能。

2.佛手猪肝汤

佛手片 10 g,鲜猪肝 150 g,生姜 10 g,食盐、葱适量。用法:将佛手片置锅中,加清水500 mL,煮沸约 20 分钟,滤渣取汁;将猪肝洗净,切成片,加姜、盐、葱略腌片刻,锅中药汁煮沸后倒入猪肝,煮一二沸后即可服用。功效:疏肝解郁,行气止痛。主治:肝癌,属气滞血瘀型,两胁刺痛、腹痛,呕吐反胃,纳差者。

3.翠衣番茄豆腐汤

西瓜翠衣 30 g,番茄 50 g,豆腐 150 g。将西瓜翠衣、番茄和豆腐全部切成细丝做汤食经常食用,具有健脾消食、清热解毒、利尿、利湿等功效,虚寒体弱者不宜多服。

4.芡实猪肉汤

芡实 30 g,猪瘦肉 100 g。一起放砂锅中,加水适量,炖熟后去药渣,吃肉喝汤。经常食用可泻火、祛痰、通便,有腹水者可用此方。

5.薄荷红糖饮

薄荷 15 g,红糖 60 g。煎汤后加糖调味即成。可代茶饮,此药膳清热、利湿、退黄;有黄疸、腹水者可选用。

6.果烧鸡蛋

青果 20 g,鸡蛋 1 只。先将青果煮熟后再卧入鸡蛋,共煮后食用。每周 3 次,每次 1 个鸡蛋,可破血散瘀,适用于肝癌瘀痛、腹水明显者。

7.猕猴桃根炖肉

鲜猕猴桃根 100 g,猪瘦肉 200 g,放砂锅内加水同煮,炖熟后去药渣即成。经常食用,具有清热解毒,利湿活血作用。

8.苦菜汁

苦菜适量洗净捣汁加白糖后即成。每周服 3 次,具有清热作用,适宜于肝癌口干、厌食等症。

9.马齿苋煮鸡蛋

马齿苋适量,鲜鸡蛋 2 只。先用马齿苋煮水 300 mL,用汁煮鸡蛋,每天 1 次,连汤服。能清热解毒、消肿去瘀、止痛,适宜于巨型肝癌发热不退、口渴烦躁者。

10.藕汁炖鸡蛋

藕汁 30 mL,鸡蛋 1 只,冰糖少许。鸡蛋搅匀后加入藕汁拌匀,加少许冰糖稍蒸熟即可。经常服食,具有止血、止痛、散瘀的作用,肝癌有出血者宜用。

11.车前子粥

车前子 15～30 g,粳米 100 g,将车前子包煎取汁后,放入粳米共煮粥食用。用于肝癌湿热证的辅助治疗。

12.竹叶粥

淡竹叶 15 g,茵陈 15 g,粳米 100 g。将淡竹叶、茵陈煎汁去渣,加入粳米共煮食用。用于肝癌湿热证的辅助治疗。

13.灵芝补脾汤

灵芝 15 g,大枣 30 g,党参 30 g,枸杞子 30 g,人参须 15 g,猪排骨 300 g,食盐适量。将上述灵芝等药材用布袋装好,扎口浸入 6 000 mL 水中 10～20 分钟后加入猪排骨,武火煮沸后,文火煮 3 小时,捞出布袋,加入食盐调味,每次 250～300 mL,吃肉喝汤。每天 1～2 次,多余放入冰箱或者将汤煮沸后,不能掀盖,否则会变味,第二天加热后再食,此汤益气健脾,防癌抗癌。适用于肝癌脾胃虚弱者。

14.附子粥

制附子 3 g,干姜 3 g,粳米 100 g,葱白 2 茎。红糖适量。制附子、干姜共研细末,先用粳米煮粥,待粥煮熟后,加入药末及葱白、红糖同煮 5 分钟即可。此粥温中散寒,补阳止痛,适用于肝癌属虚寒痛者。

15.三仙芋头汤

芋头 100 g,焦麦芽 30 g,焦谷芽 30 g,焦六曲 30 g。芋头洗净去皮,加入布袋包好的三仙(谷芽、麦芽、六曲)共入锅中,加清水适量,煮至芋头熟透,喝汤吃芋头,每天一次。用于肝癌患者有纳差及便秘者。

(二)饮食宜忌

(1)忌煎、炸、烧焦和烤糊的食物。

(2)少食高脂肪、高蛋白等肥甘厚味食物。主食注意选择粗粮、五谷、豆类、甘薯等,每天应有新鲜蔬菜及水果 500～750 g,并在饮食中增加食物纤维及富含维生素的食物。

（3）忌烟、酒、咖啡。

（4）疾病过程中如出现发热、面红、目赤、尿黄、舌红苔黄等热毒壅盛表现者，忌热性食物，忌煎、炸及姜、葱、韭菜、辣椒等辛辣食物和荔枝、桂圆等热性食物。如表现气短、乏力、纳呆、怕冷者，证属虚寒，则禁寒性及生冷食物，如大多数蔬菜水果，以及甲鱼、乌龟、螃蟹、泥鳅等，对偏寒凉蔬菜等，如要食用应炒用并加姜汁或姜片或胡椒调味。

（5）多程化疗后或疾病后期如出现纳呆、怕冷、气短、乏力、舌淡、脉细弱者属气虚、阳虚证，忌食生冷及伤阳助阴的食物，如甲鱼、乌龟等水中食物，以及大多数蔬菜水果等。

（6）疾病晚期如出现腹水者忌食高盐食物；如有腹胀、屁多者忌食产气多的食物，如红薯、山芋及各种甜品如糖水、甜牛奶等，以及不易消化的食物。

八、情志调护

《类证治裁》："凡上升之气，自肝而出""木性升散，不受遏郁，郁则经气逆"。《医碥》："郁则不舒，则皆肝木之病矣"。《灵枢·百病始生》："喜怒不节则伤脏"。

（一）情志相胜法

以情治情法是指以五行相克为理论依据，用一种情志纠正另一种情志的方法。"怒伤以忧胜之，以恐解之；喜伤以恐胜之，以怒解之；恐伤以思胜之，以忧解之；惊伤以忧胜之，以恐解之；悲伤以喜胜之，以怒解之。"结合患者症状、体征，得出患者七情的胜与不胜，从而以另一情志解之。

（二）以情治情法

以情治情法是有意识地采用一种情志战胜控制另一种相关情志刺激而引起的疾病，达到治疗目的。在疾病过程中，需加强意志锻炼，将有利于调节内脏的生理活动，促进疾病的愈合。必须使患者树立与疾病作斗争的信念，有了坚定的信念，改变对病态的感觉、认识、情绪、态度、行为，从而减轻痛苦。

（三）移情疗法

移情疗法是让患者将注意力从疾病转移其他方面上去。晚期肝癌患者有时会胡思乱想，陷入痛苦烦恼之中，我们要教导患者自我疏导，克服消极情绪，使之忘记病痛，保持积极情绪，达到心理平衡。

（四）暗示疗法

我们用各种方法给患者暗示，使患者解除思想负担，增强战胜疾病的信心。暗示还可以减轻疼痛，改善睡眠，提高生活质量。

（沈宝美）

第四节 结直肠癌

一、概述

结直肠癌是常见恶性肿瘤之一。结肠癌是指结肠黏膜上皮在环境或遗传等多种致癌因素作用下发生的恶性肿瘤。直肠癌是指发生于肛缘至直肠乙状结肠交界处之间的恶性肿瘤。临床以腹痛、大便带血、大便变细、腹泻等为主要表现，随病情的进展会出现转移所造成的临床表现。目前认为结直肠癌主要是环境因素与遗传因素综合作用的结果，其中高脂肪、高蛋白摄入和食物纤维摄入不足是重要的致病因素，过食煎炸食品也是导致结直肠癌的一个原因。据统计在 20%～30% 的结直肠癌患者中，遗传因素可能起着重要作用。结直肠癌患者的家族成员发生结直肠癌的危险性也较大。早期发现、早期诊断、早期治疗是结直肠癌取得良好疗效的重要前提。

在中医古籍文献中并无"肠癌"病名，结直肠癌属于"肠覃""积聚""脏毒""锁肛痔""肠风""下痢""肠癖"等疾病范畴。《灵枢·水胀》记述："肠覃何如？岐伯曰：寒气客于肠外与卫气相搏，气不得荣，因有所系癖而内著，恶气乃起，息肉乃生。"说明此病与外邪入侵、营卫失调有关。《外科大成》称："锁肛痔，肛门内外犹如竹节锁紧，形如海蛇，里急后重，粪便细而带扁，时流臭水。"这里中医所说"痔"不单是指现今的内痔、外痔、混合痔，还包括其他一些直肠、肛门病变。至清代《医宗金鉴》中论述脏毒时说："此病有内外阴阳之别。发于外者，由醇酒厚味，勤劳辛苦，蕴注于肛门，两旁肿突，形如桃李，大便秘结，小水短赤，甚者肛门重坠紧闭，下气不通，刺痛如锥……发于内者，兼阴虚湿热下注肛门，内结蕴肿，刺痛如锥……大便虚闭……"从以上叙述中，可以看到中医关于积聚、脏毒、锁肛痔等症状的描写与直肠癌、肛管癌很相似，同时指出其难治性和不良预后。

二、病因病机

结直肠癌的发生以正气虚损为内因，邪毒入侵为外因，两者相互影响。正气虚损，易招致邪毒入侵，更伤正气，且正气既虚，无力抗邪，致邪气留恋，气、瘀、毒留滞肠道，壅蓄不散，大肠传导失司，日久则积生于内，发为癌瘤。

(一)外感湿热

久居湿地，外感湿邪，导致水湿困脾，脾失健运，则内外之水湿日久不去，可引发本病。

(二)饮食不节

恣食膏粱厚味、酒酪之品，或过食生冷，或暴饮暴食，均可损伤脾胃，滋生水湿，水湿不去，化热而下迫大肠，与肠中之糟粕交阻搏击，日久成毒，损伤肠络而演化为本病。

(三)情志所伤

所愿不遂，肝气郁结，肝木太过克伐脾土，脾失健运，水湿内生，郁而化热，湿热合邪，下迫大肠，也可诱生本病。

(四)正气亏虚

先天不足或年高体虚之人，脾虚肾亏。肾为先天之本，脾为后天之本，两者与水湿的运化也有密切的关系，两脏虚损，导致水湿内停，日久也可导致本病的发生。

本病病位在肠，但与脾、胃、肝、肾的关系尤为密切。其病性早期以湿热、瘀毒邪实为主，晚期则多为正虚邪实，正虚又以脾肾(气)阳虚、气血两虚、肝肾阴虚多见。外感湿热或脾胃损伤导致水湿内生，郁久化热，是发病的重要原因；而湿热久羁，留连肠道，阻滞气机，热渐成毒，损伤脉络，致使气滞、湿热、毒聚、血瘀，在肠道结积成块是发病的主要病机环节。

三、诊断

(一)临床表现

1.症状

结直肠癌早期无明显症状，病情发展到一定程度才出现临床症状，主要有下列几个方面的表现。

(1)排便习惯与粪便性状改变:多以血便为突出表现,或有痢疾样脓血便伴里急后重;有时表现为顽固性便秘,大便形状变细。

(2)便血:肿瘤破溃出血,黯红或鲜红,量一般不多,间歇出现。肿瘤位置较高时,血与大便相混则呈柏油样大便。

(3)腹痛:多见于右侧结直肠癌,表现于右侧钝痛,或同时涉及右上腹、中上腹。

(4)腹部肿块:常以右半结肠癌多见(95%)。初期推之可活动,侵及周围组织后多固定。

(5)直肠肿块:多经直肠指诊发现,质地坚硬,表面呈结节状,常伴有肠腔狭窄。直肠指诊可检出低位直肠癌、肛管癌。

(6)全身情况:可有贫血、低热,多见于右侧结直肠癌,晚期患者有进行性消瘦、恶病质、腹水等。

2.体征

局部可以用直肠指检扪及、乙状结肠镜或纤维结肠镜看到肠腔肿块,腹部亦常扪及包块;全身检查可以发现贫血以及转移征象如锁骨上淋巴结肿大、肝肿块等。

(二)辅助检查

1.实验室检查

(1)便潜血检查:该检测为结直肠癌普查的初筛方法和诊断的辅助检查,20%~30%的结直肠癌患者大便潜血试验阳性,不到 1/3 的息肉病患者的大便中查到潜血。

(2)肿瘤标志物:癌胚抗原(CEA)为结直肠癌较为敏感的标志物,是一种结直肠癌细胞产生的糖蛋白,其分子表面具有不同的抗原决定簇,对结直肠癌诊断的敏感性及特异性不理想,除结直肠癌以外,在乳腺癌、肺癌、胚胎性肿瘤也可出现血清 CEA 水平增高,故该指标可作为诊断及肿瘤复发转移的监测指标。糖类抗原 CA19-9 是一种黏蛋白型的糖类蛋白肿瘤标志物,在结直肠癌患者检出阳性率为 18%~58%,同时测定 CEA 可提高敏感度,并与肿瘤分期有关,因此可用来监测肿瘤的复发。

2.影像学检查

(1)结肠钡剂灌肠检查:目前结肠气钡双重对比造影是诊断大肠癌的常用方法。对于距肛门 5 cm 以上的结肠癌有重要的诊断意义,对直肠癌的诊断价值较小。此技术可清晰显示肠黏膜的肿物、溃疡和狭窄等病变,但小于 0.5 cm 的息肉有可能漏诊。该检查准确率较高,但容易发生假阴性,多发生在盲肠、脾曲及乙状结肠的悬雍垂部。

(2)内镜检查:检查前需做彻底的肠道准备,其优点是可弥补钡剂灌肠的不足,并对同时多发的病变和较小的病变有诊断价值。肠镜检查最常见的合并症是穿孔和出血,据美国内镜协会的资料,其穿孔发生率为 0.2%~0.3%,出血发生率为 0.07%~0.10%。肠镜检查也有局限性,如遇到其他原因或肿瘤所致的肠腔狭窄时,即不能继续进镜,有可能遗漏狭窄部位以上的多发肿瘤。因此在肠镜确诊肿瘤后,特别是在直肠和左半结肠癌管腔有狭窄而不能检查全结肠时,应辅助钡剂灌肠。此外结直肠癌有 5%~10% 为多发癌,且术后可发生第二原发结直肠癌,手术时可能遗漏同时存在的第二处癌,故术后 3~6 个月即应首次结肠镜检查。

(3)CT、MRI 及 PET-CT 检查:CT、MRI 检查可以很好地显示肿瘤的大小、部位、形态及其与周围组织的关系、是否有系膜淋巴结受累及远处脏器转移等,为判断肿瘤分期,了解周围组织转移情况,制订治疗计划和判断预后提供依据。PET-CT 在肿瘤的定性及了解全身转移情况有重要意义,但价格昂贵,必要时可行该项检查。

(4)B超检查:普通超声检查可帮助发现结直肠癌肝转移和腹腔淋巴结转移的情况。直肠内B超检查,可检测肿瘤的范围及侵犯邻近脏器如膀胱、前列腺等的情况。

3.病理学检查

活检诊断为浸润性癌的病例进行规范性结直肠癌治疗。如因活检取材的限制,活检病理不能确定浸润深度,诊断为高级别上皮内瘤变的病例,建议临床医师综合其他临床情况,确定治疗方案。

4.基因学检测

基因学检测包括粪便和癌组织的癌基因或癌基因产物的检测,据研究显示:结直肠癌患者往往存在 $P53$ 和 $K\text{-}ras$ 基因的阳性高表达,部分患者存在 $K\text{-}ras$ 基因和 $B\text{-}raf$ 基因的突变,因此基因检测为结肠癌的早期临床诊断提供了崭新的手段,同时为分子靶向药的治疗提供依据。

(三)临床分型

1.以肿瘤发生部位分型

我国结直肠癌一般以直肠为最多,约占结直肠癌的 60%。结肠癌中 20% 位于乙状结肠,其余依次为盲肠、升结肠、降结肠、横结肠。近年来,右半结肠癌的发病率有所增加而直肠癌发病率下降。

2.以组织学分型

(1)腺癌:①乳头状腺癌;②管状腺癌;③黏液腺癌;④印戒细胞癌。

(2)未分化癌。

(3)腺鳞癌。

(4)鳞状细胞癌。

(5)小细胞癌。

(6)类癌。①G_x:分级无法评估;②G_1:高分化;③G_2:中分化;④G_3:低分化;⑤G_4:未分化。

3.以病理形态学分型

分为早期结直肠癌和进展期结直肠癌,前者是指癌瘤局限于大肠黏膜及黏膜下层,后者是指肿瘤已侵入固有肌层。

(1)早期结直肠癌:分以下 3 型。①息肉隆起型(Ⅰ型):肿瘤向肠黏膜表面突出形成有蒂、短蒂或广基底型的隆起,又可进一步分为有蒂型(Ip)、亚蒂型(Is)及广基型;此型多为黏膜内癌。②扁平隆起型(Ⅱ型):肿瘤如钱币状隆起于黏膜表面。此型多为黏膜下层癌。③扁平隆起伴溃疡型(Ⅲ型):肿瘤如小盘状,边缘隆起,中心凹陷。此型均为黏膜下层癌。

(2)进展期结直肠癌分为 4 型。①隆起型:凡肿瘤主体向肠腔内凸出者均为此型。肿瘤与周围组织分界清楚,浸润较为表浅、局限。②溃疡型:肿瘤表面形成较深的溃疡者属此型。③浸润型:肿瘤向肠壁内各层弥漫浸润,常累及肠壁大部或全周,肠壁局部增厚,但表面常无明显溃疡或隆起。此型常有肠腔环状狭窄,预后差。④胶样型:肿瘤外形不一,或隆起,或并有溃疡形成,但外观及切面均呈透明胶冻状。此型多为黏液腺癌或印戒细胞癌,预后差。

四、治疗

(一)辨证论治

1.湿热积滞型

主症:腹痛阵作,胀气肠鸣,大便黏溏,便中带血,肛门灼热,里急后重,身热胸闷,或恶心欲呕,舌苔黄腻,舌质红,脉滑数。

治法:清热利湿。

方药:白头翁汤、槐花地榆汤、葛根芩连汤加减。

白头翁 10 g,黄柏 10 g,秦皮 10 g,地榆 10 g,槐花 10 g,败酱草 10 g,黄连 6 g,木香 6 g,葛根 10 g,赤芍 10 g,马齿苋 10 g,黄芩 10 g,甘草 6 g。

2.瘀毒蕴结型

主症:腹中积块,腹痛持续,作胀不适,烦热口渴,泻下脓血,色紫量多,里急后重。舌苔薄,质暗或有瘀斑,脉细涩。

治法:化瘀解毒。

方药:桃红四物汤加减。

桃仁 6 g,红花 6 g,丹皮 10 g,丹参 10 g,栀子 10 g,归尾 6 g,生地 10 g,红藤 20 g,藤梨根 20 g,龙葵 20 g,赤芍 10 g,薏苡仁 30 g,半枝莲 20 g,炮山甲 10 g。

3.脾虚湿胜型

主症:大便泄泻,稀便溏泻,日行数次,完谷不化,或油脂漂浮,腹胀矢气,肛门作坠,饮食不香,神疲无力,面色少华。舌苔薄腻,舌质淡,脉细。

治法:健脾化湿。

方药:参苓白术散加减。

党参 10 g,黄芪 30 g,茯苓 10 g,猪苓 10 g,扁豆 10 g,山药 10 g,薏苡仁 30 g,砂仁 3 g,木香 6 g,苍术 10 g,法半夏 10 g,陈皮 6 g,鸡内金 10 g,佩兰 10 g,藿香 10 g,焦三仙 10 g。

4.脾肾阳虚型

主症:面色淡白,身倦乏力,畏寒肢冷,腹泻频频,五更泄泻,肠鸣隐痛。舌苔薄白,舌胖,脉细沉无力。

治法:温补脾肾。

方药:理中汤、四神丸加减。

党参 10 g,炒白术 10 g,干姜 6 g,制附子 3 g,茯苓 10 g,薏苡仁 30 g,补骨脂 10 g,吴茱萸 3 g,肉豆蔻 3 g,五味子 10 g,陈皮 6 g,山药 10 g,甘草 6 g。

5.阴虚血热型

主症:放疗之后,肛门灼热,下坠不适,便意频频,或伴疼痛,反复便血,甚则量多,或便溏带血,或便干带血,贫血外貌,身觉内热,消瘦体虚。舌苔少,舌质红,脉细数。

治法:养阴凉血。

方药:黄连阿胶鸡子黄汤、二至丸、真人养脏汤等加减。

黄连 6 g,阿胶 10 g,龟甲胶 10 g,女贞子 10 g,旱莲草 10 g,诃子 10 g,当归炭 10 g,茜草炭 10 g,白术 10 g,白芍 10 g,党参 10 g,黄芪 30 g,升麻 6 g,木香 6 g,地榆炭 15 g,侧柏炭 10 g,仙鹤草 30 g,乌梅 10 g,石榴皮 15 g。

6.临床加减用药

清热燥湿:黄芩、黄柏、黄连、苦参。

清热利湿:猪苓、竹叶、瞿麦、木通。

分利止泻:车前草、泽泻、腹皮、猪苓。

化食导滞:山楂、焦三仙、内金、熟军。

固涩止泻:石榴皮、椿根皮、肉豆蔻、诃子肉、儿茶、赤石脂、禹余粮。

止血消肿:地榆、槐花、仙鹤草、大小蓟、三七、血余炭、蜂房。

止痛消胀:延胡索、白屈菜、生蒲黄、五灵脂、沉香、乳香、赤芍、莪术、腹皮、厚朴。

里急后重:木香、槟榔、秦皮、延胡索。

(二)单方验方

1.扶正化瘀解毒散

黄芪30 g,白术15 g,薏苡仁30 g,白芥子10 g,墓头回15 g,莪术15 g,鸡血藤30 g,白花蛇舌草30 g,葛根10 g,仙鹤草30 g。随症加减:便血加槐花炭、侧柏炭;里急后重加广木香、枳壳;酸胀疼痛加延胡索、川楝子;肛门坠胀加葛根、升麻;大便不爽加火麻仁、莱菔子;纳谷不馨加鸡内金、谷麦芽等。水煎,每天1剂,分2次服用。

2.清藏固本汤

黄芪30 g,黄精15 g,鸡血藤30 g,女贞子15 g,仙鹤草15 g,白花蛇舌草30 g,半枝莲30 g,薏苡仁60 g,土茯苓15 g,败酱草30 g,丹参15 g,三七10 g。

3.参苓白术汤

党参15 g,黄芪20 g,白术30 g,茯苓15 g,炒薏苡仁30 g,砂仁10 g,山药30 g,扁豆10 g,陈皮10 g,半夏10 g,鸡内金15 g,炒麦芽30 g。若腹胀明显加厚朴15 g,枳壳10 g,乌药10 g;睡眠差加炒酸枣仁20 g,远志10 g等。

4.十济汤

青黛2 g,板蓝根15 g,虎杖10 g,苦参8 g,枸杞12 g,斑蝥0.02 g,仙鹤草10 g,薏苡仁20 g,甘草5 g,百部10 g。

5.加味升血汤

生黄芪30 g,太子参30 g,鸡血藤30 g,白术10 g,茯苓10 g,枸杞子15 g,女贞子15 g,菟丝子15 g,补骨脂15 g,赤芍10 g,水蛭3 g。

6.健脾消瘤方

党参15 g,黄芪30 g,白术15 g,八月札15 g,茯苓30 g,薏苡仁30 g,菝葜30 g,莪术30 g,郁金15 g,土茯苓30 g,野葡萄藤30 g,蜈蚣2 g,天龙6 g,煅瓦楞30 g,天葵子12 g,黄精30 g,山萸肉15 g,淫羊藿15 g,菟丝子15 g,并随症加减,每天1剂,3个月为1个疗程。

7.健脾消积汤

党参(或太子参)15 g,白术12 g,茯苓12 g,甘草6 g,陈皮6 g,白花蛇舌草15 g,薏苡仁30 g,枳壳12 g,黄芪15 g,麦芽10 g。

(三)其他中医治法

1.中药外治法

中药外治法是指将药物配制加工成散剂(外用散剂)、膏药剂(又称硬膏)、油膏(又称软膏)、药捻、洗剂、栓剂、灌肠剂、雾剂、糊剂、滴剂等剂型,涂敷、粘贴、撒布、点滴、灌导、拭洗于体表穴位或病灶局部。在选用时,应在辨证论治原则指导下,根据病证不同而使用不同方药加以配制。中医外治法治疗结直肠癌形式多样,临床应用以灌肠居多,另有针灸、外敷等。临床研究表明,中医外治法对结直肠癌具有良好的治疗效果。

(1)中药灌肠疗法:中药灌肠法是将药液从肛门灌入或滴入肠道,达到治疗疾病的一种外治方法。有单独使用者,有配合化疗者,也有联合内服中药者。其方法简单,应用方便,通过辨证与辨病相结合用药,可治疗局部疾病,亦可用于治疗全身疾病。

注意事项:①肛门、直肠和结肠等手术后或大便失禁患者,不宜使用该疗法。②操作前先了解患者的病变部位,掌握灌肠的卧位和肛管插深度,一般视病情而定。③为减轻肛门刺激,宜选用小号肛管,压力宜低,药量宜小;为促进药物吸收,插入不能太浅,操作前须嘱排空大便,必要时先做不保留灌肠。④一般用量 200 mL 以内,小剂量药液灌肠时应加倍稀释,以增加吸收率。⑤灌肠筒、洗器用后应消毒灭菌。肛管尽量采用一次性用品。

(2)中药灌肠方。①中药灌肠治疗出血,组方成分:生大黄、地榆炭各 15 g,三七、五倍子各 10 g,白花蛇舌草、藤梨根各 30 g。功能主治:收敛止血,可以有效控制出血。用法用量:浓煎至 100 mL,取汁放置后用纱布过滤,装入输液瓶内,温度保持在 38～41 ℃,导管插入肛门 15～30 cm,滴药速度为 30～40 滴/分,于每晚睡前行保留灌肠,1 剂/日。10 天为 1 个疗程,疗程间隔 3～5 天。②中药灌肠治疗癌性肠梗阻,组方成分:生大黄(后下)10 g,芒硝(分冲)9 g,枳实 12 g,厚朴 15 g,白花蛇舌草 30 g,半枝莲 30 g。功能主治:泄热通便解毒。用法用量:两次煎液后取 100～150 mL,2 次/天,药液温度 39～41 ℃,导管插入肛门 15～20 cm,快速导入。灌后嘱患者先左侧卧,后右侧卧,最后平卧 30 分钟,再起床,保留 1 小时以上。③中药灌肠配合化疗,组方成分:白花蛇舌草 30 g,半枝莲、虎杖、炒地榆各 20 g,山慈菇 15 g,炒大黄 6 g,延胡索 10 g。功能主治:减轻化疗不良反应。用法用量:1 剂/日,煎取 50～100 mL,早、晚用 50 mL 注射器、橡皮导尿管灌肠,温度以 38 ℃为宜。化疗:以 5-FU 为主的常规化疗,对部分静脉化疗反应重者可将化疗药(如 5-FU,每次 0.125 g)加入中药内灌肠。

(2)中药贴敷疗法:将药物贴敷于身体某部,病在内者贴敷要穴或循经取穴,病在局限浅表者贴于局部,通过药物透皮吸收,刺激穴位发挥作用,达到改善症状,调节免疫,控制病灶,以及康复保健等目的。

注意事项:①贴敷前要详细询问病史及皮肤过敏史。有皮肤溃烂及过敏者、慢性湿疹禁用外敷治疗。②穴位贴药时,敷贴穴位不宜过多,每穴药量宜小,敷贴面积不宜过大,时间不宜过久,以免引起其他不良反应。③注意温度要适当,避免过凉粘贴不牢,过热烫伤皮肤。

中药贴敷方:①降逆止吐贴,取穴:神阙、双足三里。药物:降逆止吐膏。(半夏、茯苓、泽泻、白豆蔻,各药粉按 1∶1∶1∶1 比例混合,用生姜汁、蜂蜜调如膏状)作用:化疗期间在神阙、双足三里进行穴位贴敷中药"降逆止吐膏",防治化疗引起的呕吐。用法:将穴位皮肤洗净,把中药膏 2 g 摊在磁疗贴上,立即贴附在穴位上,4～6 小时后揭去,每天 1 次。②行气通腑贴,取穴:神阙、双涌泉。药物:行气通腑膏。(生大黄粉 100 g,厚朴粉 100 g,冰片研粉 20 g,以食醋搅拌成糊状,分装成盒,每盒 10 g)作用:化疗期间在神阙、双涌泉进行穴位贴敷中药,防治化疗引起的便秘;也可以用于口服吗啡制剂引起的便秘。用法:将穴位皮肤洗净,把中药膏 2 g 摊在磁疗贴上,立即贴附在穴位上,4～6 小时后揭去,每天 1 次或中病即止。

2.针灸

针灸是针法和灸法的合称,针法是把毫针按一定穴位刺入患者体内,运用捻转与提插等针刺手法来治疗疾病;灸法是把燃烧着的艾绒按一定穴位熏灼皮肤,利用热的刺激来治疗疾病。循证医学研究表明,对于结直肠癌患者,针刺治疗可以改善肿瘤患者的临床症状,减轻放化疗不良反应,例如缓解疼痛,减轻化疗相关恶心呕吐。

(1)注意事项:①过度劳累、饥饿、精神紧张的患者,不宜立即针刺,需待其恢复后再治疗。②胸、背穴位应斜刺和浅刺,有重要血管均不宜深刺,避免做大幅度的提抽、捻转,针刺时患者不要转动体位。③局部皮肤有瘢痕、溃烂者均不宜针刺。

（2）针刺方案。①止痛，穴位组成：耳部的阿是穴。功能主治：镇痛。用于肿瘤本身或者治疗引起的周围性或中枢性神经源性疼痛。用法用量：耳针及耳穴局部 75％乙醇溶液消毒，针直刺入穴 0.7 mm，持续按压 25～55 分钟，以局部微痛为度。②促进肠蠕动，穴位组成：足三里、上巨虚、内关。功能主治：促进肠蠕动。用于促进结直肠癌根治术后肠蠕动的恢复。用法用量：结直肠癌根治术后第 1 天开始，将电针针刺在以上穴位，电针治疗仪输出功率调至 1 挡位置，输出波为连续波，每天针刺 2 次（早、晚 8：00 时各 1 次），每次每穴针 15 分钟。

（四）结直肠癌化学治疗

临床上，化学治疗大多应用于进展期、复发、转移性结直肠癌的治疗，且在临床治疗中已越来越显示出其在结直肠癌治疗中的作用和地位。

术后辅助化疗方案如下。

1.5-氟尿嘧啶（5-FU）为主的化疗方案

5-FU 为周期特异性药物，在人体内转化为其活性代谢物抑制胸腺嘧啶苷酸合成酶，阻断胸腺嘧啶脱氧核苷形成，干扰 DNA 形成，主要杀灭增殖周期 S 期细胞。以往有研究采用口服方法给药，认为无助于提高无瘤生存率和总的生存率，因为 5-FU 在每个患者的生物利用度有较大差异，缺乏可比性。

2.5-氟尿嘧啶/醛氢叶酸（5-FU/LV）方案辅助化疗及 5-氟尿嘧啶用药时间的变化

通过改变给药方式、给药途径、分子结构以及生物修饰剂，使得 5-FU 的有效率大大提高。最具代表性的是 5-FU 的生物修饰剂醛氢叶酸（LV）。5-FU 加用 LV 后可增加细胞内叶酸盐浓度，使 5-FU 与胸腺嘧啶核苷合成酶的结合强度增加，由此可抑制 DNA 的合成，并加强药物对肿瘤的细胞毒性作用。5-FU 加用 LV 与单用 5-FU 相比其生存率可增加 4％～17％。

3.卡培他滨

2005 年 3 月，欧洲药品监管局批准了一种新的口服化疗药卡培他滨（希罗达，胸腺嘧啶磷酸化酶激活的氟尿嘧啶）用于结肠癌术后辅助化疗。

4.草酸铂

草酸铂（LOHP）是第 3 代铂类抗癌药，它的药理学特性与其他铂类药物相似，均以 DNA 为靶点，易与 DNA 链上 G 共价结合，并可能形成链内交联及 DNA 蛋白质联，使 DNA 损伤，破坏 DNA 复制，使细胞死亡。

（沈宝美）

第五节 肾 癌

一、概述

肾癌是泌尿系统常见的肿瘤之一，约占人类恶性肿瘤的 3％，位居发达国家恶性肿瘤前十位。2008 年，全世界新发肾癌病例约 271 000 例，居恶性肿瘤第 13 位；因肾癌死亡人数达116 000 例。20％～30％的肾癌初诊时已发生远处转移，20％患者术后随访出现复发或转移。

转移性肾癌预后很差,已成为世界范围肿瘤卫生健康的重大问题。在中医的文献中,没有肾癌病名记载,但散见于"血尿""腰痛""癥积"等论述中。

二、中医病因病机

现代医学认为肾癌的病因尚未明确,其发病与吸烟、肥胖、长期血液透析、长期服用解热镇痛药物等有关;某些职业如石油、皮革、石棉等产业工人患病率高;少数肾癌与遗传因素有关,占肾癌总数的 4%。

中医学认为,素体内虚,过度劳累,年老体弱而致肾气亏损,水湿不化,湿毒内生,结于腰腑;或外感六淫,寒湿内蕴,化热蓄毒,气滞血瘀,阻结水道,致成本病。日久由肾及脾,脾肾两虚,正气衰败,病位在肾,牵及心脾。病性多表现为虚实相夹,早期以实为主,中晚期正虚而邪实,根治术后为正虚邪未尽。

三、西医病理

肾癌病理类型常见有以下几类。

(一)肾透明细胞癌

肾透明细胞癌的发病率较高也最为常见,一般所占百分比为 60%～85%。肾透明细胞癌是由胞浆透明或嗜酸性的肿瘤细胞构成的恶性肿瘤,肿瘤内有纤细的血管网。多发生于双侧肾脏,肿瘤中常见囊腔、坏死、出血和钙化,影像学可显示钙化影。

(二)乳头状肾细胞癌

乳头状肾细胞癌虽然发病率为 7%～14%,但在肾癌患者病例也较为普遍。乳头状肾细胞癌是一具有乳头状或小管乳头状结构的肾实质恶性肿瘤,常伴出血、坏死和囊性变,肿瘤组织易碎,可有假包膜,常可发生于双侧肾脏。

(三)肾嫌色细胞癌

肾嫌色细胞癌作为肾癌病理中的一个类型,其发病症状较不明显易被患者忽视,其发病率为 4%～10%。肾嫌色细胞癌癌细胞大而浅染,细胞膜清楚,无特殊的症状和体征,影像学检查常表现为肿块,无坏死和钙化。

(四)Bellini 集合管癌

Bellini 集合管癌一般多发于中老年人群中,它的发病率为 1%～2%。Bellini 集合管癌是来源于 Bellini 集合管的恶性上皮性肿瘤,患者常有腹部疼痛、肋部肿块和血尿,常转移至骨,肿瘤多为实性,灰白色,可见坏死和卫星结节。

四、诊断与鉴别诊断

(一)临床表现

大多数肾癌患者是由于健康查体时发现的无症状肾癌,这些患者占肾癌患者总数的 50% 以上。有症状的肾癌患者中最常见的症状是腰痛和血尿,少数患者是以腹部肿块来院就诊。10%～40%的患者出现副瘤综合征,表现为高血压、贫血、体重减轻、恶病质、发热、红细胞增多症、肝功能异常、高钙血症、高血糖、血沉增快、神经肌肉病变、淀粉样变性、溢乳症、凝血机制异常等改变。20%～30%的患者可由于肿瘤转移所致的骨痛、骨折、咳嗽、咯血等症状就诊。

(二)诊断要点

除以上临床表现外,下列辅助检查亦有利于帮助明确本病的诊断。

1.实验室检查

(1)血常规:当肾癌肿瘤较大,引起促红素生成不足,血常规可出现血红蛋白下降。

(2)肾功能:对于独肾患者,当肿瘤组织大量侵犯实体肾组织时,血清尿素氮及肌酐升高。

(3)尿液细胞学检查肾癌患者,当肿瘤累及集尿系统时,尿常规可有不同程度的红细胞,癌细胞的阳性率不高。

(4)血沉快常为预后不良的征兆。

2.影像学检查

(1)X线是一种很直观的可以诊断肾癌的常用方法,它非常的简便。特别是随着设备技术不断更新,X线检查的准确性也在明显提高。尿路平片:在平片上可见患者患侧肾影不规则增大,腰大肌影模糊,有10%肾癌肿块内或肿块周围可见钙化。肾盂造影:静脉肾盂造影或逆行肾盂造影是诊断肾脏肿瘤的最基本方法。

(2)超声也是诊断肾癌的一种常用方法,而且准确率比较高。由于超声检查方法简便,无创伤性,因而在肾脏肿瘤的诊断中已被广泛应用。超声图象还能显示肾癌的范围、癌肿有无侵入邻近器官、肝脏或脾脏有无转移、肾蒂及腹膜后淋巴结是否肿大。因此,对肾癌的临床分期有一定帮助。此外,肾癌患者应常规行胸片、肝B超、骨扫描等检查,因有25%～47%的患者在确诊时已有远处转移。

(3)MRI检查:MRI检查肾脏是比较理想的。肾门和肾周间隙脂肪产生高信号强度。肾外层皮质为高信号强度,其中部髓质为低信号强度,可能由于肾组织内渗透压不同,两部分对比度差50%,这种差别可随恢复时间延长和水化而缩小,肾动脉和静脉无腔内信号,所以为低强度。集合系统有尿为低强度。肾癌的MRI变异大,由肿瘤血管、大小、有无坏死决定。MRI不能很好地发现钙化灶,因其质子低密度。MRI对肾癌侵犯范围、周围组织包膜,肝、肠系膜、腰肌的改变容易发现查明。尤其是肾癌出现肾静脉、下腔静脉内癌栓和淋巴结转移。

(4)CT扫描:可清晰地看到肿瘤的大小、性状,是否外凸或外侵,肾的轮廓、外形、破坏等情况。增强后通过肾实质时期肿瘤密度均低于肾实质者呈低密度肿块,密度较增强前更加不均匀,有利于更清楚地观察肿瘤,钙化斑块、肾静脉或下腔静脉瘤栓等均可分辨

(5)正电子发射断层扫描(PET/CT):PET/CT对诊断肾癌比常规影像学方法更为准确,还能发现有否远处转移,但对早期诊断尚有一定的局限性。

3.病理及细胞学检查

肾癌病理诊断的标本主要来自:①尿细胞学检查,收集患者尿液作液基细胞学检查,检查癌细胞。②B超定位下行肾脏肿物穿刺活检术。

(三)鉴别诊断

肾癌与肾囊肿、肾错构瘤、肾脏淋巴瘤、肾脏黄色肉芽肿和肾脏炎性假瘤等相鉴别。

1.肾囊肿

典型的肾囊肿从影像检查上很容易与肾癌相鉴别,但当囊肿内有出血或感染时,往往容易被误诊为肿瘤。而有些肾透明细胞癌内部均匀,呈很弱的低回声,在体检筛查时容易被误诊为肾囊肿。对于囊壁不规则增厚、中心密度较高的良性肾囊肿,单独应用上述任何一种检查方法进行鉴别都比较困难,往往需要综合分析、判断,必要时可行穿刺活检。

2.肾错构瘤

肾错构瘤又称肾血管平滑肌脂肪瘤,是一种较为常见的肾脏良性肿瘤。在 B 超和 CT 图像上都有特征性表现,临床上容易与肾细胞癌进行鉴别,典型的错构瘤内由于有脂肪成分的存在,B 超示肿块内有中强回声区,CT 示肿块内有 CT 值为负值的区域,增强扫描后仍为负值,血管造影显示注射肾上腺素后肿瘤血管与肾脏本身血管一同收缩;肾细胞癌 B 超示肿块为中低回声,肿块的 CT 值低于正常肾实质,增强扫描后 CT 值增加,但不如正常肾组织明显,血管造影显示注射肾上腺素后肾脏本身血管收缩,但肿瘤血管不收缩,肿瘤血管特征更明显。但有时遇到不典型的肾错构瘤,脂肪成分很少,这时很难与肾癌相鉴别。此外,核磁扫描也是诊断错构瘤的好方法。在临床上对于脂肪成分少的错构瘤往往需要结合 B 超,CT 和核磁扫描三种方法来联合明确诊断。

3.肾脏淋巴瘤

肾脏淋巴瘤少见但并不罕见。肾脏淋巴瘤在影像学上缺乏特点,呈多发结节状或弥漫性湿润肾脏,使肾脏外形增大,腹膜后淋巴结多受累。

4.肾脏黄色肉芽肿

它是一种少见的严重慢性肾实质感染的特殊类型,形态学上有两种表现:一种为弥漫型,肾脏体积增大,形态失常,内部结构紊乱,不容易与肿瘤混淆;另一种为局灶性肾脏出现局限性实质性结节状回声,缺乏特异性,有时与肿瘤难以鉴别,但这部分患者一般都具有感染的症状,肾区可及触痛性包块,尿中有大量白细胞或脓细胞,只要仔细观察,鉴别诊断并不困难。

5.肾脏炎性假瘤

本病临床表现主要为腰痛、低热和血尿,腰部有时可扪及包块,也可无任何症状于体检时发现,和肾癌的临床表现极为相似。临床上较为少见,IVP、B 超、CT 等影像学检查诊断正确率低,有以下情况值得注意:肿块边界不整齐,包膜不完整,形态不规则;肿块与相邻的肾周围有炎症图像或肾周有血肿、积液等,提示有非恶性肿瘤的可能性。对于疑有肾脏炎性假瘤者,应常规做尿培养,可试用抗生素治疗,观察病情变化,症状改善者可避免手术。对于不能避免手术者,术前应尽量在 B 超引导下行多点肾穿刺活检。术中应行快速冷冻病理切片检查,然后再决定是否施行肾切除术,这是最后明确诊断的依据,以避免不必要的肾切除。

五、治疗

(一)中医治疗

中药治疗可贯穿肾癌治疗的全过程,适用于各期肾癌,联合手术、生物治疗、放化疗,减毒增效,改善症状,防治复发转移,提高生活质量,延长生存期。本病病机分为虚实两类,早期以标实为主,多为湿热、气滞、血瘀。后期以本虚为主或本虚标实兼见。

1.基本方治疗

中医学认为,本病多因肾气亏虚,外受湿热邪毒,入里蓄毒,蕴结于水道所致。肾癌病位在肾,以尿血、腰痛为主症,肾虚是发病的关键所在,而与脾、肝关系密切,本病的主要病机为内有肾虚毒蕴,脾肾阳虚,气血双亏;外有湿热蕴困,邪凝毒聚日久成积所致。治宜扶正攻邪为主,兼顾其他脏腑,始终注重保护正气,攻伐不宜太过。

基本方以六味地黄丸为主:生地 30 g,山药 30 g,山茱萸 30 g,丹皮 10 g,泽泻 10 g,茯苓 30 g,鳖甲30 g(先煎),冬虫夏草 6 g,贝母 15 g,甘草 5 g。

方中生地、山药、山茱萸、鳖甲、冬虫夏草滋阴补肾，凉血健脾为君药，泽泻宣泄痰浊，丹皮清肝火，茯苓利水湿，共为臣药；佐以贝母清热解毒，散瘀止痛。使以甘草调和诸药。

辨证加减：血尿频频可加仙鹤草；疼痛者加白芍、延胡索；出血量大加阿胶、仙鹤草；纳呆加谷芽、麦芽、山楂、神曲等；腹水加赤小豆、葶苈子、猪苓、车前子。

2.辨证论治

基本分型：按照中医的辨证分型特点，大体把肾癌分为瘀血内阻、湿热蕴结、气血亏虚、脾肾两虚4个常见的临床证型。其辨证要点和治疗方法分述如下。

(1)瘀血内阻型。

主症：肉眼血尿，有时尿中夹有血丝或血块，腰部或腹部可触及肿块，腰痛，多呈刺痛或钝痛，痛处固定，面色或眼眶周围晦暗，伴乏力，舌质紫黯，或见瘀斑或瘀点，苔白或偏腻，脉弦或涩或沉细无力。

治法：活血祛瘀，扶正抑瘤。

方药：桃红四物汤加减。

仙鹤草 15 g,茜草 10 g,桃仁 15 g,红花 10 g,熟地 20 g,川芎15 g,赤芍 15 g,当归 15 g,黄芪 30 g,白术 15 g,鹿角霜 20 g,鳖甲 15 g,菟丝子 15 g,女贞子 15 g,莪术 10 g,三七粉 3 g(冲)。

(2)湿热蕴结型。

主症：尿血鲜红，或尿急、尿频、尿灼热疼痛，腰痛或坠胀不适，伴发热，口渴，纳少，便秘，舌质红，舌苔黄腻，脉滑数或弦数。

治法：清热利湿，散结消积。

方药：八正散加减。

小蓟 15 g,白茅根 15 g,茜草 10 g,车前草 15 g,瞿麦 10 g,萹蓄 15 g,滑石 30 g(先煎),栀子 10 g,炙甘草 10 g,大黄 10 g(后下),鹿角霜 20 g,鳖甲 15 g,菟丝子 15 g,女贞子 15 g,浙贝 20 g,牡蛎 30 g。

(3)气血亏虚型。

主症：无痛性持续血尿，腰腹肿块日见增大，疼痛加剧，心悸气短，神疲乏力，面色苍白，形体消瘦，纳呆食少，舌质淡或见瘀斑、瘀点，苔薄白或淡黯，脉沉细或虚大无力。

治法：益气生血，扶正抑瘤。

方药：八珍汤加减。

党参 20 g,茯苓 20 g,白术 20 g,熟地 30 g,当归 20 g,白芍15 g,炙甘草 10 g,仙鹤草 15 g,淫羊藿 15 g,鹿角霜 20 g,鳖甲 15 g,菟丝子 15 g,女贞子 15 g,牡蛎 30 g。

(4)脾肾两虚型。

主症：无痛性血尿，腰膝酸软，畏寒肢冷，纳呆食少，腹痛便溏，小便不利，两下肢水肿，舌淡，苔白腻。脉沉细无力或沉涩。

治法：温补脾肾，消肿散结。

方药：肾气丸合四君子汤加减。

制附子 10 g(先煎),桂枝 10 g,干姜 5 g,党参 20 g,茯苓 20 g,白术 20 g,仙鹤草 15 g,茜草 15 g,熟地 20 g,山茱萸 30 g,怀山药30 g,薏苡仁 30 g,猪苓 20 g,紫河车 15 g,牡蛎 30 g(先煎)。

3.辨病选药

辨病用药是指在辨证论治的基础上，可适当选用一些对肾癌有抗癌作用的药物。

(1)选用对肾癌有一定的治疗作用的药材。

在临床治疗时除参照辨证立法用药外,还要根据整体与局部的具体表现,把辨证与辨病相结合,酌情选用具有抗癌活性的中草药,可以提高抗癌疗效,常用的有一定抗肾癌的草药有白英、蛇莓、龙葵、紫河车、半枝莲、半边莲、商陆、苦参、黄柏、大黄、黄芩、土茯苓、海金砂、莪术、猪苓、瞿麦、萹蓄、黄芪、琥珀、白茅根、大蓟、小蓟、土贝母等。

建议用传统中药:虫草、猪苓、明党参、桑寄生、青阳参、香菇、红豆蔻、桑白皮、杜仲、降香、茯苓、白术、八月札、知母、片姜黄、制南星、山萸肉、木瓜、仙茅、制半夏、补骨脂、独活、石菖蒲、仙鹤草、大蓟、枸杞子、薏苡仁、地榆、白前、丹皮、射干、当归、土鳖虫、青黛、肉桂、苦参、金精粉、胡芦巴、白鲜皮、赤芍、山豆根、远志、泽泻、金银花、乌术粉、制鳖甲、连翘、紫草、桃仁、三七治疗。见效快,疗效确切,对肾癌术后的巩固治疗效果非常好,其功效能在短期内缩小肿块,控制转移,减轻痛苦,稳定病情,延长生存期,甚至达到临床治愈。这些药物能够增强机体免疫功能以达到抑制癌细胞生长,同时又不产生不良反应,均在治癌抗癌的同时,增强机体免疫力,不仅能直接杀死癌细胞,更重要的是这些药物的有效成分可立即激活人体正常的生命活力,增强人体的免疫系统,从而使细胞生成信息传导系统恢复正常,最终达到战胜癌症的目的。

(2)有效单方验方。

半边莲:味辛、甘,性微寒。清热解毒,利水消肿。半边莲有抗癌活性作用,半边莲碱对癌细胞有抑制作用,临床上多用于消化道和泌尿系统肿瘤。煎服15～30 g。

猪苓:味甘、淡,性平。利水渗湿,除痰散结。《本草纲目》云:"开腠理,治淋肿,脚气,白浊,带下,妊娠子淋,胎肿,小便不利。"猪苓有抗癌及提高机体免疫功能的作用,可用于多种肿瘤,对各种肿瘤伴有水肿或恶性积液效果尤佳。煎服15～30 g。

土贝母:味苦,性凉。清热解毒,消肿散结。《纲目拾遗》:"治乳岩""治病串"。能诱导肾癌细胞发生凋亡;土贝母不造成白细胞减少,反而有升白细胞作用。煎服15～30 g。

无花果30 g,木通15 g。水煎服,每天1次。

天葵10 g,薏苡仁30 g,赤小豆200 g,水煎服,每天2次,连服3个月。

(3)复方。

肾癌无苦味复方:红豆蔻10 g,生卷柏10 g,炙鳖甲20 g,山茱萸20 g,木瓜10 g,黄精10 g,旱莲草10 g,当归10 g,杜仲10 g,天麻10 g,炙龟甲20 g。

肾癌苦味复方:败酱草10 g,佛手柑10 g,石菖蒲10 g,补骨脂10 g,大蓟10 g,白及10 g,仙鹤草10 g,白芍10 g,延胡索10 g,制首乌10 g,女贞子10 g。

肾癌优选复方:红豆蔻10 g,山茱萸20 g,炙鳖甲20 g,补骨脂10 g,石菖蒲10 g,生地黄30 g,仙鹤草10 g,杜仲10 g,延胡索10 g,天麻10 g,炙龟甲20 g,制首乌10 g,女贞子10 g。

肾癌优化复方:红豆蔻10 g,山茱萸20 g,败酱草10 g,佛手柑10 g,石菖蒲10 g,生地黄30 g,仙鹤草10 g,杜仲10 g,当归10 g,白芍10 g,天麻10 g,女贞子10 g。

(二)西医治疗

1.免疫治疗

(1)白介素-2(IL-2):60万～72万 U/kg 皮下注射,每8小时1次连续5天,每2周重复1次。

(2)干扰素-α(IFN-α):每次900万～1 000万 U 皮下注射,每周3次。

(3)过继免疫治疗目前可开展细胞因子诱导的杀伤细胞(CIK)、淋巴因子激活的杀伤细胞

(LAK)、树突状细胞(DC)治疗。

2.分子靶向治疗

(1)索拉非尼(sorafenib,多吉美):是一种口服小分子多激酶抑制剂可抑制血管内皮生长因子受体(VEGFR-2、VEGFR-3、血小板源性生长因子受体(PDGFR)、Fms 样酪氨酸激酶-3(FLT-3)和干细胞因子受体(C-kit)等的酪氨酸激酶活性,具有抗血管生成作用;并可对 Raf-1 的丝氨酸/苏氨酸激酶活性产生很强的抑制作用,从而抑制肿瘤细胞增殖。常用剂量:每天 2 次(最好相隔 12 小时),每次2 片(每片200 mg)。

(2)舒尼替尼(sunitinib,索坦)是一种口服的小分子羟基吲哚类酪氨酸激酶抑制剂,抑制靶点有血小板源性生长因子受体、VEGFR-1、VEGFR-2、VEGFR-3、C-kit、FLT-3、巨噬细胞集落刺激因子受体(CSF-1R)等,有很强的抗血管生成和抑制肿瘤细胞增殖作用。常用剂量:每天 4 粒,一次顿服 4 粒,服用4 周后需停药观察2 周后继续服用。

六、名家经验

谷铭三诊治经验:谷老在治疗肾癌或肾癌术后复发的患者时,绝大多数是以六味地黄汤为基础化裁的。因为肾癌术后复发的患者,病属晚期,多数具有腰痛、舌绛、脉细数等耗阴伤津等阴亏证候。因此谷老常以六味地黄汤滋补肾阴,抗肿瘤药多选用山慈菇、黄药子、石见穿、白花蛇舌草、蜀羊泉等,破血祛瘀药选三七、莪术,再配徐长卿以加强行气止痛作用。

肾癌表现为无痛性血尿者,谷老常用小蓟配三七粉、牡丹皮、生地黄同用。小蓟凉血止血,长于止血尿;牡丹皮"治血中伏火";生地黄补肾,具凉血清热作用;三七粉祛瘀止血,且"止血不留瘀"。4 药相配共收强力止血功效。对肾癌血尿病程较长,出现虚弱乏力现象者,应加黄芪、升麻、柴胡以益气升举摄血。

肾癌表现腰痛明显者,除了用六味地黄汤滋补肾阴外,还可加补骨脂、鹿角胶、延胡索、徐长卿等。补骨脂既能抗癌,又主男子腰痛;鹿角胶补肾壮骨;延胡索"活血利气、止痛、通小便"止痛作用显著;徐长卿祛风止痛,对各种癌痛及术后疼痛有效。诸药配伍对肾癌腰痛有明显的缓解作用。

肾癌血尿,尿中有大血块时,会出现肾绞痛,此时应多饮水,同时加用大量的金钱草、海金沙及枳实、延胡索等,以利水通淋止痛。亦可取肾俞、合谷、足三里等穴位,用红花注射液、麝香注射液作穴位注射。

肾癌伴有腰部肿块者,治疗用药应慎重选择,尤其是对肾癌未做手术有血尿的患者。因为消除和抑制肿块常需用大量的活血祛瘀、消肿散结药,但使用这类药物可导致出血加重,因此应选择既有祛瘀散结作用,又有止血作用的药物。一般谷老多重用三七粉、丹参以祛瘀止血,消肿散结,同时配用莪术等药。亦可同时配用较大剂量的云南白药,也有较好的作用。另外,有部分肾癌的患者常常伴有持续性低热,这可能与肾癌组织的溃腐吸收和继发性邪毒侵入有关,因此清热解毒和托疮排脓是消除发热的主要手段。一般多选用大量黄芪、皂角刺、金银花加小柴胡汤进行治疗,效果较好。

(马 盼)

第六节 膀 胱 癌

一、概述

膀胱癌是指发生在膀胱黏膜的恶性肿瘤，是泌尿系统最常见的恶性肿瘤，也是十大常见肿瘤之一。占我国泌尿生殖系肿瘤发病率的第一位，而在西方其发病率仅次于前列腺癌，居第 2 位。膀胱癌可发生于任何年龄，甚至儿童。其发病率随年龄增长而增加，高发年龄为 50～70 岁。男性膀胱癌发病率为女性的3～4 倍。中医文献中未见膀胱癌之病名，但有类似膀胱肿瘤的记载。本病属于中医学"尿血""癃闭""淋病"等范畴。

二、中医病因病机

膀胱癌的病因复杂，既有内在的遗传因素，又有外在的环境因素。较为明确的两大致病危险因素是吸烟和职业接触芳香胺类化学物质。吸烟是目前最为肯定的膀胱癌致病危险因素，30％～50％的膀胱癌由吸烟引起，吸烟可使膀胱癌危险率增加 2～6 倍，随着吸烟时间的延长，膀胱癌的发病率也明显增高。另一重要的致病危险因素是与一系列职业或职业接触有关。现已证实苯胺、二氨基联苯、2-萘胺、1-萘胺都是膀胱癌的致癌物，长期接触这类化学物质者患膀胱癌的概率增加。职业因素所致的膀胱癌患者约占膀胱癌患者总数的 25％。与膀胱癌相关的职业有铝制品、煤焦油、沥青、染料、橡胶、煤炭气化等产业。

中医学认为，本病与长期受毒邪侵袭而致脾肾两亏或身体素虚，脾肾不足有关。脾主运化，肾主气化，运化失司，气化不利，则水湿内停，湿邪内停日久而生热，湿热下注于膀胱，膀胱失运，邪聚膀胱结聚成块，发为本病。

三、西医病理

根据组织学，膀胱肿瘤可以分为上皮性肿瘤和非上皮性肿瘤。上皮性肿瘤占膀胱肿瘤的95％以上，以尿路上皮癌为主，占 90％，其次为鳞癌和腺癌，分别占 3％～7％和 2％。其他少见的类型还有小细胞癌、类癌、恶性黑素瘤等。近 20％～30％的尿路上皮癌有区域性鳞状或腺样化生，是预后不良的指标。按照肿瘤生长方式分 3 类，一类是肿瘤和间质共同组成向膀胱腔内生长的乳头状瘤或乳头状癌，占 70％；另一类是在上皮内浸润性生长的内翻性乳头状瘤或浸润性癌，占 25％；非乳头和非浸润性者（原位癌）占 5％。肿瘤侵犯膀胱壁以 3 种方式进行：肿瘤浸润呈一致密团块的包裹性浸润，占 70％；孤立的凸出式浸润，占 27％；沿肌肉内平行或垂直于黏膜表面的淋巴管浸润扩散，占 3％。由于肿瘤实际侵犯膀胱壁的范围远比临床所见广泛，故肿瘤不能被充分切除而易复发，这是临床上膀胱肿瘤易复发的重要原因之一。膀胱肿瘤可发生在膀胱的任何部位，但以三角区和输尿管口附近最多，占一半以上，其次为膀胱侧壁、后壁、顶部、前壁。非上皮来源的恶性肿瘤主要来自间叶组织，占全部膀胱肿瘤的 2％以下，如横纹肌肉瘤、平滑肌肉瘤、淋巴瘤、血管肉瘤等。

膀胱癌的转移途径包括血道转移、淋巴道转移、直接扩散、种植转移等。淋巴道转移发生最早,是最常见的转移途径,最多转移至闭孔淋巴结,其次为髂外淋巴结,骶前、髂内、髂总和膀胱周围淋巴结。晚期患者常发生血行转移,常见转移脏器为肺、肝、骨、肾上腺等处。膀胱癌可侵入膀胱壁,直接侵及前列腺、尿道、子宫、阴道等处,甚至直接侵及盆壁和腹壁。种植转移常发生在术中,是术后切口和尿道残端复发的原因之一。

四、诊断与鉴别诊断

(一)临床表现

大约有90%的膀胱癌患者最初的临床表现是血尿,通常表现为无痛性、间歇性、肉眼全程血尿,有时也可为镜下血尿。血尿可能仅出现1次或持续1天至数天,可自行减轻或停止,有时患者服药后与血尿自止的巧合往往给患者"病愈"的错觉。有些患者可能在相隔若干时间后再次出现血尿。血尿的颜色由浅红色至深褐色不等,常为暗红色,有患者将其描述为洗肉水样、茶水样。出血量与血尿持续时间的长短,与肿瘤的恶性程度、大小、范围和数目并不一定成正比。有时发生肉眼血尿时,肿瘤已经很大或已属晚期;有时很小的肿瘤却出现大量血尿。有些患者是在健康体检时由B超检查时发现膀胱内有肿瘤。有10%的膀胱癌患者可首先出现膀胱刺激症状,表现为尿频、尿急、尿痛和排尿困难,而患者无明显的肉眼血尿。这多由肿瘤坏死、溃疡、膀胱内肿瘤较大或数目较多或膀胱肿瘤弥漫浸润膀胱壁,使膀胱容量减少或并发感染所引起。膀胱三角区及膀胱颈部的肿瘤可梗阻膀胱出口,而出现排尿困难的症状。

(二)诊断要点

除上述临床表现外、以下辅助检查亦有助于明确本病的诊断。

1.实验室检查

(1)尿常规:可发现肉眼不可见的血尿。

(2)尿液脱落细胞学检查:作为膀胱肿瘤的早期诊断方法,因无痛苦,方便,易为患者接受。但当低级别肿瘤细胞分化较好时,难与正常移行上皮细胞或炎症所引起的变异细胞鉴别。尿液脱落细胞吖啶橙染色法检查:因膀胱癌细胞生化变化早于细胞的形态变化,而吖啶橙有高度异染性,能与DNA分子结合。利用吖啶橙染色荧光显微镜检查,能得到鲜明的细胞图像,易于判断。

(3)尿液流式细胞术:可以在极短时间内迅速测定尿液中每个细胞内的RNA和DNA,从而可以准确估计肿瘤恶性潜力。

(4)葡萄糖醛酸苷酶B(B-GRS):一般认为尿内B-GRS的升高有发生膀胱癌的趋势。

2.影像学检查

(1)B超检查:这种检查患者无痛苦。准确性与肿瘤的大小成正比。一般肿瘤超过0.5 cm就可被发现。对膀胱结石与肿瘤的鉴别诊断有辅助价值。

(2)CT检查:能发现肿瘤及增大的淋巴结,准确率达80%,且有助于膀胱肿瘤的正确分期。

(3)膀胱造影:一般用于补充膀胱镜检之不足,如肿瘤太大,可用造影以观全貌。多次曝光法可见膀胱壁僵直,不能扩大。双重对比照影法显示肿瘤则更为清晰。

(4)膀胱镜检查:这是诊断膀胱癌的主要方法,可直接看到膀胱肿瘤的部位、大小、数目、形态、浸润等。检查时应同时作肿瘤活组织检查。

(5)血卟啉衍生物的光敏诊断:对于早期诊断膀胱癌,尤其对于膀胱镜检查难以确定的肿瘤和原位癌可提高其诊断的阳性率。

3.病理及细胞学检查

膀胱癌病理诊断的标本主要来自：①膀胱镜活检。②尿液。病理学检查是膀胱癌诊断的金标准，其特异性几乎达100%。

（三）鉴别诊断

膀胱癌与肾输尿管肿瘤、泌尿系统结核、前列腺增生和尿石症相鉴别。

1.肾、输尿管肿瘤

血尿特点也为全程无痛性肉眼血尿，与膀胱癌类似，可单独发生或与膀胱癌同时发生，上尿路肿瘤引起的血尿可出现条形或蚯蚓状血块，明确诊断需要B超、CT、泌尿造影等检查。

2.泌尿系统结核

除了血尿外，主要症状为慢性膀胱刺激症状，伴有低热、盗汗、消瘦、乏力等全身症状，通过尿找抗酸杆菌、IVP、膀胱镜检查等与膀胱癌鉴别。

3.前列腺增生

主要症状为进行性排尿困难及尿频，有时出现肉眼血尿，在老年人，膀胱癌可以和前列腺增生同时存在，需要通过尿脱落细胞检查、B超、CT、膀胱镜检查等鉴别。

4.尿石症

血尿多为镜下血尿，上尿路结石可出现肾、输尿管绞痛，膀胱结石可出现排尿中断现象，通过KUB平片、B超、膀胱镜检查等鉴别。由于膀胱结石对局部黏膜的刺激，可导致肿瘤发生。因此长期膀胱结石出现血尿时，应想到膀胱癌的可能，必要时行膀胱镜检查及活检。

五、治疗

（一）中医治疗

膀胱癌位在膀胱，与脾肾相关，虚者多为脾肾亏虚、气血两虚，实者多为心火、湿热、瘀血、痰浊。实多伴痛，虚多无痛。早期多实，晚期多虚或虚中夹实。中药治疗应标本兼顾，以健脾补肾为主，兼以清热利湿、凉血止血、化瘀解毒等。

1.基本方治疗

中医学认为，本病主要病机为脾肾亏虚，湿热瘀毒积聚于膀胱。总的治则为补虚泻实。早期以祛邪为主，中期以攻补兼施，晚期以扶正为主。

基本方为肾气丸加减：熟地黄15 g，山药30 g，山茱萸12 g，茯苓15 g，牡丹皮12 g，泽泻15 g，血余炭20 g，仙鹤草30 g，制附子5 g。

方中熟地黄、山药、山茱萸益气健脾补肾；附子补阳；茯苓、牡丹皮、泽泻渗利脾肾，血余炭、仙鹤草止血，上药共用，有健脾补肾、温阳止血之功。气血虚加人参、黄芪，阴虚加知母、地骨皮、女贞子；热重加大青叶、蒲公英；纳呆加谷芽、麦芽、山楂、神曲等。

2.辨证论治

按照中医的辨证分型特点，大体把膀胱癌分为湿热下注、瘀血阻滞、阴虚火旺、脾肾亏虚4个常见的临床证型。其辨证要点和施治方法分述如下。

（1）湿热下注型。

主症：小便短赤灼热，尿色紫红，伴尿频尿急、尿痛，或尿道灼热、排尿不畅，下腹胀痛，下肢浮肿，腰酸背痛，舌红苔黄腻，脉弦数或滑数。

治法：清热利湿、凉血止血。

方药:八正散合萆薢分清饮加减。

瞿麦 15 g,萹蓄 15 g,车前草 15 g,滑石 20 g(先),金钱草 20 g,栀子 9 g,通草 10 g,甘草梢 3 g,灯心草 9 g,萆薢 15 g,乌药 15 g,茜草 15 g,白茅根 15 g 等。

(2)瘀血阻滞型。

主症:尿血时多时少,小便涩痛,排尿不畅,小腹疼痛,舌质紫暗,舌苔薄白,脉细弦涩。

治法:活血化瘀,理气止痛。

方药:少腹逐瘀汤合失笑散加减。

当归 15 g,莪术 15 g,赤芍 15 g,生蒲黄 15 g(包煎),炒五灵脂 12 g,延胡索 15 g,没药 9 g,小茴香 3 g,乌药 15 g,茯苓 15 g,仙鹤草 30 g,血余炭 30 g,三七 10 g(先)等。

(3)阴虚火旺型。

主症:小便不爽,尿血色鲜红,神疲,腰酸,五心烦热,形体消瘦,盗汗,口干,舌质红绛或嫩红,舌苔薄黄或少苔,脉细数。

治法:滋阴降火,凉血解毒。

方药:知柏地黄丸加减。

知母 15 g,黄柏 12 g,生地 30 g,牡丹皮 12 g,大小蓟各 15 g,炙龟甲 20 g,牛膝 15 g,山茱萸 20 g,菟丝子 15 g,土茯苓 30 g,半枝莲 30 g,仙鹤草 15 g 等。

(4)脾肾亏虚型。

主症:无痛血尿,小便无力,面色白,倦怠无力,腰酸膝软,小腹下坠,头晕耳鸣,大便溏,舌质淡,舌苔薄白或白腻,脉沉细。

治法:健脾益气,温补肾阳。

方药:补中益气汤合桂附八味丸加减。

黄芪 30 g,党参 30 g,白术 20 g,茯苓 15 g,升麻 6 g,柴胡 12 g,菟丝子 30 g,山药 30 g,补骨脂 15 g,熟附子 10 g,生熟地各 20 g,仙鹤草 20 g 等。

(5)特殊兼症的治疗。①大量血尿:小便红赤,或有血块,伴精神疲倦,乏力,面色苍白,消瘦食少,舌淡脉弱,或排尿时下腹胀痛,舌紫暗、有瘀斑,脉细涩或弦。中医以补益脾肾,益气摄血或活血止血为法辨证施治。方用当归补血汤、归脾汤加山药、山茱萸、三七等或八珍汤等加减。可配合艾灸神阙、气海、肾腧、足三里、脾腧等穴以温阳健脾补肾。②少尿:多因膀胱癌晚期,湿热瘀毒蕴结,阻塞水道所致,伴口渴,烦躁,发热,舌红,苔黄腻,脉滑数者,中医以清热利湿、行气利尿为法辨证施治,方用八正散加黄柏、泽兰等。伴疲倦乏力,消瘦,气短,怕冷,面色白,舌淡苔白,脉细弱无力或沉细等脾肾两虚之证者,中医予以补益脾肾,化气利水,方用补中益气汤合肾气丸加减。必要时配合导尿及整合治疗。③若属淋沥不净,排尿困难,而尚未滴尿不出时,可用血竭散加味,药用:血竭、水蛭、莪术、三棱、紫草根、红花、仙鹤草、白茅根、蒲黄炭等。适合于膀胱有瘀血而又血尿不止,尿中有紫血块,排尿淋沥作痛者。

3.辨病选药

辨病用药是指在辨证论治的基础上,可适当选用一些对膀胱癌有抗癌作用的药物。

(1)膀胱癌最好采用有效的传统中药:地榆、白前、牡丹皮、射干、当归、土鳖虫、青黛、肉桂保守治疗,用药正确的话有可能控制转移、减轻痛苦、稳定病情、延长生存期,甚至达到临床治愈。

(2)首选:喜树、山豆根、龙葵、白英、猪苓、茯苓、棉籽;次选:薏苡仁、大蓟、小蓟、黄芪、槲寄生、白花蛇舌草、半枝莲;辨证用药参考:茅根、仙鹤草、生地、牡丹皮、泽泻、木通、甘草等。

4.有效单方验方

(1)蟾蜍煎:蟾蜍 2 只。功能解毒抗癌。主治膀胱癌。每天 1 剂,水煎分 2 次服。蟾蜍纱布包,煮取肉汁内服。

(2)地榆炭食醋汤:地榆炭 100 g,食醋 500 mL。功能软坚解毒止血。主治膀胱癌血尿等症。水煎,每天 1 剂,分次服完,服量不限。

(3)金钱草代茶饮:金钱草 30~120 g,煎汤代茶饮。适用于膀胱癌尿滴不畅者。

(4)蜀葵汤:干蜀葵 40 g,或用鲜蜀葵全株 100 g。功能凉血解毒。主治膀胱癌。水煎服,每天 1 剂,分 2 次服。

(5)龙蛇羊泉汤:龙葵 30 g,蛇莓 15 g,白英 30 g,海金沙 9 g,土茯苓 30 g,灯心草 9 g,威灵仙 9 g,白花蛇舌草 30 g。水煎服,每天 1 剂。

(6)三金汤处方:金钱草 60 g,海金沙 30 g,鸡内金 20 g,石韦 12 g,冬葵子 12 g,滑石 25 g,瞿麦 20 g,萹蓄 20 g,赤芍 15 g,木通 12 g,泽兰 12 g,甘草 10 g。水煎服,每天 1 剂。

(二)西医治疗

1.放射治疗

膀胱癌放疗的适应证主要包括:浸润性膀胱癌为了保留膀胱不愿意接受根治性膀胱切除术;或患者全身条件不能耐受根治性膀胱切除手术;或根治性手术已不能彻底切除肿瘤以及肿瘤已不能切除。这时可选用膀胱放射治疗或化疗结合放射治疗。

2.化学药物治疗

(1)单药化疗常用且有效的化疗药物:DDP、MTX、ADM、MMC、CTX、VLB、5-FU、紫杉醇、吉西他滨等。

(2)常用的化疗方案:对膀胱癌有效的联合化疗方案有 CAP 及 M-VAP 等。①CAP 方案:CTX 650 mg/m^2,静脉滴注,第 1 日;ADM 50 mg/m^2,静脉滴注,第 1 日;DDP 70~100 mg/m^2,静脉滴注,第 2 日(加水化),21-28 日为 1 周期×3 个周期。②M-VAP 方案:MTX 30 mg/m^2,静脉滴注,第 1、15、22 日;VLB 6 mg/m^2,静脉滴注,第 3、15、22 日;ADM 30 mg/m^2,静脉滴注,第 2 日;DDP 70 mg/m^2,静脉滴注,第 2 日,4 周为 1 周期,使用 2~4 周期。

六、名家经验

张代钊诊治经验:《金匮要略》云:"热在下焦者则尿血。"《类证治裁》云:"溺血与血淋异,痛为血淋,不痛为溺血,痛属大盛,不痛属虚。"《内经》最早曾云:"胞移热于膀胱,则癃,溺血。"膀胱为州都之官,气化而利小便,肾为水脏,肾虚气化不利,则水湿不化。肾与膀胱相表里,故肾癌、膀胱癌之病因病机有许多共同点。以尿血为主症的病机有实证和虚证两类,实证为湿热邪毒下注膀胱,或心火亢盛下移小肠,或气滞血瘀、痰瘀互结、阻滞水道。虚证多由肾气不足,水湿不化,不能摄血,或气血双亏,血无所统,或脾肾阳虚,脾不统血,湿浊内蕴,结于腰府,或肾阴亏虚,相火妄动,血从外溢。治疗除中药外,亦可采用针刺疗法,主穴取关元、气海、关元俞、膀胱俞、肾俞、承山、三阴交;配穴取阴陵泉、翳风、复溜;耳穴取肾、膀胱、肾上腺、内分泌、脾、肝等穴,补泻交替,每天 1 次,留针 20~30 分钟,用于各期膀胱癌。

(马　盼)

第七节 阴 茎 癌

一、概述

阴茎癌是发生于阴茎的恶性肿瘤,是男性泌尿生殖系统常见的肿瘤。发病年龄 19~80 岁,以 31~60 岁最常见。中国阴茎癌发病率为 2.57/10 万,居男性恶性肿瘤的第 10 位。随着经济、文化和卫生条件的改善,本病的发病率逐渐下降。

本病属于传统医学"肾岩""肾头生疮""蜡烛花""风飘烛""包茎疮""肾癌翻花"等范畴。肾岩是发生于阴茎部的岩肿,因其溃后如翻花,故又名肾岩翻花、翻花下痕。传统医学对阴茎癌的认识历代医籍都有散在记录,但对本病论述最为详尽是清朝高秉钧所编著的《疡科心得集》,书中提到:"本病初起马口之内,生肉一粒,如竖肉之状,坚硬而痒,即有脂水,延至一、二年后……,时觉疼痛应心,玉茎肿胀,竖肉翻花,如石榴子样,渐至龟头破烂,凸出凹进,气味异臭,痛楚难胜,或鲜血液注,斯时必脾胃衰弱,饮食不思,形神困备,则玉茎尽为烂去……"这种肾岩晚期症状描述,颇似现代医学的阴茎癌。祖国医学对阴茎癌的治疗积累了丰富的经验,特别是内服与外治相结合,疗效稳定,不良反应少,在减轻痛苦,延长生存期,提高生命质量方面有较大的优势。

二、病因病机

中医学认为阴茎属肾,故称阴茎癌为肾岩。历代医家从不同的侧面对本病的认识和治法作了许多探索,形成了一套完整的辨治体系。综合各医家的论述,认为本病的发生与机体内外多种致病因素有关,尤其是肝肾亏虚、湿火侵袭关系密切。如《疡科心得集》认为"肾岩翻花疮""由其入肝肾素亏,或又郁虑忧思,相火内灼,水不涵木,肝经血燥,而络脉空虚,久之损者愈损,阴精消涸,火邪郁结,遂遘疾于肝肾部分"。其病因机制:先天不足,肝肾素亏;忧思郁虑,相火内燔;下身不洁,湿火侵袭。足厥阴肝经走行绕阴部,肝主筋,阴茎为宗筋之所聚,肾主二便,阴茎为肾之外窍,故阴茎为肝肾所属。如肝肾阴虚,相火内灼,水不涵木,肝经血燥而络脉空虚。足三阴之脉皆从足走腹,湿气先自下受,湿火之邪乘虚侵袭,结聚肝肾,遂成此恶疾。或郁怒伤肝,肝气郁结,气有余便是火,火能伤津耗血(肝经血燥,络脉空虚)或房事过度,阴精不足,阴虚则火旺,肝属木,肾属水,根据五行滋生制约的关系,阴虚则水不涵木,肝经血燥,络脉空虚,火邪郁结于阴茎部而成。

三、西医病因病理

(一)病因

本病的发生与包茎有密切关系,犹太男婴出生后 10 天内施行割礼,阴茎癌发生率明显降低。包皮及阴茎头皮肤长期受包皮垢刺激,并发感及慢性炎症是致癌的重要因素。

(二)病理

阴茎癌起自阴茎头或包皮内板。初期表现局部隆起,逐渐增大,肉眼形态可分为乳头状癌及浸润性癌二类,前者外生为主,晚期菜花状,浸润性癌生长快,易发生溃疡,并迅速向深部浸润,浸润性癌恶性度高。镜下主要为鳞癌,分化大多为Ⅰ、Ⅱ级。转移以淋巴途径为主,主要有以下

3种。

（1）包皮、系带和阴茎皮肤及皮下组织淋巴引流至腹股沟浅淋巴结后汇入腹股沟深淋巴结系统。

（2）阴茎头和海绵体的淋巴引流至耻骨上淋巴丛，由此可至两侧腹股沟深淋巴结及髂外淋巴结。

（3）尿道和尿道海绵体的淋巴引流至腹股沟深淋巴结及髂外淋巴结。

四、诊断与鉴别诊断

（一）临床表现

1.症状

（1）包皮能翻转者早期在龟头或包皮内板可见阴茎小疱、丘疹、湿疹、疣、溃疡、白斑及鳞屑状斑疹，发展缓慢，常缺乏自觉症状。肿物逐渐增大呈菜花型或结节样，或溃疡型，表面可有脓血性分泌物，恶臭，继而侵及龟头大部，尿道口移位发生疼痛和尿流变形，并可能触及肿块。病程长短不定，平均从发病至就诊1～2年。

（2）包皮不能翻转者开始仅感包皮内瘙痒、烧灼、疼痛，继而能触到包皮内肿块。溃疡时流出恶臭脓性分泌物，排尿疼痛等。

（3）可伴见食欲不振、胃纳差、消瘦、贫血、恶病质等全身症状。

2.体征

如晚期癌瘤穿破包膜，侵及尿道可致尿瘘。癌瘤扩散和溃疡形成，可将整个阴茎破坏而呈一堆腐烂组织。晚期可转移至腹股沟淋巴结或腹膜后淋巴结。

（二）辅助检查

1.影像学检查

淋巴造影检查：区域淋巴结转移，可用淋巴管造影来帮助诊断。

2.实验室检查

（1）细胞学检查：对临床可疑患者，需做病灶部刮片检查。

（2）活体组织检查：对临床可疑患者，应做活体组织检查以明确诊断。

（三）鉴别诊断

1.阴茎乳头状瘤

阴茎乳头状瘤可发生于阴茎包皮，阴茎头及冠状沟等处。肿瘤表面呈淡红色或红色，质软，可有蒂或无蒂，边界清楚，表面可形成溃疡或出血。继发感染可有恶臭分泌物。对较大的乳头状瘤应注意与阴茎乳头状癌相鉴别。本病属良性肿瘤，但可癌变，可行局部切除治疗并送病理学检查。

2.软性下疳

在阴茎头或包皮等处初起为充血性红点，1～2天后脱皮，1周内发展成为典型的溃疡，溃疡面较清洁、表浅、无痛、扁平，肉芽呈紫红色，边缘隆起而发硬，底部有血清渗出，患部硬如橡皮，并超出其溃疡的边界。分泌物镜下可查到梅毒螺旋体。

3.阴茎结核

阴茎结核可发生于阴茎头及包皮系带处，初起为红色脓疱，破溃后可形成表浅溃疡，如溃疡继续扩大可累及阴茎海绵体，严重者可破坏阴茎头，有的可产生尿道瘘。诊断可做溃疡分泌物涂片检查,如查到抗酸杆菌即可确诊,必要时可做活体组织检查。

其他尚应与阴茎白斑病、阴茎增殖性红斑、尖锐湿疣、阴茎角等疾病相鉴别。

五、治疗

(一)中医治疗

1.治疗原则

阴茎癌的有效疗法目前仍是手术治疗,但对患者影响很大,难以接受,常遭拒绝;而放疗可发生局部坏死,50%患者仍需行阴茎切除手术,而中医中药治疗本病,则根据辨证施治原则,采用内服与外治相结合,扶正与攻邪兼顾的方法,取得较好的疗效。若能早期发现,早期诊断,合理采用中西医结合治疗,常可免于切除阴茎,且治疗效果也可能提高。

2.辨证论治

(1)湿热下注型。

主症:食少纳呆,身倦困重,口渴不思饮,小便疼痛,龟头有恶臭性分泌物,局部肿块或破溃,舌体胖大,苔白腻中黄,脉滑数。

治法:清热利湿,通淋散结。

方药:八正散加减。

瞿麦、萹蓄、金银花、车前草、半枝莲、生地、马鞭草、龙葵、白花蛇舌草各 30 g,滑石、白茅根 15 g,木通 9 g,生甘草梢 6 g。方中瞿麦、萹蓄、车前草、木通、滑石利湿通淋;金银花、马鞭草、龙葵、白花蛇舌草、半枝莲、生甘草梢清热解毒;白茅根凉血止血;生地养阴清热,以防通利太过而伤阴津。

(2)热燔毒结型。

主症:阴茎结节或溃疡,肿胀疼痛,有恶臭性分泌物,刺痛灼热,痛甚难忍,排便加重,溃烂穿通可成尿瘘。舌质红,苔黄,脉弦数。

治法:清热降火,解毒散结。

方药:龙胆泻肝汤加减。

白英 30 g,夏枯草、龙葵各 20 g,紫草、干蟾皮各 15 g,龙胆草、柴胡、栀子、木通、黄柏、知母、半边莲、莪术、马鞭草、石见穿各 10 g。方中龙胆草、柴胡、栀子、木通清降三焦之火热;黄柏、知母滋阴降火;半边莲、马鞭草、龙葵、紫草清热解毒;莪术、夏枯草、石见穿、白英、干蟾皮软坚消结。诸药合用共达清热利湿,解毒降火之效。

(3)正虚毒蕴型。

主症:头晕目眩,失眠多梦,腿软肢肿,龟头肿块,破溃脓臭分泌物,包皮内瘙痒灼痛。舌体消瘦或肿大有齿痕,脉沉细或沉缓。

治法:补虚扶正,攻邪解毒。

方药:大补阴丸加减。

白花蛇舌草、天花粉各 30 g,玄参、女贞子、旱莲草、生地、丹参、白英、龙葵、藤梨根各 20 g,知母 15 g,黄柏、杭白芍、莪术 10 g。大补阴丸为滋阴降火代表方,方中用知母、黄柏、生地滋阴降火,配以大量滋阴补肾之品天花粉、玄参、女贞子、旱莲草、杭白芍等;用丹参、莪术活血祛瘀;用白花蛇舌草、白英、龙葵、藤梨根攻邪解毒。诸药合用以达滋阴扶正,解毒攻邪之功效。

（4）气血两亏型。

主症：龟头溃烂，凸出凹进，痛楚难胜，脓血流注，恶臭难闻，饮食不思，形神困惫，脉沉细，舌瘦，苔少。

治法：益气养血，扶正抗癌。

方药：八珍汤加减。

熟地 30 g，重楼、猫爪草、党参、大枣各 15 g，白术、当归、茯苓各 12 g，川芎、白芍各 9 g，炙甘草 6 g。方中四君子汤健脾益气，四物汤滋阴补血，重楼、猫爪草解毒散结。阴茎癌晚期，气血双亏者，宜用本方以益气养血，扶正抗癌。

腹股沟淋巴结转移者，加夏枯草、海藻、昆布、望江南；下肢肿胀者加赤豆、冬瓜皮；出血不止者加仙鹤草、生蒲黄。

3.中成药

（1）小金丹：每次 0.6～1.2 g，每天 2 次，口服，或小金片，每次 3～4 片，每天 3 次，口服。具有逐寒湿，消肿痛，通血络，祛痰毒的功能。适用于早中期阴茎癌。

（2）大补阴丸：每次 9 g，每天 2～3 次，口服。具有养阴益精，扶正祛毒的功能。适用于晚期阴茎癌。

（3）龙胆泻肝丸：每次 9 g，每天 2～3 次，口服。具有泻肝胆实火，清下焦湿热的功能。适用于阴茎癌下焦湿热较甚者。

4.单方验方

（1）苓花汤：土茯苓 60 g，苍耳子 15 g，金银花 12 g，白鲜皮、威灵仙各 9 g，丹参 6 g。另用茶叶加食盐适量煎汁后，供局部冲洗。本方主治湿热下注型阴茎癌患者。

（2）消肿抑癌散：①硼砂、枯矾各 30 g，麝香 15 g，雄黄、轻粉各 9 g，鸦胆子、硇砂、砒石、草乌各 6 g，冰片 3 g。②炉甘石 30 g，白及、象皮、紫草各 15 g。③煅石膏、硼砂各 30 g，章丹 9 g，密陀僧 6 g，梅片 0.9 g。①、②各研细末，分别加入合霉素粉 5～10 g，外用涂于阴茎癌肿创面。①方重在解毒祛腐、消肿抑癌。②方重在生肌收敛、愈合创面。③方研细末，加凡士林调和均匀，经干热灭菌后，涂于患处，主要用于阴茎癌肿消失后久不愈合的创面，有生肌和抗感染作用。

5.其他治法

（1）阴茎癌药粉：硇砂、雄黄、枯矾各 15 g，青黛、鸦胆子各 10 g，生附片、密陀僧、生马钱各 6 g，轻粉 3 g。功能：祛腐生肌。主治：阴茎癌。用法用量：上药共研细末，适量撒于肿瘤局部，周围用凡士林纱布条保护正常组织，每天换药 1 次，连用 5 次。若肿瘤未全消尽，仍可再用。

（2）抗癌一号：硼砂、枯矾各 30 g，麝香 15 g，合霉素 10 g，雄黄、轻粉各 9 g，鸦胆子肉、朱砂、砒石、草乌各 6 g，冰片 3 g。将各药物混合，研为细末备用。

（3）抗癌二号：白及、象皮、紫草、炉甘石各 15 g，合霉素 5 g。制法同上。

（4）八湿膏：煅石膏、硼砂各 30 g，章丹 9 g，密陀僧 6 g，冰片 1 g，将各药混合研为细末，用凡士林调和消毒备用。

（5）功能主治：抗癌一号解毒祛腐，消除肿瘤。抗癌二号生肌收敛，愈合创面。八湿膏生肌抗感染，主治阴茎癌。

（6）用法用量：先行包皮环切术，暴露肿瘤。将抗癌一号粉均布在癌瘤局部，并敷以凡士林纱条，每天或隔天 1 次，待癌瘤枯萎脱落，并经病理检查阴性，可用抗癌二号或八湿膏，使其创面愈合。

(二)西医治疗

(1)外科治疗:肿瘤小,局限在包皮者可仅行包皮环切术。如果阴茎癌局限于阴茎,无淋巴转移,一般需行阴茎部分切除,至少在癌以上2 cm处切断。如残留阴茎不能站立排尿和性交时,应行阴茎全切术,尿道移植至会阴部。有淋巴结转移者应在原发灶切除后2~6周控制感染后行双侧腹股沟清扫术。

(2)放射治疗:适用于无淋巴结转移而侵犯阴茎海绵体的小而表浅癌或溃疡型癌。对乳头状癌效果较差。

(3)化学治疗:目前应用于阴茎癌的药物有氟尿嘧啶、环磷酰胺等,但效果不显著。有人应用博莱霉素治疗阴茎癌取得较好的疗效,可配合手术和放射治疗。

(马　盼)

第八节　前　列　腺　癌

一、概述

前列腺癌是指发生于前列腺体的恶性肿瘤,是男性较常见的恶性肿瘤。在欧美国家前列腺癌是男性最常见的恶性肿瘤之一,其死亡率和发病率均居前列。前列腺癌发病率在不同人种之间存在显著差异。发病率及死亡率由高至低依次为黑人、白人、黄种人。在我国发病率为0.4/10万,占男性恶性肿瘤的0.1%~0.5%。在中医古籍中,类似于"淋证""癃闭""血证"等疾病。

二、病因病机

前列腺癌的病因尚未查明,可能与遗传、环境、接触化学物质、饮食因素、年龄增加和雄激素刺激等有关。近期有人提出还与性传播疾病、输精管结扎术有关。

中医认为前列腺癌主要是由于湿热、瘀血所致。病机关键为湿热、瘀血阻于下焦,膀胱气化不利。中焦湿热不解,下注膀胱或肾,移热于膀胱,水热互结,导致膀胱气化失司出现尿频、尿急、尿痛等。肺为水之上源,热壅于肺,肺失肃降,津液输布失常,水道通调不利,不能下输膀胱;或肾气不足,命门火衰,膀胱气化无权;或房劳过度,肾气受损,瘀血败精留而不去,阻塞水道,均可引起小便点滴不爽,尿如细线,排尿无力甚则阻塞不通。湿热下注膀胱,热盛伤络,迫血妄行;或肾精亏损,虚火伤络;或脾肾两伤,脾不统血,肾虚固摄无权,而致血随尿出。湿热、瘀血内阻下焦或阻滞经络,气机不畅,出现会阴、腰背等处疼痛不止。本病病机为下焦湿热,瘀血阻滞,膀胱气化失司。临床常见湿热蕴结、瘀血阻滞、肾气亏虚证。病位在下焦(肾、膀胱),与三焦、肺、脾关系密切。

三、西医病理

前列腺癌初期为单个或多数的硬结节,其前列腺可以增大,也可正常大小。早期病灶几乎都发生于包膜下,其中大多数发生于后叶,其次是两侧及前叶的包膜下,而发生于中叶者极为少见。

晚期肿瘤可扩展到全部前列腺,使前列腺明显增大而质地变硬。切面灰白色夹杂以多少不等的纤维性条纹或间隔,也可呈均质性夹以不规则的黄色区域。

镜下,97%的前列腺癌均为腺癌,少数为移行细胞癌和鳞状细胞癌。依其分化程度可分为高分化、中分化和低分化3型。高分化前列腺癌最多见,癌细胞排列成大小不等的腺样结构,颇似前列腺增生腺体,但癌细胞体积较小,核较深染,上皮细胞往往呈多层排列并较不规则,有时可呈乳头状腺癌或腺泡腺癌结构,并常可见癌组织向间质浸润生长;中分化腺癌全部或部分呈腺样结构,但腺体排列较紊乱,核异型性较明显,且有时形成筛状结构;低分化腺癌的癌细胞一般较小,排列成实体团块或条索,腺腔样结构很少。多数病例乃由上述多种组织结构混合组成。

四、诊断与鉴别诊断

(一)临床表现

前列腺癌早期常无症状,随着肿瘤的发展,前列腺癌引起的症状可概括为两大类。

1.压迫症状

逐渐增大的前列腺腺体压迫尿道可引起进行性排尿困难,表现为尿线细、射程短、尿流缓慢、尿流中断、尿后滴沥、排尿不尽、排尿费力,此外还有尿频、尿急、夜尿增多、甚至尿失禁。肿瘤压迫直肠可引起大便困难或肠梗阻,也可压迫输精管引起射精缺乏,压迫神经引起会阴部疼痛,并可向坐骨神经放射。

2.转移症状

前列腺癌可侵及膀胱、精囊、血管神经束,引起血尿、血精、阳痿。盆腔淋巴结转移可引起双下肢水肿。前列腺癌常易发生骨转移,引起骨痛或病理性骨折、截瘫。前列腺癌也可侵及骨髓引起贫血或白细胞减少。

3.直肠指检

直肠指检是最简单、最经济和实用的检查方法。如果在直肠指检中发现有前列腺结节,则怀疑有前列腺癌可能,应该进行进一步检查。

(二)诊断要点

除上述临床表现外,以下辅助诊断亦有利于本病的明确诊断。

1.实验室检查

(1)血清前列腺特异性抗原(PSA)升高,但约有30%的患者PSA可能不升高,只是在正常范围内波动(正常范围<4 ng/mL)如将PSA测定与直肠指诊(DRE)结合使用会明显提高检出率。

(2)血清酸性磷酸酶升高与前列腺癌转移有关,但缺乏特异性。近年用放射免疫测定可提高其特异性。前列腺酸性磷酸酶单克隆抗体,前列腺抗原测定有待提高其特异性。血清酸性磷酸酶,前列腺酸性磷酸酶升高者在手术后下降,是预后较好的象征。在包膜内的前列腺癌酸性磷酸酶由前列腺细胞分泌,经前列腺导管排泄,前列腺癌时,癌细胞产生的酸性磷酸酶无导管排出或导管被癌病变梗阻,酶吸收入血循环,以至酸性磷酸酶升高。

2.影像学检查

(1)经直肠超声(TRUs):是显示前列腺结构的有效方法之一,而且可以进行TRUS导引下的穿刺活检。因超声探头紧靠前列腺,可以得到较精确的声像图,能显示前列腺内部结构,包括前列腺的包膜和各个区带的结构,提高了前列腺癌的检出率。

(2)CT检查:CT表现为前列腺明显增大,边缘不规则,内部密度不均匀,可见大小不等的略低密度灶,强化后呈不均匀强化,精囊可增大、不对称,膀胱精囊角消失。

(3)MRI检查:①MRI表现,T_1WI 上呈稍低信号,在 T_2WI 上癌结节信号增高,但仍低于边缘信号。②增强扫描后病灶强度强化,精囊受侵时,精囊增大并于 T_2WI 上信号减低。③前列腺癌常发生骨转移,以成骨型转移瘤多见。

3.病理及细胞学检查

以腺癌为主,其次为移行细胞癌,极少数为鳞状细胞癌。

(三)鉴别诊断

(1)本病应与中医"癃闭"相鉴别。两者皆会有小便点滴而出,或小便点滴不出的癃闭症状,但前列腺癌不仅有小便癃闭的症状,还有尿频、尿急、夜尿增多、尿失禁,后期甚至会有血尿、血精,腹部水肿等晚期症状。

(2)本病还应与"淋证"相鉴别,前列腺癌后期会有尿血的症状,这与淋证相似,但淋证会有尿痛感,而本病则会伴有尿流中断、尿后滴沥、排尿不尽、排尿费力等症状,甚至乏力、消瘦、胃纳困难等恶病质表现。

(3)本病应注意与前列腺结石、前列腺结核、结节性前列腺增生、非特异性肉芽肿性前列腺炎、前列腺肉瘤等作鉴别诊断。①前列腺增生:此病与癌不易鉴别,特别是良性的结节状腺体增生更难区分。多呈对称性肿大,质韧,光滑,中间沟浅平,边界清楚,并可推动,必要时需作活体组织检查。②前列腺结石:鉴别较难,因结石常伴有癌症。主要靠X线摄片检查加以鉴别,必要时需做活体组织检查。③前列腺结核:常合并附睾结核或其他器官结核,抗结核治疗有效,必要时需作活体组织检查。④慢性前列腺炎:腺体也可增大,质稍硬,两侧对称,中间沟存在,前列腺液脓球增多。⑤非特异性肉芽肿性前列腺炎:病因不明,症状似慢性前列腺炎,需活组织检查才能确诊。

五、治疗

(一)中医治疗

根据前列腺癌的病机转变及证情的虚实变化,早期邪毒蕴积,治以清热解毒为主;中期痰瘀互结,治以化痰软坚,祛瘀散结;晚期正气消残,气血阴阳皆虚,治以补益气血,滋阴和阳。

1.基本方治疗

过食五味、情志抑郁、外感湿热是前列腺癌的主要病因,而肾脏亏虚是发病的内在条件。病机是肾气亏虚,阴阳失调,湿热痰浊气血瘀滞于阴部而成。

基本方以八正散为主:瞿麦30 g,泽泻15 g,车前子15 g,滑石30 g,栀子10 g,灯心草6 g,大黄6 g,木通6 g,甘草6 g。

方中木通、滑石、车前子、瞿麦、泽泻利尿通淋、清利湿热为君;伍以栀子清泻三焦实热;大黄泄热降火为臣,灯心草导热下行,甘草和药缓急,诸药配伍,共奏清热泻火、利水通淋之效。尿血明显者加地榆、白茅根;毒热壅盛者加白花蛇舌草、龙葵;脾虚纳差者加用党参或酌加白参、五味子等。阴虚内热者加鳖甲、地骨皮、银柴胡;腹水者加赤小豆、葶苈子、猪苓、车前子。

2.基本分型

(1)湿热蕴结型。

主症:小便不畅,尿线变细,排尿无力,滴沥不通或成癃闭,小腹胀满,大便干燥或秘结,腰酸肢痛,口干口苦,舌质红或紫暗,苔黄腻,脉滑数或细弦。

治法:利湿清热,散结通水。

方药:八正散加减。

木通 10 g,瞿麦 30 g,金钱草 30 g,萹蓄 30 g,败酱草 30 g,白花蛇舌草 30 g,白茅根 30 g,忍冬藤 30 g,土茯苓 30 g,薏苡仁 30 g,丹参 30 g,赤芍 15 g,泽兰 15 g。

(2)气滞血瘀型。

主症:小便点滴而下,或时而通畅,时而阻塞不通,少腹胀满疼痛,伴腰背、会阴疼痛,行动艰难,烦躁不安,舌质紫暗或有瘀点,脉涩或细数。

治法:活血化瘀,祛痛散结。

方药:桃仁红花煎。

桃仁 9 g,红花 9 g,生地 9 g,赤芍 9 g,当归 9 g,川芎 6 g,制香附 9 g,丹参 9 g,青皮 6 g,延胡索 9 g。

(3)肾阳亏虚型。

主症:夜尿增多,尿意频数,尿流精细,腰膝酸软,体力较差,时有怕冷,喜温喜热,虽有口干但不喜饮,舌质淡或淡红或淡紫,苔白或少苔,脉沉细或细数。

治法:壮阳补肾,渗利水湿。

方药:益肾补气汤。

生黄芪 18 g,补骨脂 12 g,益智仁 12 g,牡丹皮 12 g,枸杞子 12 g,女贞子 15 g,淫羊藿 15 g,黄精 12 g,党参 15 g,泽泻 10 g,怀山药 12 g,熟地 15 g,太子参 10 g,麦冬 9 g,白术 10 g,甘草 3 g。

(4)气阴两虚型。

主症:疲乏无力,体形消瘦,面色无华,腰疼身痛,动则气促,小便不畅。不思饮食,甚至卧床不起,口苦口干而不思饮,舌质淡红或红赤、绛紫,甚至舌体短缩,脉沉细无力或细弦。

治法:双补气血,扶正抑邪。

方药:双补抑邪汤。

太子参 15 g,沙参 10 g,茯苓 12 g,麦冬 9 g,枸杞子 12 g,生黄芪 15 g,牡丹皮 9 g,龟甲 10 g,炙鳖甲 12 g,制黄精 12 g,紫河车 15 g,鸡内金 9 g,麦芽 15 g,炒白术 12 g,人参 6 g(另炖)。

3.辨证加减。

(1)眩晕耳鸣者加用杭菊、女贞子等。

(2)尿痛甚者加车前子、滑石。

(3)腹胀甚者酌加大腹皮,莱菔子行气除胀。

(4)舌苔白腻而湿重者加猪苓、茯苓、泽泻、白蔻仁、砂仁等甘淡利湿药,使湿从小便而去。

(5)血虚甚者加用熟地、阿胶。

4.辨病选药

辨病用药是指在辨证论治的基础上,可适当选用一些对前列腺癌有抗癌作用的药物,常用中药:莪术、桃仁、赤芍、牡丹皮、金钱草、败酱草、白花蛇舌草、忍冬藤、怀山药、泽兰、丹参、黄芪、土茯苓、仙鹤草等中药,可适当选择,作为抗癌的药物。

(1)瞿麦:每用 60～120 g。功能利水通淋。主治前列腺癌。水煎,口服,每天 1 剂。本方可作为配合手术、化疗、放疗后排尿不畅者辅助治疗使用。

（2）马鞭草：每用 30～60 g。功能清热通淋。主治前列腺癌。水煎，口服，每天 1 剂。本方可作为配合手术、化疗、放疗后排尿不畅者辅助治疗使用。

（3）夏枯败酱汤：夏枯草 30～60 g，败酱草 30 g，金钱草 30 g，王不留行 30 g，龙葵 30 g，薏苡仁根 60 g。随症加减。功能通利散结。主治前列腺癌。水煎，口服，每天 1 剂，每疗程 3 个月，常年维持服药。

（4）葡萄蛇舌汤：野葡萄根 30 g，白花蛇舌草 30～60 g，半边莲 30 g，土茯苓 30 g。功能抗癌利水，主治前列腺癌。水煎，口服，每天 1 剂，每疗程 3 个月，常年维持服药。

（二）西医治疗

1.内分泌治疗

内分泌疗法已经是前列腺癌特别是晚期前列腺癌的主要治疗方法。全激素阻断疗法，即药物去势（醋酸戈舍瑞林缓释植入剂 3.6 mg，皮下注射，每月一次）或手术去势加服抗雄激素药物（氟他胺 250 mg，口服，每天 3 次或比卡鲁胺 50 mg，口服，每天 1 次）。

2.化学药物治疗

对于激素非依赖前列腺癌的治疗可采用化疗，常用的方案有多西紫杉醇＋泼尼松；米托蒽醌＋泼尼松；雌二醇氮芥＋长春碱；雌二醇氮芥＋依托泊苷（VP16）等。

4.放射治疗

应用放射线治疗前列腺癌已有 60 余年的历史，主要有以下方法：①体外放疗。②组织内放疗，这种方式常与前列腺癌根治术或盆腔淋巴结清除术结合进行。③全身放疗：在一定程度上可缓解骨转移的局部疼痛和减缓病变的发展。④植入放射粒子：放射粒子植入术是将微型放射源植入肿瘤或可能受肿瘤侵犯的组织内，通过密封的放射源发射出持续低剂量的伽马射线，使肿瘤得到近距离放射治疗。

六、名家经验

王沛治疗晚期前列腺癌，根据急则治其标、缓则治其本的原则，以治本为先、标本兼顾，以祛毒补肾、活血散结、清利湿热、益气养阴为其治则法。方以自制前列腺癌方为主加减。基本方：龙葵 15～30 g，生首乌 15～30 g，女贞子 15～30 g，生黄芪 15～30 g，干蟾皮 5～8 g，莪术 10～15 g，夏枯草 10～15 g，菟丝子 10～20 g，补骨脂 10～15 g，猪苓、茯苓各 15～30 g。

本方以龙葵、女贞子为君，以干蟾皮、菟丝子、莪术、黄芪等为臣，以猪苓、茯苓、夏枯草、生首乌、补骨脂作佐使之用。一般前列腺较大，质地硬韧者，可加皂角刺、三棱、露蜂房等以加强活血散结的作用；排尿不畅、滴沥明显者，可加小茴香、覆盆子、车前子等温化水湿之药；伴尿频急痛等下焦湿热症状者，可加黄柏、地龙、土茯苓、萆薢、白茅根等清利湿热之品；伴腰痛乏力等症状者，可加肉桂、阿胶、枸杞子等以助补肾之功；伴椎骨等骨骼转移者。可加骨碎补、狗脊、蜈蚣、僵蚕、自然铜等壮筋骨、通经络之品。

（马 盼）

第十一章

肿瘤的中医特色疗法

第一节 鼻 咽 癌

鼻咽癌为原发于鼻咽部上皮细胞的恶性肿瘤,在中国较多见,居头颈部肿瘤发病率、病死率首位。临床表现为鼻塞、血涕、耳鸣耳聋、复视、头痛、面麻。EB 病毒感染为鼻咽癌较确定的致病因素之一。

鼻咽癌的病证可按"颃颡岩""上石疽""控脑砂""失荣""恶核""鼻渊""鼻痔"等辨证论治。如《医宗金鉴》云:"鼻窍中时流色黄浊涕……若久而不愈,鼻中淋沥腥秽血水,头眩,必系虫蚀脑也,即名控脑砂"。《医宗金鉴》又云:"上石疽生于颈项旁,形如桃素李,皮色如常,坚硬如石,初小渐大,难消难溃,即溃难敛,疲顽之症也。"EB 病毒属外感毒邪侵袭之病因认识的范畴。

一、生理特性

(一)吸清排浊,交通内外

鼻咽部属中医"颃颡"范畴,为咽的上部与鼻腔相通的部分,是人体与外界进行气体交换的必经通路。生理功能为通行气体,主司呼吸。《类经·卷二十一》释:"颃颡,即颈中之喉嗓,当咽喉之上,悬雍之后,张口可见者也。颡前有窍,息通于鼻。"

首先,颃颡为气体通行的必经通道,属肺之外窍,司属气分口鼻之功能,可升清阳,降浊阴。《灵枢·忧恚无言》云:"颃颡者,分气之所泄也……故人之鼻洞涕出不收者,颃颡不开,分气失也。"如其主气体升降功能失常,则见鼻塞、涕流。

其次,颃颡乃肝经循行所过,故喜疏泄条达而恶郁滞不畅。且其为通咽喉与鼻腔之要道,凡窍者以通为常,升清降浊、疏泄有度则气体津液运行通畅,若通道壅塞不通,痰湿聚集则易形成肿块。

结合西医认识,鼻咽部毗邻咽鼓管开口,颃颡有护卫咽鼓管、防御邪毒之责。其受肺所宣发的卫气敷布,脾所化生精微之濡养,亦是肝经循属之地受其所养。若颃颡受邪或御邪功能失常,形成肿瘤,则会影响咽鼓管功能。如肿瘤生长在咽隐窝或咽鼓管圆枕区的鼻咽癌,由于肿瘤浸润,压迫咽鼓管咽口,会出现分泌性中耳炎的症状和体征,譬如耳鸣、听力下降等。

(二)位居阳卫,易感阳邪

头为诸阳之会,手、足六阳经脉经气汇聚之处,故颃颡居于阳位,且其位于口鼻相通的孔窍处,易受风、暑、燥、火等六淫邪气侵袭。"风为阳邪,轻扬开泄,易袭阳位""暑性升散、性炎热""燥易伤肺""火性炎上"且"火为热之极"等特点,故风热邪毒等阳邪易侵犯颃颡。

二、病机要素

鼻咽癌病位在鼻,感阳邪、化伏毒、伤正气以致鼻窍津枯失润不荣、瘀毒胶结不通形成癌毒肿块,故病理要素以"津、瘀、毒"为要。

EB病毒为确定的鼻咽癌致病因素之一,感染人体后引发急性感染,见高热、咽痛、肝脾大等,当属中医阳邪。中医有"伏邪"之谓,"感六淫而不发病,过后方发者,总谓之伏邪;有初感治不得发,正气内伤,邪气内陷,暂时假愈,后仍作者,亦谓之伏邪;有已治愈,而未能除尽病根,遗邪内伏,后又复发,亦谓之伏邪。"且言明:邪伏前提条件为正气不足或邪伏于正虚之所,待时而发。EB病毒为潜伏性感染,在自稳机制低下时启动致癌基因,诱发鼻咽上皮癌变,这一机制与中医"伏邪"致病认识极为相似。

本病寒热病性与病程发展密切相关。鼻咽癌生长迅速,易于流窜,符合阳主动,"阴静阳燥"的特点,故其属性当为热胜。初期以湿热为主,痰浊、瘀血、阳热伏毒结聚,表现为鼻塞、涕血、头痛、耳鸣耳聋等;放疗期见火热之邪杀伤癌毒邪气,耗伤人体阴液,上焦肺热阴亏,虚火内灼;中焦脾胃阴虚,燥热内结;下焦肾阴亏虚,相火上浮,表现为口鼻咽干燥、口腔溃疡、牙龈肿痛、小便短赤等;疾病后期正气内虚,伏邪未尽,则以虚热为主,见耳聋、口干、腰膝酸软等症。

颃颡为肺之外窍,位处肝经循行之处,又受脾津滋润,是人体与外界气体通行的必经通道。肺体清虚,不能容纳丝毫异物;肝喜疏泄条达而恶郁滞,故颃颡以通为常,润燥有度,阴平阳秘。鼻咽癌因肺之宣肃失司、肝升发疏泄无度,脾升清降浊失司起病。一方面气机升降失常、津液积聚、痰湿潴留,血行瘀滞日久颃颡形成肿块,另一方面肺、脾、肾缺乏津液濡润而燥涩,则阴虚内热日甚。故鼻咽癌病性为燥湿相混。

初期起病多以正气内虚为基础,如《医宗必读》云:"积之成也,正气不足,而后邪气踞之。"肺经有热,劳倦内伤,肝阳郁久,恼怒不发,肝气郁结,气郁化火,炼津为痰,灼血为瘀,痰瘀互结,盘踞颃颡;肝气横逆乘脾,脾气受损,中气内虚,营气生化无源,无以濡养,营络渐枯,加之热、痰、瘀胶结,发于颃颡则为鼻咽癌。临床症见鼻塞、耳鸣、耳胀闷感、听力下降。如火热邪毒循经燔灼清窍,则见头痛;火毒灼伤肌膜脉络,肉腐脉损则见涕血,肿瘤表面呈溃疡型或菜花型。《外科正宗》云:"失荣者,先得后失,始富终贫,亦有虽居富美,其心或因六欲不遂,损伤中气,由忧思喜怒,郁火相凝,隧痰失道,停结而成。"

放疗期之放射线为热毒之邪,其用既能杀伤癌毒邪气,又能耗伤人体阴液,阴液耗损,病及肺、脾、肾:上焦肺热阴亏,虚火内灼;中焦脾阴不足,燥热内结;下焦肾阴亏虚,虚火上炎。临床表现为口鼻咽干燥,小便短赤,口腔溃疡,牙龈肿痛,舌红,苔黄,脉弦数等火热症状,也可见口干欲饮,气短,乏力,听力减退,发音困难,舌苔少或无苔,脉细等气血阴津亏损的症状。

后期鼻咽癌放、化疗治疗结束后多见肿瘤复发。这与中医"余毒未清"认识肿瘤复发的看法一致:因放疗热毒火热不及,潜伏于体内剩余的癌毒邪气,一旦遇到正气内虚之时,便鸥张生长,损脾伤肝,耗气伤津,导致鼻咽癌复发。

鼻咽癌病程发展、证型与西医手术、放化疗等干预措施密切相关。如手术治疗后,气血耗伤急剧；放射治疗期间，火热毒邪灼伤气阴；放疗后期肺肾气虚，阴津亏竭等证型；故结合中医证候演变规律，精准把握本病寒、热、燥、湿病性与脏腑病机，更加有助于临床辨病辨证。

三、立法组方

鼻咽癌发病，以肺虚无以布津、肝郁化火灼津、脾滞升清无力以致津凝成痰、热灼络瘀，毒、痰、瘀胶结致鼻窍失津液润泽，局部形成癌毒肿块，导致鼻窍吸清排浊、交通内外功能失司。以鼻塞、涕中带血、耳闷堵感、听力下降、复视及头痛为主要症状。

本病病机为鼻窍津枯失润不荣、瘀毒胶结不通，病理要素为"津、瘀、毒"，以"开郁宣肺升津、散瘀解毒通窍"为基本治法，贯穿整个治疗过程，但放疗期以泻火解毒、化瘀散结为主；后期多以益气养阴、调补脾肾为主。

（一）分期论治，以顾护津液为要

本病主病在肺，以肺津失布、鼻窍失濡为基本病机。疾病早期，证多属肝热上扰，挟痰夹湿化热，当泻肺肝郁火，解热毒，通鼻窍，兼行气活血，气行则津、血并行，以期津液得护，方用龙胆泻肝汤合苍耳子散。鼻咽癌接受放疗后，射线热邪性炎热，且较一般热毒更为峻烈，极易进一步加重气津的耗伤，则此时宜以清宣肺热，透热邪外出，润养肺阴，养阴益气以生津，津液得复则鼻窍得养，方用清燥救肺汤加减。如患者反复接受放疗，射线热邪反复侵袭，灼津为痰，热损肺络，再加火热内盛化毒，痰、瘀、毒闭肺，则宜清泄肺脏实热以解火热邪毒，化痰散结以通肺窍、宣肺气，方用清金化痰汤加减。患者在放疗结束后，津枯气虚，阴液大伤，无力行津以化痰，无力行气以消既成之癌瘤，则宜滋阴生津，方用沙参麦冬汤，或在此基础上合用消瘰丸以滋阴降火，化痰软坚，如《外科正宗》言其："治失荣症坚硬如石，不热不红，渐肿渐大者。"

（二）润燥相济，勿过用苦寒

在鼻咽癌整体论治过程中，需要注意的是用药需润燥相济，以润为主，因鼻咽癌患者虽有患部肿块、痰涕黏着，但其本质以肺脾肾阴亏为所致虚热证候为主，故多用健脾渗湿类药物，健运脾气，避免苦燥伤阴，再合滋阴润养及化痰之品，则鼻窍之痰瘀得化，肺窍之热燥得润。如补土生金之参苓白术散加减。

鼻咽癌虽受火热放疗之毒邪，仍忌攻伐太过，或苦寒太甚，若用大剂寒凉，则冰伏其邪，湿热留恋。《张氏医通》认为："设以攻坚解毒清火消痰为事，必至肿破流水，津复外渗，至此日进参芪，徒资淋沥。"鼻咽癌病处阳位，鼻窍吸清排浊，交通内外，故以通畅气机为要，《疡科心得集》则言"宜戒七情，适心志，更以养血气，解郁结之药，常常服之，庶可绵延岁月。"选方用药中应适当加入开达、直透或通下之品，宣畅气机，使得邪有去路。且本病易夹痰夹湿，治湿必先化气，化气必先宣肺，治上焦如羽，则用药以宣展肺气，开郁散结，调畅气血，散瘀通窍。治以健脾化湿，祛痰散结之二陈汤合香砂六君子汤，临证可酌加升清上浮之桔梗、葛根、升麻、黄芪载攻邪之品直达病所。

四、选方示例

（一）龙胆泻肝汤

1.组成

龙胆草 10 g，黄芩 12 g，栀子 10 g，木通 10 g，泽泻 15 g，车前子 12 g，生地黄 15 g，当归 10 g，柴胡 10 g，甘草 5 g，苍耳子 20 g，辛夷 20 g，白芷 20 g，薄荷 15 g。

2.用法

水煎服。

3.证象

头痛鼻塞,脓性血涕,耳聋耳肿,耳内流脓,口苦口干,心烦易怒,便干溲黄。舌苔黄或腻,舌质红,脉弦滑数。

4.证析

鼻咽癌属肝胆火旺,痰瘀互结者,证因鼻咽癌早期肝失疏泄,气郁化火,火热循肝胆经脉循行部位上犯,兼夹痰浊、瘀血为湿热,故可见口苦、易怒、舌红、苔黄、脉数等热象。此证偏于少阳三焦气分,头胀、耳肿、目肿皆为少阳三焦水湿阻滞之象,故属肝胆湿热;复加痰浊、瘀血上壅于头,则头胀头痛,昏眩,目赤肿痛,耳聋耳肿。

5.病机

肝经湿热。

6.治法

清肝泻火,除湿散结,行气活血。

7.方解

湿热见于肝经,自宜清泻肝火,利水渗湿,湿热一去则诸证自除。龙胆草能清肝胆实火而除下焦湿热,泻火除湿,两擅其功;黄芩、栀子协助清泻肝火;木通、泽泻、车前子协助龙胆草利水渗湿,使湿热从前阴出,五药为辅,与主药呈清热除湿之效。"木郁达之,火郁发之",故用柴胡发之达之。肝为藏血之脏,火郁须防损伤肝血,故佐生地黄、当归养血顾护其虚。诸药苦难下咽,故用甘草调中和药。药味多酒炒,又于清泻之中寓有疏散之意。苍耳子能使清阳上行巅顶,上行头面,宣散风邪,止痛散结。辛夷轻浮上达,亦散风邪。白芷、辛夷均辛香走窜,通利鼻窍,助苍耳子之力。薄荷疏散风热,宣畅肺气,清利头目。方中清中寓疏,降中寓升,泻中寓补,清气凉血,除湿散结。

8.临证化裁

头痛昏胀,加钩藤、牡蛎平肝潜阳。目赤肿痛,加桑叶、菊花疏散风热,千里光、连翘清热解毒。耳聋为湿热痹阻清窍,可加石菖蒲芳化湿浊,细辛辛通气机,开其壅闭。鼻阻加山甲、皂角刺、金银花、连翘、蒲公英之类增强解毒之功。脓涕带血加小蓟、白茅根清热凉血止血,涕味腥臭加鱼腥草清热消痈。

(二)清燥救肺汤

1.组成

冬桑叶 10 g,杏仁 10 g,枇杷叶(刷去毛)3 片,阿胶(烊化)6 g,麦门冬 6 g,胡麻仁(炒研)3 g,人参10 g,甘草 3 g,石膏 15 g。

2.用法

水煎服,频频热服。

3.证象

鼻腔壅塞,涕带血迹,口鼻咽干燥、痰少黏白,小便短赤,气短乏力,纳差,听力减退,发音困难,苔少或无苔,脉细。

4.证析

鼻咽癌放疗期属阴虚燥热者,证因放疗初期,热邪入侵,内外热毒,交困结合,化火灼津,损伤正气,热毒伤阴耗气,放射热邪耗伤肺阴,肺津受灼,肺失清润,故见干咳少痰。射线为阳邪性燥,化热灼络,可见鼻腔壅塞,涕带血迹,鼻燥咽干,舌尖红少津,苔少或薄黄,脉细略数等。患者因正虚发病,再受阳热之邪侵扰,气血津耗伤,故见气短乏力,纳差,听力减退,发音困难,苔少或无苔,脉细等阴亏气虚之象。

5.病机

肺阴亏耗。

6.治法

清热养阴润肺。

7.方解

桑叶清宣燥热,养阴益气,杏仁、枇杷叶宣降肺气;石膏清解肺热,阿胶、麦冬、胡麻滋润肺阴,人参、甘草补益肺气。使得燥热得清,痹郁肺气宣降,损失津气得补。全方合用既能治肺中因热邪侵袭头面清窍之鼻燥咽干涕血,又能滋阴润燥而恢复肺中被燥邪耗伤之阴液。应用此方时常加生姜,以佐其凉的同时,取甘辛合用之义。甘以滋液,并补脾助肺,培土生金也。益气生津,脾气能化津,水合于正化。

8.临证化裁

鼻腔壅塞重者可加贝母、瓜蒌清热化痰散结;津亏血枯者可加地黄滋阴补血;心肝火旺,木火刑金,可加水牛角、羚羊角或牛黄清心肝之火。津伤严重者加麦冬、玉竹、百合以滋阴润肺;热象明显者加知母、石膏、虎杖、鱼腥草以清肺泄热。

(三)清金化痰汤

1.组成

黄芩12 g,山栀12 g,知母15 g,瓜蒌仁15 g,贝母9 g,麦冬9 g,橘皮9 g,茯苓9 g,桔梗9 g,桑白皮15 g,甘草6 g。

2.用法

水煎服,一天三次,一天一剂。

3.证象

鼻咽部肿块粗糙,色淡红,表面有分泌物附着,颈部或可扪及恶核,鼻塞,涕多黏稠,涕中或带血丝,或感一侧耳胀闷堵塞感,或偏头痛头胀,口干鼻燆,或咳嗽痰黄稠。舌质红,苔黄腻,脉滑数。

4.证析

鼻咽癌放疗痰瘀气滞,肺热郁闭者,证因鼻咽癌放疗过程中,热邪入里化热,灼络成瘀,灼津为痰,痰热瘀血结聚鼻咽。热灼肌膜,故见鼻咽部肿块粗糙,色淡红,表面有分泌物附着;肺中痰热内蕴,则咳嗽痰黄;痰热蒙蔽清窍,则鼻塞、耳胀闷堵塞感、头痛;痰热灼伤鼻咽血脉致鼻涕中带血丝,颈部或可扪及恶核;舌脉均为肺经痰热之象。

5.病机

邪毒外袭,肺热痰凝。

6.治法

清肺解毒,化痰散结。

7.方解

方中以黄芩、栀子、瓜蒌仁、桑白皮为主清肺化痰;辅以麦冬、知母清热润肺;贝母、陈皮、桔梗理气化痰;茯苓益胃和中,甘草调和诸药。诸药合用,共奏清金利肺,除痰散结消癌之功效。

8.临证化裁

鼻塞涕多,可加辛夷、白芷通窍化痰;涕血者,可加白茅根、茜草以凉血止血。对于瘀血内停者,适当配以蜈蚣、全蝎、地鳖虫、地龙等以加强搜风通络之力,叶天士《临证指南医案》言:"用虫蚁者有四:以谓飞者升,走者降,灵动迅速,追拔沉混气血之邪。"其为活血化瘀之峻剂,用之,血无凝着,气可宣通,对防止局部照射野纤维化有着积极作用。

(四)和荣散坚丸

1.组成

当归60 g,熟地60 g,茯神60 g,香附60 g,人参60 g,白术60 g,橘红60 g,贝母30 g,南星30 g,酸枣仁30 g,远志30 g,柏子仁30 g,丹皮30 g,芦荟24 g,角沉24 g,龙齿30 g(煅,无则用鹿角尖60 g)。

2.用法

上药为细末,炼蜜丸,梧桐子大,朱砂18 g,研细为衣。每服80丸,食后用合欢树根皮煎汤送下。

3.证象

鼻咽部肿块隆起,色红或淡红,或血丝缠绕,或附着脓血涕,颈部或可扪及恶核,兼有鼻塞涕血,耳鸣耳聋,头痛眩晕,形体消瘦,或有盗汗,五心烦热,腰膝酸软,溺黄便干等症。舌红或暗红,少苔或花剥苔,脉细数或细弱。

4.证析

鼻咽癌正虚邪滞,气阴亏虚者,概为鼻咽癌年老体虚,邪毒乘虚而入,久积而成癌肿,或张元素《活法机要》谓:"壮人无积,虚人则有之。脾胃怯弱,气血两衰,四时有感,皆能成积。"禀赋不足,素体肾虚,久积而成癌肿,故见鼻咽部肿块隆起,色红或淡红,或血丝缠绕,或附着脓血涕;气虚则清阳不升,不能滋养头目诸窍,故见耳鸣耳聋、头痛眩晕;气虚津亏,机体失于濡润滋养,则见形体消瘦;同时由于阴不制阳,则阳热之气相对偏旺而生内热,故见盗汗、溺黄便干;盗汗、五心烦热、腰膝酸软,舌脉均为肾阴虚之象。

5.病机

正虚邪滞,气阴亏虚。

6.治法

扶正祛邪,益气养阴。

7.方解

方中以八珍汤调补气血;陈皮、香附行气散结;天花粉、昆布、贝母、夏枯草清热祛痰,软坚散结;红花活血散瘀;升麻、桔梗载药上行。全方共奏调和营血,祛邪散结之功。

8.临证化裁

若阴血亏虚明显者,可加当归、鸡血藤、桑椹子以滋阴血;若气虚明显者则可加西洋参、黄芪、菟丝子以健脾益气。

(五)二陈汤

1.组成

陈皮15 g,半夏15 g,茯苓20 g,炙甘草6 g,人参10 g,白术15 g,砂仁10 g,木香10 g。

2.用法

水煎服,一天三次,一天一剂。

3.证象

鼻咽肿物色淡,有分泌物附着,颈项有恶核,头重胀痛,鼻塞涕血,痰多胸闷,体倦嗜睡,或见心悸,恶心,纳差,大便稀溏。舌质淡暗或淡红,舌体胖或有齿痕,苔白或厚腻,脉细滑或弦。

4.证析

鼻咽癌痰浊结聚者,痰浊内停,结聚成形,阻塞脉络而成癌肿,故见鼻咽肿物色淡,有分泌物附着,颈项有恶核;痰浊蒙蔽清窍,清阳不升,故头重胀痛,鼻塞;脾失健运,痰浊内停,则痰多胸闷,体倦嗜睡,心悸,恶心;脾胃受损,则纳差,大便稀溏;舌脉均为痰湿之象。

5.病机

脾胃虚弱,痰浊结聚。

6.治法

健脾化湿,祛痰散结。

7.方解

二陈汤燥湿化痰,香砂六君子益气健脾,化痰和胃。方中半夏辛温,燥湿和脾,祛痰降逆;陈皮芳香行气醒脾,气行则水行,痰湿可化,助半夏运脾化湿;茯苓淡渗利湿;人参、木香、砂仁合用益气健脾。二方合用既可补益虚损之脾胃,又可燥湿化痰。

8.临证化裁

若头疼较剧者,可加辛夷花、全蝎、蜈蚣以通络止血;若口干口苦,便秘、溺黄明显者,可加大黄、青天葵、白茅根以通腑泄热;若疼痛剧,血瘀明显者,可选加三棱、莪术、桃仁、红花、土鳖虫、三七末以助活血通络止痛;肿块明显者,可加之石上柏、牛黄、山海螺以消肿散结。

(六)消瘰丸

1.组成

玄参(蒸)12 g,牡蛎 12 g,贝母 3 g,沙参 10 g,麦门冬 10 g,玉竹 10 g,天花粉 6 g,生扁豆5 g,生甘草3 g,冬桑叶6 g。

2.用法

蜜丸,每次服 9 g,日服 2 次,温开水下。若作汤剂,用量为原方 1/10。

3.证象

鼻咽部黏膜充血、干燥,或有干痂、脓痰附着,颈部淋巴结肿大,口唇燥裂,鼻干少津,大便秘结,小便短少,舌红而干,少苔或无苔,脉细数。

4.证析

鼻咽癌属气亏阴伤者,因鼻咽癌放疗后,火热灼伤阴津,见鼻咽部黏膜充血、干燥口唇燥裂,鼻干少津,大便秘结,小便短少;阴虚火旺,津聚痰凝,见鼻咽部有干痂、脓痰附着,颈部淋巴结肿大。舌脉均为阴虚火旺之象。

5.病机

阴虚火旺,津灼痰凝。

6.治法

滋阴降火,化痰消积。

7.方解

玄参滋水涵木,润燥养筋,筋脉得养,瘰结可散;贝母化痰散结,牡蛎咸寒软坚。三药同用可滋阴降火,润燥养筋,化痰消积。沙参、麦门冬、玉竹、天花粉甘寒生津,扁豆、甘草和养胃气,配冬桑叶清宣上焦燥热。二方合用,清养肺胃,滋阴降火,化痰消积。

8.临证化裁

本方可在原方基础上加山海螺、猫爪草以增祛瘀消积之功。咽痛咽干加木蝴蝶、射干、天花粉;痰多加前胡、白芥子;气滞湿阻,纳差,苔厚腻者加枳壳、厚朴、半夏、陈皮;痰中带血丝加仙鹤草、白及;气虚不足加黄芪、太子参;大便干结加火麻仁、生大黄;气虚乏力,大便溏薄者加党参、白术、茯苓。

(七)参苓白术散

1.组成

莲子肉 500 g,薏苡仁 500 g,缩砂仁 500 g,桔梗 500 g,白扁豆 750 g,白茯苓 1 000 g,人参 1 000 g,甘草 1 000 g,白术 1 000 g,山药 1 000 g。

2.用法

若作汤剂,用量按上述比例酌减。

3.证象

鼻咽部黏膜肿大肥厚、鼻塞多涕,痰浊量多,口中黏腻不爽,饮食不化,胸脘痞闷,四肢乏力,形体消瘦,面色萎黄,舌淡苔白腻,脉虚缓。

4.证析

鼻咽癌证属脾虚痰浊内阻者,因鼻咽癌素有正虚,其主病在肺,癌毒内蕴失于宣降故鼻咽部黏膜肿大肥厚、鼻塞多涕。脾气亦伤,脾虚津液不行失于输布而致痰浊内阻,中焦失运,故痰浊量多,口中黏腻不爽,饮食不化,胸脘痞闷。脾虚气血生化乏源,机体失于润养,故四肢乏力,形体消瘦,面色萎黄。

5.病机

脾虚湿盛。

6.治法

补土生金。

7.方解

本方以四君子汤为主补鼻咽癌之正虚,并配以扁豆、薏苡仁、山药之甘淡,莲子之甘涩,砂仁辛温芳香醒脾,脾健湿渗而鼻咽癌之痰浊得化;陈皮、桔梗佐四君更能促中州运化,中焦得运,气血生化有源,配当归、白芍养阴和营,则补益癌病消耗所致虚损。诸药共用,健脾助运,湿浊自去,气血得生,虚损得补,则诸症自除。

8.临证化裁

鼻咽癌见鼻咽黏膜肿甚者,加胆南星、王不留行等化痰通络;鼻塞较甚者,酌加辛夷等通鼻窍;胸胁痞闷、嗳气食少者加防风、柴胡;腰膝酸软者加桑寄生、续断、怀牛膝补肝肾强筋骨;四肢乏力,形体消瘦较甚者,加黄芪、当归等补虚。

(八)麦味地黄丸

1.组成

熟地黄 24 g,山萸肉 12 g,山药 12 g,泽泻 9 g,牡丹皮 9 g,茯苓 9 g,麦冬 15 g,五味子 15 g。

2.用法

上为细末,炼蜜为丸,如梧桐子大,每服三钱(9 g),空腹时用白汤送下。

3.证象

鼻干燥热,耳鸣头痛,失语,形体消瘦,腰膝酸软,潮热盗汗,舌红少苔,脉沉细数。

4.证析

鼻咽癌后期肺肾阴虚者,因患者接受放疗,易致体内热毒之邪过盛,损伤人体正气及阴血,从而导致机体阴阳失调,变生他症。邪气伤阴耗气,损伤机体津液,损害脾胃之功能,影响气血生化之源,致气阴两虚脾胃失调;久病及肾,肾精亏损,肾虚不能生髓,髓海不充,脑失所养,故见清窍昏蒙,耳鸣头痛,失语,形体消瘦,潮热盗汗等症。

5.病机

邪热留着,肺肾阴虚。

6.治法

滋补肺肾,养阴生津。

7.方解

麦味地黄丸原名八味地黄丸,方中用麦门冬、五味子以养阴生津,润肺补肾;熟地黄滋阴补肾、填精益髓;山茱萸补养肝肾,并能涩精,取"肝肾同源"之意;山药补益脾肾,亦能固肾,再加五味子上敛肺气、下滋肾阴,益气生精。泽泻利湿而泄肾浊,并能减熟地黄之滋腻;茯苓淡渗脾湿,并助山药健运、麦门冬益胃津,与泽泻共泄肾浊,助真阴得复其位;丹皮清泄湿热,并制山茱肉之温涩。其功能在六味地黄丸滋肾阴而清肺胃的基础上增加了养阴生津之功效。

8.临证化裁

阴阳两伤,腰膝酸软,两目昏花,畏寒肢冷者,加肉桂;虚火明显,潮热盗汗,五心烦热者加知母、黄柏、玄参,《本草纲目》言玄参:"走肺脏,退无根之浮游之火,散周身痰结热痈,逐颈项咽喉痹、瘰疬……";脾虚湿滞者加白术、砂仁以健脾和胃。

五、中成药应用释义

(一)鼻渊舒口服液

本药由苍耳子、辛夷、薄荷、白芷、黄芩、栀子、柴胡、细辛、川芎、黄芪、川木通、桔梗、茯苓组成。具有疏风散热,祛湿通窍之功效,为解表剂。主治鼻炎、鼻窦炎属肺经风热及胆腑郁热证者。口服,一次 10 mL,一天 2~3 次,七日为 1 个疗程,或遵医嘱。

(二)六味地黄丸

本药由熟地黄、山茱肉、山药、泽泻、牡丹皮、茯苓组成,具有滋补肾阴之功效,长于肝、脾、肾三阴并补,并以补肾阴为主。可用于鼻咽癌放化疗后患者。口服,大蜜丸一次 1 丸,一天 2 次,或遵医嘱。

(三)鼻咽灵片

本药具有清热解毒、软坚散结、益气养阴的功效。可用于鼻咽癌放疗、化疗的辅助治疗,适用于辨证属痰火郁结、热毒上攻、气阴耗伤之证型。口服,一次 5 片,一天 3 次,或遵医嘱。

(四)鼻咽清毒颗粒

本药具有清热解毒、化痰散结的功效。可用于鼻咽癌放疗后分泌物增多症。口服,一次 20 g,一天 2 次,30 天为 1 个疗程,或遵医嘱。

（五）西黄丸

由牛黄、乳香、没药、麝香组成，具有清热解毒消肿之功效。可用于鼻咽癌放疗、化疗的辅助治疗。适用于辨证属肝胆火热、痰瘀互结之证。口服，一次 3 克，一天 2 次，或遵医嘱。

（六）梅花点舌丹

由白梅花、蟾酥、乳香、没药、血竭、冰片、朱砂、雄黄、石决明、硼砂、沉香、葶苈子、牛黄、熊胆、麝香、珍珠组成。具有通经活络，清热解毒，消痈肿的功效。可用于鼻咽癌的辅助治疗，适用于辨证属鼻咽癌初期，鼻咽癌放疗、化疗初期热毒内盛，气津亏耗之证。每服 2～3 粒，日服 2 次，先饮水一口，将药放在舌上。以口麻为度，用温黄酒或温开水送下；外敷用醋调，涂患处，或遵医嘱。

（王才磊）

第二节　食　管　癌

一、概述

食管癌是发生在食管上皮组织的恶性肿瘤，占所有恶性肿瘤的 2％。全世界每年约有 22 万人死于食管癌，我国是食管癌高发区，食管癌死亡率仅次于胃癌，发病年龄多在 40 岁以上，男性多于女性。食管癌在中医学上多属"噎膈"的范畴，明朝著名中医学家张景岳讲到："噎膈者，膈塞不通，食不能下，故曰噎膈"。

二、病因病机

现代医学认为长期吸烟与饮酒、长期进食过烫过快、食物粗糙、质硬等均可引起经久不愈的食管炎，导致食管癌的前期病变。此外真菌、病毒、亚硝胺及其前体物、营养素、微量元素和遗传因素等，均与食管癌的发病有相关性。

中医学认为，本病主要与饮食、精神和正气内虚有关。其病机为情志不遂，肝郁气滞，久而脾胃受伤，运化功能不健，津液失于正常输布与转化而内聚成疾。肝郁气滞，失于宣畅，致血液不能畅流，渐瘀为死血，痰瘀互结为有形之块阻塞于食管，妨碍饮食下咽而发为本病。

三、病理

食管癌的病变部位，我国各地报告不一，但均以中段最多（52.69％～63.33％），下段次之（24.95％～38.92％），上段最少（2.8％～14.0％）。食管癌以鳞状细胞癌最多见。腺癌较少见，又可分为单纯腺癌、腺鳞癌、黏液表皮样癌和腺样囊性癌。未分化癌较少见，但恶性程度高。食管上、中段癌肿绝大多数为鳞状细胞癌，食管下段癌肿则多为腺癌。

食管壁内扩散是癌瘤的表面扩散方式之一。癌细胞还常沿食管固有膜黏膜下层的淋巴管浸润。直接浸润邻近器官食管上段癌可侵入喉部、气管及颈部软组织，甚至侵入支气管，形成支气管-食管瘘；也可侵入胸导管、奇静脉、肺门及肺组织，部分可侵入主动脉而形成食管-主动脉瘘，引起大出血而致死。下段食管癌常可累及贲门及心包。淋巴转移比较常见，约占病例的 2/3。中段食管癌常转移至食管旁或肺门淋巴结，也可转移至颈部、贲门周围及胃左动脉旁淋巴结。下段食管癌常可转移至食管旁、贲门旁、胃左动脉旁及腹腔等淋巴结,偶可至上纵隔及颈部淋巴结。淋巴转移部位依次为纵隔、腹部、气管及气管旁、肺门及支气管旁。血行转移多见于晚期患者。最常见转移至肝(约占 1/4)与肺(约占 1/5),其他脏器依次为骨、肾、肾上腺、胸膜、网膜、胰腺、心、肺、甲状腺和脑等。

四、中医治疗

(一)基本治疗原则

食管癌病机之根本为阳气虚弱,机体功能下降,主张治疗温补阳气,扶助正气,提高机体功能,所以治疗主方要体现这一中医治疗原则。关于食管癌的分证各有不同,立法用药亦随之而异。但治法总不离疏肝理气、降逆化痰、活血化瘀、软坚散结、扶正培本、生津润燥、清热解毒、抗癌止痛、温阳益气等。食管癌属本虚标实证,治疗初期重在治标,宜理气、化痰、行瘀、消积为主,但均应加入滋阴养血润燥之品。后期重在治本,宜滋阴养血,温补脾肾疗法,但亦需结合开郁理气,化痰行瘀之法。

(二)辨证论治

1.痰气交阻型

主症:食入不畅,吞咽不顺,嗳气不舒,胸脘痞闷,胃脘隐痛阵作,口干。脉细弦,舌淡质红,苔薄白。

治法:降气开郁,化痰散结。

方药:启膈散加味。

柴胡 10 g,枳壳 10 g,白芍 10 g,旋覆花 10 g,代赭石 15 g,法半夏 10 g,郁金 10 g,陈皮 10 g,山豆根 10 g,草河车 15 g。

本型多为病变初起,情志不畅,肝失调达,肝郁气滞,气滞血瘀,阻滞于食管,则见吞咽不利;"见肝之病,知肝传脾",肝郁乘脾则纳食不行,脉弦细;肝经布胸胁,肝郁则胸胁胀闷;舌质淡红,舌苔薄白,脉细弦为痰气交阻之佐证。方中以旋覆花降气消痰、代赭石重镇降逆为君,枳壳、郁金、白芍疏肝开郁,陈皮、半夏祛湿化痰为臣;山豆根、草河车解毒散结为佐;柴胡和解理气为使。若郁久化热,心烦口干者,可加山栀15 g,大黄 10 g,山豆根 10 g,以清热解毒。若津伤便秘,可配增液汤加白蜜 20 mL(水冲服),以助生津润燥之力。若胃失和降,泛吐痰涎者,加陈皮 10 g,旋覆花 15 g,以和胃降逆。

2.痰阻血瘀型

主症:吞咽困难,伴胸背疼痛不适,饮水难下,食后即吐,大便燥结,小便黄赤,形体消瘦,肌肤甲错,舌质黯红,少津或有瘀斑点,苔黄薄,脉细涩或细滑。

治则:化痰散结,解毒祛瘀。

方药:通幽汤加味。

当归 10 g,生地 10 g,桃仁 10 g,红花 10 g,枳壳 10 g,赤芍 10 g,川芎 10 g,桔梗 6 g,柴胡 10 g,急性子 15 g,半夏 10 g,瓜蒌皮 30 g。

七情内伤,嗜酒无度,或过食肥甘辛辣,致生痰化瘀,日久痰瘀互结于食管成积,表现为吞咽困难,甚则饮水难下,食后即吐,吐物如豆汁。"不通则痛",食管走行于胸骨后,肿块阻滞于食管,可引起胸背部疼痛。血瘀化热,煎熬津液,致大便燥结,小便黄赤。肌肤甲错为血瘀之特征。舌质黯红,少津或有瘀斑、瘀点,黄白苔,脉细涩或细滑为血瘀痰滞之候。方中以桃仁、红花、当归活血祛瘀为君药;川芎、赤芍活血行气为臣;生地、当归养血活血为佐药;柴胡、枳壳、桔梗理气共为使药。酌加急性子、半夏、瓜蒌皮以化痰散结。如若气滞血瘀,胸膈胀痛者可用血府逐瘀汤。如若服药即吐,难于下咽,可先服玉枢丹,或用烟斗盛该药,点燃吸入,以开膈降气后再服汤剂。

3.阴虚内热型

主症:进食哽噎,形体虚羸,潮热盗汗,五心烦热,大便秘结,舌干红少苔,或有裂纹,脉细数。

治法:清热养阴,生津润燥。

方药:沙参麦门冬汤加减。

沙参 30 g,麦冬 15 g,生地 20 g,石斛 15 g,玉竹 15 g,当归 10 g,川楝子 10 g,枸杞子 10 g。

本型多见于年迈肾虚,或病变日久入于阴络,伤阴化热者。肿块日久渐大,则进食哽噎不顺;阴虚化热伤津,则见咽喉干痛,潮热盗汗,五心烦热,大便秘结;舌干红少苔,或舌有裂纹,脉细而数为阴虚内热之候。方中以沙参、生地滋养肝肾为君药;麦冬、枸杞子滋阴养肝以加强养阴作用为臣药;当归养血活血为佐药;川楝子疏肝泻热为使药。阴虚口干者,加石斛、玉竹滋养胃津。若肠燥失润,大便干结,可加火麻仁 15 g,瓜蒌仁 10 g,何首乌 10 g 润肠通便。若腹中胀满,大便不通,胃肠热盛,可用大黄甘草汤泄热存阴,但要中病即止,以免中伤阴津。若食管干涩,口燥咽干,可用五汁安中饮生津养胃。

4.气虚阳微型

主症:病入晚期,饮食不下,泛吐清水痰涎,形体消瘦,气短乏力,面色苍白,行寒肢冷,面足水肿,舌质淡,脉虚细无力。

治法:益气养血,温阳开结。

方药:补气运脾汤加减。

黄芪 30 g,当归 10 g,干姜 10 g,党参 20 g,白术 10 g,熟地 15 g,白芍 15 g,桂枝 10 g,急性子 10 g,半夏 10 g。

疾病日久,正气大伤,阳气衰微,肿块结聚,故饮食不下;脾肾阳虚,温煦失职,则泛吐清涎或泡沫;阳虚则寒,故形寒肢冷,面色苍白;阳虚水泛,则面足水肿。正气虚衰,故形体消瘦,乏力气短;舌质淡,脉虚细无力为气虚阳微之佐证。方中以黄芪、党参、白术补脾益气为君药;当归、熟地、白芍补血和营为臣药;干姜温运中阳为佐药;桂枝温通经络为使药。酌加急性子、半夏化痰开结。泛吐呕恶重,可加旋覆花 15 g,代赭石 10 g 降逆止吐。若气阴两虚加石斛 15 g,麦门冬 15 g,沙参 20 g 以益气滋阴生津。

(三)辨病选药

辨病用药是指在辨证论治的基础上,可适当选用一些对食管癌有抗癌作用的药物,如冬凌草、黄药子、生南星、龙葵、白术、刺五加、壁虎、斑蝥、柘木、生半夏、牛黄、猴头菇等。

五、名家经验

王济民认为噎膈多见瘀象,临证仍需分型:经过长期临床观察和高发区现场研究,发现噎膈患者舌质颜色以淡青紫、青紫和红紫为多,不少呈现晦暗,部分兼有瘀斑、瘀点或青紫条带。舌苔以厚腻多见。经放疗或化疗后,有的青紫舌更为明显。但至危重阶段有的出现舌质红无苔或少苔。认为青紫舌虽有因寒因热的不同,但多为血瘀。舌尖微循环也证明多有不同程度的障碍,说明与血瘀有关。在辨证论治方面,经过反复验证,可分为气滞、血瘀、正虚等型。早期以气滞、血瘀型为多,中晚期以血瘀及正虚型多见。而正虚型又有气血阴阳虚的区别,以气虚、血虚为多,阴虚者较少,阳虚者更少。治疗常用冬凌草 30～60 g,石见穿 30～60 g,藤梨根 30～60 g,白花蛇舌草 30～60 g,半枝莲 60～90 g 以抗癌,并酌加黄芪、党参、白术等以扶正。气滞者加八月札、陈皮,血瘀者加丹参、赤芍。一般多为气滞血瘀同时存在,故理气药与活血药并用。符合化疗条件的加用剂量适当的联合化疗,并用中草药预防和减轻化疗的反应。在化疗间歇期继续用中药,不间断地扶正抗癌。

(袁菊花)

第三节 胆 管 癌

一、概述

胆管癌是指发生在肝门区至胆总管下端的肝外胆管的恶性肿瘤。本病发病年龄多为 50～70 岁,但也可见于年轻人,男女之比为(1.5～3.0):1。

本病属于中医"胁痛""黄疸"等范畴。

二、中医病因病机

中医学认为,本病的病因有外感内伤两端,外感源于疫毒侵袭或饮食不节,内伤则由脾胃虚弱或宿疾引发。外因重在湿、毒,而内因偏于虚、瘀。

(一)湿热蕴结

时邪疫毒,熏蒸肝胆,肝胆失于疏泄,湿热内蕴;酒食伤脾,化生湿热。

(二)肝郁脾虚

忧思郁怒、悲伤太过,肝郁气滞,失于疏泄,肝气横逆犯脾,脏腑失和。

(三)脾肾阳虚

积聚内阻,胆汁失泄,湿毒、血瘀凝滞不去,脏腑气机受阻,脾肾阳虚,水湿内盛。

(四)湿滞血瘀

时邪疫毒,熏蒸肝胆。忧思郁怒,肝郁气滞,酒食伤脾,化生湿热,湿、毒凝滞日久,气血运行不畅而瘀。

三、治疗

(一)辨证论治

1.湿热蕴结型

主症:身目发黄如橘色,胁下痞块,胁肋痛或腹痛,轻度腹胀,头身困重,厌油,纳呆,口干口苦,尿赤,便结。脉弦,舌质红,苔黄白或腻。

治法:清热利湿,疏肝化浊。

方药:茵陈蒿汤合茵陈五苓散加减。

茵陈 30 g,栀子 9 g,茯苓 12 g,猪苓 9 g,泽泻 9 g,柴胡 12 g,郁金 12 g,白术 12 g,鸡内金

10 g,山楂 12 g,厚朴 12 g,金钱草 15 g,大黄 6 g,山慈菇 30 g,半枝莲 30 g。恶心呕吐者,加法半夏 9 g,陈皮 9 g,竹茹 9 g;腹胀甚者,加大腹皮 30 g,广木香 10 g;皮肤瘙痒甚者,加土茯苓 12 g,白鲜皮 12 g,地肤子 9 g。

2.肝郁脾虚型

主症:身目发黄而无光泽,胃脘痞满,纳呆食少,食则胀甚,胸胁发闷,善太息,神情默默,兼有肢体懈怠,气短乏力。舌淡,苔白,脉沉或细。

治法:疏肝健脾,活血化瘀。

方药:柴胡疏肝散合四君子汤加减。

柴胡 9 g,枳壳 9 g,当归 9 g,川芎 9 g,赤芍 9 g,桃仁 9 g,三棱 9 g,莪术 9 g,党参 15 g,白术 9 g,山楂 9 g,郁金 9 g,茵陈 30 g,茯苓 12 g,金钱草 15 g。皮肤瘙痒甚者,加僵蚕 9 g,蝉蜕 5 g,乌梢蛇 9 g,蜈蚣 3 条,地肤子 9 g。

3.脾肾阳虚型

主症:身目晦暗,黄中带白,消瘦水肿,纳呆,腹胀便溏,腹水,肢冷,甚至昏迷、出血等危候。舌胖边紫,苔腻,脉沉。

治法:健脾补肾,活血利水。

方药:附子理中汤合五苓散加减。

制附子(先煎)10 g,党参 10 g,白术 10 g,干姜 6 g,泽泻 15 g,茯苓 15 g,大腹皮 15 g,车前子(布包)10 g,茵陈 30 g,丹参 15 g,柴胡 10 g,石见穿 30 g。神志异常者,加石菖蒲 15 g,陈胆星 9 g;气短、心悸、失眠者,加麦冬 10 g,五味子 10 g,炒酸枣仁 20 g;胁下痞块、疼痛者,加醋鳖甲(先煎)12 g,醋牡蛎(先煎)12 g,益母草 20 g,莪术 9 g;皮肤瘙痒者,加地龙 9 g,浮萍 9 g;易感冒者,黄芪 30 g,防风 9 g;面浮肢肿,小便短少者,加猪苓 12 g,冬瓜皮 20 g。

4.湿滞血瘀型

主症:神目萎黄,胁下痞块,痞块坚硬不移,胁肋常痛或胀痛,腹胀,痞闷。纳差,便溏。舌质暗,苔白腻,脉弦细或涩。

治法:辛开苦降,活血化瘀。

方药:痞气丸加减。

醋鳖甲(先煎)12 g,醋牡蛎(先煎)30 g,黄连 9 g,干姜 6 g,厚朴 12 g,卷柏 12 g,苍术 12 g,党参 12 g,茯苓 12 g,三棱 12 g,莪术 12 g,丹参 12 g。腹胀或腹痛甚者,去黄连,加川楝子 9 g,香附 9 g,乌药 9 g;小便不利、肢肿者,加益母草 30 g,猪苓 12 g,车前子 20 g,大腹皮 30 g;见肝掌、蜘蛛痣、齿衄、鼻衄者,加益母草 30 g,参三七粉(冲服)6 g,茜草 9 g。

(二)中成药

(1)平消胶囊:口服,4~8 粒/次,3 次/天。功效:活血化瘀,止痛散结,清热解毒,扶正祛邪。

(2)复方斑蝥胶囊:口服,3 粒/次,2 次/天。功效:破血消癥,攻毒蚀疮。注意肝、肾功能。

(3)鳖甲煎丸:口服,3 g/次,3 次/天。功效:软坚散结,行气活血。

(袁菊花)

第四节　胰　腺　癌

一、概述

胰腺是既有内分泌细胞又有外分泌细胞的腺体。胰腺癌绝大部分发生于外分泌细胞,且主要来源于胰腺导管细胞。胰腺癌早期多无典型临床症状,且由于胰腺位于腹膜后,难以早期发现早期治疗。胰腺癌发病迅速,至确诊时大多已属晚期。手术切除率低(10%～20%),总体术后5年生存率仅为1%～9%。现代西医的放疗、化疗、免疫治疗等疗效有限,是预后最差的癌种之一。本病多发于40岁以上,最高峰在70多岁,2/3在65岁以上的人群,男性较多见。我国胰腺癌自改革开放以来呈上升趋势,20年间约增长6倍。中医古代文献并无胰腺癌之名,然而类似胰腺癌的临床表现散见于历代文献"伏梁""积聚""癥瘕""黄疸"等篇章之中。

二、病因

(一)发病机制

胰腺癌的病因至今尚未完全清楚。流行病学调查资料提示与下列因素有关。

(1)饮食因素:高脂肪高动物蛋白的饮食可能促使胰腺增生、内分泌紊乱,使其对致癌物质敏感性增加。嗜饮咖啡者胰腺发病较非嗜咖啡者为高。多食新鲜蔬菜、水果的人群患胰腺癌较少。

(2)内分泌因素:糖尿病患者患胰腺癌的危险性比其他人高4倍,特别是不典型糖尿病,年龄在60岁以上,很快形成胰岛素抵抗者。

(3)吸烟:吸烟者中胰腺癌患者比不吸烟者高2倍,其患病平均年龄亦较不吸烟者提前10～15年。

(4)慢性胰腺炎患者,胃良性病变行远端胃大部分切除者,特别是术后20年以上的患者。

(5)遗传:有家族性腺瘤息肉症的患者。

(6)长期饮酒及接触有害化学物质(联苯胺、烃化物等)的人。

(7)其他:胆石症,肝硬化等疾病的患者。

(二)中医病因病机

中医学认为,本病主要与饮食不节、嗜烟好酒、过食肥甘厚味等有关。中医学对胰腺癌病机的认识认为,内因包括七情失调,肝气郁结,致肝脾失和,脾失健运,湿浊内停;以及饮食失节,恣食肥腻,醇酒原味等,损伤脾胃,脾虚生湿,湿邪化热,热毒内蓄。外因为湿、热、毒、等外邪直接侵入人体。内外因所致的湿、热、毒邪互结,久之积而成癌。中医学认为胰腺癌的病机是由于正气亏虚,肝郁气滞,湿、热、毒蕴积于肝胆脾胃所致,病变与肝胆脾胃功能失调有关,其病位在胰。

三、临床表现

胰腺癌早期往往缺乏典型症状,待典型临床表现出现而明确诊断时,已属晚期,常见症状有腹痛、黄疸、体重减轻,其次是消化道症状,发热、呕血、便秘等。

(一)上腹疼痛

几乎所有患者都有不同程度、性质的上腹疼痛,可有饭后加重,常平卧时加重,坐位或前屈体位时缓解,此种情况是胰腺癌特别是胰体、尾癌的特点。腹痛多因肿瘤侵犯或压迫胰管或胆管内压力升高导致,或者刺激内脏神经感受器引起。早期常为定位不清楚的隐痛或钝痛,可有饭后加重,随着病情的进一步发展,可有阵发性腹痛或持续性剧痛,可放射到腰背部。若肿瘤侵及腹腔神经丛,腹痛多伴有腰背痛。

(二)黄疸

约70%患者有阻塞性黄疸。黄疸可以是胰腺癌的首发症状,但并不是早期症状。约90%的胰头癌会出现黄疸,胰头癌的黄疸出现较早,胰体、胰尾癌晚期侵犯胰头亦出现黄疸。黄疸呈持续性加深,并伴浓茶样尿、陶土样大便,皮肤是深黄色及瘙痒。

(三)消瘦

90%的患者可能体重减轻,在确诊数月前即开始发生,随病情进展而呈进行性消瘦,至晚期可出现恶病质。

(四)消化道症状

可见食欲减退,厌食肥腻、恶心、呕吐、腹泻、便秘、脂肪泻等,主要是因为胆汁、胰液等浓化液消化液减少或不能进入肠道引起消化功能紊乱导致。

(五)腹部包块

晚期胰腺癌腹部触诊时可扪及上腹固定肿块以及肝、脾、胆囊肿大。

(六)其他

患者可发生、呕血、黑便、腹水,胰体或胰尾部癌变,可突发血糖升高。

四、鉴别诊断

本病以上腹部包块为主症,相当于中医的"积聚",应与"痞满"相鉴别。痞满无论病之轻重,均触之无形,按之柔软,压之无痛,系自觉症状,如《伤寒论》中言"但满而不痛者,此为痞"。另外痞满的部位多位心下胃脘处;而积聚除疼痛胀满等症外,尚有聚证发时有形可视,积证扪及有物可及,消瘦明显等症,更有甚者会出现腹部胀大如鼓,至死不消。

本病还应与"消渴"现鉴别,两者都会有消瘦,但消渴多有多食、多尿的伴随症状。而本病消瘦的同时还有上腹部包块、疼痛,食欲不振、黄疸、呕血、黑便、腹水等症状。

本病还需与"黄疸"相鉴别,两者皆有眼黄、面黄、身黄、小便黄等症状。然而本病在黄疸的基础上还有逐渐消瘦、上腹部包块、疼痛、食欲不振、呕血、黑便、腹水等症。

五、中医治疗

胰腺癌的临床表现往往为全身属虚,局部属实,虚实夹杂的证候。虚者多见脾胃气虚或气血两虚;实者多见为气滞血瘀、热毒蕴结,湿热黄疸之证。临证时抓住其主要病机,分清标本虚实,灵活运用益气健脾、清热利湿、清热解毒、祛瘀散结等治则。

(一)基本方治疗

根据胰腺癌患者主要以腹痛、黄疸为主要临床表现。中医学认为,其发病与饮食不节;脾气虚弱,情志失调,肝气郁结;湿热毒内蕴,久之积而成癌,为本虚标实之证。治宜疏肝理气、健脾利湿、清热解毒、散瘀止痛。疏肝理气选用柴胡、郁金、枳壳、八月札等;清热利湿退黄选用茵陈蒿、龙胆草、金钱草、车前子等;清热解毒选用有抗癌作用的白花蛇舌草、半枝莲、石见穿、龙葵等;祛瘀散结选用三棱、莪术等;益气健脾选用黄芪、党参、白术、茯苓等。

基本方:生黄芪30 g,党参15 g,白术16 g,茯苓15 g,半枝莲30 g,白花蛇舌草30 g,茵陈30 g,金钱草30 g,三棱15 g,莪术15 g,柴胡10 g,郁金15 g,石见穿30 g。

方中党参、黄芪、白术、茯苓益气健脾;柴胡、郁金疏肝解郁,半枝莲、白花蛇舌草、茵陈、金钱草清热解毒,利湿退黄;三棱、莪术祛瘀散结,石见穿清热利湿,尤擅治肿瘤疼痛,诸药配伍,清热解毒,利湿退黄,散瘀止痛,延缓病情发展。

(二)基本分型

本病的辨证分型尚无统一标准,多数医家分为3~4型,归纳起来不外正虚、热毒、湿阻、血瘀为主辨治。本病分为以下4型。

1.脾虚湿阻型

主症:上腹不适或腹胀疼痛、面浮色白、纳呆、便溏、消瘦、乏力、舌质淡、苔薄或薄白腻、脉细或沉细。

治法:健脾理气,燥湿抑痛。

方药:六君子汤加减。

党参30 g,白术15 g,云苓15 g,法半夏15 g,陈皮10 g,厚朴15 g,半枝莲30 g,藤梨根30 g,山楂15 g,怀山药30 g,麦芽30 g,炙甘草6 g。

脾主运化,脾失健运则湿浊内生,湿困脾胃,阻塞气机,胃失和降则脘腹胀满疼痛胸膈满闷,纳呆进而消瘦;湿邪下注大肠则便溏,苔白腻、脉细滑,为湿阻中焦之象。方中党参、法半夏健脾益气,燥湿和胃共为君药;白术苦温健脾燥湿,茯苓甘淡,利渗湿浊,厚朴、陈皮理气行滞而和胃止痛,共为臣药;半枝莲、藤梨根,清热解毒抗癌;山药、麦芽健胃和胃为佐;甘草调和诸药为使。诸药合用,使湿浊得化,脾胃健运。

2.肝胆湿热型

主症:面目身黄、胁肋疼痛、小便黄赤、皮肤瘙痒、腹胀、口苦口臭、食欲不振、大便色如陶土、发热绵绵、口渴不喜饮、舌红苔红腻,脉弦滑数。

治法:清肝利胆,通腑解毒。

方药,茵陈蒿汤加减。

茵陈20 g,大黄(后下)10 g,栀子15 g,厚朴15 g,枳壳15 g,黄芩15 g,半枝莲30 g,龙胆草10 g,败酱草30 g,柴胡15 g,金钱草30 g。

由于过食肥甘厚味产生湿热或肝胆感受湿热外邪,湿热既成,壅滞中焦,熏蒸肝胆,疏泄不畅,胆汁外溢肌肤则面目身黄,下流膀胱则尿黄,胆道阻塞,胆汁不能入大肠,则大便如陶土;湿热内蕴,胃失和降而见腹胀满闷疼痛;湿热壅阻脾胃,纳运失常,则纳呆、口苦、口臭;湿热阻滞肝经则胁肋疼痛、腹背痛。方中茵陈蒿苦寒降泄,清利肝胆湿热,为阳黄之要药,用为君药,大黄泄热逐瘀,通利大便,伍茵陈使湿热瘀滞从大便而去;栀子泄热降火,利三焦湿热,合金钱草可使湿热从小便而去,共为臣药;黄芩、半枝莲、龙胆草、败酱草清热解毒,抗癌消肿;柴胡苦辛微寒,入肝胆经,功擅条达肝气而疏郁结、止痛;厚朴、枳壳行气导滞以疏理肝脾,共为佐药。身热不退酌加金银花、白花蛇舌草、连翘、黄柏等。黄疸较深者加车前子、滑石利尿退黄。腹胀甚酌加大腹皮,莱菔子行气除胀。舌苔白腻而湿重者去大黄、栀子加猪苓、茯苓、泽泻、白蔻仁、砂仁等甘淡利湿药,使湿从小便而去。

3.气血瘀滞型

主症:上腹疼痛、痛如针刺、痛处固定、拒按、胁下包块、脘腹胀满、恶心呕吐、纳呆面色晦暗或黧黑、消瘦、舌质青紫、瘀斑、脉弦细或细涩。

治法:活血化瘀,软坚散结。

方药:膈下逐瘀汤加减。

桃仁 10 g,红花 10 g,川芎 10 g,赤芍 10 g,半枝莲 30 g,白花蛇舌草 30 g,藤梨根 30 g,三棱 15 g,莪术 15 g,五灵脂 10 g,乌药 10 g,枳壳 10 g。

湿热郁积肝胆,气机不畅,日久膈下气血瘀滞,形成结块。又胆经行于人身之侧,故有胁肋疼痛及上腹痛、背痛。湿热困脾,阻塞气机,胃失和降则脘腹胀满、纳呆、恶心呕吐等。方中桃仁破血行滞,红花活血祛瘀而止痛共为君药;赤芍、川芎助君药活血祛瘀,枳壳行滞消积共为臣药;半枝莲、白花蛇舌草、藤梨根清热解毒、抗癌,合三棱、莪术破血消癥,消癥散结共为佐药。

4.阴虚毒结型

主症:上腹胀满疼痛不适、胁下包块、低热盗汗、口苦咽干、纳呆消瘦、便结溺黄、舌红少苔或光剥苔,脉细数。

治法:养阴涵木,消癥散结。

方药:一贯煎合鳖甲煎丸加减。

生地 20 g,沙参 15 g,麦冬 15 g,枸杞子 15 g,川楝子 6 g,白花蛇舌草 30 g,半枝莲 30 g,白芍 30 g,鳖甲 15 g,地骨皮 30 g,甘草 6 g。

肝肾同源,肝阴不足,阴液不能上承而见口干;形体得不到阴液滋养而见形体消瘦;阴虚相火无制而见低热盗汗,湿热困脾胃,阻塞气机,则脘腹胀满、不思饮食;肝阴不足,不能濡养肝脉,肝气不舒导致气滞血瘀,久则结为癥瘕,又肝经循行两胁,故有胁痛、上腹痛及腰背痛等。方中生地需重用,生地甘寒;枸杞子,甘、平,均有滋养肺肾阴血,涵养肝木作用共为君药;沙参、麦冬滋养肺胃之阴,养肺阴则清金制木,养胃阴以培土荣木,共为臣药;白花蛇舌草、半枝莲清热解毒、抗癌化癥,鳖甲咸、微寒,滋阴潜阳软坚散结;川楝子疏肝泄热,理气止痛;白芍、甘草柔肝止痛,共为佐药,甘草调和诸药为使用。

(三)辨病选药

辨病用药是指在辨证论治的基础上,可适当选用一些对胰腺癌有抗癌作用的药物,如白花蛇舌草、半枝莲、龙葵、藤梨根、山慈菇、生薏仁、三棱、莪术、全蝎、土鳖虫、鳖甲、蜈蚣、壁虎、八月札、生南星、生半夏等。

(四)针灸治疗

1.腹痛明显者

(1)取穴:足三里、中脘、内关、中渚、天突、章门、涌泉。

(2)配穴:纳呆、恶心或呕吐者加脾俞、胃俞。

(3)方法:若虚证为主,则用毫针刺,补法,可加灸,每天 1 次;若实证为主或虚实夹杂,则用毫针刺,泻法或平补平泻,不灸,每天 1 次。

2.黄疸明显者

(1)取穴:至阳、腕骨、足三里、中渚、大陵。

(2)配穴:胆囊穴、胆俞、阳陵泉。

(3)方法:毫针刺,泻法,每天 1 次,2 周为 1 个疗程。

六、名家经验

(一)赵景芳名老中医

尤建良运用名老中医赵景芳调脾抑癌方治疗晚期胰腺癌42例。药用潞党参、炒白术、苏梗、全瓜蒌各10 g,茯苓、茯神、姜半夏各12 g,陈皮6 g,怀山药15 g,薏苡仁、炒谷芽、炒麦芽各20 g,猪苓、徐长卿、八月札各30 g,随症加减。结果42例中生存半年至1年17例,2年20例,2年以上5例,最长生存者5.5年,平均生存期1年4个月。

(二)邱佳信教授

杨金祖用邱佳信教授经验方,以健脾理气治本,加用清热解毒、祛湿化痰、软坚散结、行气活血药,基本方由太子参、炒白术、茯苓、鸡内金、红藤、夏枯草、牡蛎、菝葜等组成,治疗胰腺癌患者16例。结果,未能手术患者4例,生存时间6~15个月,行姑息改道术9例,生存时间9~32个月,行根治术者3例,1例生存57个月,有2例生存超过5年,最长者现已生存74个月。

(袁菊花)

第五节　宫　颈　癌

一、概述

宫颈癌是原发于子宫颈的恶性肿瘤,是妇科常见的恶性肿瘤,也是我国最常见的恶性肿瘤之一。在我国近20多年发病率呈下降趋势,但年轻患者发病率上升。任何年龄妇女都可发生宫颈癌,但20岁以前少见。30~60岁增长较快,40~60岁为发病高峰,近10年25~34岁的宫颈癌发病率增加77%。早期病例预后良好。在我国宫颈癌多发生于经济条件较差的边远地区和农村,而经济条件较好的大城市发病率较低。在古代医籍中,宫颈癌类似于"五色带下""带下""崩漏"等疾病。

二、病因病机

现代医学认为宫颈癌主要与下列因素相关。

(一)行为危险因素

绝大多数宫颈癌患者为已婚妇女,在未婚女子,特别是修女中极少见。首次性生活过早及性伴侣过多均与宫颈癌关系密切。根据流行病学调查,患宫颈癌的未产妇仅占10%。初产年龄早,宫颈癌发病率高。

(二)生物学因素

多种病原体与宫颈癌关系密切,尤其是人乳头状病毒(HPV)、单纯疱疹病毒Ⅱ型、人巨细胞病毒、衣原体及EB病毒。HPV与宫颈癌的关系研究较多。HPV感染是一种通过性生活传播的疾病,通常没有症状,感染的高峰年龄在18~28岁,一般在感染后8~10个月消失,10%~15%的35岁以上的妇女因持续感染增高了患宫颈癌的风险。多宗流行病学研究结果显示HPV感染与宫颈癌有明显的相关性,99.7%的宫颈癌患者HPV阳性,97%子宫颈上皮内瘤变(CIN)

Ⅱ/Ⅲ阳性，61.4％CIN1 阳性。

(三)其他因素

HPV 感染能否发展为宫颈癌除病毒因素外、宿主因素和环境因素的协同作用也很重要，最重要的宿主因素是免疫功能。环境协同因子如阴茎包皮垢、宫颈阴道慢性炎症、吸烟、口服避孕药等为宫颈癌的发生创造了条件。

中医学认为，本病的发病由脾、肝、肾脏腑功能虚损，致冲任失调，督带失约而成。它是多种因素的综合结果。七情所伤，肝郁气滞，怒伤肝，忧思伤脾，疏泄失常，五脏气血乘逆而瘀滞；冲任损伤，肝脾肾诸脏虚损为内因，肝藏血主疏泄，疏泄失职，带漏淋漓。肝肾阴虚，虚火妄动而生崩漏；外受湿热，或湿郁化热，或积冷结气，血寒伤络，郁阻胞络所致。也可因先天肾气不足，或后天损伤肾气，导致肾虚而影响冲任功能。故本病病机以正虚冲任失调为本，湿热瘀毒聚而成。

三、病理

(一)宫颈上皮内瘤变(CIN)

CIN 指宫颈鳞状上皮内部分细胞表现不同程度的异型性，相当于以前通用的不典型增生和原位癌。

(二)宫颈微灶型浸润癌

指宫颈原位癌灶突破基底膜，向间质浸润深度≤5 mm，宽度≤7 mm。

(三)子宫颈鳞状细胞浸润癌

子宫颈浸润癌可发生于宫颈外口之外或颈管内，但多起源于宫颈鳞-柱状上皮交界处。宫颈浸润癌主要的病理类型为鳞状细胞癌(90％)、腺癌(5％～7％)、腺鳞癌(2％～5％)。

(四)子宫颈腺癌

分为宫颈原位腺癌(AIS)、宫颈微浸润腺癌和宫颈浸润性腺癌。宫颈原位腺癌是指局限于颈管黏膜表面及其以下腺体内的上皮肿瘤。宫颈微浸润腺癌是指宫颈腺癌的早期浸润期，作为存在于宫颈原位腺癌和真性浸润癌之间的一种疾病。宫颈浸润性腺癌是当肿瘤浸润间质超出微浸润腺癌标准时，即为宫颈浸润性腺癌。

(五)宫颈腺鳞癌

宫颈腺鳞癌是宫颈癌的一个病理类型，是由宫颈柱状细胞腺癌和鳞状细胞癌混合形成，具有较高的侵袭性，与人乳头状瘤病毒(HPV)感染有关，且 HPV18 型感染关系最为密切。宫颈腺鳞癌起源于宫颈柱状上皮下的储备细胞，分为原位腺鳞癌和腺鳞癌两种类型。原位腺鳞癌包括鳞状细胞原位癌合并原位腺癌和原位鳞癌中存在产生黏液的印戒样细胞。腺鳞癌中包括 3 种类型，成熟型、印戒样细胞型、毛玻璃样细胞癌。

四、诊断与鉴别诊断

(一)临床表现

早期宫颈癌常无明显症状，也无特殊体征，与慢性宫颈炎无明显区别，一旦出现相应的症状者，其病程已发展到中晚期。

1.症状

(1)阴道出血：早期为少量的接触性阴道出血，常见于性生活后和妇科检查后。

(2)阴道流液：早期为白带增多，是由于宫颈腺体受癌灶刺激或伴有炎症，分泌亢进所致。随着病情发展,流液增多,稀薄似水样,呈腥臭,合并感染时伴有恶臭或呈脓性。

(3)疼痛:多发生于中、晚期患者或合并感染者。常位于下腹、臀部、下肢或骶尾部。主要是由于合并感染或肿瘤压迫或浸润或宫腔积液、积脓所致。

(4)泌尿道症状:常为感染引起,可出现尿频、尿急、尿痛。随着癌的发展,可侵犯膀胱,出现血尿、脓尿,以致形成膀胱阴道瘘。

(5)消化道症状:当宫颈癌灶向主韧带、骶韧带扩展时,可压迫直肠,造成排便困难,肿瘤侵犯直肠,可产生血便,最后可形成直肠阴道瘘。

(6)全身性症状:精神减退,乏力,发热,消瘦,贫血,水肿。

2.体征

在老年妇女宫颈病灶常位于颈管内,宫颈阴道段光滑,易被漏诊。宫颈原位癌及早期浸润癌时,宫颈上可出现糜烂、小溃疡或乳头状瘤状。随着瘤的发展,肿瘤向外生长,可形成菜花、乳头、息肉状,组织脆,易出血和流液;肿瘤向内生长,可形成结节型病灶,外观呈不规则结节,向深部浸润,表面可呈糜烂状,阴道出血较少;肿瘤合并感染时可形成溃疡灶,可为小溃疡或较深在火山口状溃疡,宫颈癌灶浸润深和癌组织大量坏死脱落,宫颈外形被破坏,形成空洞状。宫颈腺癌的患者,病灶往往位于宫颈管内,早期宫颈外观正常,碰触颈管时有出血,病灶进一步发展,宫颈可均匀性增大、增粗、变硬。晚期时宫颈肿瘤可脱落形成溃疡以致空洞。

(二)诊断要点

除上述临床表现外,以下辅助检查亦有助于明确本病的诊断。

1.实验室检查

肿瘤标志物:有报道 CEA、CMA26 和 M29 在宫颈癌中出现一定比例的阳性,但特异性不高。自近年发现鳞状上皮癌肿瘤相关抗原(SCC)以来,SCC 敏感性在原发性宫颈癌为 44%～67%,复发率为 67%～100%,特异性为 90%～96%。SCC 的表达率随临床分期 I(29%)到 IV 期(89%)而逐渐递增,并与肿瘤分化程度有关。在宫颈鳞癌根治术后 SCC 明显下降,复发时活性重新出现,故可用于疗效的监测和疾病的复发。

2.其他检查

(1)宫颈部刮片:是一种无明显损伤、简单、易行的检查方法,用于宫颈癌的筛查及早期诊断。

(2)液基薄层细胞学检查(TCT):与传统宫颈细胞学涂片相比,TCT 对于检测宫颈异常上皮方面有明显的优势,它降低了假阴性的比例,提高了识别的灵敏度和特异性。用于宫颈癌及癌前病变的筛查及早诊。

(3)HPV DNA 检测:已证实 HPV 感染是宫颈癌及其癌前病变的主要原因,检测 HPV 高危型是目前筛查宫颈癌及其癌前病变的一种手段,结合细胞学检查可预测受检者的发病风险,决定其筛查间隔时间,并用于宫颈上皮内瘤变(CIN)及宫颈癌治疗后的监测。

(4)阴道镜检查:阴道镜在强光源下用双目立体放大镜直接观察子宫颈、阴道的病变,是早期诊断宫颈癌及癌前病变的重要辅助方法之一。对细胞学检查异常或临床可疑者需行阴道镜检查。该检查可发现肉眼未发现的亚临床病灶,并在可疑部位活检,提高活检的阳性率及准确性。

(5)宫颈活检和宫颈管刮取术:目的为明确诊断 CIN 及宫颈癌,早期宫颈癌病灶不明显,为能准确取得癌组织,应宫颈上采用多点活检,分送病理。为提高活检的准确率,目前常用碘试验、阴道荧光检测灯、阴道镜等方法协助取材。

3.病理及细胞学检查

在宫颈移行带区刮取脱落细胞涂片,做细胞学检查。选择颈鳞-柱交接部的 3、6、9、12 点处取 4 点组织做活检,或在碘试验、阴道镜观察到的可疑部位取活组织做病理检查以明确诊断。

(三)鉴别诊断

1.中医鉴别诊断

中医学中没有宫颈癌这一病名,但有关"石瘕"的描述与之相似。石瘕之病名源于《灵枢·水胀》曰"石瘕生于胞中,寒气客于子门,子门闭塞,气不得通,恶血当泻不泻,衃以留止,日以益大,状如怀子,月事不以时下"。

而本病应与"肠覃"相鉴别,肠覃在《灵枢·水胀》描述为:"寒气客于肠外,与卫气相搏,气不得营,因有所系,癖而内著,恶气乃起,息肉乃生。其始生也,大如鸡卵,稍以益大,至其成,如怀子之状,久者离岁,按之坚硬,推之则移,月事以时下,此其候也。"两者皆有下腹部包块,按之坚硬。前者包块位于胞中,月事不以时下,后者包块位于胞外,月事以时下。

2.西医鉴别诊断

本病与子宫颈糜烂、子宫颈外翻、宫颈湿疣、子宫内膜癌、子宫黏膜下骨瘤或内膜息肉、原发性输卵管癌、老年性子宫内膜炎合并宫腔积脓和功能失调性子宫出血等相鉴别。

(1)子宫颈糜烂:可有月经间期出血,或接触性出血,阴道分泌物增多,检查时宫颈外口周围有鲜红色小颗粒,擦拭后也可以出血,故难以与早期宫颈癌鉴别。

(2)子宫颈外翻:外翻的黏膜过度增生,表现也可呈现高低不平,容易出血。但外翻的宫颈黏膜弹性好,边缘较整齐。阴道脱落细胞学检查或活检可鉴别。

(3)宫颈湿疣:现为宫颈赘生物,表面多凹凸不平,有时融合成菜花状。

(4)子宫内膜癌:有阴道不规则出血,阴道分泌物增多。确诊需做分段刮宫送病理检查。

(5)子宫黏膜下骨瘤或内膜息肉:多表现月经过多或经期延长,或出血同时可伴有阴道排液或血性分泌物,通过探宫腔,分段刮宫,子宫碘油造影,或宫腔镜检查可做出鉴别诊断。

(6)原发性输卵管癌:阴道排液、阴道流血和下腹痛,阴道涂片可能找到癌细胞。可通过腹腔镜检查确诊。

(7)老年性子宫内膜炎合并宫腔积脓:表现阴道排液增多,浆液性、脓性或脓血性。子宫正常大或增大变软,扩张宫颈管及诊刮即可明确诊断。

(8)功能失调性子宫出血更年期常发生月经紊乱,尤其子宫出血较频发者,不论子宫大小是否正常,必须首先做诊刮,明确性质后再进行治疗。

以上疾病通常有类似宫颈癌的症状,如阴道流液、阴道不规则出血等,可通过活体组织检验、宫颈细胞涂片与宫颈癌鉴别。

五、中医治疗

(一)治疗原则

手术、放疗、化疗是目前宫颈癌常规治疗的三板斧,中医作为一种全身性疗法,在宫颈癌的治疗中有着独特的优势,中药的配合可在减轻这三板斧毒副作用上产生特殊的疗效,大幅提高患者的存活期及生存质量。宫颈癌患者在手术治疗后如能及时配合中药治疗,扶正固本,改善患者的饮食与睡眠状况,增强患者的体质,那么对防止宫颈癌的复发和转移会大有益处。倘若在宫颈癌化疗的同时或在化疗后配合健脾和胃、益气生血、补益肝肾、软坚化瘀等中药治疗,则可以较好地缓解化疗反应,有助于化疗的顺利进行;如果在宫颈癌放疗期间及放疗后配合补益气血等中药治疗,对增加白细胞的数量、增强免疫功能均有较好的效果,从而保证放疗顺利进行。根据宫颈癌的根本病机是正气虚损,邪毒内结而成,宫颈癌的辨证施治须将局部及全身症状表现综合分析,根据病邪盛虚及脏腑虚实来治疗。

(二)辨证论治

1.肝郁气滞型

主症:白带量多,阴道流血夹有瘀块,胸胁胀满,情绪郁闷或心烦易怒,少腹胀满,口苦咽干,伴有接触性出血,色鲜无块,舌质黯红,苔薄白或微黄,脉弦。

治法:疏肝理气,凉血解毒。

方药:逍遥散加减。

柴胡 10 g,当归 9 g,白芍 15 g,白术 10 g,丹皮 6 g,栀子 10 g,茯苓 25 g,炙甘草 12 g。

宫颈属冲任之脉,冲脉隶属于肝,肝气郁结则见胸胁胀满,情绪郁闷或心烦易怒,少腹胀满;肝木乘脾,湿浊下注则成白带;舌质黯红,苔薄白或微黄,脉弦,为肝郁脾虚,气机失调之候。方中柴胡疏肝解郁,使肝气得以条达为君药;白芍酸苦微寒,养血敛阴柔肝缓急,当归甘辛苦温养血活血,归芍与柴胡同用,补肝体而助肝用,使血和则肝和,共为臣药;白术、茯苓、甘草健脾益气,实土抑木,使营血生化有源,共为佐药。血色鲜红,热象明显者,可加半枝莲 30 g,蛇舌草 30 g,生地 20 g 以解毒。纳少、腹胀者,加炒麦芽 30 g,鸡内金 10 g 以消食助运。神疲、乏力者,加黄芪 15 g,党参 12 g 以健脾益气。少腹胀或痛甚者,加川楝子 12 g,醋延胡索 6 g 以行气止痛。

2.湿热瘀毒型

主症:带下赤白或赤色,或如米泔,气味腥臭,阴道流血量多色瘀,少腹坠痛,腰胁隐痛,小便短赤,大便秘结,舌黯,舌苔黄腻,脉弦数。

治法:清热利湿,化瘀解毒。

方药:龙胆泻肝汤加减。

龙胆草 10 g,黄芩 12 g,栀子 12 g,泽泻 15 g,木通 12 g,炙甘草 6 g,车前子 12 g,当归 6 g,茯苓 20 g,生地黄 12 g,柴胡 9 g。

本型为外受湿热邪毒成瘀,损伤冲任,带脉失约,故带下量多色如米泔,污秽腥臭;湿热下注则尿黄便干;督脉失护则腰酸困痛;舌红苔黄或腻,脉滑数为湿热之象。方中以龙胆草、黄芩、栀子清热泻火,利水通淋为君药;木通、泽泻、车前子清热利湿通淋,共为臣药;大黄清热泻火,导湿热下行,当归、生地清热养阴,为佐药;甘草调和诸药而为使药。阴道流血,色或鲜或黯者,加三七粉(冲服)3 g,牡丹皮 10 g 以凉血止血。大便秘结甚者,加大黄 10 g,厚朴 10 g 以行气通便。头昏、恶心欲呕者,加法半夏 10 g,姜竹茹 12 g 以降逆止呕。

3.肝肾阴虚型

主症:白带量多,头晕目眩,时有阴道流血,量多色红,耳鸣,腰酸,心烦易怒,失眠多梦,手足心热,咽干舌燥,便秘,舌红少苔或光剥,或有裂纹,脉弦细。

治法:滋补肝肾,解毒养阴。

方药:知柏地黄丸加减。

熟地 20 g,山药 12 g,山茱萸 12 g,泽泻 15 g,丹皮 12 g,茯苓 25 g,知母 15 g,黄柏 15 g。

冲任受损,肝肾两亏,临床表现为头晕耳鸣,腰背酸痛;湿热瘀毒耗伤阴液,阴虚则生内热,症见手足心热,低热盗汗,舌红少苔,脉细数;热伤冲任,可见带下增多,阴道不规则出血。方中熟地滋肾养阴为君药;山茱萸、山药滋肾补肝健脾为臣药;佐以泽泻泻肾降浊,丹皮配山茱萸泻肝火,茯苓配山药渗脾湿,知母、黄柏滋肾泻火,共奏滋养肝肾,滋阴降火之功。少腹痛或如针刺、口干欲频频少饮者,加鳖甲(先煎)15 g,乳香 10 g,没药 10 g 以滋阴活血祛瘀。小便数、疼痛者,加木通 10 g,萹蓄 10 g 清热利尿。胸闷心烦、易怒较甚,加郁金 10 g,柴胡 15 g,龙胆 10 g 疏肝清热。

4. 脾肾阳虚型

主症:神疲乏力,腰膝冷痛,白带清稀,阴道流血量多色淡,小腹坠胀,纳差,便溏或先干后溏,舌体胖,边有齿印,苔薄白,脉脉细弱。

治法:健脾温肾,补中益气。

方药:右归丸加减。

熟地 25 g,山药 12 g,山茱萸 12 g,枸杞子 12 g,肉桂 12 g,当归 12 g,菟丝子 12 g,鹿角胶 12 g,杜仲 12 g,制附子 9 g。

宫颈癌后期脾肾虚损,阳气受损,脾主运化,肾主水液,脾肾阳虚则水湿潴留致神疲乏力,纳食甚少,大便溏薄,白带清稀;脾主四肢,脾阳不振致腰膝冷痛;命门火衰,固摄无权,故见小腹坠胀;舌体胖,边有齿印,苔薄白,脉脉细弱为阳虚之舌脉。方中以附子大辛大热,与肉桂、鹿角胶共为君药,温补肾阳,填精补髓。臣以熟地黄、枸杞子、山茱萸、山药滋阴益肾,养肝补脾。佐以菟丝子补阳益阴,固精缩尿;杜仲补益肝肾,强筋壮骨;当归补血养肝。诸药配合,共奏温补肾阳,填精止遗之功。带下多者,可加补骨脂、牡蛎以温肾固涩止带。腰膝冷痛甚者,加狗脊 10 g,杜仲 10 g,续断 10 g 以补肝益肾。纳差、腹胀者,加神曲 10 g,鸡内金 10 g,砂仁 3 g 以健胃消食助运。白带过多不止,内服汤剂加生龙骨、牡蛎各 25 g,苍术 20 g,海螵蛸 30 g。流血不止,人参 3 g,田七 6 g 或用云南白药 2 g,冲服;汤剂中加仙鹤草 30 g,地榆炭 9 g,阿胶 9 g,益母草 20 g。腹痛不止,白芍 20 g,甘草 6 g,延胡索 12 g

(三)辨病选药

1. 辨病用药

在辨证论治的基础上,可适当选用一些对宫颈癌有抗癌作用的药物,如苦参、莪术、三棱、薏苡仁、白英、紫草、土茯苓、山慈菇、龙葵、猪苓、半夏、南星、白花蛇舌草、半边莲、败酱草、蒲公英等。

2. 有效单方验方

酒黄柏 6 g,生杭芍 9 g,当归 15 g,椿根炭 6 g,醋香附 9 g,阿胶 6 g,龟甲 15 g,水煎服,适用于宫颈癌血瘀蕴结型。

全当归 9 g,赤石脂 5 g,麦冬 9 g,川芎 6 g,连翘 6 g,香附炭 6 g,炒蒲黄 9 g,炒砂仁 6 g,生地黄 12 g,熟地黄 12 g,柴胡 15 g,酒黄芩、炒枳壳各 6 g,酒续断 9 g,大枣 3 枚,黑玄参 5 g。水煎服,适用于宫颈癌肾阴亏损者。

白花蛇舌草 60 g,山豆根 30 g,板蓝根 30 g,脐带 30 g。将上药制成浸膏,干燥后研末过筛装胶囊,每丸装 0.3 g。每次服 3 丸,每天 3 次。适用于宫颈癌湿热带下者。

桂枝、红花、牛膝各 15 g,茯苓 20 g,桃仁、紫石英、三七各 12 g,牡丹皮、制三棱、制莪术、鹿角胶、水蛭,每天 1 剂,分 2 次服。适用于宫颈癌寒湿痰瘀互结者。

土茯苓 50 g,白花蛇舌草 30 g,紫草 15 g,薏苡仁 20 g,旱莲草、板蓝根、熟地黄、蛇床子各

10 g,酒制香附 12 g,鲜核桃树枝20 cm者 7 根。水煎,每天 1 剂,分两次服。适用于宫颈癌偏于湿毒下注,气虚血瘀者。

3.常用中成药

六味地黄丸:滋阴补肾。适用于宫颈癌肾阴亏损,症见:头晕耳鸣,腰膝酸软,骨蒸潮热,盗汗遗精。口服,每次 9 g,每天 2 次。1 个月为 1 个疗程。

宫颈癌片(又名掌叶半夏片):有化痰镇痉,消肿软坚散结之功。适用于宫颈癌前期病变及宫颈癌。片剂口服,每次2～3 片,每天 3 次;宫颈癌栓又名掌叶半夏栓,外用,用前先洗净患处,阴道栓每次1 枚,每天 1～2 次。宫颈管栓每次 1 枚,每天1～2 次。注意一般口服片剂与栓剂需配合运用。

桂枝茯苓丸:由桂枝、茯苓、丹皮、桃仁、芍药各等份组成。活血化瘀,缓消癥块。适用于宫颈癌盆腔转移、下腹部包块硬实者。每天服 1～2 丸,温开水送服。

(四)特色治疗

1.针灸

取穴气海、子宫、三阴交。带下多者,加丰隆、地机;尿频、尿血者,加中极,以平补平泻手法为主,留针 15 分钟,每天一次,针刺 10～12 次为 1 个疗程。

2.外治

外治法是中药治疗本病的一大特色,可以使肿瘤坏死、脱落、溶解,促进溃疡面愈合。

(1)治癌散:碘仿 40 g,枯矾 20 g,冰片适量,研成粉末,用甘油明胶做成 15%的治癌散、栓剂。

(2)三品一条枪:由明矾、砒石、雄黄、乳香组成。诸药经适当炮制,插入患处。可适用于宫颈癌早期。

六、名家经验

王玉章诊治经验:王玉章教授认为宫颈癌的发病在于长期忧思郁怒、七情内伤及六淫邪毒,胎、产、房事刺激,伤肝损脾及肾,冲任失调,而致气血紊乱,湿毒内蕴。辨证分为以下两种。

(1)肝郁脾湿,湿毒内蕴证,治以疏肝健脾,祛湿解毒,方药用柴胡、土茯苓、金银花、猪苓、泽泻、茅根、川连、车前草、归尾、赤芍、山药、白花蛇舌草。

(2)气阴两虚,毒邪内蕴证,治以养阴益气,清解毒邪,方药用北沙参、生黄芪、土茯苓、党参、白茅根、女贞子、桑寄生、蜂房、菟丝子、旱莲草、怀山药、蛇蜕。

在治疗方面,王氏强调重用土茯苓,因为土茯苓可清血内湿热之毒,并常配以蒲公英、金银花等助其解毒之力;对于癌肿翻花,五色带下者,王氏常以赤芍、丹皮凉血活血;藕节炭止血解毒;重症者配以蜂房、蛇蜕等,以毒攻毒,托毒外出;若患者体质虚弱,常选生黄芪、西洋参等益气固本,以攻补兼施。癌肿晚期,王氏尤为注意气与血的关系。因为肿瘤日久,慢性消耗,多数患者都有气虚、血虚之象。"气为血之帅""血为气之母",补血必须补气,益气必须补血,需采用气血双补法。常用党参、黄芪补元气;当归、阿胶补血养血;沙参、麦冬养阴生津;山药、黄精健脾补肾。

(袁菊花)

第六节 卵 巢 癌

一、病因病机

(一)发病机制

1.环境与种族因素

欧美国家卵巢恶性肿瘤发病率:白种人高于黑种人,经济富裕的人高于经济条件较差者,城市妇女明显高于农村妇女。

2.内分泌因素

不育或妊娠次数少、月经初潮早、绝经晚及使用促排卵药物等可使卵巢癌危险性增加,足月妊娠对卵巢癌的发病有明确保护作用。

3.遗传因素

绝大多数情况下,遗传因素(多基因遗传)是与环境因素相互作用导致肿瘤的发生。有遗传卵巢癌综合征(HOCS)家系的妇女患卵巢癌的概率高达20%,并随年龄之增长患病危险增加。

(二)中医病因病机

外因主要是六淫外袭,以寒邪为主,内因主要为饮食不节、情志不舒、久病劳伤或先天不足。

1.六淫外袭

主要以寒邪多见,妇人经前或经期或产后,感受风寒,或过食生冷,致寒邪客于胞络,阻滞气血运行,致胞络瘀滞,日久形成癥瘕。《灵枢·水胀》:"石瘕生于胞中,寒气客于子门,子门闭塞,气不得通,恶血当泻不泻,血以留止,日以益大,状如怀子"。

2.情志不舒

卵巢为肝经经脉所过之处,发病与肝密切相关,情志不畅,肝气郁结,血脉凝涩,发为癥瘕。如《灵枢·百病始生》:"猝然外中于寒,若内伤于忧怒,则气上逆,气上逆则六俞不通,温气不行,凝血蕴裹而不散,津液涩渗,著而不去,而积皆成矣"。

3.饮食不节

饮食不节,损伤脾胃,脾虚运化不及,痰湿内生,凝结不化,或湿郁化热,湿热蕴结不散,郁久成毒,结成积聚痞块。《妇人大全良方》:"妇人痞,由饮食失节,脾胃亏损,邪正相搏,积于腹中,牢固不动,故名曰痞"。

4.劳伤羸弱

先天正气不足,产后失养,久病或劳伤,致使脏腑虚损,阴阳不调,为卵巢癌发病基础,正如《内经》:"邪之所凑,其气必虚"。

卵巢癌发病关键在正气不足,邪气内聚,以虚实夹杂,本虚标实,全身为虚,局部为实。虚以气虚、阴虚、气阴两虚,实为气滞、血瘀、痰凝、毒聚。病位在卵巢,涉及肝、脾、肾三脏,早期以实证为主,实多虚少,气滞血瘀,痰瘀内结,后期以虚为主,虚多实少,气血两虚。

二、中医治疗

(一)治疗原则

卵巢癌的病因病机是脏腑虚损,正气先伤,七情郁结,木旺克土,水湿内聚,邪毒瘀阻,湿瘀互结所致。临床有虚证及实证,实证有气滞血瘀,痰湿凝滞,治以活血化瘀,涤痰软坚为主,虚证有脏腑气血亏虚,治以扶正益气养血为主,临证上往往虚实夹杂,治疗上需扶正祛邪兼顾。

(二)辨证论治

1.气滞血瘀型

主症:少腹包块,坚硬固定,腹胀痛或刺痛,面色无华,肌肤甲错,形体消瘦,舌质紫黯有瘀斑,脉细涩。

治法:行气活血,软坚消积。

方药:蓬莪术散加减。

当归、枳壳、桃仁、鳖甲各 15 g,桂心、三棱、木香、柴胡、琥珀各 10 g,大黄、赤芍各 9 g,莪术 12 g。

蓬莪术散主治妇人气禀虚弱,经断太早,瘀血来散,腹中常有块痛,头晕眼花,饮食少进,加入桃仁、鳖甲、木香等行气活血化瘀、散结通络消积之品,气行则血亦行,瘀血得散,积滞得消,故旨在消散腹中包块。

2.湿热毒结型

主症:身重困倦,腹胀满有块,少腹疼痛,口干不欲饮,大便干燥,尿黄灼热,舌质黯,苔厚腻,脉弦滑或滑数。

治法:清热利湿,解毒散结。

方药:甘露消毒丹加减。

茵陈 15 g,滑石 30 g,黄芩 10 g,藿香 10 g,连翘 15 g,白蔻仁 6 g,木通 6 g,半夏 10 g,厚朴 12 g,菖蒲 12 g。

甘露消毒丹具有利湿化浊,清热解毒之功效。湿热交蒸,蓄于下焦,胶着难去,日久化为邪毒,变生胞络结块,故以此方清利湿浊,加用半夏、厚朴,化痰除湿,下气通腹,给湿热邪气以去路。

3.痰湿凝聚型

主症:少腹胀满膨隆,可触及包块,口渴少饮,面虚水肿,全身乏力,舌质黯淡,苔白腻,脉滑。

治法:健脾祛湿,化痰软坚。

方药:导痰汤加减。

党参 15 g,茯苓 20 g,枳壳 15 g,三棱 20 g,莪术 20 g,陈皮 10 g,胆星 10 g,生半夏 10 g,香附 6 g,生姜 10 g。

痰之为病,无处不到,留踞胁肋、少腹则为症积疝癖,《济生》导痰汤主治一切痰厥,加用药对三棱、莪术能破血行气、消积止痛,其中三棱破血力较强,莪术长于破气,两者相须为用,治疗妇科癥瘕积聚,半夏为燥湿化痰,消痞散结之品,生半夏性峻猛,擅长化痰散结,方中生姜可解生半夏毒,枳壳与香附理气化痰,助祛除痰湿,痰湿邪去则腹胀减,正气复。

4.气血亏虚型

主症:腹痛绵绵,或有少腹包块,伴消瘦乏力,面色苍白,心悸气短,动则汗出,纳呆,舌淡红,脉沉细。

治法：补气养血，滋补肝肾。

方药：人参养荣汤加减。

人参 15 g，川芎 15 g，黄芪 20 g，白芍 20 g，熟地 20 g，五味子 10 g，茯苓 20 g，甘草 5 g，大枣 10 g，白术 15 g，枸杞子 20 g，怀山药 30 g，龙眼肉 20 g。

人参养荣汤为补手少阴、手足太阴气血药。其中，熟地、当归、芍药为养血之品。人参、黄芪、茯苓、白术、甘草、陈皮为补气之品，血不足而补其气，此阳生则阴长之义。人参、黄芪、五味子补肺气，甘草、陈皮、茯苓、白术健脾气。当归、白芍养肝，熟地滋肾阴，五脏交养互益。加入枸杞、怀山药、龙眼肉加强滋肾、健脾、养心功效。

(三)特殊兼症的治疗

1.卵巢癌腹水

腹水是卵巢癌常见的症状之一，是因肿瘤细胞向腹腔转移、种植的结果，可用内服和外敷的方法来消除。

(1)卵巢癌内服方：防己黄芪汤合五苓散加减。药用薏苡仁、黄芪、茯苓、水红花子、马鞭草、龙葵、大腹皮、猪苓、白术、汉防己、陈葫芦、黑白丑、桂枝等。

(2)卵巢癌外敷方：活血利水方。

2.卵巢癌腹痛

腹痛与腹胀是由于肿瘤压迫或腹水产生所引起，为增强止痛效果可内外兼治。

(1)卵巢癌内服方：金铃子散加味，药用延胡索索、川楝子、白芍、乳香、没药、小茴香、白术、徐长卿等。

(2)卵巢癌外敷方，卵巢止痛外用方：药用红藤、延胡索、芒硝、三七粉、败酱草、川楝子、白芍、乳香、没药等加减，打粉外敷。

3.卵巢癌下肢、腹壁水肿

通过中药的外洗和外熏有明显利水消肿的作用。

(1)卵巢癌内服方：五苓散加减。药用薏苡仁、黄芪、茯苓、大腹皮、猪苓、白术、汉防己、陈葫芦、黑白丑等。

(2)卵巢癌外用方：消肿外洗方以蒲公英、地肤子、芒硝、三七粉、莪术等加减。

(四)辨病选药

1.卵巢癌早期

早期卵巢癌正气尚存，正邪相争，表现为邪实为主，治当攻邪为主，此时多见气滞血瘀及湿热蕴结，治以行气化瘀，利湿解毒为主。肝气郁滞，胸胁作胀治以疏肝行气，加用川楝子、香附、延胡索；心烦易怒，口苦咽干治以疏肝泻火，加用柴胡、黄芩、龙胆草、夏枯草；腹部包块，坚硬固定，肌肤甲错，为血瘀，治以活血化瘀，加用桃仁、土鳖虫、水蛭；腹水腹胀者加用大腹皮、木香、车前草；腹部胀甚加用槟榔、枳实；热毒甚者加白花蛇舌草、半枝莲、半边莲、土茯苓；不规则阴道出血者加用大蓟、小蓟、茜草；大便秘结者加生大黄；尿黄灼热、口苦、口干不欲饮加用泽泻、车前子、木通。

2.卵巢癌中期

此期正气不足，邪实正虚，多见脾虚痰湿，治当健脾益气，化痰散结，行气利水。腹块坚硬者，加鳖甲、山甲(代)、三棱、莪术；腹股沟肿物，加用猫爪草、八月札、山慈菇；纳谷不馨、不思饮食，酌加焦三仙、内金；大便溏泄，加党参、白术；胃脘胀满，加用枳壳、厚朴、陈皮、半夏；腹胀甚者，加用大腹皮、木香；腹水伴有腹胀、气短、纳呆、少尿、水肿者加用黄芪、党参、茯苓、泽泻、薏苡仁、大腹皮、红豆杉等。

3.卵巢癌晚期

患者邪盛正虚,治当扶正为主,祛邪为辅。大剂量使用党参、黄芪、五指毛桃。食欲差、羸弱无力,加用茯苓、白术、怀山药、稻芽、内金;腹痛绵绵,或有小腹部包块,加用白芍、当归、川芎、红豆杉;面色苍白、精神萎靡、全身无力,动则汗出,加用鸡血藤、红参、肉桂;大肉渐脱、心悸气短,加用红参、附子、白术、茯苓。

4.有效单方验方

(1)醋炒莪术15 g,醋炒三棱15 g,醋炒五灵脂15 g,炒黑丑15 g,醋延胡索15 g,川牛膝15 g,当归30 g,川芎30 g,醋大黄15 g,丹参30 g,肉桂15 g,麝香0.06 g。功能活血破瘀,软坚消癥。主治卵巢肿瘤。上药如法炮制,除麝香外,共焙干研成极细粉末,再加麝香和匀,用瓷瓶密封待用,也可炼蜜为丸。麝香有困难者,不用也可。每天3次,每次6~9 g,饭前白开水送下。服药期间可加强营养,勿忌口。体质较弱者兼服乌鸡白凤丸或丹参逍遥散,对肿瘤较大,二便有困难者,兼用大黄甘遂汤通利二便。

(2)地鳖虫、蟾蜍、茯苓、猪苓、党参各15 g,白花蛇舌草、薏苡仁、半枝莲各18 g,三棱、白术各10 g,莪术12 g,甘草3 g。水煎3次,分3次服。如无明显反应可连服2个月以上。

三、名家经验

沈敏鹤医案:患者卵巢癌术后5年余。初诊症见:腰酸,畏寒,面色㿠白,夜寐欠安,二便尚调,舌淡红边有齿印,舌尖略红边有疮,舌下络脉瘀紫,脉细。责之脾肾阳虚,血运不畅,寒瘀滞下,治拟温通下焦,健脾和中,处方:淡附子6 g,桂枝9 g,茯苓15 g,炒白芍15 g,牡丹皮10 g,桃仁9 g,人中白15 g,陈皮15 g,红枣30 g,炙甘草10 g,14贴,水煎服。二诊述畏寒略减,面色㿠白,腰酸、舌疮仍在,舌下络脉瘀紫,脉细。守方续进,去红枣、陈皮,加紫草12 g加强凉血活血之功14贴,水煎服。三诊舌尖红已退,舌疮亦瘥,诸症改善,显效。后随症加减,至今未有复发。

(袁菊花)

第七节 恶性淋巴瘤

一、概述

恶性淋巴瘤是来源于淋巴网状组织与免疫关系密切的恶性肿瘤,主要发生于淋巴结,也可发生于淋巴结外和非淋巴组织,如肺、胃、肠、骨、皮肤、头颈部器官,男性和女性生殖器官、脑及骨髓等。淋巴瘤又可分为霍奇金淋巴瘤(HL)和非霍奇金淋巴瘤(NHL)两大类。

中医无恶性淋巴瘤病证名称,但根据本病具有淋巴结肿大的特征描述,中医常见病证名称有"瘰疬""失荣""石疽""恶核"等。其共有特点是皮色不变、不痛不痒,皆属中医"阴疽"范畴。

二、病因病机

（一）病因

恶性淋巴瘤的病因，目前倾向于多种因素作用的结果。病毒病因是淋巴瘤中研究较多的，与淋巴瘤关系较密切的如 EB 病毒、人类 T 细胞淋巴瘤病毒（HTLV），其他还有人类疱疹病毒Ⅵ型等。在物理病因中有大剂量辐射。化学病因中如接触氯酚、苯、农药、化肥、某些药物及器官移植中用的免疫抑制剂等。免疫因素中值得重点提出的是感染了人类免疫缺陷病毒（HIV）所致的艾滋病（AIDS），此病在西方国家发病率高，而并发淋巴瘤的机会也高。遗传因素也有可能。总之在机体抗病能力低下时，更利于外因发挥作用。

（二）中医病机

中医认为凡淋巴结肿大者皆与"痰"有关，所谓"无痰不成核"。而痰之起因有二，一为寒湿凝结成痰；二为火热煎熬津液成痰。平素脾胃虚弱，水湿运化失职，湿郁于内，久成湿毒。湿毒不化，日久凝结为痰，痰毒互结，遂成癌瘤；情志不舒而致肝气郁结，痰气积聚，郁久化热，灼津为痰，若与邪毒胶结则为恶核；情志不遂，精神抑郁，或怒伤肝气，气机阻滞，使血行不畅，脉络瘀滞，气滞血淤，日积月累，凝聚成块则为癥积；病邪久留不去，耗伤气血阴津。久病及肾，肾阴不足，水不涵木，虚火内动，灼津为痰，痰火相结为肿核；病至晚期恶核累累，久病气血耗伤。总之，本病根本在于痰，诱发因素在乎郁，痰郁互结，气血凝滞，耗伤气血，损及阴阳，可导致气血阴阳虚损。

三、中药治疗

多数恶性淋巴瘤患者属于本虚标实的情况，因此在治疗上要扶正培本，抗癌祛邪，具体方法包括补气、养血、补肾填精、健脾益胃等。尤其是中晚期恶性淋巴瘤难以耐受放、化疗的患者，常会出现气滞、血瘀、湿聚、痰结等一系列病理变化，身体较为虚弱，中药治疗可能是最合适的治疗方案。采用扶正、滋阴、补气、补阳、养血、排毒、软坚、祛瘀、解郁等扶正培本的中药治疗可缓解症状，延长生存期，提高生存质量。

（一）基本方治疗

中医学认为，凡淋巴结肿大者皆与痰相关，所谓无痰不成核。本病根本在于痰，诱发因素在于肝气郁结致痰湿凝滞，瘀血内生，日久耗伤气血，损及阴阳，可导致气血阴阳亏虚。

基本方以柴胡疏肝散为主：柴胡 15 g，枳壳 10 g，白芍 12 g，陈皮 10 g，川芎 10 g，香附 15 g，甘草 6 g。

方中柴胡、白芍疏肝解郁，兼以清热，在方中为君药；枳壳、陈皮疏泄脾气之壅滞，为臣药；香附疏肝理气、川芎活血行瘀，为佐药；甘草缓急止痛、调和各药，为使药。痰结较重，可加入半夏、贝母、牡蛎等；腹胀痛加青陈皮、大腹皮、枳壳、厚朴。瘀血加桃仁、红花、丹参。纳呆加谷芽、麦芽、山楂、神曲等。

（二）辨证论治

1.基本分型

（1）寒痰凝结型。

主症：颈项、耳后或腋下多个肿核，不痛不痒，皮色如常，坚硬如石，不伴发热，畏寒肢冷，面色少华，神疲乏力，倦怠自汗，舌淡，苔薄，脉沉细弱。

治法：温化寒痰，补养气血。

方药:阳和汤加减。

熟地 15 g,白芥子 12 g,肉桂 6 g,麻黄 9 g,鹿角胶 10 g,炮姜 6 g,生甘草 6 g。

本方旨在温阳散寒,补血通脉,在临证时针对本证候特点,可加益气养血之药物。

(2)气郁痰结型。

主症:颈项、耳下,或腋下有多个肿核,不痛不痒,皮色不变,胸闷不舒,两胁作胀,脘腹痞块,头晕耳鸣,心悸气短,四肢疲乏,口渴咽干,潮热盗汗,烦躁易怒,大便干结,小便短赤,舌红少苔,脉象弦数。

治法:疏肝解郁,理气散结。

方药:柴胡疏肝散加减。

柴胡 12 g,枳壳 9 g,杭白芍 12 g,陈皮 10 g,川芎 10 g,香附 10 g,甘草 6 g。

以本方治疗肝郁痰结证候较适宜,但本证候除气郁痰结外,还兼有气阴两虚证,故临证时需在方中加入益气养阴之品,如黄芪、党参、生熟地、玄参等;痰结较重者,可加入半夏、贝母、牡蛎等;肝气郁结,郁热症状较重者,可加入柴胡、枳壳、香附、郁金等;肝郁脾虚,食欲不振者,加入石菖蒲、砂仁、焦三仙等;若痰瘀结成肿块者,加入川芎、桃仁、红花、三棱、莪术等。

(3)阴虚痰瘀型。

主症:形体消瘦,脘腹胀痛,纳呆食少,口渴咽干,失眠多梦,潮热盗汗,恶核累累,癥瘕积聚,大便干结,舌红少苔,或有瘀斑,脉象细数。

治法:补肾养肝,化痰祛瘀。

方药:壮骨丸加减,或选用扶正解毒汤。

黄柏 15 g,龟甲 10 g,知母 10 g,熟地 10 g,陈皮 10 g,白芍 10 g,锁阳 10 g,阿胶(代虎骨)10 g,干姜 6 g。

本方专治肝肾阴虚,虚热内生之证候,但在临床应用时要依据虚实夹杂证候特征,可选择性加入活血化痰药,川芎、桃仁、红花、三棱、莪术、地龙、半夏、贝母、胆星等;脾胃虚弱,纳食不香者,可加石菖蒲、砂仁等;脾阳不振,完谷不化,腹痛腹泻者,可加炮姜、延胡索、乌药、赤石脂等。

(4)阴阳俱虚型。

主症:形体消瘦,口渴咽干,潮热盗汗,大汗淋漓,畏寒肢冷,恶核累累,大便干结,舌淡苔白,脉象细弱。

治法:滋阴温阳,补益肝肾。

方药:肾气丸加减,或选用扶正解毒汤。

干地黄 15 g,茯苓 10 g,泽泻 10 g,山萸肉 10 g,山药 12 g,牡丹皮 10 g,附子 9 g,桂枝 6 g。

本方专行调理阴阳,在临床应用时要食容易消化的食物,忌食煎炸燥热、辛辣刺激、肥甘厚味,依据本证虚实夹杂特点,可在方中选择性加入化痰行瘀药,如川芎、丹参、桃仁、红花、三棱、莪术、地龙、半夏、陈皮、胆星、贝母等;脾阳虚弱,食欲不振者,加石菖蒲、砂仁、炮姜、黄芪等;脾肾阳虚,完谷不化,腹痛腹胀者,可加延胡索、乌药、赤石脂、石榴皮、椿根皮等。

2.特殊兼症的治疗

发热:可酌加葛根、青蒿、柴胡、连翘。

盗汗:可酌加白薇、碧桃干、地骨皮、银柴胡、牡蛎。

结节坚硬:加三棱、莪术,或络石藤,体虚明显可酌加露蜂房,以祛风解毒、散结止痛。

（三）辨病选药

1.蟾皮

蟾皮适用于各类癌症,其味辛、温,有毒。归心经,具有解毒、止痛、开窍等功效。中国民间中医医药研究开发协会编《癌症独特秘方》中载:蟾皮性味辛、凉、微毒,功能解毒、利水、消胀、主治各种肿癌。

2.冬虫夏草

冬虫夏草是麦角菌科真菌冬虫夏草寄生在蝙蝠蛾科昆虫幼虫上的子座及幼虫尸体的复合体,种类较多。冬虫夏草是一种传统的名贵滋补中药材,主要成分包括虫草酸、虫草素、氨基酸、甾醇、甘露醇、生物碱、维生素 B_1、维生素 B_2、多糖及矿物质等,具有抗癌、滋补、免疫调节、抗菌、镇静催眠等功效。《本草从新》记载:"补肝肾,甘平保肺,益肾止血,化痰已成劳嗽"现代医学研究证实,其富含脂肪、精蛋白、精纤维、虫草酸、冬虫草素和维生素 B_{12} 等,常用于抗肿瘤,提高免疫,提高细胞能力,改善心脏功能,调节呼吸系统,肾脏功能,提高造血功能,调节血脂,调节性功能等。其中抗肿瘤和提高免疫功能在临床恶性肿瘤的治疗中很好发挥。主要用于鼻癌、咽癌、肺癌、白血病、脑癌以及其他恶性肿瘤。

四、名家经验

周永明认为大凡淋巴结肿大多与"痰"有关,即所谓"无痰不作核"。痰毒瘀结为恶性淋巴瘤的基本病理,脾肾亏虚为恶性淋巴瘤的发病根本。在辨治本病时以扶正祛邪为治则,以健脾补肾、化痰祛瘀解毒为治疗大法。痰毒为患之证候错综复杂,寒热虚实兼而有之,临证当以辨证论治为原则,寒者热之,热者寒之,留者攻之,实者泻之,虚者补之,随证加减。常用归脾汤合右归丸加减健脾温肾,或合左归丸加减健脾滋肾。若寒痰凝滞,伴见形寒肢冷、面色少华、神疲乏力、舌淡、苔薄白、脉沉者,以温化寒痰、软坚散结,予阳和汤加减;若热毒壅盛,痰热结滞,症见发热烦躁、口干欲饮、苔黄、脉数者,宜清热解毒、消肿散结,方予仙方活命饮合五味消毒饮加减;若气郁痰结,兼见胸腹闷胀,或胸胁疼痛、纳呆、嗳气、脉弦者,宜疏肝解郁、化痰散结,方予柴胡疏肝散加减;如肝郁化火、实火湿热重者,方予龙胆泻肝汤加减;肝火犯肺、咳嗽气逆者,方予黛蛤散合泻白散加减;痰瘀互结、血瘀癥积,腹内结块伴腹胀腹痛、纳呆呕恶、大便干结,或有黑便、舌黯、脉涩者,宜活血化瘀、软坚散结,方予鳖甲煎丸加减;若病邪久留不去,耗伤气血阴津,肝肾阴虚,虚火灼津为痰,伴见低热盗汗、舌红、脉细者,宜滋补肝肾、软坚散结,方予杞菊地黄丸加减。

（袁菊花）

第十二章

肿瘤的护理

第一节 鼻 咽 癌

放射治疗是鼻咽癌的主要治疗手段,但在治疗肿瘤的同时,可引起急性皮肤反应、张口困难等一系列并发症,对患者的生活质量造成极大影响。早期积极的康复训练及护理干预可减少并发症的发生、减轻患者症状,因此在放射治疗技术发展的同时,应重视患者的早期康复训练及护理干预。通过对患者放射治疗期间的评估,制订相应的护理目标及护理措施,以达到减轻患者症状、顺利完成放射治疗的目的。

一、放射治疗患者的健康教育

(一)颞下颌关节功能锻炼

1.护理评估

鼻咽癌患者接受放射治疗后由于颞下颌关节处于高剂量的照射野内,发生关节硬化,肌肉经过高剂量照射后发生退行性变,出现肌肉萎缩纤维化致颞下颌关节功能障碍,主要表现为张口困难,切牙距缩小,甚至进食困难。根据 LENT SOMA 分级标准进行评定,共分 4 级:Ⅰ级,切牙距 20~30 mm;Ⅱ级,进干食困难,切牙距 11~20 mm;Ⅲ级,进软食困难,切牙距 5~10 mm;Ⅳ级,切牙距<5 mm,需鼻饲或胃造瘘。

2.护理问题

张口受限,进食受影响。

3.护理目标

放射治疗期间及康复出院后能坚持颞下颌关节功能锻炼,切牙距正常。

4.护理措施

(1)颞下颌关节慢节奏运动:张口"小-中-大"各 3 秒为 1 次,每次间歇 5 秒,10 次为 1 组,共 5 组。

(2)颞下颌关节快节奏运动:张口"小-中-大"各 1 秒为 1 次,每次间歇 5 秒,10 次为 1 组,共 5 组。

(3)咀嚼肌群运动:在颞下颌关节运动每组间加"浅-中-深"吸吐气动作 1 次,共 10 次;将舌头尽量前伸,然后向上向后尽量卷舌 1 次,共 10 次。

颞下颌关节运动操每天锻炼 300 次以上,分 3 个时间段进行:晨起运动 100 次以上,下午运动 100 次以上,晚上睡前运动 100 次以上。在颞下颌关节运动操前后可以用双侧手掌的大鱼际置于同侧颞下颌关节处做环形轻轻按摩 10 分钟,当出现皮损时要等创面痊愈后再进行。配合颈部肌肉的锻炼,颈部尽量向上、向下拉伸,左右侧弯、旋转,每个动作停留 20 秒,每次 10～15 分钟,动作速度宜缓慢,幅度不宜过大。

(二)鼻咽冲洗及滴鼻的正确方法

1.护理评估

鼻咽部黏膜接受照射后充血、水肿,患者自觉鼻塞、鼻腔干燥、鼻腔分泌物增多黏稠等不适。

2.护理问题

鼻塞、鼻腔干燥、鼻腔分泌物增多黏稠。

3.护理目标

鼻腔通畅无脓性分泌物。

4.护理措施

放射治疗期间鼻咽冲洗能起到清洁鼻咽、增强放射敏感性、减轻鼻塞症状、减少鼻甲粘连及鼻道变窄的作用;放射治疗结束后长期冲洗,以保持鼻咽腔的通畅,减少粘连、鼻咽黏膜感染、坏死及鼻咽出血等并发症的发生。可使用简易鼻咽冲洗器、五官科冲洗机进行鼻咽冲洗或使用庆大霉素、复方碘甘油等滴鼻。

(1)简易鼻咽冲洗器使用方法。

用物:简易鼻咽冲洗器、瓶装生理盐水或温开水 500 mL、水桶 1 个。

操作方法:患者取坐位,身体前倾,水桶置前方接水;将冲洗器的吸管置入瓶装生理盐水或温开水中,挤压橡皮球吸水;患者将冲洗器的橄榄头一端放入一侧鼻孔,侧头(冲洗侧鼻孔在上方),缓慢挤压橡皮球,使水缓缓流入鼻腔,从另一侧鼻孔流出,待冲洗液到一半时,换对侧鼻孔冲洗。

注意事项:出现鼻腔新鲜出血时停止冲鼻;忌用力擤鼻,以免鼻咽腔内压增大引发其他部位感染;若鼻咽分泌物多,可增加冲洗液用量至 1 000 mL。

(2)五官科冲洗机使用方法。

用物:五官科冲洗机、微量雾化器、生理盐水或平衡液 100 mL、水桶 1 个。

操作方法:将冲洗液倒入雾化器的储液罐,拧紧,冲洗机管道与雾化器相连,开机,将手指堵住雾化器的泄压孔,此时会看到液体形成均匀的微小水珠由雾化器喷孔喷出。①鼻腔前部冲洗:取坐位,头部自然上仰,鼻子暂停吸气,喷孔对准鼻孔,距离 0～0.5 cm,按住泄压孔即可喷出水气,把脏东西从鼻腔冲洗出来,此时会看见从鼻腔流出来的冲洗液是污浊的,冲洗完一个鼻腔再冲洗另外一个鼻腔。②鼻腔后部冲洗:方法与鼻腔前部冲洗一样,此时鼻子吸气,嘴巴呼气,把冲洗液完全吸入鼻腔内,就像倒吸鼻涕一样,然后及时由嘴巴吐出即可。

注意事项:如感觉不适,松开泄压孔,调整好姿势和呼吸节奏后再冲洗;鼻腔后部冲洗时,进入鼻腔及咽喉部位的冲洗液要及时吐出。

(3)正确滴鼻方法:鼻咽癌患者的鼻腔局部用药主要为庆大霉素、复方碘甘油等,药物经鼻腔黏膜吸收起到收缩黏膜血管止血、保持鼻腔通畅、湿润鼻腔黏膜防止干燥、清除分泌物抗感染等作用。常用的药物剂型有滴鼻剂及喷雾剂。应用滴鼻剂时常采用仰卧垂头位滴鼻,枕头置于肩胛下,头向后仰,鼻孔朝上,每侧滴 3～4 滴,每天 3～4 次,滴后轻捏鼻翼数次。应用喷雾剂时取坐位,头稍抬高,药瓶垂直,喷头置于前鼻孔,嘱患者用鼻子吸气,同时按压喷头,药液均匀喷入鼻腔。在鼻腔局部用药前均应清洁鼻腔,清除鼻内分泌物。

(三)正确保护放射野皮肤

1.护理评估

评估患者皮肤颜色、温度,是否水肿充血。

2.护理问题

放射野皮肤湿性脱皮。

3.护理目标

放射野皮肤Ⅰ度皮炎(干性脱皮)。

4.护理措施

患者颈部放射野皮肤可用温水和柔软的毛巾轻轻沾洗,勿擦洗,勿使用过冷或过热的水刺激;禁止局部热敷;忌使用肥皂或其他碱性沐浴液;禁贴胶布;勿涂擦刺激性或含重金属的药膏或液体,如乙醇、碘酒、风油精等;勿使用普通剃须刀,使用电动剃须刀时避免刮破皮肤;放射治疗期间勿穿高领、硬领上衣,宜穿棉质柔软上衣,领口开大。出现干性脱皮时勿用手撕皮肤以免损伤。外出时避免阳光直接照射放射野皮肤。

(四)含漱的正确方法

1.护理评估

放射治疗期间由于唾液腺受放射线的作用而致分泌功能抑制,口腔分泌唾液减少,患者自觉口干,口腔正常自洁功能减弱。

2.护理问题

患者口腔欠清洁。

3.护理目标

患者口腔清洁湿润。

4.护理措施

指导患者保持口腔清洁,在餐前、餐后、睡前使用软毛刷和含氟牙膏刷牙,可用复方硼砂溶液、生理盐水、复方维生素 B_{12} 溶液、中药制剂参果液或金银花、甘草、胖大海等泡水进行含漱,保持口腔湿润无黏液感觉。含漱时鼓动腮部、口腔前庭,让液体在口腔流动与双侧颊部黏膜、上下唇黏膜充分接触,然后头稍后仰,让液体充分接触咽后壁,每次含漱 2～3 分钟。

二、放射治疗期间各种不良反应的观察及护理

(一)口干

由于唾液腺受放射线的作用而致分泌功能抑制,口腔分泌唾液减少,患者自觉口干,在放射治疗开始1～2天即可出现,常随着剂量的增加而症状加重。指导患者正确含漱,随身携带水杯,养成少量多次饮水习惯,每天保证摄水量2 000 mL左右,可使用甘草、金银花、西洋参、菊花等泡水喝以起到清热生津的作用。

(二)急性腮腺反应

腮腺受放射线作用后出现腮腺区肿胀疼痛,张口困难,于放射治疗开始1～3天发生,常见于首次放射治疗后2～4小时出现,一般不需特殊处理,指导患者清淡饮食,加强漱口,继续放射治疗3～4次后可自行消退。若疼痛影响睡眠,或腮腺区红肿疼痛严重,伴全身发热、腮腺导管口见脓性分泌物等,可予抗炎对症处理。

(三)急性放射性口咽黏膜反应

1.急性放射性口腔黏膜反应的表现

多在放射治疗 DT 20～30 Gy 时出现,主诉咽痛、吞咽时加重,查体可见口腔黏膜充血、水肿,以咽后壁、咽喉部多见,随着放射治疗剂量的增加,局部出现散在白斑,继而出现糜烂、溃疡。美国放射肿瘤学研究组(RTOG)将急性放射性黏膜反应分为 5 级,标准如下。

0 级:无变化。

1 级:充血、可有轻度疼痛,无须止痛药。

2 级:片状黏膜炎,或有炎性血清血液分泌物,或有中度疼痛,需止痛药。

3 级:融合的纤维性黏膜炎,可伴重度疼痛,需麻醉药。

4 级:溃疡,出血,坏死。

2.急性放射性口腔黏膜反应的护理

0 级、1 级急性放射性黏膜反应的护理主要是鼓励患者加强含漱,保持口腔清洁、湿润,鼓励进食,多吃温凉半流高蛋白饮食,可适当补充蛋白粉、牛奶等,鼓励多吃含维生素丰富的新鲜水果。2 级黏膜反应的患者除加强含漱外,由于咽痛影响进食,可在进食前含漱 1% 普鲁卡因溶液或外喷双氯芬酸钠喷雾剂止痛;予地塞米松、庆大霉素等雾化吸入减轻局部水肿;使用促进黏膜愈合的表皮生长因子(如金因肽),炎症局部可外涂喉风散、西瓜霜、溃疡糊剂等。3 级、4 级的黏膜反应患者疼痛明显,严重影响进食,由主管医师依据患者病情决定是否需暂停放射治疗,予静脉补充营养或停留胃管鼻饲,根据咽拭子细菌培养结果使用抗生素,做好口腔护理。

(四)急性放射性皮肤反应

1.急性放射性皮肤反应的表现

外照射的射线都经过皮肤,随着放射剂量的增加,可出现不同程度的皮肤反应,美国放射肿瘤学研究组(RTOG)将急性放射性皮肤反应分为 5 级。

0 级:无变化。

1 级:滤泡样暗色红斑、脱发、干性脱皮、出汗减少。

2 级:触痛性、鲜色红斑、片状湿性脱皮、中度水肿。

3 级:皮肤皱褶以外部位的融合的湿性脱皮,凹陷性水肿。

4 级:溃疡,出血,坏死。

2.急性放射性皮肤反应的护理

0 级、1 级急性放射性皮肤反应的护理原则是正确保护放射野皮肤,可局部外涂放射治疗皮肤防护剂或冰片滑石粉。2 级皮肤反应出现湿性脱皮时,处理原则是防止感染促进愈合,运用现代伤口愈合理论——湿润、密闭环境可促进伤口愈合,局部可使用美皮康外贴,优拓敷料、康乐宝的皮肤保护粉、重组人表皮生长因子(金因肽、易孚)、湿润烧伤膏等,在局部应用敷料或药物前,应使用无菌生理盐水进行创面的清洁;放射治疗时应将敷料除下以免影响放射治疗效果。3 级、4 级皮肤反应由主管医师依据病情决定是否需要停止放射治疗,予外科换药,清除坏死组织,局部运用抗菌敷料,防止局部伤口感染,必要时依据局部分泌物细菌培养结果使用抗菌药物,鼓励患者加强营养摄入。

三、患者放射治疗期间的饮食指导

鼻咽癌患者放射治疗后普遍存在能量和营养摄入不足、体重下降、贫血、低蛋白和免疫力下降等潜在营养不足,除维生素 C 外,其他营养素摄入达不到平衡膳食要求。OATES 等研究 14 例同期放射化学治疗的鼻咽癌患者发现,即使进行胃饲管营养,患者平均体重仍下降约 7 kg,治疗期间下降最为明显。

(一)护理评估

放射治疗期间由于唾液分泌减少、放射性口腔黏膜炎等原因,患者会出现口干、味觉改变、口腔黏膜溃疡、吞咽困难、疼痛,导致患者不愿喝水、不愿进食,体重下降、营养不良。进而放射性损伤修复慢,加重放射治疗反应。因此,放射治疗期间应评估患者的进食量、食物种类、口咽反应程度及体重改变。

(二)护理问题

口咽黏膜炎导致吞咽疼痛、不愿进食、不愿喝水。

(三)护理目标

通过饮食指导患者能配合坚持进食,保持体重下降不超过 10%～15%。

(四)护理措施

(1)出现Ⅱ级或以上口咽反应时,避免刺激口腔黏膜的食物,如很烫、很辣、很咸或酸的食物(醋、橙子或西红柿)。

(2)指导患者饮稀释的果汁,如芒果、梨、桃汁,避免橙汁、西柚汁。

(3)避免干燥、脆或粗糙、煎炸的食物,如干果、饼干、烤鸡、烧肉等。

(4)把蔬菜、水果、肉类切碎或用搅拌机打碎,加清汤或奶做成混浆饮食,使食物易于咽下又保证营养。

(5)坚持进食,口腔溃疡伴疼痛时,餐前用普鲁卡因溶液含漱或者喷含有麻醉剂成分的喷剂,然后再进食,也可以尝试用吸管进食。

(6)餐前餐后用漱口水漱口。

(7)可以服用一些营养补充品,如一些癌症患者专用奶粉、蛋白粉、能全素等。

(杨海霞)

第二节　肺　　癌

一、概述

肺癌(lung cancer)大多数起源于支气管黏膜上皮,因此也称支气管肺癌,是肺部最常见的恶性肿瘤。肺癌的发生与环境的污染及吸烟密切相关,肺部慢性疾病、人体免疫功能低下、遗传因素等对肺癌的发生也有一定影响。根据肺癌的生物学行为及治疗特点,将肺癌分为小细胞肺癌、鳞癌、腺癌、大细胞癌。根据肿瘤的位置分为中心型肺癌及周边型肺癌。肺癌转移途径有直接蔓延、淋巴结转移、血行转移及种植性转移。

二、诊断

(一)症状

肺癌的临床症状根据病变的部位、肿瘤侵犯的范围、是否有转移及肺癌副癌综合征全身表现不同而异,最常见的症状是咳嗽、咯血、气短、胸痛和消瘦,其中以咳嗽和咯血最常见,咳嗽的特征往往为刺激性咳嗽、无痰;咯血以痰中夹血丝或混有粉红色的血性痰液为特征,少数患者咯血可出现整口的鲜血,肺癌在胸腔内扩散侵犯周围结构可引起声音嘶哑、吞咽困难和肩部疼痛。当肺癌侵犯胸膜和心包时可能表现为胸腔积液和心包积液,肿瘤阻塞支气管可引起阻塞性肺炎而发热,上腔静脉综合征往往是肿瘤或转移的淋巴结压迫上腔静脉所致。小细胞肺癌常见的副癌综合征主要表现恶病质、高血钙和肺性骨关节病或非恶病质患者清/球蛋白倒置、高血糖和肌肉分解代谢增加等。

(二)体征

1.一般情况

以消瘦和低热为常见。

2.专科检查

如前所述,肺癌的体征根据其病变的部位、肿瘤侵犯的范围、是否有转移及副癌综合征全身表现不同而异。肿瘤阻塞支气管可致一侧或叶肺不张而使该侧肺呼吸音消失或减弱,肿瘤阻塞支气管可继发肺炎出现发热和肺部啰音,肿瘤侵犯胸膜或心包造成胸腔或心包积液出现相应的体征,肿瘤淋巴转移可出现锁骨上、腋下淋巴结增大。

(三)检查

1.实验室检查

痰涂片检查找癌细胞是肺癌诊断最简单、最经济、最安全的检查,由于肺癌细胞的检出阳性率较低,因此往往需要反复多次的检查,并且标本最好是清晨首次痰液立即检查。肺癌的其他实验室检查往往是非特异性的。

2.特殊检查

(1)X线摄片:可见肺内球形灶,有分叶征、边缘毛刺状,密度不均匀,部分患者见胸膜凹陷征(兔耳征),厚壁偏心空洞,肺内感染、肺不张等。

(2)CT检查:已成为常规诊断手段,特别是对位于肺尖部、心后区、脊柱旁、纵隔后等隐蔽部位的肿瘤的发现有益。

(3)MRI检查:在于分辨纵隔及肺门血管,显示隐蔽部的淋巴结,但不作为首选。

(4)痰细胞学:痰细胞学检查阳性率可达80%,一般早晨血性痰涂片阳性率高,至少需连查3次以上。

(5)支气管镜检查:可直接观察气管、主支气管、各叶、段管壁及开口处病变,可活检或刷检取分泌物进行病理学诊断,对手术范围及术式的确定有帮助。

(6)其他:①经皮肺穿刺活检,适用于周围型肺内占位性病变的诊断,可引起血胸、气胸等并发症;②对于有胸腔积液者,可经胸穿刺抽液离心检查,寻找癌细胞;③PET对于肺癌鉴别诊断及有无远处转移的判断准确率可达90%,但目前价格昂贵。

其他诊断方法如放射性核素扫描、淋巴结活检、胸腔镜下活检术等,可根据病情及条件酌情采用。

（四）诊断要点

（1）有咳嗽、咯血、低热和消瘦的病史和长期吸烟史；晚期患者可出现声音嘶哑、胸腔积液及锁骨淋巴结肿大。

（2）影像学检查有肺部肿块并具有恶性肿瘤的影像学特征。

（3）病理学检查发现癌细胞。

（五）鉴别诊断

1.肺结核

（1）肺结核球：易与周围型肺癌混淆。肺结核球多见于青年，一般病程较长，发展缓慢。病变常位于上叶尖后段或下叶背段。在 X 线片上肿块影密度不均匀，可见到稀疏透光区和钙化点，肺内常另有散在性结核病灶。

（2）粟粒型肺结核：易与弥漫型细支气管肺泡癌混淆。粟粒型肺结核常见于青年，全身毒性症状明显，抗结核药物治疗可改善症状，病灶逐渐吸收。

（3）肺门淋巴结结核：在 X 线片上肺门肿块影可能误诊为中心型肺癌。肺门淋巴结结核多见于青少年，常有结核感染症状，很少有咯血。

2.肺部炎症

（1）支气管肺炎：早期肺癌产生的阻塞性肺炎，易被误诊为支气管肺炎。支气管肺炎发病较急，感染症状比较明显。X 线片上表现为边界模糊的片状或斑点状阴影，密度不均匀，且不局限于一个肺段或肺叶。经抗菌药物治疗后，症状迅速消失。肺部病变吸收也较快。

（2）肺脓肿：肺癌中央部分坏死液化形成癌性空洞时，X 线片上表现易与肺脓肿混淆。肺脓肿在急性期有明显感染症状，痰量多，呈脓性，X 线片上空洞壁较薄，内壁光滑，常有液平面，脓肿周围的肺组织或胸膜常有炎性变。支气管造影空洞多可充盈，并常伴有支气管扩张。

3.肺部其他肿瘤

（1）肺部良性肿瘤：如错构瘤、纤维瘤、软骨瘤等有时需与周围型肺癌鉴别。一般良性肿瘤病程较长，生长缓慢，临床上大多没有症状。X 线片上呈现接近圆形的块影，密度均匀，可以有钙化点，轮廓整齐，多无分叶状。

（2）支气管腺瘤：是一种低度恶性肿瘤。发病年龄比肺癌轻，女性发病率较高。临床表现与肺癌相似，常反复咯血。X 线片表现有时也与肺癌相似。经支气管镜检查，诊断未能明确者宜尽早做剖胸探查术。

4.纵隔淋巴肉瘤

纵隔淋巴肉瘤易与中心型肺癌混淆。纵隔淋巴肉瘤生长迅速，临床上常有发热和其他部位浅表淋巴结肿大。在X线片上表现为两侧气管旁和肺门淋巴结肿大。对放射疗法高度敏感，小剂量照射后即可见到肿块影缩小。纵隔镜检查亦有助于明确诊断。

三、治疗

治疗肺癌的方法主要有外科手术治疗、放射治疗、化学药物治疗、中医中药治疗以及免疫治疗等。尽管 80% 的肺癌患者在明确诊断时已失去手术机会，但手术治疗仍然是肺癌最重要和最有效的治疗手段。然而，目前所有的治疗肺癌的方法效果均不能令人满意，必须适当地联合应用，进行综合治疗以提高肺癌的治疗效果。具体的治疗方案应根据肺癌的分级和 TNM 分期、病理细胞学类型、患者的心肺功能和全身情况以及其他有关因素等，进行认真详细地综合分析后再做决定。

（一）手术治疗

手术治疗的目的是彻底切除肺部原发癌肿病灶和局部及纵隔淋巴结,并尽可能保留健康的肺组织。

肺切除术的范围取决于病变的部位和大小。对周围型肺癌,一般施行肺叶切除术;对中心型肺癌,一般施行肺叶或一侧全肺切除术。有的病例,癌变位于一个肺叶内,但已侵及局部主支气管或中间支气管,为了保留正常的邻近肺叶,避免行一侧全肺切除术,可以切除病变的肺叶及一段受累的支气管,再吻合支气管上下切端,临床上称为支气管袖状肺叶切除术。如果相伴的肺动脉局部受侵,也可同时做部分切除,端端吻合,此手术称为支气管袖状肺动脉袖状肺叶切除术。

手术治疗效果:非小细胞肺癌、T_1 或 $T_2N_0M_0$ 病例经手术治疗后,约有半数的患者能获得长期生存,有的报道其 5 年生存率可达 70％ 以上。Ⅱ期及Ⅲ期病例生存率则较低。据统计,我国目前肺癌手术的切除率为 85％～97％,术后 30 天病死率在 2％ 以下,总的 5 年生存率为 30％～40％。

手术禁忌证:①远处转移,如脑、骨、肝等器官转移(即 M_1 患者);②心、肺、肝、肾功能不全、全身情况差的患者;③广泛肺门、纵隔淋巴结转移,无法清除者;④严重侵犯周围器官及组织,估计切除困难者;⑤胸外淋巴结转移,如锁骨上(N_3)等,肺切除术应慎重考虑。

（二）放射治疗

放射治疗是局部消灭肺癌病灶的一种手段。临床上使用的主要放疗设备有 ^{60}Co 治疗机和加速器等。

在各种类型的肺癌中,小细胞癌对放射疗法敏感性较高,鳞癌次之,腺癌和细支气管肺泡癌最低。通常是将放射疗法、手术与药物疗法综合应用,以提高治愈率。临床上常采用的是手术后放射疗法。对癌肿或肺门转移病灶未能彻底切除的患者,于手术中在残留癌灶区放置小的金属环或金属夹做标记,便于术后放疗时准确定位。一般在术后 1 个月左右患者健康状况改善后开始放射疗法,剂量为 40～60 Gy,疗程约 6 周。为了提高肺癌病灶的切除率,有的病例可手术前进行放射治疗。

晚期肺癌病例,并有阻塞性肺炎、肺不张、上腔静脉阻塞综合征或骨转移引起剧烈疼痛者以及癌肿复发的患者,也可进行姑息性放射疗法,以减轻症状。

放射疗法可引起倦乏、胃纳减退、低热、骨髓造血功能抑制、放射性肺炎、肺纤维化和癌肿坏死液化空洞形成等放射反应和并发症,应给予相应处理。

下列情况一般不宜施行放射治疗:①健康状况不佳,呈现恶病质者;②高度肺气肿放射治疗后将引起呼吸功能代偿不全者;③全身或胸膜、肺广泛转移者;④癌变范围广泛,放射治疗后将引起广泛肺纤维化和呼吸功能代偿不全者;⑤癌性空洞或巨大肿瘤,后者放射治疗将促进空洞形成。

对于肺癌脑转移患者,若颅内病灶较局限,可采用 γ 刀放射治疗,有一定的缓解率。

（三）化学治疗

有些分化程度低的肺癌,特别是小细胞癌,疗效较好。化学疗法作用遍及全身,临床上可以单独应用于晚期肺癌病例,以缓解症状,或与手术、放射等疗法综合应用,以防止癌肿转移复发,提高治愈率。

常用于治疗肺癌的化学药物有环磷酰胺、氟尿嘧啶、丝裂霉素、阿霉素、表柔比星、丙卡巴肼、长春碱、甲氨蝶呤、洛莫司汀、顺铂、卡铂、紫杉醇等。应根据肺癌的类型和患者的全身情况合理选用药物,并根据单纯化疗还是辅助化疗选择给药方法、决定疗程的长短以及哪几种药物联合应用、间歇给药等,以提高化疗的疗效。

需要注意的是,目前化学药物对肺癌疗效仍然较低,症状缓解期较短,不良反应较多。临床应用时,要掌握药物的性能和剂量,并密切观察不良反应。出现骨髓造血功能抑制、严重胃肠道反应等情况时要及时调整药物剂量或暂缓给药。

(四)中医中药治疗

按患者临床症状、脉象、舌苔等表现,应用辨证论治法则治疗肺癌,一部分患者的症状得到改善,生存期延长。

(五)免疫治疗

近年来,通过实验研究和临床观察,发现人体的免疫功能状态与癌肿的生长发展有一定关系,从而促使免疫治疗的应用。免疫治疗的具体措施如下。

1.特异性免疫疗法

用经过处理的自体肿瘤细胞或加用佐剂后,皮下接种进行治疗。此外尚可应用各种白介素、肿瘤坏死因子、肿瘤核糖核酸等生物制品。

2.非特异性免疫疗法

用卡介苗、短小棒状杆菌、转移因子、干扰素、胸腺素等生物制品,或左旋咪唑等药物以激发和增强人体免疫功能。

当前肺癌的治疗效果仍不能令人满意。由于治疗对象多属晚期,其远期生存率低,预后较差。因此,必须研究和开展以下几方面的工作,以提高肺癌治疗的总体效果:积极宣传,普及肺癌知识,提高肺癌诊断的警惕性,研究和探索早期诊断方法,提高早期发现率和诊断率;进一步研究和开发新的有效药物,改进综合治疗方法;改进手术技术,进一步提高根治性切除的程度和同时最大范围地保存正常肺组织的技术;研究和开发分子生物学技术,探索肺癌的基因治疗技术,使之能有效地为临床服务。

四、护理措施

(一)做好心理支持,克服恐惧绝望心理

当患者得知自己患肺癌时,会面临巨大的身心应激,而心理应对结果会对疾病产生明显的积极或消极影响,护士通过多种途径给患者及家属提供心理与社会支持。根据患者的性别、年龄、职业、文化程度、性格等,多与其交谈,耐心倾听患者诉说,尽量解答患者提出的问题和提供有益的信息,帮助患者正确估计所面临的情况,让其了解肺癌的有关知识及将接受的治疗、患者和家属应如何配合、在治疗过程中的注意事项,请治愈患者现身说法,增强对治疗的信心,积极应对癌症的挑战,与疾病做斗争。

(二)保持呼吸道通畅,做好咳嗽、咳痰的护理

分析患者病情,判断引起呼吸困难的原因,根据不同病因,采取不同的护理措施。

(1)如肿瘤转移至胸膜,可产生大量胸腔积液,导致气体交换面积减少,引起呼吸困难,要配合医师及时行胸腔穿刺置管引流术。

(2)若患者肺部感染痰液过多、纤毛功能受损、机体活动减少,或放疗、化疗导致肺纤维化,痰液黏稠,无力咳出而出现呼吸困难,应密切观察咳嗽、咳痰情况,详细记录痰液的色、量、质,正确

收集痰标本,及时送检,为诊断和治疗提供可靠的依据,并采取以下护理措施。①提供整洁、舒适的环境,减少不良刺激,病室内维持适宜的温度(18~20 ℃)和湿度(50%~60%),以充分发挥呼吸道的自然防御功能;避免尘埃与烟雾等刺激,对吸烟的患者与其共同制订有效的戒烟计划;注意患者的饮食习惯,保持口腔清洁,避免油腻、辛辣等刺激性食物,一般每天饮水1 500 mL 以上,可保证呼吸道黏膜的湿润和病变黏膜的修复,利于痰液稀释和排除。②促进有效排痰:指导患者掌握有效咳嗽的正确方法,患者坐位,双脚着地,身体稍前倾,双手环抱一个枕头。进行数次深而缓慢的腹式呼吸,深吸气末屏气,然后缩唇,缓慢地通过口腔尽可能呼气(降低肋弓、使腹部往下沉)。在深吸一口气后屏气 3~5 秒,身体前倾,从胸腔进行 2~3 次短促有力的咳嗽,张口咳出痰液,咳嗽时收缩腹肌,或用自己的手按压上腹部,帮助咳嗽,有效咳出痰液。湿化和雾化疗法,湿化疗法可达到湿化气道、稀释痰液的目的,适用于痰液黏稠和排痰困难者,常用湿化液有蒸馏水、生理盐水、低渗盐水。临床上常在湿化的同时加入药物以雾化方式吸入,可在雾化液中加入痰溶解剂、抗生素、平喘药等,达到祛痰、消炎、止咳、平喘的作用。胸部叩击与胸壁震荡,适用于肺癌晚期长期卧床、体弱、排痰无力者,禁用于肺癌伴肋骨转移、咯血、低血压、肺水肿等患者。操作前让患者了解操作的意义、过程、注意事项,以配合治疗,肺部听诊,明确病变部位。叩击时避开乳房、心脏和骨突出部位及拉链、纽扣部位。患者侧卧,叩击者两手手指并拢,使掌侧呈杯状,以手腕力量,从肺底自下而上、由外向内、迅速而有节律地叩击胸壁,震动气道,每一肺叶叩击 1~3 分钟,120~180 次/分,叩击时发出一种空而深的拍击音则表明手法正确。胸壁震荡法时,操作者双手掌重叠置于欲引流的胸壁部位,吸气时手掌随胸廓扩张慢慢抬起,不施加压力,从吸气最高点开始,在整个呼气期手掌紧贴胸壁,施加一定的压力并做轻柔的上下抖动,即快速收缩和松弛手臂和肩膀,震荡胸壁 5~7 次,每一部位重复 6~7 个呼吸周期,震荡法在呼气期进行,且紧跟叩击后进行。叩击力量以患者不感到疼痛为宜,每次操作时间 5~15 分钟,应在餐后 2 小时至餐前30 分钟完成,避免治疗中呕吐。操作后做好口腔护理,除去痰液气味,观察痰液情况,复查肺部呼吸音及啰音变化。③机械吸痰:适用于意识不清、痰液黏稠无力咳出、排痰困难者。可经患者的口、鼻腔、气管插管或气管切开处进行负压吸痰,也可配合医师用纤维支气管镜吸出痰液。

(三)咯血或痰中带血患者的护理

应予以耐心解释,消除其紧张情绪,嘱患者轻轻将气管内存留的积血咯出,以保持呼吸道通畅,咯血时不能屏气,以免诱发喉头痉挛,血液引流不畅导致窒息。小量咯血者宜进少量凉或温的流质饮食,多饮水,多食富含纤维素食物,以保持大便通畅,避免排便时腹压增加而咯血加重;密切观察咯血的量、色,大咯血时,护理方法见应急措施。大量咯血不止者,可采用丝线固定双腔球囊漂浮导管经纤支镜气道内置入治疗大咯血的方法;同时做好应用垂体后叶素的护理,静脉滴注速度勿过快,以免引起恶心、便意、心悸、面色苍白等不良反应,监测血压、血氧饱和度;冠心病患者、高血压病患者及孕妇忌用;配血备用,可酌情适量输血。

(四)疼痛的护理

(1)采取各种护理措施减轻疼痛:提供安静的环境,调整舒适的体位,小心搬动患者,避免拖、拉、拽动作,滚动式平缓地给患者变换体位,必要时支撑患者各肢体,指导、协助胸痛患者用手或枕头护住胸部,以减轻深呼吸、咳嗽或变换体位所引起的胸痛;胸腔积液引起的疼痛,可嘱患者患侧卧位,必要时用宽胶布固定胸壁,以减少胸部活动幅度,减轻疼痛;采用按摩、针灸、经皮肤电刺激止痛穴位或局部冷敷等,以降低疼痛的敏感性。

（2）药物止痛，按医嘱用药，根据患者疼痛再发时间，提前按时用药，在应用镇痛药期间，注意预防药物的不良反应，如便秘、恶心、呕吐、镇静和精神紊乱等，嘱患者多进食富含纤维素的蔬菜和水果，缓解和预防便秘。

（3）患者自控镇痛，可自行间歇性给药，做到个体化给药，增加了患者自我照顾和对疼痛的自主控制能力。

（五）饮食支持护理

根据患者的饮食习惯，给予高蛋白、高热量、高维生素、易消化饮食，调配好食物的色、香、味，以刺激食欲，创造清洁舒适、愉快的进餐环境，促进食欲。病情危重者应采取喂食、鼻饲或静脉输入脂肪乳、复方氨基酸和含电解质的液体。对于有大量胸腔积液的患者，应酌情输血、血浆或清蛋白，以减少胸腔积液的产生，补充癌肿或大量抽取胸腔积液等因素所引起的蛋白丢失，增强机体抗病能力。有吞咽困难者应给予流质饮食，进食宜慢，取半卧位以免发生吸入性肺炎或呛咳，甚至窒息。

（六）做好口腔护理

向患者讲解放疗、化疗后口腔唾液腺分泌减少，pH 下降，易发生口腔真菌感染和牙周病，使其理解保持口腔卫生的重要性，以便主动配合。患者睡前及三餐后进行口腔护理；戒烟酒，以防刺激黏膜；忌食辛辣及可能引起黏膜创伤的食物，如带刺或碎骨头的食物，用软牙刷刷牙，勿用牙签剔牙，并延期牙科治疗，防止黏膜受损；进食后，用盐水或复方硼砂溶液漱口，控制真菌感染；口唇涂润滑剂，保持黏膜湿润，黏膜口腔溃疡按医嘱应用表面麻醉剂止痛。

（七）化疗药物毒性反应的护理

1.骨髓抑制反应的护理

化疗后机体免疫力下降，发生感染、出血。护士接触患者之前要认真洗手，严格执行无菌操作，避免留置尿管或肛门指检，预防感染；告知患者不可到公共场所或接触感冒患者；在做全身卫生处置时，要特别注意易感染部位，如鼻腔、口腔、肛门、会阴等，各部位使用毛巾要分开，以免交叉感染；监测体温，观察皮肤温度、色泽、气味，早期发现感染征象；当白细胞总数降至 $1\times10^9/L$ 时，做好保护性隔离。对血小板计数 $<50\times10^9/L$ 时，密切观察有无出血倾向，采取预防出血的措施，避免患者外出活动，防止身体受挤压或外伤，保持口腔、鼻腔清洁湿润，勿用手抠鼻痂、牙签剔牙，尽量减少穿刺次数，穿刺后应实施局部较长时间按压，必要时，遵医嘱输血小板控制出血。

2.恶心呕吐的护理

化疗期间如患者出现恶心呕吐，按医嘱给予止吐药，嘱患者深呼吸，勿大动作转动身体，给予高营养清淡易消化的饮食，少食多餐，不催促患者进食，忌食辛辣等刺激性食物，戒烟酒，不要摄入加香料、肉汁和油腻的食物，建议平时咀嚼口香糖或含糖果，加强口腔护理，去除口腔异味。对已有呕吐患者灵活掌握进食时间，可在其间歇期进食，多饮清水，多食薄荷类食物及冷食等。

3.静脉血管的保护

在给化疗药时，要选择合适的静脉，给化疗药前，先观察是否有回血，强刺激性药物护士应在床旁监护，或采用静脉留置针及中小静脉插管；观察药物外渗的早期征象，如穿刺部位疼痛、烧灼感、输液速度减慢、无回血、药液外渗，应立即停止输注，应用地塞米松加利多卡因局部封闭，24 小时内给予冷敷，50%硫酸镁湿敷，24 小时后可给予热敷。

4.应用化疗药后

常出现脱发，影响患者形象，增加其心理压力，护士要告诉患者脱发是暂时的，停药后头发会再生,鼓励其诉说自己的感受,帮助其调整外观的变化,让患者戴假发或帽子、头巾遮挡,改善自我形象,夜间睡眠可佩戴发帽,减轻头发掉在床上而致的心理不适;指导患者头发的护理,如动作轻柔,减少头发梳、刷、洗、烫等,可用中性洗发护发素。

五、健康教育

(1)宣传吸烟对健康的危害,提倡不吸烟或戒烟,并注意避免被动吸烟。

(2)对肺癌高危人群要定期进行体检,早期发现肿瘤,早期治疗。

(3)改善工作和生活环境,防止空气污染。

(4)给予患者和家属心理上的支持,使之正确认识肺癌,增强治疗信心,维持生命质量。

(5)督促患者坚持化疗或放疗,告诉患者出现呼吸困难、咯血或疼痛加重时应立即到医院就诊。

(6)指导患者加强营养支持,合理安排休息,适当活动,保持良好精神状态,避免呼吸道感染以调整机体免疫力,增强抗病能力。

(7)对晚期癌肿转移患者,要指导家属对患者临终前的护理,告知患者及家属对症处理的措施,使患者平静地走完人生最后一程。

(杨海霞)

第三节 胰 腺 癌

一、概述

胰腺癌是消化系统常见的恶性肿瘤之一,恶性程度极高,预后极差,2 年总生存率低于 20%,5 年总生存率低于 5%。并且中晚期胰腺癌所引起的顽固性疼痛以及带来的消化道和胆道梗阻症状严重影响患者的生存质量。中国是胰腺癌高发区域,国内统计胰腺癌为恶性肿瘤死亡率的第 7 位。外科根治性切除手术是唯一有可能治愈胰腺癌的治疗方式,但只有 5%～20% 的患者可以接受根治性切除。无法行根治性切除的患者则只能接受姑息性治疗。放射治疗是胰腺癌姑息性治疗策略之一,对于胰腺癌患者有一定的治疗效果。相关文献报道,对于不能手术切除的胰腺癌患者,行体外放疗能有效提高患者的中位平均存活时间以及一年生存率。但体外放疗受到了皮肤、肌肉、内脏层的衰减影响,不能达到很好的疗效,而且不良反应大,影响患者的预后及生活质量。体内放疗则不受上述因素的影响,直接将放射粒子(^{125}I 粒子)植入肿瘤内能收到优于体外放疗的效果。

有学者对 13 例无法切除的胰腺癌患者进行^{125}I 粒子植入治疗,术后患者生存质量改善,近期效果明显。其中 1 例患者生存期长达 18 个月,没有任何复发转移征象,2 个月 CT 检查肿瘤全部消失。陆健等报道,^{125}I 粒子植入胰腺癌后 1 个月 CT 随访,有效率达 68.4%,3 个月有效率63.2%,这与放射性粒子产生的射线对肿瘤持续作用,经过足够的剂量和足够的半衰期,使肿瘤细胞失去再生能力有关。胰腺肿块的缩小及肿瘤内部的坏死可以减轻肿块对周围组织的压迫,而且^{125}I 粒子通过腹腔神经丛的照射灭活,起到缓解疼痛的作用。张长宝等对 33 例疼痛 Ⅱ～

Ⅲ级的胰腺癌患者植入^{125}I粒子后发现疼痛缓解有效率达 60.6％。

放射性^{125}I粒子治疗胰腺癌的植入方式有:经体表 CT 引导下植入^{125}I粒子、经体表超声引导下植入^{125}I粒子、开腹方式超声引导下植入^{125}I粒子以及超声内镜引导下植入^{125}I粒子四种方式。

(一)适应证

(1)不能手术切除的,预计生存期大于 3 个月的胰腺癌患者。

(2)胰腺转移灶及局部转移淋巴结。

(3)不愿意接受胰腺癌切除手术的患者。

(4)预计生存期小于 3 个月,为缓解持续性上腹部疼痛可慎重选择粒子治疗。

(5)术中肿瘤残留病灶和/或瘤床位置。

(二)禁忌证

(1)有证据证明肿瘤已经广泛转移。

(2)恶病质,不能接受放射性粒子胰腺癌组织间植入治疗。

(3)对于原发肿瘤最大径＞6 cm 的病例应慎重选择本治疗。

二、术前护理

(一)心理护理

评估患者的焦虑程度及造成其焦虑恐惧的原因。及时向患者列举同类手术康复的病例,鼓励与同类手术患者间相互访视,同时加强与家属及其社会支持系统的沟通和联系,教会患者减轻焦虑的方法。

(二)一般护理

1.术前常规检查

了解患者的肝功能、肾功能、凝血功能、血常规、生化、免疫、血尿淀粉酶、CEA、CA199 及心肺功能等指标。

2.肠道准备

术前 2 天口服抗生素进行肠道准备并进食少渣食物;术前 24 小时禁食;手术前晚清洁洗肠并予以生长抑素皮下注射抑制胰酶分泌。

3.健康教育

(1)呼吸道准备:术前戒烟,并训练做深呼吸、有效咳痰运动。

(2)体位准备:根据手术方式和进针角度进行体位训练,一般为仰卧位。指导患者呼吸训练,以配合术中影像学检查。

(3)饮食护理:禁食期间按医嘱合理安排补液,补充营养物质,纠正水、电解质酸碱失衡,提高机体抵抗力。

(4)术前进行 3D 定位患者,指导其保护体表标志线,务必清晰可见。

(三)专科护理

(1)严密观察患者血糖变化,及时调整胰岛素的用量,将血糖控制在稳定水平。

(2)疼痛患者的护理进行疼痛评估,遵医嘱应用止疼药物。

(四)用物准备

器械和用物准备:无菌手术包、粒子植入器械、放射防护用物(铅制防护衣、围领、铅眼镜、铅手套、巡检仪等)、心电监测仪、急救用品。

三、术中护理

(一)手术配合和病情观察

(1)遵医嘱严密监测生命体征及神志变化,予低流量吸氧。

(2)保证静脉通路通畅。

(3)协助体位摆放和固定。

(4)心理护理:与患者沟通,询问主诉,缓解患者紧张情绪。

(二)术中放射防护

所有参与操作的工作人员需穿戴防护用具,佩戴个人剂量监测剂量块,近距离操作者戴铅手套。手术结束后认真检查工作台和地面是否有遗撒的粒子,用放射巡检仪仔细检查工作区、操作台、患者周围及工作环境,并详细记录放射剂量,确定无粒子丢失。

四、术后的观察与护理

(一)一般护理

(1)术后卧床休息 6～8 小时,严禁剧烈活动。

(2)密切观察生命体征变化。

(3)遵照医嘱应用抗生素治疗。

(4)做好放射防护。

(二)专科护理

(1)禁食 72 小时,予静脉营养支持治疗,并予生长抑素抑制胰液分泌。

(2)观察腹痛情况。

(3)监测血糖变化。

(三)并发症的观察与护理

1.胰瘘

穿刺过程中损伤胰管所致。主要观察患者腹部体征,有无腹胀、腹痛、发热,有无腹腔引流增多且多呈浑浊液,以及腹腔淀粉酶增高等症状。发现并证实有胰瘘存在后应采用全静脉营养,遵医嘱使用抑制胰腺分泌药物,多可治愈。穿刺过程中避免损伤主胰管是防止胰瘘的最有效手段。

2.胃肠道症状

腹胀、恶心、呕吐、食欲减退等胃肠道症状与传统胰腺癌胆道旁路手术相比症状较重,持续时间较长。其原因为:放射性粒子植入区域距胃、十二指肠及胆肠吻合口较近,可引起胃、十二指肠、小肠放射性炎症。使用胃肠动力药物及胃肠道黏膜保护剂治疗,症状可在短期内缓解。

3.术后腹水

腹水检查排除胰瘘,给予充分营养支持及生长抑素治疗后腹水可逐渐吸收。

4.感染、出血、乳糜瘘等

临床少见,经对症治疗后一般可自愈。

(四)健康教育

(1)饮食:术后进食应遵循流质-半流质-少渣,逐渐恢复至正常饮食。避免甜食、油腻食物,切勿暴饮暴食及饮酒,宜清淡,少食多餐,进高蛋白、高维生素、高热量、易消化食物。

(2)定时监测血糖变化。

（3）放射防护。

五、出院指导

定期复查,应在术后 1 个月、2 个月、6 个月复查,进行胰腺 CT 检查,并检验血清 CA199 值变化,以了解治疗效果,明确患者是否有局部肿瘤进展、复发、转移等情况。之后的 2 年内每 3 个月复查1 次,2 年后每 6 个月复查 1 次。

（杨海霞）

第四节　胆　囊　瘤

以往认为原发性胆囊癌是少见病,近年来,随着诊断技术的提高,发现率有逐年增加的趋势;我国 1 281 例统计分析,发病年龄为 22～82 岁,平均 56 岁,其中 50 岁以上者占 82.3%,高发年龄为 53～57 岁,与日本(50～60 岁)相近,比欧美(68～72 岁)年轻。胆囊癌以女性多见,女男之比为(3～6)：1。胆囊癌早期诊断困难,恶性程度高,根治机会少,预后很差。

一、病因和发病机制

胆囊癌的病因尚不完全清楚,普遍认为胆囊结石是胆囊癌的一个重要致病因素,其间有平行关系。国外报道胆囊癌患者 60%～100%伴有结石,而国内为 50%～96%。有胆囊结石患者患胆囊癌的危险性是无结石者的 6～15 倍。此外,结石越大,胆囊癌的危险性越高,若以结石直径小于 1 cm 者患癌的概率为 1,则 2.0～2.9 cm 者为 2.4,3 cm 以上者可高达 10。一般认为胆囊结石对胆囊黏膜的慢性刺激或胆囊管梗阻,引起的胆囊炎症的长期刺激可导致黏膜增生而癌变。慢性胆囊炎合并胆囊壁钙化,即所谓"瓷胆囊"是胆囊癌的高危因素之一,从文献中收集到 100 例"瓷胆囊",其中 22 例伴胆囊癌。另外,胆囊腺瘤恶变越来越为人们所重视,较大的及短、粗蒂的腺瘤癌变机会较多。

溃疡性结肠炎患者的胆道肿瘤发病率约为一般人群的 10 倍,发病机制尚不清楚,可能与胆汁酸代谢改变有关。此外,先天性胆总管扩张、女性激素、胆固醇代谢失常及肥胖等,均有与胆囊癌发生有关的报道。以上种种理论均需进一步研究方能得出结论。

二、病理

（1）胆囊癌多发生在胆囊底部,其次为壶腹与颈部,这也是胆囊结石易于嵌顿并经常受结石刺激的部位。体部较少,发生于全胆囊癌,多系癌肿浸润蔓延所致。

（2）胆囊癌可分为肿块型及浸润型。肿块型可向胆囊内、外生长,生长到一定程度,腹部可触及肿块。浸润型胆囊癌多无明显肿块,胆囊壁因肿瘤组织浸润而增厚,且常伴有不同程度的慢性或急性炎症。有的胆囊癌在胆囊内呈乳头状生长。

（3）胆囊癌以腺癌最常见,占 80%～90%。根据组织分化程度及特点,腺癌又分为乳头状腺癌、高分化管状腺癌、中度分化管状腺癌、低分化管状腺癌、黏液腺癌及印戒细胞癌。前 2 种腺癌较多见,且预后较好。未分化癌约占 10%,鳞癌及鳞腺癌约占 5%,其他类癌、表皮样癌、间皮细胞癌等极为罕见,不到1%。

三、分期

文献中多采用 Nevin 分期方法:①Ⅰ期,病变局限于黏膜,即原位癌;②Ⅱ期,病变限于黏膜及肌层;③Ⅲ期,癌肿侵犯全层;④Ⅳ期,癌肿侵犯全层伴胆囊管淋巴结转移;⑤Ⅴ期,癌肿侵犯肝脏及其他邻近脏器,或已有广泛转移。术后生存率与其病期密切相关。

国际 TNM 系统可将胆囊癌做如下分期:①T_{is},原位癌;②T_1,侵及肌层;③T_2,侵犯浆膜层;④T_3,穿破浆膜并侵犯胆囊床的肝组织;⑤T_4,侵入肝脏的范围超过 2 cm,或侵犯 2 个以上的周围脏器;⑥N_0,无淋巴结转移;⑦N_1,有局部淋巴结转移;⑧M_0,无远处转移;⑨M_1,有远处转移。

由于采用不同的分期标准,早期和晚期如何界定,尚有争议,一般认为早期癌的定义应包括:①无淋巴结转移;②没有淋巴管、静脉及神经浸润;③癌细胞的浸润深度限于黏膜下或固有肌层。

四、转移

胆囊癌的转移途径主要是局部浸润和淋巴系统转移,血行转移比较少见。局部浸润以肝脏受累最为多见,约占全部转移的 62%,其次易被浸润的器官包括胆管、胃、十二指肠、结肠肝曲、大网膜及胰腺等。肝脏受累主要表现为胆囊窝附近肝组织的局部浸润,分散的结节转移少见。转移至肝脏的途径除局部浸润外,尚有淋巴、血行及沿小胆管的转移。胆囊癌溃破或胆囊穿孔而引起的腹腔广泛种植性转移甚为少见。

淋巴转移发生率为 45%~80%。沿神经蔓延是肝外胆管癌的独特转移方式,在胆囊癌,这种转移一般仅限于胆囊壁内。文献报道其发生率为 22%~24%。胆管内扩散主要发生在乳头状癌,约占乳头状癌的 19%。癌组织脱落后进入胆总管,可能引起阻塞性黄疸,无黄疸者常被忽视。

五、临床表现及分型

胆囊癌无特异临床表现,其早期现象常被胆囊炎、胆石症及其并发症所掩盖。临床上可出现以下几种表现。

(一)慢性胆囊炎症状

30%~50%的病例有长期右上腹痛等慢性胆囊炎或胆结石的症状,在鉴别诊断上比较困难。一般认为已经确诊为慢性胆囊炎或胆囊结石的患者,年龄在 40 岁以上,近期症状有变化,或右上腹可扪及肿块者,均应高度怀疑原发性胆囊癌的可能性,做进一步检查以明确诊断。

(二)急性胆囊炎症状

出现急性胆囊炎症状的患者占胆囊癌的 10%~16%。这类患者多系胆囊颈部肿瘤或结石嵌顿引起急性胆囊炎或胆囊积脓。此类患者的生存率较高,其切除率约为 70%,术中注意检查,对胆囊造瘘病例也应仔细探查胆囊腔以明确诊断。

(三)阻塞性黄疸症状

部分患者是以黄疸为主要症状而就诊。在一组 2 680 例胆囊癌患者中,有黄疸者占 38%。黄疸的出现提示肿瘤已侵犯胆管或浸润转移至肝门部压迫胆管,多为晚期表现。但有 2 种情况例外,即乳头状癌组织脱落进入胆总管内或同时伴有胆总管结石。因此,对胆囊癌患者不应单纯因黄疸而放弃探查。

(四)右上腹肿块

胆囊癌以右上腹肿块为主者占 29%。肿瘤或胆囊结石阻塞胆囊管或胆囊颈部可引起胆囊积液、积脓而使胆囊胀大。这种光滑而有弹性的包块多可切除,且预后较好。硬而呈结节状不光滑的肿块多为不能根治的晚期肿瘤。

(五)其他

肝大、消瘦、恶心、呕吐、腹水、贫血都可能是胆囊癌的晚期征象。

六、诊断检查

胆囊癌的临床表现缺乏特异性,其早期征象又常被胆石症及其并发症所掩盖,它是胆、胰、十二指肠区手术前最难诊断的恶性肿瘤。胆囊癌能否早期诊断直接影响着患者的治疗效果及预后。目前尚无特异性血清生化学检测胆囊癌的方法,其诊断主要依靠影像学检查。影像学检查的主要目的是诊断梗阻的部位、范围和可能的病变性质,以及和周围组织器官的关系等。

(一)B 超和 CT 检查

其中 B 超和 CT 检查是首选的无创伤检查方法,前者可定期反复多次检查,不受肝功能、黄疸等影响。B 超扫描可以采用多部位和体位做横向或纵向断层扫描,可清楚地显示肝胆系统,对胆囊癌的诊断准确率可达 50.0%～88.8%。CT 检查能比较清晰地显示胆囊内或胆囊壁上软组织阴影,如能增强扫描效果更好。有报道,CT 胆道造影,即按传统口服或静脉注射造影剂后,再行 CT 扫描,则可直接显示胆囊、胆管甚至远端胆管。CT 扫描对早期诊断有一定价值。另外,CT 对判断胆囊癌的浸润及扩散范围、术前手术方式的选择,以及预后的估计有一定参考意义。

(二)超声内镜

超声内镜是近年来发展的一种将内镜和超声结合起来的技术,与一般超声波比较,对胆囊病变影像显示更清晰,并能因声像图不同而显示胆囊壁的 3 层结构,对早期胆囊癌诊断及胆囊癌浸润深度的判断有一定优越性。Chimwa 认为超声内镜是一种了解胆囊癌对胆囊壁的浸润程度以及对肝脏、胆道浸润情况的最佳检查手段,但对存在于腺瘤中的早期癌,或沿黏膜水平方向浸润的早期胆囊癌与慢性胆囊炎鉴别有一定困难。超声内镜是近年来新开展的检查方法,尚缺乏大宗临床应用的经验报道。

(三)经皮穿刺肝胆道成像和经内镜逆行胆胰管成像

经皮穿刺肝胆道成像和经内镜逆行胆胰管成像仅对胆囊癌伴黄疸者可以明确胆道梗阻部位、程度及梗阻性质,但对胆囊癌的早期诊断常帮助不大。

(四)血管造影

血管造影对判断胆囊癌及其浸润深度的准确性比超声、CT 及胆道造影均高。胆囊癌常见的血管造影异常为胆囊动脉扩张、胆囊壁动脉不规则和中断,胆囊壁呈高低不平的增厚以及肿瘤区有新生血管或动脉包绕。日本学者报道,胆囊癌在 4 mm 大小时,便可见肿瘤新生血管,于动脉造影时可见肿瘤染色征象,肿瘤 1.5 cm 时可清楚显示。当有肝脏浸润时,造影可见肝右动脉有新生血管形成,肝静脉早期淤血和肝右动脉缺损。尽管超选择性血管造影成功,可发现早期病变,但毕竟为创伤性检查,加之技术要求较高,有一定的并发症,目前尚难在临床上普遍应用。

(五)磁共振成像

胆囊癌的磁共振成像显示为高信号的胆囊内不规则的低信号区,或于胆囊窝内显示为边界不清的低信号肿块,同时还可显示胆囊周围肝实质浸润情况。磁共振成像的费用高,且诊断胆囊癌的特异性和灵敏度并不优于 B 超和 CT。但磁共振胰胆管成像可以无创地显示胆管梗阻部位、形态，还能见到类似充盈缺损的胆囊影像，目前有取代诊断性经内镜逆行胆胰管成像和经皮穿刺肝胆道成像的趋势。

(六)经皮经肝胆囊穿刺及细胞学检查

经皮经肝胆囊穿刺及细胞学检查是在超声引导下经皮经肝胆囊穿刺行胆囊壁及胆汁的细胞学检查及造影，对发现早期胆囊癌有一定价值。穿刺应经肝脏胆囊床途径入胆囊，选择胆囊壁增厚最明显处并尽量在黏膜层附近取样。文献报道，胆囊壁穿刺细胞学的阳性率为 74.3％，胆囊胆汁细胞学阳性率为 77.4％，两者并用阳性率为 80.9％。对怀疑早期胆囊癌者，做胆囊外引流，反复多次行胆汁细胞学检查，能提高诊断率。

(七)腹腔镜检查

腹腔镜检查可直接观察到胆囊壁的转移灶。腹腔镜因受腹腔器官及局部粘连等影响，确诊率一般为 50％左右。腹腔镜对胆囊癌早期诊断意义不大，但对晚期患者可减少不必要的手术探查率。

尽管胆囊癌的诊断技术不断发展，但最重要的是应经常想到癌肿存在的可能性，并及早进行必要的检查。

七、治疗

胆囊癌的治疗以手术为主，但由于起病隐匿，无特异症状，早期诊断困难，故能手术切除者不多。国内文献报道为 50％，能行根治性手术者更少，仅为 20.2％。即使已做病灶切除，手术后平均存活时间仅 8.4 个月，近 90％的患者死于手术后 1 年内，5 年存活率不及 5％（0～10％），个别报道为 14.5％。近年国外开展手术切除病灶加核素术中照射治疗晚期患者，对其预后及生活质量可能有所改善。

(一)手术疗法

凡病变尚局限于胆囊周围的邻近肝脏，淋巴转移未超过第二站，即应认为是可根治的胆囊癌，施行合理的根治手术。癌肿仅限于黏膜层者，单纯胆囊切除术即可达到根治目的，不需清扫淋巴结。侵及胆囊肌层和全层者，多有胆囊淋巴结转移。恶性度较高的病理类型，如黏液腺癌、未分化癌也需行淋巴结清扫。凡病变侵及胆囊全层或邻近肝脏者，应加肝楔形切除。对于邻近肝脏有转移的病例，肝Ⅳ、Ⅴ段切除是比较合理的扩大手术方式。

姑息性胆囊切除术是指病变已超出可根治的范围，为缓解症状可行姑息性胆囊切除术；患者年龄过大、患有其他内科病或胆囊伴有严重感染等不宜扩大手术范围时，亦应施行姑息性胆囊切除手术。胆管引流术包括胆肠内引流术或支撑管引流术、胆管外引流术和经皮肝穿刺胆道引流术等，用于伴有梗阻性黄疸者。

(二)非手术治疗

1.化疗

现有的化疗药物对胆囊癌收效甚微，加之有较大的不良反应，临床应用意义不大。

2.放疗

放疗对缓解症状和延长生存期有一定作用。外照射可用于非手术患者的治疗以及手术前后预防性放疗和辅助治疗。Hanna 以 40 Gy 的治疗量，26 Gy 的姑息量治疗胆囊癌 51 例，平均生存 10.4 个月，对照组仅 5.3 个月。其他学者分别报道了少数病例的放疗效果，尚缺乏有说服力的大宗病例报道,有待继续研究观察。近年来国外已将术中放疗用于术中的辅助疗法,提高了晚期胆囊癌患者的生存期,改善了生活质量。

八、护理

(一)护理评估

1.个人及家族史

有无胆囊炎、胆囊结石、胆囊息肉、胆囊腺肌症等病史;有无胆囊癌家族史。

2.现病史

是否存在腹痛、黄疸,腹痛、黄疸的严重程度;是否伴恶心、呕吐;是否出现腹水;是否出现消瘦或者体重减轻;首次出现肝区不适、腹痛的时间。

3.治疗经过

接受的检查及结果,如 B 超、胆囊造影、CT、MRI 等检查;接受的治疗、疗效和不良反应。

(二)主要护理问题

(1)疼痛。

(2)有皮肤完整性受损的危险。

(3)营养失调:低于机体需要量。

(4)潜在并发症:出血、吻合口瘘。

(5)缺乏胆囊癌治疗、护理和康复等方面的知识。

(6)焦虑。

(三)护理措施

1.术前护理

(1)体位:注意休息,根据病情选择舒适卧位。

(2)饮食护理:按医嘱进食低脂、高糖、优质蛋白质、富含维生素、易消化、清淡食物,避免刺激性食物。

(3)协助检查:配合完成 B 超、B 超造影、CT、血常规、生化、肝功能、出凝血功能、心电图、胸片、消化道肿瘤等术前检查。

(4)病情观察:①有无进行性加重的上腹部疼痛。②观察患者的食欲、体重;大便次数、色和性状;黄疸出现的时间、程度,是否伴随皮肤瘙痒。③危重患者观察生命体征及意识、尿量变化。

(5)用药护理:根据医嘱给予营养支持、护肝治疗;配合医师进行肠内、外营养或输注入清蛋白等改善营养状况;按医嘱补充维生素 K。

(6)治疗护理:协助医师做好术前减黄治疗,如经皮肝穿刺置管引流术、内镜鼻胆管引流术等及相关管道护理。

(7)皮肤护理:指导黄疸皮肤瘙痒患者剪指甲,勿抓挠皮肤,使用温和无刺激性沐浴液洗澡,必要时按医嘱使用炉甘石洗剂外擦或镇静药物。给予术前备皮,指导进行手术野皮肤的清洁。

(8)心理护理:了解患者有无焦虑、恐惧等心理状况,给予安慰与支持,列举成功手术案例,增强患者治疗的信心。

2.术后护理

(1)按麻醉护理常规护理。

(2)体位:平卧 4~6 小时患者清醒、血压平稳后取半坐卧位。术后 3~5 天可起床活动。单纯胆囊切除术血压平稳后可尽早离床活动。

(3)饮食护理:按医嘱术后禁食,待肛门排气、拔除胃管后进食少量流质。逐渐过渡到半流质、普食,遵循少量多餐原则。

(4)病情观察:①按医嘱使用心电监护,观察记录生命体征每1～2小时1次,稳定后适当延长时间,24小时后视病情而定。②注意观察患者切口、引流、腹部体征及全身情况。③准确记录出入量,保持有效引流;观察各引流管引流液的颜色、量、性质。④观察黄疸消退情况。⑤观察有无腹腔出血,表现为引流管引出血性液体、呕血、便血,患者伴有出汗、脉速、血压下降等现象。⑥观察有无腹痛、腹胀、伤口渗出或腹腔引流管引出胆汁样液体,有无胆漏发生。⑦观察有无发生膈下积液及脓肿,表现为体温升高或持续不降,患者出现上腹部或右季肋部胀痛、呃逆、脉速、白细胞增多等。

(5)引流管的护理:注意引流袋的位置勿高于引流口,以防逆流增加感染概率,按无菌操作原则更换引流袋,保持引流管整个装置衔接紧密,避免渗漏,并妥善固定。在引流期间观察切口敷料及引流液量、色、性质,预防胆道出血、肝功能障碍、膈下感染等并发症的发生。

(6)用药护理:按医嘱使用抗生素,护胃药物、营养支持等输液。维持水、电解质平衡,纠正低蛋白血症。

(7)治疗护理:按医嘱给予低流量吸氧2～3天。

(8)心理护理:胆囊癌术后可能需要继续化疗,需鼓励患者坚持治疗。

(四)健康指导

进食少油腻、富含维生素、低脂的饮食,烹调方式以蒸、煮为宜,少吃油炸类的食物。保持心情舒畅,适量活动,避免劳累及受凉,适当体育锻炼,提高机体抵抗力。遵医嘱复诊,如果出现伤口红、肿、热、痛或腹痛,及时就诊。

(五)护理评价

(1)疼痛是否缓解。

(2)皮肤完整性是否受损。

(3)营养状况是否改善,体重有无继续下降。

(4)有无并发症发生,并发症能否得到及时发现及处理。

(5)对胆囊癌治疗、术前及术后护理和康复知识是否了解。

(6)焦虑情绪是否缓解。

(杨海霞)

第五节 胰岛素瘤

一、护理评估

(一)健康史
低血糖发生的频率,诱发因素,血糖值。

（二）症状

（1）低血糖发生时伴随症状：心慌、手抖、出汗、精神症状。

（2）进食后是否好转。

（3）有无严重的低血糖昏迷。

（三）身体状况

生命体征变化，有无肥胖，血脂有无异常。

（四）心理状况

患者有无焦虑、抑郁等不良情绪反应。

二、主要护理问题

（一）疼痛

疼痛与手术创伤有关。

（二）潜在的并发症

（1）出血：与胰液刺激腐蚀周围血管有关。

（2）术前低血糖与术后高血糖。

（3）胰瘘：与手术探查胰腺有关。

（三）生活自理能力缺陷

生活自理能力缺陷与手术及留置引流管有关。

三、护理目标

（1）患者未发生跌倒、坠床等意外，知道预防的方法。

（2）患者未发生低血糖昏迷/发生低血糖昏迷可及时给予升糖处理。

（3）患者进食量减少，体重下降。

四、护理措施

（一）术前护理

1.饮食指导

许多患者往往在求医前就已自己发现进食能防止症状的发作。入院后应详细了解患者已有的加餐规律，提醒和督促患者按时加餐，平时随身带一些糖果，当感到有发作的前兆时即刻服用，避免低血糖发生，减少对脑组织的损害，平时应食用吸收缓慢的主食，如精玉米、荞麦面、豆面等制作的食品，以稳定地提供能量。

2.心理护理

胰岛素瘤患者心理负担较重，因临床表现复杂多样，容易被误诊为精神病。低血糖发作时，时间和地点不能控制，限制了人际交往和社交活动。由于依靠加餐缓解症状而体重偏胖，害怕被人嘲笑，不愿与人交往，所以心理护理非常重要，要多关心、体贴患者，多与患者沟通，使其消除思想顾虑，保持乐观情绪，增强战胜疾病的信心。

3.低血糖发作时护理

（1）仅有交感神经兴奋表现时，立即经口进食，可先进食高糖食品，如果糖、50％葡萄糖等使血糖在最短时间内回升，再进食一定量的糖类及脂肪，以维持长时间血糖稳定，但不可过多，以免再次刺激胰岛分泌胰岛素。进食后 20～30 分钟复测血糖,如仍偏低可嘱患者继续进食,直至恢复较高水平。

(2)已出现中枢神经抑制表现时,立即静脉推注 50％葡萄糖,原则为直至患者清醒,再静脉持续滴注 10％葡萄糖,以维持血糖稳定。

(3)对低血糖发作时躁狂的患者可预先留置静脉通路,防止发作时无法顺利穿刺。如遇实用护理操作技能与应用无法静脉给药的躁狂患者,口服糖水时应避免发生呛咳,防止窒息等意外发生。

4.血糖监测

监测空腹血糖及症状发作时的血糖,要对患者做好宣教,嘱其测空腹血糖前不可进食,如感觉有低血糖发作先检测血糖后进食,以保证检测的准确性,若血糖低于2.8 mmol/L,应立即抽血查静脉血糖和血胰岛素,然后静脉推注 50％葡萄糖 10～20 mL,直至症状缓解。

5.安全护理

患者低血糖发作时,应安置床挡,防止坠床;抽搐时注意保持呼吸道通畅,同时用牙垫保护舌头,防止咬伤。

6.术日晨护理

手术当天晨抽取空腹血糖及胰岛素,作为术中血糖及胰岛素监测的基础值。手术当天晨不加餐,以免麻醉中误吸和影响术中血糖监测。以往认为手术当天晨的禁食会诱发患者出现低血糖,但根据经验发现,由于患者心理上处于一定的紧张状态,肾上腺皮质激素分泌增多,血糖浓度并不过低,未及发病水平,待进入麻醉状态后即容易控制患者的情况,如无低血糖发作,术前及术中不输糖及含糖的药物。

(二)术后护理

1.调整术后"反跳性高血糖"

胰岛素瘤患者由于胰岛素瘤细胞不断分泌大量的胰岛素,造成患者机体内肿瘤以外的正常 β 细胞长期处于被抑制状态;因而,一旦切除肿瘤,由于正常胰岛的分泌尚未及时恢复,加上手术创伤刺激,势必出现患者术后高血糖反应。多数患者术后第 1 天血糖达高峰,而且血糖反跳越高者,术后出现高血糖的时间越早;但血糖升高的程度与恢复至正常所需的时间无关,而病程的长短与术后血糖恢复的时间有关;病程越短者,术后血糖恢复至正常所需的时间越短,病程越长者,所需的时间明显延长。

肿瘤切除术后出现的持续高血糖状态将不利于患者的恢复,并增加术后并发症的发生机会。要对术后患者常规应用胰岛素,将血糖维持在正常范围,使患者胰岛细胞功能的恢复和血糖的变化处于平稳的状态。一般输液中血糖控制在 8.4 mmol/L 或 11.1 mmol/L 以内,输液时可用输液泵来调控速度,以避免血糖波动过大。术后连续查晨起空腹血糖,至血糖恢复正常范围后即可停用胰岛素。

2.术后并发症及预防

胰岛素瘤手术最严重的并发症是急性坏死性胰腺炎。最常见的并发症是胰瘘,胰液外漏可以引起腹腔内感染,组织坏死,延迟愈合。通常采用的预防措施如下。

(1)术后禁食和持续胃肠减压 5～7 天,同时给予抑酸药物和生长抑素制剂,直至进食为止,以减少酸性胃内容物刺激十二指肠分泌促胰液素,从而间接减少胰液的分泌,有助于胰瘘的愈合。

(2)应注意保持胰床引流的通畅,不过早拔除引流,至少应保留 7 天。另外要密切观察引流液的颜色、性质和量,一般应隔天测定引流液淀粉酶含量。如术后 7 天引流量仍多于 10 mL,淀粉酶含量大于1 500 U,则应继续保持引流。而且决定拔管时应分次逐步拔除,以避免引流管位置不佳引起的胰液积聚,甚至形成胰腺假性囊肿。

(3)出现胰瘘,应保护好引流管周围皮肤,定期换药,保持干燥,防止因胰液外渗引起皮肤糜烂。

3.围术期的营养支持

围术期胃肠外营养一方面可以维持和改善患者的营养及免疫状态,提高手术耐受性,降低死亡率和并发症的发生率;另一方面还可避免刺激胰液分泌,以利于疾病的治疗,防止和治疗手术后可能出现的并发症。患者所需的热量主要由糖类和脂肪共同供给,并注意补充电解质、维生素及微量元素。

五、健康指导

(1)加强低血糖症状的自我观察,随身携带含糖食品,如糕点或糖果等。

(2)避免情绪激动、过度劳累。

(3)家属应了解患者低血糖的好发时间和常见症状,并及时提供含糖食品。若发现患者出现大汗淋漓、神志淡漠等严重低血糖症状时,应及时送医院急救。

(4)戒烟、戒酒,给予高蛋白、高维生素、易消化、无刺激性的饮食,忌暴饮暴食。

（杨海霞）

第六节　大　肠　癌

大肠癌是常见的恶性肿瘤,包括结肠癌和直肠癌。

一、病因及发病机制

大肠癌和其他恶性肿瘤一样,病因尚未明确,可能与下列因素有关。

(一)环境因素

经研究证明,在各种环境因素中,以饮食因素最重要,大肠癌的发病率与食物中的高脂肪消耗量有正相关关系。另外,也可能与微量元素缺乏、生活习惯改变有关。

(二)遗传因素

国内外均有"大肠癌家庭性"的报道。有些大肠腺瘤,如多发性家庭性腺瘤病,是一种常染色体显性遗传性疾病,家族中患病率可达 50%,如不治疗,10 岁以后均有患大肠癌的可能。最近有学者对肿瘤抑制基因与大肠癌发生关系进行研究发现:大肠癌的易感性与发病机制均与遗传因素有关。

(三)大肠腺瘤

根据各地的尸检材料研究发现,大肠腺瘤的发病情况与大肠癌颇为一致。有人统计,具有 1 个腺瘤的患者其大肠癌的发生率比无腺瘤者高 5 倍,多个腺瘤者比单个腺瘤患者高 1 倍。

(四)慢性大肠炎症

据报道,肠癌流行与血吸虫病的流行区域呈正相关关系,一般认为,血吸虫可导致肠道炎性改变,其中一部分会发生癌变。肠道的其他慢性炎症也有癌变的可能,如溃疡性结肠炎,3％～5％发生癌变。

二、临床表现

(一)早期大肠癌

早期多无症状。随着肿瘤的增大和病情的继续进展,才显露出症状。实际在临床上已出现症状的患者,其局部病变往往已很严重,甚至到了晚期。

(二)晚期大肠癌

大肠癌一旦进入晚期,可出现较明显的症状,但有些症状并非特异,且与癌肿所在的部位有关。

1.右侧结肠癌

主要表现为消化不良,乏力,食欲不振,腹泻,便秘,或便秘、腹泻交替出现,腹胀,腹痛,腹部压痛,腹部包块,进行性贫血。包块位置随病变位置而异。盲肠癌包块位于右下腹,升结肠包块位于右侧腹部,结肠肝曲包块位于右上腹,横结肠包块位于脐部附近。此外,可有发热、消瘦,并有穿孔及局限性脓肿等并发症,此时病变已进入最晚期。

2.左侧结肠癌

由于乙状结肠肠腔狭小,且与直肠形成锐角,因而易发生狭窄和进行性肠梗阻,多有顽固性便秘,也可间以排便次数增多。由于梗阻多在乙状结肠下段,所以呕吐较轻或缺如,而腹胀、腹痛、肠鸣及其肠型明显。癌肿破溃时,可使粪便外染有鲜血或黏液。梗阻近端肠管可因持久性膨胀、缺血、缺氧而形成溃疡,甚至引起穿孔,也可发生大出血及腹腔脓肿。

3.直肠癌

主要表现为大便次数增多,粪便变细,带有血液或黏液,伴有里急后重。由于癌肿可侵犯骶丛神经,可出现剧痛。如果累及膀胱可出现尿频、尿痛、尿急、尿血等症状。癌肿侵犯膀胱,可形成膀胱直肠瘘。直肠癌也可引起肠梗阻。

4.肛管癌

主要表现为便血及疼痛。疼痛于排便时加剧。当癌肿侵犯肛门括约肌时,可有大便失禁。肛管癌可转移至腹股沟淋巴结,故可于腹股沟触及肿大而坚硬的淋巴结。

三、实验室检查

(一)粪便检查

粪便隐血试验对本病的诊断虽无特异性,但方法简便易行,可作为普查筛选手段,或可提供早期诊断的线索。

(二)直肠指诊

我国下段直肠癌远比国外多见,占直肠癌的 77.5％,因此绝大部分直肠癌可在直肠指诊时触及。

(三)乙状结肠镜检查

国内 77.7％的大肠癌发生在直肠和乙状结肠,常用的乙状结肠镜管长 30 cm,可直接发现肛管、直肠和乙状结肠中段以下的肿瘤。

(四)钡灌肠 X 射线检查

病变在乙状结肠上段或更高位置者,须进行 X 射线钡剂灌肠检查。气钡双重造影,可提高放射学诊断的正确率,并显示癌肿的部位与范围。

(五)纤维结肠镜检查

可清晰地观察全部结肠,并可在直视下钳取可疑病变进行病理学检查,有利于早期及微小结肠癌的发现与癌的确诊,进一步提高了本病的诊断正确率,是大肠癌最重要的检查手段。

(六)血清癌胚抗原(CEA)测定

在大肠癌患者血清中,可以检测到癌胚抗原(CEA),血清 CEA 测定对本病的诊断不具有特异性。但用放射免疫法检测 CEA,作定量动态观察,对判断大肠癌的手术效果与监测术后复发有一定意义。如大肠癌经手术将肿瘤完全切除后,血清 CEA 则逐渐下降;若复发,又可再度升高。

(七)其他检查

直肠内超声扫描可清晰显示直肠肿块范围、大小、深度及周围组织情况,并可分辨直肠壁各层的微细结构,检查方法简单,可迅速提供图像,对手术方式选择、术后随访有一定帮助。CT 检查对了解肿瘤肠管外浸润程度以及有无淋巴结或肝脏转移有重要意义,对直肠癌复发的诊断较为准确。

四、诊断和鉴别诊断

(一)诊断

(1)凡近期出现原因不明的排便习惯改变,如腹泻、大便性状改变、便秘,或腹泻与便秘交替出现、腹部不适、便血,均应怀疑肠癌,并及时行直肠指检或内镜检查。

(2)对原因不明的缺铁性贫血、消瘦、乏力等患者,要考虑大肠癌慢性失血的可能,应做大便隐血检查证实,必要时行 X 射线钡灌肠及纤维结肠镜检查。

(3)成人出现不明原因的肠梗阻、腹部肿块、腹痛等,也应怀疑大肠癌。

(4)对有慢性结肠炎、结肠腺瘤性息肉,特别是家族性结肠息肉病患者,应重点进行癌前普查。有息肉者尽快切除并明确诊断。

(5)凡疑及本病者,均应借助内镜或指检等行病理涂片检查,以进一步明确诊断。

(二)鉴别诊断

结肠癌需与结肠炎性疾病,如肠结核、血吸虫病、肉芽肿、阿米巴肉芽肿、溃疡性结肠炎以及结肠息肉病等进行鉴别诊断。其鉴别要点是病期的长短、粪便检查寄生虫、钡灌肠检查所见病变形态和范围等,最可靠的鉴别是通过结肠镜取活组织检查。

1.阑尾周围脓肿

本病白细胞及中性粒细胞增高,无贫血、消瘦等恶病质,做钡灌肠检查可明确诊断。

2.结肠其他肿瘤

如结肠直肠类癌,瘤体小时无症状,瘤体长大时可破溃,出现极似结肠腺癌的症状;原发于结肠的恶性淋巴瘤,病变形态呈多样性,与结肠癌常不易区别,均应做组织涂片活检来鉴别。

五、治疗

(一)手术治疗
广泛性根治手术（包括癌肿、足够的两端肠段及该区域的肠系膜和淋巴结切除）是根治结肠及直肠癌最有效的方法。手术方法和范围的选择取决于癌肿部位。

(二)化疗
对大肠癌有效的化疗药物首选氟尿嘧啶(5-FU)，此外尚可用丝裂霉素或表柔比星、顺铂等，联合用药可增加疗效，减低药物毒性，减缓耐药性出现，现已有不少联合方案用于大肠癌的化疗。

(三)放射治疗
大肠癌手术后局部复发率较高，欲提高大肠癌治疗效果必须考虑综合治疗，对晚期直肠癌，尤其是局部肿瘤浸润到附近组织以及有外科禁忌证患者，应用姑息性放疗，亦可取得较满意的效果。

(四)镜下治疗
限于黏膜层的早期大肠癌基本上均见于腺瘤癌变病例，可采用内镜下癌变腺瘤完整切除；不能进行手术治疗的晚期病例，可通过内镜放置金属支架预防肠腔狭窄和梗阻，镜下激光治疗亦有一定疗效。

(五)其他治疗
目前对结直肠癌的治疗研究较多，如基因治疗、导向治疗、免疫治疗、树突样细胞以及中医中药治疗，均可作为辅助疗法。

六、护理评估

(一)健康史
评估患者病史时注意有无大肠息肉、溃疡性结肠炎等；了解患者饮食习惯是否与癌的发生有关等。

(二)身体状况
患者早期仅有排便习惯的改变、腹部隐痛，后期可出现黏液脓血便、腹部肿块、贫血、消瘦、乏力等。如腹部有明显压痛，多由于癌肿穿透于肠壁外，已形成伴有炎症的肿块，若出现肝大、腹水和低位性肠梗阻者，则为大肠癌晚期症状。

(三)辅助检查
1.直肠指诊
直肠指诊是诊断直肠癌最主要和最直接的方法。
2.内镜检
内镜检是大肠内病变诊断最有效、最安全、最可靠的检查方法。
3.实验室检查
大便潜血试验；癌胚抗原 CEA 测定；双重对比造影；CT 诊断；超声检查；磁共振等。

(四)心理状况
大肠癌患者除了焦虑和恐惧外，也常常会对自己和家庭的未来忧虑，产生沮丧和内疚等情绪，尤其是永久性使用人工肛门的患者会产生不完全感或失落感，患者感到悲观和绝望。也影响了患者的工作及交际活动。

七、护理措施

(一)一般护理

保持室内温湿度适宜,空气新鲜、床单元整洁,适当活动、避免劳累、注意休息。

(二)分子靶向药治疗护理

1.贝伐珠单抗

首次使用输注 90 分钟以上,再次可缩短为 60 分钟以上。使用该药时,患者发生胃肠道穿孔的风险增加,因此在治疗期间应严密观察患者有无腹痛的表现,特别是突发剧烈腹痛。此药联合化学治疗药时可出现严重出血,如果出现严重出血或近期有咯血患者不应接受贝伐珠单抗的治疗。

2.西妥昔单抗

首次用药时间为 120 分钟,滴速应控制在 5 mL/min 以内。再次使用滴注时间不少于 60 分钟。药物应低温保存 2~8 ℃。用药后为防止皮疹、皮肤干燥、裂伤等皮肤反应,要注意防晒,避免阳光直射。用药前应进行过敏试验,静脉注射 20 mg,观察 10 分钟以上,阳性结果患者慎用,变态反应主要表现为突发性气道梗阻、荨麻疹和低血压。

(三)化学治疗护理

1.伊立替康

使用后可出现迟发性腹泻,多发生在用药 24 小时后,如出现急性胆碱能综合征表现为早发性腹泻及出汗、腹部痉挛、流泪、瞳孔缩小及流涎等症状,可在给药前预防性使用硫酸阿托品 0.25~0.5 mg 皮下注射。

2.奥沙利铂

神经系统毒性反应,主要表现以末梢神经炎毒性为主要特征,出现肢体末端感觉麻木、疼痛,有时还伴有口腔周围、上呼吸道和消化道痉挛及感觉障碍,通常会遇冷发作。因此应指导患者避免冷刺激、戴手套、避免接触金属物品,注意保暖,戴棉质口罩和手套,用温水刷牙,避免进食生冷食物或冷饮。

3.卡培他滨

手足综合征,主要表现为麻木、感觉迟钝、异常、无痛或疼痛性红斑和肿胀;湿性脱屑、溃疡、水疱或严重的疼痛。防护措施:应减少手足的摩擦,尽量穿柔软舒适松紧适宜的鞋袜,避免接触高温物品,避免激烈的运动和体力劳动,尽量避免接触肥皂等刺激性制剂,避免进食辛辣刺激性食物,避免阳光暴晒,保持手足皮肤湿润,出现脱皮时不要用手撕,遵医嘱用药对症处理,一般可口服维生素 B_6 和西乐葆。

(四)放射治疗护理

1.放射性肠炎

早期表现为大便次数增加、腹泻、腹痛,严重时可排黏液或血样便。指导患者进食营养丰富、无刺激、易消化饮食。腹泻明显者,遵医使用止泻药。

2.放射性膀胱炎

急性期表现为尿急、尿频、尿痛,加重可出现血尿,鼓励患者多饮水,必要时进行药物膀胱灌注等抗炎、止血治疗。

(五)手术护理

1.术前护理措施

(1)心理护理:解释大肠癌手术的必要性、手术方式及注意事项等。尤其对需永久性人工肛门者要做好思想工作,以取得配合。同时鼓励家属及朋友给予心理支持和关心。

(2)营养支持:给予高蛋白、高热量、高维生素、低脂易消化、少渣饮食,如鱼、瘦肉、乳制品等。

(3)肠道准备:术前晚禁食、清洁灌肠。

(4)其他准备:直肠癌患者术前 2 天每晚用 1∶5 000 高锰酸钾溶液肛门坐浴;女患者在术前晚及术晨用该浓度药液作阴道冲洗(肿瘤侵犯阴道后壁时,应在术前 3 天每晚行阴道冲洗)。

(5)皮肤准备(备皮范围):上至双乳连线平面,下至耻骨联合,两侧至腋中线。

(6)术前常规准备:协助完成术前检查心电图、B 超、凝血功能等;术前抗生素皮试;术晨协助患者更换病员服;根据手术要求建立静脉通道。

2.术后护理

(1)全麻术后护理:了解全麻及手术方式、术中情况、切口和引流情况,持续低流量吸氧,生命指征监测。

(2)各管路观察护理:①输液管道保持通畅,注意观察穿刺部位皮肤。②胃管定时挤捏管道,使之保持通畅,勿折叠、扭曲、压迫管道,及时倾倒,保持有效负压 24～48 小时;常用蝶形胶布固定于鼻尖部;观察胃液性状、颜色、量,准确记录。③腹腔引流管妥善固定,保持通畅,勿折叠、扭曲、压迫管道;堵塞者可由上至下挤压引流管,或遵医嘱使用生理盐水冲洗;观察引流管的种类、数量及放置的部位,做了标记。④人工肛门一般于术后 2～3 天肠功能恢复后开放,开放时患者应向造瘘口一边侧卧。使用人工肛袋前清洁造口皮肤,将袋口对准瘘口盖严,贴近皮肤,袋囊向下,松紧适宜。术后 1～2 周后定时经造瘘口灌洗通道注入 37～40 ℃温水 500～1 000 mL,逐渐建立定时排便习惯。

(3)疼痛护理:评估患者疼痛情况,观察镇痛药物不良反应;有镇痛泵患者,注意检查管道是否通畅。

3.伤口观察护理

观察伤口有无渗血、渗液,若有渗血渗液应及时通知医师并更换敷料。

(六)病情观察

观察并记录患者腹部体征、观察肠道灌洗效果、消瘦患者观察皮肤状况、肠梗阻患者注意观察出入量和电解质情况、出血者观察生命体征、出血量、尿量。

(杨海霞)

参 考 文 献

[1] 李雁,殷晓聆.中医肿瘤专科实训手册[M].上海:上海科学技术出版社,2021.

[2] 周保国.胃肠肿瘤诊断与治疗技术研究[M].北京:中国协和医科大学出版社,2021.

[3] 刘林林,崔久嵬,程颖.肿瘤生物治疗学[M].北京:人民卫生出版社,2021.

[4] 何兴祥.早期消化道肿瘤学[M].北京:清华大学出版社,2021.

[5] 张訾.常见实体肿瘤分子诊断思路[M].郑州:郑州大学出版社,2021.

[6] 李宝生,陈明,祝淑钗.胸部肿瘤放射治疗典型病例[M].上海:上海科学技术文献出版社,2021.

[7] 凌昌全,李柏.肿瘤康复指南[M].北京:人民卫生出版社,2021.

[8] 位玲霞,张磊,刘淑伟,等.肿瘤疾病诊疗护理与防控[M].成都:四川科学技术出版社,2021.

[9] 刘延庆.中医肿瘤临证对药[M].北京:化学工业出版社,2021.

[10] 谭晶,李汝红,侯宗柳.肿瘤临床诊断与生物免疫治疗新技术[M].北京:科学出版社,2021.

[11] 夏小军.常见肿瘤诊疗方案中西医结合[M].兰州:甘肃科学技术出版社,2021.

[12] 樊代明.整合肿瘤学基础卷[M].西安:世界图书出版西安有限公司,2021.

[13] 罗迪贤,颜宏利,夏承来,等.肿瘤临床检验诊断学[M].北京:科学技术文献出版社,2021.

[14] 王晖.现代肿瘤放射治疗临床实践指导[M].长沙:湖南科学技术出版社,2021.

[15] 木亚林.肿瘤学基础与临床诊疗[M].开封:河南大学出版社,2020.

[16] 王博.常见肿瘤诊断与治疗要点[M].北京:中国纺织出版社,2021.

[17] 刘方.肿瘤综合诊断与治疗要点[M].北京:科学技术文献出版社,2021.

[18] 刘凤强.临床肿瘤疾病诊治与放化疗[M].哈尔滨:黑龙江科学技术出版社,2021.

[19] 胡雁,陆箴琦.实用肿瘤护理[M].上海:上海科学技术出版社,2020.

[20] 张龙,于洪娜.临床常见肿瘤诊断思维与治疗技巧[M].北京:中国纺织出版社,2021.

[21] 翟晓波,张誉艺.肿瘤用药相关问题[M].上海:上海世界图书出版公司,2020.

[22] 曾普华.中医谈肿瘤防治与康复[M].北京:科学技术文献出版社,2021.

[23] 蔡建强.肿瘤药物常见不良反应指导手册[M].北京:科学技术文献出版社,2021.

[24] 赫文,王晓蕾,王璟璐.肿瘤超声诊断与综合诊疗精要[M].北京:中国纺织出版社,2021.

[25] 张金兰.实用临床肿瘤护理[M].沈阳:沈阳出版社,2020.

[26] 林少俊.头颈肿瘤放射治疗典型病例[M].上海:上海科学技术文献出版社,2021.

[27] 唐曦,许立功.肿瘤化疗[M].上海:上海科学技术文献出版社,2020.

［28］蔡姣芝.肿瘤内科护理［M］.广州:广东科学技术出版社,2021.

［29］何爱莲,徐晓霞.肿瘤放射治疗护理［M］.郑州:河南科学技术出版社,2020.

［30］刘媛媛.肿瘤诊断治疗学［M］.北京:中国纺织出版社,2021.

［31］任保辉.肿瘤综合防治［M］.北京:科学技术文献出版社,2020.

［32］李长仔.临床肿瘤诊疗新进展［M］.开封:河南大学出版社,2020.

［33］谌永毅,李旭英,许湘华.肿瘤患者延续护理理论与实践［M］.北京:学苑出版社,2021.

［34］周睿.泌尿系统肿瘤综合治疗［M］.北京:中国纺织出版社,2021.

［35］贾立群.肿瘤中医外治法［M］.北京:中国中医药出版社,2020.

［36］周丽,潘艳东,江慧仪,等.中医辨证论治对复发性鼻咽癌放疗减毒作用的临床研究［J］.实用临床医药杂志,2021,25(13):93-95.

［37］杨永净,赵玲,许德权,等.甲磺酸阿帕替尼联合放疗协同诱导结直肠癌细胞凋亡的体外研究及机制探讨［J］.中国肿瘤,2022,31(10):839-845.

［38］袁泽焕,蔡煜佳.基于数据挖掘中医药治疗乳腺癌用药规律［J］.河南中医,2022,42(11):1714-1719.

［39］顾园园,赵湘,何红梅.球囊扩张联合支架植入术治疗食管癌合并食管狭窄效果观察［J］.中华实用诊断与治疗杂志,2022,36(10):1038-1042.

［40］王颉,张静,蒙秋,等.子宫内膜癌恶性生物学特性相关基因的研究进展［J］.山东医药,2022,62(28):109-112.